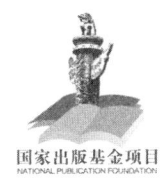

中国中成药名方药效与应用丛书

总主编 陈 奇 张伯礼

呼吸消化卷

呼吸册主编 余林中 李泽庚 禹志领
消化册主编 曹永孝 陈兰英 杜 群

科学出版社

北京

内 容 简 介

"中国中成药名方药效与应用丛书"包含3种子书,共10卷。子书一以现代病症分类介绍我国中成药名方,共8卷,分别为:①心血管神经精神卷,②呼吸消化卷,③内分泌代谢、风湿免疫、泌尿男生殖卷,④外科皮肤科卷,⑤妇产科卷,⑥五官科卷,⑦肿瘤血液卷,⑧儿科卷;子书二共1卷,为子书一的精华本;子书三共1卷,为子书二的英文版。本丛书是由院士、国医大师、全国名中医、教授、主任医师等科研和临床一线的几百位中西医药工作者合作编纂的大型专著丛书,英文版邀请了中医药大学的专业英语教授担任翻译。

本丛书将中成药药效与现代医药学基础理论相结合,将中成药临床应用和现代研究成果相结合,使读者在理解药效原理基础上,正确使用中成药。书中有药效机制示意图,图文并茂,体例新颖。

本丛书可供中西医临床医生、社区医生及药店职工阅读使用,也可作为中医药研究工作者对古典方剂及中成药研究与开发的重要参考书,高等中医药院校中药药理学、中成药、方剂学的教学参考书。

图书在版编目(CIP)数据

中国中成药名方药效与应用丛书. 呼吸消化卷 / 陈奇,张伯礼主编;余林中等本册主编. —北京:科学出版社,2021.11
国家出版基金项目
ISBN 978-7-03-070543-3

Ⅰ. ①中… Ⅱ. ①陈… ②张… ③余… Ⅲ. ①呼吸系统疾病-验方-汇编-中国 ②消化系统疾病-验方-汇编-中国 Ⅳ. ①R289.5

中国版本图书馆 CIP 数据核字(2021)第 224309 号

责任编辑:鲍 燕 曹丽英 / 责任校对:申晓焕
责任印制:肖 兴 / 封面设计:黄华斌

版权所有,违者必究。未经本社许可,数字图书馆不得使用

科学出版社 出版
北京东黄城根北街 16 号
邮政编码:100717
http://www.sciencep.com

中国科学院印刷厂 印刷
科学出版社发行 各地新华书店经销

*

2021 年 11 月第 一 版 　开本:787×1092 1/16
2021 年 11 月第一次印刷 　印张:45
字数:1 065 000

定价:268.00 元
(如有印装质量问题,我社负责调换)

中国中成药名方药效与应用丛书

总 主 编　陈　奇　江西中医药大学　教授　博导
　　　　　张伯礼　中国中医科学院　天津中医药大学
　　　　　　　　　名誉院长　校长　院士　教授　博导

呼吸消化卷·呼吸册

主　　编　余林中　南方医科大学　教授　博士　博导
　　　　　李泽庚　安徽中医药大学　副校长　教授　博导
　　　　　禹志领　香港浸会大学　教授　博士　博导
主审及　　王汝俊　广州中医药大学　教授
特邀编委　冯起效　南方医科大学中西医结合医院　主任医师
　　　　　莫志贤　南方医科大学　教授
副 主 编　刘俊珊　南方医科大学　副教授　博士　博导
　　　　　赵　杰　广东药科大学　副教授　博士
　　　　　余　黎　南京中医药大学　副研究员　博士
秘　　书　曹惠慧　南方医科大学　副教授　博士
顾　　问　晁恩祥　中日友好医院　主任医师　教授　国医大师
　　　　　韩明向　安徽中医药大学第一附属医院　名誉院长　主任医师　教授
编　　委　（以姓氏笔画为序）
　　　　　卢子滨　南方医科大学
　　　　　刘　瑶　广东食品药品职业学院
　　　　　刘俊珊　南方医科大学
　　　　　李泽庚　安徽中医药大学
　　　　　杨　程　安徽中医药大学
　　　　　余　黎　南京中医药大学
　　　　　余林中　南方医科大学
　　　　　赵　杰　广东药科大学
　　　　　禹志领　香港浸会大学

黄　远　广州白云山和记黄埔中药有限公司
曹惠慧　南方医科大学
覃仁安　广州白云山陈李记药厂有限公司

作者名单（以单位笔画为序）

单位	姓名	职称
广东药科大学	赵　杰	博士　副教授
广东食品药品职业学院	刘　瑶	博士　副主任中药师
安徽中医药大学	李泽庚	副校长　主任医师　教授　博导
安徽中医药大学第一附属医院	杨　程	副主任医师
香港浸会大学	禹志领	博士　教授　博导
南京中医药大学	余　黎	博士　副研究员
	蒋宝平	助理研究员
南方医科大学	余林中	博士　教授　主任医师　博导
	刘俊珊	博士　博士后　副教授　博导
	曹惠慧	博士　博士后　副教授
	卢子滨	博士　博士后　副研究员
	谢　佩	博士
	田春阳	博士
	郑远茹	博士
	周红玲	博士
	霍楚莹	博士
南方医科大学中西医结合医院	李浩铷	规培生
澳门科技大学	杨华一	博士

呼吸消化卷·消化册

主　　编	曹永孝	西安交通大学	博士	教授	博导	
	陈兰英	江西中医药大学	博士	教授	博导	
	杜　群	广州中医药大学	博士	研究员	博导	
主审及	和水祥	西安交通大学第一附属医院	教授			
特邀编委	张恩户	陕西中医药大学	教授			
副主编	李贻奎	中国中医科学院西苑医院	博士	主任医师		
	曹　蕾	西安交通大学第二附属医院	博士	副教授	副研究员	硕导
	罗颖颖	江西中医药大学	博士	副教授		
秘　　书	戴　瑛	四川省中医药科学院	硕士	副研究员		
	米燕妮	西安交通大学	博士	副教授		

编　　委（以姓氏笔画为序）

王　荣　西安医学院
方步武　天津医科大学
龙丽辉　西安医学院
史小莲　西安交通大学
米燕妮　西安交通大学
杜　群　广州中医药大学
李贻奎　中国中医科学院西苑医院
张　妮　江西中医药大学
陈兰英　江西中医药大学
陈莉娜　西安交通大学
罗　霞　四川省中医药科学院
罗颖颖　江西中医药大学
郑仕中　南京中医药大学
赵　铭　西安交通大学
赵军宁　四川省中医药科学院
姚鸿萍　西安交通大学第一附属医院
钱海兵　贵州中医药大学
曹　蕾　西安交通大学第二附属医院
曹永孝　西安交通大学

葛鹏玲　黑龙江中医药大学
戴　瑛　四川省中医药科学院

作者名单（以单位笔画为序）

单位	姓名	学位	职称
上海中医药大学	姚广涛	博士	副研究员
山东中医药大学	荀丽英	博士	副教授
山西医科大学	刘　宇	博士	副教授　硕导
	宋奇颖	硕士	助教
广州中医药大学	杜　群	博士	研究员　博导
	李燕舞	博士	研究员　硕导
天津市中西医结合医院	哈　良	硕士	主任医师
	崔乃强	博士	教授　主任医师
天津医科大学	方步武	博士	教授　博导
云南中医药大学	陈文慧	教授	硕导
中国中医科学院西苑医院	李贻奎	博士	研究员　主任医师
	张金艳	博士	研究员
四川省中医药科学院	戴　瑛	硕士	副研究员
	李　芳	硕士	研究实习员
	罗　霞	博士	研究员　硕导
	贺黎铭	硕士	助理研究员
西安市胸科医院	谢　君		主治医师
西安交通大学	王　瑾	博士	
	史小莲	博士	副教授
	闫萍萍	博士	
	米燕妮	博士	副教授
	陈莉娜	博士	教授　博导
	赵　铭	博士	副教授
	曹永孝	博士	教授　博导
西安交通大学第一附属医院	姚鸿萍	硕士	副主任药师
西安交通大学第二附属医院	曹　蕾	博士	副教授　副研究员　硕导
	李睿萍	硕士	主治医师
	陈敬国	博士	助理研究员
西安医学院	王　荣	博士	副教授
	龙丽辉	博士	教授　主任药师
华南理工大学	李艳红	博士	副教授　硕导

江西中医药大学	马惠苗	硕士	研究实习员
	刘　鹏	博士	研究实习员
	刘雅慧	硕士	研究实习员
	李　安	博士	讲师
	张　妮	博士	讲师
	陈兰英	博士	教授　博导
	罗颖颖	博士	副教授
	崔亚茹	硕士	研究实习员
	谢欣序	硕士	研究实习员
	赖潇筱	硕士	研究实习员
	张　峰	博士	教授　博导
	郑仕中	博士	教授　博导
南京中医药大学苏州附属医院	张露蓉	博士	副教授　硕导
	顾伟伟	硕士	初级中药师
贵州中医药大学	钱海兵	博士	教授　硕导
黑龙江中医药大学	葛鹏玲	博士	教授　博导
湖南中医药大学	王志琪	博士	副教授　硕导

总主编简介

陈　奇　江西中医药大学教授,北京中医药大学博士生导师,原北京协和医科大学博士生导师组成员和博士后合作导师,全国优秀教师,获国务院政府特殊津贴。国家自然科学基金评审专家,原卫生部药品审评委员,国家药品审评专家,973审评专家,国家发改委药品价格评审专家,全国中医药教材编审委员会委员。江西省药理学会名誉理事长,世界中医药学会联合会中药药理专业委员会顾问。江西省高校重点建设学科制药中药学学科带头人,江西省高等学校优秀研究生导师,江西省科学研究突出贡献先进工作者,中国药理学发展突出贡献奖并学会荣誉理事,中华人民共和国成立70周年纪念章获得者。应邀访问德国、美国、英国、新加坡并合作科研。主编《中药药理研究方法学》获全国优秀科技图书奖一等奖、国家图书奖、国家科技进步奖三等奖。主编的《中药药理实验方法学》获全国优秀教材奖。主编研究生教学参考用书《中药药效研究思路与方法》。主编国家规划教材《中药药理学实验》。主审国家规划教材《中药药理学》《中药炮制学》。出版《人体奥妙》译著。主编《中成药名方药理与临床》在香港、台北、北京出版。《中药新药与临床药理》《药学学报》《中国实验方剂学杂志》《中国临床药理学与治疗学》等7个杂志编委、特邀编委或顾问。主持国家重大课题和国家新药基金项目各1项,主持3项国家自然科学基金,主持或参与研究开发红管药、槲皮素、灵芝片、钻山风、复方草珊瑚含片、珍视明滴眼液、健胃消食片、赣南麦饭石等,科研获奖成果21项。

张伯礼　中国中医科学院名誉院长,天津中医药大学校长。中国工程院院士、教授、博士生导师。获国务院政府特殊津贴。主编《中医内科学》《中药现代化二十年》《中成药临床合理使用读本》《常见病中成药临床合理使用丛书》,陈奇、张伯礼联合主编《中药药效研究方法学》等。国家重点学科中医内科学学科带头人。中国工程院医药卫生学部主任,中国中西医结合学会名誉会长,中华中医药学会名誉会长,教育部高等学校中医学教学指导委员会主任委员,世界中医药学会联合会副主席,世界中医药学会联合会教育指导委员会主任委员。国家"重大新药创制"科技重大专项技术副总师,科技部"中药现代化产业基地建设"专家组长,第十届国家药典委员会执委兼中医专业委员会主任委员。国家抗击新冠肺炎领导小组成员,抗击新冠肺炎中医治疗方案设计者,获"人民英雄"国家荣誉称号。

从事中医药临床、教育和科研工作40余载,全国名中医,获何梁何利基金奖、吴阶平医学奖、世界中医药杰出贡献奖、树兰医学奖、全国优秀共产党员、全国杰出专业技术人才、全国先进工作者、全国优秀科技工作者、国家级有突出贡献中青年专家和天津市科技重大成就奖等荣誉称号。在中医临床、科研、教育、国际化、中药现代化等方面取得一批重要成果。获国家科技进步奖一等奖7项,省部级科技进步奖一等奖21项,发表论文300余篇,主编专著10余部。

《呼吸消化卷》主编简介

呼吸册主编简介

余林中 南方医科大学中医药学院教授、博士生导师,南方医科大学南方医院中医内科、中西医结合医院呼吸科主任医师,国家中医药管理局重点学科中药药理学科带头人,国家中医药管理局重点实验室中药药理实验室主任。兼任中国药理学会中药与天然药物专业委员会副主任委员,广东省药理学会中药药理专业委员会副主任委员,教育部高等学校中药学类专业教学指导委员会委员等。

李泽庚 安徽中医药大学副校长,安徽省中医药科学院专职副院长,安徽省中医药科学院呼吸病研究所所长,二级教授,主任医师、博士生导师,国家卫生部临床重点专科肺病科及国家中医药管理局重点学科中医肺病科学科带头人,国家中医药管理局慢阻肺肺气虚证重点研究室主任。兼任中华中医药学会内科分会和肺系病分会副主任委员,中国中西医结合学会呼吸病专委会副主任委员等。

禹志领 香港浸会大学中医药学院教授。本科毕业于河南中医学院中药系,于香港科技大学生物化学系获哲学博士学位。曾任中国药科大学助教、讲师、副教授,日本长崎大学访问学者,香港科技大学裘槎基金会学者,澳门大学助理教授,厦门大学教授等。长期从事中药药理研究,致力于具有抗癌、抗炎及影响黑色素生成的中药作用机制研究。发表研究论文190余篇。

消化册主编简介

曹永孝 西安交通大学教学名师，博士，药理学教授，博士生导师。获王宽诚育才奖。国际杂志 *Toxicology and Applied Pharmacology* 副主编，国家医学考试专家委员会委员，陕西省老年学会药学专业委员会主任委员，陕西省药学会药物安全性评价专业委员会副主任委员。主编国家规划教材2部，主编专著2部，副主编5部。主持参与国家、省部级课题20项，获陕西省自然科学奖、科学技术进步奖4项，陕西省高等学校科学技术奖、教育教学奖5项。发表论文320篇，SCI收录80余篇，培养硕、博士60余名，指导大学生获全国大学生创新竞赛一等奖2项。

陈兰英 博士，二级教授，博士生导师，江西省百千万人才工程人选。江西省药理学会副理事长，江西省药理学会中药药理专业委员会主任委员，中国药理学会中药与天然药物药理专业委员会常务委员，中华中医药学会分会委员中药实验药理学常务委员，江西省食品药品监督管理局药品审评专家，江西省食品安全专家库专家。参加国家及省部级科研课题40余项，其中主持国家级项目8项；获发明专利10项，发表学术论文100余篇，参编著作12部。获科技成果奖4项。

杜　群 广州中医药大学科技创新中心（脾胃研究所）三级教授、博士生导师，中国中西医结合学会中药专委会常务委员，中国药理学会中药与天然药物药理专业委员会委员，中华中医药学会中药实验药理分会委员，广东省药理学会理事兼中药药理专业委员会副主任委员，世界中联中医药免疫专委会常务理事等。

编 写 说 明

1. 本丛书的组织是由总主编首先确定各分册第一负责人，由各分册第一负责人即分册第一主编组织编写，由总主编最终审定书稿发给出版社。精华本是16个分册第一负责人挑选各分册主要内容压缩而成的一本书。

2. 本丛书中成药名方是根据功能与主治以现代病症分类，每个病症有一简单概述。中成药名方的病症应用以药物功效分类，利于辨病与辨证相结合。

3. 每个中成药名方标题：药物名称、【药物组成】、【处方来源】、【功能与主治】、【药效】、【临床应用】、【不良反应】、【使用注意】、【用法与用量】、参考文献。

4. 【药物组成】除极少数保密方外，介绍了该中成药名方组成的全部中药名称。

5. 【处方来源】注明古方或研制方（包括经验方），《中国药典》或国家批准Z字号的中成药，可以收入中药提取物或有效成分组成的H号产品。如果是古典名方则要求写出其出处。由于大部分中成药制剂，同一个产品有不同厂家、不同剂型，故同一产品有许多批准文号，本书随机抽写其中一个产品批准文号，说明是Z字号的中成药。本书收入尚有少数无批准文号的古典名方。本书不收入正在研制中，无国家批准文号的产品，也不收入B字号保健品。

6. 【功能与主治】来源于药典或国家批准的产品说明书。

7. 【药效】按文献报道实验研究的药效及其作用机制。对药效及作用机制复杂的中成药，适当结合基础知识论述。对少数无药效文献的中成药，则根据其新药申报简要写出其最基本药效。部分中成药的药效或其作用机制用示意图展示，方便读者理解。

8. 【临床应用】凡是收入中国药典或国药Z字号的中成药都是经过国家批准组织临床试验的。但是对无药效又无临床公开发表文献资料的中成药，则基本不能收入本书。文献写出治疗的病症，作者尽可能辨病与辨证相结合。对不是双盲和随机对照的临床应用结果，原则上不收入其报道临床治疗效果的百分率。

9. 【不良反应】根据文献报道介绍不良反应。

10. 【使用注意】包括指出有毒中药、配伍禁忌、辨证使用注意等。

11. 【用法与用量】按产品制剂说明书的服用方法和用量。

12. 参考文献：注明药效、临床应用、不良反应的文献依据。参考文献来源主要是期刊及学术会议资料，少数是书籍或内部资料。无参考文献的中成药不收入本书。

13. 署名：本文作者的单位及姓名，以示负责。

总 前 言

中成药是中医药的重要组成部分,是由我国历代医家经过千百年临床实践,总结出来的有疗效的方剂加工而成,其历史悠久,源远流长。

用现代医药学研究中成药与古典名方,可以阐明中医药基本理论,沟通中西医药间的学术思想,扩大治疗范围和提高临床疗效,使中医药事业在继承的基础上进一步发展与提高。

中成药和中药方剂有着密切关系,绝大多数中成药是由著名方剂经长期临床实践而定型生产的。中成药可以说是著名方剂的精华,本丛书是将我国近代几十年来研究中成药名方的现代药效和临床应用加以整理与总结编著而成,有利于继承和发扬祖国中医药事业,推进中成药的正确使用。

本丛书中英文版的出版发行,对中医药走向世界有重要意义,对中国传统文化"走出去"有重要意义。

本丛书可供使用中成药治疗疾病的广大读者及中西医临床医生、社区医生及药店职工阅读使用,可作为中医药研究及中西医临床工作者对中成药进一步研究与开发的重要参考书,也可作为高等中医药院校中医药专业中药药理学、中成药、方剂学的教学参考书。

本丛书特点:

1. 新颖性和实用性 本丛书改变以往中成药书籍以中药功效如解表、清热、温里、补益药等分类方式,而用现代疾病的病症名分类,方便中西医临床工作者使用中成药。本丛书把中成药的药效与临床应用按照现代医学疾病的病症分类,是编写体例的探索与创新。

本丛书尽量改变综述形式写中成药药理,而是将中成药药效与现代医药学基础理论相结合,将中成药临床应用和现代研究成果相结合进行编纂,使读者在理解药效原理基础上,在临床上正确使用中成药。本书的部分中成药有药效及作用机制示意图,图文并茂,使读者易于理解药效及作用机制。本书体例新颖、内容富有新意。

2. 先进性和创新性 本丛书以病症分章介绍古典名方及经验方制成的中成药,以及少数尚未制成中成药的古典名方,展示了我国近代几十年来中成药药效研究与临床应用的成果,是中医药各学科科研探索的结晶,反映了当前中成药治疗疾病药效研究和临床应用的最新进展。

本丛书辨病及辨证相结合阐述中成药的主治病症原理,首次对中成药以辨病与辨证结合的方式进行分类,科学阐明传统的中成药主治疾病的现代药效学研究,是学术创新,可促进中医药与现代医药结合和中药合理应用,对中药走向世界有重要意义。

本书英文版是首次推出的以病症分类的中成药药效与临床应用专著。可让国外读者了解中成药现代药效与临床应用治疗疾病的进展，可促进国外应用，有利于国内生产企业将产品推向世界。

3. 权威性和严谨性　本丛书是在陈奇教授主编的《中成药名方药理及临床应用》的基础上，重新组织以中药药理专家为编写主体并邀请中医临床专家参加，合作编著出版的反映中成药药效与应用进展的权威性、有特色的大型丛书。陈奇教授主编《中成药名方药理及临床应用》(香港雅艺出版公司–深圳海天出版社联合出版，1991)、《中药名方药理与应用》(台北：南天书局，1993)、《中成药名方药理与临床》(北京：人民卫生出版社，1998)。本次编写在充分借鉴以上三本著作基础上，组织了中医药领域专家，邀请在中成药临床研究领域有经验的教授、临床医生参加编著和审订，是中药基础研究工作者与中医临床工作者合作编纂的成果。

本丛书包含子书3种，共10卷。子书一共8卷，以现代病症分类介绍我国中成药名方，分别为①心血管神经精神卷，②呼吸消化卷，③内分泌代谢、风湿免疫、泌尿男生殖卷，④外科皮肤科卷，⑤妇产科卷，⑥五官科卷，⑦肿瘤血液卷，⑧儿科卷；子书二共1卷，为子书一的精华本；子书三共1卷，为子书二的英文版。本丛书参编者共400多位，各分册主编分别负责组稿和审定。本丛书于2015年在北京国家会议中心召开了组稿会，2017年及2018年在科学出版社召开审稿会和审定稿会议。

在本丛书出版之际，首先感谢国家出版基金的资助，感谢科学出版社的支持，感谢江西中医药大学、中国中医科学院、天津中医药大学及各参编专家单位的支持。还要感谢中国药理学会、中国药理学会中药与天然药物药理专业委员会、世界中医药联合会中药药理专业委员会、江西省药理学会的支持！

由于中成药药理书籍历来以中药功效分类，而本书首创以现代病症分类，这在学术上尚有一些问题需要讨论，且部分中成药名方能治疗多种病症，故论述中有重复的问题。欢迎广大读者批评指正，以利今后进一步改进和完善。

陈　奇　张伯礼
2019年12月

目 录

呼吸消化卷·呼吸册

第一章 普通感冒中成药名方 …… 3
  第一节 概述 …… 3
    一、概念 …… 3
    二、病因及发病机制 …… 3
    三、临床表现 …… 3
    四、诊断 …… 3
    五、治疗 …… 4
  第二节 中成药名方的辨证分类与药效 …… 4
    一、辛温解表类 …… 4
    二、辛凉解表类 …… 5
    三、祛暑胜湿解表类 …… 5
    四、扶正解表类 …… 5
    五、和解少阳类 …… 6
    六、清热解毒类 …… 6
  第三节 中成药名方 …… 7
    一、辛温解表类 …… 7
      桂枝合剂（颗粒） …… 7
      都梁软胶囊（丸、滴丸） …… 8
      九味羌活颗粒（水丸、口服液、片） …… 10
      防风通圣丸（颗粒、大蜜丸、浓缩丸） …… 11
      川芎茶调散（丸、浓缩丸、颗粒、口服液、袋泡剂） …… 12
      麻黄止嗽丸（胶囊） …… 14
      风寒感冒颗粒 …… 15
      感冒清热颗粒（口服液、胶囊、咀嚼片） …… 16
      感冒软胶囊 …… 17
      荆防颗粒（合剂） …… 18
      伤风停胶囊 …… 19
      感冒疏风丸（颗粒、片） …… 20
      葛根汤颗粒（片、合剂） …… 21
      三拗片 …… 22
    二、辛凉解表类 …… 24
      抗感颗粒（口服液） …… 24
      羚翘解毒丸（片） …… 25
      桑菊感冒片（颗粒、合剂、糖浆、丸） …… 27
      双黄连含片 …… 28
      双黄连口服液（颗粒、片、糖浆、合剂、胶囊、咀嚼片、气雾剂、软胶囊、栓） …… 29
      银翘解毒丸（颗粒、片、胶囊、合剂、蜜丸、浓缩丸、液） …… 31
      柴胡口服液（滴丸） …… 33
      柴黄颗粒（片、口服液、胶囊） …… 35
      风热清口服液 …… 37
      感冒消炎片 …… 38
      清热灵颗粒 …… 39
      桑姜感冒片 …… 39
      凉解感冒合剂 …… 40
      风油精 …… 41
      克感利咽口服液 …… 42
      银翘散 …… 43
      抗病毒口服液（颗粒、片、胶囊） …… 44
      秋燥感冒颗粒 …… 46
      金羚感冒片 …… 47

柴银口服液………………48
风热感冒颗粒……………49
感冒清胶囊（片）………50
感冒退热颗粒……………50
感冒舒颗粒（冲剂）……51
金莲花片（胶囊、口服液、颗粒）
　………………………52
治感佳胶囊………………54
重感灵片…………………55
银翘双解栓………………56
苦甘颗粒…………………57
清宣止咳颗粒……………58
速感宁胶囊………………59
夏桑菊颗粒………………60
复方感冒灵颗粒（片、胶囊）…61
柴芩软胶囊………………62
999感冒灵颗粒…………63
四季感冒片………………64
疏风解毒胶囊……………65
三、祛暑胜湿解表类…………68
柴连口服液………………68
调胃消滞丸………………69
藿香正气水（颗粒、片、合剂、口服液、滴丸、胶囊、软胶囊）…70
沙溪凉茶（颗粒）………74
保济丸（浓缩丸、口服液）…75
暑热感冒颗粒……………76
芙朴感冒颗粒……………77
四、扶正解表类………………78
参苏丸（颗粒、口服液、胶囊）…78
玉屏风胶囊（颗粒、口服液、袋泡茶）………………80
人参败毒胶囊……………82
五、和解少阳类………………83
小柴胡颗粒（片、胶囊、泡腾片）
　………………………83
六、清热解毒类………………87
新雪颗粒（片）…………87

清开灵胶囊（软胶囊、颗粒、滴丸、片、泡腾片、分散片、口服液）
　………………………88
热炎宁颗粒（片、合剂、胶囊）…91
感咳双清胶囊……………93
穿心莲片（胶囊）………94
穿心莲内酯滴丸…………96
复方板蓝根颗粒（含片）…99
鱼金注射液………………100
清热八味丸（散、胶囊）…101
解热清肺糖浆……………102
热毒平胶囊………………103
复方瓜子金颗粒…………104
百蕊片……………………106
炎宁颗粒（糖浆）………107
板蓝根颗粒………………108
九味双解口服液…………110
了哥王片…………………111
金叶败毒颗粒……………112

第二章　流行性感冒中成药名方……116
第一节　概述……………116
一、概念…………………116
二、病因及发病机制……116
三、临床表现……………117
四、诊断…………………117
五、治疗…………………117
第二节　中成药名方的辨证分类与药效……………118
一、辛温解表类…………118
二、辛凉解表类…………118
三、清热解毒类…………118
第三节　中成药名方……119
一、辛温解表类…………119
正柴胡饮颗粒……………119
二、辛凉解表类…………120
柴胡注射液（口服液、滴丸）…120
热可平注射液……………123
连花清瘟胶囊（颗粒、片）……124

牛黄清感胶囊 …………………… 127
清瘟解毒片（丸） ……………… 128
羚羊感冒胶囊（软胶囊、片）…… 128
金花清感颗粒 …………………… 130
三、清热解毒类 ……………………… 131
金莲清热颗粒（泡腾片） ……… 131
复方大青叶合剂 ………………… 132
羚羊清肺颗粒（丸） …………… 133
热毒宁注射液 …………………… 134
清热解毒口服液（软胶囊、糖浆、
片） …………………………… 136
清热消炎宁胶囊（片、软胶囊）… 138

第三章 急性气管-支气管炎中成药名方 …………………………… 140

第一节 概述 …………………………… 140
一、概念 ……………………………… 140
二、病因及发病机制 ………………… 140
三、临床表现 ………………………… 141
四、诊断 ……………………………… 141
五、治疗 ……………………………… 141

第二节 中成药名方的辨证分类
与药效 ………………………… 141
一、解表散寒类 ……………………… 142
二、疏风清热类 ……………………… 142
三、润燥止咳类 ……………………… 142
四、祛痰止咳类 ……………………… 143

第三节 中成药名方 …………………… 143
一、解表散寒类 ……………………… 143
通宣理肺丸（片、膏、胶囊、
颗粒、口服液） ……………… 143
止嗽立效丸（胶囊、片） ……… 145
杏苏止咳颗粒（糖浆、露、
口服液） ……………………… 146
苏黄止咳胶囊 …………………… 147
二、疏风清热类 ……………………… 148
急支糖浆 ………………………… 148
芩暴红止咳片（颗粒、口服液、
胶囊、糖浆） ………………… 149

百咳静糖浆 ……………………… 150
咳嗽枇杷糖浆 …………………… 151
枇杷止咳颗粒（软胶囊、胶囊）… 152
清热镇咳糖浆 …………………… 153
治咳川贝枇杷露（滴丸） ……… 154
强力枇杷露（胶囊、冲剂、蜜
炼膏） ………………………… 155
止嗽定喘口服液（丸） ………… 156
麻杏甘石软胶囊（合剂） ……… 157
川贝止咳露（川贝枇杷露） …… 159
双清口服液 ……………………… 159
金荞麦胶囊 ……………………… 160
羊胆丸 …………………………… 162
肺力咳合剂（胶囊） …………… 162
喜炎平注射液 …………………… 163
三、润燥止咳类 ……………………… 165
蜜炼川贝枇杷膏 ………………… 165
橘红痰咳颗粒（煎膏、液） …… 166
川贝清肺糖浆 …………………… 167
四、祛痰止咳类 ……………………… 168
祛痰灵口服液 …………………… 168
复方鲜竹沥液 …………………… 170
远志酊 …………………………… 171
川贝枇杷糖浆（颗粒、口服液、
膏、露、片） ………………… 171
牛黄蛇胆川贝散（滴丸、液、
胶囊） ………………………… 172
岩果止咳液 ……………………… 173
止咳橘红丸（胶囊、颗粒、口
服液） ………………………… 174
止嗽化痰颗粒（丸） …………… 175
蛇胆川贝枇杷膏 ………………… 176
良园枇杷叶膏 …………………… 177
苓桂咳喘宁胶囊 ………………… 178
复方川贝精片（胶囊） ………… 179
蛇胆陈皮胶囊（片、口服液、
散） …………………………… 180
痰咳净片（散、滴丸） ………… 181

蛇胆川贝散（液、胶囊）……… 182
鲜竹沥（竹沥胶囊、竹沥颗粒）
　　……………………………… 184
桔贝合剂…………………………… 185
肺宁片（颗粒）…………………… 186

第四章　慢性支气管炎与阻塞性肺气肿中成药名方……………… 189

第一节　概述…………………… 189
一、概念………………………… 189
二、病因及发病机制…………… 189
三、临床表现…………………… 190
四、诊断………………………… 190
五、治疗………………………… 190

第二节　中成药名方的辨证分类与药效…………………… 191
一、温化寒痰类………………… 191
二、清化热痰类………………… 191
三、燥湿化痰类………………… 192
四、润肺化痰类………………… 192
五、补肺平喘类………………… 192

第三节　中成药名方……………… 193
一、温化寒痰类………………… 193
　小青龙颗粒（合剂、胶囊、
　　糖浆）……………………… 193
　止嗽青果丸（口服液）……… 195
　消咳喘糖浆（胶囊、片）…… 196
　痰饮丸………………………… 198
　气管炎丸（浓缩丸）………… 199
　止咳宝片……………………… 201
　咳特灵胶囊（片、颗粒）…… 201
二、清化热痰类………………… 202
　克咳片（胶囊）……………… 202
　止嗽化痰颗粒（丸）………… 204
　橘红丸（片、颗粒、胶囊）… 205
　清肺消炎丸…………………… 206
　牡荆油胶丸…………………… 208
　虫草清肺胶囊………………… 209
　海珠喘息定片………………… 209

三、燥湿化痰类………………… 210
　橘红化痰片（丸）…………… 210
　二陈丸（浓缩丸）…………… 211
　咳喘顺丸……………………… 212
四、润肺化痰类………………… 213
　百合固金丸（口服液、片、颗
　　粒）………………………… 213
　养阴清肺膏（糖浆、口服液、丸、
　　颗粒）……………………… 215
　二冬膏………………………… 216
　橘红梨膏……………………… 217
　川贝雪梨膏…………………… 218
五、补肺平喘类………………… 219
　恒制咳喘胶囊………………… 219
　蛤蚧定喘胶囊（丸）………… 219
　金水宝胶囊（片）…………… 221
　百令胶囊（片）……………… 224
　咳宁颗粒（糖浆）…………… 227
　复方蛤青片（胶囊、注射液）… 228
　固肾定喘丸…………………… 229
　肺气肿片……………………… 230
　参蛤平喘胶囊………………… 231
　喘舒片………………………… 231
　补肺丸………………………… 232
　至灵胶囊……………………… 233

第五章　支气管哮喘中成药名方……… 235

第一节　概述…………………… 235
一、概念………………………… 235
二、病因及发病机制…………… 235
三、临床表现…………………… 235
四、诊断………………………… 236
五、治疗………………………… 236

第二节　中成药名方的辨证分类与药效…………………… 236
一、温肺化痰平喘类…………… 237
二、清热化痰定喘类…………… 237

第三节　中成药名方……………… 237
一、温肺化痰平喘类…………… 237

桂龙咳喘宁胶囊（片、颗粒）……237
止喘灵注射液（口服液）………240
镇咳宁糖浆（胶囊、口服液、
　颗粒）………………………241
蟾龙定喘合剂…………………242
寒喘祖帕颗粒…………………243
哮喘宁片………………………244
哮喘片…………………………245
喘泰颗粒………………………246
如意定喘丸（片）……………246
二、清热化痰定喘类……………248
蠲哮片…………………………248
喘嗽宁片………………………249

第六章 支气管扩张中成药名方……251
第一节 概述………………………251
一、概念…………………………251
二、病因及发病机制……………251
三、临床表现……………………251
四、诊断…………………………252
五、治疗…………………………252
第二节 中成药名方的辨证分类
　　　与药效………………………252
一、清肺化痰类…………………252
二、化瘀止血类…………………253
三、润肺化痰类…………………253
第三节 中成药名方…………………253
一、清肺化痰类…………………253
　牛黄蛇胆川贝液（滴丸、散、胶
　　囊）…………………………253
二、化瘀止血类…………………255
　云南白药（胶囊、片）………255
　云南红药胶囊…………………256
　三七血伤宁胶囊………………258
　三七片…………………………259
　裸花紫珠片（胶囊）…………262
　景天三七糖浆…………………263
　荷叶丸…………………………264
三、润肺化痰类…………………265

百合固金丸（口服液、片、颗粒）
…………………………………265

第七章 肺炎与新冠肺炎中成药
　　　名方………………………267
第一节 概述………………………267
一、概念…………………………267
二、病因及发病机制……………267
三、临床表现……………………268
四、诊断…………………………268
五、治疗…………………………268
第二节 中成药名方的辨证分类
　　　与药效………………………269
一、辛凉解表类…………………269
二、清热化痰类…………………270
三、化瘀解毒类…………………270
四、润肺止咳类…………………270
第三节 中成药名方…………………271
一、辛凉解表类…………………271
　双黄连口服液（片剂、注射液、
　　粉针剂）……………………271
二、清热化痰类…………………274
　清开灵注射液[注射用清开灵
　　（冻干）]……………………274
　鱼腥草注射液…………………280
　痰热清注射液…………………282
　莲必治注射液…………………285
　肿节风片（分散片、胶囊、注
　　射液）………………………287
三、化瘀解毒类…………………289
　血必净注射液…………………289
四、润肺止咳类…………………292
　川贝雪梨膏……………………292

第八章 肺结核中成药名方………294
第一节 概述………………………294
一、概念…………………………294
二、病因及发病机制……………294
三、临床表现……………………294
四、诊断…………………………295

五、治疗 ………………………… 295
第二节 中成药名方的辨证分类
　　　　与药效 …………………… 295
　一、滋阴润肺类 ………………… 295
　二、滋阴降火类 ………………… 296
　三、滋阴益气类 ………………… 296
　四、滋阴补肾类 ………………… 296
第三节 中成药名方 ………………… 296
　一、滋阴润肺类 ………………… 296
　　山东阿胶膏 …………………… 296
　　阿胶补血膏（颗粒、口服液） …… 297
　二、滋阴降火类 ………………… 298

抗痨胶囊 ……………………… 298
大补阴丸 ……………………… 299
结核丸 ………………………… 301
肺泰胶囊 ……………………… 302
复方柳菊片 …………………… 303
　三、滋阴益气类 ………………… 304
　　人参固本丸（口服液） ………… 304
　四、滋阴补肾类 ………………… 305
　　河车大造丸 …………………… 305
　　麦味地黄丸（口服液） ………… 305
　　补金片 ………………………… 306
　　肺结核丸 ……………………… 307

呼吸消化卷·消化册

第九章 反流性食管炎中成药名方 …… 311
第一节 概述 ………………………… 311
　一、概念 ………………………… 311
　二、病因及发病机制 …………… 311
　三、临床表现 …………………… 312
　四、诊断 ………………………… 312
　五、治疗 ………………………… 312
第二节 中成药名方的辨证分类
　　　　与药效 …………………… 313
　一、疏肝理气类 ………………… 313
　二、和胃降逆类 ………………… 313
　三、健脾理气类 ………………… 313
第三节 中成药名方 ………………… 314
　一、疏肝理气类 ………………… 314
　　左金丸（胶囊） ………………… 314
　　越鞠丸 ………………………… 317
　二、和胃降逆类 ………………… 318
　　气滞胃痛颗粒（片） …………… 318
　　六味木香散（胶囊、丸） ……… 320

第十章 胃炎中成药名方 ………… 322
第一节 概述 ………………………… 322
　一、概念 ………………………… 322
　二、病因及发病机制 …………… 322

三、临床表现 …………………… 323
四、诊断 ………………………… 323
五、治疗 ………………………… 323
第二节 中成药名方的辨证分类
　　　　与药效 …………………… 324
　一、温中散寒类 ………………… 324
　二、养胃滋阴类 ………………… 325
　三、理气疏肝类 ………………… 325
　四、通络活血类 ………………… 325
　五、清脏腑热类 ………………… 325
第三节 中成药名方 ………………… 326
　一、温中散寒类 ………………… 326
　　温胃舒胶囊（颗粒） …………… 326
　　仁青常觉（丸） ………………… 328
　　丹桂香颗粒 …………………… 329
　　安中片 ………………………… 330
　　虚寒胃痛颗粒（胶囊） ………… 331
　二、养胃滋阴类 ………………… 332
　　养胃颗粒 ……………………… 332
　　阴虚胃痛颗粒（片、胶囊） …… 333
　　六味安消胶囊（散） …………… 334
　　养胃舒胶囊（颗粒） …………… 335
　三、理气疏肝类 ………………… 336

舒肝和胃丸（口服液）………… 336
加味左金丸………………………… 337
胃益胶囊…………………………… 339
戊己丸……………………………… 339
丹栀逍遥散（丸、胶囊）………… 341
胃苏颗粒（冲剂、饮）…………… 342
猴头健胃灵片（胶囊）…………… 344
快胃片……………………………… 345
四、通络活血类……………………… 346
胃力康颗粒………………………… 346
胃康灵片（胶囊、颗粒）………… 347
荜铃胃痛颗粒……………………… 349
元胡止痛片（胶囊、软胶囊、颗
粒、口服液、滴丸）…………… 350
胃乃安胶囊………………………… 351
五、清脏腑热类……………………… 353
三九胃泰颗粒（胶囊）…………… 353

第十一章　胃下垂中成药名方……… 355
第一节　概述…………………………… 355
一、概念……………………………… 355
二、病因及发病机制………………… 355
三、临床表现………………………… 356
四、诊断……………………………… 356
五、治疗……………………………… 356
第二节　中成药名方的辨证分类
与药效………………………… 357
一、补气升陷类……………………… 357
二、补脾益胃类……………………… 357
三、疏肝养胃类……………………… 357
第三节　中成药名方…………………… 358
一、补气升陷类……………………… 358
补中益气汤（丸、颗粒剂、合剂、
口服液）………………………… 358
十全大补汤（丸、胶囊、膏、口
服液）…………………………… 360
补气升提片………………………… 361
升提汤（胶囊、冲剂、颗粒）…… 362
二、补脾益胃类……………………… 363

健脾丸（糖浆、颗粒）…………… 363
香砂枳术丸………………………… 364
三、疏肝养胃类……………………… 365
逍遥散（丸、浓缩丸、颗粒、片、
胶囊）…………………………… 365
四逆汤（口服液）………………… 368

第十二章　消化性溃疡中成药名方…… 369
第一节　概述…………………………… 369
一、概念……………………………… 369
二、病因及发病机制………………… 369
三、临床表现………………………… 370
四、诊断……………………………… 370
五、治疗……………………………… 370
第二节　中成药名方的辨证分类
与药效………………………… 371
一、疏肝理气类……………………… 371
二、化瘀通络类……………………… 371
三、温中健脾类……………………… 372
四、清热化湿类……………………… 372
五、养阴益胃类……………………… 372
六、其他类…………………………… 373
第三节　中成药名方…………………… 373
一、疏肝理气类……………………… 373
健胃愈疡片（颗粒、胶囊）……… 373
乌贝散……………………………… 377
四方胃片（胶囊）………………… 377
胃药胶囊…………………………… 378
珍珠胃安丸………………………… 379
复方陈香胃片……………………… 379
蒲元和胃胶囊……………………… 380
金胃泰胶囊………………………… 381
金佛止痛丸………………………… 382
二、化瘀通络类……………………… 383
胃康胶囊…………………………… 383
双金胃疡胶囊……………………… 386
和胃片……………………………… 386
荆花胃康胶丸……………………… 387
安胃片（胶囊）…………………… 389

三、温中健脾类 389
　　小建中汤（合剂、颗粒、片、
　　　胶囊） 389
　　黄芪健胃汤（膏） 391
　　胃舒宁颗粒（胶囊、片） 392
　　乌金口服液 393
　　龙七胃康片 394
四、清热化湿类 395
　　珍珠层粉 395
五、养阴益胃类 396
　　胃乐新颗粒 396
　　胃祥宁颗粒 397
六、其他类 398
　　颠茄片（酊） 398

第十三章　细菌性痢疾中成药名方 400
第一节　概述 400
一、概念 400
二、病因及发病机制 400
三、临床表现 401
四、诊断 401
五、治疗 401
第二节　中成药名方的辨证分类与药效 402
一、清热燥湿导滞类 402
二、清热解毒凉血类 402
三、温中散寒化湿止痢类 402
第三节　中成药名方 403
一、清热燥湿导滞类 403
　　黄连胶囊 403
　　三黄片 405
　　葛根芩连汤（丸、片） 406
　　香连片（丸、浓缩丸、软胶囊） 408
　　芩连片 410
　　炎可宁片（胶囊） 411
　　复方黄连素片 412
二、清热解毒凉血类 413
　　穿心莲片（胶囊） 413

　　紫金锭（散） 415
　　安宫牛黄丸 416
三、温中散寒化湿止痢类 418
　　藿香正气水（口服液、胶囊丸、滴丸） 418

第十四章　阑尾炎中成药名方 421
第一节　概述 421
一、概念 421
二、病因及发病机制 421
三、临床表现 422
四、诊断 422
五、治疗 422
第二节　中成药名方的辨证分类与药效 423
一、清热解毒类 423
二、活血化瘀类 423
第三节　中成药名方 424
一、清热解毒类 424
　　阑尾消炎片（丸） 424
　　阑尾灵颗粒 425
　　白花蛇舌草注射液 425
　　大黄牡丹（皮）汤 427
二、活血化瘀类 428
　　桃核承气汤 428

第十五章　消化道出血中成药名方 430
第一节　概述 430
一、概念 430
二、病因及发病机制 430
三、临床表现 431
四、诊断 431
五、治疗 431
第二节　中成药名方的辨证分类与药效 432
一、泻火止血类 432
二、凉血止血类 432
三、活血止血类 432
第三节　中成药名方 433
一、泻火止血类 433

　　　　一清胶囊（颗粒）……………433
　　　　精黄片………………………434
　　二、凉血止血类…………………436
　　　　十灰散（丸）………………436
　　三、活血止血类…………………438
　　　　三七血伤宁胶囊……………438
　　　　云南白药（胶囊）…………438
　　　　景天三七糖浆………………440
　　　　致康胶囊……………………440

第十六章　消化不良中成药名方……443
第一节　概述……………………443
　　一、概念…………………………443
　　二、病因及发病机制……………443
　　三、临床表现……………………444
　　四、诊断…………………………444
　　五、治疗…………………………444
第二节　中成药名方的辨证分类
　　　　　与药效………………………445
　　一、消食导滞类…………………445
　　二、祛湿健脾类…………………445
　　三、平调湿热类…………………445
　　四、疏肝和胃类…………………445
　　五、健脾益气类…………………446
　　六、温阳化气类…………………446
第三节　中成药名方……………446
　　一、消食导滞类…………………446
　　　　保和丸………………………446
　　　　大山楂丸（颗粒、冲剂、咀嚼片）
　　　　　…………………………………448
　　　　健胃消食片…………………449
　　　　槟榔四消丸…………………450
　　二、祛湿健脾类…………………450
　　　　木香顺气汤（丸、颗粒）…450
　　　　枫蓼肠胃康胶囊（片、颗粒）……452
　　三、平调湿热类…………………454
　　　　藿香清胃片（胶囊）………454
　　　　枳实消痞丸…………………454
　　　　胃痛宁片（胶囊）…………456

　　四、疏肝和胃类…………………457
　　　　沉香化气丸…………………457
　　　　香砂六君汤（丸、颗粒、片）…458
　　五、健脾益气…………………460
　　　　六君子汤（丸）……………460
　　　　枳术汤（丸、颗粒）………462
　　　　人参健脾汤（丸）…………463
　　　　开胃健脾丸…………………464
　　六、温阳化气类…………………464
　　　　香砂养胃颗粒………………464
　　　　理中汤（丸）………………466

第十七章　厌食症中成药名方……468
第一节　概述……………………468
　　一、概念…………………………468
　　二、病因及发病机制……………468
　　三、临床表现……………………469
　　四、诊断…………………………469
　　五、治疗…………………………469
第二节　中成药名方的辨证分类
　　　　　与药效………………………469
　　一、健脾益气类…………………469
　　二、健脾疏肝类…………………470
　　三、健脾养心类…………………470
　　四、消食导滞类…………………470
第三节　中成药名方……………471
　　一、健脾益气类…………………471
　　　　参苓白术散（丸、片、颗粒、口
　　　　　服液）……………………471
　　　　人参健脾丸（片）…………474
　　　　资生丸………………………475
　　　　开胃健脾丸…………………476
　　二、健脾疏肝类…………………476
　　　　木香顺气丸（颗粒）………476
　　三、健脾养心类…………………478
　　　　归脾汤（浓缩丸、丸、合剂、
　　　　　颗粒）……………………478
　　　　天王补心丸（片）…………479
　　四、消食导滞类…………………480

加味保和丸 ················· 480
第十八章　胃肠道功能紊乱中成药
　　　　　名方 ····················· 481
　第一节　概述 ······················ 481
　　一、概念 ························· 481
　　二、病因及发病机制 ············ 481
　　三、临床表现 ···················· 482
　　四、诊断 ························· 482
　　五、治疗 ························· 482
　第二节　中成药名方的辨证分类
　　　　　与药效 ··················· 483
　　一、温中散寒类 ················· 483
　　二、消食导滞类 ················· 483
　　三、疏肝解郁类 ················· 483
　　四、健脾渗湿类 ················· 483
　第三节　中成药名方 ············· 484
　　一、温中散寒类 ················· 484
　　　附子理中汤（丸、片）····· 484
　　　半夏泻心汤 ··················· 486
　　二、消食导滞类 ················· 488
　　　枳实导滞汤（丸）··········· 488
第十九章　肠易激综合征中成药名方
　　　　　 ····························· 490
　第一节　概述 ······················ 490
　　一、概念 ························· 490
　　二、病因及发病机制 ············ 490
　　三、临床表现 ···················· 491
　　四、诊断 ························· 491
　　五、治疗 ························· 491
　第二节　中成药名方的辨证分类
　　　　　与药效 ··················· 492
　　一、疏肝健脾类 ················· 492
　　二、健脾益气类 ················· 492
　　三、温补脾肾类 ················· 493
　第三节　中成药名方 ············· 493
　　一、疏肝健脾类 ················· 493
　　　痛泻宁颗粒 ··················· 493
　　　腹可安（片、分散片）····· 495

　　二、健脾益气类 ················· 495
　　　参苓白术散（丸）··········· 495
　　　启脾丸（口服液）··········· 498
　　三、温补脾肾类 ················· 499
　　　固肠胶囊 ······················ 499
　　　固肠止泻胶囊（丸）········ 500
　　　四神丸 ························· 502
　　　乌梅丸 ························· 503
第二十章　溃疡性结肠炎中成药名方
　　　　　 ····························· 506
　第一节　概述 ······················ 506
　　一、概念 ························· 506
　　二、病因及发病机制 ············ 506
　　三、临床表现 ···················· 507
　　四、诊断 ························· 507
　　五、治疗 ························· 507
　第二节　中成药名方的辨证分类
　　　　　与药效 ··················· 508
　　一、健脾化湿类 ················· 508
　　二、温补脾肾类 ················· 508
　　三、益气活血类 ················· 508
　　四、清热利湿类 ················· 509
　　五、其他类 ······················ 509
　第三节　中成药名方 ············· 510
　　一、健脾化湿类 ················· 510
　　　健脾理肠片 ··················· 510
　　　补脾益肠丸 ··················· 511
　　二、温补脾肾类 ················· 513
　　　固本益肠片 ··················· 513
　　　附子理中汤（丸、片）····· 514
　　三、益气活血类 ················· 515
　　　血府逐瘀口服液（丸、胶囊）··· 515
　　　结肠宁 ························· 516
　　　康复新液 ······················ 517
　　四、清热利湿类 ················· 519
　　　虎地肠溶胶囊 ················ 519
　　五、其他类 ······················ 520
　　　固肠止泻胶囊（丸）········ 520

百令胶囊 521
　　　锡类散 523
　　　补中益气丸（合剂） 524
第二十一章　腹泻中成药名方 526
　第一节　概述 526
　　一、概念 526
　　二、病因及发病机制 526
　　三、临床表现 527
　　四、诊断 527
　　五、治疗 527
　第二节　中成药名方的辨证分类
　　　　　与药效 528
　　一、清利湿热类 528
　　二、解暑祛湿类 528
　　三、温补肾阳类 528
　　四、消食导滞类 529
　　五、健脾祛湿类 529
　第三节　中成药名方 530
　　一、清利湿热类 530
　　　葛根芩连丸（片） 530
　　　肠炎宁片（颗粒、糖浆、胶囊） 531
　　　克痢痧胶囊 532
　　　肠康片（胶囊） 533
　　　泻痢消胶囊（片） 533
　　　苍苓止泻口服液 534
　　　健脾止泻宁颗粒 535
　　二、解暑祛湿类 536
　　　保济丸（口服液） 536
　　　藿香正气水（口服液、胶囊、丸、
　　　　滴丸） 537
　　　六一散 539
　　三、温补肾阳类 540
　　　四神丸 540
　　四、消食导滞类 541
　　　香苏正胃丸 541
第二十二章　便秘中成药名方 542
　第一节　概述 542
　　一、概念 542

　　二、病因及发病机制 542
　　三、临床表现 543
　　四、诊断 543
　　五、治疗 543
　第二节　中成药名方的辨证分类
　　　　　与药效 543
　　一、清热导滞，润肠通便类 544
　　二、消食导滞，理气通便类 544
　　三、补气健脾，滋阴润燥类 544
　　四、温阳通便类 544
　第三节　中成药名方 545
　　一、清热导滞，润肠通便类 545
　　　麻仁滋脾丸 545
　　　麻仁丸（胶囊、软胶囊） 546
　　　麻仁润肠丸 547
　　　大黄通便颗粒（胶囊） 548
　　　润肠丸 549
　　　通便灵胶囊 550
　　　当归龙荟丸（片） 551
　　　复方芦荟胶囊 552
　　二、消食导滞，理气通便类 553
　　　四磨汤口服液 553
　　　六味能消胶囊 555
　　三、补气健脾，滋阴润燥类 557
　　　益气通便颗粒 557
　　　苁蓉通便口服液 558
　　　增液口服液 559
　　　便秘通 560
　　四、温阳通便类 561
　　　复方锁阳口服液 561
　　　便通胶囊 562
　　　半硫丸 563
第二十三章　病毒性肝炎中成药名方
　　　　　　 565
　第一节　概述 565
　　一、概念 565
　　二、病因及发病机制 565
　　三、临床表现 566

四、诊断 …………………… 566
　　五、治疗 …………………… 566
 第二节　中成药名方的辨证分类
　　　　　与药效 ………………… 567
　　一、清热利湿类 ……………… 567
　　二、疏肝健脾类 ……………… 567
　　三、滋补肝肾类 ……………… 568
　　四、活血化瘀类 ……………… 568
　　五、温补脾肾类 ……………… 568
 第三节　中成药名方 ……………… 569
　　一、清热利湿类 ……………… 569
　　　叶下珠胶囊（片、颗粒） … 569
　　　当飞利肝宁胶囊（片） …… 570
　　　乙肝清热解毒颗粒（冲剂、胶囊）
　　　　…………………………… 571
　　　鸡骨草胶囊（丸） ………… 572
　　　舒肝宁注射液 ……………… 573
　　　双虎清肝颗粒 ……………… 574
　　　八宝丹胶囊 ………………… 576
　　　茵栀黄口服液（颗粒） …… 576
　　　利肝隆颗粒（片、胶囊） … 577
　　　复方益肝丸 ………………… 578
　　　鸡骨草肝炎颗粒（冲剂） … 579
　　　熊胆舒肝利胆胶囊 ………… 580
　　　肝宁片 ……………………… 581
　　　益肝灵片 …………………… 582
　　　茵芪肝复颗粒 ……………… 583
　　　虎驹乙肝胶囊 ……………… 584
　　　复方垂盆草胶囊 …………… 585
　　二、疏肝健脾类 ……………… 586
　　　九味肝泰胶囊 ……………… 586
　　　强肝胶囊 …………………… 587
　　　乙肝益气解郁颗粒 ………… 589
　　　肝苏胶囊（颗粒） ………… 590
　　　肝爽颗粒 …………………… 591
　　　参柴颗粒 …………………… 593
　　　肝脾康胶囊 ………………… 594
　　三、滋补肝肾类 ……………… 595

　　　乙肝养阴活血颗粒 ………… 595
　　　乙肝扶正胶囊 ……………… 596
　　　复方益肝灵胶囊 …………… 597
　　　肝达片 ……………………… 598
　　　慢肝养阴胶囊 ……………… 598
　　四、活血化瘀类 ……………… 599
　　　肝复乐 ……………………… 599
　　　复肝康颗粒（冲剂） ……… 600
　　五、温补脾肾类 ……………… 601
　　　朝阳丸（胶囊） …………… 601
 第二十四章　肝纤维化与肝硬化中
　　　　　　成药名方 …………… 603
 第一节　概述 ……………………… 603
　　一、概念 ……………………… 603
　　二、病因及发病机制 ………… 603
　　三、临床表现 ………………… 604
　　四、诊断 ……………………… 604
　　五、治疗 ……………………… 604
 第二节　中成药名方的辨证分类
　　　　　与药效 ………………… 605
　　一、疏肝健脾类 ……………… 605
　　二、活血化瘀类 ……………… 605
　　三、清热祛湿类 ……………… 605
　　四、行气逐水类 ……………… 606
 第三节　中成药名方 ……………… 606
　　一、疏肝健脾类 ……………… 606
　　　慢肝解郁胶囊 ……………… 606
　　　四逆散 ……………………… 607
　　　肝达康片（胶囊、颗粒） … 609
　　　五灵丸 ……………………… 610
　　　安络化纤丸 ………………… 611
　　　中华肝灵胶囊 ……………… 612
　　二、活血化瘀类 ……………… 613
　　　鳖甲煎丸 …………………… 613
　　　桂枝茯苓丸 ………………… 614
　　　复方鳖甲软肝片 …………… 615
　　　扶正化瘀胶囊（片） ……… 616
　　　和络舒肝胶囊 ……………… 618

大黄䗪虫丸（胶囊）……………… 619
　三、清热祛湿类 ……………………… 620
　　　二十五味松石丸 …………………… 620
　四、行气逐水类 ……………………… 622
　　　中满分消丸 ………………………… 622
　　　舟车丸 ……………………………… 623

第二十五章　胆囊炎中成药名方 …… 624
第一节　概述 …………………………… 624
　一、概念 ……………………………… 624
　二、病因及发病机制 ………………… 624
　三、临床表现 ………………………… 625
　四、诊断 ……………………………… 625
　五、治疗 ……………………………… 625
第二节　中成药名方的辨证分类
　　　　　与药效 ……………………… 626
　一、疏肝利胆类 ……………………… 626
　二、清热利湿类 ……………………… 626
　三、通腑泻热类 ……………………… 626
　四、活血止痛类 ……………………… 626
第三节　中成药名方 …………………… 627
　一、疏肝利胆类 ……………………… 627
　　　胆舒胶囊（软胶囊）……………… 627
　　　金龙舒胆颗粒 ……………………… 629
　　　胆益宁片 …………………………… 629
　　　利胆止痛片 ………………………… 630
　　　胆胃康胶囊 ………………………… 631
　　　胆宁片 ……………………………… 631
　　　胆清胶囊 …………………………… 633
　二、清热利湿类 ……………………… 634
　　　舒胆片 ……………………………… 634
　　　胆清片 ……………………………… 635
　　　金胆片 ……………………………… 636
　　　清肝利胆口服液（胶囊）………… 636
　　　十五味赛尔斗丸 …………………… 637
　三、通腑泻热类 ……………………… 638
　　　消炎利胆片（胶囊、颗粒、滴丸）
　　　　………………………………… 638
　　　利胆片 ……………………………… 640

　　　大黄利胆胶囊 ……………………… 641
　　　大柴胡颗粒 ………………………… 642
　　　复方胆通片（胶囊）……………… 644
　四、活血止痛类 ……………………… 645
　　　血府逐瘀汤（胶囊、口服液、丸）
　　　　………………………………… 645

第二十六章　胆石症中成药名方 …… 647
第一节　概述 …………………………… 647
　一、概念 ……………………………… 647
　二、病因及发病机制 ………………… 647
　三、临床表现 ………………………… 648
　四、诊断 ……………………………… 648
　五、治疗 ……………………………… 648
第二节　中成药名方的辨证分类
　　　　　与药效 ……………………… 649
　一、清热祛湿，利胆排石类 ………… 649
　二、疏肝理气，利胆排石类 ………… 649
　三、清热解毒，解痉止痛类 ………… 649
　四、疏肝利胆，活血化瘀类 ………… 649
第三节　中成药名方 …………………… 650
　一、清热祛湿，利胆排石类 ………… 650
　　　利胆排石片（颗粒）……………… 650
　　　胆石通胶囊 ………………………… 652
　　　胆康胶囊（片）…………………… 653
　　　金钱胆通口服液（颗粒）………… 654
　二、疏肝理气，利胆排石类 ………… 655
　　　胆乐胶囊 …………………………… 655
　　　胆石片 ……………………………… 656
　　　消石利胆胶囊 ……………………… 657
　　　益胆片 ……………………………… 658
　　　胆石清片 …………………………… 658
　　　乌军治胆片 ………………………… 659
　三、清热解毒，解痉止痛类 ………… 660
　　　金钱草片（颗粒）………………… 660
　　　十味蒂达胶囊 ……………………… 661
　四、疏肝利胆，活血化瘀类 ……… 662
　　　胆石利通片（胶囊）……………… 662

第二十七章　胰腺炎中成药名方 …… 664

第一节　概述 …………………… 664
　一、概念 ………………………… 664
　二、病因及发病机制 …………… 664
　三、临床表现 …………………… 665
　四、诊断 ………………………… 665
　五、治疗 ………………………… 665
第二节　中成药名方的辨证分类
　　　　与药效 ………………… 666
　一、通里攻下类 ………………… 666
　二、清热利湿类 ………………… 666
　三、疏肝理气类 ………………… 666
　四、活血化瘀类 ………………… 667
　五、补气健脾类 ………………… 667
第三节　中成药名方 ……………… 668

　一、通里攻下类 ………………… 668
　　大承气汤（颗粒）……………… 668
　　大陷胸汤 ……………………… 670
　二、清热利湿类 ………………… 671
　　龙胆泻肝汤（丸、水丸）……… 671
　　胰胆炎合剂 …………………… 673
　　茵山莲颗粒 …………………… 673
　三、疏肝理气类 ………………… 675
　　柴胡疏肝散（丸）……………… 675
　四、活血化瘀类 ………………… 676
　　清胰利胆颗粒（片、丸）……… 676
　　胰胆舒颗粒（胶囊）…………… 678
　　血必净注射液 ………………… 679

索引 …………………………………………………………………………………………… 683

呼吸消化卷

呼吸册

第一章
普通感冒中成药名方

第一节 概 述

一、概 念

普通感冒（common cold）是最常见的急性上呼吸道感染性疾病，是包括急性鼻炎、咽或喉部急性炎症的总称。全年皆可发病，冬春季较多。

二、病因及发病机制

（一）病因

普通感冒主要由鼻病毒、冠状病毒、副流感病毒、呼吸道合胞病毒（RSV）、埃可病毒、柯萨奇病毒等呼吸道常见病毒感染引起。

（二）发病机制

病毒感染后，由于机体特别是呼吸道的防御功能降低，病毒或细菌在呼吸道迅速繁殖，引起鼻、咽、喉等的急性炎症。

三、临床表现

普通感冒起病急，上呼吸道卡他症状重，发热轻或无，主要表现为鼻塞、流涕、打喷嚏、头痛、咳嗽等全身轻微症状。普通感冒多呈自限性，病情轻，预后好，病程约1周。因感冒而引起的并发症可有鼻窦炎、支气管炎、中耳炎、心肌炎及继发细菌感染致肺炎等。

四、诊 断

普通感冒的诊断，可根据病史、流行病学、鼻咽部的症状体征，结合周围血象和阴性胸部影像学检查做出，一般无须病因诊断。病原学诊断对普通感冒临床意义不大，一般临床诊断不过分强调病原学检查，特殊情况下可行细菌培养或病毒分离，或病毒血清学检查等方法来确定病原体。

五、治　　疗

（一）常用化学药物及现代技术

治疗普通感冒主要采用对症治疗。如针对上呼吸道卡他症状、鼻塞、头痛、咽痛、咳嗽等症状，在治疗时可选用复方盐酸伪麻黄碱缓释胶囊、氨酚伪麻美芬片/氨麻美敏片等药物；针对咳嗽、咯痰等症状，可选用氢溴酸右美沙酚、氨溴索等药物进行治疗。目前尚无特效抗病毒药物，而且滥用抗病毒药物可造成流感病毒耐药。因此如无发热，免疫功能正常，发病超过两天的患者一般无须应用抗病毒药物。目前主要推荐广谱抗病毒药利巴韦林。通常，治疗普通感冒不使用抗菌药物，但若伴有白细胞升高或伴鼻窦炎、中耳炎、急性扁桃体炎等并发症时可考虑应用，如青霉素、头孢菌素等。

（二）中成药名方治疗

中医学认为，导致感冒的病因主要为感受风邪，肺卫失和；亦因正气虚弱，生活起居不慎，寒暖不调；或过度疲劳，肌腠不密，遇外邪侵袭而发病。因四时气候不同，感受病邪及患者体质存在差异，在证候表现上有风寒、风热、暑湿及体虚感冒的区别，中药治疗相应以辛温解表、辛凉解表、祛暑解表或解表胜湿、扶正解表等方法为主；若邪犯少阳，正邪相争于半表半里，当和解少阳为主；若外邪由表入里，热毒内生，则应以清热解毒为主。

第二节　中成药名方的辨证分类与药效

以中药治疗感冒的依据是辨证用药。目前上市的中成药常见辨证分类及其主要药效如下[1-3]：

一、辛温解表类

感冒属风寒束表者为风寒感冒，主要表现为恶寒重，发热轻，无汗，头身疼痛，鼻塞声重，打喷嚏，咳嗽，痰稀色白，舌淡红苔薄白，脉浮或浮紧。

风寒束表证之感冒，其主要病理变化为上呼吸道黏膜感染后，血管收缩，黏膜充血、水肿，以及上皮细胞破坏，有浆液性及黏液性炎性渗出。

辛温解表药具有抗病原微生物、抗炎、镇痛、促进汗腺分泌等作用。

常用中成药：桂枝合剂（颗粒）、都梁软胶囊（丸、滴丸）、九味羌活颗粒（水丸、口服液、片)、防风通圣丸(颗粒、大蜜丸、浓缩丸)、川芎茶调散(丸、浓缩丸、颗粒、口服液、袋泡剂)、麻黄止嗽丸(胶囊)、风寒感冒颗粒、感冒清热颗粒(口服液、胶囊、咀嚼片)、感冒软胶囊、荆防颗粒(合剂)、伤风停胶囊、感冒疏风丸(颗粒、片)、葛根汤颗粒(片、合剂)、三拗片等。

二、辛凉解表类

感冒属风热犯表者为风热感冒,主要表现为发热,微恶风寒,有汗或少汗,头痛身楚,鼻塞,流黄浊涕,咳嗽,痰黏或黄,咽喉红肿、疼痛,舌尖红,苔薄黄,脉浮数。

风热犯表证之感冒,其主要病理变化为上呼吸道黏膜感染,充血、水肿,常继发细菌感染,中性粒细胞浸润,脓性分泌物增多。

辛凉解表药具有抗病原微生物、抗炎、解热、止咳化痰等作用。

常用中成药:抗感颗粒(口服液)、羚翘解毒丸(片)、桑菊感冒片(颗粒、合剂、糖浆、丸)、双黄连含片、双黄连口服液(颗粒、片、糖浆、合剂、胶囊、咀嚼片、气雾剂、软胶囊、栓)、银翘解毒丸(颗粒、片、胶囊、合剂、蜜丸、浓缩丸、液)、柴胡口服液(滴丸)、柴黄颗粒(片、口服液、胶囊)、风热清口服液、感冒消炎片、清热灵颗粒、桑姜感冒片、凉解感冒合剂、风油精、克感利咽口服液、银翘散、抗病毒口服液(颗粒、片、胶囊)、秋燥感冒颗粒、金羚感冒片、柴银口服液、风热感冒颗粒、感冒清胶囊(片)、感冒退热颗粒、感冒舒颗粒(冲剂)、金莲花片(胶囊、口服液、颗粒)、治感佳胶囊、重感灵片、银翘双解栓、苦甘颗粒、清宣止咳颗粒、速感宁胶囊、夏桑菊颗粒、复方感冒灵颗粒(片、胶囊)、柴芩软胶囊、999感冒灵颗粒、四季感冒片、疏风解毒胶囊等。

三、祛暑胜湿解表类

此为外感风寒、内伤湿滞或夏日暑湿袭表所致之感冒,主要表现为身热,微恶风,头昏胀痛,咳嗽痰黏,心烦口渴,渴不多饮,腹胀脘痞,呕吐恶心,舌苔薄黄腻,脉濡数。

暑湿犯表证的主要病理变化除具有上呼吸道黏膜感染、血管收缩、充血、水肿、炎性渗出等表现外,多伴胃肠运动失调,或肠黏膜炎症、水肿等。

祛暑胜湿解表药具有解热、抗炎、抗菌、抗病毒、调节胃肠分泌和运动等作用。

常用中成药:柴连口服液、调胃消滞丸、藿香正气水(颗粒、片、合剂、口服液、滴丸、胶囊、软胶囊)、沙溪凉茶(颗粒)、保济丸(浓缩丸、口服液)、暑热感冒颗粒、芙朴感冒颗粒等。

四、扶正解表类

体虚感冒多见于体弱之幼儿和妇女、老人及患有慢性呼吸道疾病的患者,多由于脾肺气虚、卫外不固而易于感受外邪。主要表现为既有发热、恶风寒、无汗或有汗、头昏或头痛、肢体酸软或疼痛、鼻塞或流涕等外感症状，又有疲倦乏力、少气懒言等体虚表现，舌淡苔薄白、脉浮无力。

体虚外感证主要病理变化除具有上呼吸道黏膜感染、充血、水肿、炎性渗出等表现外，常伴有机体免疫功能低下情况。

扶正解表药既具有抗炎、解热、镇痛、镇咳等解除表证之作用，亦多具有增强机体免疫功能的作用。

常用中成药：参苏丸（颗粒、口服液、胶囊）、玉屏风胶囊（颗粒、口服液、袋泡茶）、人参败毒胶囊等。

五、和解少阳类

机体正气不足，邪犯少阳，正邪相争于半表半里，渐从热化者属少阳感冒。症见寒热往来，胸胁苦满，食欲不振，心烦喜呕，口苦咽干，苔薄，脉弦等。

少阳感冒的主要病理变化除具上呼吸道黏膜感染、血管收缩、充血、水肿、炎性渗出等表现外，多伴胃肠功能失调之症。

和解少阳药具有抗炎、解热、抗病原微生物及调节胃肠功能与机体免疫功能等作用。

常用中成药：小柴胡颗粒（片、胶囊、泡腾片）等。

六、清热解毒类

此为感受外邪，入里化热，热毒壅盛之证。症见高热烦躁，咽喉肿痛，舌红，苔黄，脉数等。

热毒壅盛之感冒同样具有上呼吸道黏膜感染、血管收缩、充血、水肿、炎性渗出等基本病理变化，其程度较表证更甚。

清热解毒类方药多具有较强的解热、抗炎、抗病原微生物等作用。

常用中成药：新雪颗粒（片）、清开灵胶囊（软胶囊、颗粒、滴丸、片、泡腾片、分散片、口服液）、热炎宁颗粒（片、合剂、胶囊）、感咳双清胶囊、穿心莲片（胶囊）、穿心莲内酯滴丸、复方板蓝根颗粒（含片）、鱼金注射液、清热八味丸（散、胶囊）、解热清肺糖浆、热毒平胶囊、复方瓜子金颗粒、百蕊片、热炎宁颗粒（糖浆）、板蓝根颗粒、九味双解口服液、了哥王片、金叶败毒颗粒等。

参 考 文 献

[1] 陈奇, 张伯礼. 中药药效研究方法学[M]. 北京：人民卫生出版社, 2016：346-348.
[2] 刘又宁. 实用临床呼吸病学[M]. 北京：科学技术文献出版社, 2007：331-332.
[3] 韩明向, 李泽庚. 现代中医呼吸病学[M]. 北京：人民卫生出版社, 2005：165-175.

（南方医科大学　余林中；安徽中医药大学　李泽庚，杨　程）

第三节 中成药名方

一、辛温解表类

桂枝合剂（颗粒）

【药物组成】 桂枝、白芍、生姜、甘草、大枣。

【处方来源】 东汉·张仲景《伤寒论》。国药准字 Z10983054。

【功能与主治】 解肌发表，调和营卫。用于感冒风寒表虚证，症见头痛发热，汗出恶风，鼻塞干呕。

【药效】 主要药效如下[1-6]：

1. 调节汗腺分泌 桂枝汤为张仲景群方之冠，是解肌发汗、调和营卫第一方。桂枝汤用于感冒风寒表虚证之营卫失调与其调节汗腺分泌作用密切相关。本品能促进正常小鼠及汗腺分泌受抑的流感病毒感染小鼠发汗，增加正常大鼠足跖部的汗腺分泌，亦能抑制安痛定所致的汗腺分泌亢进和拮抗阿托品引起的汗腺分泌减少。对汗腺分泌的调节作用是本品发挥调和营卫功效的药理基础。

2. 解热 发热是病原体诱导产生的内生致热原作用于机体体温调节中枢，引起产热增多、散热减少，导致体温升高超过正常范围的病理过程。前列腺素 E_2（PGE_2）为发热反应中最重要的中枢介质。本品及桂枝汤对酵母等致大鼠实验性发热有解热作用，并能降低内生致热原白介素-1（IL-1）、肿瘤坏死因子-α（TNF-α）及 PGE_2 水平。

3. 抗炎 由感冒引起的上呼吸道症状主要是炎症所致，抗炎也是解表方的主要药理作用，常用动物急性炎症模型（如角叉菜胶炎症模型、二甲苯炎症模型）观察解表方药的抗炎作用。本品能抑制注射角叉菜胶所致小鼠的足肿胀及涂抹二甲苯所致小鼠耳肿胀，表明本品具有抗炎作用。

4. 抗病毒 流感病毒 FM1 株感染小鼠后，可引起呼吸器官的损伤，导致病毒性肺炎发生。本品能减轻 FM1 感染小鼠的肺部炎症，降低死亡率，提示本品有一定的抗病毒作用。

5. 调节免疫 感冒的发生、发展与机体的免疫功能状态密切相关。血清凝集素和溶血素效价可反映体液免疫功能。T 细胞数、吞噬细胞的吞噬作用可反映细胞免疫及非特异性免疫功能。本品可提高免疫力，提高小鼠巨噬细胞的吞噬功能，血清凝集素和溶血素效价，以及外周血中 T 细胞百分比，使之免疫功能得到恢复。此外，本品还能抑制小鼠 B 细胞玫瑰花环形成，对抗绵羊红细胞、牛血清白蛋白、2,4-二硝基氯苯引起的迟发型超敏反应，减少刀豆蛋白 A 和脂多糖引起的淋巴细胞增殖反应，从而发挥免疫调节效应（图 1-1）。

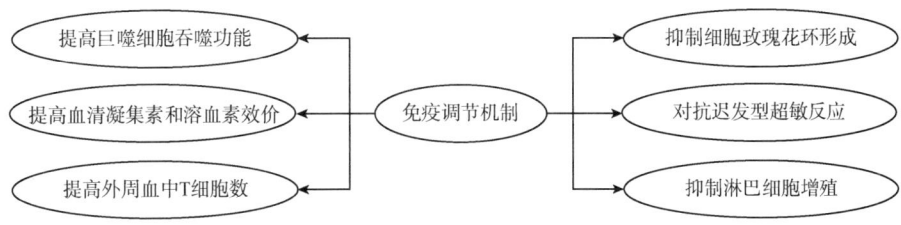

图 1-1 桂枝合剂（颗粒）发挥免疫调节作用的机制

【临床应用】　主要用于急性上呼吸道感染等。

感冒[7]　桂枝合剂等桂枝汤制剂适用于治疗外感风寒，表虚不固之感冒。临床可见头痛，发热，汗出恶风，鼻塞，干呕，舌苔薄白，脉浮缓等。常用于急性上呼吸道感染属风寒袭表，表虚不固而见上述证候者。临床研究表明，桂枝颗粒在中医证候疗效、疾病综合疗效及改善恶风发热、汗出和咳嗽单项症状方面具有明显优势。

亦有医生用本品治疗自主神经功能紊乱（症见失眠、精神忧郁、自汗等）、肢体麻木、神经性头痛、过敏性鼻炎、荨麻疹、原因不明的低热等属于营卫不和、阴阳失调者。

【不良反应】　尚不明确。

【使用注意】　①表实无汗或温病内热口渴者慎用。②忌烟、酒及辛辣、生冷、油腻食物。③不宜在服药期间同时服用滋补性中药。④服药后多饮热开水或热粥，覆被保暖，取微汗为度。

【用法与用量】　合剂：口服。一次 10～15ml，一日 3 次。颗粒剂：口服。一次 5g，一日 3 次。

参 考 文 献

[1] 富杭育，贺玉琢，李晓芹，等. 桂枝汤对汗腺分泌作用的实验研究[J]. 中西医结合杂志，1991, 11（1）：34-36.
[2] 富杭育，周爱香，查显元，等. 桂枝汤对体温双向调节作用机理探讨——对下丘脑和血浆中环核苷酸的影响[J]. 中药药理与临床，1994,（4）：1-4.
[3] 富杭育，周爱香，郭淑英，等. 桂枝汤对体温双向调节作用机理探讨——对下丘脑 5-羟色胺的影响[J]. 中药药理与临床，1995,（2）：1-4.
[4] 曹伟春. 桂枝汤的药理作用研究进展[J]. 中成药，1991,（8）：33-34.
[5] 吕秀凤，朱洪荫，谢聚生，等. 桂枝汤免疫抑制作用的实验研究[J]. 中西医结合杂志，1989,（5）：283-285.
[6] 卢长安，富杭育，田甲丽，等. 桂枝汤的药理学研究——六、对免疫功能的双向调节作用[J]. 中药药理与临床，1990, 6（1）：2-6.
[7] 张洁玉，李振宇，李竹英. 桂枝颗粒治疗感冒（外感风寒表虚证）有效性和安全性临床研究[J]. 中医药学报，2016, 44（2）：64-67.

（南方医科大学　刘俊珊，刘珊宏；香港浸会大学　禹志领）

都梁软胶囊（丸、滴丸）

【药物组成】　白芷、川芎。

【处方来源】　明·朱橚等《普济方》。《中国药典》（2015 年版）。

【功能与主治】　祛风散寒，活血通络。用于头痛属风寒瘀血阻滞脉络者，症见头胀痛或刺痛，痛有定处，反复发作，遇风寒诱发或加重。

【药效】　主要药效如下[1-4]：

1. **镇痛**　感冒常出现头痛、关节酸痛等症状。小鼠腹腔注射乙酸及高温刺激均会导致疼痛，常出现扭体、舔足、甩尾等反应。本品与都梁丸可减少腹腔注射乙酸引起的小鼠扭体反应次数；均可提高小鼠的热刺激痛阈，都梁丸在给药 1 小时后起效，而本品在给药 0.5 小时后起效。本品提取液能明显延长小鼠热刺激致疼痛甩尾时间。弗氏佐剂可诱导小鼠炎性痛，原癌基因 c-fos 作为胞内快速反应基因可在机体受到刺激后表达增加，进而激活多种介质和细胞因子。都梁丸提取液能提高弗氏佐剂致大鼠炎性疼痛模型的痛阈值，抑制外周组织 c-fos 的表达。

2. 抗炎　炎症反应是感冒的主要病理过程，化学刺激、热刺激、感染因子等均可造成机体炎症反应。本品能抑制涂抹巴豆油致小鼠耳肿胀，提示其对急性炎症反应有抑制作用。

3. 抗菌　上呼吸道感染往往继发细菌感染。体外实验发现，本品对金黄色葡萄球菌、乙型溶血性链球菌和铜绿假单胞菌有不同程度的抑制作用。

4. 改善血流动力学及血液流变性　血流动力学主要是研究血流量、血压、血流阻力及其之间的关系。具有活血功效的中药常具有改善血流动力学及血液流变性的效应。研究发现，寒冷刺激可导致大鼠的全血高、中、低切黏度和血浆黏度增加。本品与都梁丸能够改善寒冷应激致血瘀大鼠的血流动力学指标，本品提取物还可以降低高分子右旋糖酐致家兔全血黏度增高。

5. 改善微循环　微循环是指微动脉和微静脉之间的血液循环，微循环障碍可导致"血瘀"的发生。本品可以改善高分子右旋糖酐致家兔微循环障碍，增加兔眼球结膜微循环毛细血管网交点数，改善血液流速及流态。

6. 抗凝血　凝血障碍是"血瘀"的重要特征。都梁丸提取液能延长完全弗氏佐剂致炎模型大鼠的凝血时间。

【临床应用】　主要用于感冒、头痛等。

1. 感冒　本品适用于治疗风寒感冒，缓解头痛、鼻塞不通、流清涕等症状，改善外感风寒证候。

2. 偏头痛[5]　属于中医学"头痛"范畴，患者常有头部一侧或两侧太阳穴胀痛或刺痛，或呈全头痛。风邪、瘀血为本病的基本病机。本品具有祛风活血、行气止痛之功，能减少偏头痛的发作次数，减轻头痛程度。其对风寒血瘀型偏头痛疗效尤佳，作用机制可能是通过调节血管活性因子及颅内血管舒缩功能实现的。

3. 脑动脉硬化[6]　本品具有祛风散寒、活血通络之功效，主要通过扩张血管，降低外周血管阻力，缓解脑动脉痉挛，增加脑血流量，调节异常血流速度，降低血液黏度，改善血管通透性、微循环障碍及脑缺血缺氧状态等，缓解脑动脉硬化。

4. 高血压头痛[7]　本品可通过扩张血管，降低外周血管阻力，缓解脑动脉痉挛，增加脑血流量及减缓脑缺血缺氧状态等，从而达到治疗高血压头痛的目的。

【不良反应】　有文献报道，应用都梁软胶囊治疗56例偏头痛患者，8例出现上腹不适，3例发生恶心，症状轻微。

【使用注意】　①忌烟、酒及辛辣、生冷、油腻食物。②高血压、心脏病、肝病、糖尿病、肾病等慢性病严重患者应在医师指导下服用。③不宜在服药期间同时服用滋补性中成药。④小儿、年老体弱者、孕妇及哺乳期妇女应在医师指导下服用。⑤对本品过敏者禁用，过敏体质者慎用。⑥阴虚阳亢、肝火上扰所致头痛、头晕者慎用。

【用法与用量】　胶囊：口服。一次3粒，一日3次。丸剂：口服。一次1丸，一日3次。滴丸：口服或舌下含服。一次6粒，一日4次。

参 考 文 献

[1] 邓虹珠，陈育尧，陈江华，等. 都梁软胶囊的药效及毒性试验[J]. 第一军医大学学报，2002，22（6）：561-563.

[2] 韩笑，刘文，邱德文，等. 都梁丸提取液镇痛作用及对外周组织c-fos基因表达影响的实验研究[J]. 中国实验方剂学杂志，

2003, 9 (4): 34-36.
[3] 梅学仁, 许俊然, 田义红, 等. 都梁软胶囊治疗偏头痛药效学实验研究[J]. 中国医药导报, 2006, 3 (36): 157-159.
[4] 韩笑, 王莉, 王海燕, 等. 都梁丸提取液对炎性疼痛动物模型镇痛作用研究[J]. 贵阳中医学院学报, 2003, 25 (1): 45-47.
[5] 王著敏, 胡亚琼, 孙学平, 等. 都梁软胶囊对风寒瘀血型偏头痛患者脑部血流动力学及血管活性因子的影响[J]. 中国中医药科技, 2015, 22 (4): 365-368.
[6] 霍玉森, 刘锦龙. 都梁软胶囊治疗脑动脉硬化眩晕症的临床观察[J]. 中国药房, 2011, 22 (28): 2627-2628.
[7] 景秀香. 都梁软胶囊治疗高血压头痛90例[J]. 中国药业, 2011, 20 (24): 78-79.

（南方医科大学　刘俊珊, 郑远茹; 香港浸会大学　禹志领）

九味羌活颗粒（水丸、口服液、片）

【药物组成】　羌活、防风、苍术、细辛、川芎、地黄、白芷、黄芩、甘草。

【处方来源】　元·《此事难知》引张元素方。《中国药典》(2015年版)。

【功能与主治】　疏风解表, 散寒除湿。用于外感风寒挟湿导致的感冒, 症见恶寒、发热、无汗、头痛且重、肢体酸痛。

【药效】　主要药效如下[1-5]:

1. 解热　感冒常伴有发热症状, 这主要是致热原作用于体温调节中枢, 使得体温调定点上移所致。研究发现, 九味羌活口服液、颗粒剂对注射疫苗、内毒素、啤酒酵母等引起的家兔或大鼠发热有解热作用。在内毒素诱导初期, 单核细胞内核酸和蛋白质合成及细胞外Ca^{2+}内流的减少可减弱致热原的产生。九味羌活丸对Ca^{2+}内流及单核细胞内DNA合成有明显抑制作用, 这可能是其解热的作用机制之一。

2. 镇痛　肌肉酸痛是感冒的常见症状。该症状主要是由于发热使体内有氧代谢效率降低、无氧代谢增加, 从而使体内的酸性物质增多所致。小鼠腹腔注射乙酸后会出现躯干伸张、身体扭曲等疼痛反应, 热板法试验中小鼠会出现不安、舔足、跳跃等疼痛反应。小鼠乙酸致扭体反应和热板致痛反应实验结果表明, 九味羌活丸具有明显的镇痛作用。本品水提物和醇提物也能抑制乙酸所致小鼠扭体反应, 减少扭体次数, 其醇提物还能提高小鼠热刺激痛阈值。

3. 抗炎　炎症是感冒的主要病理过程。通过注射角叉菜胶、蛋清等可使动物出现不同的炎症反应。研究发现, 九味羌活丸对注射角叉菜胶致大鼠足跖肿胀有抑制作用。九味羌活口服液能抑制涂抹巴豆油所致小鼠耳肿胀和注射蛋清所致大鼠足肿胀。

4. 镇静　观察动物在单位时间内的自发活动次数减少与否是判断药物是否有镇静作用的研究方法。九味羌活口服液和颗粒剂能减少小鼠自发活动次数, 提示其有镇静作用。

【临床应用】　主要用于感冒、关节炎等。

1. 感冒[6]　本品及九味羌活系列制剂适用于外感风寒湿邪所致感冒, 临床可见恶寒发热, 无汗, 头项强痛, 肢体酸楚疼痛等, 常用于急性上呼吸道感染属风寒挟湿而见上述证候者, 对发热、恶风、头痛、肢体酸痛等症状具有较好的治疗效果, 在总有效率、中医证候改善方面均有一定优势。

2. 关节炎[7]　本品及九味羌活系列制剂还适用于外感风寒湿邪所致痹病, 临床可见关节疼痛, 腰膝沉重, 甚至周身肢节疼痛。常用于风湿性关节炎、类风湿关节炎、骨关节炎等见上述证候者。

【不良反应】 尚不明确。

【使用注意】 ①忌烟、酒及辛辣、生冷、油腻食物。②不宜在服药期间同时服用滋补性中药。③糖尿病患者及有高血压、心脏病、肝病、肾病等慢性病严重者应在医师指导下服用。④儿童、妊娠期妇女、哺乳期妇女、年老体弱者应在医师指导下服用。⑤发热体温超过38.5℃的患者,应去医院就诊。⑥对本品过敏者禁用,过敏体质者慎用。⑦风热感冒或湿热证者慎用。

【用法与用量】 颗粒:姜汤或温开水冲服。一次15g,一日2~3次。丸剂:姜汤或温开水送服。一次6~9g,一日2次。口服液:口服。一次20ml,一日2~3次。片剂:用姜汤或温开水送服。一次4~5片,一日2~3次。

参 考 文 献

[1] 沈映君,王一涛,王家葵,等. 解表方药研究的思路与实践[J]. 中医杂志,1992,(5):51-53.
[2] 九味羌活口服液新药申报资料. 1996,12.
[3] 杨奎,沈映君,王一涛,等. 含香薷、羌活胜湿汤和九味羌活丸血清对内生致热原产生的影响[J]. 中药药理与临床,1995,4(1):1-3.
[4] 邱赛红,徐华雄,首第武,等. 九味羌活丸与袋泡剂药理作用的比较研究[J]. 中国实验方剂学杂志,1999,5(1):45-46.
[5] 蒋孟良. 九味羌活汤镇痛抗炎作用的研究[J]. 中成药,1992,14(2):25-26.
[6] 朱艺. 九味羌活软胶囊治疗感冒(风寒挟湿证)的临床研究[D]. 南京:南京中医药大学,2007:1-28.
[7] 张天政. 九味羌活丸加推罐治疗寒湿型腰背痛73例[J]. 中医研究,2003,16(5):51-52.

(南方医科大学　刘俊珊,田春阳;香港浸会大学　禹志领)

防风通圣丸(颗粒、大蜜丸、浓缩丸)

【药物组成】 防风、荆芥穗、薄荷、麻黄、大黄、芒硝、栀子、滑石、桔梗、石膏、川芎、当归、白芍、黄芩、连翘、甘草、白术(炒)。

【处方来源】 金·刘完素《黄帝素问宣明论方》。《中国药典》(2015年版)。

【功能与主治】 解表通里,清热解毒。适用于外寒内热,表里俱实,恶寒壮热,头痛咽干,小便短赤,大便秘结,瘰疬初起,风疹湿疮。

【药效】 主要药效如下[1-4]:

1. 解热　感冒常伴有发热,是由于病原体入侵等原因使体温调节中枢的体温调定点上移所致。2,4-二硝基苯酚是一种化学致热原,角叉菜胶可通过引起炎症因子的生成和释放诱发发热。防风通圣颗粒对注射2,4-二硝基苯酚和角叉菜胶引起的大鼠发热有解热作用。

2. 抗炎　炎症是感冒的主要病理过程,是机体对损伤因子的防御反应。防风通圣颗粒可抑制注射角叉菜胶所致的大鼠足肿胀,表明本品具有抗炎作用。

3. 抗菌　上呼吸道感染常继发细菌感染。防风通圣颗粒体外可抑制金黄色葡萄球菌、化脓性链球菌、肺炎链球菌、流感嗜血杆菌等,并可减少金黄色葡萄球菌感染所致的小鼠死亡。

4. 通便　防风通圣颗粒可缩短小鼠排便时间,增加排便、排尿量及粪便含水量,加快小鼠小肠炭末推进速率,增加小肠容积,表明本品具有明显的通便效应。

5. 其他　本品可降血脂、降血糖、降血压,并可对抗氯仿诱发的心室颤动和乌头碱诱发的心律失常。

【临床应用】 主要用于感冒、湿疹等。

1. 感冒 本品及防风通圣系列制剂适用于外感风寒、内有蕴热之感冒。症见恶寒壮热，头痛，咽干，小便短赤，大便秘结，舌红、苔黄厚，脉浮紧或弦数。常用于上呼吸道感染属外寒内热、表里俱实而见上述证候者。

2. 湿疹、荨麻疹[5] 本品及防风通圣系列制剂适用于内蕴湿热、复感风邪所致之风疹湿疮，症见恶寒发热，头痛，咽干，小便短赤，大便秘结，丹斑隐疹，瘙痒难忍。常用于荨麻疹、湿疹见上述证候者。

此外，防风通圣制剂还可用于肥胖[3]、痤疮[6-11]、扁平疣[12]等的治疗。

【不良反应】 本品有 1 例过敏性皮疹的报道[13]，患者皮肤潮红肿胀，散在丘疹，经抗过敏药物治疗后缓解。

【使用注意】 ①妊娠期妇女慎用。虚寒证者、体弱便溏者慎用。②服药期间宜食清淡易消化食物，忌食油腻、鱼虾等海鲜类食物。③本品不宜久服，服药 3 天后症状未改善或皮疹面积扩大加重，应去医院就诊。④对本品过敏者禁用，过敏体质者慎用。⑤运动员禁用。

【用法与用量】 丸（水丸）：口服。一次 6g，一日 2 次。颗粒：口服。一次 3g，一日 2 次。大蜜丸：口服。一次 1 丸（9g），一日 2 次。浓缩丸：口服。一次 8 丸，一日 2 次。

参 考 文 献

[1] 杜晓敏，丁文庆，李春子，等. 防风通圣颗粒主要药效学研究[J]. 山东医药工业，1999，18（5）：1-3.
[2] 崔树玉，孙启华，孟蔚，等. 防风通圣颗粒体内外抑菌试验研究[J]. 实用预防医学，1999，6（5）：389.
[3] 高明春，刘大伟，高晓霞，等. 防风通圣丸减肥降脂降糖作用的研究[J]. 中国热带医学，2014，14（1）：26-28.
[4] 管喜文，龚传美，戴鉴之，等. 防风通圣丸抗血栓、抗心律失常和降压作用的观察[J]. 中药药理与临床，1989，5（6）：6-8.
[5] 闫月. 防风通圣丸联合地氯雷他定治疗慢性荨麻疹的临床研究[J]. 现代中西医结合杂志，2015，24（35）：3945-3947.
[6] 赵建波，张向平. 防风通圣丸合必麦森治疗寻常性痤疮临床观察[J]. 黑龙江中医药，2004，(5)：64.
[7] 李爱萍. 防风通圣丸（散）治疗面部痤疮[J]. 河南中医，2003，23（11）：54.
[8] 董元坤，段长利. 防风通圣丸合碘酊治疗寻常性痤疮继发感染[J]. 山东中医杂志，1999，18（4）：38.
[9] 刘朋. 防风通圣丸治疗风热型痤疮 26 例临床观察[J]. 首都医药，2014，(4)：31.
[10] 李政设. 防风通圣丸治疗痤疮 50 例观察[J]. 实用中医药杂志，1998，14（12）：23.
[11] 刘秀丽，马武祥，赵莉萍. 防风通圣丸治疗面部痤疮 32 例[J]. 职业与健康，2002，18（8）：121.
[12] 阮加飞. 防风通圣丸合碘伏治疗面部扁平疣疗效观察[J]. 中医临床研究，2012，4（6）：68-69.
[13] 陈岩，胡燕琴. 防风通圣丸的临床新用途及不良反应[J]. 中医药研究，2002，18（5）：47.

（南方医科大学 刘俊珊，全景羽；香港浸会大学 禹志领）

川芎茶调散（丸、浓缩丸、颗粒、口服液、袋泡剂）

【药物组成】 川芎、白芷、羌活、细辛、防风、荆芥、薄荷、甘草。

【处方来源】 宋·太平惠民和剂局《太平惠民和剂局方》。《中国药典》（2015 年版）。

【功能与主治】 疏风止痛。用于外感风邪所致的头痛，或见恶寒、发热、鼻塞。

【药效】 主要药效如下[1]：

1. 镇痛 本方为主治风邪头痛的常用方剂。感冒常伴有头痛。对本品的镇痛作用研究常采用热刺激及腹腔注射乙酸导致的小鼠疼痛模型。研究发现，本品对热刺激引起的疼痛反应（热板法），以及 H^+ 刺激所致的疼痛反应（乙酸扭体法）均有显著的抑制作用。其镇痛作用在给药后15分钟即达高峰，60分钟后逐渐减弱，可持续2小时左右。

2. 解热　感冒时常伴有发热，主要是致热原作用于体温调节中枢，使得体温调定点上移所致。2,4-二硝基酚可刺激机体发热，本品及川芎茶调袋泡剂对注射2,4-二硝基酚所致的大鼠发热均有解热作用。

3. 镇静　本品及川芎茶调袋泡剂能显著延长硫喷妥钠和戊巴比妥钠引起的中枢抑制，缩短小鼠入睡潜伏期，延长睡眠时间。

4. 抗炎　感冒的主要病理过程包括炎症。通过注射角叉菜胶、蛋清等可使动物出现不同的炎症反应。本品对二甲苯所致的小鼠毛细血管通透性增加有明显的抑制作用，川芎茶调袋泡剂对组胺及5-羟色胺（5-HT）所致大鼠皮肤毛细血管通透性增加有较强的抑制作用。本品及川芎茶调袋泡剂均能明显对抗注射乙酸所致的小鼠腹腔毛细血管通透性增加。本品还可抑制注射蛋清和角叉菜胶引起的大鼠足爪炎性水肿，但对切除肾上腺的炎症模型大鼠无明显抗炎作用，提示抗炎效应可能与肾上腺皮质功能有关。

5. 其他　川芎茶调袋泡剂及煎剂可延长常压耐缺氧或结扎两侧颈总动脉后小鼠的存活时间。

【临床应用】　主要用于感冒、头痛等。

1. 感冒　本品适用于风寒感冒，症见头痛、恶寒，发热，鼻塞声重或鼻痒、打喷嚏、流涕等，常用于急性上呼吸道感染见上述证候者。

2. 头痛[2,3]　本品宜用于外感风寒、经络不和所致的头痛。川芎茶调颗粒还常用于偏头痛、紧张性头痛及血管性头痛等。现代医学认为，血管性头痛是一支或数支脑动脉舒缩功能障碍、大脑功能活动紊乱、脑血管痉挛、脑血流量减少等引起的疾病。本品可降低血黏度，改善微循环，且能降低毛细血管通透性，增加组织器官供血，增强免疫功能。临床研究表明，本品可有效改善血管性头痛的临床症状。

【不良反应】　尚不明确。

【使用注意】　①忌烟、酒及辛辣食物。②高血压头痛及不明原因的头痛，应去医院就诊。③有心脏病、肝病、糖尿病、肾病等慢性病严重者应在医师指导下服用。④妊娠期妇女慎服，儿童、哺乳期妇女、年老体弱者应在医师指导下服用。⑤严格按用法用量服用，不宜长期服用。⑥对本品过敏者禁用，过敏体质者慎用。⑦久病气虚、血虚、肝肾不足、肝阳上亢头痛者慎用。

【用法与用量】　散、丸：饭后清茶冲（送）服。一次3～6g，一日2次。丸（浓缩丸）：饭后清茶冲服。一次8丸（每3丸重1.2g），一日3次。颗粒：饭后用温开水或浓茶冲服。一次1袋（每袋7.8g），一日2次。口服液：口服。一次10ml，一日3次。袋泡剂：开水泡服。一次2袋（每袋1.6g），一日2～3次。

参 考 文 献

[1] 邓治文，刘家玉，王文烈，等. 川芎茶调散袋泡剂的药理作用研究[J]. 中药药理与临床，1992，8（1）：11-15.
[2] 袁昌文，谈友芬. 川芎茶调散对偏头痛患者血小板功能及血液流变学的影响[J]. 辽宁中医杂志，2012，39（2）：297-298.
[3] 孟陇南. 川芎茶调散加减治疗血管性头痛30例[J]. 中国中医急症，2011，20（7）：1154-1155.

（南方医科大学　刘俊珊；香港浸会大学　禹志领）

麻黄止嗽丸（胶囊）

【药物组成】 橘红、麻黄、桔梗、川贝母、五味子（醋蒸）、茯苓、细辛。

【处方来源】 研制方。国药准字 Z37020675。

【功能与主治】 解表散寒，宣肺化痰，止咳平喘。用于感冒风寒，无汗鼻塞，咳嗽痰喘。

【药效】 主要药效如下[1]：

1. 镇咳，祛痰　咳嗽是感冒的常见症状。雾化吸入浓氨水等刺激性气体可造成动物咳嗽模型。给动物腹腔注射酚红，然后检测气管酚红排泌量是祛痰实验常用模型。研究发现，本品可延长吸入氨雾和二氧化硫（SO_2）诱发的小鼠咳嗽潜伏期，减少咳嗽次数，增加小鼠气管酚红排泌量，表明本品具有镇咳、祛痰作用。

2. 平喘　乙酰胆碱和组胺作用于气道平滑肌，可使之收缩，引起喘息。本品可延长雾化吸入乙酰胆碱和组胺诱发的豚鼠喘息潜伏期，表明本品具有平喘作用。

3. 解热　感冒常伴有发热，可采用伤寒、副伤寒疫苗等制备发热动物模型，观察药物对动物模型的解热作用。本品可明显降低注射伤寒、副伤寒疫苗引起的发热家兔的体温，作用呈剂量和时间依赖性。

4. 发汗　汗法是通过发汗以祛邪外出使表证解除的治疗方法，亦称解表法。采用观察动物出汗时间的长短和出汗的多少是研究中医"汗法"的常用药理实验。研究发现，本品可促进大鼠足跖部汗液分泌。

【临床应用】 主要用于感冒、咳嗽等。

1. 感冒[2]　本品适用于外感风寒所致感冒，临床可见恶寒发热，咳嗽气喘，鼻塞流清涕，无汗，肢体酸痛，苔薄白，脉浮紧等。常用于急性上呼吸道感染属外感风寒而见上述证候者，3 天症状缓解率可达 95.8%。

2. 咳嗽　本品可用于风寒袭肺、肺气失宣之咳嗽痰喘，可改善上呼吸道感染后的咳嗽、咯痰清稀、苔薄白、脉浮紧等症状。

【不良反应】 尚不明确。

【使用注意】 ①忌食辛辣、油腻食物。②本品适用于风寒咳嗽，其表现为咳嗽声重，气急，咯痰稀薄色白，常伴鼻塞，流清涕。③支气管扩张、肺脓肿、肺心病、肺结核患者应在医师指导下服用。④服药期间，若患者出现高热，体温超过38℃，或出现喘促气急，或咳嗽加重，痰量明显增多，或痰色由白转黄应到医院就诊。⑤高血压、心脏病患者慎用。⑥对本品过敏者禁用，过敏体质者慎用。⑦运动员禁用。

【用法与用量】 丸、口服。一次 4.2g，一日 2 次。10 岁以下、50 岁以上身体虚弱者减半服。胶囊：口服。一次 3 粒，一日 2 次。

参 考 文 献

[1] 李西宽，刘俊田，苟伟，等. 麻黄止嗽胶囊主要药效学实验研究[J]. 中国实验方剂学杂志，2004，10（2）：40-42.
[2] 张颖，常静，张瑞明，等. 麻黄止嗽胶囊治疗急性上呼吸道感染风寒证随机双盲多中心对照试验[J]. 中西医结合学报，2008，6（6）：581-585.

（南方医科大学　刘俊珊；香港浸会大学　禹志领）

风寒感冒颗粒

【药物组成】 麻黄、桂枝、白芷、防风、紫苏叶、葛根、陈皮、干姜、桔梗、苦杏仁、甘草。

【处方来源】 研制方。国药准字 Z37020235。

【功能与主治】 发汗解表，疏风散寒。用于感冒风寒表证，症见恶寒发热，鼻流清涕，头痛，咳嗽。

【药效】 主要药效如下[1-3]：

1. 抗菌 感冒常继发细菌感染，且以溶血性链球菌、肺炎双球菌、葡萄球菌感染为多。本品体外对金黄色葡萄球菌、溶血性链球菌、大肠埃希菌、肺炎链球菌等有不同程度的抑制作用，并对金黄色葡萄球菌、大肠埃希菌感染小鼠有保护作用。

2. 抗炎 炎症是感冒中常见的机体反应。化学致炎剂二甲苯可引起组胺、激肽及纤维蛋白溶解酶（PL）等释放，引起毛细血管通透性增加及炎症细胞浸润，造成急性渗出性炎性水肿。乙酸也可引起毛细血管通透性增加。本品可明显抑制涂抹二甲苯致小鼠耳肿胀，以及腹腔注射乙酸所致小鼠腹腔毛细血管通透性增加，表明本品具有抗炎作用。

3. 镇痛 疼痛是感冒常见症状。乙酸所引起的刺激能让小鼠腹膜持久性疼痛，且间歇性发作，表现为腹部收缩内凹、腹前壁紧贴笼底、臀部歪扭和后肢伸张的特殊姿势，即疼痛扭体反应。本品可抑制小鼠腹腔注射乙酸所引起的扭体反应次数。在热刺激实验中，本品可显著提高热刺激致小鼠疼痛阈值。以上表明本品具有一定的镇痛作用。

4. 解热 解热实验常用动物为大鼠、家兔。在皮下或静脉注入一定量的 2, 4-二硝基苯酚等致热原，可造成动物发热。本品对注射 2, 4-二硝基苯酚及酵母诱导的大鼠发热均具有解热作用。

5. 镇咳 吸入氨雾可诱发动物刺激性咳嗽。本品能显著减少吸入氨雾引起的小鼠、豚鼠咳嗽的次数，表明本品具有镇咳作用。

6. 对免疫功能的影响 巨噬细胞作为重要的免疫细胞，可参与机体的特异性免疫反应和非特异性免疫反应；血清溶血素水平的形成能力反映机体的特异性体液免疫功能。本品对巨噬细胞吞噬功能和血清溶血素含量均有显著的上调作用，能增强机体免疫功能。

【临床应用】 主要用于风寒感冒等。

感冒[4] 本品适用于外感风寒、卫阳被郁所致之感冒，临床可见恶寒发热、鼻流清涕、头痛、咳嗽、舌淡苔白、脉浮。常用于上呼吸道感染见上述证候者。研究发现，本品还能显著提升感冒患者淋巴细胞复常率。

【不良反应】 有报道发现，本品可引起中度口干，该现象在自行饮水后可缓解[4]。

【使用注意】 ①忌烟、酒及辛辣、生冷、油腻食物。②不宜在服药期间同时服用滋补性中成药。③风热感冒及寒郁化热明显者慎用。④糖尿病患者及有高血压、心脏病、肝病、肾病等慢性病严重者，以及妊娠期妇女或正在接受其他治疗的患者，均应在医师指导下服用。⑤服药 3 天后症状无改善，或出现发热、咳嗽加重，并有其他严重症状如胸闷、心悸等应立即停药，并去医院就诊。⑥对本品过敏者禁用，过敏体质者慎用。⑦运动员禁用。

【用法与用量】 开水冲服。一次 8g，一日 3 次；儿童酌减。可食用热粥，以助汗出。

参 考 文 献

[1] 李晓云，胡楠，李淑娟，等. 风寒感冒浸膏体内外抗菌作用的实验研究[J]. 中药药理与临床，2017，33（6）：117-119.
[2] 陈睿，姚素波，汪茜，等. 风寒感冒分散片流浸膏解热、镇痛及抗炎作用的观察[J]. 中成药，2010，32（5）：856-858.
[3] 陈睿. 风寒感冒分散片流浸膏部分药效学研究[D]. 西宁：青海师范大学，2009：1-39.
[4] 麻文菁. 加味葛根汤治疗感冒（风寒表实证）有效性的临床研究[D]. 成都：成都中医药大学，2014：1-60.

（南方医科大学　刘俊珊，卢子滨）

 感冒清热颗粒（口服液、胶囊、咀嚼片）

【药物组成】 荆芥穗、防风、紫苏叶、白芷、柴胡、薄荷、葛根、芦根、苦地丁、桔梗、苦杏仁。

【处方来源】 研制方。《中国药典》（2015 年版）。

【功能与主治】 疏风散寒，解表清热。用于风寒感冒，头痛发热，恶寒身痛，鼻流清涕，咳嗽咽干。

【药效】 主要药效如下[1-2]：

1. 解热　发热是感冒初期的主要症状。当机体感染病原微生物后，内生致热原产生增加，作用于下丘脑的体温调节中枢，最终引起体温升高。本品能显著抑制皮下注射 2,4-二硝基苯酚诱导的大鼠发热、静脉注射伤寒多糖菌苗和内毒素诱导的家兔发热，表明本品具有解热作用。其解热作用与抑制血浆和下丘脑中前列腺素 E_2 的合成或释放有关。

2. 抗病原微生物　本品对感染金黄色葡萄球菌或甲型 H3N2 流感病毒小鼠有保护作用，可抑制小鼠感染病毒后肺指数的增加，亦能抑制乙型流感病毒在小鼠肺组织中的增殖。本品体外对金黄色葡萄球菌、铜绿假单胞菌、大肠埃希菌有不同程度的抑制作用。

3. 镇痛、抗炎　感冒常伴有肢体疼痛。腹腔注射乙酸致小鼠扭体疼痛模型、小鼠足跖注射甲醛后的疼痛反应评分是研究药物镇痛作用的常用模型。炎症反应是感冒的主要病理过程。实验常采用二甲苯、角叉菜胶、蛋清等制造动物炎症模型。本品可抑制腹腔注射乙酸引起的小鼠疼痛扭体反应及足跖注射甲醛致小鼠疼痛，抑制涂抹二甲苯所致小鼠耳肿胀及注射蛋清、角叉菜胶所致大鼠足肿胀等急性炎症反应，拮抗组胺对大鼠鼻黏膜毛细血管通透性的增加作用，大剂量时能抑制大鼠棉球肉芽肿的形成，表明本品有较强的抗急性炎症作用，对晚期炎症也有一定的抑制作用。实验还显示本品的抗炎作用可不依赖于肾上腺皮质系统，而与抑制炎性组织中前列腺素 E_2 和丙二醛（MDA）的合成或释放有关。

4. 增强免疫　免疫功能低下是感冒发生的原因之一，本品能明显促进小鼠外周淋巴细胞的吞噬能力和 T 淋巴细胞增殖，可部分恢复受环磷酰胺抑制而降低的单核巨噬细胞吞噬能力。采用绵羊红细胞免疫小鼠，诱导生成溶血素抗体，本品能使溶血素抗体水平显著增加。通过测定脾空斑形成细胞的溶血能力，发现分泌抗体的细胞也增加。小鼠脾指数升高也从另一个角度说明本品能促进脾细胞增殖。以上结果表明本品在感冒发生之初即通过非特异性免疫系统发挥部分防御作用。本品可增强体液免疫功能，对于感冒后的恢复和预防短期内再次感染有积极意义。

5. **镇咳、祛痰** 感冒常伴有咳嗽，是由于炎性刺激物刺激呼吸道上皮内的感受器引起的，吸入二氧化硫可刺激呼吸道上皮内的感受器，引起咳嗽。本品对吸入二氧化硫的小鼠咳嗽有显著抑制作用，使小鼠的咳嗽潜伏期延长，咳嗽次数减少。感冒还常见咳痰，痰液主要由气管、支气管腺体和杯状细胞分泌的黏液、浆液组成，还掺杂有炎症渗出物和脱落细胞。痰液能引起咳嗽，加重感染，甚至导致呼吸困难。小鼠腹腔注射酚红溶液后，部分酚红可由支气管黏液腺分泌进入气道，祛痰药均能增加气道酚红的排出量。本品能促进小鼠气管段酚红排泌，表明本品具有祛痰作用。

【临床应用】
感冒[3-7] 本品宜用于外感风寒或内有郁热所致之感冒，临床可见恶寒发热，鼻塞流涕，咳嗽，咽干，舌红苔薄白或薄黄，脉浮。常用于上呼吸道感染见上述证候者，平均退热时间为1.72天。

【不良反应】 据文献报道，1例6岁女童因感冒服用感冒清热冲剂6次后，两下肢酸胀疼痛，并出现红斑，两小腿外侧可见豌豆至蚕豆大圆形或椭圆形暗红色、水肿性红斑7～8个，经诊断为"药疹"。给予扑尔敏、葡萄糖酸钙、维生素C治疗4天，下肢酸胀痛感消失，红斑渐退[8]。

【使用注意】 ①忌烟、酒及辛辣、生冷、油腻食物。②不宜在服药期间同时服用滋补性中药。③有高血压、心脏病、肝病、糖尿病、肾病等慢性病严重者应在医师指导下服用。④对本品过敏者禁用，过敏体质者慎用。⑤儿童、妊娠期妇女、哺乳期妇女、年老体弱者应在医师指导下使用。⑥与环孢素A同用，可能引起环孢素A血药浓度升高。

【用法与用量】 颗粒剂：开水冲服。一次1袋，一日2次。口服液：口服。一次1支（每支10ml），一日2次。胶囊剂：口服。一次3粒，一日2次。咀嚼片：咀嚼后溶化吞服。一次2片，一日2次。

参 考 文 献

[1] 高益民. 感冒清热颗粒上市后再评价[J]. 首都医药，2006，13（18）：48-50.
[2] 张丽英. 感清的药理作用及作用机制初探[D]. 沈阳：沈阳药科大学，2001：1-63.
[3] 黄芸，刘维钦，陈建国，等. 感冒清热颗粒治疗小儿风寒感冒37例疗效观察[C]. 国际数字医学会数字中医药分会成立大会暨首届数字中医药学术交流会论文集，2016；914-915.
[4] 彭定华，王凌云. 感冒清热颗粒治疗小儿风寒感冒的疗效分析[J]. 中国中医药现代远程教育，2016，14（6）：95-96.
[5] 杨敏杰，魏艳丽，侯艳艳，等. 感冒清热颗粒治疗小儿风寒感冒37例疗效观察[J]. 中医中药，2015，13（22）：192-193.
[6] 邸金红. 感冒清热颗粒治疗小儿风寒感冒30例疗效观察[J]. 中国中西医结合儿科学，2012，4（3）：277-278.
[7] 怀伟. 美敏伪麻口服液与感冒清热颗粒治疗急性上呼吸道感染的临床疗效观察[J]. 临床医药实践，2009，18（6）：451-452.
[8] 张继营. 服用感冒清热冲剂致多形性红斑型药疹1例[J]. 中国中药杂志，1994，19（11）：693.

（南方医科大学 刘俊珊，卢子滨）

感冒软胶囊

【药物组成】 麻黄、桂枝、羌活、防风、荆芥穗、白芷、当归、川芎、苦杏仁、桔梗、薄荷、石菖蒲、葛根、黄芩。

【处方来源】 研制方。国药准字Z20043804。

【功能与主治】 疏风散寒，解表清热。用于外感风寒所致的感冒，症见发热头痛、恶寒无汗、鼻塞流涕、骨节痛、咳嗽、咽痛。

【药效】 主要药效如下[1]：

1. 解热 发热是感冒初期最主要的症状，当机体感染病原微生物后可致内生致热原产生增加，最终引起体温升高。本品可明显抑制静脉注射三联菌苗诱导的家兔发热。

2. 抗炎 炎症反应是感冒的主要病理过程。巴豆油等致炎剂可引起某些炎症介质释放，引起局部毛细血管通透性增加及炎症细胞浸润，造成急性渗出性炎性水肿。本品可抑制涂抹巴豆油所致小鼠耳廓炎性肿胀。

3. 镇痛 感冒常伴肢体、关节疼痛。将乙酸注入腹腔会引起疼痛刺激致使小鼠产生扭体反应。本品可减少腹腔注射乙酸所致小鼠扭体反应次数。

4. 增强免疫 炭粒廓清实验能反映单核巨噬细胞的吞噬功能。本品可显著增强正常小鼠的炭粒廓清功能，并增加正常小鼠的胸腺重量，提示本品具有免疫促进作用。

5. 抗菌 本品体外对表皮葡萄球菌、金黄色葡萄球菌、肺炎链球菌、肺炎克雷伯菌、大肠埃希菌、阴沟肠杆菌均具有不同程度的抑制作用。

【临床应用】 主要用于感冒等。

感冒[2] 本品适用于外感风寒所致之感冒，能改善发热、恶寒、头痛、鼻塞、流涕、无汗、骨节酸痛、咽喉肿痛等症状，用药3天总有效率达89.33%。

【不良反应】 有报道称，本品与苯丙哌林同服导致过敏性休克1例[3]。

【使用注意】 ①忌烟、酒及辛辣、生冷、油腻食物，可服热粥以助汗出。②不宜在服药期间同时服用滋补性中成药。③肝病、糖尿病、肾病等慢性病严重者应在医师指导下服用。④高血压、心脏病患者慎用。⑤运动员慎用。⑥风寒感冒及寒郁化热明显者慎用。

【用法与用量】 口服。一次2～4粒，一日2次。

参 考 文 献

[1] 田芳, 石春宇. 感冒软胶囊药效学实验研究[C]. 99全国中药研究暨中药房管理学术研讨会论文汇编，1995：8-12.
[2] 赵铁良. 感冒软胶囊治疗风寒感冒临床验证[J]. 中国中医药信息杂志，2001，8（7）：52-53.
[3] 董香军. 感冒软胶囊与苯丙哌林同服致过敏反应1例[J]. 临床合理用药，2001，4（13）：23.

（南方医科大学 刘俊珊，卢子滨）

荆防颗粒（合剂）

【药物组成】 荆芥、防风、羌活、独活、川芎、柴胡、前胡、桔梗、茯苓、枳壳、甘草。

【处方来源】 明·张时彻《摄生众妙方》。国药准字Z37020357。

【功能与主治】 解表散寒，祛风胜湿。用于外感风寒夹湿所致的感冒，症见头身疼痛、恶寒无汗、鼻塞清涕、咳嗽。

【药效】 荆防颗粒（合剂）源于荆防败毒散方，其主要药效如下[1]：

1. 解热 发热是感冒常见的症状，荆防败毒散可抑制肌内注射蛋白胨引起的家兔发热，表明本品具有解热作用。

2. 镇痛　感冒常伴肌肉酸痛。将乙酸注入小鼠腹腔会引起疼痛刺激致使小鼠出现扭体反应。荆防败毒散可显著减少腹腔注射乙酸致小鼠扭体反应次数。

3. 抗炎　炎症反应是感冒主要的病理过程。二甲苯作为化学致炎剂，可引起组胺、激肽及纤维蛋白溶解酶的释放，导致局部毛细血管通透性增加及炎症细胞浸润，造成急性渗出性炎性水肿。荆防败毒散可抑制涂抹二甲苯致小鼠耳肿胀，其作用与阿司匹林相当。

【临床应用】　主要用于感冒等。

1. 感冒　本品适用于风寒夹湿所致之感冒，临床可见头身疼痛，恶寒无汗，鼻塞、流清涕，咳嗽痰白，舌淡苔白，脉浮滑等。常用于上呼吸道感染见上述证候者。

2. 湿疹[2]　湿疹作为儿童常见的皮肤病，可由患儿特应性体质、皮肤屏障功能异常、食物或环境过敏原介导的变态反应等多种内外因素引起。有报道称，外用荆防合剂治疗小儿急性湿疹的疗效与糖皮质激素接近。

【不良反应】　尚不明确。

【使用注意】　①忌烟、酒及辛辣、生冷、油腻食物。②不宜在服药期间同时服用滋补性中成药。③风热感冒者不适用，其表现为发热重，微恶风，有汗，口渴，鼻流浊涕，咽喉红肿热痛，咳吐黄痰。④糖尿病患者，高血压、心脏病、肝病、肾病等慢性病严重者，妊娠期妇女或正在接受其他治疗的患者，均应在医师指导下服用。⑤服药3天后症状无改善，或出现发热、咳嗽加重，并有其他严重症状如胸闷、心悸等应立即停药，并去医院就诊。⑥对本品过敏者禁用，过敏体质者慎用。

【用法与用量】　颗粒剂：开水冲服。一次15g，一日3次。合剂：口服。一次10～20ml，一日3次，用时摇匀。

参 考 文 献

[1] 张奎，陈红英，马瑜. 荆防败毒散药效学研究[J]. 河南中医，2009，29（6）：601-602.
[2] 董梅. 荆防合剂外用治疗小儿急性湿疹的效果[J]. 齐鲁医学杂志，2012，27（1）：75-77.

（南方医科大学　刘俊珊，卢子滨）

伤风停胶囊

【药物组成】　麻黄、荆芥、白芷、苍术（炒）、陈皮、甘草。

【处方来源】　研制方。国药准字Z53021628。

【功能与主治】　发散风寒。用于外感风寒，恶寒发热，头痛，鼻塞，鼻流清涕，肢体酸重，喉痒咳嗽，痰清稀，舌质淡红，脉浮紧；感冒、鼻炎、上呼吸道感染见上述证候者。

【药效】　主要药效如下[1]：

1. 解热　发热是感冒初期的主要症状。本品对皮下注射酵母所致的家兔发热具有解热作用。

2. 发汗及镇痛　本品有发汗及镇痛作用。

【临床应用】　主要用于感冒等。

感冒　本品适用于风寒束表，卫阳被郁所致之感冒，临床可见发热恶寒，头痛，鼻流清涕,肢体酸楚沉重,咳嗽有痰等。常用于上呼吸道感染见上述证候者。

【不良反应】 尚不明确。

【使用注意】 ①忌烟、酒及辛辣、生冷、油腻食物,可服热粥以助发汗。②不宜在服药期间同时服用滋补性中成药。③风热感冒者不适用,其表现为发热明显,汗出,口渴,咽喉肿痛,咳吐黄痰。④肝病、糖尿病、肾病等慢性病严重者应在医师指导下服用。⑤高血压、心脏病患者慎用。⑥小儿、年老体弱者、妊娠期妇女应在医师指导下服用。⑦对本品过敏者禁用,过敏体质者慎用。⑧运动员禁用。

【用法与用量】 口服。一次3粒,一日3次。

参 考 文 献

[1] 张肇玫,张晓冬,张正仙,等. 伤风亭胶囊对家兔实验性的解热作用[J]. 中国民族民间医药杂志,1997,(29):25-27.

(南方医科大学 刘俊珊,卢子滨)

感冒疏风丸(颗粒、片)

【药物组成】 麻黄绒(炙)、桂枝、白芍(酒炙)、苦杏仁、桔梗、防风、独活、紫苏叶、谷芽(炒)、生姜(捣碎)、大枣(去核)、甘草。

【处方来源】 研制方。国药准字 Z53020885。

【功能与主治】 散寒解表,宣肺止咳。用于风寒感冒,症见恶寒发热、咳嗽气促、头痛鼻塞、鼻流清涕、骨节痛、四肢倦怠。

【药效】 主要药效如下[1]:

1. 解热 感冒时常伴有发热等症,这主要是由于致热原作用于体温调节中枢,使得体温调定点上移所致。家兔对热原反应十分灵敏,静脉注射大肠埃希菌内毒素可引起家兔体温升高,感冒疏风片可显著抑制静脉注射大肠埃希菌内毒素所致的家兔发热。

2. 抗炎 炎症反应是感冒的主要病理过程。巴豆油为强致炎剂,感冒疏风片可明显抑制涂抹巴豆油所致小鼠耳廓炎性肿胀。

3. 镇痛 肌肉酸痛是感冒的常见症状之一。腹腔注射乙酸会导致小鼠疼痛而产生扭体反应。感冒疏风片可明显减少腹腔注射乙酸所致小鼠扭体反应次数,表明其具有一定的镇痛作用。

4. 抗菌 上呼吸道感染常会继发细菌感染。体外抗菌实验发现,感冒疏风片对金黄色葡萄球菌、大肠埃希菌、变形杆菌、肺炎球菌、甲型溶血性链球菌、乙型溶血性链球菌等均具有不同程度的抑制作用。

【临床应用】 主要用于感冒等。

感冒 感冒疏风片适用于风寒束表、肺气失宣所致之感冒,症见恶寒发热,咳嗽气促,头痛,鼻塞,鼻流清涕,骨节痛,四肢倦怠,舌苔白,脉浮紧等。常用于上呼吸道感染见上述证候者。

【不良反应】 尚不明确。

【使用注意】 ①忌烟、酒及辛辣、生冷、油腻食物。②不宜在服药期间同时服用滋补性中成药。③风热感冒者不适用。④肝病、糖尿病、肾病等慢性病严重者应在医师指导下服用。⑤高血压、心脏病患者慎用。⑥对本品过敏者禁用，过敏体质者慎用。⑦运动员禁用。

【用法与用量】 丸剂：口服。水蜜丸一次6g；大蜜丸一次1丸，一日2次。颗粒剂：口服。一次1袋，一日2次。片剂：口服。一次4片，一日2次。

参 考 文 献

[1] 张红宇，王莉. 感冒疏风片的药效学研究[J]. 云南中医中药杂志，2005，26（2）：50-51.

（南方医科大学　刘俊珊，曹惠慧）

葛根汤颗粒（片、合剂）

【药物组成】 葛根、麻黄、白芍、桂枝、甘草、生姜、大枣。

【处方来源】 东汉·张仲景《伤寒论》。《中国药典》（2015年版）。

【功能与主治】 发汗解表，生津舒经。用于风寒感冒，症见发热恶寒，鼻塞流涕，咳嗽咽痒，咯痰稀白，汗出，头痛身疼，项背强急不舒，苔薄白或薄白润，脉浮或脉紧。

【药效】 主要药效如下[1]：

1. 解热、抗炎　发热是感冒的主要症状，炎症是感冒的基本病理过程。本品能明显抑制涂抹巴豆油所致小鼠耳肿胀，表明其具有抗炎作用；对注射酵母致大鼠发热模型和注射伤寒、副伤寒甲乙三联菌苗致家兔发热模型有解热作用。

2. 抗病原微生物　当人体全身或呼吸道局部防御功能降低时，已存在于呼吸道或从外界侵入的病毒、细菌可迅速繁殖，导致感冒。本品体外可以减少流感病毒、柯萨奇病毒B4所致细胞病变，对金黄色葡萄球菌、乙型溶血性链球菌、肺炎双球菌、流感杆菌、脑膜炎球菌有显著抑制和杀灭作用。体内抗菌实验发现，本品对感染致死性金黄色葡萄球菌的小鼠有较好的保护作用。

3. 抗过敏　在过敏反应的发生过程中，过敏原刺激过敏介质（如组胺、5-羟色胺等）大量释放，肥大细胞脱颗粒增加。在感冒时，过敏反应可加剧机体咳喘和鼻塞现象。葛根汤可显著抑制小鼠同种、异种被动皮肤过敏；减少大鼠肥大细胞脱颗粒。组胺有强烈的舒血管作用，能增加毛细血管和微静脉的管壁通透性，使局部组织水肿。葛根汤能够竞争组胺受体，达到抗组胺作用。

【临床应用】 主要用于感冒、流感等。

1. 感冒[2]　本品适用于风寒袭表所致之感冒，症见恶寒发热，无汗，头痛，项背强急不舒，肢节酸痛，鼻塞声重，时流清涕，咳嗽，痰稀薄色白，口不渴或渴喜热饮，舌苔薄白而润，脉浮或浮紧等。常用于急性上呼吸道感染见上述证候者。

2. 流感[3]　本品配合磷酸奥司他韦胶囊治疗甲型H1N1流感，在发热、头痛、全身酸痛、口渴症状的缓解等方面均优于单用磷酸奥司他韦胶囊。

【不良反应】 尚不明确。

【使用注意】 ①忌食辛辣、油腻食物。②本品适用于风寒咳嗽，其表现为咳嗽声重，气急，咳痰稀薄色白，常伴鼻塞，流清涕。③支气管扩张、肺脓肿、肺心病、肺结核、糖尿病患者应在医师指导下服用。④对本品过敏者禁用，过敏体质者慎用。⑤服药期间，若患者出现高热，体温超过38℃，或出现喘促气急，或咳嗽加重，痰量明显增多，痰由白变黄应到医院就诊。⑥运动员禁用。

【用法与用量】 颗粒剂：开水冲服。一次4g，一日3次。片剂：口服。一次6片，一日3次。合剂：口服。一次20ml，一日3次。

参 考 文 献

[1] 张弦，庞浩龙，贡联兵，等. 葛根汤颗粒的临床应用评价[J]. 中国医院用药评价与分析，2013，13（10）：869-871.
[2] 周敏，高书荣，李万义. 葛根汤颗粒治疗伴白细胞下降的上呼吸道感染患者的疗效[J]. 医学临床研究，2009，26（2）：308-309.
[3] 祝玉慧，田磊，徐宁. 葛根汤颗粒合达菲胶囊治疗甲型H1N1流感38例[J]. 山东中医杂志，2010，29（8）：535-536.

（南方医科大学　刘俊珊，卢子滨）

三　拗　片

【药物组成】 麻黄、苦杏仁、甘草、生姜。

【处方来源】 宋·太平惠民和剂局《太平惠民和剂局方》。《中国药典》（2015年版）。

【功能与主治】 宣肺解表。用于风寒袭肺证，症见咳嗽声重，咳嗽痰多，痰白清稀等，舌淡苔白或白腻，脉弦。

【药效】 三拗片来源于名方三拗汤，其主要药效如下[1-13]：

1. 平喘　上呼吸道病毒感染除可直接引起气道炎性反应并导致气道黏膜的损伤外，还可引起气道过敏性炎症。上述感染所致双重炎性刺激可引发喘息。鸡卵白蛋白（OVA）、偏苯三酸酐（TMA）是常用的建立支气管哮喘动物模型的致敏原，免疫佐剂氢氧化铝使鸡卵白蛋白的致敏效果增强。三拗汤可降低鸡卵白蛋白致敏或鸡卵白蛋白与氢氧化铝共同致敏的豚鼠哮喘模型的外周血中嗜酸性粒细胞（EOS，可以释放颗粒中的内容物，引起组织损伤，促进炎症进展）水平，并抑制鸡卵白蛋白致敏模型引喘潜伏期，降低哮喘行为学评分、血清免疫球蛋白E（IgE，可以引起Ⅰ型超敏反应）水平及肺泡灌洗液（BALF）中促炎因子白介素-6（IL-6）含量，并能降低调节性T细胞$CD4^+CD25^+Foxp3^+$ Treg（其比例对于维持机体免疫自稳起重要作用）的比例及上调叉头型蛋白p3（Foxp3调节性T细胞，在调节机体免疫自稳中起关键作用）的表达，下调转化生长因子（$TGF-\beta_1$，抑制免疫活性细胞的增殖）浓度及肺组织的神经生长因子（NGF）的蛋白表达。同样，三拗汤可降低呼吸道合胞病毒诱导的哮喘小鼠气道反应，降低肺泡灌洗液中巨噬细胞及中性粒细胞数量，升高γ干扰素（IFN-γ，人类应对病毒感染的重要免疫保护性细胞因子）含量，抑制促炎因子白介素-4（IL-4）、白介素-5（IL-5）含量，从而减轻肺组织病变程度。在偏苯三酸酐致敏的大鼠哮喘模型中，三拗汤可抑制血液中嗜酸性粒细胞水平，降低肺泡灌洗液中白细胞总数、嗜酸性粒细胞数及中性粒细胞数，减轻大鼠肺部病变。Th1、Th2细胞分化及其相互之间的平衡在免疫应答的调节中起重要作用，Th1、Th2细胞分化受多种因素影响，其中，转录因子目的基因（T-bet）、GATA-3对其具有重要的调节作用。在脂多糖（LPS）或鸡卵白蛋白诱导的哮喘模型中，三拗汤可通过调节Th1/Th2平衡来发挥抑制哮喘反应的作用，其机制可能与三拗汤下调GATA-3 mRNA及T-bet mRNA有关（图1-2）。

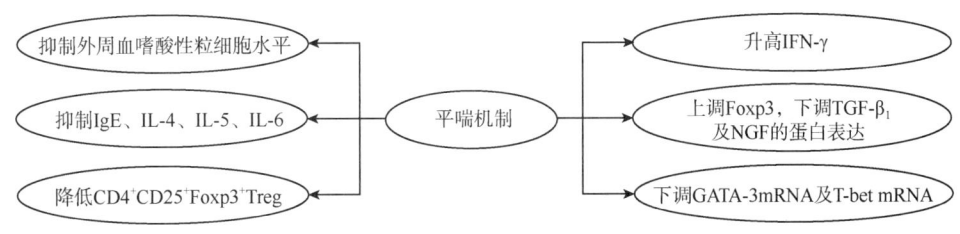

图 1-2　三拗片平喘的机制

2. 止咳　咳嗽是感冒常见的症状。吸入氨雾可引起小鼠咳嗽。三拗汤可延长吸入氨雾所致咳嗽小鼠的咳嗽潜伏期，并减少咳嗽次数。

3. 祛痰　感冒时白细胞增高，腺体分泌增加，杯状细胞的纤毛运动加快，将分泌物从气管逆转运出，一般呈白色黏液样，即痰液。给小鼠腹腔注射指示剂酚红后，后者可以部分从气管分泌排出。检测气管酚红的排泄量可反映药物的祛痰作用。三拗汤可增加小鼠肺及支气管段酚红排泌量，表明其具有祛痰作用。

4. 抗炎　炎症反应是感冒的主要病理过程。二甲苯作为化学致炎剂，可促进某些炎症介质如组胺、激肽及纤维蛋白溶解酶的释放，引起局部毛细血管通透性增加及炎症细胞浸润，造成耳部涂抹部位急性渗出性炎性水肿。鲜蛋清等致炎物质被注入大鼠后肢足跖后，可引起局部血管扩张、通透性增强及组织水肿等炎症反应。三拗汤可明显抑制涂抹二甲苯所致的小鼠耳肿胀及注射蛋清引起的大鼠足跖肿胀，表明其具有抗炎作用。

5. 抗病原微生物　已存在于呼吸道的或从外界侵入的病毒、细菌大量繁殖可导致感冒。三拗汤对甲型流感病毒（H1N1）肺炎小鼠有保护作用，可显著降低血清中 TNF-α 和炎症因子 IL-6 的水平，提高 IFN-γ 水平，并能下调肺组织炎症信号通路中相关信号分子 TLR3/7、MyD88、JNK、p38MAPK、NF-κB p65 的基因表达水平和 JNK、p38MAPK、NF-κB p65 的蛋白表达。此外，三拗汤在体外对金黄色葡萄球菌、肺炎球菌和大肠埃希菌均有明显的抑制作用。

【临床应用】　主要用于感冒、咳嗽等。

1. 感冒　本品适用于风寒感冒，临床可见咳嗽痰多，痰白清稀，舌淡苔白，脉弦等。常用于急性上呼吸道感染见上述证候者。

2. 咳嗽[14-17]　本品能够改善风寒袭肺证患者咳嗽、咳痰、胸闷等临床症状，减少咳嗽视觉模拟评分，提高患者的生活质量。还常应用于急性支气管炎和慢性支气管炎急性发作期风寒袭肺证患者，对咳嗽、痰多和喘息等症具有明显的改善作用。

【不良反应】　尚不明确。

【使用注意】　①忌烟、酒及辛辣、生冷、油腻食物。②高血压、心脏病、肝病、糖尿病、肾病等慢性病严重者应在医师指导下服用。③儿童及老年体弱者慎用。④过敏体质者慎用。⑤运动员慎用。

【用法与用量】　口服。一次 2 片，一日 3 次。

参 考 文 献

[1] 纪蕾蕾，徐立，范欣生，等. 三拗汤及类方对卵蛋白致敏豚鼠哮喘模型引喘潜伏期及其 EOS 的影响[J]. 南京中医药大学学

报，2008，24（6）：391-393.
[2] 许惠琴，顾鹏程，范欣生，等. 三拗汤及其类方对 RSV 诱导的哮喘小鼠气道反应性的影响[J]. 世界科学技术-中医药现代化，2009，11（5）：702-706.
[3] 张颖，童黄锦，俞晶华，等. 三拗汤类方对哮喘小鼠气道炎症反应的影响[J]. 中西医结合学报，2009，7（4）：354-359.
[4] Gu P C，Fan X S，Jiang C X，et al. Effect of San'ao Decoction on the airway infalmmation and hyperresponsiveness in a murine model of lipopolysaccharide-enhanced asthma[J]. Chin J Integr Med，2011，17（7）：537-541.
[5] 马春华，汪姗姗，马世平，等. 三拗汤对哮喘小鼠变应性气道炎症的影响及其成分分析[J]. 中国实验方剂学杂志，2012，18（19）：149-153.
[6] 陈慧，马融. 三拗汤对支气管哮喘大鼠 Th1，Th2 转录调节机制的研究[J]. 中国中药杂志，2012，37（9）：1324-1326.
[7] 顾茳冰，陈王，张卫华. 三拗汤及其拆方对 OVA 建立小鼠支气管哮喘模型血清 Ig-E 及 BALF 液 IL-4、IL-5、IL-6 的影响[J]. 中医学报，2018，33（1）：94-98.
[8] 张艳蕊，霍博雅. 三拗汤对哮喘模型大鼠 TGFβ-1 及 NGF 表达的影响[J]. 中药药理与临床，2015，31（2）：1-4.
[9] 王怡. 三拗汤对哮喘豚鼠呼吸功能及血清 IgE 的影响[J]. 海峡药学，2016，28（2）：27-30.
[10] Li Y，Fan X S，Yu J H，et al. CD4+CD25+FOXP3+T cells，Foxp3 gene and protein expressioncontribute to antiasthmatic effects of San'ao decoctionin mice model of asthma[J]. Phytomedicine，2014，21（5）：656-662.
[11] 温瑞书，宋翠森，邓国兴，等. 苓桂术甘汤合三拗汤止咳、化痰、平喘作用的实验研究[J]. 河北中医学报，2015，30（3）：4-7.
[12] 肖洪彬，姚风云，宋春艳，等. 三拗汤的药效学研究[C]. 全国中药研究学术讨论会论文集，2003：42-43.
[13] 杜海霞，周惠芬，何昱，等. 银花平感颗粒和三拗汤体内抗甲型流感病毒的免疫机制研究[J]. 中国中药杂志，2018，43（5）：1028-1033.
[14] 余素明，李乔俊，孙婧，等. 三拗片治疗儿童急性支气管炎 75 例临床观察[J]. 中医杂志，2014，55（13）：1130-1131.
[15] 李伦红. 三拗片治疗儿童急性支气管炎风寒袭肺证的效果[J]. 中国乡村医药，2017，24（7）：37-38.
[16] 陈麟，张炜，张学超. 三拗片治疗急、慢性支气管炎风寒袭肺证 80 例分析[J]. 实用临床医药杂志，2012，16（1）：87-88，91.
[17] 付中帅. 三拗片治疗感染后咳嗽（风寒袭肺证）的疗效和安全性随机对照研究[D]. 郑州：河南中医药大学，2017：1-52.

（南方医科大学　刘俊珊，卢子滨）

二、辛凉解表类

抗感颗粒（口服液）

【药物组成】　金银花、赤芍、绵马贯众。

【处方来源】　研制方.《中国药典》（2015 年版）。

【功能与主治】　清热解毒。用于外感风热引起的感冒，症见发热、头痛、鼻塞、打喷嚏、咽痛、全身乏力酸痛。

【药效】　主要药效如下[1,2]：

1. **抗病毒**　病毒感染是感冒的重要原因。本品能减轻甲型 H1N1 流感病毒感染小鼠的发病症状，减少小鼠死亡；抑制流感病毒在鸡胚中的复制，表明其具有抗病毒作用。

2. **抗菌**　感冒常会继发细菌感染，抗感口服液对乙型溶血性链球菌的抑制作用较强，对金黄色葡萄球菌、福氏志贺菌、伤寒沙门菌亦有不同程度的抑制作用。

3. **提高免疫功能**　免疫功能低下使得病菌更易入侵人体，因此，调节免疫力也是抗病手段之一。白细胞、中性粒细胞、巨噬细胞是重要的免疫细胞，脾脏是机体最大的免疫器官。抗感口服液使小鼠外周血中白细胞总数和中性粒细胞数均升高，小鼠脾脏的重量增加，腹腔巨噬细胞的吞噬功能明显增强；小鼠血清中抗体效价升高，提示抗感口服液能提高机体的非特异性免疫功能及抗体介导的体液免疫功能（图 1-3）。

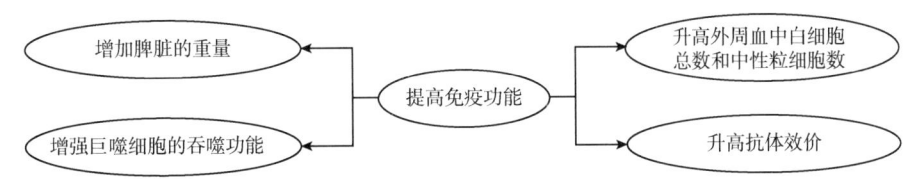

图 1-3 抗感口服液提高免疫功能的机制

【临床应用】 主要用于感冒、流感等。

1. 感冒[3,4] 本品是由中国中医科学院研发的一种以抗病毒为主要药效的制剂，适用于外感风热感冒，临床可见头痛，发热，咽痛，肢体酸痛，鼻塞，流涕，打喷嚏，乏力，舌红、苔黄，脉浮数等症状，常用于急性上呼吸道感染特别是病毒感染见以上证候者。

2. 流感[5] 是由流感病毒引起的常见急性呼吸道传染病，儿童是流感的易感群体。多中心随机对照双盲临床研究表明，本品能缩短流感儿童完全退热时间和临床痊愈时间，提高中医证候疗效，缓解发热、咽痛，具有良好的安全性。

3. 手足口病[6,7] 是儿科常见的传染性疾病，多由肠道病毒感染引起，较为常见的肠道病毒主要有肠道病毒 71 型及柯萨奇病毒 A16 型，主要的临床表现为口痛，低热，手、足、口腔等部位出现溃疡或疱疹。本品在缓解手足口病患儿打喷嚏、头痛、咳嗽、发热等症状方面有明确疗效。

4. 流行性腮腺炎[8] 本品联合蒲地蓝口服液治疗小儿流行性腮腺炎，治愈率高，且可缩短病程，减少并发症。

【不良反应】 尚不明确。

【使用注意】 ①忌烟、酒及辛辣、生冷、油腻食物。②不宜在服药期间同时服用滋补性中成药。③风寒感冒者慎用。④高血压、心脏病、糖尿病等慢性病严重者应在医师指导下服用。⑤对本品过敏者禁用，过敏体质者慎用。

【用法与用量】 颗粒：开水冲服。一次 10g，一日 3 次；小儿酌减或遵医嘱。口服液：口服。一次 10ml，一日 3 次；小儿酌减或遵医嘱。

参 考 文 献

[1] 刘冯欢，李明远，罗俊，等. 抗感颗粒抗甲型流感病毒的实验观察[J]. 中华医学杂志，2010，90（26）：1863-1865.
[2] 齐云华，于灵，刘劲松，等. 抗感口服液的抑菌作用及对小鼠免疫功能的影响[J]. 沈阳部队医药，1997，10（2）：137-139.
[3] 荣伟一. 抗感颗粒治疗小儿上呼吸道感染的疗效[J]. 中国医药指南，2008，6（23）：119.
[4] 胡红庆. 抗感颗粒联合利巴韦林气雾剂治疗疱疹性咽峡炎疗效观察[J]. 中国医药指南，2011，9（9）：134-135.
[5] 胡思源，李新民，耿福能，等. 抗感颗粒治疗小儿流行性感冒 120 例多中心随机对照双盲临床研究[J]. 中医杂志，2018，59（6）：486-489.
[6] 祝宝刚. 抗感颗粒治疗手足口病患儿 80 例[J]. 光明中医，2012，27（5）：1024-1025.
[7] 李誉钰. 用抗感颗粒治疗小儿手足口病的效果观察[J]. 当代医药论丛，2015，13（2）：293.
[8] 张迎庆. 蒲地蓝口服液联合抗感颗粒治疗小儿流行性腮腺炎 40 例[J]. 中国药业，2015，24（2）：88-89.

（南方医科大学 刘俊珊，全景羽；香港浸会大学 禹志领）

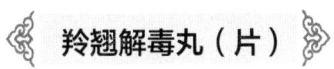

羚翘解毒丸（片）

【药物组成】 羚羊角粉、金银花、连翘、薄荷、荆芥穗、淡豆豉、牛蒡子（炒）、桔梗、淡竹叶、冰片、甘草。

【处方来源】 研制方。国药准字 Z11020198。

【功能与主治】 疏风解表，清热解毒。用于外感温邪或风热所致的感冒，症见恶风发热、四肢酸懒、头痛、鼻塞、咳嗽、咽痛。

【药效】 主要药效如下[1]：

1. 解热 感冒时常伴有发热，主要是致热原作用于体温调节中枢，使得体温调定点上移所致。注射酵母菌及伤寒菌苗都可致内生致热原产生增加而引起发热。本品给药2小时后能明显抑制注射鲜啤酒酵母引起的大鼠体温升高，对注射伤寒菌苗致热家兔亦有明显的解热作用。

2. 镇痛 肌肉酸痛是感冒的常见症状，热刺激及腹腔注射乙酸均会导致小鼠产生疼痛。本品对腹腔注射乙酸所致小鼠疼痛扭体反应有抑制作用，并能明显延长热刺激引起疼痛反应的潜伏期，表明其具有镇痛作用。

3. 抗炎 炎症是感冒的主要病理过程。通过外源性给入二甲苯等可引起某些炎症介质的释放，导致局部毛细血管通透性增加及炎症细胞浸润，造成急性渗出性炎性肿胀。本品对涂抹二甲苯致小鼠耳肿胀有明显的抑制作用。

4. 增强免疫 免疫功能低下使得病菌更易入侵人体，小鼠炭粒廓清实验是将一定浓度的炭粒经小鼠尾静脉注入血液，经血流带到肝、脾等处，进而被这些部位的巨噬细胞吞噬清除，常用来评价小鼠单核巨噬细胞系统的吞噬功能。本品可显著提高小鼠单核巨噬细胞系统的吞噬作用，表明其具有增强非特异性免疫功能的作用。

【临床应用】 主要用于感冒等。

1. 感冒[2] 本品适用于外感温邪或风热所致之感冒，临床可见发热恶风，四肢倦怠，头痛，鼻塞，咳嗽，咽痛等。常用于上呼吸道感染见上述证候者。

2. 其他[3,4] 本品亦可用于扁桃体炎、腮腺炎、急性咽炎等属外感风热证候者。

【不良反应】 尚不明确。

【使用注意】 ①忌烟、酒及辛辣、生冷、油腻食物。②不宜在服药期间同时服用滋补性中成药。③风寒感冒者不适用，其表现为恶寒重，发热轻，无汗，鼻塞流清涕，口不渴，咳吐稀白痰。④有高血压、心脏病、肝病、糖尿病、肾病等慢性病严重者，妊娠期妇女或正在接受其他治疗的患者，均应在医师指导下服用。⑤服药3天后，症状无改善，或出现发热、咳嗽加重，并有其他症状如胸闷、心悸等应立即停药，并去医院就诊。⑥对本品过敏者禁用，过敏体质者慎用。

【用法与用量】 丸剂：口服。水丸一次5g，一日2～3次；浓缩丸一次8丸，一日3次；大蜜丸一次1丸，一日2～3次。片剂：用芦根汤或温开水送服。一次4片，一日2次。

参 考 文 献

[1] 么雅娟, 李芸, 刘艳丽, 等. 羚翘解毒丸药理作用研究[J]. 中成药, 1995, 17（4）: 31-33, 54.

[2] 时吉萍, 张子理. 羚翘解毒丸临床疗效观察[J]. 甘肃中医学院学报, 1994, 11（3）: 26-28.

[3] 赵宏俊, 张玉振, 张伟伟, 等. 羚翘解毒丸预防小儿扁桃体炎反复发作疗效观察[J]. 医学理论与实践, 2014, 27（18）: 2466-2467.

[4] 付力, 秦小苗, 乔彩琴. 灯火灸加服羚翘解毒丸治疗小儿腮腺炎[J]. 山西中医, 1995, 11（5）: 35-36.

（南方医科大学　刘俊珊，刘珊宏；香港浸会大学　禹志领）

桑菊感冒片（颗粒、合剂、糖浆、丸）

【药物组成】 桑叶、菊花、连翘、薄荷脑素油、苦杏仁、桔梗、甘草、芦根。

【处方来源】 清·吴瑭《温病条辨》。《中国药典》（2015年版）。

【功能与主治】 疏风清热，宣肺止咳。用于风热感冒初起，头痛，咳嗽，口干，咽痛。

【药效】 桑菊感冒片（颗粒、合剂、糖浆、丸）来源于名方桑菊饮。其主要药效如下[1-3]：

1. 解热　发热是感冒的常见症状。五联菌苗可导致体内免疫细胞释放炎症因子，进而刺激体温调节中枢，促使动物发热。研究发现，桑菊感冒合剂可抑制注射五联菌苗所致家兔发热。

2. 抗炎　感冒的主要病理过程包括炎症。通过外源给入蛋清等致炎剂，可引起某些炎症介质释放，造成急性渗出性炎性水肿。而兴奋下丘脑-垂体-肾上腺皮质轴，可促进内源性糖皮质激素的释放，从而抑制炎症反应。研究表明，桑菊饮对注射蛋清致大鼠足肿胀有较强抑制作用，其机制可能与兴奋下丘脑-垂体-肾上腺皮质轴有关。

3. 抗急性肺损伤　严重的创伤、感染、中毒、体外循环等常可以引起急性肺损伤，急性肺损伤的实质是炎性反应和毛细血管通透性增加的综合征。而p38蛋白（p38 MAPK）、人核转录因子（NF-κB P65）信号通路在炎症反应中常常被激活而加剧炎症。桑菊饮可有效减轻内毒素所致急性肺损伤小鼠肺组织病理学变化，降低肺泡灌洗液中炎症细胞的数目、肺湿/干重，提高超氧化物歧化酶（SOD）活性，并能降低丙二醛（MDA）水平，减低p38 MAPK 与 NF-κB P65蛋白表达，从而保护肺组织（图1-4）。

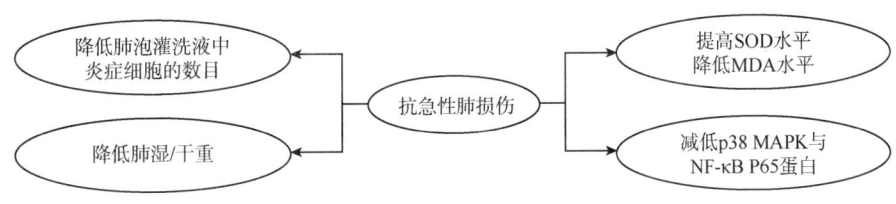

图1-4　桑菊饮抗急性肺损伤的机制

【临床应用】 主要用于感冒、咳嗽等。

1. 感冒　本品适用于外感风热感冒，临床表现为头痛，咳嗽，咽痛，口干，舌红，苔黄，脉浮数等。常用于上呼吸道感染见上述证候者。

2. 咳嗽[4]　是儿科最常见的呼吸道疾病，常伴有下呼吸道感染。桑菊感冒片适用于风热客肺、肺气不宣所致之咳嗽，多伴口干、咽干、咽痛等症。常用于上呼吸道感染、急性支气管炎见上述证候者。

3. 其他[5]　本品亦有治疗急性支气管炎、百日咳、急性结膜炎的报道。

【不良反应】 尚不明确。

【使用注意】 ①忌烟、酒及辛辣、生冷、油腻食物。②不宜在服药期间同时服用滋补性中药。③风寒感冒者不适用。④有高血压、心脏病、肝病、糖尿病、肾病等慢性病严重者应在医师指导下服用。⑤儿童、妊娠期妇女、哺乳期妇女、年老体弱者及脾虚便溏者应在医师指导下服用。⑥服药 3 天症状无缓解,应去医院就诊。⑦对本品过敏者禁用,过敏体质者慎用。

【用法与用量】 片剂:口服。一次 4~8 片,一日 2~3 次。颗粒剂:开水冲服。一次 1~2 袋,一日 2~3 次。合剂及糖浆:口服。一次 15~20ml,一日 3 次。丸:口服。一次 25~30 粒,一日 2~3 次。

参 考 文 献

[1] 许俊杰,孟庆棣. 古典清热方对家兔体温的影响[J]. 中药通报,1986,11(1):51-52.
[2] 杨奎,曾南,沈映君,等. 桑菊饮抗炎作用的研究[J]. 中药药理与临床,1994,(3):4-5.
[3] 张天柱,杨世海,张景龙. 桑菊饮对内毒素诱导小鼠急性肺损伤的保护作用[J]. 中药药理与临床,2014,30(5):12-14.
[4] 王丽,郭萍,高云丽,等. 桑菊感冒片合复方丹参片治疗小儿咳嗽 100 例[J]. 中医儿科杂志,2007,3(4):36-37.
[5] 刘国应. 桑菊感冒片新用途[J]. 农村新技术,2008,(11):48.

(南方医科大学 刘俊珊,田春阳;香港浸会大学 禹志领)

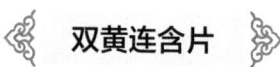

双黄连含片

【药物组成】 金银花、黄芩、连翘。

【处方来源】 研制方。国药准字 Z19991023。

【功能与主治】 疏风解表,清热解毒。用于外感风热所致的感冒,症见发热、咳嗽、咽痛。

【药效】 主要药效如下[1-3]:

1. 解热 注射菌苗可导致体内免疫细胞释放炎症因子,进而刺激体温调节中枢,促使动物发热。本品对注射伤寒及副伤寒甲、乙三联菌苗致家兔发热具有明显解热作用。

2. 抗炎 炎症是感冒的主要病理过程。外源性给入蛋清、二甲苯等可引起动物出现炎症反应。本品对涂抹二甲苯致小鼠耳肿胀具有抑制作用,对注射蛋清引起的大鼠足肿胀有明显的缓解作用。

3. 抗菌 感冒常继发细菌感染,本品体外对金黄色葡萄球菌、大肠埃希菌、白色念珠菌、肺炎双球菌有不同程度的抑制作用;对感染金黄色葡萄球菌及肺炎双球菌小鼠均具有保护作用。

4. 抗病毒 本品可抑制流感病毒(H1N1)、呼吸道合胞病毒、流行性腮腺炎病毒、单纯疱疹病毒在细胞内的复制;对鸡胚内流感病毒有抑制作用;对 H1N1 感染小鼠有保护作用。

【临床应用】 主要用于感冒、咽炎等。

1. 感冒[4-5] 本品适用于外感风热感冒,临床可见发热,微恶风,汗出不畅,头胀痛,鼻塞流黄浊涕,咳嗽,舌红,苔薄黄,脉浮数。常用于上呼吸道感染见上述证候者。

2. 急性咽炎[6] 本品组成药物中金银花清热解毒,有轻宣疏散之效;连翘清解热毒,透邪外出,可散上焦之热;黄芩清热燥湿,泻火解毒,能清气分之实热,适用于外感风热引起的咽痛、发热、咳嗽等症,常用于急性咽炎见上述证候者。

【不良反应】 文献报道,双黄连含片的不良反应包括突然出现恶心难忍、全身寒战,继而上腹部阵发性绞痛,频繁呕吐,大汗淋漓[7]。

【使用注意】 ①忌烟、酒及辛辣、生冷、油腻食物。②不宜在服药期间同时服用滋补性中成药。③风寒感冒者不适用。④糖尿病患者，高血压、心脏病、肝病、肾病等慢性病严重者，妊娠期妇女或正在接受其他治疗的患者，均应在医师指导下服用。⑤对本品过敏者禁用，过敏体质者慎用。

【用法与用量】 含服。一次4片，一日3次。

参 考 文 献

[1] 陈百泉，韩光，包萃屏，等. 双黄连含片的解热抗炎作用[J]. 中国药学杂志，2002，37（9）：709-710.
[2] 陈百泉，包翠屏，许启泰. 双黄连含片的抗病毒作用[J]. 河南大学学报（医学科学版），2001，20（1）：34-36.
[3] 陈百泉，孙慧玲，许启泰. 双黄连含片的抗菌作用[J]. 河南大学学报（医学科学版），2002，21（3）：22-23，28.
[4] 吴昌南. 双黄连含片治疗感冒（风热证）临床疗效和安全性分析[J]. 亚太传统医药，2015，11（11）：113-114.
[5] 陈力，陈炬烽，林炳辉. 双黄连含片治疗感冒（风热证）临床试验研究[J]. 光明中医，2008，23（10）：1495-1496.
[6] 秦玉花，朱重光，陈卓昌，等. 双黄连含片治疗急性咽炎60例[J]. 陕西中医，2003，24（5）：425-426.
[7] 傅金莲. 双黄连含片致急性腹痛1例[J]. 海峡药学，2002，14（4）：95.

（南方医科大学　刘俊珊，全景羽；香港浸会大学　禹志领）

双黄连口服液（颗粒、片、糖浆、合剂、胶囊、咀嚼片、气雾剂、软胶囊、栓）

【药物组成】 金银花、黄芩、连翘。

【处方来源】 研制方。《中国药典》（2015年版）。

【功能与主治】 疏风解表，清热解毒。用于外感风热所致的感冒，症见发热、咳嗽、咽痛。

【药效】 主要药效如下[1-16]：

1. 解热　注射2,4-二硝基苯酚、菌苗、内毒素等可导致体内免疫细胞释放炎症因子，进而刺激体温调节中枢，促使动物发热。本品对注射2,4-二硝基苯酚、伤寒及副伤寒菌苗所致大鼠发热具有解热作用，亦能抑制大肠埃希菌、内毒素致发热模型家兔体温升高。

2. 抗炎　炎症是感冒的主要病理过程，致炎剂二甲苯涂抹可导致炎症介质如组胺、激肽等释放，引起毛细血管通透性增加和炎症细胞浸润，造成局部急性渗出性炎症水肿。而将蛋清异种蛋白注入大鼠足跖内可引起急性炎症，使局部组织肿胀。本品对涂抹二甲苯致小鼠耳肿胀和注射蛋清致大鼠足跖肿胀具有抑制作用，能抑制注射乙酸所致小鼠腹腔毛细血管的通透性增加，减轻盲肠结扎手术致脓毒症大鼠初期炎症反应，降低白介素-1β、白介素-6和脂多糖的含量。

3. 抗病毒　病毒感染是引起感冒的主要原因。本品能抑制呼吸道合胞病毒的增殖，对感染鼠有保护作用，与同剂量的利巴韦林效果相当。该作用可能是通过降低组织内病毒滴度，阻止体内病毒复制实现的。本品亦对流感病毒A1、A3型，流行性腮腺炎病毒，柯萨奇病毒B3，埃可病毒Ⅱ型，单纯疱疹病毒2型有抑制作用。本品还可通过抑制柯萨奇病毒B3复制减轻病毒性心肌炎小鼠心肌的病理损伤。

4. 抗菌　感冒常继发细菌感染。本品体外对金黄色葡萄球菌、肺炎双球菌、大肠埃希菌、变形杆菌、白色葡萄球菌、甲型链球菌、乙型链球菌、白喉杆菌、幽门螺杆菌、中间葡萄球菌、铜绿假单胞菌有不同程度的抑制作用，且不易使细菌产生耐药性。双黄连片对金黄色葡萄球菌、大肠埃希菌、中间葡萄球菌、铜绿假单胞菌感染小鼠有保护作用，可降低感染小鼠致死率。

【临床应用】 主要用于感冒、咳嗽、扁桃体炎等。

1. 感冒 本品适用于外感风热所致感冒，临床可见发热，恶风，汗出不畅，头痛，鼻塞，流浊涕，或伴咳嗽，舌红，苔黄，脉浮数。常用于上呼吸道感染见上述证候者。

2. 咳嗽[17] 本品对病毒及细菌混合感染导致的剧烈咳嗽具有较好的治疗作用，特别是对上呼吸道感染表现的剧烈咳嗽，干咳，少量黏痰，全身症状较轻，白细胞总数及分类不高，临床上以病毒感染为主的病例效果更佳。

3. 疱疹性咽峡炎[18,19] 是柯萨奇A组病毒所致的儿童常见上呼吸道感染性疾病，通常经飞沫或接触传播，可散发或流行，夏秋季多发，多见于婴幼儿和学龄前儿童，主要发生在咽腭弓、腭垂、软腭等处，临床表现为急起高热、咽痛、流涎、厌食、呕吐等。本品可增强机体产生α-干扰素的能力，能显著增强细胞免疫功能和体液免疫功能，可用于疱疹性咽峡炎属外感风热证候者。

4. 急性扁桃体炎[20] 为上呼吸道感染常见且多发疾病，常见病原体为鼻病毒、流感病毒、呼吸道合胞病毒、A组溶血性链球菌、肺炎球菌和流感嗜血杆菌等。本品除有广谱抗病毒作用外，还具有广谱抗菌作用，常用于急性扁桃体炎属外感风热证者。

5. 肺炎[21] 本品对细菌、病毒有明显抑制作用，并能增强血管抵抗力，降低毛细血管脆性及通透性，从而减少炎症渗出。可用于小儿肺炎属外感风热证者。

6. 小儿手足口病[22] 手足口病为儿科常见的急性传染病，5岁以下儿童多见。手足口病多为肠道病毒柯萨奇病毒A16（CoxA16）及肠道病毒71型（EV71）所致，临床症状表现为手、足、口腔等部位出现斑丘疹、疱疹。本品具有明显抗CoxA16、EV71病毒效应，治疗手足口病疗效确切。

7. 口腔溃疡[23] 本品可用于治疗口腔溃疡。

此外，本品还可用于流行性角结膜炎、舌叶状乳头炎、烧烫伤感染等[24,25]。

【不良反应】 有文献报道，服用本品可出现全身皮肤瘙痒、皮疹、多形性红斑，甚至过敏性休克[26-29]。

【使用注意】 ①忌烟、酒及辛辣、生冷、油腻食物。②不宜在服药期间同时服用滋补性中药。③风寒感冒者不适用。④糖尿病患者及有高血压、心脏病、肝病、肾病等慢性病严重者应在医师指导下服用。⑤儿童、妊娠期妇女、哺乳期妇女、年老体弱者及脾虚便溏者应在医师指导下服用。⑥发热体温超过38.5℃的患者，应去医院就诊。⑦对本品过敏者禁用，过敏体质者慎用。

【用法与用量】 口服液：口服。一次20ml（2支），一日3次；小儿酌减或遵医嘱。颗粒剂：口服或开水冲服。无糖颗粒：一次5g，一日3次；6个月以下，一次1.0~1.5g；6个月至1岁，一次1.5~2.0g；1~3岁，一次2.0~2.5g；3岁以上儿童酌量或遵医嘱。含糖颗粒：服用量加倍。片剂：口服。一次4片，一日3次；小儿酌减或遵医嘱。糖浆剂：口服。一次20ml，一日3次；小儿酌减或遵医嘱。合剂：口服。一次10ml，一日3次；小儿酌减或遵医嘱。胶囊剂：口服。一次4粒，一日3次；小儿酌减或遵医嘱。咀嚼片：咀嚼或含化。一次3片，一日3次。气雾剂：振摇均匀后，口腔吸入。一日1~2支，间隔 0.5 小时吸入 1 次，每次吸入 10～15 喷，儿童每次吸入 5 喷。软胶囊：口服。一次 5 粒，一日 3 次。栓剂：直肠给药。小儿一次 1 粒，一日 2～3 次。

参 考 文 献

[1] 梁业飞，周有旺. 双黄连口服液解热抗炎作用的实验研究[J]. 临床合理用药杂志，2011，4（27）：51-52.
[2] 侯莹. 双黄连口服液抗大鼠非特异性炎症作用的研究[J]. 黑龙江医药，2013，26（4）：614-616.
[3] 叶沛光，黄余龙. 双黄连口服液抗炎解热作用的实验研究[J]. 宜春学院学报（自然科学），2006，28（2）：110-111.
[4] 陈百泉，韩光，包翠屏，等. 双黄连含片的解热抗炎作用[J]. 中国药学杂志，2002，37（9）：709-710.
[5] 黎菊凤，张志东，亓毅飞，等. 双黄连口服液对脓毒症大鼠的保护作用及初步机制研究[J]. 中药材，2014，37（1）：111-114.
[6] 刘春，白瑞珍，宗润芝，等. 双黄连口服液杀菌效果的实验研究[J]. 辽宁中医学院学报，2001，3（4）：305.
[7] 高法彬，邱世翠，彭启海，等. 双黄连口服液体外抑菌作用研究[J]. 时珍国医国药，2001，12（7）：584.
[8] 于震，王军，周红艳，等. 双黄连粉剂抑菌、清热实验研究[J]. 中医研究，2000，2（13）：28-29.
[9] 蒋振明，徐国缨，张存钧，等. 中药复方对幽门螺杆菌抑菌作用的体外实验[J]. 中国中西医结合消化杂志，2001，9（2）：101-102.
[10] 陈百泉，孙慧玲，许启泰. 双黄连含片的抗菌作用[J]. 河南大学学报（医学版），2002，21（3）：22-23，28.
[11] 马朝，刘静，史瑞娜，等. 双黄连片对细菌感染小鼠的保护作用[J]. 中国中药杂志，2008，33（6）：702-704.
[12] 佟全明，周昆，王德全，等. 双黄连口服液抗流感病毒作用的实验观察[J]. 佳木斯医学院学报，1990，13（4）：592-594.
[13] 吴成林，杨占秋，侯炜，等. 双黄连口服液抗呼吸道合胞病毒的实验研究[J]. 数理医药学杂志，2005，18（6）：82-84.
[14] 陈百泉，包翠屏，许启泰. 双黄连含片的抗病毒作用[J]. 河南大学学报：医学版，2001，20（1）：34-36.
[15] 邢泽田，赵庆新，邢文青，等. 双黄连胶囊抑制病毒试验[J]. 右江民族医学院学报，1998，20（51）：119-120.
[16] 金玉兰，朴美花，曹东铉，等. 双黄连和干扰素对急性病毒性心肌炎小鼠的影响[J]. 中国中医药科技，2002，9（2）：78-80.
[17] 张元晓，董明翠，李玲丽. 双黄连口服液治疗小儿咳嗽体会[J]. 陕西中医学院学报，2000，23（3）：29.
[18] 袁友云. 利巴韦林喷剂联合双黄连口服液治疗小儿疱疹性咽峡炎临床分析[J]. 中国社区医师（医学专业），2012，14（24）：43-44.
[19] 马素丽，王燕. 利巴韦林喷剂联合双黄连口服液对小儿疱疹性咽峡炎疗效的探讨[J]. 中国社区医师（医学专业），2012，14（4）：220.
[20] 高雅，田丽，李芳，等. 双黄连口服液（儿童型）治疗小儿急性扁桃体炎临床研究[J]. 亚太传统医药，2015，11（12）：122-123.
[21] 邱培全，邱培勇，黄东秀. 双黄连口服液加味玉屏风散治疗小儿肺炎 84 例疗效观察[J]. 齐齐哈尔医学院学报，2004，25（12）：1384.
[22] 商爱江，孔吉良，王俊平，等. 双黄连口服液治疗小儿手足口病疗效观察[J]. 河北北方学院学报（自然科学版），2012，28（2）：94-95.
[23] 余婷婷. 口腔溃疡患者应用双黄连口服液与雷尼替丁治疗的临床疗效分析[J]. 中国继续医学教育，2016，8（9）：183.
[24] 刘灵珍. 观察双黄连口服液对流行性角结膜炎治疗的临床效果[J]. 世界最新医学信息文摘，2016，16（19）：119.
[25] 白鸥，李良桥，蔡爱玲，等. 双黄连口服液的研制与临床应用[J]. 中医药学报，1997，（4）：32.
[26] 吕晓红，姜文. 双黄连口服液致荨麻疹 1 例[J]. 医药导报，2000，19（2）：182.
[27] 汤迎伟，闫兰. 双黄连口服液致过敏反应 1 例[J]. 西北国防医学杂志，2007，28（4）：308.
[28] 苗志福. 口服双黄连口服液致重度过敏 1 例[J]. 中国社区医师，2008，10（23）：32.
[29] 宋江红，齐晓红，谢伟. 双黄连口服液致小儿多形性红斑[J]. 药物不良反应杂志，2005，7（6）：462.

（南方医科大学　刘俊珊，刘珊宏；香港浸会大学　禹志领）

银翘解毒丸（颗粒、片、胶囊、合剂、蜜丸、浓缩丸、液）

【药物组成】　金银花、连翘、薄荷、荆芥、淡豆豉、牛蒡子（炒）、桔梗、淡竹叶、甘草。

【处方来源】　清·吴瑭《温病条辨》。《中国药典》（2015 年版）。

【功能与主治】 疏风解表，清热解毒。用于风热感冒，症见发热头痛，咳嗽口干，咽喉疼痛。

【药效】 主要药效如下[1-5]：

1. 解热 注射菌苗可导致体内免疫细胞释放炎症因子，进而刺激体温调节中枢，促使动物发热。本品对注射三联菌苗所致大鼠发热及注射伤寒菌苗所致家兔发热有解热作用。

2. 抗菌 感冒常继发细菌感染。银翘解毒片能降低肺炎双球菌感染小鼠的死亡率。银翘解毒片体外对金黄色葡萄球菌、枯草杆菌、变形杆菌、沙门菌、肺炎链球菌、铜绿假单胞菌等有不同程度的抑制作用。

3. 抗病毒 病毒感染是感冒的主要病因。体外实验证实，银翘解毒片对流感病毒甲1型、甲3型有抑制作用。鸡胚实验表明，本品对流感病毒甲1型、甲3型有抑制作用，能降低血细胞凝集滴度。防御素是与机体固有免疫关系最为密切的抗菌肽之一，能够有效抵御外界微生物入侵、清除体内突变细胞。本品可增加感染甲型流感病毒鼠肺适应株（FM1）小鼠肺组织 β-防御素 1 mRNA 的表达，表明其抗病毒作用可能与诱生抗菌肽有关。

4. 镇痛 肌肉酸痛是感冒的常见症状。热刺激或化学刺激可造成小鼠出现疼痛反应，并分别以舔足和扭体为指征。本品能延长小鼠疼痛反应潜伏期，减少舔足和扭体次数，表明其具有镇痛作用。

5. 抗炎 炎症是感冒的主要病理过程。通过外源给入蛋清、二甲苯等可导致炎症介质如组胺、激肽等释放，引起毛细血管通透性增加和炎症细胞浸润，造成急性渗出性炎症水肿。银翘解毒颗粒对涂抹二甲苯所致小鼠耳肿胀及注射蛋清致小鼠足肿胀均有抑制作用。

【临床应用】 主要用于感冒、急性咽炎、流行性腮腺炎等。

1. 感冒[6] 本品适用于外感风热感冒，临床可见发热头痛，恶风无汗，鼻塞，流黄浊涕，口干，咽痛，舌苔薄黄，脉浮数等症。常用于上呼吸道感染见上述证候者。

2. 急性咽炎[7] 是临床常见病，好发于冬春季节。本品可显著缓解患者咽痛、咽干、灼热、发热恶寒、头痛、周身酸痛、咳嗽、咳痰等症状。

3. 流行性腮腺炎[8] 是由腮腺炎病毒引起的急性呼吸道传染病，临床特征为发热及腮腺非化脓性肿痛。本品可用于流行性腮腺炎属外感风热者。

4. 痤疮[9] 其发病主要与性腺内分泌功能失调、皮脂腺分泌过多、局部痤疮棒状杆菌感染、毛囊漏斗部上皮增生有关。本品治疗痤疮有一定疗效。

此外，有报道本品还可用于胃炎[10]等。

【不良反应】 银翘解毒丸可致心慌、胸闷、憋气、呼吸困难、大汗淋漓、面色苍白、眼前发黑、恶心呕吐及过敏性休克[11-13]。

【使用注意】 ①忌烟、酒及辛辣、生冷、油腻食物。②不宜在服药期间同时服用滋补性中药。③风寒感冒者不适用。其表现为恶寒重，发热轻，无汗，头痛，鼻塞，流清涕，喉痒咳嗽。④糖尿病患者，以及高血压、心脏病、肝病、肾病等慢性病严重者应在医师指导下服用。⑤儿童、妊娠期妇女、哺乳期妇女、年老体弱者及脾虚便溏者应在医师指导下服用。⑥发热体温超过38.5℃的患者，应去医院就诊。⑦对本品过敏者禁用，过敏体质者慎用。

【用法与用量】 丸剂：以芦根汤或温开水送服。一次1丸，一日2～3次。颗粒剂：

开水冲服。一次 15g 或 5g（含乳糖），一日 3 次；重症者加服 1 次。片剂：口服。一次 4 片，一日 2～3 次。胶囊剂：口服。一次 4 粒，一日 2～3 次。合剂：口服。一次 10ml，一日 3 次，用时摇匀。蜜丸：以芦根汤或温开水送服。一次 1 丸，一日 2～3 次。浓缩丸：以芦根汤或温开水送服。一次 6g，一日 2～3 次。液剂：口服。一次 20ml，一日 2～3 次。

参 考 文 献

[1] 周远鹏，江京莉，严少敏，等. 银翘解毒片的药理研究[J]. 中成药，1990，12（1）：22-25.
[2] 魏云，刘礼意，唐映红，等. 银翘解毒颗粒剂与丸剂的药理作用比较[J]. 中成药，1992，12（8）：32-33.
[3] 邢富强，何建国，曹永才. 银翘解毒口服液药理实验研究[J]. 中国中药杂志，1990，15（10）：46-50.
[4] 肖锦仁，吴红娟，邱寮红，等. 银翘散煎剂与颗粒剂药效学作用的比较研究[J]. 中药材，2002，25（2）：114-117.
[5] 杨红亚，张天娥，刘伟伟，等. 银翘解毒丸对流感病毒感染小鼠肺组织 β-defensin1 表达的影响[J]. 成都中医药大学学报，2013，36（1）：33-36.
[6] 孙桂娟. 辨证选用中西药物治疗不同类型的感冒[J]. 中国医药指南，2008，6（11）：135-137.
[7] 张慧玲. 清咽解毒袋泡剂治疗急性咽炎 68 例疗效观察[J]. 新中医，2012，44（6）：108-109.
[8] 祝康健. 银翘解毒丸内服加中药膏外敷治疗流行性腮腺 62 例[J]. 中医外治杂志，2010，19（3）：23.
[9] 李光亚. 银翘解毒丸治疗痤疮 162 例[J]. 中国民间疗法，2004，12（5）：43-44.
[10] 陈耕华. 银翘解毒丸治疗急、慢性湿热型胃炎[J]. 新中医，1979，（4）：32-33.
[11] 刁云华，刘秀丽. 服银翘解毒丸致过敏性反应 1 例[J]. 中国中药杂志，2003，28（4）：384.
[12] 张晓荣，丹增，米多，等. 银翘解毒丸引起过敏反应 1 例[J]. 西藏医药杂志，1999，20（1）：56.
[13] 刁云华，刘平. 银翘解毒丸致过敏性休克[J]. 药物不良反应杂志，2002，4（6）：373.

（南方医科大学　刘俊珊，郑远茹；香港浸会大学　禹志领）

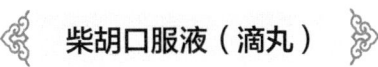

柴胡口服液（滴丸）

【**药物组成**】　柴胡。

【**处方来源**】　研制方。《中国药典》（2015 年版）。

【**功能与主治**】　解表退热。用于外感发热，症见身热面赤、头痛身楚、口干而渴。

【**药效**】　主要药效如下[1-17]：

1. 解热　注射酵母可导致体内免疫细胞释放炎症因子，进而刺激体温调节中枢，促使动物发热。本品对注射酵母所致家兔发热有解热作用。狭叶柴胡水提物对注射干酵母致大鼠发热有抑制作用。柴胡及各有效成分（挥发油、皂苷）对注射干酵母混悬液致大鼠发热均有解热作用；其机制可能与降低发热大鼠下丘脑中环磷酸腺苷（cAMP）及脑腹中隔区精氨酸升压素（AVP）含量，升高血浆 AVP 含量有关。柴胡水提物也能降低注射 2,4-二硝基苯酚致热大鼠体温，并能降低发热大鼠血中白介素-1β（IL-1β）、白介素-6、肿瘤坏死因子 α、AVP、前列腺素 E_2、下丘脑中环磷酸腺苷，以及脑腹中隔区白介素-17E 含量，升高血浆 AVP 含量。以上表明本品及柴胡水提物及其有效成分均具有解热作用。

2. 抗炎　柴胡中挥发油可使涂抹二甲苯致小鼠耳肿胀和注射蛋清致大鼠足跖肿胀度显著降低。柴胡对自身免疫性脑脊髓炎小鼠有干预作用，能降低白介素-17E（IL-17E）和 γ 干扰素（IFN-γ）水平。柴胡乙醇提取物可经 NF-κB 通路减轻脂多糖诱导的神经炎症。柴胡皂苷能兴奋下丘脑-垂体-肾上腺皮质内分泌轴，促进垂体分泌促肾上腺皮质激素，增强糖皮质激素的抗炎作用。以上反映了本品及柴胡提取物的部分抗炎机制（图 1-5）。

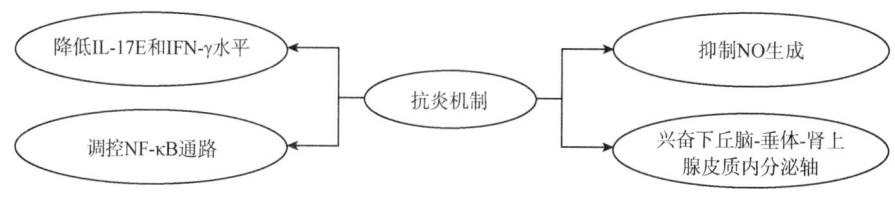

图 1-5　柴胡抗炎作用的机制

3. **抗病原微生物**　体外实验表明,柴胡对流感病毒有较强的抑制作用;对金黄色葡萄球菌、霍乱弧菌、结核杆菌、溶血性链球菌、钩端螺旋体亦有不同程度的抑制作用。柴胡水提物可通过生成Ⅰ型干扰素抑制柯萨奇病毒CVB1的早期复制。柴胡煎剂可降低感染肺炎病毒小鼠肺指数,阻止肺组织渗出性病变,减少肺炎病毒所致小鼠的死亡率。

4. **镇咳、平喘**　柴胡粗皂苷镇咳作用半数有效量（ED_{50}）为9.1ml/kg（腹腔）,与磷酸可待因（7.6ml/kg）相当。柴胡提取物能减轻卵清蛋白所致小鼠的哮喘,其机制可能与抑制NF-κB通路,减少Th2和Th17的生成有关。

5. **调节免疫**　免疫调节是指免疫系统中的免疫细胞和免疫分子之间,以及与其他系统如神经内分泌系统之间相互作用,使得免疫应答以最恰当的形式维持在最适当的水平。柴胡多糖能以剂量依赖性的方式降低小鼠烧伤脓毒症的致死率,显著增加骨髓和肝脏中$CD11c-CD45RB^{high}$树突状细胞百分比及血单核细胞和肝细胞的数量。小剂量的柴胡皂苷可促进脾细胞合成及白介素的产生,而大剂量的柴胡皂苷则抑制脾细胞DNA合成。红细胞膜可与体内循环系统的免疫复合物黏附并将其清除,从而提高机体的抗病能力。柴胡滴丸能提高小鼠红细胞免疫黏附功能。

6. **镇静、镇痛**　柴胡皂苷能使实验小鼠的自发活动显著减少,睡眠时间延长,并拮抗咖啡因所致兴奋,表明其具有镇静作用。柴胡可明显延长小鼠的痛阈时间,拮抗乙酸致小鼠的疼痛。

7. **其他**　柴胡还可抗抑郁、保肝、上调大鼠雌激素水平、抗肿瘤等。

【**临床应用**】　主要用于感冒、手足口病、水痘等。

1. 感冒[18]　本品适用于外感风热所致之感冒,尤对外感风热之发热患者退热作用迅速且持久,在改善咽痛、流涕、打喷嚏及咳嗽等方面亦有作用,在退热后仍可以继续使用。

2. 手足口病[19]　为儿科常见的急性传染病,多为CoxA16及EV71所致,临床症状表现为手、足、口腔等部位出现斑丘疹、疱疹,部分患儿出现发热。本品不但有直接退热、抗病毒作用,还通过抗炎、免疫调节等降低患儿病情发展为重症的机会。

3. 水痘[20]　是由水痘-带状疱疹病毒初次感染引起的急性传染病,以发热及皮肤和黏膜成批出现周身性红色斑丘疹、疱疹、痂疹为特征。年长儿童和成人在皮疹出现前可有发热、头痛、全身倦怠、恶心、呕吐、腹痛等前驱症状,小儿则皮疹和全身症状同时出现。本品具有抑制病毒、解热等作用,可用于水痘见外感风热证候者。

此外,有报道称本品还可用于复发性口疮、口腔溃疡[21,22]的治疗。

【**不良反应**】　尚不明确。

【**使用注意**】　①忌烟、酒及辛辣、生冷、油腻食物。②不宜在服药期间同时服用滋补性中药。③风寒感冒者不适用。④糖尿病患者及有高血压、心脏病、肝病、肾病等慢性病严重者应在医师指导下服用。⑤儿童、妊娠期妇女、哺乳期妇女、年老体弱者应在医师指导下服用。⑥发热体温超过38.5℃的患者，应去医院就诊。⑦对本品过敏者禁用，过敏体质者慎用。

【用法与用量】 口服液：口服。一次10～20ml，一日3次；小儿酌减。滴丸：含服。一次1袋，一日3次。

参 考 文 献

[1] 河南省医学科学研究所. 柴胡口服液的药效学试验报告. 新药申报资料，1988.
[2] 江楠，于靖，杨莉，等. 中药柴胡皂苷药理作用的研究进展[J]. 环球中医药，2018，11（5）：796-800.
[3] 颜美玲，杨柳，侯阿娇，等. 柴胡化学成分及药理作用研究进展[J]. 中医药信息，2018，35（5）：103-109.
[4] 石亮，张智慧，李晓宇，等. 柴胡水提物对大鼠解热作用机制研究[J]. 中国药物警戒，2016，13（9）：513-516.
[5] 王东琴，李晓伟，张福生，等. 基于GC-MS代谢组学技术的狭叶柴胡解热作用研究[J]. 中草药，2013，44（5）：574-580.
[6] Cheng P W，Chiang L C，Yen M H，et al. *Bupleurum kaoi* inhibits Coxsackie B virus type 1 infection of CCFS-1 cells by induction of type I interferons expression[J]. Food Chem Toxicol，2007，45（1）：24-31.
[7] 金国泰，李博，王树荣. 柴胡解热的物质基础、药效及机制研究[J]. 西部中医药，2014，27（2）：20-22.
[8] 张奇，林成仁，李涛. 柴胡对实验性自身免疫性脑脊髓炎小鼠炎症的干预作用[J]. 中西医结合心脑血管病杂志，2015，13（6）：760-763.
[9] Park W H，Kang S，Piao Y，et al. Ethanol extract of *Bupleurum falcatum* Linne and saikosaponins inhibit neuroinflammation via inhibition of NF-κB[J]. J Ethnopharmacol，2015，174（4）：37-44.
[10] Ashour M L，El-Readi MZ，Hamoud R，et al. Anti-infective and cytotoxic properties of Bupleurum marginatum[J]. Chin Med，2014，9（1）：4.
[11] Bui T，Piao C H，Song C H，et al. Bupleurum chinense extract ameliorates an OVA-induced murine allergic asthma through the reduction of the Th2 and Th17 cytokines production by inactivation of NF-κB pathway[J]. Biomed Pharmacother，2017，91：1085-1095.
[12] 尹鑫，邱光伟，项福星，等. 柴胡皂苷及黄酮类化合物药理作用研究[J]. 园艺与种苗，2018，（7）：29-31.
[13] 王丽娜，汪巍，贾天柱. 柴胡及醋柴胡对大鼠雌激素（E）水平的调节作用研究[J]. 中医药学报，2014，42（1）：56-58.
[14] 汪巍，王丽娜，许枬，等. 柴胡与醋柴胡抗大鼠免疫损伤性肝纤维化作用比较研究[J]. 中成药，2014，36（4）：828-830.
[15] Liu X J，Shi Y，Hu Y H，et al. Bupleurum marginatum Wall. ex DC in liver fibrosis：pharmacological evaluation，differential proteomics，and network pharmacology[J]. Front Pharmacol，2018，9：524.
[16] 汪巍，陈映辉，王丽娜，等. 柴胡与醋柴胡疏肝解郁作用比较研究[J]. 中成药，2014，36（3）：617-619.
[17] 闫玉仙，孙建波，叶路，等. 柴胡滴丸对小鼠红细胞免疫粘附功能的影响[J]. 中医药学报，2002，30（2）：1
[18] 王秀珍，李洁，林先毅，等. 柴胡口服液治疗外感发热142例疗效观察[J]. 中国中医急症，2002，11（4）：239-240.
[19] 牛东方，杨美霞. 柴胡口服液联合利巴韦林分散片治疗手足口病50例[J]. 河南中医，2011，31（9）：1001-1002.
[20] 秦永平. 单磷酸阿糖腺苷联合柴胡治疗儿童水痘[J]. 中国社区医师（医学专业），2011，13（29）：178.
[21] 孙苗根，张妙贤. 柴胡口服液治疗复发性口疮72例[J]. 人民军医，1995，（10）：51-52.
[22] 郝征，李雅玲. 柴胡口服液治疗复发性口腔溃疡[J]. 天津药学，2001，13（5）：35-36.

（南方医科大学　刘俊姗，田春阳；香港浸会大学　禹志领）

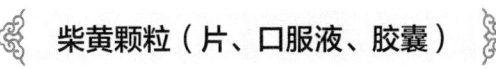

柴黄颗粒（片、口服液、胶囊）

【药物组成】 柴胡、黄芩。

【处方来源】 研制方。《中国药典》（2015年版）。

【功能与主治】 清热解表。用于风热感冒，症见发热、周身不适、头痛、目眩、咽喉肿痛。

【药效】 主要药效如下[1-3]：

1. 解热　注射角叉菜胶、2,4-二硝基苯酚可导致体内免疫细胞释放炎症因子，进而刺激体温调节中枢，促使动物发热。本品可缓解注射角叉菜胶与 2,4-二硝基苯酚所致的大鼠发热。

2. 抗炎　炎症是感冒的重要病理过程。通过外源性给入乙酸、二甲苯等可使动物出现炎症反应。柴黄片能抑制腹腔注射乙酸致小鼠腹腔毛细血管通透性增加，抑制小鼠皮肤被动超敏反应。本品对涂抹二甲苯所致小鼠耳肿胀有抑制作用。上述结果表明本品有抗炎作用。

3. 抗菌　感冒常继发细菌感染。体外实验表明，柴黄片含药血清对大肠埃希菌和流感嗜血杆菌有抑制作用；柴黄片及柴黄口服液对金黄色葡萄球菌、藤黄八叠球菌、大肠埃希菌及铜绿假单胞菌均有抑制作用。

【临床应用】　主要用于感冒、手足口病、急性扁桃体炎等。

1. 感冒[4]　本品适用于外感风热感冒。外感风热是上呼吸道感染的常见证候，表现为发热，头身疼痛，咽喉肿痛，咳嗽，苔薄微黄，脉浮数等。本品对不同年龄阶段上呼吸道感染属外感风热者在缓解咳嗽、咽喉疼痛、咽喉充血、鼻塞等症状有确切疗效，对体温和血液循环中白细胞数量的恢复作用也较显著。

2. 手足口病[5]　是由肠道病毒引起的急性传染病，主要表现为手、足、臀部等部位的斑丘疹、疱疹、口腔疱疹及溃疡，可经过消化道、呼吸道传播。本品联合康复新液外用治疗手足口病普通型有较好疗效，3 天、5 天治愈率明显优于常规对症治疗组，在患儿退热时间、口腔溃疡愈合及皮疹消退时间方面有明显优势。

3. 急性扁桃体炎[6]　是儿童常见病、多发病。本品可用于儿童急性扁桃体炎，具有解热及减轻咽喉疼痛的作用。

【不良反应】　尚不明确。

【使用注意】　①忌烟、酒及生冷、辛辣、油腻食物。②不宜在服药期间同时服用滋补性中药。③发热体温超过 38℃的患者，应去医院就诊。④高血压、肝病、心脏病、肾病等慢性病严重者应在医师指导下用药。⑤风寒感冒者慎用。⑥对本品过敏者禁用，过敏体质者慎用。⑦妊娠期妇女慎用。

【用法与用量】　颗粒剂：口服。一次 4g，一日 2 次。片剂：口服。一次 3～5 片，一日 2 次。口服液：口服。一次 10ml，一日 3 次；或遵医嘱。胶囊剂：口服。一次 2 粒，一日 3 次。

参 考 文 献

[1] 刘亚欧, 白筱璐, 余悦, 等. 柴黄制剂的解热抗炎作用研究[J]. 中药药理与临床, 2008, 24 (2): 22-24.
[2] 韩俭, 吴勇杰, 李文广, 等. 柴黄片的抗炎、抗过敏、抗菌作用研究[J]. 中药药理与临床, 2003, 19 (2): 36-38.
[3] 刘炳茹, 王伟, 屈晓原. 柴黄片剂及其口服液的体外抑菌作用的研究[J]. 时珍国医国药, 2000, 11 (5): 397.
[4] 崔建敏, 裴保方, 郭西凤. 柴黄颗粒对不同年龄阶段上呼吸道感染患者症状的改善作用[J]. 新乡医学院学报, 2012, 29 (12): 958-959, 963.
[5] 史艳平, 李丹, 李小青, 等. 柴黄颗粒联合康复新液治疗手足口病 65 例[J]. 陕西中医, 2011, 32 (3): 283-285.
[6] 刘丽春, 张美英, 郭甜, 等. 炎琥宁注射液配合清热消蛾颗粒治疗儿童急性扁桃体炎的疗效观察[J]. 内蒙古医科大学学报, 2015, 37 (S2): 65-67.

（南方医科大学　刘俊珊，卢子滨；香港浸会大学　禹志领）

风热清口服液

【药物组成】 山银花、熊胆粉、青黛、桔梗、瓜蒌皮、甘草。

【处方来源】 研制方。《中国药典》（2015年版）。

【功能与主治】 清热解毒，宣肺透表，利咽化痰。用于外感风热所致的感冒，症见发热、微恶风寒、头痛、咳嗽、流涕、口渴、咽痛；急性上呼吸道感染见上述证候者。

【药效】 主要药效如下[1-3]：

1. 解热 注射菌苗、角叉菜胶等可导致体内免疫细胞释放炎症因子，进而刺激体温调节中枢，促使动物发热。本品对注射伤寒、副伤寒菌苗、角叉菜胶致热动物有解热作用。

2. 抗炎 感冒的主要病理过程包括炎症。通过外源性给入角叉菜胶、二甲苯等可使动物出现炎症反应。本品可明显抑制注射角叉菜胶致大鼠的足肿胀，也可抑制涂抹二甲苯引起的小鼠耳肿胀和皮肤毛细血管通透性增加，表明本品具有抗炎作用。

3. 抗菌 感冒常继发细菌感染。体外抗菌实验结果表明，本品对金黄色葡萄球菌、甲型与乙型链球菌、肺炎球菌、大肠埃希菌、福氏痢疾杆菌、变形杆菌、铜绿假单胞菌均具有不同程度的抑制作用。本品可以降低金黄色葡萄球菌感染小鼠的死亡率，还能够提高小鼠对肺炎球菌的抵抗能力。

4. 抗病毒 病毒感染是造成感冒的主要原因。体外实验表明，本品对流感病毒甲1型、甲3型、腺病毒3型、7型均有抑制作用。

5. 对免疫功能的影响 巨噬细胞是重要的免疫细胞，其免疫功能主要通过吞噬作用发挥。2,4-二硝基氯苯（DNCB）再次与皮肤接触，可刺激辅助性T细胞释放趋化因子和细胞因子，导致局部巨噬细胞聚集和血管通透性增加，从而引起炎症区域肿胀。本品可以提高小鼠单核巨噬细胞非特异性吞噬功能，提高2,4-二硝基氯苯诱导的正常小鼠的迟发型皮肤超敏反应与环磷酰胺致免疫低下小鼠的细胞免疫功能。

6. 祛痰 酚红腹腔注射后可部分从气道排泌，祛痰药物可促进酚红由气道排泌。本品能促进酚红由气道排泌，表明本品具有祛痰作用。

【临床应用】 主要用于感冒等。

感冒 本品适用于外感风热所致之感冒，临床可见发热、恶风、头痛、咳嗽、口干、咽痛、舌边尖红、苔薄、脉浮数等症。常用于上呼吸道感染属外感风热，肺卫失和证候者。

【不良反应】 偶有轻度恶心、溏便，一般不影响继续治疗。

【使用注意】 ①风寒感冒者慎用。②妊娠期妇女慎用。③服药期间忌烟、酒及辛辣、生冷、油腻食物。

【用法与用量】 口服。一次10ml，一日3～4次，重症加量；儿童酌减，或遵医嘱。

参 考 文 献

[1] 风热清口服液新药申报资料，1993.
[2] 易明娟，谭亿民，谢子清，等. 风热清口服液的药理研究[J]. 中国新药杂志，1998，7（4）：310.
[3] 吴锦. 风热清口服液[J]. 中国新药杂志，1998，7（4）：313.

（南方医科大学　刘俊珊，卢子滨；香港浸会大学，禹志领）

感冒消炎片

【药物组成】 臭灵丹、蒲公英、千里光。

【处方来源】 研制方。国药准字 Z20023086。

【功能与主治】 散风清热，解毒利咽。用于感冒热毒壅盛证，症见发热咳嗽、咽喉肿痛、乳蛾、目赤肿痛。

【药效】 主要药效如下[1]：

1. 抗菌　细菌等病原微生物感染是感冒发生的主要病因。本品具有显著的抗菌作用，能够抑制肺炎球菌和乙型链球菌，同时还可延长肺炎球菌感染小鼠的存活时间，降低死亡率。

2. 解热　发热是感染性疾病的常见症状。注射伤寒杆菌疫苗可导致体内免疫细胞释放炎症因子，进而刺激体温调节中枢，促使机体发热。本品对注射伤寒杆菌疫苗所致大鼠发热有解热作用。

【临床应用】 主要用于感冒、急性扁桃体炎、流感等。

1. 感冒[2]　本品适用于外感风热所致之感冒，临床可见发热咳嗽，咽喉肿痛，目赤肿痛，舌红，苔黄，脉浮数等症。常用于急性上呼吸道感染属外感风热，热毒壅盛者。

2. 急性扁桃体炎　本品适用于外感风热，肺胃热甚所致之乳蛾，临床可见喉核红肿，咽喉肿痛，面赤发热，口干舌燥，尿赤便结，舌红，苔黄，脉浮数。常用于急性扁桃体炎见上述证候者。

3. 流感[3]　本品还用于治疗儿童甲型 H1N1 流感，能够迅速缓解流感所致的发热、咽痛等症状，有效降低呼吸道分泌物中甲型 H1N1 流感病毒载量，加快病毒转阴。

此外，本品还可用于急性咽喉炎、流行性腮腺炎、急性支气管炎属外感风热证候者。

【不良反应】 尚不明确。

【使用注意】 ①忌烟、酒及辛辣、生冷、油腻食物。②不宜在服药期间同时服用滋补性中成药。③风寒感冒者不适用。其表现为恶寒重，发热轻，无汗，头痛，鼻塞，流清涕，喉痒咳嗽。④高血压、心脏病、肝病、糖尿病、肾病等慢性病严重者应在医师指导下服用。⑤服药 3 天后症状无改善，或症状加重，或出现新的严重症状如胸闷、心悸等应立即停药，并去医院就诊。⑥小儿、年老体弱者、妊娠期妇女应在医师指导下服用。⑦对本品过敏者禁用，过敏体质者慎用。

【用法与用量】 口服。一次 6 片，一日 3 次。

参 考 文 献

[1] 昆明医学院药理学教研室. 感冒消炎片剂药效学和长期毒性实验. 新药申报资料，1995.
[2] 郑秀琴，李洁，陈昆昌，等. 臭灵丹合剂治疗感冒临床疗效观察[J]. 中国民族民间医药杂志，2000，(6)：343-345.
[3] 刘兴峰，尚晓丽，田云粉，等. 感冒消炎片治疗儿童甲型 H1N1 流感临床试验评价[J]. 昆明医学院学报，2011，32（5）：99-102，110.

（南方医科大学　刘俊珊，曹惠慧；香港浸会大学　禹志领）

清热灵颗粒

【药物组成】 黄芩、连翘、大青叶、甘草。

【处方来源】 研制方。《中国药典》(2015年版)。

【功能与主治】 清热解毒。用于感冒热邪壅肺证，症见发热、咽喉肿痛。

【药效】 主要药效如下[1,2]：

1. 解热 发热是风热感冒最常见的临床症状。本品能明显减轻内毒素所致家兔发热，表明本品具有解热作用。

2. 抗炎 炎症反应是感冒的基本病理过程。本品能抑制注射角叉菜胶致大鼠足肿胀，抑制涂抹二甲苯致小鼠耳肿胀，抑制腹腔注射乙酸引起的小鼠腹腔毛细血管通透性异常升高，表明本品具有显著的抗炎作用。

3. 抗菌 细菌感染也是感冒发生发展的重要病因。本品对腹腔感染金黄色葡萄球菌小鼠具有明显的保护作用。体外抑菌实验显示，其对金黄色葡萄球菌、肺炎球菌、肺炎杆菌及大肠埃希菌等均具有明显的抑制作用。

【临床应用】 主要用于感冒、急性咽炎、急性扁桃体炎等。

1. 感冒[3] 本品适用于外感风热，热邪壅肺所致之感冒，临床可见发热，咳嗽，咽喉肿痛，舌红，苔黄，脉数。临床常用于上呼吸道感染见上述证候者。治疗小儿急性上呼吸道感染3天愈显率明显高于利巴韦林颗粒。

2. 急性咽炎 本品可用于外感风热，蕴结咽喉所致之喉痹，临床可见发热，咽喉肿痛，舌红，苔黄，脉数。临床常用于急性咽炎见上述证候者。

3. 急性扁桃体炎 本品可用于外感风热，蕴结咽喉所致之乳蛾，临床可见发热，喉核红肿，咽喉肿痛，舌红，苔黄，脉数。临床常用于急性扁桃体炎见上述证候者。

【不良反应】 偶见胃部不适现象。

【使用注意】 ①风寒外感者慎用。②服药期间忌食辛辣、油腻食物。

【用法与用量】 开水冲服。周岁以内小儿一次5g，1～6岁一次10g，一日3次；7岁以上一次15g，一日3～4次。无蔗糖：7岁以上一次5g，一日3～4次。

参 考 文 献

[1] 郑高利，张信岳，陈凯，等. 清热灵颗粒药效学研究[J]. 中药药理与临床，2001，17（4）：30-32.
[2] 郑高利，尹秀. 清热灵颗粒抗菌作用观察[J]. 浙江省医学科学院学报，2002，（49）：19-20.
[3] 叶会洲，金玉琴，蔡进章，等. 清热灵颗粒治疗小儿上呼吸道感染150例疗效观察[J]. 海峡药学，2005，17（5）：130-131.

（南方医科大学 刘俊珊，刘东依）

桑姜感冒片

【药物组成】 桑叶、菊花、紫苏叶、连翘、苦杏仁、干姜。

【处方来源】 研制方。《中国药典》(2015年版)。

【功能与主治】 散风清热，宣肺止咳。用于外感风热、痰浊阻肺所致的感冒，症见发热头痛、咽喉肿痛、咳嗽痰白。

【药效】 主要药效如下[1]：

1. 解热 发热是风热感冒最主要的症状之一。本品能明显抑制注射伤寒、副伤寒甲乙三联疫苗所致的家兔发热。

2. 抗炎 炎症是风热感冒的基本病理过程。本品对注射蛋清所致的小鼠足跖肿胀，涂抹二甲苯所致的小鼠耳廓肿胀，以及酸性物质刺激所引起的小鼠毛细血管通透性增加均有明显的抑制作用，说明其具有显著的抗炎活性。

3. 增强免疫 机体免疫功能是影响感冒发生发展的重要因素。本品能够明显提高正常小鼠血中胶体炭粒的清除速度，促进小鼠网状内皮细胞吞噬炭粒，增强非特异性免疫功能。

【临床应用】 主要用于感冒等。

感冒[2] 本品适用于外感风热、痰浊阻肺所致之感冒。临床可见发热，头痛，咽喉肿痛，咳嗽痰白，舌苔薄黄，脉浮数。临床常用于上呼吸道感染见上述证候者，其退热效果较优。

【不良反应】 尚不明确。

【使用注意】 ①忌烟、酒及辛辣、生冷、油腻食物。②不宜在服药期间同时服用滋补性中药。③高血压、心脏病、肝病、肾病等慢性病严重者应在医师指导下服用。④服药3天后症状无改善，或症状加重，或出现新的严重症状如胸闷、心悸等应立即停药，并去医院就诊。⑤小儿、年老体弱者、妊娠期妇女应在医师指导下服用。⑥对本品过敏者禁用，过敏体质者慎用。

【用法与用量】 口服。一次3～4片（糖衣片）或1～2片（薄膜衣片），一日3次。

参 考 文 献

[1] 陈海金，马露玲，张丽. 桑姜感冒片解热抗炎作用研究[J]. 中国药物与临床，2003，3（5）：416-417.
[2] 樊志文. 桑姜感冒片治疗感冒312例[J]. 中国民间疗法，2005，13（6）：26-27.

（南方医科大学　刘俊珊，刘东依）

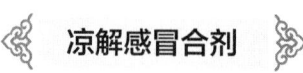

凉解感冒合剂

【药物组成】 大青叶、牛蒡子、紫荆皮、荆芥、马勃、薄荷、桔梗。

【处方来源】 研制方。国药准字 Z20030135。

【功能与主治】 辛凉解表，疏风清热。用于风热感冒引起的发热、恶风、头痛、鼻塞流涕、咳嗽、咽喉肿痛。

【药效】 主要药效如下[1,2]：

1. 解热 发热是风热感冒最主要的症状之一。本品能明显抑制注射酵母引起的大鼠发热。

2. 抗炎 炎症是感冒的主要病理过程。本品能抑制注射角叉菜胶所致的大鼠足跖肿胀，涂抹二甲苯所致的小鼠耳廓肿胀，以及乙酸刺激引起的小鼠毛细血管通透性增高等，表明本品具有显著的抗炎作用。

3. 镇痛 感冒常常伴随着肌肉酸痛、头痛等。热刺激及化学刺激能引起实验动物舔足、扭体等疼痛反应。本品可减少腹腔注射乙酸所致的小鼠扭体反应及热板引起的舔足反应，提示其具有镇痛作用。

4. 镇咳、祛痰　咳嗽、咯痰是感冒及其他上呼吸道感染的主要症状，常伴随整个疾病过程。小鼠腹腔注射酚红后，酚红可经支气管黏液腺分泌进入气道，研究发现本品可增加小鼠气管酚红的排泌，提示其具有祛痰作用。同时，本品对吸入氨雾引发的小鼠咳嗽也有抑制作用。

5. 抗病原微生物　病原微生物感染是感冒发生的主要病因之一。体外抑菌实验发现，本品对金黄色葡萄球菌、肺炎克雷伯菌、肺炎球菌、乙型链球菌、流感杆菌等具有较好的抑制作用。此外，本品还具有体内外抗甲型流感病毒的作用。

【临床应用】　主要用于感冒等。

感冒　本品适用于风热袭表、卫阳被郁所致之感冒，临床见发热、恶风、头痛、鼻塞流涕、咳嗽、咽喉肿痛等症。临床常用于急性上呼吸道感染见上述证候者。

【不良反应】　尚不明确。

【使用注意】　①忌烟、酒及辛辣、生冷、油腻食物。②不宜在服药期间同时服用滋补性中药。③风寒感冒者不适用，其表现为恶寒重，发热轻，无汗，鼻塞流清涕，口不渴，咯吐稀白痰。④高血压、心脏病、肝病、糖尿病、肾病等慢性病严重者应在医师指导下服用。⑤对本品过敏者禁用，过敏体质者慎用。

【用法与用量】　口服。一次 10ml，一日 2 次。

参 考 文 献

[1] 金捷，王万青，周茂勋，等. 凉解感冒液解热镇痛及抗炎的实验研究[J]. 浙江中医杂志，1995，（6）：276-277.
[2] 金捷，王万青，周茂勋，等. 凉解感冒液的毒理及药理作用初探[J]. 现代应用药学，1995，12（4）：17-18.

（南方医科大学　刘俊珊，曹惠慧）

风 油 精

【药物组成】　薄荷脑、水杨酸甲酯、樟脑、桉油、丁香酚。

【处方来源】　研制方。国药准字 Z44021912。

【功能与主治】　消炎、镇痛、清凉、止痒、祛风。用于伤风感冒引起的头痛、头晕，以及由关节痛、牙痛、腹部胀痛和蚊虫叮咬、晕车等引起的不适。

【药效】　主要药效如下[1]：

1. 镇痛　头痛、肢体酸痛是风热感冒的主要症状。热刺激及化学刺激能引起实验动物舔足、扭体等疼痛反应，风油精能显著提高热刺激小鼠的痛阈，延缓乙酸刺激致小鼠扭体反应出现时间，表明其有良好的镇痛作用。

2. 抗炎　炎症反应是风热感冒的重要病理过程，炎症早期以渗出为主要特点，这主要由组胺等致炎因子诱导毛细血管通透性增高所致。二甲苯等可致炎症介质如组胺、激肽等的释放，引起毛细血管通透性增加、炎症细胞浸润，造成急性渗出性炎症水肿。风油精能显著减轻涂抹二甲苯所致的小鼠耳廓炎症肿胀和组胺致小鼠皮内炎性渗出，表明其具有良好的抗炎作用。

3. 抗菌　部分感冒是由细菌感染引起的，以溶血性链球菌最为常见，其次为流感嗜血杆菌、肺炎球菌、葡萄球菌等。风油精体外对金黄色葡萄球菌、白色葡萄球菌、丙型链球菌、大肠埃希菌、乙型副伤寒杆菌、伤寒杆菌、奇异变形杆菌、福氏志贺菌等有不同程度的抑制作用。

4. 其他　风油精还能显著缩短小白鼠的出血时间，表明其具有一定的止血作用。

【临床应用】　主要用于感冒头痛等。

感冒头痛[2-4]　风油精配合穴位按摩可以较快缓解伤风感冒引起的头痛。

另有报道称，风油精还可用于蚊虫叮咬、水火烫伤、牙痛、晕车晕船等。

【不良反应】　有文献报道称，少数人因外搽风油精致接触性皮炎[5]。此外，风油精有轻度的皮肤刺激反应，触及眼睛易引起不适。

【使用注意】　①妊娠期妇女和 3 岁以下儿童慎用。②皮肤有烫伤、损伤及溃疡者禁用。③涂药时注意不要将药误入眼内。④外搽后皮肤出现皮疹、瘙痒者应停用。⑤瓶盖宜拧紧，以防止药物挥发。⑥对本品过敏者禁用，过敏体质者慎用。

【用法与用量】　外用，涂擦于患处；口服，一次 4～6 滴，小儿酌减或遵医嘱。

参 考 文 献

[1] 邹亚群，李东，李锐. 风油精的药效学研究[J]. 中国药业，2003，12（8）：25-26.
[2] 资晓飞，杨夏玲，曹正柳，等. 风油精穴位按摩用于缓解头痛 106 例疗效观察[J]. 实用临床医学，2010，11（12）：7，9.
[3] 吴伟国. 风油精治疗阴虱病 196 例[J]. 现代中西医结合杂志，2001，10（21）：2067.
[4] 孙大鹏. 风油精治疗阴虱 72 例[J]. 社区医学杂志，2007，5（22）：29.
[5] 曹建. 风油精致接触性皮炎 28 例临床分析[J]. 皮肤病与性病，2007，29（2）：15-16.

（南方医科大学　刘俊珊，刘东依）

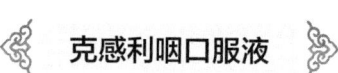

克感利咽口服液

【药物组成】　金银花、黄芩、荆芥、栀子（炒）、连翘、玄参、僵蚕（姜制）、地黄、射干、桔梗、薄荷、蝉蜕、防风、甘草。

【处方来源】　研制方.《中国药典》（2015 年版）。

【功能与主治】　疏风清热，解毒利咽。用于风热外袭，邪热内扰所致之发热、微恶风、头痛、咽痛、鼻塞流涕、咳嗽痰黏、口渴、尿黄；感冒见上述证候者。

【药效】　主要药效如下[1-4]：

1. 解热、镇痛　发热、头痛、肢体酸痛是感冒的主要症状。本品对注射三联菌苗、干酵母和 2,4-二硝基苯酚三种不同类型的致热剂所致动物发热均有良好的解热作用。此外，小鼠乙酸扭体法实验证明本药具有良好的镇痛作用。

2. 抗病毒、抗菌　病毒、细菌等病原微生物感染是感冒发生的主要病因。本品体外对流感病毒甲 3 型、乙型流感病毒既有直接杀灭作用又有抑制增殖作用，对非严重急性呼吸综合征（SARS）冠状病毒 ZHZ 株亦有抑制作用。体内实验表明，本品能减轻鸡传染性支气管炎病毒 GX1-98 感染小鼠支气管及肺组织炎性病变，降低 H9N2 亚型禽流感病毒所致肺炎小鼠的肺指数和致死动物数，延长动物生存时间。本品还可降低金黄色葡萄球菌感染小鼠的死亡率。

【临床应用】 主要用于感冒、流感等。

1. 感冒[5-8] 本品适用于外感风热所致之感冒，临床可见发热，头痛身痛，鼻塞流涕，咽痛，咳嗽，口渴，舌红，苔薄白或薄黄，脉浮。临床常用于急性上呼吸道感染见上述证候者，对缓解发热、头身疼痛、鼻塞、咽痛、咳嗽等主要症状疗效确切。

2. 流感[9] 本品可用于流行性感冒之风热犯肺证，临床可见发热，头身疼痛，咽红咽痛，咳嗽，鼻塞流涕，口渴，舌质红，苔薄黄，脉数等，对咽痛、头身疼痛和咳嗽等主要症状的改善较为显著。

【不良反应】 个别患者用药后发生便溏。

【使用注意】 ①忌烟、酒及辛辣、生冷、油腻食物。②如见轻微沉淀，服前请摇匀。③不宜在服药期间同时服用滋补性中药。④风寒感冒者不适用，其表现为恶寒重，发热轻，无汗，头痛，鼻塞，流清涕，喉痒咳嗽。⑤高血压、心脏病、肝病、肾病、糖尿病等慢性病严重者应在医生指导下服用。⑥服药3天后或服药期间症状无改善，或症状加重，或出现新的严重症状如胸闷、心悸等应立即停药，并去医院就诊。⑦小儿、妊娠期妇女、年老体弱者应在医师指导下服用。⑧对本品过敏者禁用，过敏体质者慎用。

【用法与用量】 口服。一次20ml，一日3次。

参 考 文 献

[1] 顾丽贞，张百舜，李多娇，等. 克感利咽口服液解热、镇痛作用的实验研究[J]. 中国中医药科技，1998，5（5）：305-307.
[2] 顾丽贞，李多娇，刘征利，等. 克感利咽口服液抗流感病毒及常见细菌的实验研究[J]. 中国中医药科技，1998,5(5)：303-305.
[3] 林吉，叶其馨，杨子峰，等. 克感利咽口服液抗冠状病毒的实验研究[J]. 中药新药与临床药理，2007，18（5）：349-353.
[4] 李耿，申小花，陈建新，等. 克感利咽口服液在小鼠体内抗H9N2亚型禽流感病毒的作用[J]. 中药新药与临床药理，2010，21（5）：496-498.
[5] 梁晟楠，李映章. 克感利咽口服液治疗406例感冒的临床观察[J]. 保健医学研究与实践，2009，6（4）：87.
[6] 王兰君，靳隽，李国兴. 克感利咽口服液治疗外感风热证的临床疗效观察[J]. 中国药房，2012，23（27）：2576-2578.
[7] 余锋，赵静. 克感利咽口服液治疗急性上呼吸道感染88例[J]. 河南中医，2016，36（12）：2165-2167.
[8] 吴浩，朱颉. 克感利咽口服液治疗急性上呼吸道感染120例疗效观察[J]. 新中医，2015，47（3）：54-55.
[9] 李辉，林举择，黄伟平，等. 克感利咽口服液治疗流行性感冒（风热犯肺证）60例临床观察[J]. 新中医，2014，46（7）：127-129.

（南方医科大学　刘俊珊，曹惠慧）

银 翘 散

【药物组成】 金银花、连翘、桔梗、薄荷、荆芥、芦根、淡豆豉、牛蒡子、淡竹叶、甘草。

【处方来源】 清·吴瑭《温病条辨》。《中国药典》（2015年版）。

【功能与主治】 辛凉透表，清热解毒。用于外感风热，发热头痛，口干咳嗽，咽喉疼痛，小便短赤，舌红，苔薄白或薄黄，脉浮数。

【药效】 主要药效如下[1-5]：

1. 解热、镇痛 发热、头痛、肢体酸痛是感冒的主要症状。本品对不同致热剂所引起的家兔发热和三联菌苗致大鼠体温升高均有明显的抑制作用，并能提高热刺激所致大鼠足跖疼痛阈值，表明其具有解热、镇痛作用。

2. 抗炎　炎症反应是感冒的主要病理过程，早期的主要特点为致炎因子诱导毛细血管通透性增高，使得局部组织肿胀。蛋清等异种蛋白注入大鼠足跖内，可引起急性炎症，使足跖肿胀。本品可减轻该模型大鼠足跖肿胀，表明其具有一定的抗炎作用。

3. 抗菌、抗病毒　病毒、细菌等病原微生物感染是感冒发生的主要病因。本品能抑制金黄色葡萄球菌、流感病毒，降低小鼠病毒感染性肺炎之肺重指数，减轻肺损害。

【临床应用】　主要用于感冒、流行性感冒、流行性腮腺炎等。

1. 感冒[6]　本品适用于外感风热所致之感冒，临床可见发热头痛，口干咳嗽，咽喉疼痛，小便短赤，舌红，苔薄白或薄黄，脉浮数。临床常用于急性上呼吸道感染属外感风热证候者。

2. 流行性感冒[7]　本品可用于外感时邪所致之时行感冒发热，临床可见高热恶寒，头身疼痛，口干口渴，舌红，苔薄黄，脉浮数等症。临床常用于流行性感冒见上述证候者，能明显缩短发热、咳嗽、咽痛等流感样症状的缓解时间。

3. 流行性腮腺炎[8]　本品还可用于感受风热毒邪所致之痄腮，临床可见发热、两腮红肿疼痛、头痛，脉数等。临床常用于腮腺炎见上述证候者。腮腺炎为腮腺炎症性肿大，多因细菌或病毒感染，本品能有效缓解腮腺肿胀疼痛、发热、头痛等症状。

另外，本品还可用于急性扁桃体炎、手足口病等属外感风热证候者。

【不良反应】　尚不明确。

【使用注意】　①忌烟、酒及辛辣、生冷、油腻食物。②不宜在服药期间同时服用滋补性中药。③风寒感冒者不适用，其表现为恶寒重，发热轻，无汗，头痛，鼻塞，流清涕，喉痒咳嗽。④高血压、心脏病、肝病、糖尿病、肾病等慢性病严重者应在医师指导下服用。⑤服药3天症状无改善，或症状加重，或出现新的严重症状如胸闷、心悸等应立即停药，并去医院就诊。⑥小儿、年老体弱者、妊娠期妇女应在医师指导下服用。⑦脾胃虚寒，症见腹痛、喜暖、泄泻者慎用。

【用法与用量】　温开水吞服或开水泡服。一次6g，一日2~3次。

参 考 文 献

[1] 肖锦仁，吴红娟，邱赛红，等. 银翘散煎剂与颗粒剂药效学作用的比较研究[J]. 中药材，2002，25（2）：114-117.
[2] 刘亚娴，霍炳杰，张莉，等. 银翘散在不同煎煮时间下对致热大鼠体温及下丘脑cAMP含量的影响[J]. 中华中医药学刊，2008，26（2）：245-248.
[3] 周远鹏，江京莉，严少敏，等. 银翘解毒片的药理研究[J]. 中成药，1990，12（1）：22-25.
[4] 束雅春，秦昆明，陈亚军，等. 不同煎煮方式对银翘散汤剂抗炎解热作用的影响[J]. 中华中医药杂志，2013，28（5）：1413-1418.
[5] 肖锦仁，吴红娟，郭昱，等. 不同剂型银翘散抗菌、抗病毒作用的研究[J]. 湖南中医学院学报，2003，23（1）：15-18.
[6] 张学团. 银翘散治疗风热感冒疗效观察[J]. 中医药临床杂志，2016，28（4）：546-548.
[7] 黄新菊，杨昭，张桂珍，等. 银翘散治疗流行性感冒80例[J]. 中国药业，2015，24（18）：99-100.
[8] 黄新菊，杨昭，张桂珍，等. 银翘散联合利巴韦林治疗流行性腮腺炎88例[J]. 中国药业，2015，24（20）：119-120.

（南方医科大学　刘俊珊，刘东依）

抗病毒口服液（颗粒、片、胶囊）

【药物组成】　板蓝根、连翘、石膏、知母、广藿香、芦根、地黄、石菖蒲、郁金。
【处方来源】　研制方。《中国药典》（2015年版）。

【功能与主治】 清热祛湿，凉血解毒。用于感冒风热，温病发热，肺胃热盛证，症见发热头痛，咳嗽，咽干，咽喉肿痛，尿赤；上呼吸道感染及流行性感冒、腮腺炎见上述证候者。

【药效】 主要药效如下[1-5]：

1. 抗病毒 病毒感染是引起感冒的最主要原因，包括鼻病毒、冠状病毒、腺病毒、流感和副流感病毒、呼吸道合胞病毒、埃可病毒、柯萨奇病毒等。抗病毒颗粒能明显提高甲型流感病毒株 FM1 模型小鼠存活率，降低感染小鼠的肺指数，表明其具有减轻小鼠肺部感染的作用。

2. 抗菌 细菌感染是导致感冒发生发展的主要原因之一。体外抑菌实验表明，本品对金黄色葡萄球菌、表皮葡萄球菌、藤黄微球菌、肺炎双球菌、洋葱假单胞杆菌、短小芽孢杆菌、柠檬酸肠杆菌有较好的抑制作用。体内抑菌实验表明，本品对肺炎双球菌感染小鼠具有明显的保护作用。

3. 解热 发热是感冒的常见症状，亦是引起机体不适的主要原因。本品对注射 2,4-二硝基苯酚及干酵母所致大鼠发热有解热作用。

4. 抗炎 炎症反应是感冒的主要病理过程，其早期以渗出为主要特点，由组胺等致炎因子诱导毛细血管通透性增高所致，晚期则以肉芽组织增生为主。本品对给予致炎剂引起的小鼠耳廓炎性肿胀及大鼠足跖肿胀均有明显的抑制作用，对小鼠棉球肉芽组织增生也有较好的抑制作用，表明其对炎症早期渗出、肿胀及晚期组织增生均有抑制作用。

5. 增强免疫 免疫功能低下者易受细菌、病毒等病原微生物侵袭，进而诱发呼吸道感染，而增强机体免疫功能则可提高对疾病的抵抗能力。本品在炭粒廓清实验中能提高小鼠炭末吞噬系数，提高绵羊红细胞诱导抗体生成水平，表明其具有免疫增强作用。

【临床应用】 主要用于感冒、流行性感冒、小儿手足口病等。

1. 感冒[6-7] 本品可治疗风热感冒、温病发热所致鼻塞、打喷嚏、流涕、咽痛、发热，联合利巴韦林治疗小儿急性上呼吸道感染疗效显著。

2. 流行性感冒[8] 本品还可用于外感时邪所致之流行性感冒，临床可见高热恶寒，头身疼痛，口干口渴，舌红，苔薄黄，脉浮数等症。与磷酸奥司他韦联合应用于流行性感冒见上述证候者，在体温恢复率、临床症状消失率、流感病毒转阴率等方面均优于单用磷酸奥司他韦。

3. 小儿手足口病[9-11] 手足口病是由肠道病毒引起的传染病，多发生于 5 岁以下儿童，表现为口痛，厌食，低热，手、足、口腔等部位出现小疱疹或小溃疡，本品可加快退热，促进皮疹、溃疡消退。

4. 其他[12-17] 有报道称，抗病毒颗粒可应用于临床治疗小儿腮腺炎、流行性乙型脑炎、慢性牙龈炎、疱疹性口炎等。

【不良反应】 偶发轻度恶心、腹泻。

【使用注意】 ①忌烟、酒及辛辣、生冷、油腻食物。②不宜在服药期间同时服用滋补性中药。③适用于风热感冒，症见发热，微恶风，有汗，口渴，鼻流浊涕，咽喉肿痛，咯吐黄痰。④高血压、心脏病、肝病、糖尿病、肾病等慢性病严重者应在医师指导下服用。⑤服药 3 天症状无改善，应去医院就诊。⑥小儿、年老体弱者、妊娠期妇女应在医师指导下服用。⑦对本品过敏者禁用，过敏体质者慎用。

【用法与用量】 口服液：口服。一次 10ml，一日 2~3 次（早饭前和午饭、晚饭后各服 1 次）；小儿酌减。颗粒剂：开水冲服。一次 1 袋，一日 3 次。片剂：口服。一次 4 片，一日 3 次。胶囊剂：口服。成人一次 4~6 粒，3~7 岁一次 2 粒，2 岁以下一次 1 粒，一日 3 次。

参 考 文 献

[1] 卢华，陈晓宇. 抗病毒颗粒的药理作用研究[J]. 广西医学，2007，29（12）：1919-1920.
[2] 杨鹊，曾琳玲，梁惠婵，等. 抗病毒口服液药效研究[C]. 中国药理学会制药工业专业委员会第十一届学术会议论文集，2004：59.
[3] 张诚光，许家骝，罗霄山. 抗病毒颗粒治疗流感的实验研究[J]. 吉林中医药，2004，24（5）：55-56.
[4] 陈连剑，李婷，李成. 抗病毒复方制剂的药效学研究[J]. 中药材，2003，26（9）：659-662.
[5] 王淑云，朱萱萱，张小萍. 抗病毒口服液的抗菌抗病毒试验研究[J]. 实用中医内科杂志，2003，17（6）：448-449.
[6] 刘霞. 抗病毒口服液治疗小儿病毒性感冒的有效性分析与研究[J]. 中国继续医学教育，2018，10（4）：140-141.
[7] 袁秋丽. 抗病毒口服液联合利巴韦林治疗小儿急性上呼吸道感染的疗效观察[J]. 北方药学，2017，14（11）：106-107.
[8] 刘红，徐瑞芳. 磷酸奥司他韦联合抗病毒口服液治疗甲型 H1N1 流感的临床观察[J]. 中国中医急症，2017，26（8）：1474-1476.
[9] 文燕雄，陈东梅，刘喜，等. 抗病毒口服液联合干扰素治疗手足口病的临床观察[J]. 锦州医科大学学报，2018，39（1）：50-52.
[10] 李涛. 匹多莫德与抗病毒口服液对小儿手足口病疗效的对比研究[J]. 中国现代药物应用，2015，9（1）：123-124.
[11] 董巧丽，柏金秀，杨小巍，等. 抗病毒口服液治疗手足口病普通病例的疗效观察[J]. 儿科药学杂志，2012，18（6）：27-29.
[12] 杨团国. 抗病毒胶囊联合利巴韦林注射液治疗小儿流行性腮腺炎临床观察[J]. 中国伤残医学，2014，22（4）：169.
[13] 李耘，董梦久，刘志勇，等. 抗病毒口服液治疗流行性乙型脑炎临床观察[J]. 中华中医药杂志，2014，29（6）：2058-2060.
[14] 刘世军，吕靖. 抗病毒口服液治疗慢性牙龈炎的临床研究[J]. 四川医学，2015，36（7）：968-971.
[15] 卢克坚. 抗病毒口服液联合其他药物治疗小儿疱疹性龈口炎的疗效观察[J]. 广西医学，2002，24（10）：1644-1645.
[16] 徐波，冉红兵，程进强. 抗病毒颗粒治疗慢性牙龈炎的临床效果观察[J]. 临床医学研究与实践，2016，1（1）：66.
[17] 赵文华，赵庆国，霍明进，等. 抗病毒口服液治疗原发性疱疹性口炎[J]. 中国中医药信息杂志，2003，10（3）：67-68.

（南方医科大学　刘俊珊，刘东依）

秋燥感冒颗粒

【药物组成】 桑叶、北沙参、竹叶、前胡、伊贝母、桔梗、麦冬、苦杏仁（炒）、甘草、菊花、山豆根。

【处方来源】 研制方。国药准字 Z21020754。

【功能与主治】 清燥退热，润肺止咳。用于感冒秋燥证，症见恶寒发热，鼻咽口唇干燥，干咳少痰，舌边尖红，苔薄白而干或薄黄少津。

【药效】 主要药效如下[1]：

1. 抗病毒　病毒感染为感冒的主要病因。本品对小鼠流感病毒性肺炎具有保护作用。

2. 解热　发热是感冒最常见的临床表现。本品对注射啤酒酵母致大鼠发热有解热作用。

3. 止咳、祛痰　感冒往往伴有咳嗽、咯痰。本品可延长吸入氢氧化铵水雾致小鼠咳嗽潜伏期，减少咳嗽次数。小鼠腹腔注射酚红后，酚红可经支气管黏液腺分泌进入气道，祛痰药可促进气管酚红排泌，本品可增加气管酚红排泌，表明其具有止咳、祛痰作用。

【临床应用】 主要用于感冒等。

感冒　本品适用于秋燥伤肺所致之感冒，临床可见恶寒发热，头痛，鼻塞，口渴，无汗，鼻咽口唇干燥，干咳少痰，舌边尖红，苔薄白而干或薄黄少津等症。临床常用于上呼吸道感染属燥邪犯肺证候者。

【不良反应】　尚不明确。

【使用注意】　①风寒感冒者慎用。②脾胃虚寒者慎用。③本品所含山豆根有毒，妊娠期妇女慎用。④服药期间饮食宜清淡，忌食辛辣食物。

【用法与用量】　开水冲服。一次10~20g，一日3次；儿童酌减。

参 考 文 献

[1] 缪家林，肖春莹，由东，等. 对秋燥感冒颗粒的药效学研究[J]. 当代医药论丛，2014，12（5）：152-153.

（南方医科大学　刘俊珊，曹惠慧）

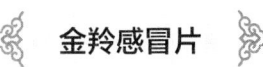

金羚感冒片

【药物组成】　水牛角浓缩粉、羚羊角、忍冬藤、野菊花、北豆根、阿司匹林、氯苯那敏、维生素C。

【处方来源】　研制方。国药准字Z37021121。

【功能与主治】　疏风解表，清热解毒。用于风热感冒，症见发热头痛、咽干口渴；上呼吸道感染见上述证候者。

【药效】　主要药效如下[1]：

1. 镇痛　头痛、肌肉酸痛是感冒的主要症状。本品能延长腹腔注射乙酸所致小鼠疼痛扭体反应的潜伏期，并减少扭体次数，表明其具有镇痛作用。

2. 抗炎　炎症反应是感冒的重要病理过程，其早期以渗出为主要特征。通过外源性给入巴豆油、乙酸等致炎剂可导致炎症介质如组胺、激肽等释放，引起毛细血管通透性增加、炎症细胞浸润，造成急性渗出性炎症水肿。本品对涂抹巴豆油所致小鼠耳廓肿胀有抑制作用，并可减少腹腔注射乙酸致小鼠腹腔毛细血管通透性增加。

3. 增强免疫　机体免疫功能是影响感冒发生发展的重要因素，免疫力低下者易受病菌、病毒感染而引发感冒。本品可增强小鼠单核巨噬细胞的吞噬功能，增加小鼠胸腺系数，提示其可增强小鼠非特异免疫功能。

【临床应用】　主要用于感冒等。

感冒　本品为中西药合剂，适用于外感风热所致之感冒，临床可见发热，头痛，咽干，口渴，鼻塞，打喷嚏，舌红，苔薄黄，脉浮数。本品可用于上呼吸道感染属外感风热证候者，长于退热及缓解呼吸道卡他症状。

【不良反应】　①可见恶心、呕吐、上腹不适。②可见困倦、嗜睡、口渴、虚弱感。③皮肤过敏反应，表现为皮疹、荨麻疹、皮肤瘙痒等。④偶见胃肠道出血或溃疡。曾报道过1例过敏性休克及阿司匹林哮喘[2,3]。

【使用注意】　①忌烟、酒及辛辣、生冷、油腻食物。②不宜在服药期间同时服用滋补性中药。③风寒感冒者不适用，其表现为恶寒重，发热轻，无汗，头痛，鼻塞，流清涕，喉痒咳嗽。④本品含阿司匹林、氯苯那敏、维生素C，服用本品期间不得饮酒或含有乙醇的饮料；不能同时服用与本品成分相似的其他抗感冒药；痛风、肝肾功能减退、心功能不全、鼻出血、月经过多及有溶血性贫血史的患者慎用；膀胱颈梗阻、甲状腺功能亢进、青光眼、高血压和前列腺增生者慎用；服药期间不得驾驶机、车、船，不得从事高空作业、机械作业及操作精密仪器。⑤心脏病、糖尿病等慢性病严重者应在医师指导下服用。⑥儿童、年老体弱者应在医师指导下服用。⑦服药3天后或服药期间症状无改善，或症状加重，或出现新的严重症状如胸闷、心悸等应立即停药，并去医院就诊。⑧对本品过敏者禁用，过敏体质者慎用。

【用法与用量】 口服。一次4～5片，一日3次。

参 考 文 献

[1] 徐霞，成宏，刘瑾，等. 金羚感冒片配伍合理性的拆方研究[J]. 食品与药品，2013，15（6）：419-421.
[2] 侯涛，胡伟，张曙光. 金羚感冒片致过敏性休克1例[J]. 工企医刊，2009，22（6）：43-43.
[3] 孙泽艳. 金羚感冒片诱发阿司匹林哮喘发作[J]. 中国保健营养，2013，（5）：404.

（南方医科大学　刘俊珊，刘东依）

柴银口服液

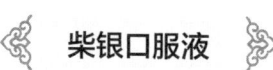

【药物组成】 柴胡、金银花、黄芩、葛根、荆芥、青蒿、连翘、桔梗、苦杏仁、薄荷、鱼腥草。

【处方来源】 研制方。《中国药典》（2015年版）。

【功能与主治】 清热解毒，利咽止咳。用于上呼吸道感染外感风热证，症见发热恶风，头痛，咽痛，汗出，鼻塞流涕，咳嗽，舌边尖红，苔薄黄。

【药效】 主要药效如下[1]：

1. 解热　发热是感冒等感染性疾病最常见的临床症状。细菌内毒素可通过激活血液中的中性粒细胞、嗜酸性粒细胞和单核吞噬细胞，促使内源性致热原的产生和释放，引起机体发热。本品对注射内毒素诱导的大鼠发热有显著的解热作用。

2. 抗炎　本品对反复上呼吸道感染患者的咽痛、鼻塞、流涕等鼻咽部炎症有抑制作用。

【临床应用】 主要用于感冒等。

感冒[2]　本品适用于外感风热所致之感冒，临床可见发热恶风，头痛，咽痛，汗出，鼻塞流涕，咳嗽，舌边尖红，苔薄黄等症。临床常用于急性上呼吸道感染属外感风热者，能改善患者发热、头痛、咽痛、鼻塞、流涕、咳嗽等症。

另外，有报道本品还可用于小儿疱疹性咽峡炎及手足口病。

【不良反应】 偶有腹泻。

【使用注意】 脾胃虚寒者宜温服。

【用法与用量】 口服。一次20ml，一日3次，连服3天。

参 考 文 献

[1] 江启煜，黄文恒. 柴银口服液对大鼠内毒素诱导发热模型的影响[J]. 贵阳中医学院学报，2010，32（3）：71-73.
[2] 王吉凤，张伟丹. 柴银口服液治疗反复上呼吸道感染临床疗效观察[J]. 实用临床医药杂志，2011，15（11）：111-112.

（南方医科大学　刘俊珊，曹惠慧）

风热感冒颗粒

【药物组成】 板蓝根、连翘、薄荷、荆芥穗、桑叶、芦根、牛蒡子、菊花、苦杏仁、桑枝、六神曲。

【处方来源】 研制方。国药准字 Z37020003。

【功能与主治】 清热解表，宣肺利咽。用于外感风热所致的感冒，症见发热恶风，鼻塞头痛，咳嗽痰多。

【药效】 主要药效如下[1-3]：

1. 抗病毒 病毒感染为感冒的主要病因。本品对小鼠流感病毒性肺炎具有缓解作用。

2. 解热 发热是感冒最常见的临床表现。本品对注射 2，4-二硝基苯酚和酵母致大鼠发热有解热作用。

3. 止咳 感冒常伴有咳嗽，本品可减少吸入氨雾引起小鼠的咳嗽次数。

4. 抗炎、镇痛 本品能抑制涂抹二甲苯和注射角叉菜胶引起的动物局部组织肿胀，表明其具有抗炎作用。本品还能缓解注射乙酸和热刺激所致小鼠的疼痛，表明其具有镇痛作用。

5. 抗菌 细菌、病毒等病原微生物感染是感冒发生的主要病因。本品对金黄色葡萄球菌、表皮葡萄球菌、肺炎链球菌、肠球菌、大肠埃希菌、铜绿假单胞菌、肺炎克雷伯菌、沙门菌均具有一定体外抗菌活性，并可延长金黄色葡萄球菌和大肠埃希菌感染小鼠的生存时间。

6. 促进免疫 本品可显著增加小鼠腹腔巨噬细胞对鸡红细胞的吞噬百分率及吞噬指数；对抗环磷酰胺免疫抑制小鼠血清中溶血素的降低，促进溶血素的产生。

【临床应用】 主要用于感冒等。

感冒 本品适用于治疗外感风热所致之感冒，临床可见发热恶风，鼻塞，头痛，身痛，咳嗽多痰，舌红，苔薄黄，脉浮数等。临床常用于上呼吸道感染属外感风热而见上述证候者。

【不良反应】 尚不明确。

【使用注意】 ①忌烟、酒及辛辣、生冷、油腻食物。②不宜在服药期间同时服用滋补性中药。③风寒感冒者不适用，其表现为恶寒重，发热轻，无汗，鼻塞流清涕，口不渴，咯吐稀白痰。④糖尿病患者，高血压、心脏病、肝病、肾病等慢性病严重者，妊娠期妇女或正在接受其他治疗的患者，均应在医师指导下服用。⑤服药 3 天症状无改善，或出现发热、咳嗽加重，并有其他症状如胸闷、心悸等时应立即停药，并去医院就诊。⑥对本品过敏者禁用，过敏体质者慎用。

【用法与用量】 口服。一次 10g，一日 3 次；小儿酌减。

参 考 文 献

[1] 钟明镜，廉冰，汪宏，等. 风热流浸膏解热镇痛和抗炎作用的实验研究[J]. 华西药学杂志，2015，30（2）：203-206.
[2] 汪宏，廉冰，熊昀，等. 风热流浸膏的抗菌作用研究[J]. 中药药理与临床，2014，30（2）：149-151.
[3] 李欣欣，张建华，廉冰，等. 风热流浸膏镇咳与免疫调节作用研究[J]. 中药药理与临床，2014，30（2）：164-166.

（南方医科大学 刘俊珊，谢 佩）

感冒清胶囊（片）

【药物组成】 南板蓝根、大青叶、金盏银盘、岗梅、山芝麻、穿心莲叶、盐酸吗啉胍、马来酸氯苯那敏、对乙酰氨基酚。

【处方来源】 研制方。国药准字 Z36021034。

【功能与主治】 疏风解表，清热解毒。用于风热感冒，症见发热头痛、鼻塞流涕、打喷嚏、咽喉肿痛、全身痛。

【药效】 主要药效如下[1]：

1. 解热　发热是感冒最常见的临床表现。本品对注射伤寒、副伤寒甲乙三联菌苗致大鼠发热有解热作用。

2. 抗炎、镇痛　头痛、肢体酸痛是感冒的主要症状。本品能抑制注射蛋清引起的小鼠足肿胀，表明其具有抗炎作用。本品还能缓解腹腔注射乙酸和热刺激所致的小鼠疼痛，表明其具有镇痛作用。

3. 抗寒冷应激　本品能显著提高氢考所致虚损小鼠的抗寒能力。

【临床应用】 主要用于感冒等。

感冒[2]　本品适用于治疗外感风热所致之感冒，症见打喷嚏、鼻塞、流涕、咽干、咽痛、浑身酸痛、疲乏无力、食欲不振、舌质红、苔薄黄、脉浮数等。临床常用于上呼吸道感染属外感风热而见上述证候者，长于退热及缓解呼吸道卡他症状。

【不良反应】 文献报道，服用本品致血小板减少症 1 例[3]，致血尿，同时伴有腹痛 1 例[4]。

【使用注意】 ①风寒外感者慎用。②忌食辛辣、油腻食物。③妊娠期妇女慎用。④用药期间禁止驾驶车辆及高空作业。⑤本方中含有盐酸吗啉胍、马来酸氯苯那敏、对乙酰氨基酚，应注意此三种药物的用药禁忌和注意事项。⑥婴幼儿慎用。⑦新生儿、早产儿禁用。

【用法与用量】 胶囊剂：口服。一次 1～2 粒，一日 3 次。片剂：口服。一次 3～4 片，一日 3 次。

参 考 文 献

[1] 李先荣，康永，程霞，等. 扶正感冒胶囊药理作用的研究[J]. 中成药，1993，15（3）：30-32.
[2] 吴飞跃，贝金币，林微，等. 4 种中药感冒药的药效与经济学分析[C]. 2012 年浙江省医学会临床药学学术年会暨医院药事管理质控中心、临床药学分会十周年庆典大会论文集，杭州，2012：457-460.
[3] 闫立志. 感冒清胶囊致血小板减少症 1 例[J]. 西北国防医学杂志，2014，35（6）：559-560.
[4] 蔡全莒，张娟玲. 感冒清片不良反应 1 例[J]. 青海医学院学报，2015，36（3）：216.

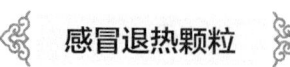
（南方医科大学　刘俊珊，曹惠慧）

感冒退热颗粒

【药物组成】 大青叶、板蓝根、连翘、拳参。

【处方来源】 研制方。《中国药典》（2015 年版）。

【功能与主治】 清热解毒，疏风解表。用于上呼吸道感染、急性扁桃体炎、咽喉炎属外感风热，热毒壅盛证，症见发热、喉肿痛。

【药效】 主要药效如下[1,2]：

1. 解热 发热是机体感染微生物后，内生致热原作用于体温调节中枢，引起产热过多、散热减少，导致体温超过正常范围的病理过程。本品对注射10%的鲜酵母混悬液所致大鼠发热有解热作用。

2. 抗炎 炎症反应是感冒的基本病理过程。在炎症早期，组胺等致炎因子诱导毛细血管通透性增高，使得局部组织肿胀。该肿胀程度可作为评判炎症反应程度的指标。本品能降低混合致炎液所致的小鼠耳肿胀程度，其抗炎效果与阿司匹林类似。

3. 抗菌 细菌感染是感冒发生发展的重要病因。本品体外对肺炎双球菌、乙型溶血性链球菌、金黄色葡萄球菌均有不同程度的抑制作用。

【临床应用】 主要用于感冒、急性扁桃体炎、急性咽炎等。

1. 感冒 本品适用于外感风热或时疫毒邪外袭所致之感冒，临床可见发热、头痛、咽痛、全身痛、舌质红、苔薄黄、脉浮数等症。临床常用于急性上呼吸道感染属外感风热证者。

2. 急性扁桃体炎 本品可用于表邪入里化热、热毒壅滞咽喉所致之乳蛾，临床可见喉核红肿、咽喉肿痛、发热、舌质红、苔黄或黄腻、脉数等症。临床常用于急性扁桃体炎见上述证候者。

3. 急性咽炎 本品可用于温热病毒外袭，熏蒸咽喉所致之喉痹，临床可见咽喉肿痛，或伴发热等症。临床常用于急性咽炎见上述证候者。

【不良反应】 尚不明确。

【使用注意】 ①忌烟、酒及辛辣、生冷、油腻食物。②不宜在用药期间同时服用滋补类中药。③风寒感冒者不适用。④糖尿病患者及有高血压、心脏病、肝病、肾病等慢性病严重者应在医师指导下服用。⑤儿童、妊娠期妇女、哺乳期妇女、年老体弱者及脾虚便溏者应在医师指导下服用。⑥扁桃体有化脓或发热，体温超过38.5℃的患者应去医院就诊。⑦服药3天症状无缓解，应去医院就诊。⑧对本品过敏者禁用，过敏体质者慎用。

【用法与用量】 开水冲服。一次1～2袋，一日3次。

参 考 文 献

[1] 杨俊清, 靳桂贞, 陆苏南, 等. 两种感冒药新老剂型药效学对比研究[J]. 中成药, 1998, 20 (6): 47.
[2] 陈春和. 感冒退热颗粒治疗感冒39例疗效观察[J]. 海峡药学, 1997, 9 (2): 54.

（南方医科大学　刘俊珊，谢　佩）

感冒舒颗粒（冲剂）

【药物组成】 大青叶、连翘、荆芥、防风、薄荷、白芷、牛蒡子、桔梗、甘草。

【处方来源】 研制方。《中国药典》（2015年版）。

【功能与主治】 疏风清热，发表宣肺。用于风热感冒，头痛体困，发热恶寒，鼻塞流涕，咳嗽咽痛。

【药效】 主要药效如下[1,2]：

1. 抗病毒 病毒感染是风热感冒的重要病因。感冒舒冲剂体外对京科79-2E$_9$（A3型）、津防 77-78E$_9$（A1 型）病毒均有抑制作用。

2. 解热　本品对急性上呼吸道感染发热患者有解热作用。

【临床应用】　主要用于感冒等。

感冒　本品适用于外感风热所致的感冒，临床可见头痛、乏力、发热恶寒、鼻塞流涕、咳嗽、咽痛、舌红、苔薄黄、脉浮数等症。临床常用于上呼吸道感染见上述证候者。

【不良反应】　尚不明确。

【使用注意】　①忌烟、酒及辛辣、生冷、油腻食物。②不宜在用药期间同时服用滋补类中药。③风寒感冒者慎用。④糖尿病患者及有高血压、心脏病、肝病、肾病等慢性病严重者应在医师指导下服用。⑤儿童、妊娠期妇女、哺乳期妇女、年老体弱者及便溏者应在医师指导下服用。⑥发热体温超过 38.5℃的患者，应去医院就诊。⑦服药 3 天症状无缓解，应去医院就诊。⑧对本品过敏者禁用，过敏体质者慎用。

【用法与用量】　开水冲服。一次 15g，一日 3 次。病情较重者，首次可加倍。

参 考 文 献

[1] 李楚杰. 发热时体温的正调节和负调节[J]. 中国病理生理杂志，1994，10（5）：553-557，486.
[2] 于真玲. 感冒舒冲剂临床应用观察[J]. 中西医结合杂志，1989，（1）：38.

（南方医科大学　刘俊珊，谢　佩）

金莲花片（胶囊、口服液、颗粒）

【药物组成】　金莲花。

【处方来源】　研制方。《中国药典》（2015 年版）。

【功能与主治】　清热解毒。用于风热袭肺，热毒内盛证，症见发热恶风、咽喉肿痛；上呼吸道感染、咽炎、扁桃体炎见上述证候者。

【药效】　主要药效如下[1-9]：

1. 解热　发热是感冒的主要症状之一。实验通过外源性给予干酵母、细菌内毒素（LPS）等可使动物出现发热。金莲花总黄酮可明显降低注射大肠埃希菌内毒素引起的家兔发热，其作用机制可能是抑制细菌内毒素诱导的内生致热原肿瘤坏死因子 α 和白介素-1 等的产生、释放，进而抑制前列腺素 E$_2$ 的产生和释放，降低异常升高的体温调定点，使体温恢复正常。金莲花醇提取物亦可抑制注射干酵母所致大鼠发热及注射细菌内毒素所致新西兰兔发热。

2. 抗炎、镇痛　一氧化氮（NO）在炎症的发生发展过程中扮演着重要角色，通常炎症发生时一氧化氮的释放量明显增加。金莲花提取物能抑制内毒素诱导的巨噬细胞分泌一氧化氮。金莲花水煎液能够减轻涂抹二甲苯所致的小鼠耳廓肿胀及注射蛋清所致的大鼠足跖肿胀，增强小鼠单核巨噬细胞的吞噬功能，抑制小鼠羧甲基纤维素囊中白细胞的游出。金莲花总黄酮可减轻涂抹二甲苯所致小鼠耳廓肿胀及大鼠植入棉球致肉芽肿增生。以上结果表明金莲花对炎症急性期渗出、肿胀及后期组织增生均有抑制作用。金莲花水煎液及金莲花茎叶的水和 70%乙醇提取物还能够缓解腹腔注射乙酸致小鼠疼痛扭体反应，提高小鼠热刺激痛阈，表明其具有一定的镇痛作用。

3. 抗病毒　金莲花醇提物在体外对甲型流感病毒具有直接杀灭作用，对甲型流感病毒在鸡胚中的增殖具有抑制作用。金莲花水浸提取液对柯萨奇病毒 B3、A24 有明显的抑制作用。金莲花醇提物对副流感病毒 3 型有抑制作用。

4. 抗菌　金莲花水提物、乙醇提取物体外对金黄色葡萄球菌、表皮葡萄球菌、肺炎链球菌、溶血性链球菌、枯草杆菌、大肠埃希菌等均有不同程度的抑制作用。金莲花总黄酮体外对金黄色葡萄球菌、表皮葡萄球菌、痢疾志贺氏菌、乙型溶血性链球菌等抑制作用较强，并可显著降低金黄色葡萄球菌感染小鼠在 48 小时内的死亡率。金莲花碱对革兰阳性菌和革兰阴性菌均有明显的抗菌作用。

5. 镇咳　金莲花总提取物能明显延长吸入氨水和柠檬酸喷雾致小鼠咳嗽的潜伏期，减少咳嗽次数。

6. 抗肿瘤　金莲花总黄酮对白血病 K562、宫颈癌 HeLa、乳腺癌 MCF-7、人甲状腺乳头癌 K1、肺癌 A549 等肿瘤细胞增殖均有明显抑制作用。

7. 其他　金莲花 80% 乙醇提取物能有效地清除超氧阴离子、羟基自由基、脂质自由基和单线态氧。金莲花多糖对羟基自由基有一定的清除作用。以上结果表明金莲花具有抗氧化活性。

【临床应用】　主要用于感冒、急性咽炎、扁桃体炎、流行性腮腺炎、手足口病等[10-14]。

1. 感冒　本品适用于外感风热所致之感冒，临床可见发热、头痛、口干、咳嗽、咽喉痛、舌红、苔黄、脉浮数等症。临床常用于上呼吸道感染见上述证候者。

2. 急性咽炎　是咽部黏膜与黏膜下组织的急性炎症，常为上呼吸道感染早期症状。本品适用于治疗风热袭咽，热毒内盛而致的喉痹，临床可见发热、咽喉肿痛、声音嘶哑、舌红、苔黄、脉浮数等症。临床常用于急性咽炎见上述证候者。

3. 扁桃体炎　为腭扁桃体特异性炎症，常伴有不同程度的咽黏膜和淋巴组织炎症，主要由病毒感染引起，少数由细菌和支原体引起。本品适用于治疗风热外感，热毒内盛而致的乳蛾，症见喉核红肿、咽喉肿痛、发热、舌红、苔黄、脉浮数。临床常用于急性扁桃体炎见上述证候者。

4. 流行性腮腺炎　是腮腺炎病毒引起的急性传染病，以发热、腮腺肿痛为特征。临床上采用金莲花颗粒联合利巴韦林注射液治疗流行性腮腺炎，可有效减轻炎症反应，明显缩短病程。

5. 手足口病　是由肠道病毒中的柯萨奇病毒、埃可病毒、EV71（A、B、C型）病毒等所致的以口腔黏膜及手、足皮肤病变为主的传染病。常规治疗加用金莲花颗粒用于小儿手足口病，在退疹时间、退热时间、咽痛消失时间、食欲改善时间上均有优势。

6. 其他　本品还可用于小儿肺炎支原体肺炎、咽炎等的治疗。

【不良反应】　尚不明确。

【使用注意】　①忌烟、酒及辛辣、生冷、油腻食物。②如疑咽部有肿物所致疼痛应去医院就诊。③按照用法用量服用。④糖尿病患者，儿童，妊娠期妇女，哺乳期妇女，老人，以及高血压、心脏病、肝病、肾病等慢性病严重者应在医师指导下服用。⑤不宜在用药期间同时服用滋补类中药。⑥脾虚便溏者慎用。⑦属风寒感冒咽痛者，症见恶寒发热、无汗、鼻流清涕者慎用。⑧扁桃体有化脓及全身高热者应去医院就诊。

【用法与用量】 片剂：口服。一次3~4片，一日3次。胶囊剂：口服。一次4粒，一日2~3次。口服液：口服。一次1支，一日3次，用时摇匀。颗粒剂：开水冲服。一次1袋，一日2~3次。

参 考 文 献

[1] 雷蓉，冯丽，刘永利，等. 金莲花的研究进展[J]. 中药材，2015，38（5）：209-215.
[2] 苏连杰，张宏坡，赵波，等. 金莲花提取物解热作用的实验研究[J]. 中国中医药科技，2009，16（1）：65.
[3] 李德利，方明月，王青青，等. 金莲花不同花部提取物的抗炎活性[J]. 中国现代中药，2018，20（7）：797-801.
[4] Lu J, Qin P Z, Han X, et al. Evaluation of antioxidant and antibacterial properties of extracts from Trollius chinensis Bunge[J]. Eur Food Res Technol，2015，240（2）：301-310.
[5] 刘晓丽，梁羽茜，王如峰，等. 金莲花提取物保护H1N1病毒感染模型小鼠肺脏的实验研究[J]. 中国药理学通报，2017，33（7）：1034-1035.
[6] 赵宏伟，赵玉珍. 金莲花醇提物体外抗甲型流感病毒作用研究[J]. 中国药业，2010，19（1）：10-11.
[7] 钱丽，胡金林. 金莲花药用研究概况[J]. 海峡药学，2014，26（3）：40-42.
[8] 刘洋，周鸿立，马先红. 大兴安岭金莲花不同部位黄酮抗氧化活性研究[J]. 食品研究与开发，2017，38（14）：7-11.
[9] 房涛，张静，吴靖芳，等. 金莲花总黄酮对人甲状腺乳头癌K1细胞三叶因子3表达变化的影响[J]. 河北医药，2015，37（16）：2405-2407.
[10] 赵梦丽，张德蕴，闫大奇. 金莲花口服液联合头孢拉定胶囊治疗牙周病的临床观察[J]. 中草药，2015，46（8）：1200-1202.
[11] 李燕青. 金莲花颗粒和利巴韦林注射液治疗儿童流行性腮腺炎的效果探讨[J]. 当代医药论丛，2017，15（15）：161-162.
[12] 林娟. 金莲花颗粒与羚羊清肺颗粒治疗小儿肺炎支原体肺炎的效果分析[J]. 当代医药论丛，2017，15（17）：148-149.
[13] 孙亮，项艳. 金莲花颗粒治疗小儿手足口病疗效观察[J]. 新中医，2016，48（4）：140-141.
[14] 曾宪锋，范铁锤，李丽，等. 灯盏生脉胶囊加金莲花颗粒与氯雷他定对风燥性咽炎的疗效比较[J]. 武警医学，2014，25（3）：292-293.

（南方医科大学　刘俊珊，曹惠慧）

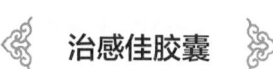

治感佳胶囊

【药物组成】 山芝麻、穿心莲、葫芦茶、三叉苦、板蓝根、羌活、薄荷脑、对乙酰氨基酚、盐酸吗啉双胍、马来酸氯苯那敏。

【处方来源】 研制方。国药准字Z19993403。

【功能与主治】 清热解毒，疏风解表。用于温病初起，风热感冒，症见发热恶风、头痛鼻塞、咽喉肿痛、咳嗽痰黄。

【药效】 主要药效如下[1,2]：

1. 解热　发热是感冒初期最常见的临床表现。细菌或病毒感染，机体产生内生致热原作用于体温调节中枢，使得产热过多、散热减少，导致体温升高超过正常范围。本品对注射伤寒、副伤寒甲、乙三联疫苗所致家兔发热，以及注射酵母菌所致大鼠发热均有解热作用。

2. 镇痛　头痛、全身肌肉关节酸痛是感冒初期的症状，主要由感冒发热引起肌肉乳酸代谢过盛，机体不能及时排泄所致。腹腔注射乙酸可致动物疼痛并出现扭体反应。本品能减少腹腔注射乙酸所致小鼠扭体反应发生次数，表明本品具有镇痛作用。

3. 抗炎　炎症反应是感冒的基本病理过程，组织肿胀是炎症早期表现。本品能有效抑制注射蛋清所致大鼠足肿胀，表明本品具有抗炎作用。

4. 抗菌、抗病毒　细菌、病毒等病原微生物感染是感冒发生的主要病因。体外研究表明，本品对金黄色葡萄球菌、肺炎双球菌、乙型链球菌、甲型链球菌、肺炎杆菌和铜绿假单胞菌均有不同程度的抑制作用。此外，本品对流感病毒致犬肾传代细胞（MDCK）病变及 3 型腺病毒致人喉肿瘤细胞-2（Hep-2）病变均有明显的预防作用。

5. **增强免疫** 本品还可增强小鼠单核巨噬细胞系统的吞噬功能，增加小鼠血清溶血素含量，表明其具有免疫增强作用。

【临床应用】 主要用于感冒、流感等。

1. **感冒** 本品适用于治疗外感风热所致的感冒，临床可见发热恶风、口渴、头痛、头晕、咽喉肿痛、苔白微黄、脉浮数等症。临床常用于上呼吸道感染见上述证候者。

2. **流感** 本品可用于治疗外感风温热邪所致的时行感冒，症见发热恶风、头痛、头晕、咽喉肿痛、咳嗽痰黄、咽痛、舌边尖红、苔白微黄、脉浮数。临床可用于流行性感冒见上述证候者。

【不良反应】 尚不明确。

【使用注意】 ①服药期间不宜驾驶车辆、车床操作及高空作业等。②忌烟、酒及辛辣、生冷、油腻食物。③不宜在服药期间同时服用滋补性中药。④风寒感冒者慎用，其表现为恶寒明显、无汗、头痛身酸、鼻塞流清涕。⑤高血压、心脏病、肝病、糖尿病、肾病等慢性病严重者应在医师指导下服用。⑥服药 3 天症状无改善，或症状加重，或出现新的严重症状如胸闷、心悸等应立即停药，并去医院就诊。⑦小儿、年老体弱者及哺乳期妇女应在医师指导下服用，妊娠期妇女慎用。⑧对本品过敏者禁用，过敏体质者慎用。⑨膀胱颈梗阻、幽门十二指肠梗阻、甲状腺功能亢进、青光眼及前列腺增生等患者慎用。

【用法与用量】 口服。一次 2 粒，一日 3 次；小儿酌减。

参 考 文 献

[1] 李爱华，陈小娟，陈再智. 治感佳胶囊药理作用研究[J]. 广州医药，1993，(6)：54-55.
[2] 宛蕾，李淑芳，熊正梅，等. 治感佳胶囊的药效学研究[J]. 贵阳医学院学报，2003，28（3）：213-215.

（南方医科大学 刘俊珊，谢 佩）

重感灵片

【药物组成】 葛根、青蒿、羌活、毛冬青、板蓝根、石膏、马鞭草、马来酸氯苯那敏、安乃近。

【处方来源】 研制方。国药准字 Z44022468。

【功能与主治】 解表清热，疏风止痛。用于感冒表邪未解，郁里化热所致的恶寒、高热、头痛、四肢酸痛、咽痛、鼻塞、咳嗽。

【药效】 主要药效如下[1]：

1. **抗菌、抗病毒** 病原微生物感染是感冒发生发展的重要病因。本品对呼吸道常见致病菌和条件致病菌均有不同程度的抑制作用，其中对金黄色葡萄球菌、肺炎双球菌、甲乙型溶血性链球菌的抑制作用较强，对金黄色葡萄球菌所致小鼠皮肤化脓性感染有明显抑制作用。本品对甲 3 型流感病毒、呼吸道合胞病毒、Ⅰ型单纯疱疹病毒均有明显的抑制作用，对流感病毒感染小鼠具有保护作用，能明显降低其死亡率，延长存活天数。

2. 解热、镇痛　发热、肌肉酸痛是感冒的重要特征，是由于病原微生物所产生的致热原影响体温调节中枢，使机体产热增加，散热减少，最终体温上升。发热使体内无氧代谢增加，体内的酸性物质产生增多，从而出现肌肉酸痛现象。本品对注射酵母所致大鼠发热具有明显的解热作用。热刺激及腹腔注射乙酸均可致小鼠产生疼痛，本品可抑制注射乙酸和热刺激所致小鼠疼痛反应。

3. 抗炎　炎症是感冒的基本病理过程。由于炎症介质刺激血管扩张，血管内皮细胞间隙增大，血管壁通透性增高，造成组织肿胀。本品能抑制腹腔注射乙酸致小鼠腹腔毛细血管通透性增高，抑制注射蛋清致大鼠足肿胀，表明其具有抗炎作用。

【临床应用】　主要用于感冒等。

感冒[2]　本品适用于感冒表邪未解，郁里化热之表里俱热证。临床可见恶寒高热、头痛、四肢酸痛、咽喉肿痛、鼻塞咳嗽、舌淡红、苔薄黄、脉浮数或紧等。本品可显著缓解恶寒、发热、头痛、四肢酸痛、咳嗽、鼻塞流涕等症状。

【不良反应】　①过敏[3]、嗜睡、乏力。②有报道应用本品可导致药疹[4,5]。

【使用注意】　①忌烟、酒及辛辣、生冷、油腻食物。②妊娠期妇女慎用。③风寒感冒者慎用。④血液系统疾病患者慎用。⑤过敏体质者慎用。⑥用药期间不宜驾驶车辆、管理机器及高空作业等。

【用法与用量】　口服。一次6～8片，一日3～4次。

参 考 文 献

[1] 沈菊芳，荣向路. 重感灵主要药效学研究[J]. 中药材, 2003, 26（5）: 349-353.
[2] 肖新李，冯秀红. 重感灵片治疗感冒临床观察[J]. 吉林中医药, 2003, 23（4）: 16.
[3] 解艳嫣. 服重感灵片致过敏1例[J]. 现代中西医结合杂志, 2002, 11（2）: 162.
[4] 田德盖. 服重感灵致药疹1例[J]. 中国中药杂志, 2001, 26（9）: 647.
[5] 吴真理，胡志华，江敏华，等. 重感灵致大疱表皮松解型药疹1例[J]. 临床荟萃, 2004, 19（10）: 577.

（南方医科大学　刘俊珊，周红玲）

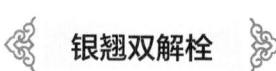

银翘双解栓

【药物组成】　连翘、金银花、黄芩、丁香叶。

【处方来源】　研制方。《中国药典》（2015年版）。

【功能与主治】　疏解风热，清肺泻火。用于外感风热，肺热内盛所致的发热、微恶风寒、咽喉肿痛、咳嗽、痰白或黄、口干微渴、舌红、苔白或黄、脉浮数或滑数；上呼吸道感染、扁桃体炎、急性支气管炎见上述证候者。

【药效】　主要药效如下[1]：

1. 抗菌、抗病毒　病毒、细菌感染是感冒发生发展的主要病因。本品对金黄色葡萄球菌、肺炎双球菌、大肠埃希菌等均有抑制作用；对甲、乙、丙3型流感病毒均有抑制作用。

2. 解热、抗炎　炎症、发热是感冒的基本病理过程。本品尚具有一定的解热、抗炎作用。

【临床应用】　主要用于感冒、急性扁桃体炎、咳嗽等。

1. 感冒[1]　本品适用于外感风热所致之感冒，临床可见发热、微恶风寒、咽喉肿痛、咳嗽、痰白或黄、口干微渴、舌红、苔白或黄、脉浮数或滑数等症。临床常用于急性上呼吸道感染见上述证候者。本品为栓剂，起效快、生物利用度高、克服了煎剂味苦令患者难以接受的缺点，对于口服药不合作的患儿更为适用。

2. 急性扁桃体炎[2]　本品可用于外感风热所致之乳蛾，症见喉核红肿、咽喉肿痛、发热面红、口干舌燥、尿赤、便结、舌红、苔黄、脉浮数。常用于急性扁桃体炎见上述证候者。

3. 咳嗽[2]　本品适用于风热犯肺，肺失清肃所致之咳嗽，症见咳嗽咯痰不爽、痰黏稠或黄稠、喉燥咽痛、脉浮数或浮滑等症。临床常用于急性支气管炎见上述证候者。

【不良反应】　尚不明确。

【使用注意】　①本品为肛门外用栓剂，应在排便后纳入肛门，以利于药物迅速吸收，禁止内服。②忌烟、酒及辛辣、生冷、油腻食物。③风寒感冒者不适用。④有严重肝肾疾病及高血压、心脏病、糖尿病或血液病患者应在医师指导下使用。⑤儿童、妊娠期妇女、哺乳期妇女、年老体弱者及脾虚便溏者应在医师指导下使用。⑥使用3天症状无改善或出现发热、咳嗽加重或有其他严重症状如胸闷、心悸等应立即停药，并去医院就诊。

【用法与用量】　肛门给药。成人一次1粒，一日3次；儿童用量酌减。

参 考 文 献

[1] 滕晓萍, 刘青宁. 新药"银翘双解栓"临床观察研究[J]. 北京中医, 1995, (1): 41-42.
[2] 杨秀婷, 刘令勉, 韩羽山. 银翘双解栓治疗小儿风热袭肺证的临床疗效观察[J]. 中医药学报, 1991, (4): 25-26.

（南方医科大学　刘俊珊，周红玲）

苦 甘 颗 粒

【药物组成】　金银花、薄荷、蝉蜕、黄芩、麻黄、苦杏仁、桔梗、浙贝母、甘草。

【处方来源】　研制方。国药准字Z37020781。

【功能与主治】　疏风清热，宣肺化痰，止咳平喘。用于风热感冒及风温肺热引起的恶风、发热、头痛、咽痛、咳嗽、咯痰、气喘。

【药效】　主要药效如下[1-3]：

1. 抗菌、抗病毒　病毒感染是风热感冒的重要致病因素。本品对于流感病毒FM1感染小鼠具有保护作用。苦甘冲剂对SARS病毒致非洲绿猴肾细胞Vero E6病变有明显的抑制作用。此外，本品还对金黄色葡萄球菌、肺炎链球菌、乙型溶血性链球菌、大肠埃希菌均有体内外抑制作用。

2. 镇咳、祛痰　咳嗽、咯痰是感冒后期常见症状，是由于呼吸道炎性反应致分泌物增多引发的。本品可抑制豚鼠雾化吸入柠檬酸引起的刺激性咳嗽，能延长咳嗽潜伏期，减少咳嗽次数；亦可增加腹腔注射酚红小鼠的气管酚红排泌量。以上表明本品有镇咳、祛痰作用。

3. 抗炎　炎症是感冒的基本病理过程。本品对注射角叉菜胶致大鼠足肿胀及腹腔注射乙酸致小鼠腹腔毛细血管通透性增加有抑制作用，提示其具有抗炎活性。

4. 解热　感冒常伴随发热症状。本品可抑制注射三联疫苗所导致的家兔发热。

5. 增强免疫　本品可提高小鼠血清溶血素水平，提示其具有非特异性免疫增强作用。

【临床应用】　主要用于感冒、咳嗽、流感、支气管炎等。

1. 感冒　本品适用于风热感冒，临床可见发热、恶风、头痛、咽痛、咳嗽、舌边尖红，苔薄黄、脉浮数等症。临床常用于急性上呼吸道感染见上述证候者。

2. 咳嗽[4]　本品适用于外感风热，肺热壅盛所致之咳嗽，临床可见发热、咳嗽、气喘、咳痰色黄或白等。临床常用于气管-支气管炎见上述证候者，具有快退热、迅速缓解症状、缩短病程之特点。

3. 流感[5]　是由流感病毒引起的急性呼吸道传染病，临床上常表现为畏寒、高热、乏力、头痛等。本品配合黄芪颗粒可明显缩短流感病程，降低患者发热水平和并发肺炎的概率。

4. 支气管炎[6,7]　本品配合抗生素治疗急性支气管炎，亦可配合咳喘宁膏治疗慢性支气管炎急性发作。

【不良反应】　文献报道，空腹服用本品致腹痛1例[8]。

【使用注意】　①风寒感冒者慎用。②妊娠期妇女慎用。③方中含麻黄，高血压、心脏病、青光眼患者慎用。④服药期间忌食辛辣、生冷、油腻食物。⑤运动员禁用。

【用法与用量】　开水冲服。一次8g，一日3次；小儿酌减或遵医嘱。

参 考 文 献

[1] 翟志光, 王克林, 孙刚, 等. 板蓝根颗粒和苦甘颗粒对流感病毒感染小鼠的保护作用研究[J]. 世界中西医结合杂志, 2011, 6（11）：987-989.
[2] 姚书明, 王满霞, 孙刚. 苦甘冲剂抗SARS病毒实验研究[J]. 中国中医基础医学杂志, 2003, 9（12）：20-23.
[3] 谭政, 蔡宇, 张荣华. 苦甘冲剂治疗咳嗽的实验研究[J]. 中国中医基础医学杂志, 2003, 9（11）：30.
[4] 焦西安, 王丽. 苦甘颗粒联合抗生素治疗外感咳嗽临床观察[J]. 山西中医, 2013, 29（12）：18, 25.
[5] 高阳, 彭小菊, 刘凤芝. 苦甘冲剂加黄芪颗粒治疗流行性感冒临床观察[J]. 山东中医杂志, 2007, 26（8）：524.
[6] 翟丽娟, 李焕平. 苦甘冲剂配抗生素治疗急性支气管炎100例[J]. 中国水电医学, 2006,（1）：42.
[7] 余启梅, 王家琳. 咳喘宁膏合苦甘冲剂治疗慢性支气管炎急性发作30例[J]. 安徽中医学院学报, 1999, 18（6）：28-29.
[8] 杜茂奎. 空腹服用苦甘冲剂致急性腹痛1例[J]. 人民军医, 2010, 53（1）：30.

（南方医科大学　余林中，刘俊珊）

清宣止咳颗粒

【药物组成】　桑叶、薄荷、苦杏仁、桔梗、紫菀、陈皮、白芍、枳壳、甘草。

【处方来源】　研制方。国药准字Z19990066。

【功能与主治】　疏风清热，宣肺止咳。用于小儿外感风热咳嗽，症见咳嗽、咯痰、发热或鼻塞、流涕、微恶风寒、咽红或痛、苔薄黄。

【药效】　主要药效如下[1]：

1. 抗菌　感冒常伴随着细菌感染。本品能增强大鼠白细胞对金黄色葡萄球菌的杀伤作用。

2. 抗炎　急性气管-支气管炎是常见肺系疾病。本品对吸入烟雾致急性支气管炎模型大鼠的气管、支气管病理损伤有明显的修复作用。

【临床应用】　主要用于感冒咳嗽、支气管炎、支气管肺炎、咳嗽变异性哮喘等。

1. 感冒咳嗽[2-7]　本品适用于外感风热所致之感冒咳嗽，临床可见咳嗽、咳痰、发热或鼻塞、流涕、微恶风寒、咽红或痛等。本品对48小时内的儿童急性上呼吸道感染属外感风热证者疗效确切，可显著改善症状，尤对伴轻中度发热者能较快退热，安全性好。

2. 支气管炎、支气管肺炎[8,9]　是常见的急性呼吸道感染性疾病，多表现为咳嗽、气喘、发热、肺部湿啰音等。本品可用于支气管炎、支气管肺炎咳嗽属外感风热袭肺者，具有起效快、疗效高、服用方便、副作用小等特点,能较快缓解咳嗽、气喘症状,促进肺部阴影吸收。

3. 咳嗽变异性哮喘[10]　是以气道高反应和慢性气道炎症为主要病理基础,咳嗽为唯一或主要临床表现的特殊类型的哮喘。本品用于小儿咳嗽变异性哮喘,能较好地控制咳嗽症状,缩短疗程。

【不良反应】　常见不良反应为轻度便秘,停药后自行消失。

【使用注意】　①服药期间忌食辛辣、生冷、油腻食物。②婴儿应在医师指导下服用。③脾虚易腹泻者慎服。④风寒袭肺咳嗽者不适用,症见发热恶寒、鼻流清涕、咳嗽痰白等。⑤对本品过敏者禁用,过敏体质者慎用。⑥糖尿病患儿禁用。

【用法与用量】　开水冲服。1～3岁,一次1/2包;4～6岁,一次3/4包;7～14岁,一次1包,一日3次。

参 考 文 献

[1] 阮斌,胡还甫,余林岚. 清宣止咳颗粒对急性支气管炎模型大鼠的影响[J]. 首都医药,2010,17(6):43-44.
[2] 郑媛,唐玲,李珊珊. 清宣止咳颗粒治疗儿童急性上呼吸道感染的临床观察[J]. 中国医药导刊,2015,17(1):76-77,79.
[3] 王智侠. 清宣止咳颗粒治疗儿童上呼吸道感染的疗效观察[J]. 临床医药文献电子杂志,2016,3(42):8426.
[4] 张红,刘莹,李劲松. 清宣止咳颗粒治疗小儿上呼吸道感染的效果[J]. 中国医药导报,2015,12(30):132-135.
[5] 齐永福. 清宣止咳颗粒治疗小儿急性咳嗽病(风热证)疗效观察[J]. 中国中西医结合儿科学,2015,7(1):62-63.
[6] 洪凡青. 清宣止咳颗粒与盐酸氨溴索口服液联合治疗小儿急性上呼吸道感染的疗效观察[J]. 中国医院用药评价与分析,2016,16(5):588-590.
[7] 于依湘,张则玮. 清宣止咳颗粒治疗儿童上呼吸道感染伴发热疗效对比观察[J]. 人民军医,2015,58(11):1322-1323.
[8] 周希红. 清宣止咳颗粒剂临床应用360例疗效观察[J]. 临床医药实践,2005,14(1):61.
[9] 郁宇宏. 清宣止咳颗粒联合王氏保赤丸外敷治疗小儿支气管肺炎的应用探析[J]. 内蒙古中医药,2017,(18):65.
[10] 张晓丽,伏慧琴. 清宣止咳颗粒治疗小儿咳嗽变异性哮喘疗效观察[J]. 临床医药文献电子杂志,2017,4(73):14422-14424.

（南方医科大学　刘俊珊,周红玲）

速感宁胶囊

【药物组成】　金银花、对乙酰氨基酚、大青叶、马来酸氯苯那敏、山豆根、维生素C。

【处方来源】　研制方。国药准字Z22022138。

【功能与主治】　清热解毒,消炎止痛。适用于风热感冒、流行性感冒及上呼吸道感染引起的头痛身痛、鼻塞流涕、咳嗽痰黄、咽喉肿痛、齿龈肿痛等症。

【药效】　主要药效如下[1-3]:

1. 解热　发热是感冒的常见症状。机体感染病原体后,内生致热原作用于体温调节中枢,引起产热过多、散热减少,导致体温升高超过正常范围。体内注入一定量的致热原可造成动物发热模型。本品能明显降低注射2,4-二硝基苯酚及酵母菌所致大鼠发热,表明其具有解热作用。

2. 抗炎　炎症是感冒的基本病理过程。在炎症早期,随着血管-组织屏障功能的改变可导致血管通透性增加、组织肿胀。本品能明显抑制注射蛋清或角叉菜胶所致大鼠足趾肿胀,以及涂抹二甲苯所致小鼠耳廓肿胀,对炎症早期渗出、肿胀有抑制作用。

3. 抗病毒　鼻病毒、冠状病毒、副流感病毒、呼吸道合胞病毒、埃可病毒、柯萨奇病毒等呼吸道常见病毒感染是造成感冒的主要原因。本品对流感病毒 FM1、柯萨奇病毒、腺病毒 3 型、单纯疱疹病毒 I 型具有明显的抑制作用。本品对流感病毒性肺炎小鼠具有保护作用。

4. 抑菌　感冒常伴有或继发细菌感染。本品体外对金黄色葡萄球菌、肺炎球菌、甲型溶血性链球菌、乙型溶血性链球菌、流感杆菌均有不同程度的抑制作用；对肺炎球菌感染小鼠具有保护作用，可提高其存活率。

5. 增强免疫　机体免疫功能是影响感冒发生发展的重要因素。本品对小鼠单核巨噬细胞吞噬功能和小鼠抗绵羊红细胞抗体的生成具有明显促进作用，呈现免疫增强效应。

【临床应用】　主要用于感冒、流感等。

1. 感冒　本品适用于外感风热所致之感冒，临床可见发热、微恶风寒、咽喉肿痛、咳嗽、痰白或黄、口干微渴、舌红、苔白或黄、脉浮数等症。临床常用于急性上呼吸道感染见上述证候者。

2. 流感　是由流感病毒引起的常见急性呼吸道传染病，中医学认为该病属外感时邪所致之时行感冒，临床可见高热恶寒、头身疼痛、口干口渴、舌红、苔薄黄、脉浮数等症。

【不良反应】　可有困倦、嗜睡、口渴、虚弱感；偶见皮疹、荨麻疹、药物热及粒细胞减少；长期大量用药会导致肝肾功能异常。

【使用注意】　①忌烟、酒及辛辣、生冷、油腻食物。②本品所含山豆根有毒，妊娠期妇女慎用。③本品含对乙酰氨基酚、马来酸氯苯那敏。服用期间不宜饮酒或含乙醇的饮料；不宜同时服用与本品成分相似的其他抗感冒药。④肝肾功能不全者慎用。⑤膀胱颈梗阻、甲状腺功能亢进、青光眼、高血压和前列腺增生患者慎用。⑥哺乳期妇女慎用。⑦服药期间不宜驾驶机、车、船，不得从事高空作业、机械作业及操作精密仪器。⑧心脏病、糖尿病等慢性病严重者慎用。⑨儿童、年老体弱者应慎用。

【用法与用量】　口服。一次 2～3 粒，一日 3 次。

参 考 文 献

[1] 姜信风，向绍杰，贾冬，等. 速感宁胶囊解热抗炎的实验研究[J]. 中华中医药学刊，2008，26（2）：383-384.
[2] 孙英莲，师海波，苗艳波，等. 速感宁胶囊治疗感冒的药效学研究[J]. 中药药理与临床，2004，20（5）：32-34.
[3] 张福海，向绍杰，杜佳林，等. 速感宁胶囊抗炎作用的实验研究[J]. 大连医科大学学报，2008，30（2）：130-131，134.

（南方医科大学　刘俊珊，周红玲）

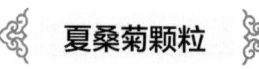

夏桑菊颗粒

【药物组成】　夏枯草、野菊花、桑叶。

【处方来源】　研制方。《中国药典》（2015 年版）。

【功能与主治】　清肝明目，疏风散热，除湿痹，解疮毒。用于风热感冒，目赤头痛，高血压，头晕耳鸣，咽喉肿痛，疔疮肿毒。

【药效】　主要药效如下[1]：

1. 抗病毒　呼吸道合胞病毒（RSV）、埃可病毒、柯萨奇病毒等呼吸道常见病毒感染是普通感冒的主要原因。本品能抑制呼吸道合胞病毒的增殖。体内实验发现，本品对呼吸道合胞病毒感染小鼠具有保护作用，能降低组织内病毒滴度，阻止病毒体内复制。

2. 解热　本品对急性上呼吸道感染患者发热有一定解热作用。

【临床应用】　主要用于感冒、传染性结膜炎等。

1. 感冒　本品适用于风热感冒，临床可见发热、微恶风寒、咽痛、头痛、目赤、口干、舌红、苔黄或白、脉浮数等症。临床常用于上呼吸道感染见上述证候者。

2. 传染性结膜炎[2]　是以病原体感染为主的急性传染性眼炎。临床可见结膜充血、痛痒交替、流泪作痛、畏光羞明、舌红、苔黄、脉浮数等症。本品常用于急性传染性结膜炎见上述证候者，配合吗啉胍、碘苷、阿昔洛韦、利福平等眼药水滴眼可迅速起效、缩短疗程。

【不良反应】　尚不明确。

【使用注意】　①忌烟、酒及辛辣、生冷、油腻食物。②风寒感冒者不适用。③高血压、心脏病、肝病、糖尿病、肾病等慢性病者应在医师指导下服用。④儿童、年老体弱者应慎用。⑤脾胃虚寒者慎用。⑥体质过敏者慎用。

【用法与用量】　口服。一次3～6g，一日3次。

参 考 文 献

[1] 黄孝军，侯炜，赵颖岚，等. 夏桑菊抗呼吸道合胞病毒的实验研究[J]. 中国现代药物应用，2007，1（8）：11-14.

[2] 钟文东，杨忠伟. 夏桑菊冲剂配合滴眼治疗红眼病[J]. 中西医结合眼科杂志，1995，（4）：214.

（南方医科大学　刘俊珊，周红玲）

复方感冒灵颗粒（片、胶囊）

【药物组成】　岗梅、三叉苦、五指柑、野菊花、南板蓝根、金银花、马来酸氯苯那敏、对乙酰氨基酚、咖啡因。

【处方来源】　研制方。国药准字 Z43020334。

【功能与主治】　辛凉解表，清热解毒。用于风热感冒，症见发热、微恶风寒、头身痛、口干而渴、鼻塞涕浊、咽喉红肿疼痛、咳嗽、痰黄黏稠。

【药效】　主要药效如下[1]：

1. 抗菌　感冒常继发细菌感染。体外抑菌实验表明，复方感冒灵胶囊、复方感冒灵片对肺炎克雷伯菌、金黄色葡萄球菌、表皮葡萄球菌、白喉杆菌等多种常见致病菌都有不同程度的抑制效应；还可显著降低感染肺炎克雷伯菌小鼠的死亡率。

2. 抗病毒　病毒感染是造成感冒的主要原因之一。复方感冒灵胶囊、复方感冒灵片能降低甲型流感病毒感染小鼠的死亡率。

3. 解热　发热是感冒常见的临床症状，是由于病原体入侵等原因使体温调节中枢的体温调定点上移所致。细菌内毒素可通过激活血液中的中性粒细胞、嗜酸性粒细胞和单核吞噬细胞系统，使其产生并释放内源性致热原，引起机体发热。2,4-二硝基苯酚是一种化学致热原。复方感冒灵胶囊、复方感冒灵片对注射细菌内毒素所致家兔发热及注射 2,4-二硝基苯酚所致的大鼠发热均具有显著的解热作用。

【临床应用】　主要用于感冒等。

感冒　本品为中西药合剂，适用于外感风热所致之感冒，临床可见发热、微恶风寒、头身痛、口干而渴、鼻塞涕浊、咽喉红肿疼痛、咳嗽、痰黄黏稠、舌质红、苔薄黄、脉浮数等症。临床常用于上呼吸道感染见上述证候者,长于退热及缓解呼吸道卡他症状。

【不良反应】 ①可见困倦、嗜睡、口渴、虚弱感。②偶见皮疹、荨麻疹、药物热及粒细胞减少。③长期大量用药会导致肝肾功能异常。④有文献报道复方感冒灵颗粒可致上消化道出血[2]。⑤有文献报道少数患者服用复方感冒灵颗粒成瘾案例[3]。

【使用注意】 ①忌烟、酒及辛辣、生冷、油腻食物。②不宜在服药期间同时服用滋补性中药。③风寒感冒者不适用。④本品含对乙酰氨基酚、马来酸氯苯那敏、咖啡因,服用本品期间不得饮酒或含有乙醇的饮料;不能同时服用与本品成分相似的其他抗感冒药;肝、肾功能不全者慎用;膀胱颈梗阻、甲状腺功能亢进、青光眼、高血压和前列腺增生者慎用;妊娠期妇女及哺乳期妇女慎用;服药期间不得驾驶机、车、船,不得从事高空作业、机械作业及操作精密仪器。⑤糖尿病患者及有心脏病等慢性病严重者应在医师指导下服用。⑥严格按用法用量服用,儿童、年老体弱者应在医师指导下服用。⑦服药2天症状无缓解,应去医院就诊。⑧对本品过敏者禁用,过敏体质者慎用。

【用法与用量】 颗粒剂:开水冲服。一次14g,一日3次,2天为一疗程。片剂:口服。一次4片,一日3次,2天为一疗程。胶囊剂:口服。一次2粒,一日3次,2天为一疗程。

参 考 文 献

[1] 卿玉玲,胡莉,黄勤挽. 复方感冒灵胶囊的药效学研究[J]. 华西药学杂志,2004,19(2):110-112.
[2] 刘成明. 复方感冒灵致上消化道出血14例分析[J]. 交通医学,1998,12(3):300.
[3] 苏雪媚,罗东安. 服用复方感冒灵片成瘾1例报告[J]. 职业与健康,2008,24(24):2637.

(南方医科大学　刘俊珊,杨华一)

柴芩软胶囊

【药物组成】 柴胡、黄芩、山豆根、葛根、升麻、薄荷油。

【处方来源】 研制方。国药准字Z20080002。

【功能与主治】 疏肌解表,清透表里。用于感冒风热证,症见身热较著、微恶风、汗泄不畅、头身痛、咳嗽咯痰、咽赤咽痛、鼻流浊涕、口渴欲饮等。

【药效】 主要药效如下[1]:

1. **解热** 感冒时常伴有发热,主要是致热原作用于体温调节中枢,体温调定点上移所致。注射乙型副伤寒杆菌可致内生致热原增加而引起动物发热。本品可降低由乙型副伤寒杆菌引起的家兔发热,表明其具有解热作用。

2. **抗炎、抗过敏** 炎症反应是感冒及上呼吸道感染等的主要病理过程。角叉菜胶及二甲苯为常用致炎剂,局部皮下注射角叉菜胶及涂抹二甲苯能引起局部毛细血管通透性增高及炎症细胞浸润,并诱发渗出性炎性水肿。本品可以减轻注射角叉菜胶所致小鼠足肿胀及涂抹二甲苯所致小鼠耳肿胀。2,4-二硝基氯苯作为一种强致敏物,可导致接触者发生超敏反应性皮炎,本品可以减轻2,4-二硝基氯苯丙酮溶液所致的小鼠迟发型超敏反应耳肿胀。

3. **镇痛** 疼痛为感冒常见的临床症状,如头痛、肌肉酸痛。腹腔注射乙酸可致小鼠产生疼痛而出现扭体反应,因此常用乙酸所致小鼠扭体实验评价药物的镇痛作用。本品可抑制腹腔注射乙酸所致的小鼠扭体反应,还可延长热刺激致痛小鼠痛阈,表明其具有镇痛作用。

【临床应用】 主要用于感冒等。

感冒 本品适用于外感风热所致之感冒,临床可见身热较著、微恶风、汗泄不畅、头痛身痛、咳嗽咳痰、咽赤咽痛、鼻流浊涕、口渴欲饮等。临床常用于急性上呼吸道感染而见上述证候者。

【不良反应】 尚不明确。

【使用注意】 ①忌烟、酒及辛辣、生冷、油腻食物。②不宜在服药期间同时服用滋补性中药。③肝病、糖尿病、肾病等慢性病严重者应在医师指导下服用。④风寒感冒及寒郁化热明显者慎用。

【用法与用量】 口服。一次3粒,一日3次。

参 考 文 献

[1] 陈旭,胡春杰,陈日,等. 柴芩软胶囊治疗外感高热风热证的实验研究[J]. 长春中医学院学报,2004,20(4):30-31.

(南方医科大学 田春阳,余林中)

999感冒灵颗粒

【药物组成】 三叉苦、金盏银盘、野菊花、岗梅、咖啡因、对乙酰氨基酚、马来酸氯苯那敏、薄荷油。

【处方来源】 研制方。国药准字Z44021940。

【功能与主治】 解热镇痛。用于感冒引起的头痛、发热、鼻塞、流涕、咽痛。

【药效】 主要药效如下[1-3]:

1. 抗病毒 病毒感染是感冒发生的主要原因之一。本品对呼吸道合胞病毒(RSV)有直接灭活的作用,体外可抑制呼吸道合胞病毒的复制增殖。其对甲型H1N1流感病毒FM1感染小鼠具有保护作用,可降低感染小鼠的肺指数,减少死亡数,降低肺组织中病毒载量,并且本品与磷酸奥司他韦合用抗病毒作用优于单独应用磷酸奥司他韦组。

2. 抗氧化 本品可有效清除羟自由基和氧自由基,表明其具有良好的抗氧化作用。

【临床应用】 主要用于感冒、流感等。

1. 感冒[4] 本品为中西药合剂,适用于感冒,临床可见头痛、发热、鼻塞、流涕、咽痛等症。临床常用于上呼吸道感染见上述证候者。

2. 流感[5] 是由流感病毒引起的常见急性呼吸道传染病,儿童是流感的易感群体。本品可用于由甲型H1N1流感病毒引起的轻型病例的治疗,可减轻临床症状,缩短退热时间,促进流感病毒核酸转阴。

【不良反应】 ①偶见皮疹、荨麻疹、药物热及粒细胞减少。②可见困倦、嗜睡、口渴、虚弱感。③长期大量用药会导致肝肾功能异常。④有文献报道服用本品后发生多形红斑型药疹、大便潜血、面部紫青浮肿等不良反应[6-8]。

【使用注意】 ①忌烟、酒及辛辣、生冷、油腻食物。②不宜在服药期间同时服用滋补性中药。③本品含对乙酰氨基酚、马来酸氯苯那敏、咖啡因，服用本品期间不得饮酒或含有乙醇的饮料；不能同时服用与本品成分相似的其他抗感冒药；肝肾功能不全者慎用；膀胱颈梗阻、甲状腺功能亢进、青光眼、高血压和前列腺增生者慎用；妊娠期妇女及哺乳期妇女慎用；服药期间不得驾驶机、车、船，不得从事高空作业、机械作业及操作精密仪器。④脾胃虚寒，症见腹痛、喜暖、泄泻者慎用。⑤糖尿病患者及有心脏病等慢性病严重者应在医师指导下服用。⑥儿童、年老体弱者应在医师指导下服用。⑦服药3天症状无改善，或症状加重，或出现新的严重症状如胸闷、心悸等应立即停药，并去医院就诊。⑧对本品过敏者禁用，过敏体质者慎用。⑨如正在服用其他药品，使用本品前请咨询医师或药师。

【用法与用量】 开水冲服。一次10g，一日3次。

参 考 文 献

[1] 时宇静，时瀚，刘颖，等.999感冒灵颗粒防治甲型H1N1流感药效筛选研究[C]. 中华中医药学会. 中华中医药学会2013年学术年会论文集. 2013：159-169.
[2] 孙涛，程茂胜，袁晓玲，等.999感冒灵颗粒抗呼吸道合胞病毒的初步研究[J]. 安徽医科大学学报，2018，53（6）：938-942.
[3] 赵咏梅，赵银萍，李宝茹. 三种中成药抗氧化活性的测定[J]. 陕西中医，2011，32（2）：221-223.
[4] 冉崇良.999感冒灵颗粒加感康治疗普通感冒160例疗效观察[J]. 医学信息（上旬刊），2011，24（1）：169.
[5] 樊正勤，赵耘，顾明华. 甲型H1N1流感43例临床治疗分析[J]. 临床肺科杂志，2010，15（9）：1215-1216.
[6] 王倩，舒鹤，许懿，等. 感冒灵颗粒致多形红斑型药疹[J]. 中国药物应用与监测，2013，10（2）：119-120.
[7] 静芸芸.999感冒灵颗粒致新的严重的不良反应1例[J]. 中国药物警戒，2011，8（2）：121.
[8] 王雅丽. 三九感冒灵颗粒致面部青紫浮肿1例[J]. 中国现代药物应用，2010，4（19）：11.

（南方医科大学　刘珊宏，余林中）

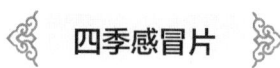

四季感冒片

【药物组成】 桔梗、紫苏叶、陈皮、荆芥、连翘、防风、甘草（炙）、香附（炒）、大青叶。

【处方来源】 研制方。国药准字Z20064320。

【功能与主治】 清热解表。用于四季风寒感冒，特别适用于体弱者、妊娠期妇女因感冒引起的发热头痛、鼻流清涕、咳嗽口干、咽喉疼痛、恶心厌食等。

【药效】 主要药效如下[1]：

1. 解热　发热是病原体诱导产生的内生致热原作用于体温调节中枢，引起产热增多、散热减少，导致体温升高超过正常范围的病理过程。发热是感冒最常见的临床表现，本品对静脉注入蛋清致热家兔有解热作用。

2. 镇痛　感冒常伴有头身疼痛，采用热板法实验和乙酸致扭体实验发现本品有镇痛作用。

3. 抗炎　炎症是感冒主要的病理过程。本品能抑制涂抹二甲苯致小鼠耳肿胀，表明本品具有抗炎作用。

4. 增强免疫力　感冒的发生发展与机体的免疫功能状态密切相关。本品有增强小鼠腹巨噬细胞的吞噬功能、增强免疫细胞功能的作用。

【临床应用】 主要用于急性上呼吸感染等。

急性上呼吸道感染 本品适用于外感风寒所致之感冒，临床可见发热头痛、鼻流清涕、咳嗽口干、咽喉疼痛、恶心厌食等。临床常用于急性上呼吸道感染见上述证候者。其药效平和，适用于体弱者、妊娠期妇女。

【不良反应】 尚不明确。

【使用注意】 ①忌烟、酒及辛辣、生冷、油腻食物。②不宜在服用期间同时服用滋补性中药。③高血压、心脏病、肝病、糖尿病、肾病等慢性病严重者应在医师指导下服用。④服药3天症状无改善，或症状加重，或出现新的严重症状如胸闷、心悸等应立即停药，并去医院就诊。⑤小儿、年老体弱者、妊娠期妇女应在医师指导下服用。⑥对本品过敏者禁用，过敏体质慎用。⑦药品性状发生改变时禁止使用。⑧儿童必须在成人监护下使用。⑨请将本品放在儿童不能接触的地方。⑩如正在使用其他药品，使用本品前请咨询医师或药师。

【用法与用量】 口服。一次3～5片，一日3次；或遵医嘱。

参 考 文 献

[1] 李艳杰，张志华，韩慧民，等. 四季感冒片的药理作用[J]. 黑龙江医药，1995，8（2）：70-74.

（南方医科大学 刘东依，余林中）

疏风解毒胶囊

【药物组成】 虎杖、连翘、板蓝根、柴胡、败酱草、马鞭草、芦根、甘草。

【处方来源】 研制方。国药准字 Z20090047。

【功能与主治】 疏风清热，解毒利咽。用于急性上呼吸道感染属风热证，症见发热、恶风、咽痛、头痛、鼻塞、流浊涕、咳嗽等。

【药效】 主要药效如下[1-17]：

1. 解热 本品对干酵母、内毒素所致大鼠发热具有解热作用。该作用可能与降低前列腺素 E_2 及肿瘤坏死因子 α、白介素-6 等细胞因子，降低 Na^+，K^+-ATP 酶，升高内源性解热介质精氨酸加压素的含量有关。

2. 抗炎 本品能够抑制内毒素诱导小鼠巨噬细胞 RAW264.7 及急性肺损伤大鼠炎性因子（白介素、肿瘤坏死因子、干扰素等）的释放。本品能对抗肺炎链球菌引起的大鼠肺炎，还可通过减少炎症因子的释放，减轻烟雾刺激所致大鼠急性支气管炎、氨水所致大鼠急性咽炎及 D-氨基半乳糖联合脂多糖所致大鼠急性肝损伤。

3. 抗病毒 本品对甲型流感病毒 H1N1 型（FM1株、PR8株、江西修水株、B10株、B59株）、副流感病毒（仙台株）、呼吸道合胞病毒、单纯疱疹病毒（HSV）1 型、柯萨奇病毒（CV）B3～5 型均有体外抑制作用。本品对流感病毒、副流感病毒引起的小鼠肺炎有治疗作用，还对呼吸道合胞病毒、单纯疱疹病毒 1 型和柯萨奇病毒（CV）B3 型感染小鼠有明显的保护作用。此外，本品也可通过抑制肿瘤坏死因子 α 和淀粉样蛋白 A 水平，缓解柯萨奇病毒（CV）B3 型所致病毒性心肌炎小鼠心肌病理损伤。本品还具有体内抗 EB 病毒的作用。

4. 抗菌　本品对金黄色葡萄球菌、大肠埃希菌、铜绿假单胞菌、志贺氏痢疾杆菌、肺炎链球菌、乙型链球菌具有体外抑制作用。本品还可体内抑制肺炎链球菌增殖。

5. 免疫调节　本品能降低肺炎链球菌致肺炎模型大鼠外周血 B 细胞和 $CD8^+T$ 细胞亚群，升高 $CD4^+/CD8^+$ 及 NK 细胞（自然杀伤细胞）比例，还能升高氨水所致急性咽炎模型大鼠外周血 $CD3^+T$ 细胞亚群和 $CD4^+/CD8^+$。

【临床应用】　主要用于感冒、流感、肺炎、慢性阻塞性肺疾病、气管-支气管炎、鼻炎、鼻窦炎、咽炎、咽峡炎、扁桃体炎等。

1. 感冒[18,19]　本品适用于外感风热所致的感冒，临床可见头痛、乏力、发热恶寒、鼻塞流涕、咳嗽、咽痛等症。临床常用于上呼吸道感染见上述证候者。本品能显著改善患者症状，降低气道炎症反应及呼出气中一氧化氮水平。

2. 流感[20-24]　是由流感病毒引起的常见急性呼吸道传染病，本品可用于甲型 H1N1 流感病毒引起的发热。患者退热率为 90.77%。平均解热时间为 20.5 小时。疏风解毒胶囊还降低患者血清淀粉样蛋白 A，减轻炎症反应，且止咳作用明显。在咽痛缓解方面，疏风解毒胶囊优于磷酸奥司他韦胶囊。本品已被《甲型 H1N1 流感诊疗方案（2009 年第三版）》收载为治疗风热犯卫证的常用中成药之一。

3. 肺炎[25-27]　本品可用于社区获得性肺炎患者，并在咳嗽消失、退热时间、肺部炎症吸收、白细胞计数降低、减少抗生素的使用等方面表现出优势。本品还被国家卫生健康委员会推荐用于新型冠状病毒肺炎（轻型、普通型），常规治疗联合应用本品能明显改善普通型 COVID-19 患者的咳嗽、咳痰、乏力、胸闷、气喘等临床症状，提高主要症状有效率，调控相关外周血炎症指标的表达，促进肺部炎症吸收，提高治愈率。

4. 慢性阻塞性肺疾病[28-30]　是临床常见的呼吸系统疾病，严重者可致呼吸衰竭。疏风解毒胶囊可改善慢性阻塞性肺疾病急性加重期患者的临床症状、体征，减少炎症因子释放。

5. 气管-支气管炎[31,32]　急性气管-支气管炎为呼吸科常见疾病，其常见证型是风热犯肺证。本品对风热犯肺型急性气管-支气管炎的总有效率高于 90%，能显著缓解患者症状。

6. 鼻炎、鼻窦炎[33-35]　疏风解毒胶囊可有效缓解过敏性鼻炎-哮喘综合征（风热犯肺证）患者鼻部症状，该作用可能与抑制炎症因子γ干扰素、白介素-6 释放及缓解过度氧化应激反应有关。此外，本品也用于急、慢性鼻窦炎的治疗。

7. 咽炎、咽峡炎[36-38]　疏风解毒胶囊能通过抗炎和增强细胞免疫作用缓解慢性咽炎症状。疏风解毒胶囊对急性咽喉炎也疗效确切。此外，本品能够缓解疱疹性咽峡炎患儿的症状，减少退热药物的使用。

8. 扁桃体炎[39,40]　急性扁桃体炎主要由各种病毒和细菌引起。疏风解毒胶囊能有效缩短急性扁桃体炎、急性化脓性扁桃体炎和慢性扁桃体炎急性发作的疾病进程。

9. 其他　本品也可用于手足口病[41]、银屑病[42]、痤疮[43]、登革热[44]、中耳炎[45]等的治疗。

【不良反应】　①偶见恶心。②有文献报道服用本品后发生颜面水肿、巩膜充血、头痛、头晕伴血压升高等不良反应[46,47]。

【使用注意】　过敏体质及对本品过敏者禁用。

【用法与用量】　温开水吞服。一次 4 粒，一日 3 次。

参 考 文 献

[1] 王紫怡，葛蕾，蒙钟经，等. 柴芩清宁胶囊、清开灵胶囊、清热解毒胶囊、疏风解毒胶囊解热作用的药效学及药物经济学分析[J]. 临床合理用药杂志，2019，12（31）：3-6.
[2] 张铁军，朱强，许浚，等. 疏风解毒胶囊二次开发的系统研究[J]. 中草药，2019，50（15）：3517-3525.
[3] 何子龙，方文娟，张方博，等. 疏风解毒胶囊肠吸收液对LPS诱导巨噬细胞释放细胞因子的影响[J]. 中国现代中药，2015，17（4）：345-348.
[4] 马莉，黄妍，侯衍豹，等. 疏风解毒胶囊对大鼠肺炎模型的抗炎机制研究[J]. 中草药，2018，49（19）：4591-4595.
[5] 毕海燕，刘静，马莉，等. 疏风解毒胶囊对肺炎大鼠抗炎作用的配伍合理性研究[J]. 中草药，2019，50（15）：3541-3546.
[6] 袁颖，高静琰，薛明明，等. 疏风解毒胶囊对于急性支气管炎大鼠模型的保护作用[J]. 中华中医药杂志，2017，32（1）：278-281.
[7] 陶振钢，高静炎，薛明明，等. 疏风解毒胶囊对于内毒素诱导大鼠急性肺损伤模型中MAPK/NF-κB通路的抑制作用[J]. 中华中医药杂志，2014，29（3）：911-915.
[8] 钱雅琴. 疏风解毒胶囊对急性咽炎大鼠血清中PGE-2、IL-1β和TNF-α的影响及临床疗效观察[D]. 合肥：安徽中医药大学，2019.
[9] 薛明明，高静琰，陈东旭，等. 疏风解毒胶囊对-氨基半乳糖/脂多糖诱导大鼠急性肝损伤保护作用[J]. 中草药，2015，46（9）：1348-1353.
[10] 刘颖，崔晓兰，时瀚，等. 疏风解毒胶囊防治流感体内药效学实验研究[J]. 世界中西医结合杂志，2010，5（1）：35-36，39.
[11] 鲍岩岩，高英杰，时宇静，等. 疏风解毒胶囊广谱抗病毒功效研究[J]. 新中医，2019，51（12）：5-8.
[12] 邱欢，李振兴，朱童娜，等. 疏风解毒胶囊体内抗病毒作用的实验研究[J]. 中药新药与临床药理，2014，25（1）：14-17.
[13] 吕伟伟，朱童娜，邱欢，等. 疏风解毒胶囊抗病毒及抗菌的体外药效学实验研究[J]. 中药新药与临床药理，2013，24（3）：234-238.
[14] 张亚平，陶振刚，宋振举，等. 疏风解毒胶囊对小鼠病毒性心肌炎模型的影响[J]. 中草药，2016，47（1）：110-113.
[15] 孙静，赵荣华，高英杰，等. 疏风解毒胶囊治疗EB病毒感染致裸鼠肿瘤模型的药效学探讨[J]. 中国实验方剂学杂志，2017，23（8）：144-148.
[16] 张铁军，朱强，许浚，等. 疏风解毒胶囊二次开发的系统研究[J]. 中草药，2019，50（15）：3517-3525.
[17] 蔡传羽. 疏风解毒胶囊对急性咽炎大鼠血清T细胞亚群、$CD4^+/CD8^+$的影响的研究[D]. 安徽中医药大学，2019.
[18] 叶祥庆，曾德志，罗世芳，等. 疏风解毒胶囊治疗感冒风热证临床观察[J]. 安徽医药，2013，17（4）：664-666.
[19] 李家飞，陈长山，蒋震. 疏风解毒胶囊治疗129例感冒后咳嗽患者的临床疗效分析及其对相关炎症因子的表达研究[J]. 临床肺科杂志，2018，23（7）：1346-1348.
[20] 奚肇庆，周建中，梅建强，等. 疏风解毒胶囊治疗病毒性上呼吸道感染发热的临床观察[J]. 中国中医药现代远程教育，2010，8（17）：162-164.
[21] 奚肇庆，周建中，梅建强，等. 疏风解毒胶囊治疗病毒性上呼吸道感染发热患者130例临床观察[J]. 中医杂志，2010，51（5）：426-427.
[22] 张亚平，林颖，闵珉，等. 疏风解毒胶囊治疗急性病毒性上呼吸道感染对患者血清淀粉样蛋白A的影响[J]. 中国病原生物学杂志，2014，9（8）：734-736.
[23] 牛洁，李国栋，吴志松，等. 疏风解毒胶囊治疗北京地区季节性流行性感冒100例临床观察[J]. 北京中医药，2019，38（3）：263-266.
[24] 中华人民共和国卫生部. 甲型H1N1流感诊疗方案（2009年第三版）[J]. 中华临床感染病杂志，2009，2（5）：257-259.
[25] 姚津剑，刘元税. 疏风解毒胶囊治疗非重症社区获得性肺炎的临床研究[J]. 北京医学，2016，38（11）：1256-1258.
[26] 中华人民共和国国家卫生健康委员会办公厅. 新型冠状病毒肺炎诊疗方案（试行第七版）[J]. 兰州大学学报（医学版），2020，46（2）：1-7.
[27] 陈灵，柳芳，吴金虎，等. 回顾性分析疏风解毒胶囊联合西医治疗普通型新型冠状病毒肺炎患者的临床疗效[J/OL]. 中国实验方剂学杂志，2020，26（16）：14-20.
[28] 邓雪. 疏风解毒胶囊治疗慢性阻塞性肺疾病急性加重风热犯肺证的临床疗效与安全性观察[D]. 合肥：安徽中医药大学，2016.
[29] 杨添文，李梅华，任朝凤，等. 疏风解毒胶囊对慢性阻塞性肺疾病急性加重期患者炎症因子的影响及安全性评价[J]. 中国中医急症，2019，28（10）：1824-1827.
[30] 王发辉，林石宁，吴达会，等. 疏风解毒胶囊对慢性阻塞性肺疾病急性加重期患者IL-8和TNF-α的影响[J]. 中国中医急

症，2016，25（11）：2171-2173.
[31] 谢军. 疏风解毒胶囊治疗急性气管-支气管炎（风热犯肺证）的临床观察[J]. 中国中医急症，2016，25（10）：1929-1931.
[32] 谭晓纯，何宁. 疏风解毒胶囊治疗急性气管-支气管炎（风热犯肺证）临床观察[J]. 中国中医急症，2017，26（8）：1467-1469.
[33] 黄晖. 疏风解毒胶囊治疗过敏性鼻炎—哮喘综合征（风热犯肺证）的临床疗效观察及其对IL-6/IFN-γ/SOD/MDA水平的影响[D]. 安徽中医药大学，2019.
[34] 邱录斌，杨见明，梅金玉. 疏风解毒胶囊治疗急性鼻窦炎55例疗效评价[J]. 中国药业，2015，24（20）：58-60.
[35] 李良，宋瑞彪. 疏风解毒胶囊治疗慢性鼻窦炎不伴鼻息肉的临床观察[J]. 世界中西医结合杂志，2015，10（5）：688-690，702.
[36] 宁惠明，欧强. 疏风解毒胶囊对慢性咽炎患者血清炎性细胞因子及T淋巴细胞亚群的影响[J]. 解放军医药杂志，2018，30（3）：58-61.
[37] 易新林，马欣，邓可斌，等. 疏风解毒胶囊治疗急性咽炎（风热证）临床观察[J]. 中国中医急症，2017，26（12）：2243-2244.
[38] 杨梅莲. 疏风解毒胶囊治疗小儿疱疹性咽峡炎123例疗效观察[J]. 中国中医急症，2016，25（12）：2364-2365.
[39] 甘娜，吴江华. 疏风解毒胶囊治疗儿童急性扁桃体炎的疗效观察[J]. 中国中医急症，2019，28（8）：1477-1479.
[40] 李东彤. 疏风解毒胶囊治疗急性化脓性扁桃体炎57例[J]. 中国药业，2015，24（8）：107-108.
[41] 李裕昌，吕波，吴赞开，等. 疏风解毒胶囊外泡内服治疗肠道病毒71型小儿手足口病疗效观察[J]. 中国中医急症，2016，25（7）：1430-1432.
[42] 蔡玲玲，张丰川，胡博，等. 疏风解毒胶囊治疗点滴状银屑病血热内蕴证伴上呼吸道感染的临床研究[J]. 北京中医药，2019，38（7）：683-686.
[43] 徐素美，陈瑜，殷瑛，等. 疏风解毒胶囊治疗轻、中度痤疮临床疗效观察[J]. 北京中医药，2016，35（11）：1074-1075.
[44] 郝建志，叶泽兵，曾毓，等. 疏风解毒胶囊治疗登革热200例临床观察[J]. 中国中医急症，2015，24（12）：2261-2263.
[45] 苏莉莎，彭涛，刘宁川，等. 疏风解毒胶囊治疗急性化脓性中耳炎的疗效观察[J]. 中国中医急症，2020，29（2）：314-316.
[46] 徐小燕，李先飞，张静，等. 疏风解毒胶囊致不良反应1例[J]. 药物流行病学杂志，2014，23（11）：677.
[47] 陈集志，熊墨煌，张增珠. 疏风解毒胶囊致头晕、头痛、血压升高1例[J]. 药物流行病学杂志，2015，24（10）：632-633.

（南方医科大学　刘俊珊，余林中）

三、祛暑胜湿解表类

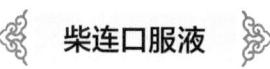

柴连口服液

【**药物组成**】　麻黄、柴胡、广藿香、肉桂、连翘、桔梗。

【**处方来源**】　研制方。《中国药典》（2015年版）。

【**功能与主治**】　解表宣肺，化湿和中。用于感冒风寒夹湿证，症见恶寒发热、头痛鼻塞、咳嗽、咽干、脘闷、恶心等。

【**药效**】　主要药效如下[1]：

1. **解热**　发热是感冒的主要症状之一，注射酵母、菌苗等可导致体内免疫细胞释放炎症因子，进而刺激体温调节中枢，促使动物发热。本品对注射酵母所致大鼠发热具有解热作用，对注射伤寒、副伤寒甲、乙三联菌苗致家兔发热亦有解热作用。

2. **抗炎**　感冒的主要病理过程包括炎症。本品能显著抑制涂抹巴豆油致小鼠耳肿胀，抑制组胺所致的小鼠皮肤毛细血管通透性增高，表明本品具有抗炎作用。

3. **镇咳**　咳嗽是感冒常见的症状。氨雾等刺激性气体吸入呼吸道内，刺激呼吸道感受器，可引起咳嗽。本品能显著延长吸入氨雾所致小鼠咳嗽反应的潜伏期，减少咳嗽次数，呈现镇咳效应。

4. **抗菌**　感冒常继发细菌感染。体内抑菌实验表明，本品能降低感染肺炎双球菌或金黄色葡萄球菌小鼠的死亡率。

5. 抗病毒　病毒感染是造成感冒的主要原因。本品滴鼻能降低流感病毒 FM1 及副流感病毒仙台株感染小鼠的死亡率。

【临床应用】　主要用于感冒等。

感冒[2]　本品适用于风寒夹湿型感冒，临床可见发热、头身疼痛、咳嗽、咽干、恶心、脘痞满闷、舌淡苔白或腻等症。临床常用于上呼吸道感染属风寒湿邪客表，肺气失宣而见上述证候者。本品能较好地缓解患者发热、恶寒、鼻塞、流涕、头痛等感冒症状。

【不良反应】　个别患者用药后可见恶心、呕吐、失眠、心悸、口干[2]。

【使用注意】　①忌烟、酒及辛辣、生冷、油腻食物。②不宜在服药期间同时服用滋补性中药。③方中含有麻黄，高血压、冠心病患者慎用或遵医嘱。④肝病、糖尿病、肾病等慢性病严重者或正在接受其他治疗的患者，均应在医师指导下服用。⑤妊娠期妇女慎用，儿童及年老体弱者应在医师指导下服用。⑥对本品过敏者禁用，过敏体质者慎用。⑦风热感冒者慎用。

【用法与用量】　饭后半小时口服。一次 10ml，一日 3 次；或遵医嘱。

参 考 文 献

[1] 段泾云, 于利森, 陈瑞明, 等. 柴连口服液药理作用研究[J]. 中国实验方剂学杂志, 1998, 4（3）: 24-27.
[2] 王薪. 柴连口服液治疗感冒 506 例临床试验观察报告[J]. 首都医药, 1997, 4（5）: 31-32.

（南方医科大学　刘俊珊；香港浸会大学　禹志领）

调胃消滞丸

【药物组成】　紫苏叶、苍术（泡）、羌活、防风、白芷、薄荷、前胡、厚朴（姜汁制）、陈皮（蒸）、神曲、乌药（醋制）、半夏（制）、砂仁、豆蔻、茯苓、草果、枳壳、广藿香、川芎（酒蒸）、木香、香附（四制）、甘草。

【处方来源】　研制方。《中国药典》（2015 年版）。

【功能与主治】　疏风解表，散寒化湿，健胃消食。用于感冒属风寒夹湿、内伤食滞证，症见恶寒发热、头痛身困、食少纳呆、嗳腐吞酸、腹痛泄泻。

【药效】　主要药效如下[1]:

1. 调节胃分泌　在感冒发生发展过程中，部分病毒和（或）细菌可在上呼吸道随唾液等进入胃肠，引起胃肠分泌及运动功能紊乱。依据中医药理论，采用内外湿因素结合致病的方法复制出大鼠湿阻证模型，在一定程度上反映了上述病理过程。本品能明显减少湿阻证模型大鼠胃液分泌量、降低胃液 pH、增加胃液总酸度及明显提高胃蛋白酶的活力，呈现对胃分泌功能的调节效应（图 1-6）。

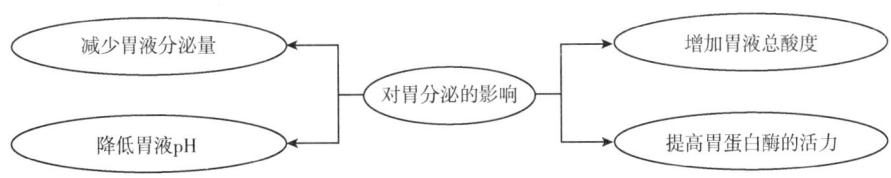

图 1-6　调胃消滞丸对胃分泌的影响

2. 促进胃肠排空　本品能够促进湿阻证模型大鼠的肠推进及胃排空。

【临床应用】　主要用于感冒、急性胃肠炎等。

1. 感冒　本品适用于胃肠型感冒，临床可见发热、头痛身困、食少纳呆、嗳腐吞酸、腹痛泄泻等症。临床常用于感冒属外感风寒夹湿、内伤湿滞而见上述证候者。

2. 急性胃肠炎[2,3]　属中医学"伤食""胃脘痛""呕吐""泄泻""腹痛"等范畴，现代医学认为其与感染沙门菌、金黄色葡萄球菌、嗜盐菌及某些肠道病毒等有关，临床可见腹痛、腹泻、呕吐、发热等。本品可用于急性胃肠炎，能改善患者胃脘胀痛、恶心呕吐、大便稀溏、腹痛、纳少、嗳气和脘腹痞满等症状。

【不良反应】　尚不明确。

【使用注意】　①忌烟、酒及辛辣、生冷、油腻食物。②不宜在服药期间同时服用滋补性中药。③风热感冒者不适用，其表现为发热明显、微恶风、有汗、口渴、鼻流浊涕、咽喉肿痛、咳吐黄痰。④高血压、心脏病、肝病、糖尿病、肾病等慢性病严重者应在医师指导下服用。⑤服药3天症状无改善，或症状加重，或出现新的严重症状如胸闷、心悸等应立即停药，并去医院就诊。⑥小儿、年老体弱者、妊娠期妇女应在医师指导下服用。⑦对本品过敏者禁用，过敏体质者慎用。

【用法与用量】　口服。一次2.2g，一日2次。

参 考 文 献

[1] 杨龙飞，陈丹曼，邓慧敏，等. 调胃消滞丸对湿阻证模型大鼠胃液分泌及胃肠运动功能的影响[J]. 中药新药与临床药理，2007，18（5）：374-376.

[2] 汪朝晖，陈丹曼，杨忠奇，等. 调胃消滞丸治疗急性胃肠炎（食滞湿阻证）的临床研究[J]. 湖北中医杂志，2009，31（4）：15-16.

[3] 郑笑. 调胃消滞丸配合西药治疗急性胃肠炎临床观察[J]. 新中医，2014，46（10）：70-72.

（南方医科大学　刘俊珊；香港浸会大学　禹志领）

　藿香正气水（颗粒、片、合剂、口服液、滴丸、胶囊、软胶囊）　

【药物组成】　广藿香油、紫苏叶油、白芷、苍术、厚朴（姜制）、生半夏、茯苓、陈皮、大腹皮、甘草浸膏（水、片、颗粒、滴丸、口服液、软胶囊由以上药物组成）。

广藿香、紫苏叶、白芷、厚朴（姜制）、大腹皮、法半夏、陈皮、白术（炒）、茯苓、桔梗、生姜、大枣、甘草（合剂、胶囊由以上药物组成）。

【处方来源】　宋·太平惠民和剂局《太平惠民和剂局方》，《中国药典》（2015年版）。

【功能与主治】　解表化湿，理气和中。用于外感风寒、内伤湿滞或夏伤暑湿所致的感冒，症见头痛昏重、胸膈痞闷、脘腹胀痛、呕吐泄泻；胃肠型感冒见上述证候者。

【药效】　主要药效如下[1-21]：

1. 调节胃肠平滑肌运动　在胃肠型感冒发生发展过程中，病原微生物可由上呼吸道进入胃肠道，引起胃肠功能紊乱。胸膈痞闷、脘腹胀痛、呕吐泄泻等消化系统症状的发生在一定程度上与胃肠道运动失常有关。不同剂型的藿香正气制剂均能调节胃肠平滑肌运动，而且多具有双向调节作用：既能对离体兔和在体鼠的小肠收缩力、运动有明显的增强作用；又能拮抗新斯的明或乙酰胆碱所致兔离体小肠运动亢进，缓解肠痉挛。本品促进胃肠运动作用可能与调节胃动素和氯离子通道有关，对肠痉挛的拮抗作用与抑制平滑肌细胞膜上钙离子通道的开放相关（图1-7）。

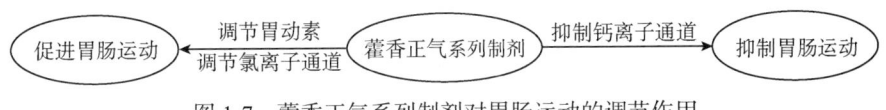

图1-7 藿香正气系列制剂对胃肠运动的调节作用

2. 止泻　藿香正气系列制剂具有止泻作用，与抑制小肠推进运动、调节水电解质平衡、保护肠黏膜、调节胃肠激素分泌、改善免疫异常等有关。藿香正气软胶囊对番泻叶所致小鼠腹泻有明显抑制作用。藿香正气散能调节急性腹泻大鼠水电解质平衡，降低血浆环磷酸腺苷水平，对肠黏膜有保护作用。藿香正气液对感染后肠易激综合征大鼠结肠上皮细胞超微结构有不同程度的改善，可降低肠道通透性，保护肠黏膜机械屏障。藿香正气液和藿香正气胶囊可通过改善小鼠肠黏膜免疫异常，进而缓解福氏痢疾杆菌和鼠伤寒沙门菌所致的菌群失调性腹泻症状（图1-8）。

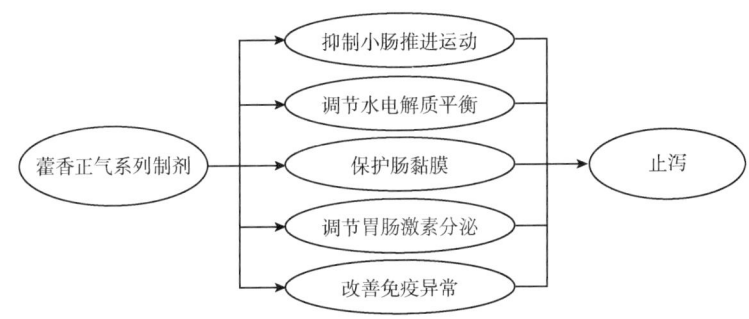

图1-8 藿香正气系列制剂止泻的作用机制

3. 促进胃肠道吸收功能　藿香正气丸能明显促进硫酸镁致泻小鼠肠道对^{3}H-葡萄糖和水的吸收。

4. 保护肠屏障功能　肠屏障指肠道防止有害物质通过肠黏膜进入人体内其他组织、器官和血液循环的屏障。藿香正气软胶囊可有效减轻肢体缺血-再灌注模型小鼠的肠黏膜损伤，保护肠组织形态结构，增强杯状细胞分泌功能，提高肠道自身防御体系，减少肠壁各层内肥大细胞数量，抑制肿瘤坏死因子α的释放，降低血清一氧化氮浓度，从而保护肠屏障功能。

5. 镇吐　藿香正气颗粒可延长硫酸铜催吐所致家鸽的呕吐反应发生潜伏期，减少呕吐次数。

6. 解热、镇痛、镇静、抗炎　发热、脘腹胀痛是胃肠型感冒的主要症状。藿香正气丸和藿香正气颗粒对注射伤寒菌苗所致的家兔发热具有明显的解热作用。藿香正气水、胶囊、颗粒及丸剂均有一定的镇痛作用。藿香正气片与地西泮等镇静催眠药合用可增强对小鼠的镇静催眠作用。藿香正气水及藿香正气口服液和加味藿香正气软胶囊均有良好的抗炎作用。藿香正气软胶囊可用于治疗葡聚糖硫酸钠、2,4,6-三硝基苯磺酸、细菌感染等多种因素引起的小鼠肠炎。藿香正气制剂的抗炎机制可能与抗肥大细胞脱颗粒、拮抗Ⅰ型变态反应、抑制多种促炎细胞因子产生及调节相关免疫应答通路等有关。

7. 抗病原微生物　病毒、细菌感染是胃肠型感冒的主要病因。本品体外对藤黄八叠球菌、金黄色葡萄球菌、痢疾杆菌、沙门菌、甲乙型副伤寒杆菌、红色毛癣菌、石膏样毛癣菌、絮状表皮癣菌、石膏样小孢子菌、白色念珠菌、新生隐球菌和皮炎芽生菌等有不同程度的抑制作用，尤其对藤黄八叠球菌及金黄色葡萄球菌作用较强。研究还发现，藿香正气颗粒对 A_1、A_3 及 B 型流感病毒也有抑制作用。

8. 调节免疫　胸腺嘧啶核苷参与细胞 DNA 的合成。用同位素标记胸腺嘧啶核苷后检测放射强度，放射性越强，表明细胞增殖越旺盛。藿香正气丸能提高腹泻小鼠外周血淋巴细胞 ^{3}H-胸腺嘧啶核苷掺入量，提示外周血淋巴细胞生成增加。本品能改善湿困脾胃型亚健康模型大鼠一般体征，增加脾脏、胸腺脏器系数，增加血清 IgG 含量。

9. 缓解吗啡依赖大鼠的戒断症状　戒断症状是停止使用吗啡后所出现的特殊心理、生理症状群。藿香正气口服液能明显缓解吗啡依赖大鼠的腹泻、流涎、流泪等戒断症状，减轻因戒断时多巴胺过度释放引起的激惹、不安、抽搐、震颤等戒断症状。

【临床应用】　主要用于感冒、中暑、急性胃肠炎、功能性消化不良、肠易激综合征、新型冠状病毒肺炎等[21-25]。

1. 感冒　藿香正气系列制剂适用于治疗外感风寒、内伤湿滞所致之胃肠型感冒，可较快缓解头身困重疼痛、胸脘满闷、恶心纳呆、舌质淡红、舌苔白腻、呕吐、泄泻等症状。

2. 中暑　藿香正气系列制剂常用于治疗外感暑湿、气机受阻之中暑，可缓解恶寒发热、头昏晕沉、胸脘满闷、恶心欲呕、甚则昏仆等证候。

3. 急性胃肠炎　藿香正气系列制剂还可用于湿阻中焦，损伤脾胃之急性胃肠炎。本病多为外感六淫、内伤饮食或湿邪，损伤脾胃，导致脾失运化、胃失和降，从而水湿内停，阻滞中焦，临床常见腹痛、腹泻、呕吐及发热等。藿香正气系列制剂能显著改善患者恶心呕吐、大便稀溏、腹痛、纳少、嗳气和脘腹痞满等症状。

4. 功能性消化不良　藿香正气系列制剂还可用于湿滞中焦之功能性消化不良。该病中医学认为属"痞满""胃脘痛"范畴，病因多为饮食劳倦，饥饱不均，损伤脾胃；脾虚运化失常，则湿浊内生，湿浊中阻，进一步影响脾胃运化，以湿阻中焦最为多见。藿香正气系列制剂能改善上腹饱胀、嗳气、食欲不振、恶心、呕吐等症状。

5. 肠易激综合征　是临床上常见的胃肠功能紊乱性疾病，以腹痛、腹泻、排便习惯改变和大便性状异常、黏液便为主要特征。中医学认为脾虚湿困为发病关键，湿邪阻滞是其反复发作的重要因素。藿香正气系列制剂对湿邪停滞，脾胃不和所致之肠易激综合征疗效确切。

6. 新型冠状病毒肺炎（COVID-19）　藿香正气胶囊（水、丸、口服液）还被国家卫生健康委员会在《新型冠状病毒肺炎诊疗方案（试行第七版）》中推荐用于新型冠状病毒肺炎（医学观察期）[26]，适用于医学观察期乏力伴胃肠不适患者。

7. 其他　另有报道藿香正气系列制剂还可用于糖尿病胃轻瘫、秋冬季腹泻、流感、术后肠胀气、口臭、妊娠恶阻、足癣、慢性荨麻疹、湿疹等。

【不良反应】　据文献报道藿香正气水的不良反应有药疹、紫癜、休克等过敏反应及肠梗阻、上消化道出血、小儿低血糖[27-33]。

【使用注意】　①忌烟、酒及辛辣、生冷、油腻食物，饮食宜清淡。②不宜在服药期间同时服用滋补性中药。③有高血压、心脏病、肝病、糖尿病、肾病等慢性病严重者应在医师指导下服用。④儿童、妊娠期妇女、哺乳期妇女、年老体弱者应在医师指导下服用。⑤吐泻严重者应及时去医院就诊。⑥本品含乙醇40%～50%，服药后不得驾驶机、车、船，不得从事高空作业、机械作业及操作精密仪器。⑦严格按用法用量服用，本品不宜长期服用。⑧服药3天症状无缓解，应去医院就诊。⑨对本品及乙醇过敏者禁用，过敏体质者慎用。⑩风热感冒者慎用。

【用法与用量】 水剂：口服。一次1/2～1支（每支10ml），一日2次，用时摇匀。颗粒剂：温开水冲服。一次5g，一日2次；儿童酌减。片剂：口服。一次4～8片，一日2次。合剂：口服。一次10～15ml，一日3次。口服液：口服。一次5～10ml，一日2次，用时摇匀。滴丸：口服。一次2.5～5g，一日2次。胶囊：口服。一次4粒，一日2次；儿童酌减。软胶囊：口服。一次2～4粒，一日2次。

参 考 文 献

[1] 付丽娜, 张启堂, 庞榕. 藿香正气四种制剂的药效学和毒理学研究[J]. 广东化工, 2014, 41（14）: 35-37.
[2] 尚曙玉, 张启堂, 李晓光, 等. 藿香正气不同制剂对动物小肠运动的影响[J]. 中国医药导报, 2012, 9（6）: 96-98.
[3] 袁晔蓉. 藿香正气水对大鼠胃肠道影响的研究[J]. 辽宁中医药大学学报, 2007, 14（16）: 2137-2138.
[4] 张桐茂, 刘炜, 赵博, 等. 藿香正气软胶囊对功能性消化不良脾虚湿盛患者胃动力及胃肠激素的影响[J]. 中草药, 2014, 45（15）: 2214-2217.
[5] 李焕丹, 李康, 吴韶辉, 等. 藿香正气水有效成分的解痉作用研究[J]. 中药新药与临床药理, 2012, 23（6）: 652-654
[6] 李康, 陈思亮, 周文良, 等. 中药藿香正气水对大鼠结肠平滑肌收缩的机制研究[J]. 中国实验方剂学杂志, 2010, 16（6）: 137-140.
[7] 李康, 陈思亮, 周文良, 等. 中药藿香正气水对结肠上皮细胞T84吸收分泌的影响[J]. 中国中药杂志, 2010, 35（18）: 2491-2492.
[8] 刘瑶, 刘伟, 余林中. 藿香正气液对感染后肠易激综合征大鼠结肠上皮细胞超微结构及血清DAO活性的影响[J]. 时珍国医国药, 2015, 26（9）: 2104-2107.
[9] He Y H, Zhao H Y, Liu Z L, et al. Effects of huoxiangzhengqi liquid on enteric mucosal immune responses in mice with Bacillus dysenteriae and Salmonella typhimurium induced diarrhea[J]. World J Gastroenterol, 2006, 12（45）: 7346-7349.
[10] 何颖辉, 罗晓健, 钱星文, 等. 藿香正气胶囊对菌群失调小鼠黏膜免疫的影响[J]. 中国中药杂志, 2007, 32（22）: 2397-2400.
[11] 谢肄聪, 唐方. 藿香正气软胶囊对肠屏障功能保护作用的机理研究[J]. 中国中药杂志, 2004, 29（5）: 456-458.
[12] 魏云, 唐映红, 吉兰, 等. 藿香正气颗粒剂与丸剂药理作用比较研究[J]. 湖南中医杂志, 1992, （5）: 46-47.
[13] 肖淑凤. 略述藿香正气丸的药理作用及临床应用[J]. 中国中医药现代远程教育, 2014, 12（6）: 100.
[14] 李建恒, 张杏红, 侯大宜, 等. 藿香正气片对小鼠自发活动的影响[J]. 中国药业, 2005, 14（5）: 26.
[15] 孙兰, 宗绍波, 吕耀中, 等. 加味藿香正气软胶囊对DSS致小鼠结肠炎的作用及机制[J]. 中国实验方剂学杂志, 2015, 21（13）: 91-94.
[16] 吕耀中, 王正宽, 孙兰, 等. 加味藿香正气软胶囊对TNBS致小鼠结肠炎模型的抗炎作用[J]. 世界华人消化杂志, 2014, 22（33）: 5118-5123.
[17] 宗绍波, 吕耀中, 孙兰, 等. 加味藿香正气软胶囊对细菌性肠炎炎性因子的影响[J]. 药学与临床研究, 2015, 23（3）: 229-231.
[18] 王红梅, 吕耀中, 刘莉娜, 等. 不同组方加味藿香正气软胶囊对脂多糖诱导小鼠原代骨髓巨噬细胞炎症相关因子表达的影响[J]. 世界科学技术-中医药现代化, 2016, 18（3）: 476-481.
[19] 余传星, 朱玲. 藿香正气口服液抗肥大细胞脱颗粒的机制探讨[J]. 中成药, 2002, 24（2）: 120-121.
[20] 余传星, 朱玲. 藿香正气水阻断肥大细胞脱颗粒的实验研究[J]. 中医药研究, 1994, 4: 60-61.
[21] Yu C X, Zhu L. Experimental Researches on Inhibitory Effect of HuoxiangZhengqi Liquid on Histamine Release[J]. Chin J Integrated Tradit West Med, 2003, 9（4）: 276-280.
[22] 夏瑾瑜. 中西医结合治疗霍乱18例[J]. 湖北中医杂志, 1989, 5: 7-8.
[23] 任德权. 临床实用中成药[M]. 北京: 人民卫生出版社, 2002.

[24] 王长文, 林天慕, 李永进, 等. 藿香正气水治疗足癣43例[J]. 吉林中医药, 2000, 6: 44.
[25] 张慧, 李诗畅, 肖洪彬. 藿香正气类制剂的临床应用研究概况[J]. 湖南中医杂志, 2018, 34 (3): 203-205.
[26] 中华人民共和国国家卫生健康委员会办公厅. 新型冠状病毒肺炎诊疗方案 (试行第七版)[J]. 兰州大学学报 (医学版), 2020, 46 (2): 1-7.
[27] 郑桦. 藿香正气水引起的荨麻疹样药疹1例[J]. 海峡药学, 1996, 8 (1): 52-53.
[28] 马忠全, 李兆翠. 藿香正气水致荨麻疹样药疹1例[J]. 皮肤病与性病, 1995, (2): 62.
[29] 钟松才. 口服藿香正气水致过敏性紫癜1例[J]. 中国中药杂志, 1994, 19 (4): 252.
[30] 季振慧, 张芬梅. 藿香正气水致过敏性休克1例[J]. 陕西中医, 2005, 26 (7): 665.
[31] 郑晶晶, 胡平. 外用藿香正气水引起肠梗阻1例[J]. 现代中西医结合杂志, 2002, 11 (7): 652.
[32] 谭叶楠, 高天, 张旭洁, 等. 藿香正气水致消化道出血1例[J]. 中国药物警戒, 2009, 6 (12): 759-760.
[33] 李洪长. 小儿藿香正气水致低血糖症6例报告[J]. 福建医药杂志, 1995, 17 (4): 112.

(南方医科大学 刘俊珊;香港浸会大学 禹志领)

沙溪凉茶（颗粒）

【药物组成】 岗梅、金纽扣、蒲桃、臭屎茉莉、野颠茄。

【处方来源】 研制方。国药准字 Z44023694。

【功能与主治】 清热祛暑, 除湿导滞。用于暑湿感冒, 症见恶寒发热、身倦骨痛、胸膈饱滞、大便不爽。

【药效】 主要药效如下[1]:

1. 解热、镇痛、抗炎 发热、头身疼痛和上呼吸道炎症是感冒的重要特征。酵母混悬液皮下注射可引起发热;乙酸等化学刺激物注入小鼠腹腔内, 可通过刺激腹膜引起疼痛及炎症。研究发现, 沙溪凉茶对注射干酵母致热大鼠有解热作用;对注射乙酸所致小鼠疼痛有镇痛作用;还可有效抑制腹腔注射乙酸所致小鼠腹腔毛细血管通透性增高而发挥抗炎作用。

2. 抗菌、抗病毒 上呼吸道感染的主要病因为呼吸道病毒及细菌感染。研究发现, 沙溪凉茶对呼吸道和消化道感染常见的金黄色葡萄球菌、乙型溶血性链球菌、肺炎球菌、肠炎杆菌、痢疾杆菌、白喉杆菌、大肠埃希菌、铜绿假单胞菌、白色念珠菌在体外均有不同程度的抑制作用;体外对柯萨奇B族病毒和甲3型流感病毒亦有抑制作用。

3. 调节肠胃运动 上呼吸道感染常伴发胃肠功能紊乱。乙酰胆碱及阿托品分别是最常见的平滑肌收缩剂及平滑肌松弛剂。沙溪凉茶对正常兔离体肠肌运动有明显的抑制作用;对乙酰胆碱引起的兔离体肠平滑肌痉挛有显著的拮抗作用;对阿托品引起的兔离体肠平滑肌松弛有明显的协同作用, 呈现调节胃肠运动的效应。

4. 祛痰 小鼠腹腔注射酚红后, 可部分经支气管黏液腺分泌排出, 祛痰药可促进小鼠气道酚红的排泌。研究发现, 沙溪凉茶可促进小鼠气管段酚红的排泌, 表明其具有一定的祛痰作用。

【临床应用】 主要用于暑湿感冒等。

暑湿感冒 沙溪凉茶适用于治疗暑湿感冒, 临床可见恶寒发热、头痛目眩、身倦骨痛、胸膈饱滞、纳呆、呕恶、大便不爽、舌红、苔黄厚腻、脉弦数或滑等症。临床常用于急性上呼吸道感染见上述证候者。

【不良反应】 沙溪凉茶无明显不良反应, 在临床常规剂量下使用安全无毒[2]。

【使用注意】 ①忌烟、酒及辛辣、生冷、油腻食物。②不宜在服药期间同时服用滋补性中药。③风寒感冒者不适用,其表现为恶寒重、发热轻、无汗、头痛、鼻塞、流清涕、喉痒咳嗽。④高血压、心脏病、肝病、糖尿病、肾病等慢性病严重者应在医师指导下服用。⑤服药3天症状无改善,或症状加重,或出现新的严重症状如胸闷、心悸等应立即停药,并去医院就诊。⑥小儿、年老体弱者、妊娠期妇女应在医师指导下服用。⑦对本品过敏者禁用,过敏体质者慎用。

【用法与用量】 茶剂:煎煮茶用水煎服;袋泡茶用开水泡服,一次1袋,一日1~2次。颗粒剂:开水冲服。一次7g,一日1~2次。

参 考 文 献

[1] 刘建雄,吴清和,方燮帆,等. 沙溪凉茶的药效学研究[J]. 中药材,2006,29(9):957-960.
[2] 刘建雄,吴清和,方燮帆,等. 沙溪凉茶毒理学研究[J]. 中药材,2006,29(10):1077-1079.

(南方医科大学 刘俊珊;香港浸会大学 禹志领)

保济丸(浓缩丸、口服液)

【药物组成】 钩藤、菊花、蒺藜、厚朴、木香、苍术、天花粉、广藿香、葛根、化橘红、白芷、薏苡仁、稻芽、薄荷、茯苓、广东神曲。

【处方来源】 研制方。《中国药典》(2015年版)。

【功能与主治】 解表,祛湿,和中。用于暑湿感冒,症见发热头痛、腹痛腹泻、恶心呕吐、肠胃不适;亦可用于晕车晕船。

【药效】 主要药效如下[1-8]:

1. 解热、镇痛、抗炎　发热、肌肉疼痛和上呼吸道炎症是感冒的重要特征。酵母混悬液皮下注射可引起动物发热;乙酸等化学刺激物注入小鼠腹腔内,可通过刺激腹膜引起疼痛及炎症,并使小鼠产生腹部内凹、躯干与后腿伸张的扭体反应;用二甲苯涂抹小鼠耳廓,可诱导组胺等炎症介质释放,引起局部毛细血管通透性增加、炎症细胞浸润及急性渗出性炎性水肿,引起耳廓肿胀。研究发现,本品对注射酵母菌致大鼠发热有解热作用;能显著抑制腹腔注射乙酸诱发的小鼠扭体疼痛反应,表明本品具有较好的镇痛作用;还能抑制涂抹二甲苯所致的小鼠耳廓肿胀和耳毛细血管通透性增加,显示出抗炎作用。

2. 抗病原微生物　呼吸道病毒及细菌感染是感冒的主要病因。体外实验表明,本品对乙型溶血性链球菌、金黄色葡萄球菌、福氏痢疾杆菌、伤寒杆菌、大肠埃希菌等均有不同程度的抑制作用,对鼻病毒亦有抑制作用。

3. 调节胃肠运动　消化系统功能紊乱在一定程度上与胃肠道的运动失常有关。研究证实,本品对家兔离体肠管收缩、在体小鼠胃肠道推进运动及犬消化道慢波节律有促进作用,对新斯的明引起的小鼠小肠运动亢进、乙酰胆碱所致的离体兔肠痉挛亦具有拮抗作用,呈现出对胃肠运动功能的双向调节作用。

4. 止泻　蓖麻油可滑利肠道,软化粪便,刺激肠壁,促进动物泻下。研究发现,本品对蓖麻油所致小鼠腹泻有明显的缓解作用,该作用可能与抑制肠运动及减少肠腔内水分有关。

5. 镇吐　给入化学性刺激可导致动物呕吐反射的发生。研究发现,本品可显著减少硫酸铜所致家鸽呕吐次数。

【临床应用】 主要用于感冒、急性胃肠炎、功能性消化不良、晕动症等。

1. 感冒[9] 本品适用于外感表邪、湿阻中焦、胃失和降之胃肠型感冒，临床可见发热头痛、腹痛腹泻、恶心呕吐、嗳食嗳酸、舌淡苔腻、脉浮等症。本品能较好地改善发热、头痛、鼻塞、脘腹胀满、不思饮食、大便稀溏等症状。

2. 急性胃肠炎 本品还可用于湿阻中焦，损伤脾胃之急性胃肠炎。外感六淫、内伤饮食均可致脾失健运，湿阻中焦，胃失和降，临床表现为腹痛、腹泻、呕吐及发热等，本品能改善患者胃脘胀痛、恶心呕吐、大便溏稀、腹痛、纳少、嗳气等症状。本品常用于急性胃肠炎、伤食性腹泻等见上述证候者。

3. 功能性消化不良[10,11] 本品还可用于湿滞中焦之功能性消化不良，能改善脘腹胀满、嗳气、食欲不振、恶心呕吐、口臭、嗳气酸腐等症状。

4. 晕动症[12] 晕车晕船常见头晕、恶心呕吐、面色苍白、汗出肢冷等。本品能"和中"，对乘坐舟、车突发的肠胃不适症均有疗效。

【不良反应】 尚不明确。

【使用注意】 ①忌烟、酒及辛辣、生冷、油腻、不易消化食物。②不适用于急性肠道传染病之剧烈恶心、呕吐、水泻不止。③吞咽食物有噎感者，尽早到医院诊治。④服药3天症状无改善，或症状加重者，应立即停药，并去医院就诊。⑤小儿及年老体虚者应在医师指导下服用。⑥哺乳期妇女慎用。⑦对本品过敏者禁用，过敏体质者慎用。

【用法与用量】 丸剂：口服。一次 1.85～3.7g，一日 3 次。浓缩丸：口服。一次 1.2g，一日 3 次。口服液：口服。一次 10～20ml，一日 3 次。

参 考 文 献

[1] 茹丽，郭起岳，许常辉. 保济丸粉辐照前后解热及止吐作用的研究[J]. 中国实验方剂学杂志，2012，18（5）：191-193.
[2] 张丹，肖柳英，陈绮文，等. 保济丸的药理作用研究[J]. 中药新药与临床药理，1998，9（4）：20-22，60.
[3] 李润萍，朱盛山，邹威尧. 保济丸中化学成分与药理作用研究进展[J]. 中国实验方剂学杂志，2010，16（11）：200-203.
[4] 郭卫真，刘妮，卢东荣，等. 保济丸抗菌作用的实验研究[J]. 内蒙古中医药，2010，（24）：48.
[5] 张俊丽，刘妮. 保济丸抗呼吸道病毒的体外实验研究[J]. 浙江中西医结合杂志，2008，18（11）：686-687.
[6] 李锐，李灿辉，李迅. 保济丸对消化道运动功能的影响[J]. 中成药研究，1984，（1）：21-23.
[7] 吴君，吴清和，黄萍，等. 保济丸对离体兔肠作用的实验研究[J]. 西北药学杂志，2011，26（4）：274-276.
[8] 茹丽，郭起岳，许常辉. 保济丸粉对小鼠腹泻及肠运动的影响[J]. 中国实验方剂学杂志，2012，18（4）：235-237.
[9] 黄晓丹，薛素琴，黄彬，等. 保济浓缩丸治疗胃肠型感冒的临床研究[J]. 中国民族民间医药，2009，18（16）：44-45.
[10] 张群肖. 保济丸治疗功能性消化不良 60 例疗效观察[J]. 浙江中西医结合杂志，2005，15（8）：506-507.
[11] 宣志红，周芳. 保济丸联合多潘立酮治疗小儿功能性消化不良的疗效观察[J]. 中国药房，2011，22（28）：2640-2641.
[12] 蒲昭和. "保济丸"的传说及适应症[J]. 首都食品与医药，2004，（11）：39.

（南方医科大学 刘俊珊；香港浸会大学 禹志领）

暑热感冒颗粒

【药物组成】 连翘、竹叶、北沙参、竹茹、荷叶、生石膏、知母、佩兰、丝瓜络、香薷、菊花。

【处方来源】 东汉·张仲景《金匮要略》。国药准字 Z21022084。

【功能与主治】 祛暑解表，清热生津。用于外感暑热所致之感冒，症见发热重、恶寒轻、汗出热不退、心烦口渴、尿赤、苔黄、脉数。

【药效】 主要药效如下[1]：

1. 抗病毒 呼吸道病毒感染是感冒的主要病因。本品对小鼠滴鼻感染流感病毒所致的肺指数增加有抑制作用，表明本品具有抗病毒活性。

2. 解热 发热是感冒的主要症状之一。本品对注射10%鲜啤酒酵母悬浮液致大鼠发热有解热作用。

3. 发汗 将大鼠足跖部涂染色剂，当大鼠足跖出汗时，汗点可被着色，根据显色的点数可判断发汗程度。本品能明显增加大鼠汗点数量，表明其具有发汗作用。

【临床应用】 主要用于感冒等。

感冒 本品适用于夏月外感暑热之邪所致之暑热感冒，临床可见发热重、恶寒轻、多汗、心烦、口渴、面赤气粗、溲赤、舌红、苔黄、脉数等症。临床常用于上呼吸道感染见上述证候者。

【不良反应】 尚不明确。

【使用注意】 ①忌烟、酒及辛辣、生冷、油腻食物。②不宜在服药期间同时服用滋补性中药。③风寒感冒者不适用，其表现为恶寒重、发热轻、无汗、头痛、鼻塞、流清涕、喉痒咳嗽。④高血压、心脏病、肝病、糖尿病、肾病等慢性病严重者应在医师指导下服用。⑤服药3天症状无改善，或症状加重，或出现新的严重症状如胸闷、心悸等应立即停药，并去医院就诊。⑥小儿、年老体弱者、妊娠期妇女应在医师指导下服用。⑦对本品过敏者禁用，过敏体质者慎用。

【用法与用量】 开水冲服。一次10～20g，一日3次。

参 考 文 献

[1] 由东, 肖春莹, 连红. 暑热感冒颗粒药效学研究[J]. 黑龙江医药, 2014, 27（4）: 804-806.

（南方医科大学　刘俊珊；香港浸会大学　禹志领）

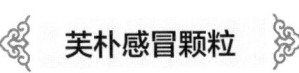

芙朴感冒颗粒

【药物组成】 芙蓉叶、厚朴、陈皮、牛蒡子（炒）。

【处方来源】 研制方。国药准字Z20003303。

【功能与主治】 清热解毒，宣肺利咽，宽中理气。用于风热或风热夹湿所致的感冒，症见发热、头痛、咽痛、肢体痛、鼻塞、胃纳减退。

【药效】 主要药效如下[1]：

1. 抗炎 一氧化氮是机体内重要的炎症介质，参与与炎症有关的细胞因子的调节。巨噬细胞经细菌内毒素刺激后可产生大量一氧化氮，参与炎症过程。本品及其中所含的芦丁、厚朴酚、和厚朴酚、牛蒡子苷、牛蒡子苷元、绿原酸、橙皮苷、川陈皮素和柚皮苷在安全浓度内均能不同程度地抑制一氧化氮的生成，从而发挥抗炎作用。

2. 解热、镇痛 本品对急性上呼吸道感染患者具有解热、镇痛作用。

【临床应用】 主要用于感冒、流感等。

1. 感冒[2] 本品适用于感受风热或风热夹湿所致之感冒,临床可见发热、头痛、咽痛、咳嗽、肢体痛、鼻塞、胃纳减退、舌尖红、苔薄或腻、脉浮数等症。临床常用于上呼吸道感染属外感风热或风热夹湿而见上述证候者。配合利巴韦林和维生素 C 具有退热快、症状体征消失快等优点。

2. 流感[3] 甲型流感临床以呼吸道症状为主,同时可伴有全身病毒血症及消化道症状。本品配合抗病毒常规治疗,可缩短流感病程及减少并发症的发生率。

【不良反应】 尚不明确。

【使用注意】 ①忌烟、酒及辛辣、生冷、油腻食物。②不宜在服药期间同时服用滋补性中药。③风寒感冒者不适用。④高血压、心脏病、肝病、糖尿病、肾病等慢性病严重者应在医师指导下服用。⑤儿童、妊娠期妇女、哺乳期妇女、年老体弱者应在医师指导下服用。⑥服药 3 天症状无缓解,应去医院就诊。⑦对本品过敏者禁用,过敏体质者慎用。

【用法与用量】 开水冲服。一次 10～20g,一日 2 次。

参 考 文 献

[1] 徐米米. 芙朴感冒颗粒活性成分的液质联用分析及其抗炎活性评价[D]. 杭州:浙江大学,2018.
[2] 任长征. 芙朴感冒颗粒佐治上呼吸道感染疗效观察[J]. 健康必读(下旬刊),2013,(5):413.
[3] 郭晓渊,姚向花. 芙朴感冒颗粒佐助治疗甲型流感 80 例疗效观察[J]. 中国中医急症,2008,17(6):745,757.

(南方医科大学 刘俊珊,杨华一)

四、扶正解表类

参苏丸(颗粒、口服液、胶囊)

【药物组成】 党参、紫苏叶、葛根、前胡、茯苓、半夏(制)、陈皮、枳壳(炒)、桔梗、木香、甘草。

【处方来源】 宋·太平惠民和剂局《太平惠民和剂局方》。《中国药典》(2015 年版)。

【功能与主治】 益气解表,疏风散寒,祛痰止咳。用于身体虚弱,感受风寒所致之感冒,症见恶寒发热、头痛鼻塞、咳嗽痰多、胸闷呕逆、乏力气短。

【药效】 主要药效如下[1-7]:

1. 解热、镇痛、抗炎 发热、肌肉疼痛和上呼吸道炎症是感冒的重要特征。注射菌苗可致动物发热;将乙酸等化学刺激物注入小鼠腹腔内,可通过刺激腹膜引起疼痛及炎症;将二甲苯涂抹于小鼠耳廓,可诱导组胺等炎症介质释放,引起局部毛细血管通透性增加、炎症细胞浸润及急性渗出性炎性水肿,引起耳廓肿胀。参苏丸、参苏口服液及参苏颗粒对注射伤寒、副伤寒甲、乙三联菌苗致家兔发热具有解热作用。参苏丸和参苏颗粒对热刺激及腹腔注射乙酸所致实验小鼠的疼痛反应有抑制作用,呈现镇痛效应。参苏丸、参苏口服液能抑制涂抹二甲苯所致的小鼠耳肿胀,表明其具有抗炎作用。参苏饮水煎液对烟熏联合气管注射脂多糖加冷风刺激复制的大鼠肺气虚外感型炎症病理过程有抑制作用,其机制与干预相关炎症因子及调节 TLR4-NF-κB、IP$_3$R/Ca^{2+}、p38 MAPK 信号通路等诸因素有关。

2. 镇咳、祛痰　小鼠腹腔注射酚红后,可部分经气管分泌排出,祛痰药可促进小鼠气道酚红的排泌。吸入氨雾等刺激性气体,刺激呼吸道感受器,可引起动物咳嗽。研究证明,参苏丸、参苏口服液和参苏颗粒均能显著延长吸入氨雾所致小鼠咳嗽的潜伏期,并减少咳嗽次数,还能够促进酚红由气管排泌,表明其具有止咳、祛痰效应。

3. 增强免疫　气虚证常表现为免疫功能低下,尤其是非特异性免疫力下降。炭粒廓清实验可反映巨噬细胞的吞噬能力。参苏丸、参苏颗粒、参苏口服液能提高小鼠血中巨噬细胞廓清炭粒的吞噬指数,并增加脾重。参苏丸还可对抗环磷酰胺所致的小鼠胸腺萎缩,提示参苏制剂能增强非特异性免疫功能。

4. 抗病毒　呼吸道病毒感染是感冒的重要病因,参苏颗粒、参苏丸体外对流感病毒 A1/京防 86-1 和 A3/贵防 86/37 有抑制作用。

【临床应用】　主要用于感冒、咳嗽等。

1. 感冒　参苏制剂(丸、颗粒、口服液、胶囊)可用于治疗身体素虚,复感风寒所致之感冒,能缓解恶寒发热、头痛、鼻塞、咳嗽痰多、胸闷、呕逆、乏力、气短、舌胖淡、苔薄白、脉虚等症。临床常用于反复上呼吸道感染见上述证候者。

2. 咳嗽[8]　参苏胶囊还可用于以咳嗽、咯痰为主要症状的呼吸道炎症性疾病,包括急性上呼吸道感染、慢性支气管炎、支气管哮喘及支气管扩张等,镇咳、祛痰效果明显。

【不良反应】　尚不明确。

【使用注意】　①忌烟、酒及辛辣、生冷、油腻食物。②不宜在服药期间同时服用滋补性中药。③风热感冒者不适用。④有高血压、心脏病、肝病、糖尿病、肾病等慢性病严重者应在医师指导下服用。⑤儿童、妊娠期妇女、哺乳期妇女应在医师指导下服用。⑥发热体温超过 38.5℃的患者,应去医院就诊。⑦服药 3 天症状无缓解,应去医院就诊。⑧对本品过敏者禁用,过敏体质者慎用。

【用法与用量】　丸剂:口服。一次 6~9g,一日 2~3 次。颗粒剂:开水冲服。一次 1 包(每包 20g),一日 2 次。口服液:口服。一次 10ml,一日 3 次。胶囊剂:口服。一次 4 粒(每粒 0.45g),一日 2 次。

参 考 文 献

[1] 杨亚斯,王晓阳,谢定成,等. 参苏液的药理作用研究[J]. 中药药理与临床, 1995, (2):14-15, 13.

[2] 张发君,马萍,徐春肖,等. 参苏饮对"肺气虚外感"大鼠肺组织 IL-1β 和 IL-18 影响实验研究[J]. 亚太传统医药, 2018, 14(5):17-20.

[3] 贺前松,马萍,陈瑶. 参苏饮对"肺气虚外感"大鼠肺组织 IP$_3$R/Ca^{2+}信号通路及 p38MAPK 信号通路相关因子的影响[J]. 中国医院药学杂志, 2019, 146-147.

[4] 马萍,刘莉,宋俊华,等. 参苏饮对"肺气虚外感"小鼠肺组织 BD-2、TLR4、NFκB p65 蛋白的影响[J]. 成都中医药大学学报, 2015, 38(2):6-9.

[5] 潘敏求,杨永华,徐华雄,等. 参苏复方颗粒剂与参苏丸的临床对比观察和实验研究[J]. 湖南中医杂志, 1994, 10(5):7-9.

[6] 湖南省药学技术咨询中心. 与功能主治有关的主要药效学试验资料及文献资料, 1997.

[7] 魏云,唐映红,刘礼意,等. 参苏颗粒剂的药理作用研究[J]. 中药药理与临床, 1992, 8(3):7-9.

[8] 李红梅. 参苏胶囊临床疗效观察[J]. 中国当代医药，2009，16（8）：52，56.

（南方医科大学　刘俊珊，李浩铟；香港浸会大学　禹志领）

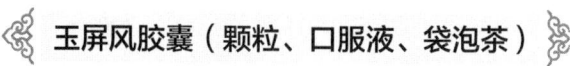

玉屏风胶囊（颗粒、口服液、袋泡茶）

【药物组成】　黄芪、防风、白术（炒）。

【处方来源】　元·危亦林《世医得效方》。《中国药典》（2015 年版）。

【功能与主治】　益气，固表，止汗。用于表虚不固，自汗恶风，面色㿠白或体虚易感风邪者。

【药效】　主要药效如下[1-11]：

1. 增强免疫　脾是机体最大的免疫器官，占全身淋巴组织总量的 25%，脾的功能及淋巴细胞的活性直接影响着机体的免疫能力。抗体形成细胞分为 T 淋巴细胞和 B 淋巴细胞两种，是机体生成抗体的主要参与者。玉屏风颗粒能与刀豆蛋白 A 协同增强小鼠脾淋巴细胞的活性，增强小鼠的免疫功能。免疫球蛋白（IG）指具有抗体（Ab）活性或化学结构与抗体分子相似的球蛋白，共分为五类，即 IgG、IgA、IgM、IgD 和 IgE，是免疫反应中重要的免疫活性因子。环磷酰胺作为免疫抑制剂，可抑制机体免疫功能，而本品可提高环磷酰胺致免疫抑制小鼠血清 IgG 水平，增加小鼠呼吸道中免疫球蛋白含量；本品还可增加肺卫气虚患者血清 IgG、IgA 含量，提高淋巴细胞转化率。

2. 抗过敏　肥大细胞广泛分布于皮肤及内脏黏膜下的微血管周围，主要通过分泌和释放过敏介质等活性因子参与变态反应。玉屏风口服液可抑制小鼠 IgE 的产生，抑制肥大细胞脱颗粒。本品亦可改善变态反应性鼻炎患者鼻黏膜细胞和细胞器的形态、功能。2，4-二硝基氯苯作为接触性抗原，可诱发接触型迟发型超敏反应，即接触性皮炎。在 2，4-二硝基氯苯诱导的小鼠接触性皮炎模型中，本品可显著降低小鼠血清炎症因子 γ 干扰素（IFN-γ）含量，降低脾中炎症因子白介素-1β（IL-1β）的含量（图 1-9）。

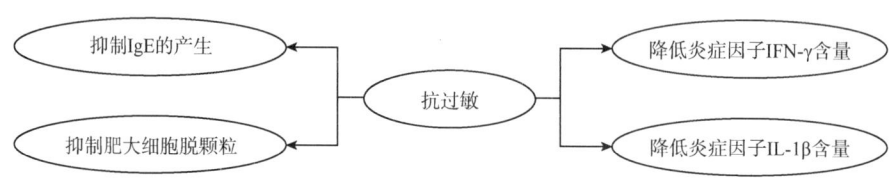

图 1-9　玉屏风口服液抗过敏的机制

3. 平喘　哮喘是一种由多种炎症细胞及炎症介质参与的气道慢性炎症性疾病，目前研究发现，哮喘与 Th1/Th2 释放的细胞因子失衡有关，其中 γ 干扰素、白介素-4 及白介素-5 分别是 Th1、Th2 细胞的特征性细胞因子。用鸡卵白蛋白致敏与激发可建立小鼠哮喘模型。本品可降低鸡卵白蛋白诱导的哮喘小鼠肺组织及血清白介素-4 和白介素-5 的含量，增加 γ 干扰素含量，纠正 Th1/Th2 细胞因子失衡。

4. 抗应激　玉屏风颗粒有较好的抗应激作用，可延长限制饮食法所致气虚小鼠的高温游泳时间，延长用放血法造成的气虚小鼠的低温游泳时间，延长小鼠电刺激运动时间，表明其具有抗疲劳应激作用。

5. 其他　鸡胚实验表明，本品可抑制流感病毒 A 毒株 15EID50、30EID50 感染所致的病变。

【临床应用】　主要用于感冒、慢性阻塞性肺疾病、变应性鼻炎、支气管哮喘、自汗等。

1. 感冒[12]　为自限性疾病，多为实证，病程较短，治疗总体以解表达邪为原则，但若为虚人感冒，则会呈现病程较长、容易反复等特点。玉屏风制剂源于扶正固表代表方玉屏风散，多用于表虚不固、体虚易感风邪者，尤其适合于素体正气不足、卫外不固所致之体虚反复感冒。临床可见神疲乏力，自汗恶风，气短，舌淡，脉虚弱。玉屏风颗粒可升高反复上呼吸道感染患者的淋巴细胞绝对值及红细胞免疫 C3b 受体花环率，提高血清 sIgA，表明其能增强机体抗病能力，抵抗外邪，延缓复感时间。

2. 慢性阻塞性肺疾病[13,14]　玉屏风制剂可用于慢阻肺咳嗽气短、自汗乏力、恶风、易感外邪等肺肾气虚、肺气虚型慢性阻塞性肺疾病，提高患者血清 IgG、IgM、C3 含量，增强机体免疫功能，降低气道高反应性，减少慢性阻塞性肺疾病急性加重的发生率。

3. 变应性鼻炎[15]　是指特应性个体接触变应原后，主要由 IgE 介导的介质（主要是组胺）释放，并有多种免疫活性细胞和细胞因子等参与的鼻黏膜非感染性炎性疾病。变应性鼻炎在中医学属"鼻鼽"范畴，为肺气虚，卫表不固、腠理疏松，风邪乘虚而入，犯其鼻窍所致。玉屏风颗粒适用于变应性鼻炎因风邪诱发，迁延不愈，反复发作之证。玉屏风颗粒能提高血清和鼻分泌物中 IgA 的含量，使血清中 IgG 含量上升，使变应性鼻炎患者鼻分泌物中 IgE 的含量降低，使紊乱的免疫功能恢复正常。

4. 支气管哮喘[16,17]　是以多种细胞和细胞组分参与的气道慢性炎症及气道高反应性为特征的异质性疾病。支气管哮喘患者存在全身免疫功能紊乱现象，因此，早期应用免疫调节治疗可能成为预防哮喘发作的有效措施。玉屏风颗粒常用于支气管哮喘的联合治疗，能增强药物疗效，还可调节 T 淋巴细胞亚群和降低血清 IgE 水平，使肥大细胞释放致敏活性物质受抑制，改善患者免疫功能，减少哮喘复发率。

5. 自汗　玉屏风制剂适用于表虚不固之自汗证。临床可见自汗，恶风，气短，乏力，舌淡，脉虚弱等证候。

6. 其他[18-21]　有报道玉屏风制剂还可用于慢性荨麻疹、小儿肾病综合征、慢性湿疹、复发性口腔溃疡等疾病的治疗。

【不良反应】　尚不明确。

【使用注意】　①热病汗出者慎用。②阴虚盗汗者慎用。③服药期间饮食宜清淡。

【用法与用量】　胶囊剂：口服。一次 2 粒，一日 3 次。颗粒剂：开水冲服。一次 1 袋，一日 3 次。口服液：口服。一次 10ml，一日 3 次。袋泡茶：开水浸泡 15 分钟后口服。一次 2 袋（6g），一日 2~3 次

参　考　文　献

[1] 易宁育，严名，周象华，等. 中医扶正方剂玉屏风散的药理研究——对抗体形成细胞数及环核苷酸含量的影响[J]. 中药通报，1981，6（1）：33-35.

[2] 易宁育，姚渭珍，尹忠铭，等. 中医扶正方剂玉屏风散的药理研究——Ⅱ. 对免疫功能双向调节作用有效组分的探讨[J]. 上海免疫学杂志，1983，3（2）：82-85.

[3] 周然，王世民，武玉鹏，等. 玉屏风散对小白鼠体液免疫功能的影响[J]. 中药药理与临床，1991，7（5）：6-7.

[4] 赵金. 玉屏风散与免疫疗法[J]. 贵州医药, 1987, 11（2）: 53-54.
[5] 陈梅芳, 张庆怡, 吴志英, 等. 玉屏风散治疗实验性肾炎的研究[J]. 中国中西医结合杂志, 1986, 6（4）: 229-230, 197.
[6] 文洁, 朱建梅, 李婕, 等. 玉屏风颗粒治疗过敏性鼻炎的实验研究[J]. 中成药, 2011, 33（6）: 934-937.
[7] 魏婷. 基于网络药理学的玉屏风散对小鼠迟发型超敏反应的改善作用及其机制研究[D]. 南京: 南京大学, 2016.
[8] 朱艳平. 玉屏风颗粒对小鼠实验性哮喘体内 Th1/Th2 细胞因子的影响[J]. 中国医学工程, 2012, 20（11）: 21, 24.
[9] 杜冠华, 李治淮. 玉屏风散的强壮作用研究[J]. 滨州医学院学报, 1985, 1: 5-8.
[10] 邹莉玲, 邹水生, 熊文淑, 等. 玉屏风口服液对流感病毒抑制及对机体免疫功能的影响[J]. 中药材, 1990, 13（1）: 37-40.
[11] 邹莉玲, 伍学洲, 邹水生, 等. 玉屏风口服液在鸡胚内对流感病毒的抑制作用[J]. 江西中医药, 1980,（6）: 40-41.
[12] 陈聪, 王琦, 苏泽琦, 等. 玉屏风颗粒调理气虚体质反复感冒患者临床观察[J]. 中国实验方剂学杂志, 2018, 24（5）: 182-187.
[13] 毛兵, 李廷谦, 迟焕海, 等. 玉屏风颗粒治疗慢性阻塞性肺病的临床研究[J]. 成都中医药大学学报, 1999, 22（2）: 16-19.
[14] 赖正涛, 张神保, 邓伟东. 玉屏风颗粒治疗稳定期慢性阻塞性肺病新发上感的临床观察[J]. 海峡药学, 2017, 29（2）: 167-168.
[15] 宁云红, 王仁忠. 玉屏风颗粒阶梯式治疗小儿变应性鼻炎 40 例临床观察[J]. 辽宁中医杂志, 2016, 43（5）: 1000-1002.
[16] 陈幸. 玉屏风散联合孟鲁司特钠对减少儿童支气管哮喘缓解期复发及其免疫调节作用[J]. 现代实用医学, 2018, 30（6）: 774-775.
[17] 吴晓丰, 熊小丽, 洪艳. 玉屏风颗粒对小儿支气管哮喘缓解期免疫功能的影响[J]. 长春中医药大学学报, 2013, 29（3）: 505-506.
[18] 陈铭. 玉屏风胶囊联合枸地氯雷他定片治疗慢性荨麻疹疗效及对血清总 IgE 和炎性因子水平的影响[J]. 现代中西医结合杂志, 2017, 26（33）: 3740-3742.
[19] 徐丽. 激素撤减期加用玉屏风散治疗小儿肾病综合征的疗效观察[J]. 实用中西医结合临床, 2018, 18（3）: 59-60.
[20] 戴前梅, 胡春艳, 陈朋, 等. 玉屏风胶囊联合枸地氯雷他定治疗慢性湿疹 45 例[J]. 河南中医, 2015, 35（12）: 3082-3084.
[21] 郝琦, 南晓梅. 玉屏风颗粒与地塞米松粘贴片联合治疗复发性口腔溃疡疗效观察[J]. 四川中医, 2016, 34（11）: 99-101.

（南方医科大学　刘俊珊，刘东依）

人参败毒胶囊

【药物组成】　独活、羌活、川芎、柴胡、枳壳、桔梗、前胡、茯苓、甘草、生姜、薄荷、人参。

【处方来源】　宋·太平惠民和剂局《太平惠民和剂局方》的人参败毒散。国药准字 Z20053379。

【功能与主治】　益气解表，散寒祛湿。用于气虚外感风寒湿邪所致之恶寒，发热，无汗，口不渴，头痛，肢体酸痛沉重，乏力，咳嗽，鼻塞流清涕。

【药效】　主要药效如下[1]：

1. **解热**　人参败毒散提取物对注射伤寒、副伤寒疫苗所致家兔发热，以及注射角叉菜胶所致大鼠发热具有明显解热作用。

2. **抗炎**　炎症反应是感冒的主要病理过程。角叉菜胶及巴豆油为常用致炎剂，局部皮下注射角叉菜胶及涂抹巴豆油能引起局部毛细血管通透性增加及炎症细胞浸润，并诱发渗出性炎性水肿。人参败毒散提取物可以减轻注射角叉菜胶所致小鼠足肿胀及涂抹巴豆油所致小鼠耳肿胀，表明其具有抗炎作用。

3. **镇痛**　疼痛为感冒常见的临床症状，如头痛、肌肉酸痛。腹腔注射乙酸可导致小鼠产生疼痛，并出现扭体反应，常用该模型评价药物镇痛作用。人参败毒散方提取物可以减轻腹腔注射乙酸所致的小鼠扭体反应，表明其具有镇痛作用。

4. **抗菌**　人参败毒散提取物体外对金黄色葡萄球菌、大肠埃希菌、链球菌均有不同程度的抑制作用。

【临床应用】 主要用于感冒、痢疾、泄泻、慢性湿疹、荨麻疹等。

1. 感冒 本品适用于气虚外感风寒湿邪之感冒,临床可见憎寒壮热、头项强痛、肢体酸痛、无汗、鼻塞声重、咳嗽有痰、胸膈痞满、舌淡苔白、脉浮而按之无力等症。临床常用于急性上呼吸道感染见上述证候者。

2. 痢疾、泄泻[2,3] 本品还可用于外感夹湿、外邪陷里之痢疾,临床可见痢下赤白脓血、腹痛、里急后重兼有恶寒、发热、头痛、身痛、无汗等表证;亦可用于小儿泄泻,症见水样蛋花样便、日下一二十次兼见精神萎靡、口渴、烦躁、少尿、面色淡白、四肢欠温、指纹淡青等。

3. 慢性湿疹、荨麻疹[4,5] 本品还用于老年慢性湿疹,症见患处皮肤增厚、浸润,棕红色或色素沉着,表面粗糙,覆鳞屑,或因抓破而结痂,自觉瘙痒剧烈且病程不定,易复发,经久不愈;亦可用于荨麻疹,主要表现为皮肤出现风团且出现前伴有皮肤瘙痒,呈鲜红色或苍白色、皮肤色,大小和形态不一,发作时间不定。

4. 其他[6,7] 有研究表明,本品对带状疱疹后遗神经痛等具有较好的疗效。

【不良反应】 偶见口干、恶心及轻度鼻出血。亦有人参败毒胶囊致急性间质性肾炎、急性肾功能不全的报道[8]。

【使用注意】 ①忌烟、酒及辛辣、生冷、油腻食物。②不适用于风热感冒,其表现为发热明显、微恶风、有汗、口渴、鼻流浊涕、咽喉肿痛、咳嗽吐黄痰。③服药时不宜同服藜芦、五灵脂、皂荚及其制剂,不宜喝茶和吃萝卜,以免影响药效。④患有肝病、肾病、糖尿病等慢性病严重者应在医生指导下服用。⑤妊娠期妇女及高血压、心脏病患者慎用。⑥服药3天后或服药期间症状无改善,或症状加重,或出现新的严重症状如胸闷、心悸等应立即停药,并去医院就诊。⑦对本品过敏者禁用,过敏体质者慎用。

【用法与用量】 口服。一次3粒,一日3次;儿童酌减,或遵医嘱。

参 考 文 献

[1] 周永禄,张莉,齐尚斌,等. 人参败毒丸的药效学研究[J]. 中成药,2005,27(1):66-69.
[2] 卢祥之. 人参败毒散治疗肠澼证[J]. 中医杂志,1986,(8):67.
[3] 杨新宽. 败毒散治小儿秋季泄泻120例[J]. 河南中医药学刊,1996,11(6):55.
[4] 孟庆勇,孟峻峰,王刚. 败毒散加减治疗老年慢性湿疹[J]. 安徽中医临床杂志,2003,15(4):316.
[5] 周廷智. 败毒散治疗荨麻疹83例[J]. 中国社区医师:(医学专业),2011,13(36):137.
[6] 马连成,王艾青. 败毒散治疗带状疱疹后遗神经痛[J]. 河南中医学院学报,2008,23(1):62-63.
[7] 李家健. 败毒散加减治疗落枕62例[J]. 广西中医药,2008,31(1):37.
[8] 黄英伟,陈统清,林敏娃. 人参败毒胶囊致急性间质性肾炎、急性肾功能不全一例[J]. 中华肾脏病杂志,2005,21(5):255.

(南方医科大学 余林中,刘俊珊)

五、和解少阳类

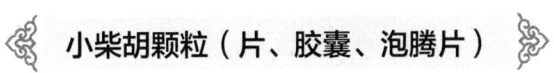

小柴胡颗粒(片、胶囊、泡腾片)

【药物组成】 柴胡、黄芩、姜半夏、党参、生姜、甘草、大枣。
【处方来源】 东汉·张仲景《伤寒论》。《中国药典》(2015年版)。

【功能与主治】 解表散热，和解少阳。用于外感病邪犯少阳证，症见寒热往来、胸胁苦满、食欲不振、心烦喜呕、口苦咽干。

【药效】 主要药效如下[1-15]：

1. 解热 发热是感冒的常见症状。当机体感染病原微生物后，内生致热原增加，作用于下丘脑的体温调节中枢，引起体温升高。常采用注射菌苗或内毒素等引起的感染性发热，以及注射松节油或 2,4-二硝基苯酚等引起的非感染性发热观察受试药物的退热作用。研究表明，小柴胡汤配方颗粒与复方颗粒对注射酵母液致小鼠发热及小柴胡片对注射酵母所致大鼠发热有解热作用；小柴胡汤对注射伤寒、副伤寒菌苗致家兔发热亦有抑制作用。

2. 镇痛 肌肉酸痛是感冒的常见症状。小柴胡汤配方颗粒与复方颗粒对腹腔注射乙酸所致小鼠疼痛扭体反应有抑制作用。

3. 抗炎 炎症反应是感冒的主要病理过程。通过外源性给入角叉菜胶、蛋清等可使动物出现炎症反应。解表药的抗炎作用评价以渗出、肿胀、白细胞游走或毛细血管通透性增高等急性炎症过程为主要观察指标。小柴胡汤配方颗粒与复方颗粒对注射蛋清致大鼠足肿胀有明显抑制作用。小柴胡汤冲剂、小柴胡片均能抑制注射角叉菜胶所致大鼠足肿胀。小柴胡片可对抗腹腔注射乙酸引起的小鼠腹腔毛细血管通透性增加。小柴胡汤可抑制反流性胃炎大鼠胃组织炎性细胞浸润及小鼠植入棉球致肉芽肿增生。此外，小柴胡汤还可降低大鼠血浆中前列腺素 E_2 的含量，体外能抑制花生四烯酸转化为前列腺素 H_2，抑制血中前列腺素 H_2、前列腺素 E_2 的生成，并抑制环氧化酶的活性。以上表明小柴胡多种制剂对炎症早期的渗出、肿胀及后期组织增生均有抑制作用。

4. 抗病原微生物 感冒主要由病原微生物感染所致。小柴胡汤体外对金黄色葡萄球菌、白色葡萄球菌、甲型链球菌、乙型链球菌、大肠埃希菌、变形杆菌、粪产碱杆菌等均有不同程度的抑制作用，并对鸭乙肝病毒有抑制作用。此外，小柴胡汤还可抑制乙肝表面抗原和乙肝 E 抗原在 2215 细胞中的分泌。体外实验表明，小柴胡片有直接抗乙肝病毒（HBV）的活性。

5. 调节免疫功能 免疫功能低下使得病原微生物更易入侵人体，因此，调节免疫力也是抗病手段之一。采用免疫低下或免疫功能紊乱动物模型，可研究药物对免疫系统的影响。研究发现，小柴胡颗粒可提高 lewis 肺癌模型小鼠的生存率，抑制肿瘤生长和转移，增强巨噬细胞的吞噬能力和自然杀伤细胞（NK 细胞）的杀伤活性，促进脾脏分泌肿瘤坏死因子 α、白介素-2（IL-2）等抗肿瘤细胞因子。小柴胡汤可降低肝脏指数，增加溶血素的生成；也可诱导外周血单核细胞产生肿瘤坏死因子 α；还可提高柯萨奇病毒 B3m 所致心肌炎乳鼠在急性期的 NK 细胞活性和心肌浸润细胞白介素-2 受体的表达，调节 T 细胞亚群功能，并抑制细胞病变和心肌酶活性。小柴胡汤冲剂能提高小鼠腹腔巨噬细胞的吞噬功能。小柴胡汤还可抑制 lewis 肺癌小鼠的肿瘤肺转移，对抗泼尼松龙的免疫抑制作用。小柴胡汤能抑制天花粉所致大鼠皮肤被动过敏、大鼠佐剂性关节炎及小鼠脚垫迟发型超敏反应，还可抑制甲苯二异氰酸酯橄榄油所致大鼠变应性鼻炎。

6. 保肝、利胆 四氯化碳在肝脏内可代谢生成大量自由基，进而使肝细胞膜脂质过氧化，胞浆内钙离子升高，肝细胞坏死，谷丙转氨酶及谷草转氨酶活性升高。研究发现，小柴胡颗粒、小柴胡汤冲剂、小柴胡片对四氯化碳所致小鼠急性肝损伤均有显著的保护作用。小柴胡片可降低四氯化碳所致急性肝损伤小鼠血清谷丙转氨酶及谷草转氨酶活性，升高谷胱甘肽水平。小柴胡汤还可减少 α-萘酯、3′-甲基-4-二甲氨基偶氮苯所致大鼠及小鼠肝损伤、四氯化碳所致小鼠肝纤维化及大鼠酒精性肝损伤。此外，小柴胡汤还可促进胆汁分泌及排泄。

7. 促进下丘脑-垂体-肾上腺皮质轴功能　通过观察肾上腺皮质激素样作用、测定肾上腺皮质激素生物合成和释放等可评价药物对下丘脑-垂体-肾上腺皮质轴功能的影响。小柴胡汤能增加小鼠肾上腺重量，升高血清皮质酮，还能升高大鼠血清皮质酮和血浆促肾上腺皮质激素。小柴胡汤还可升高大鼠下丘脑二羟苯乙酸和 5-羟吲哚乙酸的含量，降低下丘脑、大脑皮质中 5-羟色胺/5-羟吲哚乙酸和纹状体多巴胺/二羟苯乙酸。以上表明小柴胡制剂可促进内分泌腺轴下丘脑-垂体-肾上腺皮质轴功能。

8. 其他　小柴胡汤可增加犬冠脉血流和肾血流，抑制胶原诱发的小鼠血小板聚集。小柴胡汤还可改善高脂血症，减轻动脉粥样硬化。小柴胡汤可保护氢氧化钠所致胃黏膜损伤，并可抑制正常大鼠的胃液分泌、总酸排出量和胃蛋白酶活性，并增加胃壁结合黏液量。此外，小柴胡汤能改善小鼠急性 X 线损伤所致的造血功能障碍。

【临床应用】　主要用于感冒、流感、慢性支气管炎、慢性肝炎、肝硬化等。

1. 感冒[16-20]　小柴胡制剂（颗粒、胶囊、片剂）适用于外感风寒化热内传或风热邪气直入少阳引起的寒热往来、胸胁苦满、心烦喜呕、舌边尖红、口苦咽干等少阳感冒证候。临床常用于急性上呼吸道感染、体虚反复感冒、胃肠型感冒见上述证候者，退热效果较佳。

2. 流感[21,22]　是由流感病毒引起的常见急性呼吸道传染病，中医学认为该病属感受四时不正之气所致之时行感冒。该病起病急骤，传播迅速，临床可见突然恶寒、高热、头身疼痛、口干口渴、咳嗽、舌红、苔薄黄、脉浮数等症。小柴胡颗粒可用于流感见上述证候者，在缓解发热、咳嗽、扁桃体肿大方面具有优势。

3. 慢性支气管炎[23]　是气管、支气管黏膜及周围组织的慢性非特异性炎症。临床以咳嗽、咳痰及喘息为主要症状，中医学认为该病属"肺胀""咳嗽""喘证"等范畴。小柴胡颗粒有助于缓解咳嗽、咳痰、喘息及改善呼吸困难。

4. 慢性肝炎、肝硬化[24,25]　小柴胡制剂常用于治疗慢性病毒性肝炎、肝硬化属邪犯少阳，枢机不利证候者，其机制可能与保肝、免疫调节、抗病毒、抗肝硬化作用相关。

5. 其他[26-30]　有报道小柴胡制剂还可用于慢性肾功能不全、复发性口疮、小儿厌食症、胃食管反流、伤寒、副伤寒等。

【不良反应】　有口服小柴胡颗粒引起皮肤过敏的报道[31]。

【使用注意】　①忌烟、酒及辛辣、生冷、油腻食物。②不宜在服药期间同时服用滋补性中药。③风寒感冒、肝火偏亢及肝阳上亢者不适用。④糖尿病患者及有高血压、心脏病、肝病、肾病等慢性病严重者应在医师指导下服用。⑤儿童、妊娠期妇女、哺乳期妇女、年老体弱者应在医师指导下服用。⑥发热体温超过 38.5℃的患者，应去医院就诊。⑦对本品过敏者禁用，过敏体质者慎用。

【用法与用量】　颗粒剂：开水冲服。一次 1~2 袋，一日 3 次。片剂：口服。一次 4~

6片，一日3次。胶囊剂：口服。一次4粒，一日3次。泡腾片：温开水冲溶后口服。一次1～2片，一日3次。

参 考 文 献

[1] 郑建伟, 许丹娜. 不同制备方法配制的小柴胡汤药效比较研究[J]. 中药材, 2007, 30 (6): 708-710.
[2] 曹继军. 小柴胡片的药效学研究[J]. 中国临床药理学杂志, 2010, 26 (2): 88, 98.
[3] 龙子江, 白玫, 余世春. 小柴胡汤口服液解热抗炎作用的研究[J]. 基层中药杂志, 1995, 9 (4): 34-36.
[4] 史正刚, 杜雨茂. 小柴胡汤解热作用的动物实验观察[J]. 陕西中医, 1990, 11 (8): 376-377.
[5] 侯家玉, 赵凤志, 洪缨, 等. 三种方剂水煎液对大鼠实验性返流性胃炎保护作用的研究[J]. 中国中药杂志, 1992, 17 (11): 682-685, 704.
[6] 雨谷荣, 王文健. 从药理和药化探讨小柴胡汤（二）: 关于抗炎作用[J]. 国外医学·中医中药分册, 1990, 12 (3): 10-13.
[7] 佟丽, 陈江华, 陈育尧. 小柴胡片药效学实验研究[J]. 时珍国医国药, 1998, 9 (6): 44-45.
[8] Liu XQ, Hu XJ, Xu HX, et al. Xiaochaihu decoction attenuates the viciouscircle between the oxidative stress and the ALP inactivation through LPS-catecholamines interactions in gut, liver and brain during CCL4$^+$ ethanol-induced mouse HCC[J]. BMC Complement Altern Med, 2013, 13 (1): 375.
[9] 小田岛肃夫. 小柴胡汤及柴胡皂苷对肝炎的抑制作用[J]. 汉方医学, 1984, 8 (3): 14.
[10] 早川政兼. 柴胡剂（小柴胡汤, 大柴胡汤）对四氯化碳小鼠肝硬变的效果[J]. 国外医学·中医中药分册, 1984, 5: 279.
[11] Jiao L Y, Qi X F, Lu G J, et al. Effect of traditional Chinese medicine(Xiaochaihu Tang)on the expression of MMP-2 and MMP-9 in rats with endometriosis[J]. ExpTher Med, 2013, 6 (6): 1385-1389.
[12] 刘中景, 熊曼琪, 张洪来. 小柴胡汤抗鸭乙肝病毒的实验研究[J]. 中国中西医结合杂志, 2000, 20 (11): 853.
[13] 刘中景, 熊曼琪, 李赛美, 等. 小柴胡汤体外抗HBV及其组方机理的实验研究[J]. 中国中医基础医学杂志, 2001, 7 (6): 17-19.
[14] 张军能, 张轶. 小柴胡颗粒抗肺癌的机制研究[J]. 湖南中医药大学学报, 2010, 30 (6): 46-48.
[15] 倪勤, 翟琦, 余敏, 等. 小柴胡片抗乙型肝炎病毒的初步实验研究[J]. 新疆医科大学学报, 2001, 24 (2): 156.
[16] 陈非, 潘涛. 小柴胡颗粒治疗经行发热64例临床观察[J]. 中国药业, 2014, 23 (22): 98-100.
[17] 杨树文. 小柴胡汤配方颗粒加减治疗急诊发热的临床体会[J]. 内蒙古中医药, 2015, (6): 46.
[18] 林鸣. 小柴胡颗粒结合外治法治疗体虚风寒感冒的临床体会[J]. 中国实用医药, 2010, 5 (9): 155-156.
[19] 赵瑜. 小柴胡颗粒的儿科临床应用[J]. 辽宁医学杂志, 2012, 26 (3): 141-143.
[20] 程荣珍, 张纪立. 小柴胡冲剂治疗感冒82例[J]. 时珍国医国药, 1998, 9 (6): 494.
[21] 赵望森, 张业聪, 秦玮宏. 小柴胡颗粒配合奥司他韦治疗小儿流感的临床疗效观察[J]. 按摩与康复医学, 2018, 9 (18): 38-39.
[22] 钱丹, 黄向红, 成琳. 小柴胡汤治疗小儿流行性感冒有效性及安全性观察[J]. 中医药临床杂志, 2018, 30 (7): 1276-1278.
[23] 刘姗姗, 徐丘卡, 陈锐, 等. 小柴胡颗粒联合盐酸氨溴索治疗慢性支气管炎临床疗效[J]. 中华中医药学刊, 2015, 33 (6): 1495-1497.
[24] 李晓. 小柴胡片治疗慢性乙型肝炎100例临床观察[J]. 中药材, 2001, 24 (6): 467.
[25] 何炳福, 周康康, 沈华江. 小柴胡片联合干扰素治疗慢性乙型肝炎肝纤维化的临床研究[J]. 中国中西医结合消化杂志, 2008, 16 (6): 384-385, 387.
[26] 李兆华, 钟巧诗, 陈婉嫦, 等. 厄贝沙坦联合小柴胡颗粒在慢性肾功能不全患者中治疗对尿蛋白水平影响[J]. 中国医药科学, 2017, 7 (5): 48-51.
[27] 杨治忠. 小柴胡颗粒对复发性口疮复发率的影响[J]. 卫生职业教育, 2013, 31 (19): 138-139.
[28] 郭萍, 秦竹. 小柴胡片治疗小儿厌食症临床观察[J]. 江西中医药, 2000, 31 (6): 32.
[29] 方向前. 莫沙必利与奥美拉唑联合小柴胡颗粒治疗胃食管反流38例临床观察[J]. 中国民族民间医药, 2015, 24 (24): 114-116.
[30] 王洁. 中药配方颗粒小柴胡汤加减治疗伤寒、副伤寒30例[J]. 浙江中医杂志, 2009, 44 (3): 197.
[31] 于秀萍, 贾玉礼, 李雪静. 口服小柴胡颗粒引起皮肤过敏反应1例[J]. 中国医院药学杂志, 2006, 26 (7): 913.

（南方医科大学　刘俊珊；香港浸会大学　禹志领）

六、清热解毒类

新雪颗粒（片）

【药物组成】 磁石、石膏、滑石、知母、南寒水石、硝石、芒硝、栀子、竹心、广升麻、穿心莲、珍珠层粉、沉香、人工牛黄、冰片。

【处方来源】 研制方。《中国药典》(2015年版)。

【功能与主治】 清热解毒。用于外感热病，热毒壅盛证，症见高热、烦躁；常用于扁桃体炎、上呼吸道感染、气管炎、感冒见上述证候者。

【药效】 主要药效如下[1-3]：

1. **抗炎** 炎症反应是上呼吸道感染的基本病理过程，上呼吸道感染包括急性鼻、咽或喉部炎症。通过外源性给入二甲苯、角叉菜胶、蛋清等可使动物出现炎症反应。抗炎作用评价以渗出、肿胀、白细胞游走或毛细血管通透性增高等急性炎症过程为主要观察指标。本品能抑制涂抹二甲苯所致的小鼠耳肿胀，表明其具有明显的抗炎作用。新雪片对局部氨水喷雾刺激致急性咽炎模型大鼠亦具有抗炎作用，可改善大鼠咽部组织黏膜上皮增生程度积分及炎细胞浸润程度，还可降低模型大鼠血清白介素-6、前列腺素 E_2、肿瘤坏死因子α 的含量，其效应机制可能与降低炎性细胞因子水平、减轻炎性症状、调节机体免疫系统有关。

2. **解热** 发热是感冒初期最常见的临床表现，是由于机体感染病原体后，产生内生致热原直接作用于体温调节中枢，使得体温调定点上移，导致体温升高超过正常范围。常采用体内注入致热原制备发热动物模型，观察药物对模型动物的解热作用。本品能抑制注射伤寒杆菌内毒素引起的大鼠发热。

3. **抗病毒** 普通感冒主要由鼻病毒、冠状病毒、副流感病毒、呼吸道合胞病毒、埃可病毒、柯萨奇病毒等呼吸道常见病毒感染所致。抗病毒体外实验通常采用病毒鸡胚接种法、组织培养法或细胞培养法，以病毒生长情况及观察细胞病变情况评价药物对病毒增殖的抑制作用。体外实验发现本品有抑制呼吸道合胞病毒的作用。

4. **增强免疫** 急性上呼吸道感染的发生发展与机体免疫功能状态密切相关。可通过静脉注射惰性颗粒，测定其在血流中消失的速度来判断单核巨噬细胞系统吞噬异物的能力，进而研究药物对非特异性免疫功能的影响。本品能促进小鼠机体对血中炭粒的清除，表明其具有增强非特异性免疫功能的作用。

【临床应用】 主要用于感冒、急性扁桃体炎、肺炎等。

1. **感冒**[4] 本品适用于感冒发热，症见高热头痛、烦躁、鼻塞、流涕、咽红、胸闷、咳嗽、舌红、苔黄、脉数等症。临床常用于急性上呼吸道感染、急性支气管炎属外感热邪入里而见上述证候者，长于退热及改善上呼吸道感染症状。

2. **急性扁桃体炎**[5] 本品适用于外感风热，热毒壅盛所致之乳蛾，症见喉核红肿。咽喉肿痛、发热面红、口干舌燥、尿赤、便结、舌红、苔黄、脉数等。临床常用于急性扁桃体炎见上述证候者。

3. **肺炎**[6-7] 本品还可与抗生素联合用于热毒壅肺所致之肺炎，在缓解发热、咳嗽咯痰、气喘等主要症状及改善肺部啰音、恢复白细胞总数、促进痰细菌培养转阴、促进炎症吸收等方面优于常规抗生素治疗。

4. 其他[8]　本品还可用于肺结核发热。

【不良反应】　尚不明确。

【使用注意】　外感风寒者慎用。

【用法与用量】　颗粒剂：口服。一次1袋（瓶），一日2次。片剂：口服。小片一次4片，大片一次2片，一日3次。

参 考 文 献

[1] 仲华, 李秀, 张颖, 等. 新雪颗粒与功能主治有关的主要药效学实验[J]. 辽宁医药, 2006, (3): 28-29.
[2] 李婷婷, 李伟妮, 李莲华, 等. 新雪片对急性咽炎大鼠模型细胞因子及病理学影响的实验研究[J]. 药学研究, 2015, (5): 256-258.
[3] 余善强, 刘妮, 赵昉. 新雪颗粒体外抑制呼吸道合胞病毒作用研究[J]. 中草药, 2006, 37 (9): 1392-1394.
[4] 胡雅杰. 新雪丹颗粒治疗小儿感冒发热观察[J]. 哈尔滨医药, 2003, 23 (1): 53-54.
[5] 王开日. 应用新雪颗粒口含服治疗急性扁桃体炎 36 例[J]. 中国热带医学, 2002, 2 (S1): 35.
[6] 姜春侠, 段大航. 左氧氟沙星与新雪颗粒联用治疗社区获得性肺炎临床观察[J]. 社区医学杂志, 2006, 4 (11): 8-9.
[7] 张红卫, 徐元政. 新雪颗粒联合抗生素治疗老年肺炎 35 例疗效观察[J]. 江苏大学学报（医学版）, 2003, 13 (6): 538-539.
[8] 马丽华. 新雪颗粒治疗 81 例肺结核发热患者的体会[J]. 中国冶金工业医学杂志, 2007, 24 (3): 296.

（南方医科大学　余林中, 刘俊珊）

清开灵胶囊（软胶囊、颗粒、滴丸、片、泡腾片、分散片、口服液）

【药物组成】　胆酸、猪去氧胆酸、黄芩苷、水牛角、金银花、栀子、板蓝根、珍珠母。

【处方来源】　清·吴瑭《温病条辨》之安宫牛黄丸加减演化方。《中国药典》（2015年版）。

【功能与主治】　清热解毒, 镇静安神。用于外感风热时毒, 火毒内盛所致之高热不退、烦躁不安、咽喉肿痛、舌质红绛、苔黄、脉数者；上呼吸道感染、病毒性感冒、急性化脓性扁桃体炎、急性咽炎、急性气管炎、高热等病证见上述证候者。

【药效】　主要药效如下[1-6]：

1. 解热　发热是感染性疾病最常见的临床表现, 机体感染病原体, 产生致热原直接作用于下丘脑体温调节中枢, 体温调定点上移, 或各种原因引起的产热过多、散热减少, 导致体温升高超过正常范围。常采用注射伤寒、副伤寒甲、乙三联菌苗等制备发热动物模型, 观察药物对模型动物的解热作用。清开灵颗粒、清开灵滴丸对注射伤寒、副伤寒甲、乙三联菌苗所致家兔发热有解热作用。

2. 抗炎　炎症是感染性疾病的基本病理过程。清开灵颗粒可缓解林可霉素所致豚鼠实验性胆囊炎（普通豚鼠对抗生素过敏, 其肠道正常菌群与抗生素结合易产生内毒素, 后者可引起豚鼠发生胆囊炎。林可霉素作为一种抗生素, 可造成以黄疸和氨基转移酶升高为特征并伴有结石的豚鼠胆囊炎模型）, 减轻胆囊黏膜水肿、乳头增生及炎性细胞浸润。本品对内毒素血症导致的心肌损伤具有保护作用, 其机制可能与下调白介素-6、白介素-1β、肿瘤坏死因子α等炎症因子基因表达, 提高机体抗氧化能力有关。

3. 抗菌、抗病毒　感冒过程中常伴随着病原微生物的入侵, 并导致病情的加剧。常选用广谱菌株进行体外抗菌实验，选用敏感菌株进行感染动物的保护实验。采用纸片药敏法和二倍稀释法测定发现，本品体外对金黄色葡萄球菌、大肠埃希菌及临床分离的金黄色葡萄球菌、大肠埃希菌、铜绿假单胞菌、白色葡萄球菌、肺炎克雷伯菌、肺炎双球菌、甲型溶血性链球菌、乙型溶血性链球菌均有不同程度的抑制作用；体内对金黄色葡萄球菌和肺炎克雷伯菌感染小鼠有保护作用，能降低小鼠的死亡率和延长小鼠生存时间。清开灵软胶囊制剂前体以预防方式给药可以明显抑制流感病毒增殖,能显著降低H1N1、H5N1和H7N9流感病毒的细胞培养液中的血凝滴度（HA）和半数组织培养感染剂量（$TCID_{50}$），以治疗方式给药能明显降低H1N1流感病毒的HA和$TCID_{50}$。以上结果表明清开灵软胶囊制剂前体对H1N1、H5N1、H7N9流感病毒具有明显的预防作用，且对H1N1流感病毒具有良好的治疗作用。清开灵口服液体外对流感病毒A/H3N2（A/济防/15/90）有抑制作用。

4. 利胆　清开灵颗粒对林可霉素所致豚鼠实验性胆囊炎有促进胆汁分泌的作用。

5. 其他　清开灵滴丸、颗粒可降低小鼠电惊厥发生率，增强小鼠常压耐缺氧能力。

【临床应用】　主要用于感冒、咽炎、扁桃体炎、流行性腮腺炎、手足口病、流感等。

1. 感冒[7-13]　本品及清开灵系列口服制剂适用于外感风热所致之感冒，临床可见发热、微恶风或高热不退、烦躁不安、咳嗽痰黄、咽喉肿痛、大便秘结、小便短赤、舌红绛、苔黄、脉浮数。临床常用于上呼吸道感染属外感风热，入里化热而见上述证候者。有报道清开灵口服液灌肠给药治疗小儿病毒性上呼吸道感染发热亦可取得满意疗效。

2. 咽炎[14-16]　本品及清开灵系列口服制剂适用于风热袭咽之喉痹，临床可见咽部灼热、发干而痛，有异物感，吞咽不利，咽中痰多，咽壁轻度红肿，软腭肿胀，喉底小瘰红肿突起，发热恶风，头痛鼻塞，舌尖红，苔黄白，脉浮数等证。临床常用于急、慢性咽炎见上述证候者。

3. 扁桃体炎[17-19]　本品及清开灵系列口服制剂适用于外邪侵袭,邪毒积聚喉核所致之乳蛾，临床可见咽部剧烈疼痛，痛连耳窍，吞咽时加剧，伴见发热、恶风、头身疼痛、咳嗽、舌质红、苔薄黄、脉浮数。病久不愈者，可见咽干痒，咽部异物感，或咽痛、发热反复发作。临床常用于扁桃体炎属风热邪毒搏结咽喉，蒸灼喉核，气血壅滞而见上述证候者。

4. 流行性腮腺炎[20,21]　清开灵颗粒还可用于风温邪毒，壅阻少阳经脉引起的痄腮，临床可见发热，腮部肿胀疼痛，坚硬拒按，张口或咀嚼困难，烦躁不安，口渴引饮，或伴头痛、呕吐、咽部红肿、食欲不振，尿少黄赤，舌红，苔黄，脉滑数等症。临床常用于流行性腮腺炎见上述证候者。用清开灵口服联合青黛外敷亦起到清热解毒、加速消肿、缩短热程的功效。

5. 手足口病[22-26]　是由肠道病毒中的柯萨奇病毒、埃可病毒、EV71（A、B、C型）病毒等多病原所致的以口腔黏膜及手、足皮肤病变为主的传染病。清开灵颗粒、口服液还可用于治疗手足口病属外感时毒，火毒内盛证候者，可缩短退热时间。

6. 流感[27,28]　是由流感病毒引起的常见急性呼吸道传染病，中医学认为该病属感受四时不正之气所致之时行感冒。该病起病急骤，传播迅速，临床可见突然恶寒、高热、头身疼痛、口干口渴、咳嗽、舌红、苔薄黄、脉浮数等症。清开灵口服液可用于流感见上述证候者。

7. 其他[29-35]　有报道清开灵口服制剂还可用于病毒性肝炎、小儿肺炎、原发性疱疹性口炎、慢性胃炎、玫瑰糠疹、带状疱疹等。

【不良反应】 临床有报道清开灵分散片致重症多形红斑样药疹 1 例,患者颜面、四肢出现斑片状红疹,部分红斑出现水疱、疼痛伴瘙痒,经地塞米松注射及异丙嗪注射等对症治疗 1 天,疗效不明显,改甲泼尼龙琥珀酸钠注射液连用 5 天,并保持全身皮肤裸露,给予盐酸金霉素眼膏外敷及紫草油外擦,疗效显现,继续对症处理,11 天痊愈[36]。

【使用注意】 ①忌烟、酒及辛辣、生冷、油腻食物。②不宜在服药期间同时服用滋补性中药。③风寒感冒者不适用。久病体虚患者如出现腹泻时慎用。④有高血压、心脏病、肝病、糖尿病、肾病等慢性病严重者应在医师指导下服用。⑤儿童、哺乳期妇女、年老体弱者及脾虚便溏者应在医师指导下服用。⑥发热体温超过 38.5℃的患者,应去医院就诊。⑦服药 3 天症状无缓解,应去医院就诊。⑧对本品过敏者禁用,过敏体质者慎用。

【用法与用量】 胶囊剂:口服。一次 2~4 粒,一日 3 次;儿童酌减或遵医嘱。软胶囊:口服。一次 0.4~0.8g(小规格 2~4 粒,大规格 1~2 粒),一日 3 次;儿童酌减或遵医嘱。颗粒剂:口服。一次 1~2 袋,一日 2~3 次;儿童酌减或遵医嘱。滴丸:口服或舌下含服。一次 10~20 丸,一日 2~3 次;儿童酌减或遵医嘱。片剂:口服。一次 1~2 片,一日 3 次;儿童酌减或遵医嘱。泡腾片:热水中泡腾溶解后服用。一次 2~4 片,一日 3 次;儿童酌减或遵医嘱。分散片:可直接口服,也可将本品放入适量温开水中,待分散均匀后再口服。一次 2~4 片,一日 3 次;儿童酌减,或遵医嘱。口服液:口服。一次 20~30ml,一日 2 次;儿童酌减。

参 考 文 献

[1] 李臻,边立荣,曲韵智. 清开灵滴丸对家兔感染性退热作用的研究[J]. 内蒙古医学杂志,2003,35(2):103-104.
[2] 马辉,王丽萍,李庆忠,等. 清开灵胶囊抑菌作用的实验研究[J]. 中医药学报,2008,36(3):26-28.
[3] 何军,黄清松. 清开灵颗粒体外抑菌作用研究[J]. 赣南医学院学报,2011,31(2):192-193.
[4] 赵利华,陈全姣. 清开灵软胶囊制剂前体体外抗 H1N1、H5N1 和 H7N9 流感病毒作用[J]. 中医杂志,2016,57(3):250-253.
[5] 何维英,高荣梅,李兴琼,等. 10 种中成药体外抗流感病毒活性研究[J]. 药学学报,2010,45(3):395-398.
[6] 边立江,曲韵智. 清开灵滴丸对小鼠抗电惊厥和耐缺氧能力影响的研究[J]. 内蒙古医学杂志,2004,36(5):332-333.
[7] 靳会. 病毒性感冒与发烧应用清开灵分散片与连花清瘟胶囊疗的效果研究[J]. 北方药学,2016,1(13):26-27.
[8] 宋婧,谢俊大,赵奎君. 清开灵制剂治疗感冒发热的临床文献分析及评价[J]. 中国医院用药评价与分析,2011,11(9):775-777.
[9] 聂理杈. 清开灵颗粒治疗急性上呼吸道感染 20 例临床观察[J]. 江苏药学与临床研究,2000,8(2):31-32.
[10] 李臻,王珍虎,边立荣,等. 清开灵滴丸治疗感冒临床疗效研究[J]. 内蒙古医学杂志,2002,34(1):18-20.
[11] 刘传峰,高芳. 清开灵软胶囊治疗急性上呼吸道感染临床研究[J]. 现代中西医结合杂志,2008,24(17):3775-3776.
[12] 韩旭,范圣凯,丁江峰,等. 清开灵口服液治疗急性上呼吸道感染临床观察[J]. 北京中医药大学学报,2002,25(2):75-77.
[13] 李婉丽. 清开灵口服液灌肠治疗小儿病毒性上感发热 48 例[J]. 河南中医,2003,23(7):80.
[14] 李河清,石青彦,孟祥明. 清开灵软胶囊治疗急性咽炎临床观察[J]. 现代中西医结合杂志,2010,19(3):301.
[15] 高翔,李天蓦. 清开灵片治疗上呼吸道感染和急性咽炎的疗效及安全性[J]. 黑龙江医药,2010,23(3):434-437.
[16] 许文英,李永,王继红. 清开灵胶囊治疗慢性咽炎 389 例临床体会[J]. 黑龙江医药科学,2000,23(2):16.
[17] 莫敏雪. 清开灵颗粒治疗小儿化脓性扁桃体炎的疗效分析[J]. 求医问药(学术版),2012,10(10):390-391.
[18] 董彩凤. 清开灵分散片联合抗生素治疗小儿风热乳蛾疗效观察[J]. 黑龙江医学,2012,36(7):537-538.
[19] 王贝贝,王雪丽. 清开灵口服液辅助治疗小儿急性化脓性扁桃体炎的疗效观察[J]. 中国医药指南,2013,11(9):288-289.
[20] 姜春妹. 清开灵颗粒合青黛治疗流行性腮腺炎 12 例[J]. 中国中医药现代远程教育,2012,(20):21.
[21] 尹向军. 清开灵治疗流行性腮腺炎 45 例疗效观察[J]. 中国交通医学杂志,2004,18(5):557.
[22] 郭晓渊,徐燕,方建庆. 清开灵颗粒佐助治疗手足口病 80 例临床观察[J]. 中国中医急症,2009,18(9):1449,1460.
[23] 魏俊朋. 清开灵口服液治疗小儿手足口病的临床效果分析[J]. 河南医学研究,2017,26(18):3386-3387.

[24] 钟晓丹, 罗永锋. 清开灵颗粒佐治小儿手足口病120例临床观察[J]. 中国社区医师（医学专业）, 2013, 15（10）: 205-205.
[25] 张宏铃. 盐酸金刚乙胺口服液联合清开灵颗粒治疗儿童手足口病疗效分析[J]. 海峡药学, 2013, 25（12）: 165-166
[26] 朱金霞, 彭其文. 薄芝糖肽联合清开灵颗粒治疗小儿手足口病疗效观察[J]. 海峡药学, 2015, 27（3）: 174-175.
[27] 田耕, 王晶, 康利红, 等. 清开灵口服液治疗甲型H1N1流感疗效观察[J]. 中国中医药信息杂志, 2011, 18（6）: 81, 112.
[28] 郑颖文. 利巴韦林注射液配合清开灵软胶囊治疗流行性感冒40例临床观察[J]. 现代中西医结合杂志, 2009, 18（2）: 141-142.
[29] 邢练军, 张纬, 陈晓华, 等. 清开灵冲剂治疗病毒性肝炎100例[J]. 实用中医药杂志, 1998, 14（2）: 43-44.
[30] 沈时鹏, 吴铁松, 杜江滨. 头孢美唑联合清开灵颗粒治疗小儿肺炎的临床分析[J]. 中国现代医生, 2013, 51（26）: 64-65, 68.
[31] 郭旗艳. 清开灵滴丸佐治原发性疱疹性口炎30例[J]. 中国民间疗法, 2011, 19（9）: 41-42.
[32] 赵敏. 清开灵分散片联合伐昔洛韦治疗带状疱疹89例疗效观察[J]. 数理医药学杂志, 2013, 26（1）: 78-79.
[33] 林壮民, 伍俊杰. 清开灵口服液治疗慢性胃炎的初步探讨[J]. 国际医药卫生导报, 2006, 12（13）: 93-94.
[34] 钟信刚. 咪唑斯汀片联合清开灵胶囊治疗玫瑰糠疹的疗效观察[J]. 国际医药卫生导报, 2013, 19（18）: 2851-2852.
[35] 孙明翠, 邱慧娟, 王晖. 清开灵片合复方甘草酸苷片治疗玫瑰糠疹疗效观察[J]. 光明中医, 2016, 31（16）: 2348-2349.
[36] 徐小燕, 张静, 潘毅. 清开灵分散片致重症多形红斑药疹1例[J]. 药物流行病学杂志, 2013, 22（8）: 460-461.

（南方医科大学　刘俊珊，杨华一）

热炎宁颗粒（片、合剂、胶囊）

【**药物组成**】　蒲公英、虎杖、北败酱、半枝莲。
【**处方来源**】　研制方。《中国药典》（2015年版）。
【**功能与主治**】　清热解毒。用于外感风热，内郁化火所致的风热感冒、发热、咽喉肿痛、口苦咽干、咳嗽痰黄、尿黄便结；化脓性扁桃体炎、急性咽炎、急性支气管炎、单纯性肺炎见上述证候者。
【**药效**】　主要药效如下[1-5]：

1. 抗炎　炎症是上呼吸道感染的基本病理过程。通过外源给入角叉菜胶、蛋清、二甲苯等可使动物出现炎症反应。抗炎作用评价以渗出、肿胀、白细胞游走或毛细血管通透性增高等急性炎症过程为主要观察指标。本品及热炎宁合剂能抑制涂抹二甲苯、巴豆油所致的小鼠耳廓肿胀及注射蛋清、角叉菜胶、琼脂等所致的大鼠足跖肿胀，能改善氨水刺激所致的急性咽炎模型大鼠咽部黏膜表征和病理变化，呈现良好的抗炎作用。

2. 解热　发热是上呼吸道感染的常见症状。病原体进入机体后，内生致热原作用于下丘脑体温调节中枢，引起产热过多、散热减少，导致体温升高超过正常范围。热炎宁颗粒对伤寒、副伤寒甲、乙三联菌所致家兔发热具有一定的解热作用。

3. 镇咳、祛痰　咳嗽、咯痰是呼吸道感染的主要症状，临床上咳嗽和咯痰常同时存在，互为因果。吸入二氧化硫等刺激性气体，刺激呼吸道感受器，可引起动物咳嗽。小鼠腹腔注射酚红后，部分可经气管分泌排出，祛痰药可促进小鼠气道酚红的排泄。本品能延长吸入二氧化硫引发的小鼠咳嗽潜伏期，减少咳嗽次数，增加小鼠气管酚红排泌量，呈现镇咳、祛痰效应。

4. 抗菌　感冒过程常伴随着病原微生物的入侵，并导致病情的加剧。体外实验表明，本品对金黄色葡萄球菌、表皮葡萄球菌、变形杆菌、柠檬酸杆菌、肺炎克雷伯菌、铜绿假单胞菌、阴沟肠杆菌、大肠埃希菌等有不同程度的抑制作用。

【**临床应用**】　主要用于感冒、急性扁桃体炎、急性咽炎、急性气管-支气管炎等。

1. 感冒[6-8]　本品适用于外感风热所致之感冒，临床可见身热较著、微恶风、头胀痛、鼻塞流黄浊涕、咳嗽、痰黏而黄、咽燥或咽痛、口渴欲饮、舌苔黄、脉浮数。临床常用于上呼吸道感染属邪热入里化热，肺胃热盛而见上述证候者。

2. **急性扁桃体炎**[9-10]　本品可用于外感风热，内郁化火，热毒内盛所致之乳蛾，临床可见喉核红肿，表面有脓性渗出或形成伪膜，咽喉肿痛，发热面红，口干舌燥，尿赤，便结、口渴喜饮、口臭，舌质红赤，苔黄厚，脉洪大而数。临床常用于急性扁桃体炎见上述证候者。

3. **急性咽炎**[7]　本品适用于治疗风热袭咽，热毒内盛而致的喉痹，临床可见咽喉肿痛或声音嘶哑、发热、恶寒、便秘、溲赤、舌红、苔黄、脉数等症。临床常用于急性咽炎见上述证候者。

4. **急性气管-支气管炎**[7]　本品适用于外感风热犯肺，热毒壅肺，肺失清肃所致之咳嗽，症见咳嗽咯痰不爽、痰多黏稠色黄、面赤身热、口干欲饮、舌红、苔黄腻、脉滑数。本品常用于急性支气管炎、单纯性肺炎见上述证候者。

5. **其他**[11,12]　有报道热炎宁合剂还可以用于手足口病、疱疹性咽峡炎等病的治疗。

【不良反应】　尚不明确。

【使用注意】　①忌烟、酒及辛辣、生冷、油腻食物。②不宜在服药期间同时服用滋补性中药。③风寒感冒者不适用。④糖尿病患者及有高血压、心脏病、肝病、肾病等慢性病严重者应在医师指导下服用。⑤儿童、妊娠期妇女、哺乳期妇女、年老体弱者及脾虚便溏者应在医师指导下服用。⑥发热体温超过38.5℃的患者，应去医院就诊。⑦服药3天症状无缓解，应去医院就诊。⑧对本品过敏者禁用，过敏体质者慎用。⑨乳蛾、喉痹属虚火上炎者慎用。

【用法与用量】　颗粒剂：开水冲服。一次1~2袋，一日2~4次；或遵医嘱。片剂：口服。一次3~6片，一日2~4次。合剂：口服。一次10~20ml，一日2~4次。胶囊：口服。一次4~8粒，一日2~4次；或遵医嘱。

参 考 文 献

[1] 黄霓晖，李勇敏，彭淑珍. 热炎宁颗粒的抗炎作用研究[J]. 中医药导报，2003，9（5）：64-65.

[2] 贾红慧，勾倞，包涵，等. 热炎宁颗粒的抑菌、抗炎和解热作用研究[J]. 中药药理与临床，2007，23（2）：66-67.

[3] 张艳，李勇敏，彭淑珍. 热炎宁颗粒的止咳化痰作用研究[J]. 湖南中医杂志，2006，22（4）：87-88.

[4] 云红. 热炎宁颗粒的抗菌作用研究[J]. 湖南中医杂志，2009，25（4）：112-113.

[5] 卢锐. 热炎宁合剂主要药效学试验研究[J]. 浙江临床医学，2009，11（6）：568-569.

[6] 傅恩清，刘伟，孙瑞琳，等. 热炎宁合剂治疗感冒临床观察[J]. 中国中医急症，2010，19（4）：572-573.

[7] 韩育明，胡学军，曾松林，等. 热炎宁颗粒治疗急性上呼吸道感染320例总结[J]. 湖南中医杂志，2003，19（6）：10-11.

[8] 尹天雷，乔铁，刘天舒，等. 热炎宁颗粒治疗风热证148例临床观察及中医"以证统病"的临床科研思路探讨[J]. 中国医药导报，2009，6（11）：20-22.

[9] 段辉彦，赵君平. 热炎宁合剂联合阿莫西林克拉维酸钾分散片治疗小儿化脓性扁桃体炎的疗效观察[J]. 临床合理用药杂志，2015，（23）：75-76.

[10] 梁广雷，梁琬晨. 热炎宁合剂联合阿莫西林克拉维酸钾治疗小儿化脓性扁桃体炎的C反应蛋白及临床症状变化[J]. 白求恩医学杂志，2017，15（2）：193-195.

[11] 杜宝静，陈素萍，王志东. 开喉剑喷雾剂（儿童型）联合热炎宁合剂治疗普通型手足口病的疗效观察[J]. 中医中药，2013，20（13）：120-121.

[12] 张艳丽. 热炎宁合剂联合西瓜霜喷剂治疗小儿疱疹性咽峡炎110例[J]. 中国保健营养（下旬刊），2013，9：5330.

（南方医科大学　余林中，刘俊珊）

感咳双清胶囊

【药物组成】 黄芩苷、穿心莲内酯。

【处方来源】 研制方。国药准字 Z20040108。

【功能与主治】 清热解毒。用于急性上呼吸道感染、急性支气管炎肺火炽盛者，症见发热、咳嗽、咽痛、头痛、鼻塞、舌尖边红、苔薄黄。

【药效】 主要药效如下[1-5]：

1. 解热、镇痛　发热、肢体酸痛是包括急性上呼吸道感染在内的感染性疾病最常见的临床表现。机体感染病原体，产生内生致热原直接作用于体温调节中枢，导致体温调节中枢功能紊乱或各种原因引起的产热过多、散热减少，导致体温升高超过正常范围。发热使体内有氧代谢效率降低，无氧代谢增加，从而使体内的酸性物质产生增多，致肌肉酸痛。常采用菌苗或内毒素等引起的感染性发热动物模型，以及用松节油或 2, 4-二硝基苯酚等引起的非感染性发热动物模型观察本品的退热作用。通过物理性（热、电、机械）和化学性（乙酸、钾离子、缓激肽、催产素等）两类方法造成动物疼痛，以嘶叫、舔足、甩尾、挣扎或皮肤及肌肉抽动等为镇痛评价指标。本品（研制阶段名黄心胶囊或黄心分散片）对皮下注射酵母和 2, 4-二硝基苯酚致大鼠发热具有解热作用，并能促进大鼠足跖汗腺分泌，呈现解热、发汗效应。本品还能够减少腹腔注射乙酸所致的小鼠疼痛扭体反应，提高小鼠对热刺激致痛的痛阈值，呈现明显的镇痛作用。

2. 镇咳、祛痰　咳嗽、咯痰是呼吸道感染的主要症状，常常伴随整个疾病过程。吸入氨雾可导致动物刺激性咳嗽；腹腔注射酚红后可部分从气道排泌，祛痰药可增加气道酚红排泌量。本品能够减少吸入氨雾刺激所致的小鼠及豚鼠咳嗽次数，还能够增加小鼠气管酚红排泌量，增加大鼠气管排痰量，呈现明显的镇咳、祛痰效应。

3. 抗菌、抗病毒　病毒、细菌等病原体感染是流感、上呼吸道感染等的主要致病因素。本品体外对金黄色葡萄球菌、肺炎球菌、溶血链球菌、阴沟肠杆菌、产气杆菌、嗜血流感杆菌、肺炎克雷伯菌、变形杆菌等均具有不同程度的抑制作用，对腹腔感染金黄色葡萄球菌和大肠埃希菌小鼠均有一定的保护作用，显示本品具有抗菌效应。本品对流感病毒亚甲型鼠肺适应株 FM1 感染引起的小鼠肺炎有明显的抑制作用，可使肺指数明显降低，肺组织病变程度减轻，对小鼠肺内流感病毒增殖量也有显著的抑制作用。本品体外对腺病毒 3 型、7 型和合胞病毒致细胞病变有不同程度的抑制作用。

【临床应用】 主要用于感冒、急性支气管炎等。

1. 感冒[6-9]　本品适用于感受外邪，入里化热之感冒，临床可见发热、咳嗽、头痛、咽痛、鼻塞、舌红、苔黄、脉数等症。临床常用于急性上呼吸道感染见上述证候者。本品治疗上呼吸道感染能在病毒感染早期有效地控制病毒传播，可明显促进症状缓解，缩短病程。

2. 急性支气管炎[10,11]　支气管炎是病毒或细菌等感染所致的支气管黏膜非特异性炎症，咳嗽、咯痰是其主要临床表现。本品适用于肺火炽盛所致的发热、咳嗽、痰黄、咽痛、舌红、苔黄、脉数等症。临床常用于急性气管-支气管炎见上述证候者。穿心莲内酯和黄芩苷联用不仅能够镇咳、祛痰，减轻症状，还能抑制病毒复制，直接清除病因，发挥对症、对因两方面治疗作用。

3. 其他[12-15]　有报道本品还可用于小儿疱疹性咽峡炎、小儿肺炎、病毒性胃肠炎等病证。

【不良反应】　偶见便秘。

【使用注意】　①忌烟、酒及辛辣、生冷、油腻食物。②不宜在服药期间同时服用滋补性中药。③脾胃虚寒者慎服。④支气管扩张、肺脓肿、肺心病、肺结核患者出现咳嗽时应去医院就诊。⑤有高血压、心脏病、肝病、糖尿病、肾病等慢性病严重者应在医师指导下服用。⑥儿童、妊娠期妇女、哺乳期妇女、年老体弱者应在医师指导下使用。⑦服药期间，若患者发热体温超过38.5℃，或出现喘促气急，或咳嗽加重、痰量明显增多，或扁桃体有化脓应去医院就诊。⑧服药3天症状无缓解，应去医院就诊。⑨对本品过敏者禁用，过敏体质者慎用。

【用法与用量】　口服。一次2粒，一日3次。

参 考 文 献

[1] 李强, 郝晓锋, 郭礼新, 等. 感咳双清胶囊抗病毒作用的实验研究[J]. 中国药房, 2005, 16（24）: 1859-1860.
[2] 包旭, 邱练芬, 胡开华, 等. 黄心胶囊（分散片）的体外抗病毒作用[J]. 中药药理与临床, 2002, 18（4）: 30-31.
[3] 包旭, 张淑华, 欧真蓉. 黄心分散片抗菌作用的研究[J]. 中药药理与临床, 2001, 17（5）: 39-41.
[4] 包旭, 陈淑杰, 杨云霞, 等. 黄心胶囊解热发汗作用的实验研究[J]. 华西药学杂志, 2003, 18（3）: 181-183.
[5] 陈淑杰, 包旭, 杨云霞, 等. 黄心胶囊镇咳、祛痰及镇痛作用的研究[J]. 四川生理科学杂志, 2004, 26（2）: 55-58.
[6] 谭泳梅, 高岚. 感咳双清治疗急性上呼吸道感染的随机对照研究[J]. 中国循证医学杂志, 2010, 10（4）: 444-448.
[7] 吕斌, 常克, 王志虹, 等. 感咳双清胶囊治疗外感风热证（急性上呼吸道感染、急性支气管炎）的Ⅱ期临床研究[J]. 中医药通报, 2005, 4（2）: 35-38.
[8] 谭朝辉. 感咳双清胶囊治疗CVB型上呼吸道感染的临床观察[J]. 右江民族医学院学报, 2011, 33（6）: 768-769.
[9] 郭辉. 感咳双清胶囊治疗小儿病毒性上呼吸道感染的临床研究[J]. 中国医药指南, 2013, 11（17）: 691-692.
[10] 丁红, 杨明均, 吕斌, 等. 感咳双清胶囊治疗风热证（急性上呼吸道感染、急性支气管炎）的随机双盲多中心临床试验[J]. 中国循证医学杂志, 2010, 10（1）: 14-22.
[11] 孟丹. 感咳双清胶囊辅治急性气管-支气管炎临床观察[J]. 临床合理用药杂志, 2012, 5（1）: 46-48.
[12] 林志, 杨芳. 感咳双清胶囊治疗小儿疱疹性咽颊临床探讨[J]. 海峡药学, 2011, 23（11）: 150-151.
[13] 郝冰, 刘平辉, 丁он波. 感咳双清胶囊灌肠佐治急性婴幼儿腹泻的疗效观察[J]. 中国医药导刊, 2010, 12（6）: 992.
[14] 蓝宇. 感咳双清胶囊联合蒙脱石散治疗病毒性胃肠炎的疗效观察[J]. 临床合理用药杂志, 2012, 5（1）: 66.
[15] 李培国, 徐广范, 刘红卫, 等. 感咳双清胶囊治疗小儿肺炎的临床体会[J]. 中国实用医药, 2007, 2（25）: 74-75.

（南方医科大学　刘俊珊，杨华一）

穿心莲片（胶囊）

【药物组成】　穿心莲。

【处方来源】　研制方。《中国药典》（2015年版）。

【功能与主治】　清热解毒，凉血消肿。用于邪毒内盛，感冒发热，咽喉肿痛，口舌生疮，顿咳劳嗽，泄泻痢疾，热淋涩痛，痈肿疮疡，毒蛇咬伤。

【药效】　主要药效如下[1-4]：

1. 解热　发热是感染性疾病最常见的临床症状，可采用注射细菌内毒素、酵母等制备发热动物模型，观察本品对模型动物的解热作用。本品对注射细菌内毒素所致的家兔发热有解热作用，对注射细菌内毒素和啤酒酵母所致的大鼠发热亦有明显的解热作用。

2. 抗炎　炎症反应是上呼吸道感染等感染性疾病的主要病理过程。通过外源性给入角叉菜胶、蛋清、二甲苯等可使动物出现炎症反应。药物的抗炎作用评价以渗出、肿胀、白细胞游走或毛细血管通透性增高等急性炎症过程为主要观察指标。穿心莲片能显著抑制注射角叉菜胶所致的大鼠足肿胀、涂抹二甲苯所致的小鼠耳肿胀及注射乙酸所致的小鼠毛细血管通透性增加；穿心莲胶囊对注射角叉菜胶、蛋清所致的大鼠足肿胀亦有抑制作用。以上研究结果表明本品具有抗炎作用。

3. 抗菌　穿心莲水提物体外能抑制鸡致病性大肠埃希菌，并与头孢曲松、头孢噻呋钠、大观霉素、氟苯尼考联用在体外抑菌实验中呈现很好的协同作用。

【临床应用】　主要用于感冒、急性咽炎等。

1. 感冒　本品适用于外感风热所致之感冒，临床可见身热较著、微恶风、头胀痛、咳嗽、痰黏或黄、咽燥或咽喉红肿疼痛、鼻塞流黄浊涕、口渴欲饮、舌苔黄、脉浮数等症。临床常用于上呼吸道感染属外感风热，邪热入里化热，热毒壅盛而见上述证候者。

2. 急性咽炎　本品适用于热毒蕴结所致之喉痹，临床可见咽部红肿、疼痛较剧、发热较高、口干、大便秘结、小便黄、舌红、苔黄、脉洪数等症。临床常用于急性咽炎见上述证候者。

3. 咳嗽　本品适用于肺热壅盛所致之咳嗽，临床可见咳嗽，痰多、质黏厚或稠黄，咳吐不爽，面赤，身热，口干欲饮，舌苔黄腻，质红，脉滑数等症。临床常用于急性气管-支气管炎见上述证候者。

4. 肠炎、菌痢[5]　本品可用于热毒内蕴，伤及肠胃，传化失常所致之泄泻、痢疾，临床可见泄泻、腹痛、泻下急迫、粪色黄褐而臭、肛门灼热或里急后重、下痢赤白、小便短黄、舌红、苔黄、脉滑数等症。临床常用于急性肠炎、急性细菌性痢疾见上述证候者。

5. 尿路感染　本品还可用于热毒蕴结下焦，膀胱气化失司所致之热淋，临床可见小便短数、灼热刺痛、溺色黄赤、少腹拘急胀痛，或寒热，口苦，呕恶，腰痛拒按，大便秘结，苔黄腻，脉滑数等症。临床常用于尿路感染见上述证候者。

6. 其他　本品还可用于热毒蕴结之痈肿疮疡、毒蛇咬伤。还有文献报道，穿心莲片辅助治疗儿童幽门螺杆菌相关性胃炎[6]，穿心莲胶囊对糖尿病感染[7]、与甲硝唑联用治疗牙龈肿痛[8]、辅助药物流产[9]及抑制围绝经期牙周炎[10]等都具有一定疗效。

【不良反应】　尚不明确。据文献报道，有极少数患者有过敏反应出现[11-13]。

【使用注意】　①忌烟、酒及辛辣、生冷、油腻食物。②不宜在服药期间同时服用滋补性中药。③高血压、心脏病、肝病、糖尿病、肾病等慢性病严重者应在医师指导下服用。④服药3天症状无缓解、应去医院就诊。⑤儿童、年老体弱者、素体虚弱者慎用。⑥对本品过敏者禁用，过敏体质者慎用。⑦风寒感冒发热、虚火上炎喉痹、口舌生疮者慎用，泄泻、痢疾属脾胃虚寒者慎用。⑧急性咽炎、痈肿疮疡时，可适当配合外用药物。⑨治疗毒蛇咬伤时，应配合其他抢救措施。

【用法与用量】　片剂：口服。一次2～3片（小片），一日3次；一次1～2片（大片），一日3次。胶囊剂：口服。一次2～3粒，一日3次。

参 考 文 献

[1] 徐志勇，刘启德，张银抑，等. 穿心莲软胶囊与穿心莲片的药理作用及急性毒性实验研究[J]. 广州中医药大学学报，2005，22（5）：401-404.
[2] 陈国祥，丁伯平，徐瑶，等. 穿心莲胶囊抗炎作用的实验研究[J]. 九江医学，2000，15（1）：3-4.
[3] 徐永芳，陈刚，徐长青，等. 穿心莲内酯对内毒素诱导急性肺损伤大鼠炎症介质的影响[J]. 中华中医药学刊，2015，33（1）：159-161.
[4] 张国祖，贾艳华，刘梅，等. 穿心莲水提物与10种临床常用抗菌药联用的体外抑菌试验[J]. 中国畜牧兽医，2012，39（12）：186-189.
[5] 李建荣. 莲芝消炎胶囊联合穿心莲胶囊治疗急性胃肠炎临床研究[J]. 当代医学，2014，20（29）：123-124.
[6] 陈壮林，徐辉甫. 穿心莲片辅助治疗儿童幽门螺杆菌相关性胃炎45例[J]. 中国中西医结合杂志，2001，21（7）：549.
[7] 李莉，杨志宏. 蒲地蓝口服液、穿心莲片与左氧氟沙星注射液治疗糖尿病感染的疗效比较[J]. 中国中医药科技，2016，23（1）：86-87.
[8] 刘丽莉，司继新. 甲硝唑与穿心莲片联用治疗牙痛疗效观察[J]. 中国民康医学，2012，24（2）：184-211.
[9] 李红，叶里红. 穿心莲片辅助药物流产的临床观察[J]. 云南中医中药杂志，2002，23（1）：21-22.
[10] 魏建芬，刘伟东，叶慧兰. 穿心莲片对围绝经期伴牙周炎患者骨代谢的影响[J]. 中国生化药物杂志，2016，36（10）：114-117.
[11] 马翔. 穿心莲片的副作用有哪些[J]. 人人健康，2015，（3）：66.
[12] 刘为仁，胡晓林. 穿心莲片致药疹1例[J]. 南京军医学院学报，2003，25（2）：95.
[13] 程杰，赵晓东，龚志强. 口服穿心莲片致过敏性休克死亡1例[J]. 中国法医学杂志，2002，17（6）：357-358.

（南方医科大学 刘俊珊，杨华一）

穿心莲内酯滴丸

【药物组成】 穿心莲内酯。

【处方来源】 研制方。《中国药典》（2015年版）。

【功能与主治】 清热解毒，抗菌消炎。用于感冒发热，咽喉肿痛，口舌生疮等，舌红苔黄腻，脉弦滑数。

【药效】 主要药效如下[1-13]：

1. 解热 发热是由于致热原作用于体温调节中枢，使得体温调定点上移，引起产热过多、散热减少而造成的体温上升。穿心莲内酯对注射伤寒、副伤寒菌苗所致的家兔发热或注射2,4-二硝基苯酚所致的大鼠发热均有一定的解热作用。对同时感染肺炎双球菌和溶血性链球菌培养物所致家兔发热能延迟发热时间，降低发热高度。其解热机制可能与选择性抑制环氧化酶-2（COX-2），减少炎症因子释放等有关。

2. 镇痛、抗炎 以经典热板法和扭体法作为镇痛实验方法，发现穿心莲内酯能显著减少腹腔注射乙酸所致小鼠疼痛扭体反应次数，延长小鼠热板致痛反应时间，表明其具有镇痛作用。上呼吸道感染常由病毒或细菌入侵引起，导致咽部急性炎症。穿心莲内酯对涂抹二甲苯所致的小鼠耳廓肿胀有显著的抑制作用，对注射鸡蛋清引起的小鼠足肿胀亦有抑制作用。有关穿心莲内酯抗炎机制的研究表明，其可通过抑制NF-κB与DNA结合，降低炎症蛋白如COX-2的表达；能够降低趋化肽所致的$CD11b^+$和$CD18^+$的高表达，从而下调中性粒细胞表面的Mac-1高表达；抑制人中性粒细胞内蛋白激酶C介导的活性氧自由基生成和整合素Mac-1的上调，从而减少中性粒细胞的黏附与穿壁过程，阻止其向炎症部位迁移。穿心莲内酯还能够抑制小鼠巨噬细胞产生NO；减轻鸡卵白蛋白诱导的小鼠哮喘气道炎症及脂多糖诱导的小鼠急性肺损伤，抑制小鼠腹膜巨噬细胞衍生的泡沫细胞形成（图1-10）。

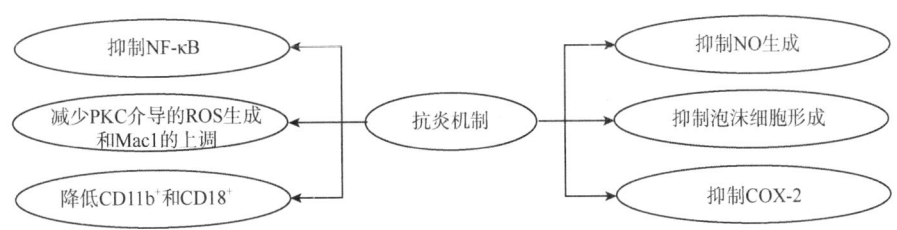

图1-10　穿心莲内酯的抗炎机制

3. 免疫调节　穿心莲内酯对细菌所致的小鼠肺部炎性病变有明显的减轻作用。进一步对巨噬细胞吞噬率的研究发现，通过激活巨噬细胞，发挥非特异性的免疫功能可能是穿心莲内酯治疗肺部感染的机制之一。穿心莲内酯可以改善盲肠结扎穿孔所致的脓毒症小鼠脾脏 $CD4^+$、$CD8^+$ T 淋巴细胞和 $CD19^+$ B 淋巴细胞的表达，减少胸腺 $CD3^+$ T 淋巴细胞的凋亡，从而调节脓毒症小鼠的淋巴细胞免疫反应。穿心莲内酯还可以通过调控 $CD4^+$ T 细胞明显减轻实验性自身免疫性脑炎动物的症状。穿心莲内酯可通过抑制 NF-κB 的激活，减少细胞黏附分子 E-选择素的表达及 E-选择素介导的白细胞黏附，同时可消除细胞因子和内毒素诱导的中性粒细胞在腹膜的沉积，减轻感染性休克及过敏性肺炎等疾病的症状，进而对抗败血症休克，阻止体内变态反应等。穿心莲内酯还可抑制某些前炎症蛋白如 COX-2 的表达，增强基质细胞衍生因子诱导的粒细胞的趋化性。穿心莲内酯对丝裂原诱导的淋巴细胞增殖活性有显著的抑制作用。穿心莲内酯还可诱导接种沙门菌疫苗大鼠产生 IgG 抗体，提高大鼠特异性免疫反应能力（图1-11）。

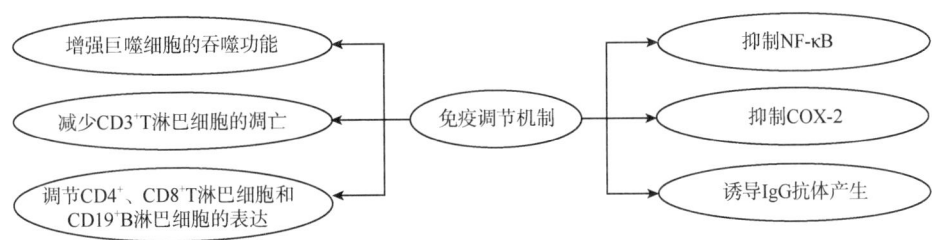

图1-11　穿心莲内酯的免疫调节机制

4. 抗病原微生物　穿心莲内酯可不同程度地抑制蛋白原转化酶1和7及Furin蛋白酶的活性，从而发挥抗人类免疫缺陷病毒（HIV）作用，还可抑制 HIV-1 感染的细胞周期失调，上调 HIV-1 感染者的淋巴细胞 $CD4^+$ 水平，抑制病毒包膜糖基蛋白的裂解，从而阻止病毒入侵细胞。穿心莲内酯可协同齐多夫定抑制反转录酶的活性，进而减少外周血单核细胞中 HIV-1 的复制。穿心莲内酯能够有效地保护 E6 细胞免受 SARS 病毒侵染，并且抑制病毒复制的滴度。穿心莲内酯可拮抗、埃博拉病毒和呼吸道合胞病毒。穿心莲内酯体外对枯草芽孢杆菌、大肠埃希菌、金黄色葡萄球菌、铜绿假单胞菌、甲型链球菌、乙型链球菌和白酵母等均具有不同程度的抑制活性。穿心莲内酯还具有抑制腐皮镰刀菌菌丝体生长和茄链格孢菌孢子萌发的作用。穿心莲内酯能显著影响鸡致病性大肠埃希菌 O78 毒力因子的表达及自诱物质的活性。

5. 其他　穿心莲内酯还有止泻、保肝利胆、抗肿瘤、保护心脑血管、抗骨质疏松、抗肥胖、抗疟等作用。

【临床应用】　主要用于感冒、急性咽炎、急性扁桃体炎等。

1. 感冒[14]　本品适用于外感风热所致之感冒，临床可见身热、微恶风、汗出不畅、头胀痛、咳嗽、痰黏或色黄、咽燥、咽痛、鼻塞、流涕、口渴等症。临床常用于急性上呼吸道感染见上述证候者。

2. 急性咽炎[15-18]　本品适用于外感风热，蕴结咽喉所致之喉痹，临床可见咽喉肿痛、发热、舌红、苔黄、脉数等症。临床常用于急性咽炎见上述证候者。本品对于慢性咽炎咽部干痒不适、有异物感、吞咽不利、晨起微痛、咽部痰多、喜做咳痰动作等证亦有治疗作用。

3. 急性扁桃体炎　本品还适用于外感风热，肺胃热甚所致之乳蛾，临床可见喉核红肿、咽喉肿痛、面赤发热、口干舌燥、尿赤便结、舌红、苔黄、脉浮数。临床常用于急性扁桃体炎见上述证候者。

4. 其他　有报道本品还可用于儿童过敏性鼻炎[19]、口腔溃疡[20]等的治疗。

【不良反应】　尚未明确。

【使用注意】　①忌烟、酒及辛辣、鱼腥食物。②不宜在服药期间同时服用温补性中药。③妊娠期妇女慎用，儿童应在医师指导下服用。④脾胃虚寒之便溏者慎用。⑤服药3天症状无缓解，应去医院就诊。⑥过敏体质者慎用。

【用法与用量】　口服。一次1袋，一日3次；儿童减半或遵医嘱。

参 考 文 献

[1] 尹青，邓明明. 穿心莲内酯抗炎作用机制研究进展[J]. 广东医学，2014，35（5）：786-788.

[2] 李曙光，叶再元. 穿心莲内酯的药理活性作用[J]. 中华中医药学刊，2008，26（5）：984-986.

[3] 夏东利，徐志立，张莹，等. 穿心莲内酯对小鼠镇痛抗炎作用的实验研究[J]. 儿科药学杂志，2013，19（4）：1-4.

[4] 李斌，曾韬慧，曾靖. 穿心莲内酯药理作用研究进展[J]. 赣南医学院学报，2015，35（3）：482-485.

[5] 管晨，李敏，任庆杰，等. 穿心莲内酯通过抗炎和调节免疫提高EV71感染小鼠的生存率[J]. 免疫学杂志，2013，29（9）：737-744.

[6] 严园园，施高翔，邵菁，等. 穿心莲内酯及其衍生物抗感染研究近10年进展[J]. 中国中药杂志，2013，38（22）：3819-3824.

[7] 张晓，唐力英，吴宏伟，等. 穿心莲现代研究进展[J]. 中国实验方剂学杂志，2018，24（18）：222-234.

[8] 贺奋义. 穿心莲内酯提取方法及其药理作用研究进展[J]. 中兽医药杂志，2010，29（5）：27-29.

[9] 李雪，吴东风，赵诗云，等. 穿心莲内酯及其衍生物的药理活性最新研究进展[J]. 实用中西医结合临床，2017，17（2）：160-163.

[10] 吕巧莉，涂国刚，王嘉琦，等. 穿心莲内酯的研究进展及临床应用[J]. 南昌大学学报，2013，53（1）：83-86.

[11] Gupta S, Mishra KP, Ganju L. Broad-spectrum antiviral properties of andrographolide[J]. Arch Virol, 2017, 162（3）：611-623.

[12] 何晓东，龚萍，亓翠玲，等. 穿心莲内酯滴丸抗小鼠黑色素瘤作用的研究[J]. 广东药学院学报，2011，27（2）：163-165.

[13] 黄受君，孙冬梅，姚楠，等. 穿心莲内酯对新西兰兔动脉粥样硬化的影响. 中国实验方剂学杂志，2015，21（3）：150-155.

[14] 常静，张瑞明，张颖，等. 穿心莲内酯滴丸治疗急性上呼吸道感染外感风热证多中心随机对照临床试验[J]. 中西结合学报，2008，6（12）：1238-1245.

[15] 包志伟. 穿心莲内酯滴丸治疗急慢性咽炎临床疗效观察[J]. 内蒙古中医药，2013，32（12）：30-31.

[16] 李晓卿. 穿心莲内酯滴丸治疗咽炎的疗效观察[J]. 临床合理用药杂志，2014，（27）：127-128.

[17] 徐国荣. 穿心莲内酯滴丸治疗上呼吸道感染所致咽喉肿痛85例疗效评价[J]. 中国现代医学杂志，2016，26（7）：104-107.

[18] 黄春荣. 穿心莲内酯滴丸治疗风热证咽喉肿痛的疗效分析[J]. 内蒙古医学杂志，2018，50（3）：353-354.

[19] 曹建英，贺莉，孟庆臻. 穿心莲内酯联合玉屏风散治疗儿童过敏性鼻炎78例临床观察[J]. 社区医学杂志，2014，12（20）：

82-83.

[20] 张学林，张国君. 穿心莲内酯滴丸治疗口腔溃疡 20 例[J]. 现代中西医结合杂志，2008，17（22）：3412.

（南方医科大学　刘俊珊，霍楚莹）

复方板蓝根颗粒（含片）

【药物组成】　板蓝根、大青叶。

【处方来源】　研制方。国药准字 Z44023371。

【功能与主治】　清热解毒，凉血。用于温病发热，出斑，风热感冒，咽喉肿痛；流行性乙型脑炎、肝炎、腮腺炎见上述证候者。

【药效】　主要药效如下[1-4]：

1. 解热　发热是由于致热原直接作用于体温调节中枢，使体温调定点上移引起的产热过多、散热减少而造成的体温上升。本品对家兔细菌性发热具有解热作用；对注射酵母致热大鼠亦具有解热作用。

2. 抗炎　炎症反应是感冒的主要病理过程。通过外源性给入角叉菜胶、蛋清等可使动物出现炎症反应。药物抗炎作用评价常以渗出、肿胀、白细胞游走或毛细血管通透性增高等急性炎症过程为主要观察指标。本品对涂抹二甲苯所致的小鼠耳肿胀和注射角叉菜胶所致的大鼠足肿胀均有一定的抑制作用，对小鼠迟发型超敏反应亦具有明显的抑制作用。

3. 镇痛　肌肉酸痛是感冒的常见症状。动物实验中致痛方法有物理性（热、电、机械）和化学性（乙酸、钾离子、缓激肽、催产素等）两类，常用评价指标为嘶叫、舔足、甩尾、挣扎或皮肤及肌肉抽动等。本品可明显减少腹腔注射乙酸所致的小鼠扭体疼痛反应次数，延长小鼠对热刺激致痛的痛阈，表明其具有明显的镇痛作用。

4. 抗菌　细菌感染是引发风热感冒的原因之一，本品在体外对肺炎克雷伯菌、肺炎链球菌、乙型溶血性链球菌均有一定的抑制作用，对肺炎链球菌感染小鼠有明显的保护作用。

5. 抗病毒　本品能有效阻断柯萨奇病毒 B4（CVB4）吸附细胞，抑制病毒进入细胞之后的复制增殖。

6. 免疫调节　免疫力低下的机体易于被病毒、细菌等感染，机体无法及时清除病原，导致病情加重。本品对小鼠单核巨噬细胞系统的吞噬功能有增强作用，并具有提高 T、B 淋巴细胞增殖的作用，从而增强免疫功能。

【临床应用】　主要用于感冒、温病发斑等。

1. 感冒　本品适用于风热感冒，临床可见身热、头痛、咽喉红肿疼痛、鼻塞浊涕、口渴、舌红、苔黄、脉浮数等症。临床常用于上呼吸道感染见上述证候者。

2. 温病发斑　本品适用于感受温邪时毒，损伤血络之外感急性热病，临床可见发热、发斑出疹、咽喉肿痛等症。临床常用于急性上呼吸道感染、咽喉炎、扁桃体炎、腮腺炎、流行性乙型脑炎等见上述证候者。

另有报道本品还可用于治疗扁平疣[5]。

【不良反应】　尚不明确。

【使用注意】 ①忌烟、酒及辛辣、生冷、油腻食物。②不宜在服药期间同时服用滋补性中药。③风寒感冒者不适用，其表现为恶寒重、发热轻、无汗、头痛、鼻塞、流清涕、喉痒咳嗽。④高血压、心脏病、肝病、糖尿病、肾病等慢性病严重者应在医师指导下服用。⑤儿童、年老体弱者、妊娠期妇女应在医师指导下服用。⑥服药3天症状无缓解，应去医院就诊。⑦对本品过敏者禁用，过敏体质者慎用。

【用法与用量】 颗粒剂：口服。一次15g，一日3次。含片：含服。一次4～5片，一日4次。

参 考 文 献

[1] 贾德武. 复方板蓝根颗粒解热抗炎作用的实验研究[J]. 中医药临床杂志, 2008, 20 (4): 358-359.
[2] 胡淑平, 孙晓波, 张殿文, 等. 复方板蓝根含片的药效学研究[J]. 中药新药与临床药理, 2008, 19 (2): 111-114.
[3] 胡淑平, 丁涛, 张殿文, 等. 复方板蓝根含片的抗菌作用及对免疫功能的影响[J]. 中药药理与临床, 2007, 23 (5): 188-190.
[4] 刘钊, 赵鹏, 杨占秋. 中药复方板蓝根颗粒抗柯萨奇B4病毒作用的实验研究[J]. 中南民族大学学报（自然科学版）, 2011, 30 (3): 45-48.
[5] 洪小坤. 复方板蓝根冲剂联合三七粉治疗扁平疣50例[J]. 中国中医药现代远程教育, 2014, 12 (3): 39.

（南方医科大学　刘俊珊，霍楚莹）

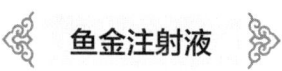

鱼金注射液

【药物组成】 鱼腥草、金银花。

【处方来源】 研制方。国药准字Z14021872。

【功能与主治】 清热解毒。用于风热犯肺，热毒内盛所致的发热、咳嗽、痰黄；上呼吸道感染、支气管肺炎、病毒性肺炎见上述证候者。

【药效】 主要药效如下[1]：

1. 解热　发热是感冒的常见症状。感冒发热是机体感染病原体后，内生致热原作用于体温调节中枢，引起产热过多、散热减少，导致体温升高超过正常范围的病理过程。体内注入一定量的致热原可造成动物发热模型。本品对注射干酵母所致的发热模型大鼠，具有解热作用。

2. 抗炎　上呼吸道感染常由病毒或细菌入侵引起，进一步可继发支气管炎、喘息性支气管炎等炎症疾病。在炎症早期，随着血管-组织屏障功能的改变可导致血管通透性增加、组织肿胀。本品能明显降低涂抹二甲苯所致的小鼠耳肿胀及注射角叉菜胶所致的大鼠足肿胀，表明其对炎症早期的渗出、肿胀有抑制作用。

3. 抗菌　本品对感染乙型溶血性链球菌、金黄色葡萄球菌小鼠均具有保护作用，可降低感染小鼠死亡率。

【临床应用】 主要用于感冒、小儿支气管肺炎、喘息样支气管炎等。

1. 感冒[2]　本品适用于外感风热所致之感冒，临床可见发热、咳嗽、痰黄、头身疼痛、口干、咽痛、舌红、苔黄、脉浮数。临床常用于上呼吸道感染见上述证候者。本品雾化吸入给药亦有助于缩短退热时间及其他临床症状、体征缓解时间。

2. 小儿支气管肺炎[3,4]　支气管肺炎是小儿最常见的肺炎，常继发于上呼吸道感染，中医辨证为风热闭肺，邪在卫分，或进一步发展为痰热闭肺，邪入气分。本品注射给药或雾化吸入，有助于缓解喘憋和咳嗽等症状。

3. **喘息样支气管炎**[5]　有喘息表现的急性支气管炎，多继发于上呼吸道感染，常见的有呼吸道合胞病毒、副流感病毒、流感病毒、腺病毒、鼻病毒及肺炎支原体等感染，部分可在病毒感染基础上并发细菌感染。本品可轻微扩张支气管，有解痉作用，可以改善咳嗽、咯痰及喘息等症状。

4. **其他**[6-10]　有报道本品还可用于带状疱疹、婴幼儿病毒性肠炎、疱疹性咽峡炎、肝炎、病毒性脑炎等。

【不良反应】　①可引起局部疼痛、红肿。②可引起皮肤瘙痒、皮痒。③偶见胸闷、气促、心前区不适、呼吸困难、过敏性休克等[11]。

【使用注意】　①过敏体质者慎用。②本品尚未有儿童、妊娠期妇女使用的临床研究资料。③本品不宜与其他药物在同一容器内混合使用。④本品为纯中药制剂，保存不当可能影响质量，所以使用前应对光检查，发现药液浑浊、沉淀、变色、漏气时不能使用。

【用法与用量】　肌内注射。一次1～2支，一日2～4次。

参 考 文 献

[1] 张艺芳, 张文杉, 任雷, 等. 山海丹牌鱼金注射液口腔雾化给药药效学实验研究[J]. 内蒙古中医药, 2017,（7）: 99-100.
[2] 文爱东, 赵磊, 林琳, 等. 鱼金注射液治疗呼吸道感染的临床疗效观察[J]. 中国中药杂志, 2004, 29（3）: 267-269.
[3] 郑丽敏, 刘一平, 韩秋英. 鱼金注射液治疗肺炎疗效观察[J]. 现代中西医结合杂志, 2002, 11（9）: 815.
[4] 陈英远, 刘淑娟, 宁晓红. 鱼金注射液雾化吸入佐治小儿支气管肺炎疗效观察[J]. 当代医学, 2013, 19（27）: 137-138.
[5] 王德燕, 詹育和, 王德瑜. 鱼金注射液配合治疗喘息型支气管炎疗效观察[J]. 中成药, 2000, 22（6）: 422-423.
[6] 陈敬河, 黄朝前. 鱼金注射液治疗成人带状疱疹24例[J]. 现代医药卫生, 2004, 20（21）: 2267-2268.
[7] 崔守荣, 李清运, 许慧, 等. 鱼金注射液治疗婴幼儿病毒性肠炎30例[J]. 医药导报, 2000, 19（3）: 258.
[8] 南冰艳. 鱼金雾化吸入治疗疱疹性咽峡炎[J]. 陕西中医, 2005, 26（6）: 532-533.
[9] 李君喜, 李清芬. 鱼金注射液治疗慢性重型肝炎60例[J]. 陕西中医, 2003, 24（7）: 599-600.
[10] 张桂玲, 卢青军, 杜东芳. 鱼金注射液治疗小儿病毒性脑炎的疗效观察[J]. 哈尔滨医药, 2002, 22（4）: 30-31.
[11] 何秀莹, 钟梅英. 鱼金注射液致变态反应2例[J]. 药物流行病学杂志, 2004, 13（2）: 108-109.

（南方医科大学　刘俊珊，霍楚莹）

清热八味丸（散、胶囊）

【药物组成】　檀香、石膏、红花、苦地丁、瞿麦、胡黄连、麦冬、人工牛黄。

【处方来源】　研制方。国药准字 Z20050116。

【功能与主治】　清热解毒。用于炽热，血热，脏腑之热，肺热咳嗽，痰中带血，肝火肋痛。

【药效】　主要药效如下[1]:

1. **增强免疫**　注射环磷酰胺可诱导形成小鼠免疫功能低下模型,清热八味散对反映该模型小鼠体液免疫功能的溶血素抗体有促进生成的作用,对反映细胞免疫功能的淋巴细胞有促进增殖作用,说明清热八味散口服对免疫功能低下模型小鼠非特异性和特异性免疫功能均具有增强作用。脾指数是反映免疫细胞分化增殖、分泌及免疫应答活动的综合指标,清热八味散能提高脾指数,说明对机体免疫细胞及其应答活动有增强作用。

2. **解热**　本品对急性上呼吸道感染之发热具有解热作用。

【临床应用】 主要用于急性上呼吸道感染等。

1. 急性上呼吸道感染[2] 多为病毒感染所致的上呼吸道疾病，临床可见发热、咳嗽、头身疼痛、咽喉肿痛等，重症高热可引起惊厥，炎症迁延可对心肌、肺及肾脏造成损害。清热八味散可用于小儿急性上呼吸道感染，亦可用于支气管肺炎等属肺热咳嗽者。

2. 其他[3] 有报道本品还可用于治疗 SARS，有助于缩短发热周期，改善机体缺氧，促进肺部阴影吸收。

【不良反应】 尚未明确。

【使用注意】 ①忌食辛辣、油腻食物。②服本品后大便显黑色，应与消化道出血相鉴别。③体质过敏者慎用。④妊娠期妇女慎用。

【用法与用量】 丸剂：口服。一次 8～15 丸，一日 1～2 次。散剂：口服。一次 1.5～3g，一日 1～2 次。胶囊剂：口服。一次 3～5 粒，一日 1～2 次，白糖水为引。

参 考 文 献

[1] 蔡光明，赵艳玲，山丽梅，等. 蒙药清热八味散对小鼠免疫功能的影响[J]. 解放军药学学报，2004，20（5）：362-363.
[2] 吉日嘎拉图. 蒙药清热八味散及三臣丸联合治疗小儿上感高热临床观察[J]. 中国民族民间医药，2012，（4）：83.
[3] 张汉丰，马国强，郝富，等. 蒙药清热八味散（额日赫木-8）对 SARS 的临床研究[J]. 内蒙古医学杂志，2004，36（10）：732-734.

（南方医科大学　刘俊珊，霍楚莹）

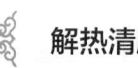 解热清肺糖浆

【药物组成】 鱼腥草、桑白皮、黄芩、倒扣草、前胡、紫苏叶、紫菀、枳壳、甘草。

【处方来源】 研制方。国药准字 Z10870002。

【功能与主治】 清热解毒，宣肺利咽，祛痰止咳。用于风温感冒，发热、头痛、咽喉肿痛、咳嗽。

【药效】 主要药效如下[1]：

1. 抗炎 炎症是上呼吸道感染等肺系疾病的基本病理过程。本品对组胺引起的小鼠毛细血管通透性增加，以及植入棉球刺激大鼠结缔组织增生均有明显的抑制作用，显示其对炎症急性期渗出、肿胀及后期的组织增生均有抑制作用。

2. 镇咳、祛痰 咳嗽、咯痰是呼吸道感染性疾病的主要症状。吸入氨雾等刺激性气体可引起动物咳嗽。本品对吸入氨雾致小鼠咳嗽有抑制作用，能减少咳嗽小鼠的数量；本品还能促进气管分泌，从而增加引流液量。以上表明本品具有祛痰作用。

【临床应用】 主要用于感冒、急性支气管炎等。

1. 感冒 本品适用于外感风热所致之感冒、风热犯肺所致之咳嗽，临床可见发热、微恶风、咳嗽痰黄、咽喉肿痛、大便秘结、小便短赤、舌红、苔薄黄、脉浮数等症。临床常用于急性上呼吸道感染见上述证候者。

2. 急性支气管炎[2] 本品还可用于风温外感或肺热内壅而致之咳嗽，临床可见咳嗽胸痛、咳痰黄稠或黄白相间、发热恶寒、头痛、咽喉肿痛、舌红、苔白或黄、脉浮数或滑数。临床常用于急性支气管炎引起的肺热咳嗽。

【不良反应】 尚未明确。

【使用注意】 ①忌烟、酒及辛辣、生冷、油腻食物。②不宜在服药期间同时服用滋补性中药。③不适用于风寒感冒，其表现为恶寒重、发热轻、无汗、头痛、鼻塞、流清涕、喉痒咳嗽、咯白痰。④高血压、心脏病、肝病、肾病等慢性病严重者应在医师指导下服用。⑤糖尿病患者慎用。⑥服药3天症状无改善，或症状加重，或出现新的严重症状如胸闷、心悸等应立即停药，并去医院就诊。⑦小儿、年老体弱者、妊娠期妇女应在医师指导下服用。⑧脾胃虚寒，症见腹痛、喜暖、泄泻者慎用。⑨对本品过敏者禁用，过敏体质者慎用。

【用法与用量】 温开水冲服。一次15ml，一日3次；小儿酌减。

参 考 文 献

[1] 梁峰，温顺发，黄宝光，等. 解热清肺糖浆的研究[J]. 中成药，1988，（9）：25-27.
[2] 温顺发，梁峰，黄宝光，等. 解热清肺糖浆对上呼吸道疾患的疗效观察[J]. 临床医学杂志，1988，4（3）：47-48.

（南方医科大学 刘俊珊，霍楚莹）

热毒平胶囊

【药物组成】 金银花、连翘、黄芩、鱼腥草素钠、赤芍、大黄。

【处方来源】 研制方。国药准字Z19991105。

【功能与主治】 疏风解表，清热解毒。用于外感表里俱热证，症见发热、恶寒、头痛、咽喉疼痛、咳嗽、痰黏、胸痛、大便干燥；上呼吸道感染、肺炎见上述证候者。

【药效】 主要药效如下[1-7]：

1. 解热 发热是急性感染性疾病的最常见症状。内毒素是人类最为重要的致热原之一，并被视为中医"热毒"的物质基础。类脂A是代表各种内毒素的共同活性中心，而干扰素、肿瘤坏死因子则是内毒素感染过程中机体产生的内生致热原，共同参与内毒素致热的过程。本品对注射大肠埃希菌内毒素、类脂A、肿瘤坏死因子、干扰素诱导家兔或大鼠的实验性发热均有解热作用，对内毒素或类脂A所致发热的解热作用尤为明显。本品对注射角叉菜胶、酵母或2,4-二硝基苯酚诱导家兔或大鼠的实验性发热亦有解热作用。

2. 抗内毒素 本品除前述抗内毒素发热外，对内毒素所致正常或放线菌素D、半乳糖胺敏化小鼠死亡均有显著的保护作用。

3. 抗中暑 在干球温度（42±0.5）℃、湿球温度（35±0.5）℃、相对湿度60%±5%的条件下建立小鼠中暑模型以评价药物的抗中暑作用。本品可使中暑小鼠体温升高变慢、生存时间延长、死亡率降低。该作用可能与本品抗内毒素效应相关。当热暴露使体温升高到一定程度时，肠道缺血缺氧，肠黏膜对内毒素的通透性增大，肠道内毒素大量进入血液循环，导致中暑内毒素血症。而内毒素又可进一步引起高热，高热和内毒素互为因果，造成持续高热及其他脏器功能损害。本品可防止中暑内毒素血症的产生，其机制与抗脂质过氧化、增强巨噬细胞吞噬能力，调节内毒素信号转导通路上游和中游关键信号分子的转录表达有关。

4. 抗菌、抗病毒 本品体外对肺炎球菌、乙型溶血性链球菌有不同程度的抑制作用；

体外对腺病毒 4 型毒株及流感病毒 A3 株有抑制作用。

5. 抗炎、镇痛、抗过敏　本品对注射角叉菜胶、鸡蛋清所致大鼠足肿胀，以及涂抹巴豆油所致小鼠耳肿胀均有显著抑制作用；对腹腔注射乙酸所致小鼠疼痛扭体反应及腹腔毛细血管通透性增高亦有抑制作用，呈现一定的抗炎、镇痛效应。此外，本品还对绵羊红细胞所致小鼠脚垫迟发型超敏反应有明显抑制作用，表明其还有一定的抗过敏作用。

【临床应用】　主要用于上呼吸道感染、肺炎、内毒素血症高热等。

1. 上呼吸道感染[8]　本品适用于风热袭表，入里化热之感冒，临床可见发热、恶寒、头痛、咽喉肿痛等症。临床常用于上呼吸道感染属外感风热，肺卫热盛而见上述证候者。本品具有退热时间快而稳定，咳嗽、咽痛、头痛等症状改善明显等特点。

2. 肺炎　本品还可用于感受风温毒邪，侵袭肺卫，灼津成痰，肺失肃降之证，临床可见发热汗出、咳嗽痰稠、口渴、面赤、烦躁、舌红、苔黄、脉数等症。临床常用于肺炎等肺部感染见上述证候者。

3. 内毒素血症高热[9]　发热是感染性疾病常见的临床症状，而内毒素是最常见的致热原。除革兰阴性菌感染常见内毒素血症外，许多革兰阳性菌感染、病毒感染及其他多种严重危重疾病过程中都可能存在内毒素血症，影响或决定疾病的发展和预后。本品可用于感染性疾病过程中内毒素血症发热，具有解热及清除血浆内毒素等作用。

【不良反应】　少数患者可有轻微腹部不适或泄泻。

【使用注意】　①妊娠期妇女禁用。②风寒感冒、体虚便溏者慎用。③饮食宜清淡，忌食辛辣食物。

【用法与用量】　口服。一次 3 粒，一日 3 次。

参 考 文 献

[1] 邓文龙，徐嘉红，王文烈，等. 热毒平的抗内毒素作用研究[J]. 中药药理与临床，1995，11（2）：16-19.
[2] 邓文龙，徐嘉红，刘家玉，等. 热毒平的解热作用研究[J]. 中药药理与临床，1995，11（3）：12-18.
[3] 邓文龙，徐嘉红 刘家玉，等. 热毒平的抗炎作用及对免疫功能的影响[J]. 中药药理与临床，1995，11（4）：13-17.
[4] 李文，罗炳德，杨光，等. 热毒平抗中暑内毒素血症的作用研究[J]. 中国工业医学杂志，2005，18（1）：44-46.
[5] 杨光，罗炳德，李文，等. 热毒平抗中暑作用机制[J]. 中国公共卫生，2005，21（10）：1178-1179.
[6] 杨光，罗炳德，李文，等. 热毒平抗中暑内毒素血症机制研究[J]. 中国公共卫生，2005，21（12）：1416-1417.
[7] 康志雄，杨光，罗炳德，等. 热毒平抗中暑内毒素血症机制研究[J]. 临床和实验医学杂志，2006，5（5）：499-500.
[8] 江洪，刘菊香，吴桂华，等. 热毒平胶囊治疗肺卫风热证的临床研究[J]. 中国中医急症，1998，7（6）：245-248.
[9] 谢朝良，汪静，古树林，等. 热毒平治疗高热内毒素应症的疗效及 I 期临床研究[J]. 中药药理与临床，1995，（5）：38-41.

（南方医科大学　刘俊珊，霍楚莹）

复方瓜子金颗粒

【药物组成】　瓜子金、白花蛇舌草、大青叶、紫花地丁、野菊花、海金沙。

【处方来源】　研制方。《中国药典》（2015 年版）。

【功能与主治】　清热利咽，散结止痛，祛痰止咳。用于风热袭肺或痰热壅肺所致的咽部红肿、咽痛、发热、咳嗽；急性咽炎、慢性咽炎急性发作及上呼吸道感染见上述证候者。

【药效】　主要药效如下[1-3]：

1. **抗菌** 细菌等病原体感染是上呼吸道感染等的主要致病因素。琼脂平板稀释法、平板划线法及管碟法实验都表明本品对八叠球菌、金黄色葡萄球菌、大肠埃希菌、肺炎双球菌、溶血性链球菌及枯草芽孢杆菌均有不同程度的抑制效应。

2. **镇痛** 肌肉酸痛是感冒的常见症状。本品可减少腹腔注射乙酸所致的小鼠疼痛扭体反应次数及延长小鼠放入热板后出现舔足的时间，提高热刺激痛阈，呈现一定的镇痛作用。

3. **镇咳** 咳嗽是呼吸道感染性疾病的主要症状。吸入氨雾等刺激性气体可刺激呼吸道引起动物咳嗽。本品可减少吸入氨雾所致的小鼠咳嗽次数，表明其具有良好的镇咳作用。

4. **增强免疫** 免疫功能低下使得病原微生物更易入侵人体，调节免疫力也是重要抗病手段之一。本品可提高小鼠巨噬细胞对注入腹腔的鸡血红细胞的吞噬百分率及吞噬指数；还可增强正常小鼠的炭粒廓清作用，即提高小鼠单核巨噬细胞系统的吞噬功能，表明本品可提高机体非特异性免疫功能。

【临床应用】 主要用于感冒、急慢性咽炎等。

1. **感冒** 本品可用于外感风热所致之感冒，临床可见发热、咽痛、咳嗽、舌红、苔黄、脉浮数等。临床常用于急性上呼吸道感染见上述证候者。

2. **急慢性咽炎**[4-9] 本品适用于因风热袭肺，或痰热蕴肺所致之喉痹，临床可见咽部红肿、咽痛、发热、音哑、口渴、咳嗽、痰少而黏、舌红、苔薄黄或黄腻、脉浮数或滑数等症。临床常用于急性咽炎、慢性咽炎急性发作见上述证候者。

3. **其他** 有报道本品还可用于小儿疱疹性咽峡炎[10-12]、小儿扁桃体炎[13]、小儿乳蛾[14]；与腾克胶囊联合可用于治疗春季结膜炎[15]。

【不良反应】 本品有腹泻、恶心、呕吐、腹痛、头晕及皮疹、瘙痒等不良反应报告。

【使用注意】 ①忌烟、酒及辛辣、鱼腥食物。②不宜在服药期间同时服用滋补性中药。③有高血压、心脏病、肝病、糖尿病、肾病等慢性病患者应在医师指导下服用。④儿童、妊娠期妇女、哺乳期妇女、年老体弱者、脾虚便溏者应在医师指导下服用。⑤扁桃体有化脓或发热体温超过38.5℃的患者应去医院就诊。⑥支气管扩张、肺脓肿、肺心病、肺结核患者出现咳嗽时应去医院就诊。⑦服药3天症状无缓解，应去医院就诊。⑧对本品过敏者禁用，过敏体质者慎用。

【用法与用量】 开水冲服。一次1~2袋（相当于饮片28g），一日3次；儿童酌减。

参 考 文 献

[1] 袁美娟，万阜昌. 复方瓜子金抗菌、镇痛作用的观察[J]. 药学通报，1985，20（5）：313.
[2] 李洁，聂正慧，朱俊彦. 复方瓜子金口服液药理作用的实验研究[J]. 中成药，1997，19（1）：35-36.
[3] 朱智勇. 几种中药制剂的体外抑菌作用研究[J]. 现代医药卫生，2010，26（13）：2027-2028.
[4] 潘玉如，曾志，万阜昌，等. 复方瓜子金冲剂药理试验和临床观察[J]. 江西中医药，1990，21（2）：47-48.
[5] 韩德森. 复方瓜子金冲剂治疗急性上呼吸道感染临床观察[J]. 中国自然医学杂志，2005，7（3）：62.
[6] 孙建，任柏沉，杨帆，等. 复方瓜子金颗粒联合克拉霉素治疗上呼吸道感染的临床研究[J]. 现代药物与临床，2016，31（10）：1559-1562.
[7] 于雪峰，乔世举，王开威. 复方瓜子金颗粒佐治急性支气管炎疗效观察[J]. 实用中西医结合临床，2003，3（5）：32.
[8] 徐劲松，宋宁燕. 复方瓜子金颗粒治疗急性上呼吸道感染78例分析[C]. 江西省中西医结合学会呼吸病专业委员会首次学术会议. 2009：144-145.

[9] 严金海. 复方瓜子金颗粒治疗上呼吸道感染 296 例疗效观察[C]. 中华中医药学会耳鼻咽喉科分会第十二次学术研讨会暨嗓音言语听力医学专题学术研讨会论文集. 2005：278-279.
[10] 张南, 李丹. 复方瓜子金治疗小儿疱疹性口炎 90 例[J]. 福建中医药, 2003, 34 (3)：24-25.
[11] 刘小妹. 复方瓜子金佐治小儿疱疹性咽峡炎 44 例疗效观察[J]. 实用中西医结合临床, 2003, 3 (4)：35.
[12] 董崇娟, 杨志敏. 金宏声复方瓜子金颗粒在疱疹性咽颊炎中的应用[J]. 儿科药学杂志, 2005, 11 (6)：53.
[13] 邓耀成, 朱向阳, 刘玉涛. 复方瓜子金颗粒治疗儿童急性扁桃体炎 281 例疗效观察[J]. 实用中西医结合临床, 2004, 4 (3)：55.
[14] 肖诏玮. 复方瓜子金颗粒治疗小儿乳蛾 78 例[J]. 福建中医药, 2003, 34 (4)：25-26.
[15] 肖立云, 林强新. 复方瓜子金颗粒与腾克治疗春季结膜炎[J]. 中国医院用药评价与分析, 2007, 7 (2)：159-160.

（南方医科大学　余林中，刘俊珊）

百 蕊 片

【药物组成】　百蕊草。

【处方来源】　研制方。国药准字 Z34020467。

【功能与主治】　清热消炎，止咳化痰。用于急、慢性咽喉炎，气管炎，鼻炎，感冒发热，肺炎。

【药效】　主要药效如下[1]：

1. 镇咳、祛痰　咳嗽、咯痰是感冒的常见症状。吸入浓氨水等刺激性气体可致动物咳嗽。给动物注射酚红，部分可由气道排泌，检测由气管排泌酚红量可反映药物的祛痰作用。本品可延长吸入氨雾诱发的小鼠咳嗽潜伏期，减少咳嗽次数，使小鼠气管酚红排泌量明显增加，表明其具有镇咳、祛痰作用。

2. 抗炎　炎症反应是感冒的主要病理过程，炎症早期以渗出为主要特点，是由组胺等致炎因子诱导毛细血管通透性增高所致，晚期则以肉芽组织增生为主。本品对涂抹二甲苯引起的小鼠耳廓肿胀有明显抑制作用，对大鼠植入棉球致肉芽组织增生也有较好的抑制作用。

3. 抗菌　感冒常继发细菌感染。体外抑菌实验发现，本品对金黄色葡萄球菌、伤寒杆菌、痢疾杆菌和铜绿假单胞菌均有不同程度的抑制作用。

4. 增强免疫功能　免疫功能低下使得病菌更易入侵人体，调节免疫力也是重要抗病手段之一。胸腺是机体重要的免疫器官，本品能增加小鼠胸腺重量，提高胸腺系数，增加小鼠 IgG 含量。以上表明本品具有增强免疫功能的作用。

【临床应用】　主要用于感冒、慢性支气管炎、慢性咽炎等。

1. 感冒　本品适用于外感风热所致之感冒、风热犯肺所致之咳嗽，临床可见发热、微恶风、咳嗽痰黄、咽喉肿痛、大便秘结、小便短赤、舌红、苔薄黄、脉浮数等症。临床常用于急性上呼吸道感染见上述证候者。

2. 慢性支气管炎[2]　本品有清热消炎、化痰止咳、调气之功，可使肺气得以宣降，痰浊易于排出，可用于慢性支气管炎急性发作引起的咳嗽、咳痰、喘息。

3. 慢性咽炎[3]　常由病毒、细菌、真菌、吸入刺激性气体、免疫力下降等原因导致的急性咽喉炎迁延而来。本品可显著缓解患者咽痒、咽喉微痛、咽异物感、干咳、痰多、咽喉灼烧感、声嘶、咽喉部黏膜充血等症状。

【不良反应】　尚不明确。

【使用注意】 ①忌烟、酒及辛辣、鱼腥食物。②不宜在服药期间同时服用滋补性中药。③有高血压、心脏病、肝病、糖尿病、肾病等慢性病患者应在医师指导下服用。④儿童、妊娠期妇女、哺乳期妇女、年老体弱者、脾虚便溏者应在医师指导下服用。⑤扁桃体有化脓或发热体温超过 38.5℃的患者应去医院就诊。⑥支气管扩张、肺脓肿、肺心病、肺结核患者出现咳嗽时应去医院就诊。⑦服药 3 天症状无缓解，应去医院就诊。⑧对本品过敏者禁用，过敏体质者慎用。

【用法与用量】 口服。一次 4 片，一日 3 次。

参 考 文 献

[1] 杨军，王静，高美华，等. 百蕊片药理作用的实验研究[J]. 中国中药杂志，1999，24（6）：367-369.
[2] 孔壮，范良. 百蕊片治疗慢性支气管炎（痰热壅肺证）的临床观察[J]. 世界科学技术-中医药现代化，2014，16（7）：1629-1632.
[3] 严珺. 百蕊片治疗慢性咽炎 98 例临床观察[J]. 中国民族民间医药，2010，19（3）：163.

（南方医科大学　余林中，刘俊珊）

炎宁颗粒（糖浆）

【药物组成】 鹿茸草、白花蛇舌草、鸭跖草。

【处方来源】 研制方。《中国药典》（2015 年版）。

【功能与主治】 清热解毒，消炎止痢。用于上呼吸道感染、扁桃体炎、尿路感染、急性菌痢、肠炎。

【药效】 主要药效如下[1-4]：

1. 抗菌　病原微生物是感染性疾病发生发展的重要因素。本品体外对金黄色葡萄球菌、表皮葡萄球菌、甲型溶血性链球菌、大肠埃希菌、变形杆菌、铜绿假单胞菌、痢疾杆菌、肺炎克雷伯菌、伤寒杆菌、流感嗜血杆菌、白假丝酵母菌有不同程度的抑制作用。炎宁糖浆总提取物对细菌（大肠埃希菌、福氏痢疾杆菌、志贺氏菌、铜绿假单胞菌和沙门菌）和真菌（白色念珠菌）均有不同程度的抑菌和杀菌作用，可降低福氏痢疾杆菌、铜绿假单胞菌和大肠埃希菌感染小鼠的死亡率。

2. 解热、抗炎　发热为感冒的常见症状，而炎症则为其发生发展的基本病理过程。本品对静脉注射啤酒酵母液所致的家兔发热有解热作用，对涂抹二甲苯所致的小鼠耳毛细血管通透性增高及注射角叉菜胶所致的大鼠足跖炎性肿胀有抑制作用，对大鼠皮下羧甲基纤维素囊中白细胞游出亦有抑制作用。炎宁糖浆总提取物对涂抹二甲苯所致的小鼠耳肿胀和注射鸡蛋清所致的大鼠足肿胀均有抑制作用。上述研究表明，炎宁颗粒或糖浆对急性或炎症早期的毛细血管通透性增高、炎症细胞浸润和水肿具有明显的抑制作用。以上抗炎机制可能与抑制肿瘤坏死因子 α 等炎症因子产生及抑制 I-κBα 磷酸化、NF-κB p65 核转位、一氧化氮合酶和环氧化酶-2 蛋白过表达等作用有关。

【临床应用】 主要用于感冒、急性扁桃体炎、尿路感染、肠炎、菌痢等。

1. 感冒[5-6]　本品适用于风热犯表，热郁肌腠，卫表失和之感冒，临床可见发热、微恶风寒、头痛、咽红肿痛、鼻塞、流黄浊涕、舌边尖红、苔薄黄、脉浮数等症。临床常用于上呼吸道感染见上述证候者。本品治疗急性上呼吸道感染的总有效率可达 83.75%，平均起效时间与解热时间缩短,对减少并发症、促进机体恢复起到良好的作用。

2. **急性扁桃体炎**[7]　本品还适用于外感风热,热毒搏结咽核所致之乳蛾,临床可见咽核红肿疼痛、发热、恶风、口渴、舌红、苔黄、脉数等症。临床常用于急性扁桃体炎见上述证候者。炎宁糖浆在改善小儿急性充血性扁桃体炎咽痛、恶风发热的症状及中医证候积分方面有良好疗效。

3. **尿路感染**　本品尚可用于湿热蕴结下焦,膀胱气化不利所致之淋证,临床可见小便黄赤、淋沥涩痛或少腹拘急胀痛、舌苔黄腻、脉濡数等症。临床常用于尿路感染见上述证候者。

4. **肠炎、菌痢**　本品还适用于湿热蕴结,损伤肠胃之泄泻,或湿热毒邪壅滞肠中,灼伤肠络之痢疾,临床可见泄泻、腹痛、泻下急迫、烦热、口渴,或下痢脓血、里急后重、肛门灼热、舌红、苔黄腻、脉滑数等症。临床常用于急性肠炎、菌痢见上述证候者。

【不良反应】　尚不明确。

【使用注意】　①忌烟、酒、辛辣、油腻、鱼腥食物。②不宜在服药期间同时服用滋补性中药。③有高血压、心脏病、肝病、糖尿病、肾病等慢性病患者应在医师指导下服用。④儿童、妊娠期妇女、哺乳期妇女、年老体弱者、脾胃虚弱者慎用。⑤虚火乳蛾、淋痛及寒湿泻痢者慎用。⑥扁桃体有化脓或发热体温超过38.5℃的患者应去医院就诊。⑦服药3天症状无缓解,应去医院就诊。⑧对本品过敏者禁用,过敏体质者慎用。

【用法与用量】　颗粒剂:开水冲服。一次14g,一日3~4次。糖浆剂:口服。一次10ml,一日3~4次。

参 考 文 献

[1] 邓霜,姜新宇,周日宝,等.炎宁胶囊的体外抑菌试验研究[J].湖南中医杂志,2015,31(8):159-161.
[2] 杨燕妮,曹景文,王毅,等.炎宁糖浆体内外抗菌实验研究[J].中国现代中药,2018,20(11):1356-1362.
[3] 吴昊姝,王立明,徐承泉,等.炎宁冲剂的抗炎与解热作用研究[J].中国现代应用药学杂志,2000,17(5):365-368.
[4] 杨燕妮,王毅,孙晓波,等.炎宁糖浆抗炎活性及其作用机制研究[J].中国药理学通报,2018,34(12):1760-1766.
[5] 傅建兴,王利祥,吴军.炎宁颗粒治疗急性上呼吸道感染临床观察[J].海峡药学,2000,22(10):171-173.
[6] 朱广媛,于雪,李东华,等.炎宁颗粒治疗上呼吸道感染30例[J].中医药学报,2000,38(3):125.
[7] 马斯风,洪丽军.炎宁糖浆治疗小儿急性充血性扁桃体炎肺经风热证临床研究[J].中医儿科杂志,2017,13(4):41-44.

(南方医科大学　余林中,李浩铷)

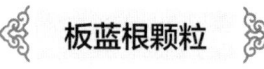

板蓝根颗粒

【药物组成】　板蓝根。

【处方来源】　研制方。《中国药典》(2015年版)。

【功能与主治】　清热解毒,凉血利咽。用于肺胃热盛所致的咽喉肿痛、口咽干燥、腮部肿胀;急性扁桃体炎、腮腺炎见上述证候者。

【药效】　主要药效如下[1-8]:

1. **抗病毒**　流感是由流感病毒引起的一种传染性极强的呼吸道病毒感染性疾病。本品可明显延长甲型H1N1流感病毒感染小鼠的生存时间并提高其存活率,对甲型H1N1流感病毒感染的小鼠的肺组织有一定程度的保护作用。本品对流感病毒FM1感染小鼠的肺指数有降低作用，对流感病毒感染小鼠有保护作用。板蓝根水提物在体外能有效抑制人H1N1、H7N9禽流感等多种不同亚型的流感病毒，其机制可能与抑制流感病毒对宿主的黏附有关，其中的板蓝根多糖可以抑制流感病毒血凝素活性。此外，本品还具有一定的抗乙肝病毒作用。

2. 抗炎　板蓝根乙醇提取物对涂抹二甲苯所致的小鼠耳肿胀、注射角叉菜胶所致的大鼠足肿胀及棉球植入所致的大鼠肉芽组织增生、腹腔注射乙酸所致的小鼠毛细血管通透性增加有抑制作用，提示本品具有抗炎活性。本品防治流感的药效作用，不仅体现在直接抗病毒方面，也体现在抑制流感病毒诱导的炎症因子活化引起的全身炎症反应方面，抗病毒与抗炎作用并举。如本品活性成分落叶松酯醇-4-O-β-D-葡萄糖苷通过抑制流感病毒诱导的NF-κB的活化而发挥抗流感病毒介导的炎症反应的作用，能干预流感病毒感染后的宿主固有免疫调节，上调固有免疫中抗病毒因子 IFNL2/3 及抗病毒效应因子 RSAD2（Viperin）的表达。

【临床应用】　主要用于感冒、流感、手足口病、流行性腮腺炎等。

1. 感冒[9-12]　本品用于治疗由病毒引起的上呼吸道感染，临床可见咽喉肿痛、咳嗽、鼻塞、流涕等症。在以利巴韦林为对照治疗上呼吸道感染的研究中，发现本品的总有效率较高，退热效果显著，并且对改善咳嗽、鼻塞、流涕及打喷嚏等上呼吸道卡他症状效果明显。在病毒感染早期及时使用，有助于改善症状，缩短病程，减少并发症。采用本品和维生素 C 联合预防小儿呼吸道感染效果明显，能明显降低小儿呼吸道感染率和感染次数。

2. 流感[13]　临床上用本品联合磷酸奥司他韦治疗甲型 H1N1 流感，在流感样临床表现（发热、咳嗽、咳痰、咽痛）恢复、平均住院天数缩减方面均优于单用磷酸奥司他韦。

3. 手足口病[14]　是由肠道病毒引起的急性传染病，多发生于学龄前儿童，以 3 岁以下婴幼儿发病率最高，主要通过消化道、呼吸道和密切接触等途径传播。对手足口病密切接触者早期联合使用玉屏风颗粒与板蓝根冲剂预防，可减少发病，控制二代病例，防止疫情扩散和传播。

4. 流行性腮腺炎[15]　主要流行于春冬季节，是儿童常见的急性呼吸道传染病。本品联合利巴韦林注射液治疗流行性腮腺炎患儿在总有效率及退热时间、腮肿消退时间、住院时间方面均优于单独使用利巴韦林。

有报道本品还可用于乳头瘤病毒感染[16]。

【不良反应】　未见明显的不良反应。部分脾胃虚寒患者，服用后可能引起腹泻，因感冒病毒在肠上皮细胞的持续表达也可引起腹泻，故腹泻与药物的相关性尚待进一步证实。

【使用注意】　①建议脾胃虚寒的患者，使用姜水冲服。②葡萄糖-6-磷酸脱氢酶缺乏症患者慎用。

【用法与用量】　开水冲服。一次 1～2 袋（相当于饮片 7～14g），一日 3～4 次。

参 考 文 献

[1] 黎敬波，刘叶. 3 种解表方法抗流感病毒甲 I 型作用的实验研究[J]. 新中医，2004，36（1）：78-79.

[2] 孙慧慧，邓巍，占玲俊，等. 板蓝根颗粒对甲型流感病毒小鼠的作用[J]. 中国比较医学杂志，2010，20（7）：53-56.

[3] 翟志光，王克林，孙刚，等. 板蓝根颗粒和苦甘颗粒对流感病毒感染小鼠的保护作用研究[J]. 世界中西医结合杂志，2011，6（11）：987-989.

[4] Yang Z, Wang Y, Zhong S, et al. In vitro inhibition of influenza virus infection by a crude extract from Isatis indigotica root resulting in the prevention of viral attachment[J]. Mol med rep, 2012, 5（3）: 793-799.

[5] 李征途, 李莉, 王玉涛, 等. 板蓝根水提物体外抑制人H7N9禽流感病毒药效研究[J]. 现代中西医结合杂志, 2016, 25（35）: 3877-3879, 3902.

[6] 叶军, 明安萍. 板蓝根颗粒药物血清对HepG2.2.15细胞分泌HBsAg、HBeAg的影响[J]. 湖北中医药大学学报, 2012, 14（6）: 10-12.

[7] Li J, Zhou B, Li C, et al. Lariciresinol-4-O-β-D-glucopyranoside from the root of Isatis indigotica inhibits influenza A virus-induced pro-inflammatory response[J]. J ethnopharmacol, 2015, 174: 379-386.

[8] Zhou B, Li J, Liang X, et al. Transcriptome profiling of influenza A virus-infected lung epithelial (A549) cells with lariciresinol-4-β-D-glucopyranoside treatment[J]. PloS one, 2017, 12（3）: e0173058.

[9] 刘长江. 板蓝根颗粒剂治疗上呼吸道感染的临床观察[J]. 亚太传统医药, 2012, 8（3）: 82-83.

[10] 李瑞琴, 柴尔刚, 全昕, 等. 板蓝根颗粒联合维生素C预防小儿呼吸道感染的效果观察[J]. 现代生物医学进展, 2012, 12（35）: 6921-6923.

[11] 史海龙, 杜秋霞, 张明星, 等. 基于网络药理学方法探讨板蓝根颗粒治疗上呼吸道感染作用机制[J]. 辽宁中医药大学学报, 2017, 19（11）: 150-154.

[12] 覃仁安, 覃璇, 车思佳. 感冒的现代医学认识和中医证型的关系. "中药有效性评价之关键要素—证候评价"研讨会暨《中医药理与临床》第七届编委会会议资料, 成都, 2017, 26-29.

[13] 涂波, 聂为民, 丁鹏鹏, 等. 磷酸奥司他韦联合板蓝根颗粒治疗甲型H1N1流感疗效观察[J]. 武警医学, 2013, 24（6）: 465-467, 470.

[14] 马杰, 牛占田, 崔宁, 等. 玉屏风与板蓝根联合应用预防手足口病的流行病学观察[J]. 中外医学研究, 2011, 9（5）: 23-24.

[15] 王小红. 板蓝根颗粒联合利巴韦林注射液治疗儿童流行性腮腺炎的临床分析[J]. 北方药学, 2018, 15（1）: 101.

[16] 张琼丽. 乳头瘤病毒感染患者应用外用壳聚糖抗菌膜联合内服板蓝根颗粒治疗的临床效果[J]. 中国医药科学, 2016, 6（1）: 94-96, 145.

（南方医科大学　余林中，李浩茹）

九味双解口服液

【药物组成】　大黄、柴胡、金银花、青蒿、黄芩、蒲公英、重楼、大青叶、草果。

【处方来源】　研制方。国药准字Z20010001。

【功能与主治】　解表清热，泻火解毒。用于外感风热表邪所致的风热感冒，表里俱热，症见发热或恶心、头痛、鼻塞、咳嗽、流涕、咽痛或伴红肿、口渴或伴溲赤、便干。

【药效】　主要药效如下[1-2]：

1. 解热、抗炎　发热为感冒的常见症状，而炎症则为其发生发展的基本病理过程。本品对注射伤寒、副伤寒菌苗所引起的家兔发热及注射角叉菜胶引起的大鼠发热均具有退热作用。本品还能够通过多种途径抑制急性炎症，改善渗出、水肿等炎症表现。

2. 镇痛　肌肉酸痛是感冒的常见症状。本品对热刺激及化学刺激引发的小鼠疼痛具有缓解作用。

3. 抗病毒　感冒及流感多是由呼吸道病毒或流感病毒感染所致。本品体外能灭活流感病毒甲1型与甲3型、腺病毒3型与7型，提示其具有一定的抗病毒作用。

4. 其他　本品有一定的抗内毒素作用，对大肠埃希菌内毒素所致的小鼠死亡具有明显保护作用。本品还能提升机体免疫功能，增强单核巨噬细胞系统的非特异吞噬功能。

【临床应用】　主要用于感冒、急性咽喉炎等。

1. 感冒[1]　本品适用于风热感冒，临床可见发热头痛、鼻塞流涕、咽喉肿痛、咳嗽、口渴或伴溲赤便干等。临床常用于上呼吸道感染属外感风热而见上述表里俱热证候者。本品治疗小儿上呼吸道感染，在改善发热、咽痛、咳嗽等症状上优于尼美舒利、利巴韦林对照组。

2. 急性咽喉炎[2]　本品适用于治疗风热袭咽，热毒内盛而致的喉痹，临床可见咽喉肿痛或声音嘶哑、发热、便秘、溲赤、舌红、苔黄、脉数等症。临床常用于急性咽喉炎见上述证候者。临床观察表明，在抗炎、抗病毒、止咳化痰等基础治疗上配合使用九味双解口服液，能够显著提高临床治疗效果，促进咽痛等症状的消退。

【不良反应】　尚不明确。

【使用注意】　①忌烟、酒及辛辣、生冷、油腻食物。②不宜在服药期间同时服用滋补性中药。③风寒感冒者不适用。④糖尿病患者及有高血压、心脏病、肝病、肾病等慢性病严重者应在医师指导下服用。⑤妊娠期妇女慎用。儿童、哺乳期妇女、年老体弱者及脾虚便溏者应在医师指导下服用。⑥发热体温超过38.5℃的患者应去医院就诊。⑦扁桃体有化脓的患者应去医院就诊。⑧服药3天症状无缓解应去医院就诊。⑨对本品过敏者禁用，过敏体质者慎用。⑩本品性状发生改变时禁止使用。⑪儿童必须在成人监护下使用。⑫请将本品放在儿童不能接触的地方。⑬如正在使用其他药品，使用本品前请咨询医师或药师。

【用法与用量】　口服。一次20ml，一日3次。儿童减量服用，1~2岁一次3ml，一日2次；3~4岁一次5ml，一日2次；5~6岁一次5ml，一日3次；7~9岁一次10ml，一日2次；13~14岁一次20ml，一日2次。

参 考 文 献

[1] 路静华. 九味双解口服液治疗小儿上呼吸道感染180例临床疗效观察[J]. 吉林医学，2008，29（19）：1633-1634.
[2] 于枫，佟彤，刘霞. 九味双解口服液治疗急性咽喉炎的临床疗效观察[J]. 内蒙古中医药，2019，38（6）：19-21.

（南方医科大学　郑远茹，余林中）

了 哥 王 片

【药物组成】　了哥王。

【处方来源】　研制方。国药准字Z44021264。

【功能与主治】　消炎，解毒。用于支气管炎、肺炎、扁桃体炎、腮腺炎、乳腺炎、蜂窝织炎。

【药效】　主要药效如下[1]：

1. 抗炎　炎症反应是呼吸系统疾病的主要病理过程。二甲苯为常用致炎剂，局部涂抹二甲苯能引起局部毛细血管通透性增高及炎症细胞浸润，并诱发渗出性炎性水肿。局部注射蛋清可致异源免疫反应，从而引起炎症。腹腔注射乙酸可致毛细血管通透性增高，使注入血液的染料向腹腔渗出增加。本品可减轻注射蛋清所致的小鼠足肿胀及涂抹二甲苯所致的小鼠耳肿胀，并可抑制乙酸致腹腔毛细血管通透性增高，表明其具有抗炎作用。

2. 镇痛　腹腔注射乙酸可导致小鼠产生疼痛，并出现扭体反应，因此常用乙酸致小鼠扭体反应对药物的镇痛作用进行评价。本品有效成分提取液可以减轻腹腔注射乙酸所致的小鼠扭体反应，表明其具有镇痛作用。

【临床应用】　主要用于急性呼吸道感染、急性扁桃体炎、急性咽炎。

1. 急性呼吸道感染[2-4]　本品适用于风热犯肺所致的咳嗽，临床可见咳嗽、咽痒、咳痰、胸闷、气喘、肺部干湿啰音等。临床常用于急性上呼吸道感染、急性气管-支气管炎、慢性支气管炎急性发作、肺炎等见上述证候者。

2. **急性扁桃体炎**[2,3] 本品适用于风热袭咽所致之乳蛾，临床可见咽痛、咽核红肿、发热、口渴多饮、大便秘结、小便黄等症。临床常用于急性扁桃体炎见上述证候者。

3. **急性咽炎**[2] 本品适用于风热内壅、肺胃热盛所致之急喉痹，临床可见咽痛、咽干灼热、发热、口渴多饮等症。临床常用于急性咽炎见上述证候者。

4. **其他**[5-9] 有报道本品还可用于带状疱疹、化脓性皮肤病、软组织损伤、腱鞘囊肿等。

【不良反应】 尚不明确。有报道本品致重症多形红斑型药疹伴药物性肝损伤1例[10]。

【使用注意】 ①忌烟、酒及辛辣、生冷、油腻食物。②不宜在服药期间同时服用滋补性中药。③儿童、妊娠期妇女、哺乳期妇女、年老体弱者及脾虚便溏者应在医师指导下服用。④服药3天症状无缓解，应去医院就诊。⑤对本品过敏者禁用，过敏体质者慎用。

【用法与用量】 口服。一次3片，一日3次。

参 考 文 献

[1] 柯雪红，王丽新，黄可儿. 了哥王片抗炎消肿及镇痛作用研究[J]. 时珍国医国药，2003，(10)：603-604.
[2] 张婕斐，裘建社，徐新锋，等. 了哥王片治疗急性扁桃体炎、急性咽炎、急性气管-支气管炎的临床观察[J]. 中国医院用药评价与分析，2014，14（3）：248-251.
[3] 杨明亮，刘文杰，郑克勤，等. 了哥王片治急性扁桃腺炎、支气管炎疗效观察[J]. 江西中医药，1999，(4)：35.
[4] 王根荣. 了哥王片治疗急性呼吸道感染258例疗效观察[J]. 中国乡村医生，2000，(10)：23-24.
[5] 王智康. 了哥王片配合常规抗病毒药治疗带状疱疹91例[J]. 浙江中医杂志，2007，42（1）：59.
[6] 顾仲明. 了哥王片治疗带状疱疹后遗神经痛30例[J]. 浙江中医杂志，2002，(12)：538.
[7] 彭国缘，祝斌，肖飞. 了哥王片治疗化脓性皮肤病200例的体会[J]. 中国医院药学杂志，2006，26（8）：1022.
[8] 沈钦荣. 了哥王片治疗软组织损伤67例[J]. 浙江中医杂志，2005，40（10）：448.
[9] 卢新安. 了哥王片合强的松龙治疗腱鞘囊肿57例[J]. 浙江中医杂志，2005，(10)：447
[10] 刘梦醒，陈永刚，罗季，等. 了哥王片致重症多形红斑型药疹伴药物性肝损伤1例[J]. 中国药物警戒，2018，(5)：314-315，317

（南方医科大学　田春阳，余林中）

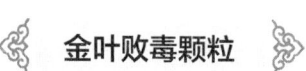

金叶败毒颗粒

【药物组成】 金银花、大青叶、蒲公英、鱼腥草。

【处方来源】 清·祁宏源、吴谦《医宗金鉴·外科心法要诀》。国药准字Z20040020。

【功能与主治】 清热解毒。用于风温肺热病热在肺卫证，症见发热、咽痛或乳蛾红肿、流涕、咳嗽、咯痰、头痛、口渴等。

【药效】 主要药效如下[1-29]：

1. **抗病原微生物** 热毒清注射液（金叶败毒颗粒前身）具有体外抗艾滋病病毒、单纯疱疹病毒Ⅰ型（HSV-I）、巨细胞病毒（HCMV）、柯萨奇病毒的作用。进一步的体内研究显示，热毒清注射液可抑制单纯疱疹病毒Ⅰ型、巨细胞病毒的增殖。对抗巨细胞病毒的机制研究显示，金叶败毒颗粒能够抑制巨细胞病毒的吸附、进入、复制环节。并且，本品及热毒清注射液可通过MAPK/ERK通路及抑制HCMVpul97 mRNA的表达进而减慢巨细胞病毒的复制；也可抑制人巨细胞病毒vMIA蛋白表达，降低宿主NF-κB p65 mRNA和p16蛋白表达，促进细胞周期进程，抑制感染细胞凋亡，从而发挥抗病毒作用。热毒清注射液对金黄色葡萄球菌、表皮葡萄球菌、D 群非肠球菌、肺炎克雷伯菌、伤寒杆菌、大肠埃希菌、铜绿假单胞菌、产气肠杆菌等均有抑制作用。该作用可能与提高机体溶菌酶活性有关。

2. 解热、抗炎、镇痛　金叶败毒颗粒可显著降低内毒素及啤酒酵母诱发发热动物的体温,缓解角叉菜胶所致的大鼠足跖肿胀和纸片法所致的大鼠肉芽肿,并提高组胺所致大鼠的毛细血管通透性。此外,本品对肾上腺切除的大鼠角叉菜胶所致的足跖肿胀也有抑制作用。热毒清注射液对内毒素引起的 sTNF-α 分泌及肿瘤坏死因子 α 转换酶 mRNA 表达均具有抑制作用。

3. 抗内毒素　内毒素是革兰阴性菌致病的主要物质,可引起多种危急重症。热毒清注射液能显著降低内毒素致弥散性血管内凝血(DIC)家兔血浆中的肿瘤坏死因子 α、白介素-1、白介素-8、血清 C-反应蛋白、铜蓝蛋白、血小板活化因子、亚硝酸根/硝酸根离子、补体 C5a 活性及中性粒细胞趋化指数,增强单核吞噬细胞系统的吞噬功能及提高 C8 旁路活性。热毒清注射液还可抑制内毒素引起的弥散性血管内凝血家兔动脉血 pH、二氧化碳分压、肺指数、肺湿干质量、肺泡灌洗液内蛋白含量及白细胞总数的升高和动脉血氧分压的下降,改善肺部病理变化。此外,热毒清注射液可拮抗内毒素所致的溶酶体和线粒体损伤,抑制半乳糖胺敏化大鼠肿瘤坏死因子 α、白细胞三烯 C4 的过度释放,减轻肝损伤及降低死亡率。

4. 调节免疫　"抗炎 6 号"注射液(热毒清注射液最初名称)可促进小鼠巨噬细胞的吞噬功能,提高小鼠血清补体 ACH_{50} 活性及血清溶菌酶的含量;可增强体液免疫应答反应。本品还可增强孕鼠外周血免疫细胞数、脾淋巴细胞和 NK 细胞活性。金叶败毒颗粒也可提高环磷酰胺所致的免疫功能低下小鼠腹腔巨噬细胞吞噬功能和血清溶菌酶含量,促进溶血素形成,增加迟发型超敏反应。

【临床应用】　主要用于急性上呼吸道感染、支气管炎、肺炎、脓毒症、病毒相关疾病等。

1. 急性上呼吸道感染[30-33]　本品适用于风温肺热病热在肺卫证,临床可见发热、咽喉肿痛、咳嗽、咯痰、头痛、口渴等。临床常用于急性上呼吸道感染等见上述证候者。

2. 支气管炎、肺炎[34,35]　本品适用于为风热袭肺证,临床可见咽痛、气喘、咳嗽等症。临床常用于支气管炎、肺炎见上述证候者。本品可明显缓解患者发热、咳嗽、肺部湿啰音和哮鸣音、咳嗽和咽痛。

3. 脓毒症[36]　本品可促进患者体温和心率恢复,控制感染;抑制过度炎症反应;促进肾功能恢复。

4. 病毒相关疾病[37-40]　本品能提高母体免疫功能,减少妊娠早期巨细胞病毒感染的垂直传播,无明显生殖毒性。本品还能缓解小儿手足口病、病毒性脑膜炎症状,缩短病程。

5. 其他[41-45]　有报道本品还可用于鼻咽癌三维适形放疗后口腔干燥症、复发性口腔溃疡、玫瑰糠疹、扁平疣等。亦有 1 例临床报道,本品与其他药物联合使用可治疗新型冠状病毒肺炎。

【不良反应】　尚不明确。

【使用注意】　对肝、肾功能异常者,服药期间应予复查。

【用法与用量】　温水冲服。一次 10g,一日 3 次。

参 考 文 献

[1] 陆付耳，李鸣真，吕维柏，等. 热毒清注射液对人类免疫缺陷病毒体外抑制作用的研究[J]. 同济医科大学学报，2000，29（6）：561-563.

[2] 江汉珍，董继华，卢银平，等. 中药热毒清抗单纯疱疹病毒、巨细胞病毒、柯萨奇病毒的实验研究[J]. 同济医科大学学报（医学版），1999，28（5）：460-462.

[3] 张亚伟. 金叶败毒颗粒药物血清抗人巨细胞病毒感染的体外实验研究[D]. 武汉：华中科技大学，2010.

[4] 张宏秀，闻良珍，凌霞珍，等. 中药金叶败毒制剂抑制巨细胞病毒感染 ERK/MAPK 信号通路的研究[J]. 现代生物医学进展，2006，6（11）：1-3.

[5] 袁慧，闻良珍，李丹，等. 金叶败毒制剂抑制人巨细胞病毒蛋白激酶 pul97 的实验研究[J]. 中国中西医结合杂志，2005，25（8）：734-737.

[6] 汪辉，李天，凌霞珍，等. 核转录因子 κB 在中药金叶败毒制剂抗人巨细胞病毒感染中的作用[J]. 中国优生与遗传杂志，2008，16（5）：18-19，17.

[7] 刘继晓，闻良珍. 金叶败毒颗粒抑制人巨细胞病毒 vMIA 蛋白表达及作用的实验研究[J]. 中国妇幼保健，2011，26（13）：2018-2021.

[8] 袁慧，刘璐，闻良珍. 金叶败毒制剂对人巨细胞病毒感染人胚肺成纤维细胞增殖及凋亡的影响[J]. 中国妇幼保健，2010，25（3）：390-392.

[9] 袁慧，闻良珍. 金叶败毒制剂对人巨细胞病毒感染细胞病变及细胞周期的影响[J]. 时珍国医国药，2010，21（9）：2137-2139.

[10] 袁慧，闻良珍. 金叶败毒制剂对人巨细胞病毒感染宿主细胞周期的调节作用[J]. 中国妇幼保健，2010，25（22）：3171-3174.

[11] 袁慧，闻良珍，刘世新，等. 中药金叶败毒制剂抗人巨细胞病毒感染的作用机制研究[J]. 中国优生与遗传杂志，2005，13（4）：27-28，55.

[12] 陆付耳，李鸣真，吕维柏，等. 热毒清注射液对人类免疫缺陷病毒体外抑制作用的研究[J]. 同济医科大学学报，2000，29（6）：561-563.

[13] 屠庆年，刘红艳，李鸣真，等. 热毒清及其组成的单味药对小鼠溶菌酶含量影响的实验研究[J]. 同济医科大学学报，1994，23（S2）：177-178，182.

[14] 裘军，郝长江，张进芳，等. 金叶败毒冲剂的解热抗炎作用[J]. 中药药理与临床，1998，14（4）：36-38.

[15] 杨德森，祁荣，方磊. 金叶败毒颗粒抗炎作用的实验研究[J]. 中国中医药科技，2006，13（2）：86-88.

[16] 王开富，李鸣真，杨渝珍，等. 热毒清对 HL-60 细胞产生分泌型肿瘤坏死因子 α 及肿瘤坏死因子 α 转换酶 mRNA 表达的影响[J]. 中国中西医结合杂志，2001，21（4）：283-285.

[17] 罗明，李鸣真，叶望云，等. 热毒清对内毒素性播散性血管内凝血家兔血液肿瘤坏死因子白细胞介素-1 和血小板活化因子的影响[J]. 中国危重病急救医学，1995，7（4）：193-195.

[18] 杨光，李鸣真，张艳萍，等. 中药热毒清对内毒素性 DIC 家兔血浆白细胞介素 8 和一氧化氮水平影响的研究[J]. 中国中西医结合杂志，1996，16（7）：417-420.

[19] 吴朝栋，李鸣真，张明富，等. 热毒清对内毒素性播散性血管内凝血家兔白细胞介素-6 及急性期蛋白的影响[J]. 中国危重病急救医学，1996，8（1）：5-6，64.

[20] 林菊生，李鸣真，叶望云. "热毒清"注射液对家兔内毒素 DIC 生物效应的拮抗作用[J]. 中西医结合杂志，1986，6（7）：425-42，390.

[21] 刘红菊，李元桂，毛文光. 中药热毒清对兔急性肺损伤的保护作用[J]. 中国中西医结合杂志，1996，16（11）：679-680.

[22] 李鸣真，叶望云，皇甫永穆，等. 热毒清抗内毒素所致溶酶体和线粒体损伤的实验研究[J]. 中西医结合杂志，1989，9（7）：412-415，389-390.

[23] 李鸣真，叶望云，涂胜豪，等. 热毒清防治内毒素性 DIC（续）-保护肝微粒体、钙稳态和抗自由基的实验研究[J]. 中国危重病急救医学，1993，5（5）：262-265，317.

[24] 潘虎，叶望云，李鸣真. 中药热毒清对内毒素攻击半乳糖胺敏化大鼠的保护作用[J]. 中国危重病急救医学，1997，9（10）：13-15，64.

[25] 薛昭华，刘延兵，张春英，等. 中药"抗炎 6 号"注射液抗感染作用机理的实验研究-Ⅰ. 对非特异性免疫功能的影响[J]. 武汉医学院学报，1984（4）：286-289.

[26] 薛昭华，刘延兵，蔡昌学，等. 中药"抗炎 6 号"注射液抗感染作用机理的实验研究-Ⅱ. 对特异性体液免疫应答功能的影响[J]. 武汉医学院学报，1984（5）：344-347.

[27] 赵捷，闻良珍，陈素华，等. 金叶败毒颗粒对孕鼠免疫和生殖功能影响的研究[J]. 中成药，2003，25（2）：130-133.

[28] 杨明炜, 陆付耳, 李鸣真, 等. 金叶败毒颗粒抗炎与免疫药理作用的研究[J]. 中国实验方剂学杂志, 2000, 6（3）：26-28.
[29] 陆付耳, 邹欣, 徐丽君, 等. 金叶败毒方之免煎颗粒与传统饮片对小鼠抗炎及免疫功能影响的比较研究[J]. 中国中西医结合杂志, 2004, 24（S1）：157-160.
[30] 刘岠, 韩晟, 谢雁鸣, 等. 金叶败毒颗粒上市后药物经济学评价[J]. 中国中药杂志, 2020, 45（15）：3497-3504.
[31] 丁丽, 吴子茂. 金叶败毒颗粒治疗急性上呼吸道感染疗效观察[J]. 中国中医急症, 2009, 18（12）：1965-1966.
[32] 姜俊杰, 谢雁鸣, 王永炎, 等. 金叶败毒颗粒治疗风温肺热病（热在肺卫证）的随机双盲阳性药平行对照研究[J]. 中国中药杂志, 2017, 42（8）：1467-1473.
[33] 洪静, 罗雪菲, 高树玲. 金叶败毒颗粒治疗急性咽炎扁桃体炎50例疗效观察[J]. 实用中医内科杂志, 2010, 24（1）：45-46.
[34] 白涛敏, 严晓华, 张瑜. 金叶败毒颗粒联合热毒宁注射液治疗小儿病毒性肺炎的临床研究[J]. 现代药物与临床, 2017, 32（9）：1687-1691.
[35] 杨俊. 金叶败毒颗粒配合更昔洛韦治疗婴幼儿巨细胞病毒性肺炎疗效观察[J]. 湖北中医杂志, 2015, 37（7）：34.
[36] 郑伟才, 于爱香. 金叶败毒颗粒辅助治疗烧伤脓毒症的临床效果研究[J]. 中药药理与临床, 2016, 32（6）：190-192.
[37] 邢玮, 闻良珍, 董继华. 热毒清抗人巨细胞病毒作用的临床及实验研究[J]. 中国中西医结合杂志, 2000, 20（4）：245.
[38] 曾万江, 闻良珍, 陈素华, 等. 金叶败毒颗粒对HCMV感染及母婴垂直传播的临床疗效研究[J]. 华中科技大学学报：（医学版）, 2002, 31（2）：186-188, 191.
[39] 柯文炳, 李亚. 金叶败毒颗粒治疗儿童手足口病的疗效观察[J]. 时珍国医国药, 2017, 28（4）：916-917.
[40] 武汉医学院第二附属医院神经科. 抗炎6号加氢化可的松治疗病毒性脑膜炎的临床报告[J]. 武汉新医药, 1973, 3（4）：77-78.
[41] 郭蓓, 袁琨, 崔前波, 等. 金叶败毒颗粒防治鼻咽癌三维适型放疗后口腔干燥症临床研究[J]. 中医学报, 2016, 31（6）：780-782.
[42] 张亚兵, 邓阿黎, 彭艳芳, 等. 金叶败毒颗粒联合金因肽治疗口腔溃疡的疗效[J]. 中国药师, 2008, 11（9）：1086-1087.
[43] 梁东辉, 马红利, 邓燕. 金叶败毒颗粒治疗玫瑰糠疹58例疗效观察[J]. 中国药师, 2010, 13（12）：1798-1799.
[44] 童辉, 石年, 龚玲珍, 等. 金叶败毒颗粒联合火针治疗扁平疣的临床观察[J]. 中国中西医结合皮肤性病学杂志, 2017, 16（5）：425-426.
[45] 董浩旭, 龚萍, 李婧, 等. 中西医结合治疗新型冠状病毒肺炎疑似病例1例[J]. 中西医结合研究, 2020, 12（2）：132-135.

（南方医科大学　刘俊珊，余林中）

第二章

流行性感冒中成药名方

第一节 概 述

一、概 念

流行性感冒（简称流感）是流感病毒感染引起的急性呼吸道感染性疾病，传染性强、传播速度快。

二、病因及发病机制

（一）病因

流感是由流感病毒所致。流感病毒属 RNA 正黏液病毒科病毒，病毒颗粒包膜上有糖蛋白纤突，由血凝素（H）和神经氨酸酶（N）构成，血凝素促使病毒吸附到细胞上，神经氨酸酶可使细胞释放病毒。现已知流感病毒 20 多种，可分为甲、乙、丙三型。甲型病毒经常发生抗原变异，主要表现为血凝素（H）和神经氨酸酶（N）变异，至今已发现 18 个亚型血凝素（H1～18），11 个亚型神经氨酸酶（N1～11）。甲型病毒传染性强，传播迅速，易发生大范围流行。目前感染人的主要是甲型流感病毒中的 H1N1、H3N2 亚型及乙型流感病毒中的 Victoria 和 Yamagata 系。

（二）发病机制

当带有流感病毒颗粒的飞沫吸入呼吸道后，通过血凝素结合于呼吸道上皮细胞含有唾液酸受体的细胞表面启动感染。流感病毒通过细胞内吞作用进入细胞，病毒基因组在细胞核内进行转录和复制。复制出的大量新子代病毒颗粒通过呼吸道黏膜扩散并感染其他细胞，使呼吸道纤毛上皮细胞受感染、变性、坏死并呈簇状脱落，上皮细胞化生、固有层黏膜细胞充血、水肿伴单核细胞浸润等。流感病毒感染人体后，可以诱发细胞因子风暴，导致全身炎症反应，出现急性呼吸窘迫综合征、休克及多脏器功能衰竭。重症肺炎者可发生弥漫性肺泡损害；合并脑病时出现脑组织弥漫性充血、水肿、坏死；合并心脏损害时出现心肌细胞肿胀、间质出血，淋巴细胞浸润、坏死等炎症反应。

三、临床表现

流感潜伏期一般为 1~7 天，多数为 2~4 天，最短可数小时发病。多突然起病，发热，头痛，全身肌肉、关节酸痛，极度乏力，食欲减退等全身症状重，体温可高达 39~40℃，鼻塞、流涕等呼吸道卡他症状相对较轻。多于发病 3~4 天后体温逐渐消退，全身症状好转，但咳嗽、体力恢复常需 1~2 周。轻症流感与普通感冒相似，2~3 天可恢复。中毒型流感或并发流感病毒性肺炎多见于老年人、儿童、原有心肺疾病人群，主要表现为高热持续不退，剧烈咳嗽、咳血痰或脓性痰、呼吸急促、发绀，可因休克、中枢神经系统损害、弥散性血管内凝血、呼吸循环衰竭而死亡。部分以呕吐、腹痛、腹泻为特点，常见于感染乙型流感的儿童。

四、诊 断

主要依据病因、临床表现及实验室检查做出诊断。病原学相关检查主要包括病毒分离，病毒抗原、核酸和抗体检测。病毒分离则为实验室检测的"金标准"；病毒抗原和核酸检测可以用于早期诊断，呼吸道标本（咽拭子、鼻拭子、鼻咽或气管抽取物、痰液）中的流感病毒核酸的抗原检测特异性和敏感性好，且能快速区分病毒类型和亚型。在流行季节或地区，患者出现流感临床表现，外周血白细胞正常或下降、淋巴细胞上升，呼吸道标本分离到病毒或检测到病毒抗原、核酸即可做出诊断。患者急性期和恢复期双份血清的流感病毒特异性 IgG 抗体水平呈 4 倍或 4 倍以上升高，有助于回顾性诊断。

五、治 疗

（一）常用化学药物及现代技术

流感的治疗原则是尽早应用抗流感病毒药物，避免盲目或不恰当使用抗菌药物，加强支持治疗，预防和治疗并发症，以及合理应用对症治疗药物等。特别强调在发病 36 小时或 48 小时内尽早开始抗流感病毒药物治疗。主要药物为神经氨酸酶抑制剂，阻止病毒由被感染细胞释放和入侵邻近细胞，减少病毒在体内复制，对甲、乙型流感均有效。在我国上市的有磷酸奥司他韦和扎那米韦、帕拉米韦。M2 离子通道阻滞剂包括金刚烷胺和金刚乙胺，仅对甲型流感病毒有抑制作用，但目前监测资料显示甲型流感病毒对其耐药，已不建议使用。

（二）中成药名方治疗

中医学认为流感属时行感冒，外感时邪由口鼻而入，侵犯肺卫而致病。其发病又与正气强弱有关，素体虚弱、起居不慎、寒温不调、过度劳累等均可使卫外功能减弱，易感受外邪而发病。流感根据感受病邪及病程之不同，在证候表现上主要有风寒袭肺、风热犯肺、热毒壅肺之区别。中药治疗亦相应以辛温解表、辛凉解表、清热解毒等方药为主。中医治疗本病强调辨证论治，常不必等病因诊断、实验室检查结果，在早期即可及时用药，尽早缓解临床症状。

第二节 中成药名方的辨证分类与药效

中药治疗流感是辨证用药。目前上市中成药的常见辨证分类及其主要药效如下[1-4]：

一、辛温解表类

流感属风寒袭肺者主要表现为恶寒较重，发热不甚或不发热，头痛，身痛，无汗，鼻塞，流清涕，打喷嚏，咳嗽，痰少色白，苔薄白，脉浮紧。

流感风寒袭肺多属初起阶段，主要病理变化为呼吸道黏膜充血、水肿，纤毛上皮细胞变性、坏死、脱落，产生急性炎症反应。

辛温解表治流感方药具有抗病毒、抗炎、解热、镇痛等作用。

常用中成药：正柴胡饮颗粒等。

二、辛凉解表类

流感属风热犯肺者主要表现为发热微恶风，头痛乏力，全身酸痛，鼻塞，流黄浊涕，打喷嚏，咳嗽痰稠，咽痛口渴，舌红苔薄黄，脉浮数。

流感风热犯肺证的主要病理变化除呼吸道黏膜充血、水肿，纤毛上皮细胞变性、坏死、脱落等急性炎症反应外，可出现全身中毒表现。

辛凉解表类方药具有抗病毒、抗菌、抗炎、解热、调节免疫功能等作用。

常用中成药：柴胡注射液（口服液、滴丸）、热可平注射液、连花清瘟胶囊（颗粒、片）、牛黄清感胶囊、清瘟解毒片（丸）、羚羊感冒胶囊（软胶囊、片）、金花清感颗粒等。

三、清热解毒类

流感属热毒袭肺者主要表现为恶寒渐解，身热增高，口渴，咳逆而喘，痰黏难咳，口渴喜饮，咽痛，目赤，舌红苔薄黄或腻，脉滑数。

流感热毒袭肺证的主要病理变化除具上呼吸道黏膜感染、血管收缩、充血、水肿、炎性渗出等表现外，可伴肺组织的炎症病变等。

清热解毒药具有解热、抗炎、抗菌、抗病毒、镇咳、祛痰作用。

常用中成药：金莲清热颗粒（泡腾片）、复方大青叶合剂、羚羊清肺颗粒（丸）、热毒宁注射液、清热解毒口服液（软胶囊、糖浆、片）、清热消炎宁胶囊（片、软胶囊）等。

参 考 文 献

[1] 陈奇，张伯礼. 中药药效研究方法学[M]. 北京：人民卫生出版社，2016：346-348.
[2] 刘又宁. 实用临床呼吸病学[M]. 北京：科学技术文献出版社，2007：332-333.
[3] 韩明向，李泽庚. 现代中医呼吸病学[M]. 北京：人民卫生出版社，2005：178-181.
[4] 国家卫生计生委. 流感诊疗方案（2018版）[N]. 中国中医药报，2018-1-11.（4）.

（南方医科大学　余林中，曹惠慧；安徽中医药大学　李泽庚，杨　程）

第三节　中成药名方

一、辛温解表类

正柴胡饮颗粒

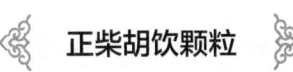

【药物组成】　柴胡、防风、陈皮、甘草、赤芍、生姜。

【处方来源】　明·张介宾《景岳全书》。《中国药典》（2015年版）。

【功能与主治】　发散风寒，解热止痛。用于外感风寒所致的发热恶寒、无汗、头痛、鼻塞、打喷嚏、咽痒咳嗽、四肢酸痛；流感初起、轻度上呼吸道感染见上述证候者。

【药效】　主要药效如下[1-5]：

1. 解热、镇静、镇痛　畏寒、发热、头痛、肌肉关节酸痛是流感初期及上呼吸道感染患者典型的临床表现。本品对内毒素致热家兔实验性发热具有解热作用；正柴胡饮与戊巴比妥钠有一定的协同作用，可提高戊巴比妥钠阈下催眠剂量小鼠的入睡率，延长睡眠时间；正柴胡饮能提高小鼠的痛阈，降低腹腔注射乙酸致小鼠扭体次数[3]，表明其具有一定的镇痛作用。以上解热、镇静、镇痛效应是其改善临床症状的药理基础。

2. 抗炎　炎症反应是流感病毒感染及急性上呼吸道感染所引起的基本病理过程，与流感的发生发展及预后密切相关。正柴胡饮对于急性炎症反应有抗炎作用，能对抗前列腺素、5-羟色胺引起的大鼠皮肤毛细血管通透性增高；抑制蛋清及角叉菜胶致大鼠足肿胀；对大鼠腹腔注射羧甲基纤维素引起的炎性渗出和白细胞游走有抑制作用。

3. 抗病毒　流感病毒感染是流感的主要致病因素。正柴胡饮体外对甲型流感病毒FM1和乙型流感病毒昆科（70B）具有抑制作用，体内能抑制流感病毒致小鼠肺部炎症，抑制病毒在肺内增殖，延长感染小鼠存活时间，降低死亡率；对副流感病毒-1、呼吸道合胞病毒、肠道孤儿病毒11型、柯萨奇B族病毒（4、5、6型）、腺病毒3型、疱疹病毒（Ⅰ型、Ⅱ型）致细胞病变也有不同程度的抑制作用。

4. 抗菌　正柴胡饮体外对流感杆菌、肺炎球菌、金黄色葡萄球菌、大肠埃希菌、福氏痢疾杆菌均有不同程度的抑制作用，对致死性金黄色葡萄球菌感染小鼠有保护作用。

5. 抗过敏　本品有一定抗过敏作用，可对抗组胺引起的离体豚鼠回肠收缩及豚鼠皮肤红晕。提示本品是组胺的非竞争性拮抗剂，能明显对抗过敏反应，是本制剂治疗外感风寒初起，伴有鼻塞、流涕等卡他症状的药理依据之一。

6. 调节免疫　免疫功能低下是流感病毒入侵人体的原因之一，因此，调节免疫功能也是抗病毒手段之一。本品可以将流感病毒感染小鼠的巨噬细胞水平恢复至正常，使其免受抑制，表明其具有一定的调节免疫功能的作用。

【临床应用】 主要用于流感、感冒、发热等。

1. 流感[6,7] 本品可用于外感时邪之时行感冒，临床可见发热、恶寒较重、无汗、头痛、身痛、流清涕、多喷嚏、稍有咳嗽、无痰或有少量白色稀薄痰液、苔薄白、脉浮紧等。临床可用于流感初起属风寒束表，邪郁卫分而见上述证候者，能有效改善各种症状，较快降低体温，改善血白细胞计数及分类的异常情况。

2. 感冒[8-11] 本品适用于外感风寒所致之感冒，临床可见发热恶寒、头身疼痛、鼻塞流涕、咽痒、咳嗽、舌淡苔白、脉浮或浮紧等症。临床常用于轻度上呼吸道感染属外感风寒而见上述证候者。本品还可用于胃肠型感冒，症见头身痛或昏重、腹痛或腹胀、呕吐、腹泻、乏力等，能较快缓解腹痛、腹胀和呕吐等临床症状。

3. 发热 有报道本品对非感染性肿瘤发热和骨折发热也有一定的解热作用[12,13]。

【不良反应】 尚不明确。

【使用注意】 ①忌烟、酒及辛辣、生冷、油腻食物。②不宜在服药期间同时服用滋补性中药。③风热感冒者不适用，其表现为发热明显、微恶风、有汗、口渴、鼻流浊涕、咽喉肿痛、咳吐黄痰。④高血压、心脏病、肝病、糖尿病、肾病等慢性病严重者应在医师指导下服用。⑤对本品过敏者禁用，过敏体质者慎用。

【用法与用量】 开水冲服。一次 10g 或 3g（无蔗糖），一日 3 次；小儿酌减或遵医嘱。

参 考 文 献

[1] 何美珊，孙小玉，蔡莹，等. 正柴胡饮颗粒的解热及抗过敏作用[J]. 中草药，2000，31（4）：284-286.
[2] 富杭育，严梅桢，卢长安，等. 正柴胡饮的药理研究[J]. 中药通报，1986，11（5）：47-51.
[3] 季克胜，朱千勇. 正柴胡饮的药理研究及临床应用概况[J]. 上海中医药杂志，2003，37（10）：58-59.
[4] 富杭育，卢长安，贺玉琢，等. 正柴胡饮对流感病毒和致病菌作用的实验研究[J]. 中药通报，1986，11（4）：4.
[5] 赵萍，刘安平，刘妮，等. 正柴胡饮体外抗甲型流感病毒和乙型流感病毒作用的研究[J]. 实用医技杂志，2007，14（16）：2155-2156.
[6] 余冬成，陈冰. 正柴胡饮颗粒治疗外感发热的疗效与安全性[J]. 中国医药指南，2008，6（2）：124-125.
[7] 陈志宏. 正柴胡饮颗粒治疗外感发热的疗效观察[J]. 上海中医药杂志，2006，40（4）：22-23.
[8] 晏萍，熊宝光. 正柴胡饮颗粒联合博抗治疗呼吸系统感染的临床观察[J]. 实用临床医学，2007，8（1）：30-31.
[9] 常金荣. 流行性感冒的中医药治疗与研究述略[J]. 中医药学刊，2003，21（7）：1078-1079，1081.
[10] 梁宁生，符为民，王永生. 正柴胡饮冲剂治疗感冒 208 例疗效分析[J]. 中国中医急症，1999，8（03），127-129，99.
[11] 张国华，李小兰. 正柴胡饮冲剂联合复方阿嗪米特治疗胃肠型感冒的疗效观察[J]. 中国中西医结合消化杂志，2013，21（3）：152-153.
[12] 秦志丰，李相勇. 正柴胡饮冲剂治疗恶性肿瘤发热 30 例疗效观察[J]. 山东中医杂志，2000，19（10）：598.
[13] 赵瑛. 正柴胡饮颗粒治疗骨折发热疗效观察[J]. 浙江中医学院学报，2002，26（4）：49.

（南方医科大学　曹惠慧，余林中）

二、辛凉解表类

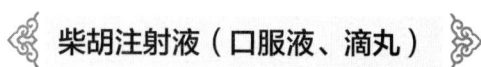

柴胡注射液（口服液、滴丸）

【药物组成】 柴胡。

【处方来源】 研制方。《中国药典》（2015年版）。

【功能与主治】 清热解表。用于流感、感冒及疟疾等的发热。

【药效】 主要药效如下[1-10]：

1. 解热 发热是流感等感染性疾病最常见的临床症状。细菌或病毒侵入人体时，会刺激机体的单核细胞产生内生致热原，常见的内生致热原有白介素（IL-1、IL-2）、肿瘤坏死因子（TNF）、干扰素（IFN）等。这些内生致热原可以作用于下丘脑体温调节中枢，进而升高前列腺素 E（PGE）、环磷酸腺苷等的水平，最终导致体温调节中枢调定点上移，使体温升高。单味柴胡的解热作用已由国内外大量研究所证实。柴胡水煎剂、醇浸膏、粗皂苷等对伤寒疫苗、副伤寒疫苗、大肠埃希菌液、发酵牛奶、酵母液及内生致热原等引起的实验性动物发热均有解热作用。本品主要成分为柴胡总挥发油，对注射内生致热原致家兔发热有解热作用，并能够降低发热家兔脑脊液环磷酸腺苷含量；对脂多糖（LPS）所致发热大鼠也有较好的解热作用。其解热机制可能与抑制外周白介素-1β、前列腺素 E_2 的增加和抑制下丘脑环磷酸腺苷、前列腺素 E_2 合成与释放有关（图2-1）。

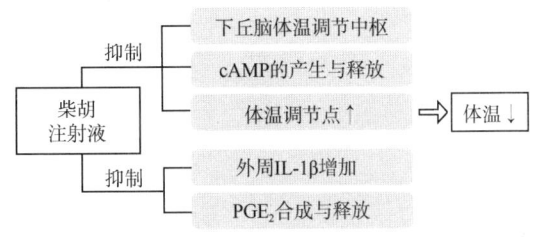

图2-1 柴胡注射液解热作用机制

2. 抗炎 炎症反应是感染性疾病的基本病理过程。本品及柴胡水提物、皂苷、挥发油对二甲苯、角叉菜胶等多种致炎剂诱导的动物炎症反应具有抗炎作用。本品的抗炎作用可能与抑制炎症介质释放，降低毛细血管通透性，减少炎症渗出，抑制白细胞游走及抑制结缔组织增生等有关[1-4]。

3. 镇痛、镇静、镇咳 头痛身痛、高热烦躁、咳嗽是中医外感热病常见症状。柴胡煎剂、皂苷对中枢神经系统具有抑制作用，可使小鼠自主活动减少，延长巴比妥类药物诱导的小鼠睡眠时间，拮抗中枢兴奋剂的作用；对热刺激（热板法）、机械刺激（小鼠尾压刺激法）、化学刺激（乙酸扭体法）、电刺激（电击鼠尾法）等诱导的实验性疼痛有镇痛作用；对吸入刺激性气体诱导的动物咳嗽有抑制作用。

4. 抗菌、抗病毒 病原体感染是流感及普通感冒等外感热病的主要致病因素。柴胡体外对金黄色葡萄球菌、溶血性链球菌、霍乱弧菌、结核杆菌等均有不同程度的抑制作用；对流感病毒、柯萨奇病毒、呼吸道合胞病毒、单纯疱疹病毒均有抑制作用。柴胡对鸡胚内流感病毒有抑制作用，对感染肺炎病毒小鼠有保护作用，可降低肺指数，减轻肺组织渗出性病变，降低死亡率。本品体外对呼吸道合胞病毒有抑制作用[5]。

5. 抗内毒素 内毒素是外感热病过程中引起发热、炎症等热毒证候的重要物质基础，柴胡提取液能降低细菌内毒素毒力，对内毒素发热、内毒素炎症及内毒素所致弥散性血管内凝血有抑制作用，可降低感染内毒素小鼠病死率。

6. 提高免疫力 机体的免疫功能状态与感染性疾病的发生发展与转归密切相关，无论是流感还是普通感冒，免疫功能低下人群易被感染，且较易发展为重症病例，因此，调节免疫力也是抗病手段之一。柴胡具有调节机体特异性免疫和非特异性免疫的作用，可刺激吞噬细胞增强抗病毒作用。柴胡皂苷可提高 T 淋巴细胞、B 淋巴细胞数及白介素-2 的分泌水平，增强机体免疫功能[1,2]。

7. 保肝、利胆　柴胡对多种原因（四氯化碳、乙醇、伤寒疫苗、D-半乳糖胺、α-萘异硫氰酸酯等）诱导的实验性肝损伤有保护作用，可降低转氨酶活性，减轻肝组织损伤；还可促进胆汁排泌，降低胆汁中胆酸、胆色素、胆固醇含量。本品还对梗阻性黄疸大鼠肝损伤具有一定的保护作用，可减轻四氯化碳和乙醇对肝细胞的损害，抑制肝内纤维组织增生和假小叶形成，防止肝硬化的发生；对小鼠离体灌流肝缺氧复氧损伤有明显拮抗作用，其机制与抑制氧自由基形成有关（图2-2）[6-8]。

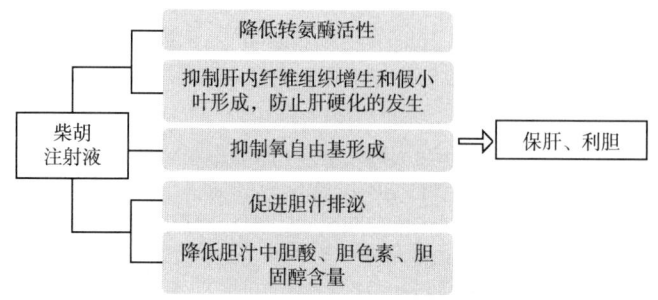

图2-2　柴胡注射液保肝、利胆作用机制

【临床应用】　主要用于流感、感冒、发热、流行性腮腺炎等。

1. 流感[11]　本品可用于外感时邪所致时行感冒发热，临床可见高热恶寒、头身疼痛、口干口渴、舌红苔薄黄、脉浮数等症。临床常用于流感见上述证候者，能明显缩短发热、咳嗽、扁桃体肿大等流感样症状的缓解时间。

2. 感冒[12-14]　本品适用于外感风热所致之感冒，临床可见发热、微恶风寒、头痛、咽干或咽喉肿痛、鼻塞涕浊、咳嗽、咳痰黄黏、口干微渴、舌红苔白或黄、脉浮数等症。本品常用于急性上呼吸道感染属外感风热见上述证候者。

3. 发热[14]　本品作为临床常用的退热药物，除用于普通感冒、流感发热外，还可用于扁桃体炎、支气管炎、肺炎、急性咽炎、疟疾、白血病化疗后发热等多种疾病之发热。临床有报道用本品曲池穴封闭治疗感冒、中暑、温病等所致高热，采用保留灌肠法治疗小儿感冒发热，简单易行，患儿依从性较好。

4. 流行性腮腺炎[15,16]　是腮腺炎病毒引起的急性传染病，以发热、腮腺肿痛为特征，是学龄儿童常见的传染病之一。临床上采用本品肌内注射配合板蓝根冲剂口服治疗流行性腮腺炎，可有效减轻炎症反应，明显缩短病程，且采用肌内注射的方法也避免了输液的不良反应。

5. 其他　本品还有用于治疗寻常疣、扁平疣、银屑病、单纯疱疹病毒性角膜炎、急性胁痛和腹痛，以及穴位注射治疗痤疮的临床报道。

【不良反应】　柴胡注射液所致不良反应包括过敏反应（皮肤潮红或苍白、皮疹、瘙痒、呼吸困难、心悸、发绀、血压下降、过敏性休克、过敏样反应等）、全身性反应（畏寒、寒战、发热、疼痛、乏力等）、皮肤及其附件反应（可表现为多种皮疹，以荨麻疹、皮炎伴瘙痒为主）、呼吸系统反应（憋气、呼吸急促、呼吸困难等）、心血管系统反应（心悸、胸闷、紫绀、血压下降等）、神经精神系统反应（头晕、头痛、麻木、眩晕、晕厥、抽搐、意识模糊等)、消化系统反应(口干、恶心、呕吐、腹痛、腹泻等)、用药部位反应(疼痛、皮疹、瘙痒、局部红肿硬结等)等方面,其中头晕、恶心和过敏反应比例较大[17]。

【使用注意】 ①本品不良反应包括过敏性休克,应在有抢救条件的医疗机构使用,使用者应接受过过敏性休克抢救培训,用药后出现过敏反应或其他严重不良反应须立即停药并及时救治。②严格按照药品说明书规定的功能主治使用,禁止超功能主治用药。③本品为退热解表药,无发热者不宜。④严格按照药品说明书推荐的用法用量使用,尤其注意不超剂量、不长期连续用药。⑤用药前应仔细询问患者情况、用药史和过敏史。有药物过敏史或过敏体质者慎用。⑥有家族过敏史者慎用。⑦本品保存不当可能会影响药品质量,用药前应认真检查本品,发现药液浑浊、沉淀、变色、结晶等,以及瓶身有漏气、裂纹等现象时,均不得使用。⑧严禁混合配伍,谨慎联合用药。本品应单独使用,禁忌与其他药品混合配伍使用。⑨对老人、妊娠期妇女、肝肾功能异常患者等特殊人群和初次使用中药注射剂的患者应慎重使用,加强监测。⑩加强用药监护。用药过程中,应密切观察用药反应,特别是开始30分钟。发现异常,立即停药,采用积极救治措施。⑪对本品或含有柴胡制剂及成分中所列辅料过敏或有严重不良反应病史者禁用。儿童禁用。

【用法与用量】 注射液:肌内注射。一次2～4ml,一日1～2次。口服液:口服。一次10～20ml,一日3次。滴丸:含服。一次1袋,一日3次。

参 考 文 献

[1] 王德山,马吉庆. 柴胡解热作用的研究进展[J]. 辽宁中医杂志,1984,19(2):38-39.
[2] 周重楚. 北柴胡和大叶柴胡药理作用比较[J]. 中国药学杂志,1979,14(6):252-254.
[3] 于红权. 柴胡注射液的药理及不良反应分析[J]. 临床医学文献杂志,2016,3(1):167-168.
[4] 孙宗喜,吕晓慧. 柴胡注射液的药理及不良反应文献分析[J]. 中国医院药学杂志,2012,3(11):904-905.
[5] 左泽平,王志斌,高阳,等. 柴胡注射液对LPS发热大鼠解热机制的研究[J]. 中药药理与临床,2012,28(4):57-60.
[6] 李稻,刘自强,息金波,等. 柴胡注射液对家兔内生致热原性发热及其脑脊液cAMP含量变化的效应[J]. 中国病理生理杂志,1990,6(2):91-94.
[7] 廖传胜,余道文,董继华. 柴胡注射液抑制呼吸道合胞病毒的研究[J]. 深圳中西医结合杂志,1999,9(2):20-21.
[8] 金建伟,刘忠. 柴胡注射液对梗阻性黄疸大鼠肝损伤的保护作用[J]. 中国现代医生,2011,49(23):12-13,24.
[9] 饶金才,李兰珍,肖纯,等. 柴胡对实验性肝硬化防护作用的研究[J]. 1989,2(1):50-51.
[10] 汤兵,吴逸人,康格非. 柴胡注射液对小鼠灌流肝脏缺氧复氧损伤的保护作用[J]. 中草药,1998,29(12):814-817.
[11] 赵望森,张业聪,武梦蝶,等. 柴胡注射液配合奥司他韦治疗流感样症状的临床疗效分析[J]. 系统医学,2017,2(20):34-36.
[12] 曹春妮. 柴胡注射液口服治疗上呼吸道感染70例分析[J]. 中国药物与临床,2012,12,Z1 66-67.
[13] 沈惠娜. 柴胡注射液的临床应用研究概况[J]. 海峡医学,2012,24(2):150-153.
[14] 朱爱丽. 柴胡注射液口服治疗白血病患者化疗后发热的临床观察[J]. 医药论坛杂志,2008,29(16):118-119.
[15] 严剑,刘卫华,沈选彬. 柴胡注射液配合板蓝根冲剂治疗流行性腮腺炎随机对照研究[J]. 内蒙古中医药,2013,32(7):28-29.
[16] 张燕. 柴胡、病毒唑注射治疗流行性腮腺炎56例疗效观察[J]. 天津中医药,2000,17(3):45.
[17] 马进,陈山民. 柴胡注射液不良反应42例回顾性分析[J]. 光明中医,2013,28(10):2198-2200.

(南方医科大学 曹惠慧,余林中)

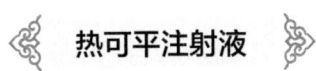

热可平注射液

【药物组成】 北柴胡、鹅不食草。
【处方来源】 研制方。国药准字Z36020691。

【功能与主治】 清热解表。用于流感及其他病毒性疾病引起的高热，亦可用于疟疾引起的发热。

【药效】

1. 解热　发热是感染性疾病的常见症状，机体感染病原体后产生的内生致热原作用于体温调节中枢，引起产热过多、散热减少，导致体温升高超过正常范围的病理过程。用体内注入一定量致热原方法可造成动物发热模型，本品能明显降低注射 2,4-二硝基苯酚所致大鼠发热，对注射蛋白胨引起的家兔发热亦具有解热作用。

2. 镇痛　头痛、全身肌肉关节酸痛是流感、普通感冒等感染性疾病初期典型临床表现。本品可抑制小鼠对热刺激疼痛反应，提高热刺激痛阈，表明其具有一定镇痛作用[1]。

【临床应用】 主要用于流感、疟疾等。

1. 流行性感冒　本品适用于外感时邪疫毒所致时行感冒，临床可见高热面赤、头痛身楚、口干口渴、舌红苔黄、脉数等。临床常用于流感及其他病原体引起的急性上呼吸道感染等见上述证候者。本品有起效快、药效平稳的特点，通常 24 小时内即可使体温恢复正常，且不易反弹。

2. 疟疾　热可平注射液亦可用于疟疾寒战、高热、头痛。

【不良反应】 尚不明确，有报道极少数人肌内注射热可平可引起药物过敏反应[2]。

【使用注意】 ①阴虚发热者慎用。②发现药液浑浊、沉淀、变色、漏气或瓶身细微破裂均不得使用。

【用法与用量】 肌内注射。一次 2～4ml，一日 2 次。

参 考 文 献

[1] 方铝，朱令元. 热可平注射液的解热镇痛作用[J]. 上海实验动物科学，1998，18（Z1）：162-163，165.
[2] 朱丽萍，雷招宝. 热可平注射液致过敏反应[J]. 药物不良反应杂志，2004，6（2）：133.

（南方医科大学　曹惠慧，余林中）

连花清瘟胶囊（颗粒、片）

【药物组成】 连翘、金银花、炙麻黄、炒苦杏仁、石膏、板蓝根、绵马贯众、鱼腥草、薄荷脑、广藿香、大黄、红景天、甘草。

【处方来源】 研制方。《中国药典》（2015 年版）。

【功能与主治】 清瘟解毒，宣肺泄热。用于流感热毒袭肺证，症见发热、恶寒、肌肉酸痛、鼻塞流涕、咳嗽、头痛、咽干咽痛、舌偏红、苔黄或黄腻。在新型冠状病毒性肺炎的常规治疗中，可用于轻型、普通型引起的发热、咳嗽、乏力。

【药效】 主要药效如下[1-11]：

1. 抗病毒、抗菌　流感病毒感染是流感的主要致病因素。本品可抑制流感病毒、副流感病毒，对呼吸道合胞病毒、腺病毒 3 型和 7 型、单纯疱疹病毒 1 型和 2 型、柯萨奇 B4 病毒及禽流感病毒等也有较好的抑制作用。体外对人甲型流感病毒具有预防病毒吸附、抑制吸附后病毒增殖和直接杀伤作用。此外，本品可抑制新型冠状病毒的增殖，破坏病毒形态。本品还具有抗金黄色葡萄球菌、甲乙型溶血性链球菌、肺炎球菌、流感杆菌等的作用，对耐甲氧西林金黄色葡萄球菌细菌生物膜有破坏作用，提示其可能对耐药菌有效。

2. 解热、抗炎　高热是流感初期最典型症状，而炎症反应是其基本病理过程。本品对注射大肠埃希菌内毒素致发热家兔具有解热作用。以流感病毒甲型鼠肺适应株（FM1）滴鼻建立小鼠病毒性肺炎模型，发现本品能减轻小鼠肺组织炎性病变，降低肺组织肿瘤坏死因子α（TNF-α）、白介素-1β（IL-1β）和白介素-6（IL-6）的表达水平。以气管内滴注脂多糖构建小鼠肺损伤模型，本品可通过抑制炎症细胞浸润，上调肺泡上皮细胞和肺血管内皮细胞连接蛋白的表达水平，缓解脂多糖导致的急性肺损伤，表明其具有显著的抗炎作用（图2-3）。

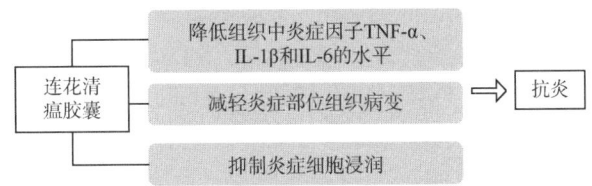

图2-3　连花清瘟胶囊抗炎作用机制

3. 调节免疫功能　机体的免疫功能状态与感染性疾病的发生发展与转归密切相关。细胞免疫是抵御病毒感染的免疫屏障之一。本品可抑制流感病毒FM1感染小鼠血中$CD4^+$和$CD4^+/CD8^+$下降，增加肺组织γ干扰素含量，表明其具有一定的提高细胞免疫功能的作用。

【临床应用】　本品及该方的片剂、颗粒剂在临床上被广泛应用于治疗流感、感冒、急性咽炎、肺炎、新型冠状病毒肺炎、手足口病等具有传染性质的病毒性疾病。

1. 流感[12]　本品适用于外感时邪疫毒所致之时行感冒，临床可见高热、恶寒、肢体酸痛、头痛、咳嗽、舌红苔黄或黄腻、脉数或洪大等症。临床常用于流感属热毒袭肺而见上述证候者。本品对甲型H1N1流感有良好的疗效，与一线西药磷酸奥司他韦相比，在缓解感冒症状上具有明显的优势。

2. 感冒[13,14]　本品还适用于外感风热，邪犯肺卫之感冒，临床可见发热、头身疼痛、鼻塞流涕、咳嗽、咽干咽痛、舌红苔薄黄、脉浮数等症。临床常用于急性上呼吸道感染属外感风热而见上述证候者。

3. 急性咽炎[15]　是咽部黏膜与黏膜下组织的急性炎症，常为上呼吸道感染早期症状。本品可用于感受风热毒邪所致之喉痹，对以咽干咽痛为主，或伴发热、咳嗽之急性咽炎有较好治疗作用。

4. 肺炎及新型冠状病毒肺炎[16-22]　本品及连花清瘟颗粒还常用于社区获得性肺炎、支气管肺炎、毛细支气管炎、支原体肺炎等下呼吸道感染，临床可见发热、咳嗽、发热、咳痰色黄、可伴胸痛或呼吸困难、舌红苔黄腻、脉数等症。连花清瘟颗粒除能够缩短支原体肺炎患者发热持续时间、咳嗽持续时间、肺部啰音持续时间和住院时间外，在改善细胞免疫功能方面亦具有优势。国家卫生健康委员会在《新型冠状病毒肺炎诊疗方案（试行第七版）》推荐本品及连花清瘟颗粒用于新型冠状病毒肺炎（轻型、普通型），联合西药治疗可显著改善新型冠状病毒肺炎普通型患者的主症（发热、咳嗽、乏力）及兼症（气促），临床疗效显著，不良反应少，优于单用西药治疗。

5. **手足口病**[23,24] 是由肠道病毒中的柯萨奇病毒、埃可病毒、EV71（A、B、C 型）病毒等多病原所致的以口腔黏膜及手、足皮肤病变为主的传染病。连花清瘟颗粒具有抗病毒的作用，可单用或联合用于小儿手足口病，能有效改善早期手足口病患儿发热、鼻塞流涕、咳嗽、头痛等临床症状和体征。

6. **其他**[25,26] 有报道连花清瘟胶囊还可用于带状疱疹、单纯疱疹病毒性角膜炎等，均有较好的临床疗效。

【不良反应】 偶见胃肠道不适、腹胀、腹泻。

【使用注意】 ①忌烟、酒及辛辣、生冷、油腻食物。②不宜在服药期间同时服用滋补性中药。③风寒感冒者不适用。④高血压、心脏病患者慎用。有肝病、糖尿病、肾病等慢性病严重者应在医师指导下服用。⑤儿童、妊娠期妇女、哺乳期妇女、年老体弱者及脾虚便溏者应在医师指导下服用。⑥发热体温超过 38.5℃的患者，应去医院就诊。⑦严格按用法用量服用，本品不宜长期服用。⑧服药 3 天症状无缓解，应去医院就诊。⑨对本品过敏者禁用，过敏体质者慎用。

【用法与用量】 胶囊剂：口服。一次 4 粒，一日 3 次。新型冠状病毒肺炎轻型、普通型疗程 7～10 天。颗粒剂：口服。一次 6g，一日 3 次。新型冠状病毒肺炎轻型、普通型疗程 7～10 天。片剂：口服。一次 4 片，一日 3 次；或遵医嘱。

参 考 文 献

[1] 张林. 连花清瘟胶囊退热消炎抗病毒作用确切[N]. 中国中医药报, 2009-12-01（B06）.
[2] 莫红缨, 柯昌文, 郑劲平, 等. 连花清瘟胶囊体外抗甲型流感病毒的实验研究[J]. 中药新药与临床药理, 2007, 18（1）: 5-9.
[3] 丁月文, 曾丽娟, 李润峰, 等. 连花清瘟颗粒抗呼吸道合胞病毒感染 BALB/c 小鼠的药效研究[J]. 广州中医药大学学报, 2016, 33（4）: 540-544.
[4] 刘钊, 石福忠, 杨占秋. 连花清瘟胶囊抗柯萨奇 B4 病毒作用的实验研究[J]. 中南民族大学学报, 2012, 31（1）: 20-24.
[5] 莫红缨, 杨子峰, 郑劲平, 等. 连花清瘟胶囊防治流感病毒 FM1 感染小鼠的实验研究[J]. 中药材, 2008, 32（8）: 1230-1233.
[6] Li R F, Hou Y L, Huang J C, et al. Lianhuaqingwen exerts anti-viral and anti-inflammatory activity against novel coronavirus（SARS-CoV-2）[J]. Pharmacol Res, 2020, 156: 104761.
[7] 王艺竹, 王宏涛, 韩雪, 等. 连花清瘟胶囊水提物对耐甲氧西林金黄色葡萄球菌细菌生物膜的影响[J]. 中华医院感染学杂志, 2015, 25（4）: 727-729, 790.
[8] 张庆宏, 杨进, 龚婕宁, 等. 连花清瘟胶囊对内毒素致热家兔体温的影响[J]. 辽宁中医药大学学报, 2007, 9（1）: 44-45.
[9] 崔雯雯, 金鑫, 张彦芳, 等. 连花清瘟胶囊对脂多糖致急性肺损伤小鼠炎症因子和连接蛋白表达的影响[J]. 中国药理学与毒理学杂志, 2015, 29（2）: 213-219.
[10] 郭海, 杨进, 龚婕宁, 等. 连花清瘟胶囊对流感病毒感染小鼠 T 淋巴细胞亚群的影响[J]. 辽宁中医药大学学报, 2007, 9（2）: 141.
[11] 郭海, 杨进, 龚婕宁, 等. 连花清瘟胶囊对流感病毒感染小鼠肺组织 γ-IFN 的影响[J]. 河南中医, 2007, 27（5）: 28-29.
[12] Duan Z P, Jia Z H, Zhang J, et al. Natural herbal medicine Lianhuaqingwen capsule anti-influenza A（H1N1）trial: a randomized, double blind, positive controlled clinical trial[J]. Chinese Medical Journal, 2011, 124（18）: 2925-2933.
[13] 吴玉波, 张金强. 连花清瘟胶囊治疗急性上呼吸道感染临床疗效观察[J]. 临床合理用药杂志, 2012, 5（22）: 102-103.
[14] 胡克, 姜燕, 施美君, 等. 连花清瘟胶囊治疗急性上呼吸道感染 102 例[J]. 医药导报, 2008, 27（11）: 1337-1340.
[15] 庞华清. 连花清瘟胶囊治疗儿童急性病毒性咽炎 68 例疗效观察[J]. 浙江中医杂志, 2013, 48（9）: 668.
[16] 姜霞, 王志平, 虞涛, 等. 连花清瘟胶囊治疗社区获得性肺炎的临床观察[J]. 临床合理用药杂志, 2014, 7（10）: 59-60.
[17] 周三军, 方强. 连花清瘟颗粒治疗痰热壅肺型社区获得性肺炎 46 例[J]. 浙江中医杂志, 2013, 48（11）: 805.
[18] 姚望, 王敬君, 李艳根. 连花清瘟颗粒辅助治疗小儿毛细支气管炎 40 例临床观察[J]. 河北中医, 2014, 36（8）: 1218-1219.
[19] 涂雪松, 胡利霞, 彭清臻, 等. 连花清瘟颗粒对小儿肺炎支原体肺炎细胞免疫功能的影响[J]. 实用医技杂志, 2015, 22（12）: 1263-1265.

[20] 中华人民共和国家卫生健康委员会办公厅. 新型冠状病毒肺炎诊疗方案（试行第七版）[J]. 兰州大学学报（医学版），2020，46（2）：1-7.
[21] 程德忠，李毅. 连花清瘟颗粒治疗54例新型冠状病毒肺炎患者临床分析及典型病例报道[J]. 世界中医药，2020，15（2）：150-154.
[22] 张文斌，刘利男，王震，等. 连花清瘟联合西医治疗新冠肺炎普通型患者疗效及安全性meta分析[J/OL]. 海南医学院学报，2020，26（14）：1045-1050.
[23] 高兰. 连花清瘟颗粒治疗儿童手足口病的临床疗效[J]. 山西中医学院学报，2016，17（2）：53-54.
[24] 黄振红，王新红. 连花清瘟颗粒联合利巴韦林气雾剂治疗小儿手足口病效果分析[J]. 疾病监测与控制杂志，2017，11（3）：231-232.
[25] 龙云群. 连花清瘟胶囊治疗带状疱疹26例临床观察[J]. 浙江中医杂志，2013，48（9）：663.
[26] 谢有良. 连花清瘟胶囊治疗单纯疱疹病毒性角膜炎30例[J]. 中国中医基础医学杂志，2014，20（6）：847-848.

（南方医科大学　曹惠慧，余林中）

牛黄清感胶囊

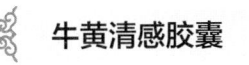

【药物组成】　黄芩、金银花、连翘、人工牛黄、珍珠母。

【处方来源】　研制方。《中国药典》（2015年版）。

【功能与主治】　疏风解表，清热解毒。用于外感风热，内郁化火所致的发热、咽喉肿痛、咳嗽、舌红苔黄、脉弦滑等。

【药效】　主要药效如下：

1. 抗病毒[1,2]　病毒感染是流感及普通感冒的主要致病因素，甲型流感病毒H3N2亚型是人类的主要流感病毒之一，呼吸道合胞病毒则是常见致上呼吸道感染病毒。本品在体外具有预防和抑制甲型H3N2流感和呼吸道合胞病毒感染的作用。

2. 解热　本品对流感、急性上呼吸道感染之发热有解热作用。

【临床应用】　主要用于流感、急性咽炎等。

1. 流感　本品可用于外感风热，内郁化火之证，临床多见于流感、普通感冒、扁桃体炎出现发热、咳嗽、咽痛等证属外感风热者。

2. 急性咽炎[3]　是咽部黏膜与黏膜下组织的急性炎症，起病急且较为常见，常为上呼吸道感染前驱症状。本品可有效缓解急性咽炎患者咽痛、吞咽困难、唾液增多、暗哑、头痛等症状。

【不良反应】　尚不明确。

【使用注意】　①忌烟、酒及辛辣、生冷、油腻食物。②不宜在服药期间同时服用滋补性中药。③风寒感冒者不适用，其表现为恶寒重、发热轻、头痛、鼻塞、流清涕等。④脾胃虚寒，症见腹痛、喜暖、泄泻者慎用。⑤高血压、心脏病、肝病、肾病、糖尿病等慢性病严重者应在医师指导下服用。⑥儿童、年老体弱者应在医师指导下服用。⑦服药3天症状无缓解，应去医院就诊。⑧对本品过敏者禁用，过敏体质者慎用。

【用法与用量】　口服。一次2～4粒，一日3次。

参　考　文　献

[1] 常洋，周有财，段书敏，等. 牛黄清感胶囊对甲型H3N2流感病毒抑制和预防作用的实验研究[J]. 中国医药科学，2013，3（16）：27-29，60.

[2] 周有财, 常洋, 王玉莹. 牛黄清感胶囊对呼吸道合胞病毒体外预防作用的实验研究[J]. 中国医药指南, 2014, 12(29): 68-69.
[3] 李军. 牛黄清感胶囊治疗急性咽喉炎的临床价值探究[J]. 现代诊断与治疗, 2013, 24(6): 1282-1283.

（南方医科大学　曹惠慧，余林中）

清瘟解毒片（丸）

【药物组成】　大青叶、黄芩、葛根、连翘、羌活、防风、白芷、柴胡、川芎、玄参、天花粉、炒牛蒡子、赤芍、桔梗、淡竹叶、甘草。

【处方来源】　研制方。国药准字 Z20063978。

【功能与主治】　清瘟解毒。用于外感时疫，憎寒壮热，头痛无汗、口渴咽干，痄腮，大头瘟。

【药效】　主要药效如下：

1. 解热　发热是流感等感染性疾病发生初期的主要症状。本品对注射伤寒杆菌疫苗所致大鼠发热有解热作用[1]。

2. 抗菌　机体遭受细菌感染也是上呼吸道感染的重要病因。本品体外可抑制肺炎球菌和乙型链球菌，对感染肺炎球菌小鼠有保护作用，可延长其存活时间，降低死亡率[1]，表明其具有抗菌作用。

【临床应用】　主要用于流感、腮腺炎等。

1. 流感　本品适用于感受时疫所致之时行感冒，临床可见憎寒壮热、头痛、无汗、口渴咽干、四肢酸痛、脉浮数等。临床常用于流感属外感风热而见上述证候者。

2. 腮腺炎　本品还适用于感受风热毒邪所致之痄腮，临床可见发热、两腮红肿疼痛、头痛、脉数等。临床常用于腮腺炎见上述证候者。腮腺炎为腮腺炎症性肿大，多因细菌或病毒感染，本品能有效缓解腮腺肿胀疼痛、发热、头痛等症状。

【不良反应】　尚不明确。

【使用注意】　①忌烟、酒及辛辣、生冷、油腻食物。②外感风寒者慎用。

【用法与用量】　片剂：口服。一次 6 片，一日 2～3 次。丸剂：口服。水蜜丸一次 2 丸；大蜜丸一次 2 丸，一日 2 次；小儿酌减。

参 考 文 献

[1] 昆明医学院药理学教研室. 感冒消炎片剂药效学和长期毒性试验. 新药申报资料, 1995.

（南方医科大学　曹惠慧，余林中）

羚羊感冒胶囊（软胶囊、片）

【药物组成】　羚羊角、牛蒡子、淡豆豉、金银花、荆芥、连翘、淡竹叶、桔梗、薄荷素油、甘草。

【处方来源】　研制方。《中国药典》（2015 年版）。

【功能与主治】　清热解表。用于流感，症见发热恶风、头痛头晕、咳嗽、胸闷、咽喉肿痛。

【药效】 主要药效如下[1-3]：

1. 解热　感冒时常伴有发热，内毒素可导致体内免疫细胞释放炎症因子，进而刺激体温调节中枢，促使动物发热。研究表明，本品对注射大肠埃希菌内毒素致热的家兔有解热作用。

2. 镇痛　感冒常出现肌肉酸痛，主要是由于发热使体内有氧代谢效率降低，无氧代谢增加，从而使体内的酸性物质产生增多所致。热刺激或腹腔注射乙酸会致小鼠因疼痛而表现舔足和扭体反应。本品可减少腹腔注射乙酸致小鼠扭体反应次数，提高小鼠热刺激痛阈值，其镇痛作用与阿司匹林相似。

3. 抗炎　炎症是感冒的主要病理过程，通过外源性给入角叉菜胶等致炎剂，可引起某些炎症介质的释放，导致局部毛细血管通透性增加及炎症细胞浸润，造成急性渗出性炎性水肿。本品可抑制注射角叉菜胶所致大鼠足肿胀，抑制腹腔注射乙酸致小鼠腹腔毛细血管通透性增高。

4. 抗菌　感冒也可继发细菌感染，本品对溶血性链球菌及肺炎球菌有抑制作用。

5. 镇咳　感冒可伴有咳嗽症状。吸入氨雾可导致动物刺激性咳嗽。本品可减少吸入氨雾引起小鼠咳嗽的次数，表明其具有镇咳作用。

【临床应用】 主要用于感冒、流感等。

1. 感冒[4]　本品适用于治疗外感风热所致之感冒，临床可见发热、恶风、头痛、头晕、咳嗽、胸闷、咽干或肿痛、舌红、苔黄等。临床常用于急性上呼吸道感染见上述证候者。本品解热迅速、稳定，患者发热、头痛基本能在2天内缓解或消失。

2. 流感[5]　本品可用外感时邪所致之流感，临床可见发热微恶风、头痛乏力、全身酸痛、鼻塞、打喷嚏、咳嗽、咽痛、舌红、苔薄黄、脉浮数等。给药3天，中医证候疗效显效率为57.4%，体温疗效显效率为54.8%。

【不良反应】 有文献报道服用本品后发生皮疹、药疹、过敏等不良反应[6-8]。

【使用注意】 ①忌烟、酒及辛辣、生冷、油腻食物。②不宜在服药期间同时服用滋补性中药。③发热体温超过38.5℃的患者，请去医院就诊。④高血压、心脏病、肝病、糖尿病、肾病等慢性病严重者应在医师指导下服用。⑤风寒外感者慎用。⑥对本品过敏者禁用，过敏体质者慎用。

【用法与用量】 胶囊剂：口服。一次2粒，一日2～3次。软胶囊：口服。一次2粒，一日2～3次。片剂：口服。一次4～6片，一日2次。

参 考 文 献

[1] 李长潮，陈焕昭，庄学煊，等. 羚羊感冒胶囊的药理研究[J]. 中成药，1988，(11)：27-28.
[2] 杨竞，肖红，胡晓鹰. 羚羊感冒片的药理研究[J]. 基层中药杂志，2000，14（6）：5-6.
[3] 羚羊感冒口服液新药申报资料. 1994，4.
[4] 曹宏文. 羚羊感冒胶囊的制备与疗效考察[J]. 中药材，1996，19（9）：483-485.
[5] 杨立波，季振慧，高学东，等. 连花清瘟胶囊治疗流行性感冒Ⅱ期临床研究[J]. 中药新药与临床药理，2005，16（4）：290-293.
[6] 刘海燕，张海燕，刘晓梅. 羚羊感冒片致皮疹1例[J]. 药物流行病学杂志，2001，10（4）：219.
[7] 樊静媛，包图雅，郑力强，等. 羚羊感冒片致大疱性表皮松解型药疹1例[J]. 中国麻风皮肤病杂志，2009，25（3）：199，202.
[8] 董常青，童颖. 羚羊感冒胶囊过敏反应1例[J]. 现代应用药学，1997，14（6）：51.

（南方医科大学　刘俊珊，郑远茹；香港浸会大学　禹志领）

金花清感颗粒

【药物组成】 金银花、石膏、蜜麻黄、炒苦杏仁、黄芩、连翘、浙贝母、知母、牛蒡子、青蒿、薄荷、甘草。

【处方来源】 研制方。国药准字 Z20160001。

【功能与主治】 疏风宣肺，清热解毒。用于单纯型流感轻症，中医辨证属风热犯肺者，症见发热、头痛、全身酸痛、咽痛、咳嗽、恶风或恶寒、鼻塞流涕、舌质红、舌苔薄黄、脉数。在新型冠状病毒肺炎的常规治疗中，可用于轻型、普通型引起的发热、咳嗽、乏力。

【药效】 主要药效如下[1-4]：

1. 抗病毒 金花清感方对甲型 H1N1 流感病毒毒株感染动物有保护作用，能降低死亡率、延长生存时间、减轻病变程度、改善发热症状。

2. 解热 金花清感颗粒能有效缩短甲型 H1N1 流感患者退热时间，表明其有解热作用。

3. 调节免疫 γ干扰素和血清 C-反应蛋白（CRP）是反映机体免疫功能较为敏感的指标。若二者浓度增高则反映机体发生较为严重的炎症反应。金花清感颗粒治疗可抑制流感患者血清γ干扰素和 CRP 水平，降低炎症反应，调节免疫功能。

【临床应用】 主要用于流感、新型冠状病毒肺炎[1-4]。

1. 流感 本品可用于外感时邪之时行感冒，临床可见发热、头痛、全身酸痛、咽痛、咳嗽、恶风或恶寒、鼻塞流涕、舌质红、舌苔薄黄、脉数等。临床可用于流感轻证属风热犯肺见上述证候者。

2. 新型冠状病毒肺炎 国家卫生健康委员会在《新型冠状病毒肺炎诊疗方案（试行第七版）》中推荐本品用于新型冠状病毒肺炎医学观察期及轻型、普通型，能显著减轻新型冠状病毒肺炎轻型患者的发热、咳嗽、乏力、咯痰临床症状，缓解患者的心理焦虑[5-6]。

【不良反应】 尚不明确。

【使用注意】 ①运动员及脾胃虚寒者慎用。②本品尚无研究数据支持用于体温≥39.1℃，或血白细胞＞11.0×10^9/L，或重症流感者。③既往有肝脏病史或服药前功能异常者慎用。④服药期间不宜同时服用滋补性中药。⑤忌烟、酒及辛辣、生冷、油腻食物。⑥本品尚无研究数据支持用于妊娠期或哺乳期妇女、儿童及老龄人群。

【用法与用量】 口服。一次 5g，一日 3 次。新型冠状病毒肺炎轻型、普通型：一次 5～10g，一日 3 次。疗程 5～7 天。

参 考 文 献

[1] 北京市中医管理局. 北京中医药科学防治甲型 H1N1 流感——"金花清感方"新药研发纪实[J]. 北京中医药, 2009, 28（12）: 981.
[2] 刘志国, 刘丽, 李国勤, 等. 流行性感冒风热证中药剂量-效应关系的随机双盲对照研究[J]. 中国中医基础医学杂志, 2013, 19（11）: 1328-1330, 1378.
[3] 李国勤, 赵静, 屠志涛, 等. 金花清感颗粒治疗流行性感冒风热犯肺证双盲随机对照研究[J]. 中国中西医结合杂志, 2013, 33（12）: 1631-1635.
[4] 祁建平, 祁晓媛, 王晓娟. 不同剂量金花清感颗粒对流行性感冒的疗效及对患者血清细胞因子的影响[J]. 现代医学, 2016, 44（12）: 1664-1669.

[5] 中华人民共和国国家卫生健康委员会办公厅. 新型冠状病毒肺炎诊疗方案（试行第七版）[J]. 兰州大学学报（医学版），2020，46（2）：1-7.
[6] 段璨，夏文广，郑婵娟，等. 金花清感颗粒治疗新型冠状病毒感染肺炎的临床观察[J/OL]. 中医杂志：1-5[2020-03-24]. http://kns.cnki.net/kcms/detail/11.2166.R.20200323.0853.002.html

（南方医科大学　曹惠慧，卢子滨）

三、清热解毒类

金莲清热颗粒（泡腾片）

【药物组成】　金莲花、大青叶、石膏、知母、地黄、玄参、苦杏仁（炒）。

【处方来源】　研制方。《中国药典》（2015年版）。

【功能与主治】　清热解毒，利咽生津，止咳祛痰。用于感冒热毒壅盛证，症见高热、口渴、咽干、咽痛、咳嗽、痰稠；流感、上呼吸道感染见上述证候者。

【药效】　主要药效如下：

1. 解热　发热是流感初期最典型的临床表现。本品对注射酵母菌诱导的大鼠发热有解热作用；对注射伤寒、副伤寒甲、乙三联菌苗所致动物发热和注射牛乳所致的异种蛋白发热动物均有解热作用[1,2]。

2. 抗炎　炎症反应是流感、上呼吸道感染的基本病理过程。本品对注射蛋清引起的大鼠足跖肿胀有抑制作用，也可减轻涂抹致炎物质（二甲苯、巴豆油等）所致小鼠耳肿胀[2,3]，表明其具有明显的抗炎作用。

3. 抗病毒　流感病毒感染是流感的主要致病因素。本品可抑制流感病毒感染所致小鼠肺部病变和流感病毒在肺内的增殖[2,3]。

4. 镇咳、祛痰　咳嗽、咯痰是流感及其他上呼吸道感染的主要症状，常伴随整个疾病过程。本品可延长吸入氨雾刺激所致小鼠咳嗽的潜伏期，减少咳嗽次数，表明其具有镇咳作用。小鼠腹腔注射酚红后，酚红可经支气管黏液腺分泌进入气道，祛痰药可促进气管酚红排泌，本品可使酚红在小鼠气管内的分泌增加，促进支气管分泌液的分泌，表明其具有一定的祛痰作用[2,3]。

5. 其他　本品可增强巨噬细胞对异物的清除率，提高血清溶血素生成水平，增强机体对T细胞依赖性抗原的体液免疫反应，表明其具有增强免疫力作用。此外，还有一定的镇痛和镇静作用[2,3]。

【临床应用】　主要用于流感、急性上呼吸道感染等。

1. 流感　本品适用于外感时邪之时行感冒，临床可见高热、头身疼痛、口渴咽干、咽痛、咳嗽、舌红苔黄、脉数等。临床常用于流感见上述证候者。本品用于治疗轻症甲型H1N1流感[4,5]，能有效缓解高热、肌肉酸痛等流感样症状和缩短患者发热时间。

2. 急性上呼吸道感染　本品适用于急性上呼吸道感染包括普通感冒、病毒性咽炎、喉炎、扁桃体炎等属感冒风热、热毒壅肺、肺气失宣证候，能有效缓解发热、鼻塞流涕、咳嗽痰稠、咽喉肿痛等症状，并可使患者外周血白细胞总数、中性粒细胞数恢复正常[6-10]。

【不良反应】　尚不明确。

【使用注意】 ①忌烟、酒及辛辣、生冷、油腻食物。②不宜在服药期间同时服用滋补性中药。③发热体温超过38.5℃的患者，应去医院就诊。④脾胃虚寒泄泻者慎服。⑤高血压、心脏病、肝病、糖尿病、肾病等慢性病严重者及婴儿应在医师指导下服用。⑥服药3天症状无缓解，应去医院就诊。⑦对本品过敏者禁用，过敏体质者慎用。

【用法与用量】 颗粒剂：口服。成人一次5g，一日4次，高热时每4小时服一次；小儿1岁以下一次2.5g，一日3次，高热时一日4次；1～15岁一次2.5～5g，一日4次，高热时每4小时服一次。泡腾片：加热水适量，溶解后口服。成人一次2片，一日4次，高热时每4小时服一次；小儿1岁以下一次1片，一日3次，高热时一日4次；1～15岁一次1～2片，一日4次，高热时每4小时一次。或遵医嘱。

参 考 文 献

[1] 邵荣花. 金莲清热颗粒解热抗炎的实验研究[J]. 内蒙古中医药，2016，35（2）：145-146.
[2] 金莲清热冲剂. 新药申报资料.1992.
[3] 宁夏中药厂. 金莲清热冲剂资料汇编.1992.
[4] 张洁，宋广荣，李静. 金莲清热颗粒治疗轻症甲型H_1N_1流感疗效观察[J]. 陕西中医，2012，33（8）：957-959.
[5] 丁荣华，吴国荣，张兴会，等. 中西医结合治疗甲型H_1N_1流感临床观察[J]. 宁夏医学杂志，2010，32（12）：1240-1241.
[6] 谢灵燕，刘新桥. 金莲清热颗粒治疗上呼吸道感染63例[J]. 河南中医，2012，32（5）：628-629.
[7] 叶开升，卢跃棣. 金莲清热颗粒治疗急性上呼吸道感染63例[J]. 浙江中西医结合杂志，2006，16（9）：579.
[8] 张礼辉，柯常旺. 金莲清热颗粒治疗急性上呼吸道感染68例疗效观察[J]. 浙江中医杂志，2010，45（10）：733.
[9] 刘树青，肖德卫，蔺红，等. 金莲清热颗粒治疗儿童急性上呼吸道感染236例疗效观察[J]. 贵州医药，2013，37（5）：413-414.
[10] 常静，李廷谦，万美华，等. 金莲清热胶囊治疗急性上呼吸道感染（感冒风热证）的随机双盲对照试验[J]. 中国循证医学杂志，2005，5（8）：593-598.

（南方医科大学　曹惠慧，余林中）

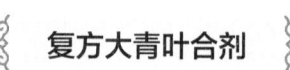

复方大青叶合剂

【药物组成】 大青叶、金银花、拳参、大黄、羌活。

【处方来源】 研制方。《中国药典》（2015年版）。

【功能与主治】 疏风清热，解毒消肿，凉血利胆。用于外感风热或瘟毒所致的发热头痛、咽喉红肿、耳下肿痛、胁痛、黄疸等症；流感、腮腺炎、急性病毒性肝炎见上述症状者。

【药效】 主要药效如下：

1. 解热　发热是流感等感染性疾病最常见的临床表现。本品能明显降低注射大肠埃希菌内毒素引起的家兔体温升高[1]，表明其具有解热作用。

2. 抗炎　炎症反应是感染性疾病的基本病理过程。本品具有明确的抗炎作用，动物实验结果表明其对注射角叉菜胶引起的大鼠足肿胀及腹腔注射乙酸所致的小鼠腹腔毛细血管通透性增加等急性炎症反应有抑制作用[1]。

3. 抗病原微生物　病毒、细菌等病原微生物感染是流感、普通感冒发生的主要病因。本品对腹腔注射金黄色葡萄球菌、流感杆菌小鼠有保护作用，可降低小鼠致死率；体外抑菌试验发现其对金黄色葡萄球菌、流感杆菌、肺炎双球菌、链球菌（甲、乙型）均有不同程度的抑制作用[1]。

【临床应用】 主要用于流感、普通感冒、流行性腮腺炎、急性病毒性肝炎等。

1. 流感、普通感冒[2] 本品可用于感受时邪疫毒所致之时行感冒，亦可用于外感风热所致之普通感冒，临床可见发热、头身疼痛、口渴喜饮、咽喉肿痛、便秘、尿赤、舌红苔黄、脉数等症[1]。临床常用于流感、急性上呼吸道感染见上述证候者。

2. 流行性腮腺炎[3,4] 是腮腺炎病毒引起的学龄儿童常见急性传染病，以发热、腮腺肿痛为特征。采用口服本品，同时对肿痛的腮腺外敷仙人掌进行治疗，患儿在腮腺肿痛消退时间、退热时间、总疗程上均优于利巴韦林注射液对照组。

3. 急性病毒性肝炎 本品可用于治疗急性病毒性肝炎，症见目黄或身黄、小便黄，腹满、口渴，小便不利，证属湿热毒邪郁蒸者。

4. 其他[5-6] 临床上亦有本品用于治疗痔疮及口唇单纯疱疹的报道。

【不良反应】 尚不明确。

【使用注意】 ①忌烟、酒及辛辣、燥热、生冷、油腻食物。②不宜在服药期间同时服用滋补性中药。③本品适用于风热感冒，症见发热、咽痛、口干或渴、咳嗽痰黄。④发热体温超过38.5℃的患者，应去医院就诊。⑤脾胃虚寒泄泻者慎服。⑥高血压、心脏病、肝病、肾病等慢性病严重者应在医师指导下服用。⑦服药3天症状无缓解，应去医院就诊。⑧儿童、年老体弱者应在医师指导下服用。⑨对本品过敏者禁用，过敏体质者慎用。

【用法与用量】 口服。一次10～20ml，一日2～3次。用于急性病毒性肝炎，一次30ml，一日3次。

参 考 文 献

[1] 朱社敏，柴秀娟，匡荣. 复方大青叶合剂主要药效学研究[J]. 中成药，2004，26（11）：909-912.
[2] 孙殿浩，王玉华，杨自成，等. 复方大青叶合剂治疗病毒性感冒30例[J]. 山东医药，1999，39（19）：65-66.
[3] 李宝重，刘曰儒. 复方大青叶合剂联合仙人掌外敷治疗流行性腮腺炎的疗效观察[J]. 社区医学杂志，2005，3（4）：45-46.
[4] 郭伟. 复方大青叶合剂治疗小儿流行性腮腺炎疗效观察[J]. 现代中西医结合杂志，1999，8（9）：1477.
[5] 陈红梅，徐连江. 复方大青叶合剂治愈痔疮1例[J]. 中国民间疗法，2003，11（5）：44.
[6] 史桂英. 复方大青叶合剂治疗口唇单纯疱疹[J]. 中华护理杂志，1999，34（8）：33.

（南方医科大学　曹惠慧，余林中）

羚羊清肺颗粒（丸）

【药物组成】 浙贝母、桑白皮（蜜炙）、前胡、麦冬、天冬、天花粉、地黄、玄参、石斛、桔梗、枇杷叶（蜜炙）、苦杏仁（炒）、金果榄、金银花、大青叶、栀子、黄芩、板蓝根、牡丹皮、薄荷、甘草、熟大黄、陈皮、羚羊角粉。

【处方来源】 研制方。《中国药典》（2015年版）。

【功能与主治】 清肺利咽，清瘟止嗽。用于肺胃热盛，感受时邪，身热头晕，四肢酸懒，咳嗽痰盛，咽喉肿痛，鼻衄咯血，口干舌燥。

【药效】 主要药效如下：

1. 解热、抗炎 发热是流感初期最主要的临床表现，炎症则是流感的基本病理过程。动物实验显示，羚羊清肺丸对注射啤酒酵母致大鼠发热有解热作用，对涂抹巴豆油和二甲苯所致的小鼠耳廓肿胀有抑制作用，对注射角叉菜胶诱导的大鼠足肿胀亦有抑制作用[1,2]，表明本品具有明显的解热、抗炎作用。

2. 镇咳、祛痰　咳嗽、咯痰是上呼吸道感染、急性支气管炎的主要症状，常伴随整个疾病过程。羚羊清肺丸可延长雾化吸入氨水小鼠引咳潜伏期，减少咳嗽次数，表明其具有镇咳作用。小鼠腹腔注射酚红后，部分酚红可经支气管黏液腺分泌进入气道，祛痰药可促进气管酚红排泌，羚羊清肺丸可明显增加小鼠气管酚红排泌量[2,3]，表明其具有祛痰作用。

3. 抗病毒　羚羊清肺丸对感染流感病毒亚甲型鼠肺适应株小鼠有保护作用，可降低肺指数，抑制病毒在小鼠肺中增殖[2]。

【临床应用】　主要用于流感、咳嗽、急性咽炎等。

1. 流感　本品可用于感受时邪，肺胃热盛之时行感冒，临床可见发热、头痛头晕、四肢酸懒、咳嗽痰多、咽喉肿痛、口干舌燥、舌红苔薄黄腻、脉滑数等症。临床常用于流感见上述证候者，能有效缓解发热、咳嗽痰多、咽喉肿痛、鼻塞等症状。

2. 咳嗽[4,5]　本品适用于外感时邪，肺胃热盛，肺失宣肃之咳嗽，临床可见咳嗽气促、痰多黄稠、咳痰不爽、胸胁胀满或身热、舌红苔黄腻、脉滑数等症。临床常用于上呼吸道感染、急性支气管炎、支气管肺炎等见上述证候者。

3. 急性咽炎　本品适用于外感时邪，肺胃热盛之喉痹，临床可见身热、咽喉红肿疼痛、口舌干燥、尿赤便结。临床常用于急性咽炎见上述证候者。

【不良反应】　尚不明确。

【使用注意】　①忌烟、酒及辛辣、燥热、生冷、油腻食物。②外感风寒或寒痰咳嗽者慎用。

【用法与用量】　颗粒剂：开水冲服。一次6g，一日3次。丸剂：口服。一次1丸，一日3次。

参 考 文 献

[1] 李晓军，陈光晖，刘玉玲，等. 羚羊清肺丸解热及抗炎作用实验研究[J]. 承德医学院学报，2003，20（3）：189-191.
[2] 郭淑英，周爱香，田甲丽，等. 羚羊清肺液与丸剂的药效学比较[J]. 中国实验方剂学杂志，1997，3（3）：37-40.
[3] 陈光晖，李晓军，刘玉玲，等. 羚羊清肺丸止咳祛痰作用实验研究[J]. 承德医学院学报，2003，20（3）：197-199.
[4] 陈开娟，董雪芬. 羚羊清肺丸联用头孢呋辛治疗呼吸道感染的疗效观察[J]. 海峡药学，2013，25（2）：168-169.
[5] 韩晓燕. 羚羊清肺颗粒治疗小儿支气管肺炎疗效观察[J]. 基础医学论坛，2011，（4）：162.

（南方医科大学　曹惠慧，余林中）

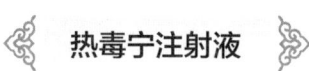

热毒宁注射液

【药物组成】　青蒿、金银花、栀子。

【处方来源】　研制方。国药准字Z20050217。

【功能与主治】　清热，疏风，解毒。用于外感风热所致之感冒、咳嗽，症见高热、微恶风寒、头痛身痛、咳嗽、痰黄；上呼吸道感染、急性支气管炎见上述证候者。

【药效】　主要药效如下[1-9]：

1. 抗病毒　病毒感染是流感、上呼吸道感染等的主要致病因素。本品对感染甲型H1N1流感病毒小鼠具有保护作用，可提高感染小鼠存活率、延长小鼠存活时间，降低病毒感染小鼠肺指数和肺组织病毒载量，其机制可能与提高肺组织γ干扰素水平、降低炎症介质白介素-6和肿瘤坏死因子α水平有关。本品对柯萨奇病毒A16、腺病毒-3、禽流感病毒H5N1也有一定的抑制作用。

2. 解热、镇痛　发热、头痛、肢体酸痛是流感的主要症状。本品对注射酵母菌所致小鼠发热和注射脂多糖所致大鼠、家兔发热均有明显的解热作用；还能降低腹腔注射乙酸致痛小鼠的扭体反应次数，提高热板法致小鼠足跖疼痛的痛阈，表明其具有镇痛作用。

3. 抗炎　炎症反应是流感、上呼吸道感染等的主要病理过程。本品对涂抹二甲苯所致小鼠耳肿胀、注射角叉菜胶致大鼠足肿胀及腹腔注射乙酸致小鼠腹腔毛细血管通透性增加均有抑制作用，其机制可能与抑制白介素-1、ET-1、白介素-6、前列腺素E_2等炎症介质有关。本品还对新生大鼠高氧肺损伤和脂多糖诱导的大鼠急性肺损伤均有不同程度的保护作用，这种保护作用与其降低炎症因子表达、抑制中性粒细胞聚集等抗炎作用有关。

【临床应用】　主要用于流感、上呼吸道感染、肺炎、支气管炎等。

1. 流感[10,11]　本品可用于外感时邪疫毒所致之时行感冒，临床可见突发性高热、乏力、头痛、肌肉酸痛、鼻塞流涕、咳嗽、咽痛、舌红苔黄、脉数者，对流感患者能缩短退热时间，加快症状缓解，缩短病程。

2. 上呼吸道感染[12,13]　本品还适用于感受风热，邪犯肺卫所致之上呼吸道感染，可有效改善发热、恶寒、头痛、鼻塞、流涕、骨节酸痛、咽喉肿痛等症状。

3. 肺炎[14-19]　本品还适用于感受风热，热毒壅肺所致之肺炎，可改善小儿病毒性肺炎、社区获得性肺炎、婴幼儿支气管肺炎等疾病过程中发热、咳嗽、咳痰黄稠、胸胁疼痛等症状。国家卫生健康委员会在《新型冠状病毒肺炎诊疗方案（试行第七版）》中推荐本品用于新型冠状病毒肺炎重症及危重症治疗，可有效缓解重症新型冠状病毒肺炎的大热烦渴、喘憋气促、出血衄血等症状，在临床总有效率、缩短退热时间、缩短肺部啰音消失时间及缩短住院时间方面均优于利巴韦林对照组。

4. 支气管炎[20-22]　是病毒或细菌等感染所致的支气管黏膜炎症。本品可用于治疗小儿急性支气管炎、婴幼儿毛细支气管炎之属风热犯肺证，可改善发热、咳嗽、痰多黏稠等症状。

5. 其他[23,24]　本品还有用于小儿病毒肠炎、小儿手足口病的临床报道。

【不良反应】　①个别患者可出现头晕、胸闷、口干、腹泻、恶心呕吐。②偶见有全身发红、瘙痒或皮疹等过敏反应。

【使用注意】　①本品不宜与其他药物在同一容器内混合使用，与青霉素类、氨基糖苷类和大环内酯类等药物配伍使用时可产生浑浊或沉淀。②临床试验曾有给药后实验室检查血总胆红素（TBIL）、直接胆红素（DBIL）增高，与药物可能相关，用药后请定期检测血总胆红素、直接胆红素。③既往有溶血（血胆红素轻度增高或尿胆原阳性者）现象发生者慎用。④溶液配制浓度不低于1∶4（药液∶溶媒）。⑤本品是纯中药制剂，保存不当可能影响产品质量，使用前请认真检查，如发现本品出现浑浊、沉淀、变色、漏气或瓶身细微破裂者，均不能使用；如经5%葡萄糖注射液或0.9%氯化钠注射液2.0ml稀释后，出现浑浊亦不得使用。⑥本品滴速过快可能导致头昏、胸闷和局部皮疹。

【用法与用量】　静脉滴注。成人剂量：一次20ml，以5%葡萄糖注射液或0.9%氯化钠注射液 250ml 稀释后使用，滴速为每分钟 30～60 滴，一日 1 次。上呼吸道感染患者疗程为 3 日，急性气管-支气管炎患者疗程为 5 日；或遵医嘱。儿童剂量：3～5 岁，最高剂量不超过 10ml，以 5%葡萄糖注射液或 0.9%氯化钠注射液 50～100ml 稀释后静脉滴注，滴速为每分钟 30～40 滴，一日 1 次；6～10 岁，一次 10ml，以 5%葡萄糖注射液或 0.9%氯化钠注射液 100～200ml 稀释后静脉滴注，滴速为每分钟 30～60 滴，一日 1 次。

参 考 文 献

[1] 王振中，鲍琳琳，孙兰，等. 热毒宁注射液抗甲型 H1N1 流感病毒作用机制研究[J]. 中草药，2014，45（1）：90-93.
[2] 曹泽彧，常秀娟，赵忠鹏，等. 热毒宁注射液抗 A16 型柯萨奇病毒的研究[J]. 中草药，2014，45（10）：1450-1455.
[3] 冯旰珠，周锋，黄茂，等. 热毒宁注射液对腺病毒-3 的体外抑制作用[J]. 中国新药与临床杂志，2007，26（8）：573-577.
[4] 萧伟，刘涛，陈仕兰，等. 热毒宁注射液对禽流感病毒的抑制作用[J]. 中草药，2009，40（12）：1943-1945.
[5] 陈健，常秀娟，陈春苗，等. 热毒宁注射液解热镇痛作用研究[J]. 世界科学技术-中医药现代化，2014，16（9）：1912-1915.
[6] 唐陆平，何蓉蓉，李怡芳，等. 热毒宁注射液对细菌内毒素性脂多糖致热大鼠的解热作用研究[J]. 中国中药杂志，2017，38（14）：2374-2377.
[7] 王开富，萧伟，王振中，等. 热毒宁注射液的解热抗炎作用及其机制[J]. 中国医院药学杂志，2013，33（23）：1918-1922.
[8] 金正勇. 热毒宁注射液对新生大鼠高氧肺损伤的保护作用[D]. 延吉：延边大学，2011.
[9] Tang L P, Xiao W, Li Y F, et al. Anti-inflammatory effects of reduning injection（热毒宁注射液）on lipopolysaccharide-induced acute lung injury of rats[J]. Chin J Integr Med，2014，20（8）：591-599.
[10] 胡守芳，吴霞. 热毒宁注射液治疗流感疗效观察[J]. 湖北中医药大学学报，2014，16（6）：79-80.
[11] 张焕民. 热毒宁注射液治疗流行性感冒 60 例[J]. 中国社区医师（综合版），2007，9（19）：154-155.
[12] 尹柳. 热毒宁注射液治疗急性上呼吸道感染随机平行对照研究[J]. 实用中医内科杂志，2013（3）：36-38.
[13] 张士龙，于勇，肖璐. 热毒宁注射液治疗急性上呼吸道感染高质量随机对照试验的系统评价与 Meta 分析[J]. 湖南中医杂志，2018，34（3）：128-132.
[14] 张修刚，韩在彬，韩军学，等. 热毒宁注射液治疗小儿病毒性肺炎 60 例疗效观察[J]. 齐鲁药事，2008，27（3）：178-179.
[15] 陈海华，陈正. 阿奇霉素联合热毒宁注射液治疗支原体肺炎 60 例[J]. 医药导报，2014，33（1）：65-66.
[16] 江昌铭. 热毒宁注射液联合抗菌药物治疗小儿细菌性肺炎的系统评价[J]. 华西医学，2014，29（7）：1279-1282.
[17] 华文山. 热毒宁注射液治疗社区获得性肺炎 20 例[J]. 湖南中医杂志，2014，30（9）：47-48.
[18] 中华人民共和国国家卫生健康委员会办公厅. 新型冠状病毒肺炎诊疗方案（试行第七版）[J]. 兰州大学学报（医学版），2020，46（2）：1-7.
[19] 郭仪，许斌，石岩，等.《新型冠状病毒肺炎诊疗方案》推荐的清热解毒中药注射液治疗病毒性肺炎疗效评价的网状 Meta 分析[J/OL]. 中华中医药学刊：1-14[2020-06-10]. https：//kns. cnki. net/kcms/detail/21. 1546. R. 20200610. 1403. 004. html
[20] 张文艳，李在惠. 热毒宁注射液治疗婴幼儿支气管肺炎 120 例疗效观察[J]. 现代医药卫生，2013，29（1）：56-57.
[21] 王小妮. 热毒宁注射液治疗小儿毛细支气管炎的疗效观察[J]. 中外医学研究，2012，10（32）：125.
[22] 李引会，杨锦莲. 热毒宁注射液治疗小儿急性支气管炎 60 例临床观察[J]. 山西职工医学院学报，2014，24（3）：37-39.
[23] 黄甫春荣，田云粉. 热毒宁注射液治疗小儿轮状病毒肠炎的疗效分析[J]. 中外医疗，2013. 32（2）：126-127.
[24] 潘燕峰. 热毒宁注射液治疗小儿手足口病的疗效[J]. 中国社区医师，2013，15（5）：220-221.

（南方医科大学　曹惠慧，余林中）

清热解毒口服液（软胶囊、糖浆、片）

【药物组成】　金银花、连翘、知母、石膏、黄芩、栀子、甜地丁、龙胆、板蓝根、麦冬、地黄、玄参。

【处方来源】　研制方。《中国药典》（2015 年版）。

【功能与主治】　清热解毒。用于热毒壅盛所致的发热面赤、烦躁口渴、咽喉肿痛；流感、上呼吸道感染见上述证候者。

【**药效**】 主要药效如下[1-5]：

1. 抗病毒、抗菌 病毒、细菌等病原微生物感染是流感、普通感冒发生的主要病因。本品对感染甲型 H1N1 流感病毒鼠适应株小鼠有保护作用，可减轻小鼠发病症状，延长感染小鼠生存时间，降低致死率。本品体外对甲型 H3N2 和乙型流感病毒也有一定的抑制作用。体外抑菌实验研究发现，其对呼吸道和消化道感染的常见致病菌均有不同程度的抑制作用，包括肺炎球菌、白喉杆菌、大肠埃希菌、金黄色葡萄球菌、乙型溶血性链球菌、甲型溶血性链球菌、铜绿假单胞菌等。抗病毒、抗菌作用明确。

2. 解热、抗炎 发热是流感初期最主要的临床表现，炎症则是流感的基本病理过程。本品对注射干酵母致大鼠发热有解热作用。本品对涂抹二甲苯所致小鼠耳廓肿胀、注射蛋清致大鼠足肿胀，以及植入棉球致大鼠肉组织增生均有不同程度的抑制作用，表明其对炎症早期的渗出、肿胀及后期的组织增生均有抑制作用。

3. 调节免疫 机体的免疫功能状态与感染性疾病的发生发展与转归密切相关。本品对小鼠的特异性及非特异性免疫功能均有增强作用。表现为其能促进 DNCS 诱导小鼠迟发型超敏反应，促进 B 淋巴细胞增殖，增强小鼠腹腔巨噬细胞的吞噬功能。同时，其还可以提高环磷酰胺所致免疫抑制小鼠外周血中白细胞、IgG、溶血素的水平。

【**临床应用**】 主要用于流感、急性上呼吸道感染、发热、手足口病、痤疮等。

1. 流行性感冒 本品适用于治疗外感时邪疫毒所致之时行感冒，临床可见壮热、头痛、无汗、口渴咽干、四肢酸痛等。临床常用于流感见上述证候者。

2. 急性上呼吸道感染[6-8] 本品或清热解毒软胶囊可用于风热犯表，入里化热，热毒壅盛所致上呼吸道感染，包括扁桃体炎、咽炎等。本品能有效改善发热、咳嗽、痰多、鼻塞、流涕、咽喉肿痛等症状。

3. 发热[9,10] 本品有较快的退热作用，除用于普通感冒、流感发热外，还可用于肺炎、扁桃体炎、结膜炎等引起的高热。临床上还有用本品灌肠以治疗小儿高热的案例。

4. 手足口病[11,12] 是由肠道病毒中的柯萨奇病毒、埃可病毒、EV71（A、B、C 型）病毒等多病原所致的以口腔黏膜及手、足皮肤病变为主的传染病。流行于春秋季，好发于小儿。在给予利巴韦林治疗，或者予以退热、补充维生素等对症治疗的基础上口服本品，并外用康复新液，可迅速缓解疼痛，缩短疗程。

5. 痤疮[13,14] 是一种毛囊皮脂腺的慢性炎症，与痤疮杆菌感染、内分泌失调、皮脂腺代谢旺盛、机体免疫功能低下及微循环障碍有关，发病机制复杂。本品有抗菌消炎、调节机体免疫功能的作用。单用本品，或者与盐酸多西环素联用，并配合 5%过氧苯甲酰凝胶可以有效治疗痤疮。

6. 其他[15-17] 本品还有用于唇疱疹、流行性角膜炎、银屑病的临床报道。

【**不良反应**】 文献报道，口服清热解毒口服液致固定性药疹[18]。

【**使用注意**】 ①风寒感冒者慎用。②服药期间饮食宜清淡，忌辛辣食物；忌烟、酒。

【**用法与用量**】 口服液：口服。一次 10~20ml，一日 3 次；或遵医嘱。软胶囊：口服。一次 2~4 粒，一日 3 次；或遵医嘱。糖浆：口服。一次 10~20ml，一日 3 次；或遵医嘱。片剂：口服。一次 4 片，一日 3 次；或遵医嘱。

参 考 文 献

[1] 何维英，高荣梅，李兴琼，等.10种中成药体外抗流感病毒活性研究[J]. 药学学报，2010，45（3）：395-398.
[2] 王保宁，张玉芬，任来峰，等. 清热解毒口服液在小鼠体内抗甲型流感病毒的实验研究[J]. 华西药学杂志，2012，27（3）：287-288.
[3] 郭芹，杨光义. 清热解毒软胶囊抑菌抗炎作用实验研究[J]. 时珍国医国药，2009，20（3）：700-702.
[4] 周可军，庄严. 清热解毒口服液对免疫功能的影响[J]. 河南中医，1997，17（5）：24-25.
[5] 王林，郭胜典，王宗伟，等. 清热解毒口服液的药理研究[J]. 中成药，1991，13（7）：24-25.
[6] 孔宪菊，苏秀真，王玉啄. 清热解毒口服液治疗化脓性扁桃体炎96例[J]. 中国中医急症，2003，12（6）：530.
[7] 薛晓凤. 清热解毒口服液治疗呼吸道感染临床观察[J]. 光明中医，2012，27（5）：889-890.
[8] 于新露，张丽萍，刁玉华. 清热解毒软胶囊治疗急性咽炎的临床观察[J]. 中医药信息，2006，23（3）：28-29.
[9] 苗道仁，郑丙戊. 清热解毒口服液治疗发热性疾病300例[J]. 上海中医药杂志，1988，（7），24.
[10] 轩敏生，段国友，律ునु华，等. 清热解毒口服液灌肠治疗小儿高热300例[J]. 中医外治杂志，1988，7（4）：15.
[11] 邓颖. 康复新液与清热解毒口服液治疗小儿手足口病58例[J]. 中国中西医结合杂志，2004，24（2）：164.
[12] 范志利. 康复新液联合清热解毒口服液治疗小儿手足口病临床观察[J]. 医学理论与实践，2015，28（7）：904-905.
[13] 于军. 清热解毒片联合盐酸多西环素肠溶胶囊治疗寻常性痤疮的疗效观察[J]. 中南医学科学杂志，2013，41（4）：382-384.
[14] 刘渝生. 清热解毒口服液治疗痤疮84例[J]. 实用中医药杂志，2002，18（6）：35.
[15] 程晨，冯小剑. 清热解毒口服液致固定性药疹1例[J]. 现代中西医结合杂志，2003，12（8）：860.
[16] 陈海正. 清热解毒口服液超声雾化治疗唇疱疹疗效观察[J]. 青海医药杂志，2014，44（3）：56-57.
[17] 张令春，赵红卫，王姣峰，等. 清热解毒口服液治疗流行性角结膜炎的疗效观察[J]. 北方药学，2016，13（9）：23-24.
[18] 堵建岗. 清热解毒口服液联合阿维A胶囊治疗难治性银屑病临床疗效及安全性研究[J]. 中华中医药学刊，2016，34（6）：1517-1519.

（南方医科大学　曹惠慧，余林中）

 清热消炎宁胶囊（片、软胶囊）

【药物组成】　九节茶。

【处方来源】　研制方。国药准字Z44022708。

【功能与主治】　清热解毒，消炎止痛，舒筋活络。用于流感、咽喉炎、肺炎、菌痢、急性胃肠炎、阑尾炎、烧伤、疮疡脓肿、蜂窝织炎。

【药效】　主要药效如下[1]：

1. 抗病毒、抗菌　感染是流感及普通感冒等外感热病的主要致病因素。本品可以降低病毒感染小鼠的发病率和死亡率，并显著延长感染小鼠的平均存活时间，对甲3型流感病毒、呼吸道合胞病毒、腺病毒、鼻病毒等感冒病毒有明显的抑制作用。本品还具有广谱抗菌作用，对呼吸道和消化道常见的致病菌和条件致病菌均有不同程度的抑菌作用，其中对金黄色葡萄球菌、溶血性链球菌、伤寒杆菌等作用较强。

2. 解热　本品对流感、急性上呼吸道感染等患者发热有解热作用。

【临床应用】　主要用于流感、普通感冒、急慢性咽炎、扁桃体炎等[1-5]。

1. 流感、普通感冒　本品主要用于治疗流感及普通感冒，能较快地改善感冒所引起的发热、咽喉疼痛、鼻塞、流涕、咳嗽等临床症状。

2. 急、慢性咽炎　急性咽炎是咽部黏膜与黏膜下组织的急性炎症，主要是由于风热邪毒侵袭所致，常为上呼吸道感染早期症状。本品可以显著改善急性咽炎患者咽痛、咽部炎症、发热等症状。同时，其对慢性咽炎的反复发作也有确切作用。

3. **扁桃体炎**　急性扁桃体炎为腭扁桃体特异性炎症,常伴有不同程度的咽黏膜和淋巴组织炎症,主要由病毒感染引起,少数由细菌和支原体感染引起。临床上患者以反复的高热、咽痛为主要表现。本品对急性化脓性扁桃体炎患者的咽痛、咽部炎症、发热等症状均有明显的改善作用。

4. **其他**　临床上有用本品联合裸花紫珠片治疗中度痤疮的报道。

【**不良反应**】　尚不明确。

【**使用注意**】　①不宜在服药期间同时服用滋补性中药。②高血压、心脏病、肝病、糖尿病、肾病等慢性病严重者应在医师指导下服用。

【**用法与用量**】　胶囊剂:口服。一次 2~4 粒,一日 3 次。片剂:口服。一次 3~6 片,一日 3 次;外用,将去除薄膜衣后的药片加温开水溶化后,按患处大小搽敷,一日 2~3 次。软胶囊:口服。一次 3~6 粒,一日 3 次。

参 考 文 献

[1] 林贤高. 清热消炎宁治疗小儿感冒 60 例疗效观察[J]. 社区医学杂志, 2005, 3(9): 21-22.
[2] 范宏生, 廖志霖. 清热消炎宁胶囊合裸花紫珠片治疗痤疮 60 例[J]. 中国民族民间医药, 2017, 26(6): 86-87.
[3] 郑俊. 清热消炎宁胶囊在急性化脓性扁桃体炎中的应用 179 例[J]. 中国卫生产业, 2011, 8(10): 53.
[4] 杨权生, 杨光钦. 清热消炎宁胶囊治疗急性咽炎 152 例[J]. 中国中医药信息杂志, 2003, 10(2): 44.
[5] 赵逢新, 陈丽敏. 清热消炎宁胶囊治疗慢性咽喉炎的临床观察[J]. 中国社区医师(综合版), 2005, 7(112): 57, 65.

(南方医科大学　曹惠慧,余林中)

第三章

急性气管-支气管炎中成药名方

第一节 概 述

一、概 念[1-2]

急性气管-支气管炎（acute tracheo-bronchitis）是由各种生物性或非生物性因素引起的气管和支气管黏膜急性炎症。

急性气管-支气管炎在中医药学中多属"咳嗽""咯痰""痰饮"等范畴，常继发于致病细菌或病毒引起的上呼吸道感染，其他理化因素刺激或过敏反应也常引发本病。

二、病因及发病机制

（一）病因

病原微生物可以引起上呼吸道感染，感染向下蔓延即可引发本病。常见病原微生物主要是病毒和细菌，其中病毒感染多见，包括鼻病毒、流感病毒、单纯疱疹病毒、呼吸道合胞病毒和副流感病毒、腺病毒等。细菌感染常继发于病毒感染后，由于免疫系统特别是呼吸道局部的免疫环境受到影响，细菌趁机繁殖导致感染发生，常见致病细菌包括肺炎球菌、流感嗜血杆菌、金黄色葡萄球菌、卡他莫拉菌等。肺炎支原体、衣原体感染亦是引起本病的重要因素。细菌感染与病毒感染可形成并发感染。此外，冷空气、刺激性气体（如二氧化硫、二氧化碳、氯气、氨气等）、各种过敏原及寄生虫的幼虫均可引起本病。

（二）发病机制

呼吸道感染后，黏膜免疫等局部免疫力下降，病原微生物进一步生长可影响气管和支气管出现急性炎症反应，包括黏膜充血水肿、纤毛细胞损伤脱落、黏膜腺体肥大、分泌物增加、炎细胞浸润等。寒冷空气、刺激性气体及各种过敏原可以通过刺激和损伤呼吸道，引起气道收缩、水肿、炎细胞浸润等急性炎性反应。

三、临床表现

本病为呼吸道常见疾病,在寒冷和气候变化剧烈的季节多发。根据感染病原体的不同,临床表现可不一致,但共同的临床表现为上呼吸道卡他症状及咳嗽。一般起病较急,常先有急性上呼吸道感染症状如咳嗽、咯痰,先为干咳或咳少量痰,继而为黏液脓性痰,痰量增多,咳嗽加剧,偶见痰中带血。如支气管发生痉挛,可出现程度不等的气促。咳嗽和咯痰可延续 2~3 周,有时可延长数周。流感病毒、肺炎支原体感染可伴发热、头痛、肌肉酸痛,而腺病毒感染则主要为咳嗽、咯痰。呼吸音通常正常,胸部检查无明显体征,随着炎症扩展,两肺呼吸音粗糙,有时可闻及散在湿啰音。伴有支气管痉挛时,可闻及哮鸣音。本病如迁延不愈,可转化为慢性支气管炎。

四、诊 断

发病较急,常有急性上呼吸道感染的症状。多为刺激性干咳,咳少量黏液性痰,伴胸骨后不适感;伴有细菌感染时咳嗽剧烈,咳痰量较多,为黏液性或黏液脓性痰,偶尔痰中带血。全身症状较轻,体温一般不超过 38℃。两肺呼吸音粗,有时可闻及散在湿啰音,咳嗽、咯痰后消失。胸部 X 线检查可见肺纹理增多或正常。血象检查正常,细菌感染较重时可出现白细胞总数和中性粒细胞增高,痰液培养可发现病原微生物。

五、治 疗

(一) 常用化学药物及现代技术

病毒性感染多以对症治疗为主,如咳嗽频繁且无痰或少痰者口服喷托维林,痰多不易咳出者用溴己新,出现支气管痉挛者酌情选用氨茶碱、β 受体激动剂等平喘药。一般不主张应用抗生素治疗本病,但若有慢性心肺疾病史,合并细菌感染出现咳脓痰,白细胞增高或核左移,胸片显示有肺部渗出性病灶,或有支原体、衣原体感染证据等情况,可采用敏感的抗菌药物进行治疗,包括大环内酯类、青霉素类、氟喹诺酮类、头孢菌素类、磺胺类、氨基糖苷类。

(二) 中成药名方治疗

中医治疗本病当辨证与辨病结合,因势利导,采用疏风、清热、化痰、宣肺等法,一般不宜过早合用收涩、滋腻、补益之品,以免闭门留寇,碍邪不出。

第二节 中成药名方的辨证分类与药效

急性气管-支气管炎可分为风寒袭肺证、风热犯肺证、燥邪伤肺证、痰热壅肺证、痰湿阻肺证等不同中医证型,在治疗上,一是以宣降肺气止咳为总的治疗原则,可随风寒、风热、风燥等邪的不同而分别予以解表散寒、疏风清热、润燥止咳、祛痰止咳等；二是重视化痰降气，使痰清气顺，则咳嗽易除；三是注意顾护正气，老年体弱者多伴正气不足，发散清解不宜过重，注意顾护正气使祛邪而不伤正，或对于肺气虚或气阴两虚者应以扶正为主，兼以祛邪；四是注意长期调补预防发病。用于治疗急性气管-支气管炎的中成药常见辨证分类及主要药效归纳如下[3,4]：

一、解表散寒类

急性气管-支气管炎属风寒袭肺者，咳嗽声重，气急咽痒，痰稀色白，常伴恶寒无汗，头痛、肢体酸痛、鼻塞流涕、舌苔薄白，脉浮或浮紧。

急性气管-支气管炎风寒袭肺主要的病理变化是风寒之邪等病理因素侵犯呼吸道，引起气道和鼻黏膜毛细血管收缩、水肿、分泌物增加，出现气急、鼻塞流涕等症状。

解表散寒，宣肺止咳之剂可发汗解表，镇咳，祛痰，舒张气道，缓解气急、气喘症状，收缩黏膜毛细血管，减轻充血水肿，发挥抗炎作用等。

常用中成药：通宣理肺丸（片、膏、胶囊、颗粒、口服液）、止嗽立效丸（胶囊、片）、杏苏止咳颗粒（糖浆、露、口服液）、苏黄止咳胶囊等。

二、疏风清热类

急性气管-支气管炎属风热犯肺者，咳嗽频剧，咳声粗重，痰稠色黄，不易咳出，常伴有发热、恶风、头痛、咽痛咽痒、口渴、流黄浊涕、出汗等症状，舌苔薄黄，脉浮数。

风热犯肺的主要病理变化与上呼吸道感染引起气管和支气管出现急性炎症反应有关，黄稠痰或脓性痰及发热通常与细菌感染有关。

疏风清热，宣肺止咳之剂除镇咳、祛痰作用外，还具有发汗、解热、抗炎等作用；清热中药具有良好的抗菌效果，可以有效控制呼吸道感染的蔓延。

常用中成药：急支糖浆、芩暴红止咳片（颗粒、口服液、胶囊、糖浆）、百咳静糖浆、咳嗽枇杷糖浆、枇杷止咳颗粒（软胶囊、胶囊）、清热镇咳糖浆、治咳川贝枇杷露（滴丸）、强力枇杷露（胶囊、冲剂、蜜炼膏）、止嗽定喘口服液（丸）、麻杏甘石软胶囊（合剂）、川贝止咳露（川贝枇杷露）、双清口服液、金荞麦胶囊、羊胆丸、肺力咳合剂（胶囊）、喜炎平注射液等。

三、润燥止咳类

急性气管-支气管炎属燥邪伤肺者，一般表现为咳嗽声音嘶哑，干咳无痰或少痰，痰难咳出，多有鼻燥、咽干、咽痒等症状，温燥者舌尖红，舌苔薄黄、干，脉象偏数；凉燥者无汗，舌苔薄白、干，脉浮紧。

燥邪伤肺的病理变化通常是病理因素作用后，与咳嗽相关的神经反射系统易受刺激而引起咳嗽，如喉源性咳嗽；另外呼吸道分泌不足，使鼻燥咽干，痰液难以咳出，也成为刺激因素。

润燥止咳药可通过缓解呼吸道平滑肌抑制咳嗽中枢,以及喉上神经传导的冲动而抑制咳嗽发生,还可通过促进呼吸道分泌稀释痰液,使之易于咳出。

常用中成药:蜜炼川贝枇杷膏、橘红痰咳颗粒(煎膏、液)、川贝清肺糖浆等。

四、祛痰止咳类

急性气管-支气管炎属痰湿或痰热阻肺者咳嗽痰多,痰白而清稀属寒,痰白而质稠易咳属湿,痰黄而稠属热。中医理论的痰包括寒痰和热痰,寒痰表现多为色白而清稀,热痰通常表现为色黄而黏稠。

中医概念中,痰湿或痰热证的痰液主要指的是呼吸道炎症发生后的病理产物,痰液中包含黏液、异物、病原微生物、各种炎症细胞及坏死脱落的黏膜上皮细胞等成分,若不及时排出有可能造成病情的进一步发展并加重。

祛痰止咳类中药具有祛痰、镇咳、抗炎及抗病原微生物等作用。

常用中成药:祛痰灵口服液、复方鲜竹沥液、远志酊、川贝枇杷糖浆(颗粒、口服液、膏、露、片)、牛黄蛇胆川贝散(滴丸、液、胶囊)、岩果止咳液、止咳橘红丸(胶囊、颗粒、口服液)、止嗽化痰颗粒(丸)、蛇胆川贝枇杷膏、良园枇杷叶膏、苓桂咳喘宁胶囊、复方川贝精片(胶囊)、蛇胆陈皮胶囊(片、口服液、散)、痰咳净片(散、滴丸)、蛇胆川贝散(液、胶囊)、鲜竹沥(竹沥胶囊、竹沥颗粒)、桔贝合剂、肺宁片(颗粒)等。

参 考 文 献

[1] 陈灏珠,林果为,王吉耀. 实用内科学(上下)14版[M]. 北京:人民卫生出版社,2013:1690-1691.
[2] 韩涛. 实用中西医内科诊疗[M]. 兰州:兰州大学出版社,2009:4-5.
[3] 中华中医药学会肺系病分会,中国民族医药学会肺病分会. 急性气管支气管炎中医诊疗指南(2015版)[J]. 中医杂志,2016,57(9):806-810.
[4] 黄彬. 内科中西医结合诊疗技巧[M]. 广州:广东科技出版社,2005:5-9.

(南京中医药大学 余 黎;安徽中医药大学 杨 程)

第三节 中成药名方

一、解表散寒类

通宣理肺丸(片、膏、胶囊、颗粒、口服液)

【药物组成】 紫苏叶、麻黄、前胡、苦杏仁、桔梗、陈皮、半夏(制)、茯苓、黄芩、枳壳(炒)、甘草。

【处方来源】 宋·太平惠民和剂局《太平惠民和剂局方》。《中国药典》(2015年版)。

【功能与主治】 解表散寒,宣肺止嗽。用于风寒束表、肺气不宣所致的感冒咳嗽,症见发热、恶寒、咳嗽、鼻塞流涕、头痛、无汗、肢体酸痛。

【药效】 主要药效如下[1-7]：

1. 镇咳　冷空气或病原微生物可使呼吸道产生异常分泌物，刺激人体出现咳嗽，咳嗽可以促使异物排出呼吸道，是机体的神经反射性保护机制，但是频繁或剧烈的咳嗽也会影响人体健康。吸入柠檬酸喷雾和浓氨水挥发气体可刺激动物发生咳嗽反应，通宣理肺颗粒剂、丸剂、冲剂及口服液可以抑制柠檬酸喷雾或浓氨水挥发气体所致豚鼠或小鼠咳嗽，可延长咳嗽的潜伏期，减少咳嗽次数，表明其具有明显的镇咳作用。

2. 祛痰　呼吸道分泌物增多、黏度变高，如不能及时排出就会变成痰液。痰液潴留可使病菌感染进一步加重，刺激呼吸道引起咳嗽，因此，祛痰药常与镇咳药配合使用。祛痰药的作用一般包括增加呼吸道分泌物产生以稀释痰液，使黏痰易于咳出；促进气管部位的纤毛运动使痰液排出。小鼠腹腔注射酚红后，酚红可经支气管黏液腺分泌进入气道，借助酚红从小鼠气管分泌的排出量变化，可以衡量药物的祛痰效果；也可采用玻璃毛细管插入大鼠气管内吸取痰液，以吸取的痰量判断药物的排痰效果。通宣理肺口服液可以增加小鼠气管酚红的排泌量，有利于祛痰。通宣理肺颗粒剂和丸剂均可增加大鼠气管排痰量，表明其具有明显的祛痰作用。

3. 平喘　组胺可使支气管收缩，气道变狭窄从而影响通气量。喷雾给予组胺或乙酰胆碱溶液可使豚鼠因为肺通气量不足而抽搐跌倒。通宣理肺冲剂和丸剂能够对抗组胺致豚鼠支气管痉挛，增加肺支气管灌流量；通宣理肺口服液能够延长磷酸组胺和氯化乙酰胆碱引起的豚鼠气道痉挛潜伏时间，降低致喘豚鼠的跌倒率，表现出平喘作用。

4. 解热　病原体进入人体后常释放致热物质，可以引起患者发热。动物体内注入一定量的内毒素等致热原也可以升高动物体温，模拟人体的临床发热情况。通宣理肺丸剂和通宣理肺颗粒剂可以降低大肠埃希菌内毒素引起的大鼠发热；通宣理肺口服液可以降低内毒素引起的家兔体温升高。以上表明，通宣理肺制剂具有解热作用。

5. 抗炎　任何能够损伤组织的因素都可以成为致炎因子，包括生物、物理、化学因素，以及异物、坏死组织等。炎症发生发展可以分为早、中、晚不同阶段。早中期主要是致炎因素引起白细胞聚集到炎症部位，释放细胞因子，进一步加重炎症反应，局部组织毛细血管通透性增加导致炎性渗出增加，主要表现为组织局部的红、肿、热、痛；到了炎症后期，主要表现为成纤维细胞增殖及肉芽组织增生。通宣理肺颗粒剂和丸剂能抑制注射鸡蛋清造成的大鼠足肿胀，也可抑制腹腔注射乙酸造成的小鼠腹腔毛细血管通透性增加，能够作用于炎症急性期。通宣理肺口服液能够抑制涂抹二甲苯刺激导致的小鼠耳廓肿胀，降低肿胀度和肿胀率，还能够降低注射角叉菜胶导致的急性胸膜炎大鼠胸腔渗出液中的白细胞数量，显示本品具有减轻炎症阶段白细胞浸润的作用。

6. 镇痛　腹腔注射乙酸溶液能使小鼠因疼痛而出现躯体拧扭的表现即扭体反应。通宣理肺冲剂和丸剂能够明显延长注射乙酸后小鼠出现扭体反应的潜伏时间，减少扭体次数。通宣理肺口服液还可以增加热板疼痛刺激的痛阈值，表明其具有镇痛作用。

7. 抗病原微生物　病原微生物引起的炎症为感染性炎症，呼吸道炎症常见的病原微生物包括细菌、病毒等。细菌通过释放内、外毒素导致动物发热、组织损伤等，病毒则可感染细胞造成细胞死亡导致组织损伤。抗菌实验可以分为体外实验和体内实验，抗病毒实验可以采用组织培养、动物胚胎培养和整体动物实验。通宣理肺冲剂体外可抑制呼吸道疾病相关的白色葡萄球菌、金黄色葡萄球菌、溶血性链球菌；通宣理肺口服液对金黄色葡萄球菌、铜绿假单胞菌、肺炎球菌有抑制作用。小鼠在滴鼻感染流感病毒后，肺指数会增加，通宣理肺丸剂和颗粒剂对小鼠病毒性肺炎肺指数增加有抑制作用。

【临床应用】 主要应用于急性气管-支气管炎、急慢性鼻炎等[8-10]。

1. 急性气管-支气管炎 本品适用于外感风寒，肺气不宣，气逆痰阻所致之咳嗽，症见恶寒发热、头痛鼻塞、咳嗽气喘、咳痰色白、肢体酸痛、舌淡苔薄白、脉浮紧等。临床常用于急性气管-支气管炎见上述证候者。本品长于缓解多种外感症状，包括鼻塞、流涕、打喷嚏，以及减轻咳喘、头痛身痛、发热，使痰量减少。此外，本品对于小儿顽固性咳嗽也有治疗效果。

2. 急、慢性鼻炎 本品可缓解鼻塞，改善嗅觉，对于慢性单纯性鼻炎的效果较好。慢性鼻炎病程较长，加强本品的临床应用可减少抗过敏药和麻黄碱类收缩黏膜血管药物的使用，减少这类疾病在临床治疗过程中不良反应的发生。

【不良反应】 未见报道。

【使用注意】 ①热证如风热感冒、阴虚咳嗽者忌用。②忌食生冷、黏腻食品。③不宜在服药期间同时服用滋补性中药。④运动员慎用。⑤对本品过敏者慎用。⑥本品可降低茶碱的血药浓度，缩短消除半衰期，注意用量和给药间隔时间[11]。

【用法与用量】 丸剂：口服。水蜜丸：一次7g，一日2～3次。大蜜丸：一次2丸，一日2～3次。片剂：口服。一次4片，一日2～3次。膏剂：口服。一次15g，一日2次。胶囊剂：口服。一次2粒，一日2～3次。颗粒剂：开水冲服。一次9g，一日2次。口服液：口服。一次20ml，一日2～3次。

参 考 文 献

[1] 谭毓治，赵诗云，吕武清. 通宣理肺颗粒剂药效学研究[J]. 药药理与临床，1995，（2）：11-13.
[2] 仲非，韩莹. 通宣理肺冲剂的部分药理作用研究[J]. 草药，1993，24（8）：427-428.
[3] 陈霞，刘丹，岳枫，等. 通宣理肺口服液药效学研究[J]. 首都食品与医药，2015，（4）：22-23，24.
[4] 陈奇. 中成药名方药理与临床[M]. 北京：人民卫生出版社，1998：880-881.
[5] 陈奇. 中药药理研究方法学[M]. 3版. 北京：人民卫生出版社，2011：610-612.
[6] 国家药典委员会. 中华人民共和国药典临床用药须知·中药成方制剂卷2015年版[M]. 北京：中国医药科技出版社，2017：333.
[7] 徐彭，欧阳永伟，楼兰英，等. 通宣理肺丸的实验结果[J]. 江西中医学院学报，1991，（1）：55.
[8] 那森. 通宣理肺片治疗慢性鼻炎32例临床分析[J]. 包头医学院学报，15（2）：64-65.
[9] 曹永莉. 通宣理肺丸治疗感冒112例[J]. 新中医，2002，34（10）：65.
[10] 邓暖繁，兰琴. 通宣理肺丸治疗小儿顽固性咳嗽36例疗效观察[J]. 新中医，2011，43（2）：96.
[11] 于庆利，徐秋芬，李蔚然. 通宣理肺口服液对茶碱血药浓度的影响[J]. 首都医药，1998，5（3）：25-26.

（南京中医药大学　余　黎）

止嗽立效丸（胶囊、片）

【药物组成】 麻黄（制）、石膏、苦杏仁（去皮炒）、罂粟壳、葶苈子、莱菔子、甘草。

【处方来源】 研制方。国药准字Z20043376。

【功能与主治】 止嗽，定喘，祛痰。用于风寒束肺所致的咳嗽、喘息、气促。

【药效】 主要药效如下[1-4]：

1. 止咳、平喘、祛痰　采用氨水引咳法、酚红比色法、组胺整体引喘法进行实验表明，止嗽立效丸等口服制剂能减少吸入氨水喷雾引起的小鼠咳嗽次数，促进小鼠气道排泌酚红，延长吸入乙酰胆碱加组胺混合液诱导的豚鼠支气管痉挛潜伏期，延长鸡卵白蛋白致敏豚鼠哮喘潜伏期，表明其具有较好的镇咳、平喘、祛痰作用。其平喘机制可能包括降低机体白介素-5表达，并减少嗜酸性粒细胞的数量，从而对抗气道变应性炎症。

2. 抗炎　止嗽立效丸具有一定的抗炎及调节免疫作用，对涂抹二甲苯致小鼠耳肿胀及大鼠注射角叉菜胶致足跖肿胀等炎症反应有抑制作用，并可使小鼠在溶血空斑实验中的溶血空斑生成减少，降低抗体产生细胞数。

【临床应用】

1. 急性气管-支气管炎　本品适用于风寒束肺，肺失宣降所致之咳嗽，临床可见咳嗽声重、气急、胸闷憋气、舌淡苔白薄、脉浮等。临床常用于急性气管-支气管炎属风寒束肺而见上述证候者。

2. 喘息样支气管炎　本品还用于风寒袭肺，肺失宣降所致之喘证，临床可见喘息气促、胸部胀闷或胀痛、鼻煽、咳而不爽、舌淡苔薄白或黄、脉浮。临床常用于喘息性支气管炎属风寒袭肺而见上述证候者。

【不良反应】　尚不明确。

【使用注意】　①单纯风寒或痰热咳嗽患者慎用。②服药期间饮食宜清淡，忌食生冷、辛辣、燥热食物，忌烟、酒。③本品含麻黄，心脏病、高血压、失眠患者慎用。④本品含有罂粟壳，不宜久用或过量使用。⑤妊娠期妇女、儿童禁用。⑥运动员慎用。

【用法与用量】　丸剂：口服。一次1丸，一日2次。胶囊剂：口服。一次3粒，一日2次。片剂：口服。一次2片，一日2次。

参 考 文 献

[1] 陈魁敏, 余秋颖, 郝伟, 等. 止嗽立效丸药效学实验研究[J]. 辽宁药物与临床, 2000, (2): 56-58.
[2] 王卉, 尤春来, 穆培, 等. 止嗽立效胶囊止咳、祛痰及平喘作用研究[J]. 中药新药与临床药理, 2002, 13 (3): 168-169.
[3] 陈魁敏, 郝伟, 余秋颖. 止嗽立效颗粒对哮喘豚鼠气道变应性炎症的影响[J]. 中国医药导报, 2009, 6 (33): 20-21.
[4] 陈魁敏, 沈春红, 郝伟, 等. 止嗽立效丸的抗炎及调节免疫作用的实验研究[J]. 中国医药指南, 2011, 9 (30): 8-9.

（南京中医药大学　余　黎，蒋宝平）

杏苏止咳颗粒（糖浆、露、口服液）

【药物组成】　苦杏仁、前胡、紫苏叶、桔梗、陈皮、甘草。

【处方来源】　研制方。《中国药典》（2015年版）。

【功能与主治】　宣肺散寒，止咳祛痰。用于风寒感冒，咳嗽，气逆。

【药效】　主要功效如下[1]：

1. 镇咳　咳嗽是急性气管-支气管炎最主要的临床症状。氨水等刺激性气体吸入呼吸道内，刺激呼吸道感受器，可引起咳嗽。杏苏止咳糖浆能抑制小鼠氨水引咳效应，能减少咳嗽次数和延长引咳潜伏期，显示了良好的镇咳作用。

2. 祛痰　当机体患有急性气管-支气管炎时，腺体分泌增加，致使杯状细胞的纤毛运动加快，将分泌物（痰液）从气管排出。给小鼠腹腔注射指示剂酚红后，酚红可以部分地从气管分泌排出。检测气管酚红的排泄量可反映药物的祛痰作用。杏苏止咳糖浆能促进小鼠酚红排泌，表明其具有祛痰作用。

3. 平喘　乙酰胆碱和组胺作用于气道平滑肌，可使之收缩痉挛，引起喘息。杏苏止咳糖浆可延长雾化吸入乙酰胆碱和组胺诱发的豚鼠喘息潜伏期，表明其具有平喘作用。

4. 抗炎　化学致炎剂可引起毛细血管通透性增加及炎症细胞浸润，造成急性渗出性炎性水肿。杏苏止咳糖浆对腹腔注射乙酸致小鼠腹腔毛细血管通透性增加有抑制效应，表明其具有一定的抗炎作用。

【临床应用】　主要应用于急性气管-支气管炎。

急性气管-支气管炎　本品适用于风寒外束，肺气壅滞，宣降失常所致之咳嗽，临床可见发热恶寒、咳嗽、鼻塞流涕、舌淡红苔薄白、脉浮紧等。临床常用于急性气管-支气管炎属风寒束肺而见上述证候者；亦可用于急性上呼吸道感染、慢性支气管炎咳嗽见上述证候者[2]。

【不良反应】　未见明确报道。

【使用注意】　①风热、痰热及阴虚干咳患者慎用。②服药期间宜食用清淡、易消化食物，忌食辛辣。

【用法与用量】　颗粒剂：开水冲服。一次 12g，一日 3 次；小儿酌减。糖浆剂：口服。一次 10～15ml，一日 3 次；小儿酌减。口服液：口服。一次 10ml，一日 3 次。

参 考 文 献

[1] 张士勇，程军，彭代银，等. 杏苏止咳糖浆的药效学研究[J]. 医药导报，2012，31（1）：8-10.
[2] 程军，张士勇，叶云，等. 杏苏止咳糖浆治疗慢性支气管炎临床疗效观察及经济学分析[J]. 淮海医药，2013，31（4）：347-348.

（南京中医药大学　余　黎，蒋宝平）

苏黄止咳胶囊

【药物组成】　麻黄、紫苏叶、地龙、蜜枇杷叶、炒紫苏子、蝉蜕、前胡、炒牛蒡子、五味子。

【处方来源】　研制方。国药准字 Z20103075。

【功能与主治】　疏风宣肺，止咳利咽。用于风邪犯肺，肺气失宣所致的咳嗽，咽痒，痒时咳嗽，或呛咳阵作，遇气急、冷空气、异味等因素突发或加重，或夜卧晨起咳剧，多呈反复发作，干咳无痰或少痰，舌苔薄白等；感冒后咳嗽或咳嗽变异性哮喘见上述证候者。

【药效】　主要药效作用如下[1]：

1. 平喘　乙酰胆碱和组胺作用于气道平滑肌，可使之收缩痉挛，引起喘息。采用乙酰胆碱与组胺引喘法、致敏动物抗原攻击法等研究表明，苏黄止咳颗粒可通过松弛气管平滑肌，使气道阻力降低，并抑制肥大细胞和中性粒细胞释放炎性介质，表明其具有平喘作用。

2. 镇咳　咳嗽是急性气管-支气管炎最主要的临床症状。苏黄止咳颗粒可显著延长柠檬酸喷雾引咳豚鼠的咳嗽潜伏期，减少咳嗽次数；半数氨水喷雾致咳小鼠的咳嗽时间得到了延长，表明其具有镇咳作用。

3. 祛痰　给小鼠腹腔注射指示剂酚红后，酚红可以部分地从气管分泌排出，检测气管酚红的排泄量可反映药物的祛痰作用。苏黄止咳颗粒能增加小鼠气管对酚红的排出量，并通过气管分泌液的增加使痰液黏度下降而易于咳出，表明其具有祛痰作用。

【临床应用】　主要应用于急性气管-支气管炎、咳嗽变异性哮喘。

1. 急性气管-支气管炎　本品适用于风邪犯肺，肺气失宣所致的咳嗽，临床可见咳嗽、痰少或干咳无痰、舌苔薄白等。临床常用于感冒后急性气管-支气管炎见上述证候者[2]。

2. 咳嗽变异性哮喘　本品适用于咳嗽变异性哮喘，临床可见咳嗽咽痒，或呛咳阵作，气急，遇冷空气、异味等因素突发或加重，反复发作，证属风邪犯肺，肺气失宣者[3-4]。

【不良反应】　尚不明确。

【使用注意】　①运动员慎用。②尚无研究数据表明本品对外感发热、咽炎、慢性阻塞性肺疾病、肺癌、肺结核等有效。③尚无研究数据支持本品可用于65岁以上和18岁以下患者，以及妊娠期或哺乳期妇女。④尚无研究数据支持本品可用于儿童咳嗽变异性哮喘。⑤高血压、心脏病患者慎服。

【用法与用量】　口服。一次3粒，一日3次。

参 考 文 献

[1] 李洪梅, 康旭亮, 李小芹, 等. 苏黄止咳颗粒平喘止咳作用的实验研究[J]. 中国实验方剂学杂志, 2008, 14（8）: 51-54.
[2] 谢小兵, 高云, 凌敏, 等. 苏黄止咳胶囊治疗541例咳嗽患者临床疗效观察[J]. 中国实用医药, 2019, 14（28）: 60-62.
[3] 张冬宏, 吕淑慧. 苏黄止咳胶囊联合综合干预对咳嗽变异性哮喘患者炎性因子及肺功能的影响[J]. 长春中医药大学学报, 2018, 34（3）: 495-498.
[4] 贾锐, 李希. 苏黄止咳胶囊辅助治疗咳嗽变异性哮喘的疗效观察[J]. 临床合理用药, 2019, 12（26）: 35-36.

（南方医科大学　郑远茹，余林中）

二、疏风清热类

急 支 糖 浆

【药物组成】　鱼腥草、金荞麦、四季青、麻黄、前胡、紫菀、枳壳、甘草。

【处方来源】　研制方。《中国药典》（2015年版）。

【功能与主治】　清热化痰，宣肺止咳。用于外感风热所致之咳嗽，症见发热、恶寒、胸膈满闷、咳嗽咽痛；急性支气管炎或慢性支气管炎急性发作见上述证候者。

【药效】　主要药效如下[1-3]：

1. 镇咳　吸入氨雾等刺激性气体可刺激呼吸道感受器引起咳嗽。本品可以延长小鼠吸入氨雾引咳潜伏期，也可延长柠檬酸喷雾致豚鼠咳嗽的潜伏期和减少咳嗽次数，呈现镇咳效应。

2. 祛痰　腹腔注射酚红后可部分从气道排泄，祛痰药物可促进酚红由气道排泌。本品可以促进小鼠气管段酚红排泌，表明其具有祛痰作用。

3. 平喘　吸入乙酰胆碱和组胺作用于气道平滑肌，可使之收缩痉挛，引起喘息。本品能延长雾化吸入乙酰胆碱和组胺致豚鼠喘息潜伏期，能松弛组胺所致豚鼠离体气管收缩，显示了一定的平喘作用。

4. 抗菌　本品体外对于金黄色葡萄球菌、表皮葡萄球菌、肺炎克雷伯菌和大肠埃希菌均有抑制作用，其中对肺炎克雷伯菌的最低抑菌浓度（MIC）和最低杀菌浓度（MBC）最小。

5. 抗炎　本品对涂抹巴豆油、二甲苯致小鼠耳廓肿胀有明显抑制作用，也可以抑制腹腔注射乙酸所致腹腔毛细血管通透性增加，对炎性渗出及组织肿胀等早期炎症反应有抑制作用。

【临床应用】　主要应用于急性气管-支气管炎、哮喘。

1. 急性气管-支气管炎　本品适用于外感风热或痰热壅肺所致之咳嗽，临床可见发热恶寒、咳嗽、痰黄、口渴、咽痛、舌边尖红苔薄黄、脉浮数；或见咳嗽胸闷、痰多黄稠、舌红苔黄、脉滑数。临床常用于急性气管-支气管炎、慢性支气管炎急性发作属外感风热或痰热壅肺而见上述证候者。急支糖浆对于外感急性咳嗽疗效确切，能够明显缩短咳嗽、气逆、咽喉干痛等症状的持续时间[4-5]；从频繁咳嗽天数、痊愈率和不良反应发生率等方面考察，急支糖浆对于急性气管-支气管炎患者的疗效优于阿莫西林[6]。

2. 哮喘　本品对于上呼吸道感染、冷空气、粉尘等诱发的咳嗽变异性哮喘（CVA）有辅助治疗作用[7]。

【不良反应】　临床应用急支糖浆出现过儿童痉挛性咳嗽[8]，偶见过敏反应如药疹、皮炎、呼吸困难[9-10]。

【使用注意】　①寒证者、妊娠期妇女及心脏病患者、高血压患者慎用。②服药期间忌食辛辣、燥热之品。③运动员禁用。

【用法与用量】　口服。一次 20～30ml，一日 3～4 次；儿童 1 岁以内一次 5ml，1～3 岁一次 7ml，3～7 岁一次 10ml，7 岁以上一次 15ml，一日 3～4 次。

参 考 文 献

[1] 李昌煜，何煜舟，严茂祥. 急支糖浆的抗炎镇咳祛痰作用[J]. 江苏中医，1998，19（4）：43-44.
[2] 彭照琪，李士栋，王春艳，等. 润燥清肺膏止咳、抗炎、抑菌的药效学研究[J]. 药物评价研究，2015，38（6）：617-621.
[3] 陈奇. 中成药名方药理与临床[M]. 北京：人民卫生出版社，1998：864.
[4] 周兴龙，陈鹤年. 急支糖浆主治痰热壅肺证咳嗽 182 例[J]. 安徽中医学院学报，1999（3）：18-19.
[5] 孙丽萍. 急支糖浆治疗外感咳嗽 125 例临床观察[J]. 临床肺科杂志，1998，(1)：59.
[6] 陈延军，郝东伟，杨立波. 急支糖浆或抗生素治疗单纯急性气管-支气管炎的随机对照临床研究[J]. 中药药理与临床，2015，31（1）：262-264.
[7] 李憨良，周敏，蒋月娟. 急支糖浆结合西药治疗咳嗽变异性哮喘 33 例[J]. 中国中医急症，2006，15（8）：911-912.
[8] 刘景衍，唐学兵，李凡，等. 急支糖浆致儿童痉挛性咳嗽 14 例[J]. 中国医药导报，2006，3（33）：90.
[9] 王文涛，张雨秀. 急支糖浆致皮肤过敏 1 例[J]. 中国临床药学杂志，2000，9（3）：189.
[10] 石明儒，李云辉. 急支糖浆致小儿过敏反应一例[J]. 医药导报，1999，18（5）：305.

（南京中医药大学　余　黎，蒋宝平）

芩暴红止咳片（颗粒、口服液、胶囊、糖浆）

【药物组成】　满山红、黄芩、暴马子皮。
【处方来源】　研制方。《中国药典》（2015 年版）。

【功能与主治】 清热化痰，止咳平喘。用于痰热壅肺所致之咳嗽、痰多；急性支气管炎或慢性支气管炎急性发作见上述证候者。

【药效】 主要药效如下[1-3]：

1. 镇咳 小鼠吸入氨雾等刺激性气体可引起咳嗽，而镇咳药物则可抑制咳嗽。芩暴红止咳颗粒可减少氨水引咳所致小鼠3分钟内咳嗽次数，表明其具有明显的镇咳作用。

2. 祛痰 腹腔注射酚红后可部分从气道排泄，祛痰药物可促进酚红由气道排泌。芩暴红止咳颗粒能够增加腹腔注射酚红小鼠气道酚红排泄量，显示出祛痰作用。

3. 平喘 吸入乙酰胆碱和组胺可使气道平滑肌收缩痉挛，引起喘息。芩暴红止咳颗粒可明显延长吸入乙酰胆碱和组胺诱发的幼龄豚鼠喘息发作潜伏期，延长抽搐出现时间，表明其具有平喘作用。

4. 抗菌 氯化三苯四氮唑可与细菌脱氢酶作用后显红色，用于指示细菌生长。采用氯化三苯四氮唑体外试验观察，芩暴红止咳口服液对金黄色葡萄球菌、肺炎球菌、表皮葡萄球菌、卡他球菌、铜绿假单胞菌等均有抑制作用。

5. 抗炎 芩暴红止咳颗粒和芩暴红止咳口服液均对注射蛋清所致大鼠足跖肿胀和涂抹二甲苯致小鼠耳廓肿胀有抑制作用，提示其可对抗急性炎症反应。

【临床应用】 主要应用于急性气管、支气管炎、喘息样支气管炎[4]。

1. 急性气管-支气管炎 适用于痰热壅肺，肺失宣肃所致之咳嗽，临床可见咳嗽气粗，痰黄质黏或黄，或咳血痰，咳时引痛，舌红苔薄黄腻，脉滑数。临床常用于急性气管-支气管炎及慢性支气管炎急性发作属痰热壅肺见上述证候者。对于小儿咳嗽安全有效。

2. 喘息样支气管炎 本品还适用于肺热壅盛，炼液为痰，肺失肃降所致喘证，临床可见气喘、胸闷、咳嗽、咳痰黄稠、口渴、便干、舌红苔黄、脉滑数。临床常用于喘息样支气管炎属肺热壅盛见上述证候者。

【不良反应】 未见明确报道。

【使用注意】 ①脾胃虚寒及寒痰咳喘患者慎用。②服药期间饮食宜清淡，忌辛辣、烟酒。

【用法与用量】 片剂：口服。一次3~4片，一日3次。颗粒剂：开水冲服。一次1袋，一日3次。口服液：口服。一次10ml，一日3次。胶囊剂：口服。一次2粒，一日3次。糖浆：口服。一次10ml，一日3次。或遵医嘱。

参 考 文 献

[1] 刘士丹，华洪辉，邵广红. 芩暴红止咳颗粒药效学研究[J]. 黑龙江医药，2009，22（5）：654-656.
[2] 马玉国，刘显清，王成库，等. 芩暴红止咳颗粒剂主要药效学试研究[J]. 中医药信息，1997，(3)：41.
[3] 田秀丽，胡丽君，吕庆芳. 芩暴红止咳口服液的体内外抗菌作用[J]. 生物技术，1997，7（1）：45-46.
[4] 陈洁. 芩暴红止咳合剂治疗小儿咳嗽的临床疗效观察[J]. 中国现代药物应用，2016，10（17）：44-45.

（南京中医药大学　余　黎，蒋宝平）

百咳静糖浆

【药物组成】 黄芩、陈皮、桑白皮、瓜蒌仁（炒）、清半夏、炒天南星、蜜麻黄、炒苦杏仁、炒紫苏子、桔梗、前胡、炒葶苈子、黄柏、蜜百部、麦冬、甘草。

【处方来源】 研制方。《中国药典》（2015 年版）。

【功能与主治】 清热化痰，止咳平喘。用于外感风热所致的咳嗽、咯痰；感冒，急、慢性支气管炎，百日咳见上述证候者。

【药效】 主要药效如下[1]：

1. 抗菌 本品在体外对呼吸道常见致病菌如金黄色葡萄球菌、百日咳杆菌、肺炎球菌、溶血性链球菌、铜绿假单胞菌等有明显抑制作用，其中对百日咳杆菌效果最好。

2. 祛痰 小鼠腹腔注射酚红后可部分从气道排泌，祛痰药物可促进酚红由气道排泌。本品可促进小鼠气管酚红排泌，与祛痰药氯化铵（0.1g/kg）相当。

3. 镇咳 吸入氨雾等刺激性气体可引起动物咳嗽，镇咳药物则可抑制咳嗽。本品对吸入柠檬酸钠所致豚鼠咳嗽及吸入氨雾所致小鼠咳嗽均有抑制作用，呈镇咳效应。

4. 平喘 吸入乙酰胆碱和组胺可使气道平滑肌收缩痉挛，引起喘息、抽搐。本品可延长吸入组胺、乙酰胆碱诱导豚鼠喘息发作潜伏期，并减少喘息发生率。

5. 抗炎 本品对注射蛋清所致大鼠足肿胀、涂抹二甲苯所致小鼠耳廓肿及注射乙酸所致小鼠腹腔毛细血管通透性增加均有明显抑制作用，对于小鼠棉球肉芽肿模型也有抑制作用，证明其对急、慢性炎症均具有抑制作用。

【临床应用】 主要应用于急性气管-支气管炎、感冒、百日咳等。

1. 急性气管-支气管炎 本品适用于风热犯肺，热郁于内，肺失宣降所致之咳嗽，临床可见咳嗽频繁剧烈、气粗、喉干口渴、痰黄黏稠、身热、头痛、舌红苔薄黄、脉浮数。临床常用于急性气管-支气管炎属风热犯肺见上述证候者。

2. 感冒 本品可用于外感风热，卫表不和，肺失宣肃之风热感冒，临床可见发热、咽燥口渴、咳嗽、痰黏或黄、舌淡红苔薄微黄、脉浮数等。临床常用于急性上呼吸道感染而见上述证候者。

3. 百日咳 是由百日咳杆菌所致的小儿常见呼吸道传染病，以阵发性痉挛性咳嗽，伴有鸡鸣样吸气声为主要特征。本品可用于小儿百日咳属风热郁肺者，症见发热咳嗽、咳声亢扬、鼻流浊涕、舌红苔薄黄或黄腻、脉浮数。

【不良反应】 未见明确报道。

【使用注意】 ①风寒咳喘者，糖尿病、高血压及心脏病患者慎用。②妊娠期妇女慎用。③服药期间忌食辛辣、油腻。

【用法与用量】 口服。1～2 岁儿童一次 5ml，3～5 岁儿童一次 10ml；成人一次 20～25ml，一日 3 次。

参 考 文 献

[1] 陈奇. 中成药名方药理与临床[M]. 北京：人民卫生出版社，1998：873-873.

（南京中医药大学　余　黎，蒋宝平）

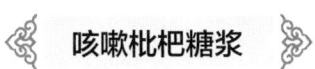

咳嗽枇杷糖浆

【药物组成】 枇杷叶、车前草、百部、苦杏仁、麻黄、薄荷脑、桔梗、甘草。

【处方来源】 研制方。国药准字 Z34020398。

【功能与主治】 宣肺化痰，止咳平喘。用于痰浊阻肺，肺气失宣所致的感冒，咳嗽、咳痰、胸闷气促；急、慢性支气管炎见上述证候者。

【药效】 主要药效如下[1]：

1. 镇咳 吸入氨雾、柠檬酸等刺激性气体可引起动物咳嗽，而镇咳药物则可抑制咳嗽。本品可延长吸入氨雾致小鼠咳嗽的潜伏期，减少咳嗽次数；亦可延长吸入柠檬酸致豚鼠咳嗽的潜伏期并减少咳嗽次数，表明其具有镇咳作用。

2. 祛痰 小鼠腹腔注射酚红后，部分酚红可经支气管黏液腺分泌进入气道排泄，祛痰药物可促进酚红由气道排泌。本品能促进小鼠气道排泌酚红和增加大鼠气道排痰量，表明其具有祛痰效果。

3. 平喘 豚鼠吸入乙酰胆碱和组胺可使气道平滑肌收缩痉挛，引起喘息、抽搐。本品可延长组胺和乙酰胆碱所致豚鼠喘息的潜伏期，减少抽搐动物数，表明其具有平喘作用。

4. 抗炎 本品对涂抹二甲苯致小鼠耳肿胀模型和大鼠棉球肉芽肿模型有抑制作用，显示对急性炎症及炎症后期肉芽组织增生有抑制作用。

【临床应用】 主要应用于急性气管-支气管炎。

急性气管-支气管炎 本品适用于风寒束肺，痰浊内阻所致之咳嗽，临床可见咳嗽痰多、咳痰清稀、发热恶寒、鼻塞、咽痒、喘促气急、胸闷、舌淡苔薄白、脉滑等。临床常用于急性气管-支气管炎及慢性支气管炎、上呼吸道感染属痰浊阻肺，肺气失宣而见上述证候者。

【不良反应】 未见明确报道。

【使用注意】 ①肺虚久咳者、心脏病患者、高血压患者及妊娠期妇女慎用。②服药期间饮食宜清淡，忌食辛辣。③运动员禁用。

【用法与用量】 口服。一次15ml，一日3～4次；小儿酌减。

参 考 文 献

[1] 潘孝平，王陈. 咳嗽枇杷糖浆药效学研究[J]. 中成药，2000，22（3）：240-241.

（南京中医药大学　余　黎，蒋宝平）

枇杷止咳颗粒（软胶囊、胶囊）

【药物组成】 枇杷叶、桑白皮、白前、百部、罂粟壳、桔梗、薄荷脑。

【处方来源】 研制方。《中国药典》（2015年版）。

【功能与主治】 止咳化痰。用于痰热蕴肺所致的咳嗽、咯痰；支气管炎见上述证候者。

【药效】 主要药效如下[1-5]：

1. 镇咳 吸入氨雾、柠檬酸、二氧化硫等刺激性气体可引起动物咳嗽，镇咳药物则可抑制咳嗽。枇杷止咳胶囊可以延长小鼠吸入氨雾致咳和幼龄豚鼠吸入柠檬酸喷雾致咳的咳嗽潜伏期，减少咳嗽次数。枇杷止咳冲剂亦可减少吸入氨雾致咳小鼠和吸入二氧化硫致咳小鼠咳嗽次数和咳嗽潜伏期。采用方波刺激器刺激猫喉上神经，随着电压的逐步增大，可以引发家猫咳嗽，出现咳嗽的最小电压值作为引咳阈值，枇杷止咳胶囊可以显著提高猫的电刺激引咳阈值。以上结果表明枇杷止咳制剂具镇咳作用。

2. 祛痰　小鼠腹腔注射酚红后部分可从气道排泌，祛痰药物可促进酚红由气道排泌。枇杷止咳胶囊能增加小鼠气管酚红排泌量，增加大鼠毛细管法获取的痰液量；枇杷止咳冲剂可增强蛙口腔黏膜纤毛运动。以上结果表明枇杷止咳制剂能够促进排痰。

3. 平喘　吸入组胺可使气道平滑肌收缩痉挛，引起喘息。枇杷止咳胶囊能够延长组胺引发豚鼠喘息的潜伏期，表明其具有一定平喘作用。

4. 抗炎　小鼠腹腔注射乙酸可刺激炎性渗出，枇杷止咳胶囊可以抑制腹腔注射乙酸引起的毛细血管通透性增高，抑制炎性物质渗出。本品还可抑制涂抹二甲苯致小鼠耳廓肿胀，以及注射蛋清所致的大鼠足跖肿胀。以上表明枇杷止咳制剂具有抗炎作用。

5. 抑菌　本品体外对金黄色葡萄球菌、卡他奈瑟菌、甲乙型溶血性链球菌均有不同程度的抑制作用。

【临床应用】　主要应用于急性气管-支气管炎。

急性气管-支气管炎　本品适用于痰热蕴肺，肺气不畅所致之咳嗽，临床可见重咳痰黏、喉痛咽干、胸闷、舌红苔薄黄、脉滑数等。临床常用于急性气管-支气管炎属痰热壅肺而见上述证候者。

【不良反应】　由于处方中有罂粟壳，含有吗啡类成分，小儿对吗啡类成分比较敏感，容易引起呼吸抑制等不良反应，虽然咳嗽会缓解，但会出现嗜睡、口周发绀的现象。有报道患儿用药 1 天后出现口周发绀，用药 2 天后有呼吸暂停现象。另有患儿用药 3~5 天后出现中度昏迷、叹息样呼吸、重度发绀，在入院 20 分钟后出现心搏骤停，抢救无效死亡[6-7]。此外，本品冲剂用药后有过敏反应报道，表现为恶心、心慌头晕、发冷及哮喘[8-9]。

【使用注意】　①外感咳嗽者慎用。②服药期间饮食宜清淡，忌辛辣、烟酒。③儿童、妊娠期或哺乳期妇女禁用。④运动员禁用。

【用法与用量】　颗粒剂：开水冲服。一次 3 g，一日 3 次。软胶囊、胶囊剂：口服。一次 2 粒，一日 3 次。

参 考 文 献

[1] 王学洋. 枇杷止咳胶囊的药效学研究[J]. 中国医药指南，2012，10（29）：76-77.
[2] 黄桂英，廖雪珍. 枇杷止咳冲剂与功能主治有关的药效研究[J]. 中国实验方剂学杂志，1999，5（5）：42-43.
[3] 张艳玲，李中平，赵金明. 枇杷止咳冲剂的药理实验研究[J]. 长春中医学院学报，1999，15（1）：52-53.
[4] 龙子江，樊彦，吕晓英，等. 枇杷止咳胶囊镇咳祛痰的药理研究[J]. 安徽中医学院学报，1995，14（3）：60-62.
[5] 国家药典委员会. 中华人民共和国药典临床用药须知·中药成方制剂卷[M]. 北京：中国医药科技出版社，2015 版：338-339.
[6] 陈彩玲. 小儿误服神奇枇杷止咳颗粒中毒 2 例[J]. 中国社区医师：医学专业，2012，14（18）：287.
[7] 梁建国，万锐. 婴儿误服枇杷止咳颗粒导致呼吸抑制三例报告[J]. 临床合理用药杂志，2012，5（3）：55.
[8] 王新红，栗志远. 神奇枇杷止咳冲剂致过敏反应 1 例[J]. 药学实践杂志，2001，19（5）：286.
[9] 殷凤梅，张好贤，冯永杰，等. 神奇枇杷止咳冲剂致哮喘 1 例[J]. 中国药事，2000，14（4）：232.

（南京中医药大学　余　黎，蒋宝平）

清热镇咳糖浆

【药物组成】　鱼腥草、板栗壳、海浮石、荆芥、前胡、葶苈子、矮地茶、知母。

【处方来源】　研制方。《中国药典》（2015 年版）。

【功能与主治】 清热，镇咳，祛痰。用于痰热蕴肺所致的咳嗽痰黄；感冒、咽炎见上述证候者。

【药效】 主要药效如下[1]：

1. 镇咳 小鼠吸入氨雾等刺激性气体可致刺激性咳嗽，镇咳药物可抑制咳嗽。本品可延长小鼠吸入氨雾所致咳嗽潜伏期和减少咳嗽次数，表明其具有镇咳作用。

2. 祛痰 小鼠腹腔注射酚红后可部分从气道排泌，祛痰药物可促进酚红由气道排泌。本品可增加小鼠气管酚红排泌量，显示祛痰效应。

3. 抑菌 本品体外对呼吸道常见致病菌金黄色葡萄球菌、表皮葡萄球菌、乙型溶血性链球菌、肺炎球菌均有不同程度的抑制作用。

4. 解热 伤寒、副伤寒甲、乙三联菌苗静脉注射可导致家兔体温上升，本品对此发热模型有明显解热作用。

5. 抗炎 本品对腹腔注射乙酸所致小鼠腹腔毛细血管通透性增加有抑制作用，表明其可以减少炎性渗出，有一定抗炎作用。

【临床应用】 主要应用于急性气管-支气管炎、感冒等。

1. 急性气管-支气管炎 本品适用于痰热蕴肺，肺失清肃之咳嗽，临床可见咳嗽气粗、痰多色黄、质稠难咳，或胸胁胀痛、咳吐血痰、舌红苔薄黄腻、脉滑数等。临床常用于急性气管-支气管炎属痰热蕴肺见上述证候者。

2. 感冒 本品可用于风热侵袭肺卫，肺失清肃之感冒咳嗽，临床可见咳嗽痰多、痰稠色黄、身热面赤、咽燥口渴、苔白薇黄、脉浮数等。临床常用于急性上呼吸道感染而见上述证候者。

【不良反应】 未见明确报道。

【使用注意】 ①寒痰咳喘患者、糖尿病患者及妊娠期妇女慎用。②忌辛辣、油腻食物，忌烟、酒。

【用法与用量】 口服。一次 15～20ml，一日 3 次。

参 考 文 献

[1] 黄凤娇，刘元，黄仁彬，等. 清热镇咳糖浆的药效学研究[J]. 中医药导报，1999，5（8）：38-39.

（南京中医药大学 余 黎，蒋宝平）

治咳川贝枇杷露（滴丸）

【药物组成】 枇杷叶、川贝母流浸膏、水半夏、桔梗、薄荷脑。

【处方来源】 研制方。《中国药典》（2015 年版）。

【功能与主治】 清热化痰，止咳。用于感冒、支气管炎属痰热阻肺证，症见咳嗽、痰黏或黄。

【药效】 主要药效如下[1-4]：

1. 镇咳 豚鼠吸入柠檬酸等刺激性气体可引起咳嗽，镇咳药物可抑制咳嗽。本品可明显减少吸入柠檬酸诱发豚鼠咳嗽次数，连续给药 1 周可以减少柠檬酸诱发的豚鼠咳嗽次数，明显提高镇咳率。

2. 平喘　豚鼠吸入组胺可使气道平滑肌收缩痉挛，引起喘息、抽搐。治咳川贝枇杷露可延长吸入磷酸组胺致豚鼠喘息的潜伏期；治咳川贝枇杷滴丸能舒张乙酰胆碱所致的离体豚鼠气管收缩，对支气管平滑肌具有解痉作用；对磷酸组胺致喘的豚鼠能够有效延长引喘潜伏期，缓解豚鼠呼吸困难，表明其具有平喘作用。

3. 祛痰　小鼠腹腔注射酚红后部分可经支气管黏液腺分泌进入气道排泄，祛痰药物可促进酚红由气道排泄。本品能增加小鼠气管酚红排泄量，表明其具有祛痰作用。

4. 抗炎　本品可明显抑制注射角叉菜胶致炎导致的大鼠足跖肿胀，抑制大鼠棉球肉芽组织增生，表明其具有一定抗急性、慢性炎症作用。治咳川贝枇杷滴丸里的挥发油成分可能作用于广谱肿瘤标志物 HSP90-α 等靶点，从而影响 Toll 样受体（TLR）、转化生长因子（TGF-β）、丝裂原活化蛋白激酶（MAPK）等信号通路，发挥抗炎作用。

5. 抗病毒　治咳川贝枇杷滴丸在浓度 0.012～3.125mg/ml 内可明显抑制单纯疱疹病毒Ⅰ型，具有直接杀伤病毒、阻断病毒入侵细胞和抑制病毒生物合成的作用。大鼠给药后的 45 分钟和 65 分钟含药血清也具有明显抑制单纯疱疹病毒Ⅰ型的作用。

【临床应用】　临床常用于急性气管-支气管炎等。

急性气管-支气管炎　本品适用于痰热阻肺，肺失肃降所致之咳嗽，临床可见咳嗽、痰黏或黄、咽喉肿痛、胸满气逆、苔薄黄或黄腻、脉滑数等。临床常用于急性气管-支气管炎、上呼吸道感染属于痰热阻肺而见上述证候者。

【不良反应】　未见明确报道。

【使用注意】　①寒痰咳嗽者慎用。②服药期间忌辛辣、羊肉、鱼等腥膻之物。

【用法与用量】　露剂：口服。一次 10～20ml，一日 3 次。滴丸剂：口服或含服。一次 3～6 丸，一日 3 次。

参 考 文 献

[1] 杨鹊，叶丽明，梁惠婵，等. 治咳川贝枇杷露药效学研究[C]. 中国制药工业药理学会 20 周年学术会议，2002.
[2] 侯媛媛，李若洁，程彬峰. 治咳川贝枇杷滴丸镇咳平喘作用研究[J]. 药物评价研究，2010，33（3）：194-197.
[3] 任莹利，明红霞，杨延停，等. 治咳川贝枇杷滴丸体外抗单纯疱疹病毒Ⅰ型的作用[J]. 天津医科大学学报，2011，17（4）：467-470.
[4] 杨红，邢璐，周梦鸽，等. 治咳川贝枇杷滴丸挥发性成分治疗气道炎症的网络药理学研究[J]. 中草药，2012，43（6）：1129-1135.

（南京中医药大学　余　黎，蒋宝平）

强力枇杷露（胶囊、冲剂、蜜炼膏）

【药物组成】　枇杷叶、罂粟壳、百部、桑白皮、白前、桔梗、薄荷脑。

【处方来源】　研制方。《中国药典》（2015 年版）。

【功能与主治】　养阴敛肺，镇咳祛痰。用于久咳劳嗽、支气管炎。

【药效】　主要药效如下[1-3]：

1. 镇咳　方中罂粟壳含有吗啡类生物碱成分，因而具有较强的镇咳作用，强力枇杷胶囊能延长吸入氨雾及二氧化硫所致小鼠刺激性咳嗽的潜伏期，减少咳嗽的次数；强力枇杷冲剂可显著提高电刺激猫喉上神经引咳阈值，显示出良好的镇咳效应。

2. 祛痰　小鼠腹腔注射酚红后部分酚红可从气道排泌，祛痰药物可促进酚红由气道排泌。强力枇杷胶囊或强力枇杷冲剂能够增加小鼠气管酚红排泌量和大鼠气管排痰量，显示出祛痰作用。

3. 平喘　豚鼠吸入乙酰胆碱和组胺可使气道平滑肌收缩痉挛，引起喘息、抽搐。本品可以延长吸入乙酰胆碱和组胺引发的豚鼠喘息潜伏期，减少喘息发作时的抽搐动物数，表明其具有平喘作用。

4. 抗炎　本品对涂抹二甲苯致小鼠耳廓肿胀有抑制作用；强力枇杷冲剂亦可抑制涂抹巴豆油致小鼠耳廓肿胀和注射角叉菜胶所致大鼠足肿胀，以上均表明本品对急性炎症渗出、肿胀有抑制作用。

5. 抑菌　强力枇杷冲剂体外对金黄色葡萄球菌、甲型链球菌、乙型链球菌、肺炎球菌、大肠埃希菌等均有不同程度的抑制作用。

【临床应用】　主要应用于急性气管-支气管炎。

急性气管-支气管炎[4]　本品适用于痰热伤肺所致之咳嗽，临床可见咳嗽经久不愈、胸闷气短、痰少而黄或干咳无痰、口干咽燥等。临床常用于急性气管-支气管炎及慢性支气管炎见上述证候者。对感冒后持续咳嗽疗效确切[5-6]。

【不良反应】　方中含罂粟壳，有滥用成瘾的可能；偶见荨麻疹等过敏反应[7]。

【使用注意】　①本方含有罂粟壳，不可久用。②外感咳嗽及痰多壅盛者慎用。③服药期间忌辛辣、油腻。

【用法与用量】　露剂：口服。一次 15ml，一日 3 次。胶囊剂：口服。一次 2 粒，一日 2 次。冲剂：开水冲服。一次 1 袋，一日 3 次。膏剂：口服。一次 20g，一日 3 次。小儿酌减。

参 考 文 献

[1] 王晓洪，陈立峰.强力枇杷胶囊的药效学研究[J].湖南中医杂志，1999，15（2）：50-51.
[2] 彭代银，刘青云，黄根安，等.强力枇杷冲剂药效毒性研究和临床观察[J].中成药，1996，18（11）：37-39.
[3] 李方莲，罗瑞祥.法半夏罗汉果川贝枇杷膏与强力枇杷露药理作用的比较研究[J].中国药房，1997，8（1）：15-16.
[4] 国家药典委员会.中华人民共和国药典临床用药须知·中药成方制剂卷[M].北京：中国医药科技出版社，2015：318-319.
[5] 陈世平，徐静.用两种强力枇杷露治疗感染后咳嗽的效果对比[J].当代医药论丛，2015，13（19）：285-286.
[6] 郭希然.用强力枇杷露治疗感冒后咳嗽的效果评析[J].当代医药论丛，2016，14（16）：43-44.
[7] 孙桂芳.强力枇杷胶囊致变态反应 1 例[J].医药导报，2007，26（9）：1091.

（南京中医药大学　余　黎，蒋宝平）

止嗽定喘口服液（丸）

【药物组成】　麻黄、石膏、苦杏仁、甘草。

【处方来源】　东汉·张仲景《伤寒论》。《中国药典》（2015 年版）。

【功能与主治】　辛凉宣泄，清肺平喘。用于表寒里热，身热口渴，咳嗽痰盛，喘促气逆，胸膈满闷；急性支气管炎见上述证候者。

【药效】　主要药效如下[1]：

1. 改善肺功能　本品可增加患者第 1 秒用力呼气量/用力肺活量（FEV_1/FVC）、第 1 秒用力呼气量（FEV_1）、呼气流量峰值（PEF）。

2. 改善血液流变学　本品可降低支气管哮喘急性发作患者血细胞比容（Hct），降低血沉（ESR），降低全血黏度和血浆黏度。

【临床应用】　主要应用于急性气管-支气管炎、支气管哮喘等[1]。

1. 急性气管-支气管炎　本品适用于外感风寒，内有蕴热，肺气不宣所致之咳嗽，临床可见咳嗽痰多、身热、口渴、舌红苔薄、脉数等。临床常用于急性气管-支气管炎见上述证候者。

2. 支气管哮喘　本品适用于表寒入里化热，肺有痰热所致之热哮，临床可见喘促气逆、胸膈满闷、有汗或无汗、舌苔白或黄、脉浮数等症。临床常用于支气管哮喘、喘息样支气管炎见上述证候者，对多种热性咳喘疗效均好。

【不良反应】　未见明确报道。

【使用注意】　①阴虚久咳者慎用。②妊娠期妇女慎用。③服药期间忌食辛辣、油腻食物。④青光眼、高血压、心脏病者慎用。

【用法与用量】　口服液：口服。一次 10ml，一日 2～3 次。丸：口服。一次 10 粒，一日 2～3 次。儿童酌减。

参 考 文 献

[1] 苏云. 哮喘宁颗粒治疗支气管哮喘急性发作热哮证的临床研究[D]. 长沙：湖南中医药大学，2007.

（南京中医药大学　余　黎，蒋宝平）

麻杏甘石软胶囊（合剂）

【药物组成】　麻黄、苦杏仁、石膏、甘草（蜜炙）。

【处方来源】　东汉·张仲景《伤寒论》的麻杏甘石汤。国药准字 Z20010069。

【功能与主治】　辛凉宣肺，平喘止咳。用于外感身热，咳逆气急，鼻煽，口渴，有汗或无汗。

【药效】　主要药效如下[1-4]：

1. 镇咳　氨水可以引起小鼠咳嗽反应，麻杏石甘汤可以显著延长小鼠咳嗽潜伏期和减少咳嗽次数，表明其具有镇咳作用。

2. 平喘　哮喘临床主要表现为反复发作的喘息、气促、胸闷和（或）咳嗽等症状。鸡卵白蛋白大鼠腹腔注射致敏与雾化吸入激发法可制备哮喘模型，麻杏石甘汤可通过减轻哮喘大鼠气道炎症反应发挥平喘作用。

3. 解热　酵母混悬液注射可引起大鼠体温升高，麻杏石甘汤对注射酵母引起的大鼠发热具有解热作用。

4. 抗炎　将巴豆油涂抹在小鼠耳廓上会引起小鼠耳肿胀，发生炎症反应。麻杏石甘汤可以抑制巴豆油致小鼠耳肿胀，表明其具有抗炎作用。

5. 抑菌、抗病毒　呼吸道疾病常有细菌、病毒感染，麻杏石甘汤可以抑制肺炎双球菌、金黄色葡萄球菌感染，抗甲型流感病毒，能显著提高病毒感染小鼠的存活率，表明其具有抗菌、抗病毒作用。

6. 其他　麻杏石甘汤具有一定的抗过敏作用[2]。

【临床应用】　主要应用于气管-支气管炎、支气管哮喘等。

1. 气管-支气管炎、肺炎　本品适用于外感风邪，身热不解，肺气不宣所致之咳嗽，临床可见咳嗽喘逆、喘促气急、鼻煽、口渴身热、咳而不爽、痰吐稠黏、有汗或无汗、舌苔薄白或黄、脉浮而数等。临床常用于急慢性支气管炎[5-6]、老年性支气管肺炎[7]、小儿支气管肺炎[8]、儿童肺炎支原体肺炎[9]等见上述证候者。

2. 支气管哮喘　本品可用于外感风邪，肺气不宣之哮喘，临床可见喘促气急、鼻煽、咳而不爽、痰吐稠黏、有汗或无汗、舌苔薄白或黄、脉浮而数等症。临床常用于支气管哮喘[10]、咳嗽变异性哮喘[11]、小儿喘息性支气管肺炎[12]等见上述证候者。

3. 其他　本品还可用于治疗心律失常[13]、过敏性鼻炎[14]、鼻窦炎[15]、荨麻疹[16]、遗尿[17]等。

【不良反应】　偶可见皮疹。

【使用注意】　高血压者忌服。

【用法与用量】　胶囊剂：口服。一次 3 粒，一日 3 次；或遵医嘱。合剂：口服。一次 10～20ml，一日 3 次；或遵医嘱。

参 考 文 献

[1] 马以泉，王仁忠，曹灵勇. 麻杏石甘汤药理作用研究[J]. 中国药业，2005，14（4）：32-33.
[2] 陈娜，梁仁. 麻杏石甘汤的现代药理研究及临床应用[J]. 广东药学院学报，2004，20（5）：545-546.
[3] 虞琳，潘建伟，叶乐平. 麻杏石甘汤对哮喘模型大鼠肺组织 STAT4 及其 mRNA 表达的影响[J]. 浙江医学，2017（21）：1883-1886，1942.
[4] 张薇，卢芳国，何迎春，等. 麻杏石甘汤体外抗 A 型流感病毒作用的实验研究[J]. 实用预防医学，2007，14（5）：1351-1353.
[5] 刘璐，叶芹，姚力. 麻杏石甘汤联合小儿清热宣肺贴膏治疗急性支气管炎 99 例疗效观察[J]. 中医儿科杂志，2015，11（2）：19-22.
[6] 王丽娟，王明杰，孙中莉，等. 麻杏石甘汤治疗慢性支气管炎急性发作临床研究[J]. 中国中医药现代远程教育，2017，15（21）：72-73.
[7] 杨玉兰. 麻杏石甘汤与穴位贴敷并用治疗老年性支气管肺炎的效果观察[J]. 中国当代医药，2018，25（10）：160-162.
[8] 冯祺元. 观察麻杏石甘汤随症施量策略治疗小儿支气管肺炎（风热闭肺）的疗效[J]. 世界最新医学信息文摘（连续型电子期刊），2018，35（31）：133，36.
[9] 王志华，孙健，刘艳，等. 麻杏石甘汤对儿童肺炎支原体肺炎血清 IL-17、TNF-α 的影响[J]. 天津中医药，2018，35（6）：419-421.
[10] 张作磊，仕军伟. 麻杏石甘汤口服联合沙丁胺醇雾化吸入治疗小儿支气管哮喘急性发作临床研究[J]. 中国医学创新，2014（20）：103-105.
[11] 文丹丹，王敏. 麻杏石甘汤治疗咳嗽变异性哮喘的研究进展[J]. 中国实验方剂学杂志，2012，18（8）：285-287.
[12] 李丽. 麻杏石甘汤在小儿喘息性支气管肺炎治疗中的应用效果分析[J]. 中国医药指南，2017，15（23）：189-190.
[13] 李艳军，郭飞，颜海森，等. 麻杏石甘汤与沙丁胺醇联合应用致心律失常 29 例临床分析[J]. 现代中西医结合杂志，2008，17（23）：3622-3623.
[14] 马登殿，孙聚兴，马林祥. 基于"肺鼻同治"研究麻杏石甘汤治疗过敏性鼻炎的疗效及机制[J]. 世界中医药，2017，12（8）：1800-1803，1807.
[15] 张同文. 麻杏石甘汤治疗鼻渊 17 例[J]. 国医论坛，1989（3）：20.
[16] 张一军，姜跃武. 麻杏石甘汤治疗荨麻疹的实验研究[J]. 吉林中医药，1984（6）：21.
[17] 弓艳玲，李永佳，冯天明. 冯天明副教授以麻杏石甘汤治疗小儿遗尿经验浅谈[J]. 光明中医，2007，22（11）：40.

（南京中医药大学　蒋宝平，余　黎）

川贝止咳露（川贝枇杷露）

【药物组成】 川贝母、枇杷叶、百部、前胡、桔梗、桑白皮、薄荷脑。

【处方来源】 研制方。《中国药典》（2015 年版）。

【功能与主治】 止嗽祛痰。用于风热咳嗽，痰多上气或燥咳。

【药效】 主要药效如下[1]：

1. 镇咳　吸入浓氨水挥发之氨雾可以诱发小鼠咳嗽，本品可以明显减少吸入氨雾致小鼠咳嗽的次数，表明其具有镇咳作用。

2. 祛痰　家兔耳缘静脉注射酚红溶液，半小时后可以从气管冲洗液中获取酚红，可用以观察气管分泌物情况。本品可以显著增加家兔气管酚红的排泌量，有利于祛痰。

3. 平喘　川贝止咳露能够对抗吸入组胺引起的豚鼠支气管痉挛，表明其具有一定的平喘作用。

【临床应用】 主要应用于气管-支气管炎。

气管-支气管炎　本品适用于痰热郁肺，肺失宣降所致之咳嗽，临床可见咳嗽气急、痰多、质黏厚或稠黄、咳吐不爽、舌红、苔黄或黄腻、脉滑数等。临床常用于气管-支气管炎、急性上呼吸道感染见上述证候者。

【不良反应】 服用后偶见过敏反应[2]。

【使用注意】 ①对本品过敏者忌用。②儿童、妊娠期及哺乳期妇女禁用。③忌烟、酒及辛辣、油腻食物。④风寒咳嗽者不宜服用。⑤有支气管扩张、肺脓肿、肺结核、肺心病的患者，应在医师指导下服用。⑥高血压、心脏病患者慎用。

【用法与用量】 口服。一次 15ml，一日 3 次；小儿减半。

参 考 文 献

[1] 佚名. 川贝止咳露的止咳祛痰及平喘作用[J]. 中药药理与临床，1985：52.
[2] 曹国建，阮学东. 服川贝止咳糖浆出现过敏反应 1 例[J]. 中国中药杂志，1993，18（10）：627.

（南京中医药大学　余　黎，蒋宝平）

双清口服液

【药物组成】 大青叶、金银花、连翘、郁金、知母、广藿香、甘草、地黄、桔梗、石膏。

【处方来源】 研制方。国药准字 Z53021708。

【功能与主治】 疏透表邪，清热解毒。适用于风温肺热，卫气同病，症见发热兼微恶风寒、口渴、咳嗽、痰黄、头痛、舌红苔黄或兼白、脉滑数或浮数；急性支气管炎见上述证候者。

【药效】 主要药效如下[1]：

1. 解热　病原微生物的致热原可引起体温升高，以伤寒副伤寒四联疫苗作为致热微生物，对大鼠进行腹腔注射或家兔进行耳缘静脉注射后可以引起动物发热。本品能够降低伤寒副伤寒四联疫苗引起的大鼠和家兔发热，显示了明显的解热作用。

2. 抗炎　炎症的主要表现为红、肿、热、痛和功能障碍。小鼠腹腔注射乙酸后可以观察经尾静脉注射的伊文思蓝通过腹腔液渗出的情况模拟炎症渗出；涂抹巴豆油可以引起小鼠耳廓肿胀；注射角叉菜胶可以导致小鼠或大鼠足跖肿胀，炎症介质如前列腺素 E、5-羟色胺等会释放增加。本品可减轻注射乙酸引起的小鼠腹腔毛细血管通透性增加，可抑制涂抹巴豆油引起的小鼠耳廓肿胀，能够抑制注射角叉菜胶造成的大鼠足跖肿胀，减少炎症介质前列腺素 E 和 5-羟色胺的释放，表明其具有抗炎作用。

3. 增强免疫　本品能够提高单核-巨噬细胞的吞噬功能，促进小鼠血液中炭粒廓清，增强非特异性免疫功能。

【临床应用】　主要应用于急性气管-支气管炎[2,3]。

急性气管-支气管炎　本品适用于外感风热，卫气同病所致之风温肺热，临床可见发热较高、微恶风寒、口渴、咳嗽、痰黄、头痛、舌红苔黄或兼白、脉滑数或浮数等。临床常用于急性气管-支气管炎见上述证候者。

【不良反应】　未见明确报道。

【使用注意】　①服药期间忌烟、酒及辛辣、生冷、油腻食物。②不宜在服药期间同时服用滋补性中药。③风寒感冒者不适用，其表现为恶寒重、发热轻、无汗、头痛、鼻塞、流清涕、喉痒咳嗽。④高血压、心脏病、肝病、糖尿病、肾病等慢性病严重者应在医师指导下服用。⑤脾胃虚寒，症见腹痛、喜暖、泄泻者慎用。⑥对本品过敏者禁用，过敏体质者慎用。

【用法与用量】　口服。一次 20ml，一日 3 次。

参 考 文 献

[1] 敖明章，张永忠，吕丽萍，等. 双清口服液解热抗炎作用研究[J]. 中国中西医结合杂志，1998（S1）：308-310，403.
[2] 刘向芳，刘幸，王璐，等. 双清口服液治疗风温肺热病的临床观察[J]. 世界中医药，2016（B03）：1258-1259.
[3] 李宝华. 双清口服液治疗风温肺热病 200 例疗效观察[J]. 职业与健康，2002，18（2）：131-132.

（南京中医药大学　余　黎，蒋宝平）

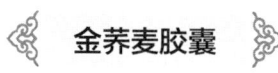
金荞麦胶囊

【药物组成】　金荞麦。

【处方来源】　研制方。《中国药典》（2015 年版）。

【功能与主治】　清热解毒，排脓祛瘀，祛痰止咳平喘。用于急性肺脓肿、急慢性气管炎、喘息型慢性支气管炎、支气管哮喘及细菌性痢疾，症见咳吐腥臭脓血痰液或咳嗽痰多、喘息痰鸣及大便泻下赤白脓血。

【药效】　主要药效如下：

1. 镇咳、祛痰　咳嗽、咯痰是气管-支气管炎最常见症状。吸入氨雾等刺激性气体可诱导动物刺激性咳嗽。给动物腹腔注射酚红，部分酚红可经气管排泌，祛痰药物可促进气管排泌酚红，检测气管酚红排泌量能反映药物的祛痰程度。金荞麦中含有的原花青素能够明显减少吸入氨雾引起的小鼠咳嗽次数，表明其具有镇咳作用；还能够明显增加小鼠酚红排出量，表明其具有祛痰作用[1]。

2. 抗炎　金荞麦能够抑制涂抹巴豆油致小鼠耳廓肿胀和注射角叉菜胶致大鼠足跖肿胀，对急性炎症反应具有抗炎作用[2-4]。

3. 镇痛　乙酸腹腔注射可以引起小鼠疼痛扭体反应。金荞麦能够明显减少小鼠扭体反应次数，表明其具有镇痛作用。

4. 解热　由各种致热原引起的体温升高超过正常范围称为发热。伤寒菌苗静脉注射能够引起家兔体温升高，金荞麦能够降低发热家兔的体温，表明其具有解热作用[5]。

5. 抑菌　呼吸系统疾病常与细菌感染有关，金荞麦提取物对金黄色葡萄球菌、大肠埃希菌、枯草芽孢杆菌、苏云金芽孢杆菌、卡拉双球菌都有明显的抑菌作用，对鞭毛菌、白色假丝酵母菌等真菌也有明显的抑制作用[6]。

6. 其他　金荞麦具有抗癌作用，能够杀伤癌细胞，抑制肿瘤的活性；同时还表现出抗过敏、提高免疫功能、抗氧化、降血糖作用等[7-8]。

【临床应用】　主要应用于急性气管-支气管炎、慢性阻塞性肺疾病等。

1. 急性气管-支气管炎　本品适用于痰热壅肺，肺失宣肃，气滞咳嗽，临床可见咳嗽气急、痰多、或咳吐腥臭脓血痰、咽喉肿痛、舌红苔黄腻、脉滑数等。临床常用于急慢性支气管炎[9]、肺脓肿等见上述证候者[10]。

2. 慢性阻塞性肺疾病　本品还适用于痰热壅肺，肺气郁闭所致之喘证，临床可见喘息痰鸣、呼吸急促、不能平卧、咳嗽痰多、舌红苔黄腻、脉滑数等。临床常用于慢性阻塞性肺疾病、喘息样支气管炎、支气管哮喘等属痰热壅肺而见上述证候者。

3. 其他　本品还可用于治疗急性咽炎[11]。金荞麦片可用于治疗小儿肺炎伴腹泻[12]等。

【不良反应】　未见明确报道。

【使用注意】　素体虚寒而见畏寒肢冷、面色㿠白、小便清长等慎用。

【用法与用量】　口服。一次3粒，一日3次。

参 考 文 献

[1] 陆伟华，雍克岚，吕敬慈，等. 金荞麦原花青素的镇咳祛痰作用[C]. 第六届全国中药新药研究与开发信息交流会. 2007.
[2] 程友斌. 金荞麦的化学成分及抗炎药理研究[D]. 武汉：湖北中医学院，2007.
[3] 潘朝旺，万进军. 金荞麦药酒镇痛抗炎作用研究[J]. 鄂州大学学报，2015，22（9）：110-112.
[4] 申玲玲. 金荞麦抗类风湿性关节炎药理作用研究[D]. 武汉：华中科技大学，2013.
[5] 王宏宇. 金荞麦片毒理学及主要药效学研究[D]. 佳木斯：佳木斯大学，2005.
[6] 冯黎莎，陈放，白洁. 金荞麦的抑菌活性研究[J]. 植物科学学报，2006，24（3）：240-244.
[7] 周洁云，林静，杜霞，等. 金荞麦的药理作用研究概况[J]. 湖北中医药大学学报，2012，14（4）：68-69.
[8] 谷勇，侯杰荣，何颖，等. 金荞麦药用研究进展[J]. 实用中医药杂志，2011，27（9）：646-647.
[9] 刘丹彬. 中西医结合疗法治疗慢性支气管炎的临床效果[J]. 世界临床医学，2015，9（4）：173.
[10] 鲁标，秦月芬. 金荞麦片联合复方甲氧那明胶囊治疗慢性阻塞性肺疾病急性加重期的疗效观察[J]. 内蒙古中医药，2016，35（10）：20-21.
[11] 王桂安，肖志辉，杜蕾，等. 金荞麦胶囊治疗急性咽炎的疗效观察[J]. 中国医药指南，2013（3）：622-623.
[12] 白明辉，张丽文，季佳. 金荞麦片治疗小儿肺炎伴腹泻的疗效观察[J]. 世界最新医学信息文摘，2015（26）：26.

（南京中医药大学　余　黎，蒋宝平）

羊胆丸

【药物组成】 羊胆干膏、百部、白及、浙贝母、甘草。

【处方来源】 研制方。《中国药典》(2015年版)。

【功能与主治】 止咳化痰，止血。用于痰火阻肺所致的咳嗽咯痰、痰中带血；百日咳见上述证候者。

【药效】 主要药效如下[1-2]：

1. 抗结核　羊胆丸能减轻结核分枝杆菌 H37Rv 对家兔造成的结核病变损害，减少干酪样坏死的病理变化。

2. 镇咳、祛痰　羊胆丸对急性气管-支气管炎、百日咳有镇咳、祛痰作用。

【临床应用】 主要应用于急性气管-支气管炎、肺结核、百日咳等。

1. 急性气管-支气管炎　本品适用于外邪犯肺，肺失宣肃所致之咳嗽，临床可见咳嗽咳痰、痰色黄白或痰中带血、口干、舌红苔微黄、脉滑数等。临床常用于急性气管-支气管炎见上述证候者。

2. 肺结核[2]　本品还适用于肺痨咳嗽，临床可见干咳痰少、质黏色白或带血丝、午后潮热、疲乏无力、夜间盗汗、口干、便秘、虚弱、脉沉细弱或稍数等。临床常用于肺结核见上述证候者。

3. 百日咳　本品还可用于因时行疫毒客于肺系，肺失宣肃所致之小儿顿咳，临床可见小儿阵发性痉挛咳嗽、咳声有如鹭鸶声、咳痰黏稠、舌红、脉数[3]。临床常用于百日咳见上述证候者。

【不良反应】 未见明确报道。

【使用注意】 ①妊娠期妇女慎用。②忌食辛辣、生冷、油腻、燥热食物。③风寒咳嗽者慎用。

【用法与用量】 口服。一次3g，一日3次；小儿酌减。

参 考 文 献

[1] 俞秋棠，徐英含，单裕德，等. 黄连素、羊胆丸、大蒜浸液对家兔结核病疗效的病理学初步观察[J]. 浙医学报，1959，(5)：415-417.

[2] 吴颂康，尉武. 羊胆丸治疗肺结核的临床初步观察[J]. 中医杂志，1959，(8)：59.

[3] 冷方南. 中国基本中成药（一部）[M]. 北京：人民卫生出版社，1988：118.

（南京中医药大学　余　黎）

肺力咳合剂（胶囊）

【药物组成】 黄芩、前胡、百部、红花龙胆、梧桐根、白花蛇舌草、红管药。

【处方来源】 研制方。国药准字 Z20025136。

【功能与主治】 清热解毒，镇咳祛痰。用于痰热犯肺所引起的咳嗽痰黄，支气管哮喘，气管炎见上述证候者。

【药效】 主要药效如下：

1. 镇咳、祛痰　咳嗽、咯痰是气管-支气管炎最常见的症状。吸入浓氨水等刺激性气体可诱导动物刺激性咳嗽。给动物腹腔注射酚红,部分可经气管排泌,祛痰药物可促进气管排泌酚红,检测气管酚红排泌量能反映药物的祛痰程度。本品可以明显延长小鼠吸入氨雾引咳潜伏期和减少咳嗽次数,增加小鼠气管酚红排出量,表明其具有镇咳、祛痰作用[1-2]。

2. 平喘　气喘是呼吸道疾病的常见症状,常见于急慢性支气管炎、呼吸道感染、支气管扩张、支气管哮喘等疾病。本品能够松弛气管平滑肌,可对抗由组胺、乙酰胆碱引起的气管痉挛,降低呼吸道阻力,表明其具有平喘作用。

3. 其他　本品还可以抗过敏、抗炎、改善低氧状态下肺动脉高压大鼠的血液流变状态等。

【临床应用】　主要应用于急性气管-支气管炎、哮喘等。

1. 急性气管-支气管炎　本品适用于痰热壅肺所致之咳嗽,临床可见咳嗽痰多、痰黄稠或白而胶结难咳、舌红苔黄腻、脉滑数或弦滑等。临床常用于急性气管-支气管炎、小儿肺炎、支原体气管炎属痰热壅肺而见上述证候者。其治疗后发热、咳嗽的缓解、消失及痰量减少均优于常规西药治疗,治疗后 FEV_1 和 FEV_1/FVC 亦优于常规西药,肺功能情况改善显著[3-4]。

2. 哮喘　本品还适用于痰热壅肺,肺气不宣之哮喘,临床可见咳嗽气喘或气粗息促、胸闷、舌红苔黄、脉滑等症。临床可用于支气管哮喘、咳嗽变异性哮喘、喘息性支气管炎等见上述证候者。本品辅助布地奈德福莫特罗粉吸入剂治疗咳嗽变异性哮喘,患者咳嗽症状明显缓解,肺功能及气道炎症均得到良好改善[5]。本品联合氨茶碱治疗儿童支气管哮喘的临床效果显著,可显著改善 FEV_1 及 FVC 呼气流量[6]。

【不良反应】　未见明确报道。

【使用注意】　①妊娠期妇女、儿童、年老体弱者慎用。②本品含辅料阿司帕坦,苯丙酮酸尿症患者不宜使用。③风寒袭肺所致之咳嗽不适用。④脾虚易腹泻者慎服。⑤对本品过敏者禁用,过敏体质者慎用。⑥忌烟、酒及辛辣、生冷、油腻食物。⑦不宜在服药期间同时服用滋补性中药。

【用法与用量】　合剂:口服。7岁以内一次 10ml,7～14岁一次 15ml,成人一次 20ml,一日 3 次;或遵医嘱。胶囊剂:口服。一次 3～4 粒,一日 3 次;或遵医嘱。

参 考 文 献

[1] 何廷. 新型镇咳祛痰药——肺力咳合剂[J]. 中南药学, 2009, 7 (7): 554-556.
[2] 张荣, 龙梅, 娜迪拉, 等. 海罂粟提取物镇咳祛痰平喘作用的研究[J]. 新疆医科大学学报, 2010, 33 (9): 1041-1043.
[3] 钱淑琴, 陈宗良. 肺力咳合剂对小儿肺炎支原体气管炎及支气管炎症状改善及预后的影响分析[J]. 中国药物与临床, 2018, 18 (8): 1339-1341.
[4] 许悠悠. 肺力咳合剂在治疗小儿急性支气管炎中的应用[J]. 中国现代药物应用, 2015, 9 (5): 121-122.
[5] 王春畅, 靳杨, 杨翠, 等. 肺力咳合剂辅助布地奈德福莫特罗粉吸入剂治疗咳嗽变异性哮喘的效果及对气道炎症的影响[J]. 湖南师范大学学报(医学版), 2018, 15 (3): 98-101.
[6] 李遐方. 肺力咳合剂联合氨茶碱治疗儿童支气管哮喘的临床效果观察[J]. 临床合理用药杂志, 2018, 11 (25): 43-44.

（南京中医药大学　蒋宝平,余　黎）

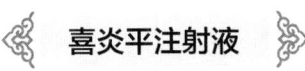

喜炎平注射液

【药物组成】　穿心莲内酯总酯磺化物。
【处方来源】　研制方。国药准字 Z20026249。

【功能与主治】 清热解毒，止咳止痢。用于支气管炎、扁桃体炎、细菌性痢疾等。

【药效】 主要药效如下：

1. 抗病毒 本品对呼吸道病毒如甲型流感病毒、乙型流感病毒、腺病毒有抑制作用。该作用可能与其抑制病毒血凝素，减少病毒吸附和复制有关[1]。

2. 抗菌 本品对金黄色葡萄球菌、肺炎链球菌等均有明显的抑制作用[2]。

3. 解热、抗炎 本品对内毒素等所导致的动物发热具有解热作用；对多种炎症模型如腹腔注射乙酸所致的毛细血管通透性增加具有抑制作用[2]。

4. 镇咳 本品能够缩短柠檬酸致豚鼠咳嗽的潜伏期，明显减少咳嗽次数[2]。

5. 增强免疫 本品可通过抑制中性粒细胞炎症因子的分泌及增强T淋巴细胞活性，进而减少EV71感染小鼠的死亡率[3]。

【临床应用】 主要应用于支气管炎、扁桃体炎、喉炎、咽炎、细菌性痢疾、手足口病、流感、肺炎等。

1. 支气管炎 急性支气管炎为儿童常见病，多由呼吸道合胞病毒、流感病毒等造成。本品可明显缩短患者退热时间、咳嗽与肺部啰音消失时间[4]。

2. 扁桃体炎、喉炎、咽炎 本品可缩短扁桃体炎患者的热退、咳止、咽痛消失、住院时间。此外，喜炎平对小儿急性喉炎、慢性咽炎、疱疹性咽峡炎也具有较好的效果[4]。

3. 细菌性痢疾 喜炎平注射液可显著缓解细菌性痢疾患者的体温升高、大便不成形、腹痛即泻等症状[4]。

4. 手足口病 喜炎平注射液能较快改善普通型手足口病症状，缩短退热起效时间、体温复常时间和皮疹消退时间。此外，喜炎平注射液还可改善重型手足口病的临床结局，减缓并发症[1]。

5. 流感 本品对于甲型流感的作用与磷酸奥司他韦胶囊类似，症状改善时间优于单用磷酸奥司他韦胶囊；对于普通流感患者体温复常时间优于利巴韦林注射液[1]。

6. 肺炎 本品对于病毒性肺炎的临床疗效优于利巴韦林注射液[1]。国家卫生健康委员会在《新型冠状病毒肺炎诊疗方案（试行第七版）》中推荐本品用于新型冠状病毒肺炎重症及危重症治疗，可有效缓解重症新型冠状病毒肺炎患者的大热烦渴、喘憋气促、出血衄血等症状，在临床总有效率、缩短退热时间、缩短肺部啰音和咳嗽消失时间、缩短住院时间方面均优于利巴韦林对照组[5-6]。

【不良反应】 主要是过敏或类过敏反应，可见皮肤风团、瘙痒、心慌、腹泻。严重不良反应主要表现为过敏性休克、寒战、呼吸困难等[1]。

【使用注意】 ①药物性状发生改变时禁用。②如出现过敏反应及时停药并做相应处理。

【用法与用量】 肌内注射：成人一次50～100mg，一日2～3次；小儿酌减或遵医嘱。静脉滴注：一日250～500mg，加入5%葡萄糖注射液或氯化钠注射液中滴注；小儿酌减或遵医嘱。

参 考 文 献

[1] 王志飞，陈晓，张雯，等. 喜炎平注射液上市前后药品循证证据研究[J]. 中国中药杂志，2014，39（18）：3637-3640.
[2] 余洋，丛艳，权晓丹，等. 注射用喜炎平药效学研究[J]. 辽宁中医药大学学报，2009，11（7）：198-200.

[3] Li M, Yang X, Guan C, et al. Andrographolide sulfonate reduces mortality in Enterovirus 71 infected mice by modulating immunity[J]. Int Immunopharmacol. 2018, 55: 142-150.
[4] 崔佳, 司福国. 喜炎平注射液的临床应用研究进展[J]. 淮海医药, 2018, 36 (3): 378-380.
[5] 中华人民共和国国家卫生健康委员会办公厅. 新型冠状病毒肺炎诊疗方案 (试行第七版) [J]. 兰州大学学报 (医学版), 2020, 46 (2): 1-7.
[6] 郭仪, 许斌, 石岩, 等.《新型冠状病毒肺炎诊疗方案》推荐的清热解毒中药注射液治疗病毒性肺炎疗效评价的网状 Meta 分析[J/OL]. 中华中医药学刊 2020 (8): 21-26.

（南方医科大学　刘俊珊，余林中）

三、润燥止咳类

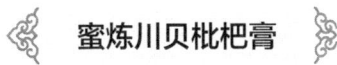

蜜炼川贝枇杷膏

【药物组成】　枇杷叶、水半夏、川贝母、陈皮、杏仁、款冬花、北沙参、五味子、薄荷脑、桔梗。

【处方来源】　研制方。《中国药典》(2015 年版)。

【功能与主治】　清热润肺，化痰止咳。用于肺燥咳嗽，痰黄而黏，胸闷，咽喉疼痛或痒，声音嘶哑。

【药效】　主要药效如下[1-3]：

1. 镇咳　本品可延长吸入氨雾引咳小鼠模型的咳嗽潜伏期，减少咳嗽次数；抑制豚鼠电刺激致咳嗽，表明其具有镇咳作用。

2. 祛痰　给动物腹腔注射酚红，部分可经气管排泌，祛痰药物可促进气管排泌酚红，检测气管酚红排泌量能反映药物的祛痰程度。本品可增加小鼠气管酚红排泌量和增加大鼠毛细管法获取的排痰量，显示其可增加呼吸道腺体分泌，促进祛痰。

3. 平喘　本品可延长吸入组胺和乙酰胆碱混合液诱发豚鼠喘息发作潜伏期，减少抽搐发生率；豚鼠气管-肺器官灌流结果显示，本品可抑制乙酰胆碱导致的支气管痉挛，增加灌流量，表明其具有一定的平喘作用。

4. 抗炎　本品可抑制涂抹巴豆油致小鼠耳廓肿胀，抑制注射角叉菜胶致大鼠足跖肿胀，抑制腹腔注射乙酸致小鼠腹腔毛细血管通透性增高，还可抑制大鼠琼脂肉芽组织增生，显示其对炎症各期都有良好的抗炎效应。

【临床应用】[4]　主要应用于急性气管-支气管炎。

急性气管-支气管炎　本品适用于外感燥邪，入里犯肺，肺失宣肃所致之咳嗽，临床可见咳嗽、痰黄而黏、咳痰不爽、口渴咽干、咽喉疼痛或痒、声音嘶哑、舌苔薄黄、脉数等。临床常用于急性气管-支气管炎，以及慢性支气管炎、咽喉炎属燥邪犯肺，肺失宣肃而见上述证候者[5]。

【不良反应】　偶见过敏反应[6-7]，亦有个别依赖性报道[8]。

【使用注意】　①风寒咳嗽者慎用。②服药期间饮食宜清淡，忌辛辣、油腻食物。

【用法与用量】　口服。一次 15ml，一日 3 次；小儿酌减。

参考文献

[1] 兰云, 尹军强, 罗文敏, 等. 念慈庵川贝枇杷膏止咳化痰平喘药效学的研究[J]. 贵州科学, 2010, 28 (4): 98-100, 120.
[2] 李泽琳, 戴宝强, 梁爱华, 等. 念慈庵蜜炼川贝枇杷膏药理作用研究[J]. 中国中药杂志, 1994, 19 (6): 362-365.
[3] 林桦. 京都念慈庵蜜炼川贝枇杷膏[J]. 中国中药杂志, 1994, 19 (7): 445.
[4] 国家药典委员会. 中华人民共和国药典临床用药须知·中药成方制剂卷 2015 版[M]. 北京: 中国医药科技出版社, 2017: 362-765, 384.
[5] 裘雨林. 念慈庵蜜炼川贝枇杷膏治疗顽固性咳嗽 44 例疗效分析[J]. 工企医刊, 1995, 8 (4): 106-107.
[6] 杜春晓. 蜜炼川贝枇杷膏致儿童荨麻疹 1 例[J]. 药物流行病学杂志, 2007, 16 (5): 287.
[7] 黄永凤, 高攀峰, 张雪建. 服蜜炼川贝枇杷膏致小儿过敏 1 例报告[J]. 中医药临床杂志, 2005, 17 (2): 146.
[8] 张宏伟, 孙鹏, 刘志敏. 京都念慈庵蜜炼川贝枇杷膏引起药物依赖性 1 例[J]. 药物流行病学杂志, 2015 (3): 190.

(南京中医药大学 余 黎, 蒋宝平)

橘红痰咳颗粒(煎膏、液)

【药物组成】 化橘红、苦杏仁、半夏(制)、蜜百部、白前、五味子、茯苓、甘草。

【处方来源】 研制方。《中国药典》(2015 年版)。

【功能与主治】 理气化痰,润肺止咳。用于痰浊阻肺所致的咳嗽、气喘、痰多;感冒、支气管炎、咽喉炎见上述证候者。

【药效】 主要药效如下[1-2]:

1. 镇咳 咳嗽可由气管、支气管黏膜或胸膜受炎症、异物、物理或化学性刺激引起,吸入柠檬酸喷雾和浓氨水挥发气体可刺激动物发生咳嗽反应。橘红痰咳液可以显著延长吸入雾化柠檬酸所致豚鼠咳嗽的潜伏期,减少咳嗽次数;可以显著延长吸入氨雾所致小鼠咳嗽潜伏期,减少咳嗽次数,表现出较好的镇咳作用。

2. 祛痰 痰是呼吸道的分泌物,患者呼吸道受致病微生物感染后会产生大量的痰液,痰液中的病菌会进一步加重感染。给动物腹腔注射酚红,部分可经气管排泌,祛痰药物可促进气管排泌酚红,检测气管酚红排泌量能反映药物的祛痰程度。橘红痰咳液可以增加小鼠气管酚红的排泌量,有利于祛痰;也可增加大鼠毛细管方法获取的痰液量,表明其具有明显的祛痰作用。

3. 平喘 支气管哮喘是由多种细胞及细胞组分参与的慢性气道炎症,此种炎症常伴随引起气道反应性增高,导致反复发作的喘息、气促、胸闷和(或)咳嗽等症状。哮喘重要的激发因素可能是接触各类过敏原。鸡卵白蛋白是常用的建立支气管哮喘动物模型的致敏原。免疫佐剂氢氧化铝使鸡卵白蛋白的致敏效果增强。橘红痰咳液能显著缩短鸡卵白蛋白致敏大鼠引喘潜伏期,表明其具有一定的平喘作用。

4. 抗炎 炎症是机体对于刺激的一种防御反应,可以分为早期、中期、后期等不同阶段。橘红痰咳液可以抑制腹腔注射乙酸所致小鼠腹腔毛细血管通透性增加,减轻涂抹二甲苯所致小鼠耳廓肿胀,显示出对炎症早、中期阶段有较好的功效。橘红痰咳颗粒亦能明显抑制二甲苯所致的小鼠耳廓肿胀和注射鸡蛋清所致的大鼠足跖肿胀,并可抑制大鼠棉球肉芽肿的形成,提示对炎症后期也有较好的作用。

【临床应用】 主要应用于气管-支气管炎、喘息性支气管炎[3-6]。

1. 急性气管-支气管炎 本品适用于因脾虚痰浊内生,上犯于肺,肺失宣肃所致之咳嗽，临床可见咳嗽痰多、色白而黏、胸痞脘闷、食少纳差或伴头重、鼻塞、流涕、咽喉不利、气促喘息、舌淡苔白或腻、脉弦滑等。临床常用于急性气管-支气管炎见上述证候者。橘红痰咳液对感冒后咳嗽、咽喉炎咳嗽、慢性阻塞性肺疾病稳定期咳嗽均有明显改善咳嗽、咯痰症状的作用。

2. 喘息性支气管炎　本品还可用于痰浊阻肺所致之喘证，临床可见呼吸短促、喉中痰鸣、甚则张口抬肩、呕吐痰涎、胸脘憋闷、舌淡苔白、脉弦滑等。临床常用于喘息性支气管炎属痰浊阻肺见上述证候者。

【不良反应】　未见明确报道。

【使用注意】　①本品适用于痰湿咳嗽，阴虚燥咳者慎用。②服药期间饮食宜清淡，忌生冷、辛辣食物，忌烟、酒。

【用法与用量】　颗粒剂：开水冲服。一次 10～20g，一日 3 次。煎膏剂：口服。一次 10～20g，一日 3 次；小儿减半。口服液：口服。一次 10～20ml，一日 3 次。

参 考 文 献

[1] 王艳慧, 黄洁文, 江晓, 等. 橘红痰咳液止咳化痰平喘抗炎作用的药效学研究[J]. 世界科学技术—中医药现代化, 2017, 19（8）: 1375-1380.
[2] 周华俊. 橘红痰咳颗粒抗炎功能的研究[J]. 中国现代药物应用, 2011, 5（10）: 13-14.
[3] 刘晓雯, 黄洁玲, 鲍敏玲. 橘红痰咳液联合山莨菪碱对急性支气管肺炎恢复期的疗效观察[J]. 湖南中医药大学学报, 2013, 33（10）: 18, 63.
[4] 王世强. 橘红痰咳颗粒联合西药治疗慢性咳嗽临床观察[J]. 新中医, 2014, 46（9）: 50-51.
[5] 张伟, 陈守强, 王檀, 等. 橘红痰咳液治疗感冒后咳嗽疗效观察[J]. 辽宁中医杂志, 2017, 44（11）: 2327-2329.
[6] 黄艺蓉, 刘佳, 张健, 等. 橘红痰咳液治疗慢性阻塞性肺疾病稳定期咳嗽症状疗效观察[J]. 亚太传统医药, 2015, 11（19）: 125-126.

（南京中医药大学　蒋宝平，余　黎）

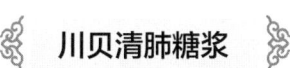

川贝清肺糖浆

【药物组成】　枇杷叶、苦杏仁、川贝母、麦冬、地黄、甘草、桔梗、薄荷。

【处方来源】　研制方。国药准字 Z45022199。

【功能与主治】　清肺润燥，止咳化痰。用于干咳，咽干，咽痛。

【药效】　主要药效如下[1-3]：

1. 镇咳、祛痰　本品对急性气管-支气管炎及支原体肺炎患者，能缩短咳嗽消失时间，表明其具有镇咳、祛痰作用。

2. 解热　本品能缩短支原体肺炎患者体温恢复正常时间，表明其具有解热作用。

3. 调节免疫　机体免疫系统防卫病原体入侵，发现并清除异物、外来病原微生物等引起内环境波动的因素。本品联合阿奇霉素治疗支原体肺炎患儿，可显著升高血清γ干扰素和白介素-2 的含量。γ干扰素是一类具有抗肿瘤、抗微生物、调节免疫作用的细胞因子；白介素-2 则是 T 淋巴细胞受抗原刺激后所产生的具有免疫调节作用的淋巴因子，说明川贝清肺糖浆具有提高机体免疫功能的作用。

【临床应用】　主要用于急性气管-支气管炎、支原体肺炎等。

1. **急性气管-支气管炎** 本品适用于风热犯肺、燥邪伤肺之咳嗽，临床可见咳嗽、痰少或干咳、咽干、咽痛等。临床常用于急性气管-支气管炎见上述证候者[1]。

2. **支原体肺炎** 本品适用于支原体肺炎属风热犯肺、燥邪伤肺者，临床可见咳嗽、发热、痰稠等症。本品能缩短咳嗽、肺啰音消失时间，体温及X线检查恢复正常时间[2-3]。

【不良反应】 尚不明确。

【使用注意】 ①忌烟、酒及辛辣、生冷食物。②痰湿咳嗽者不宜服，其表现为咳嗽痰多、痰黏腻或稠厚成块，伴有食倦、食少腹胀、大便稀溏。③有支气管扩张、肺脓肿、肺心病、糖尿病的患者，应在医师指导下服用。④服药3天症状无改善，应停止服用，并去医院就诊。⑤按用法用量服用，小儿、年老体虚者应在医师指导下服用。⑥长期服用，应向医师咨询。⑦对本品过敏者禁用，过敏体质者慎用。⑧本品性状发生改变时禁止使用。⑨儿童必须在成人监护下使用。⑩请将本品放在儿童不能接触到的地方。⑪如正在使用其他药品，使用本品前请咨询医师或药师。

【用法与用量】 口服。一次15～30ml，一日3次；小儿酌减。

参 考 文 献

[1] 于瑞和. 川贝清肺糖浆治疗咳嗽110例疗效观察[J]. 湖北中医杂志, 1998, 20（5）: 20-21, 65.

[2] 孙洪德, 于晓芳, 黄严, 等. 川贝清肺糖浆对支原体肺炎患儿血清IFN-γ、IL-2的影响[J]. 中国实用医药, 2012, 7（16）: 177-178.

[3] 向秀梅. 川贝清肺糖浆联合阿奇霉素治疗支原体肺炎45例疗效观察[J]. 陕西中医, 2014, 35（6）: 684-686.

（南方医科大学　曹惠慧，卢子滨）

四、祛痰止咳类

祛痰灵口服液

【药物组成】 鲜竹沥、鱼腥草。

【处方来源】 研制方。《中国药典》（2015年版）。

【功能与主治】 清热化痰。用于痰热壅肺所致之咳嗽、痰多、喘促；急、慢性支气管炎见上述证候者。

【药效】 主要药效如下[1]：

1. **祛痰** 给动物腹腔注射酚红，部分可经气管排泌，祛痰药物可促进气管排泌酚红，检测气管酚红排泌量能反映药物的祛痰效果。利用动物气管纤毛运动带动墨汁微粒运动亦能反映药物的祛痰作用。本品能够增加小鼠支气管酚红排出量，并可加快鸽气管内墨汁微粒的上行速度，表明本品可以促进腺体分泌、稀释痰液，促进气管纤毛运动，发挥祛痰作用。

2. **镇咳** 吸入刺激性气体如氨雾能够引起动物咳嗽反应。用加热浓氨水挥发氨雾引咳的研究表明，本品可以延长小鼠吸入氨雾引起的咳嗽潜伏期，减少咳嗽次数，显示其具有一定的镇咳作用。

3. **抗炎** 本品对涂抹二甲苯致小鼠耳肿胀有明显的抑制作用，显示其对急性炎症反应具有抗炎效果。

4. 抗菌　细菌感染是呼吸道感染和病情迁延的常见病因，本品体外对呼吸道常见菌如金黄色葡萄球菌、白色葡萄球菌有一定的抑菌作用，其中对白色葡萄球菌最小抑菌浓度可以达到 0.119g 生药/ml。

5. 增强免疫　机体免疫系统防卫病原体入侵，发现并清除异物、外来病原微生物等引起内环境波动的因素。本品对环磷酰胺引起的免疫低下模型小鼠巨噬细胞的吞噬功能有激活作用，能提高小鼠胸腺指数，增强植物血凝素刺激小鼠的淋巴细胞反应性，表明其能够提高机体的免疫功能（图3-1）。

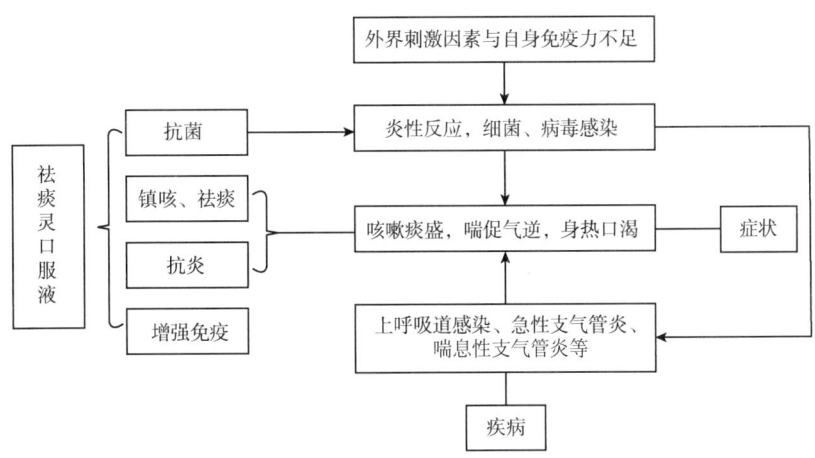

图3-1　祛痰灵口服液效应作用机制图

【临床应用】　主要用于急性气管-支气管炎。

急性气管-支气管炎　本品适用于痰热壅肺，肺失宣降所致之咳嗽，临床可见咳嗽痰多、色黄或色白黏稠、喘促、舌红苔薄黄、脉滑数等。临床常用于急、慢性支气管炎属痰热壅肺见上述证候者，能较快改善咳嗽、痰多等临床症状与体征，缩短病程[2-4]。

【不良反应】　偶有过敏反应[5]；在治疗肺热咳嗽患者的服药过程中，偶见腹泻，停药后自愈[3]。

【使用注意】　①便溏者忌用。②风寒咳嗽、痰湿阻肺者慎用。③忌食辛辣、生冷、油腻食物。

【用法与用量】　口服。一次30ml（1支），一日3次；2岁以下一次15ml，一日2次；2～6岁，一次30ml，一日2次；6岁以上一次30ml，一日2～3次，或遵医嘱。

参 考 文 献

[1] 洪毅明，陈长勋，金若敏. 祛痰灵口服液药理作用的实验研究[J]. 上海中医药杂志，1996，(6)：43-46.
[2] 万适文，何明，孔立平，等. 祛痰灵糖浆治疗慢性气管炎104例临床疗效观察及药理研究[J]. 中成药研究，1985（11）：19-20.
[3] 赵士美，李永平，胡建昌. 祛痰灵治疗肺热型咳嗽318例[J]. 中成药，1992，14（10）：48.
[4] 许舜根，李茂柏. 祛痰灵口服液治疗小儿肺热痰咳150例小结[J]. 上海中医药杂志，1994，(12)：28.
[5] 杨平. 口服祛痰灵出现过敏反应一例[J]. 中国中药杂志，1992，7（12）：753.

（南京中医药大学　蒋宝平）

复方鲜竹沥液

【药物组成】 鲜竹沥、鱼腥草、枇杷叶、桔梗、生半夏、生姜、薄荷素油。

【处方来源】 研制方。《中国药典》（2015年版）。

【功能与主治】 清热化痰，止咳。用于痰热咳嗽，痰黄黏稠。

【药效】 主要药效如下[1]：

1. 镇咳、祛痰　咳嗽、咯痰是气管-支气管炎最常见的症状。吸入二氧化硫等刺激性气体可诱导动物刺激性咳嗽。给动物腹腔注射酚红，部分可经气管排泌，祛痰药物可促进气管排泌酚红，检测气管酚红排泌量能反映药物的祛痰程度。本品能够增加小鼠支气管酚红排出量和大鼠的毛细管排痰量，表明其可以促进腺体分泌、稀释痰液，具有祛痰作用。本品还可以延长二氧化硫引起的小鼠咳嗽潜伏期，减少咳嗽次数，显示其具有一定的镇咳作用。

2. 抗炎　涂抹二甲苯能够引起小鼠耳廓肿胀等急性炎症反应；大鼠背部皮下注射琼脂溶液一段时间后可以形成肉芽肿，肉芽肿为炎症后期产物。本品对涂抹二甲苯致小鼠耳廓肿胀及大鼠琼脂肉芽肿形成均有明显抑制作用，显示其具有抗炎效果。

【临床应用】 主要用于急性气管-支气管炎、慢性阻塞性肺疾病。

1. 急性气管-支气管炎　本品适用于外邪入里化热，肺失清肃，痰浊内生所致之咳嗽。临床常用于急性气管-支气管炎见咳嗽痰多、痰黏稠色黄、舌淡、苔薄腻、脉滑；或老年喘息性支气管炎见咳嗽痰稠多、色黄或色白质黏、喘促、舌红苔薄黄、脉滑数等症，可减少咳嗽次数，排出较多痰液，较快改善临床症状与体征，缩短病程[2-5]。

2. 慢性阻塞性肺疾病（COPD）　复方鲜竹沥雾化吸入治疗能够使慢性阻塞性肺疾病患者的动脉血 pH 和氧分压（PO_2）显著提高，二氧化碳分压（PCO_2）降低[6]；对本病急性加重期具有化痰、缓解症状和改善肺功能的功效[7]。

【不良反应】 未见明确报道。

【使用注意】 ①脾虚便溏者慎用。②风寒咳嗽者慎用。③妊娠期妇女慎用。④服药期间忌烟、酒，忌食辛辣、生冷、油腻食物。

【用法与用量】 口服。一次20ml，一日2～3次。

参 考 文 献

[1] 方铝，徐丽英，肖小华. 复方鲜竹沥液的主要药效学研究[J]. 中成药，2004，26（12）：1070-1071.

[2] 国家药典委员会. 中华人民共和国药典临床用药须知·中药成方制剂卷 2015 版[M]. 北京：中国医药科技出版社，2017：324-325.

[3] 赵航. 复方鲜竹沥液辅助治疗老年喘息性支气管炎临床研究[J]. 河南中医，2016，36（2）：327-328.

[4] 姚珍儿，叶赞. 复方鲜竹沥液治疗咳嗽151例[J]. 中国实用乡村医生杂志，2008，15（10）：27.

[5] 祖洪碧，李小华，苟洪远. 竹沥颗粒治疗上呼吸道感染的临床研究[J]. 中国医药导刊，2014，16（11）：1396-1397.

[6] 李洁. 复方鲜竹沥雾化吸入治疗慢性阻塞性肺疾病临床观察[J]. 亚太传统医药，2014，10（20）：106-107.

[7] 史捷，阴智敏，强宁侠，等. 复方鲜竹沥雾化吸入对慢性阻塞性肺疾病急性加重期化痰作用的临床研究[J]. 陕西中医学院学报，2013，36（6）：57-58.

（南京中医药大学　余　黎，蒋宝平）

远 志 酊

【药物组成】 远志流浸膏。

【处方来源】 研制方。《中国药典》（2015年版）。

【功能与主治】 祛痰。用于咳痰不爽。

【药效】 主要药效如下[1-3]：

1. 镇咳　吸入氨雾等刺激性气体可诱导动物刺激性咳嗽。生远志及其炮制品可减少吸入氨雾诱发的小鼠咳嗽次数，表明其具有镇咳作用。

2. 祛痰　给动物腹腔注射酚红，部分可经气管排泌，祛痰药物可促进气管排泌酚红，检测气管酚红排泌量能反映药物的祛痰程度。远志具有较好的祛痰效果，生远志及其炮制品能显著增加小鼠气管酚红排泌量。

3. 其他　远志的皂苷类成分有一定抑菌作用，体外对金黄色葡萄球菌、大肠杆菌及变形杆菌有效；另外，远志皂苷类成分还具有增强戊巴比妥钠中枢抑制的作用。

【临床应用】 主要用于急性气管-支气管炎。

急性气管-支气管炎　本品适用于痰湿或痰热阻肺所致之咳嗽，临床表现为咳嗽痰多、咳痰不爽。临床常用于急、慢性支气管炎见上述证候者。

【不良反应】 ①量大可致恶心呕吐、全身燥热发痒。②偶有皮疹、鼻塞等过敏反应，停服后症状可逐渐消退。

【使用注意】 ①实火、阴虚阳亢等热证患者慎用，胃溃疡患者及妊娠期妇女慎用。②饮食宜清淡，忌辛辣、燥热，忌烟、酒。

【用法与用量】 口服。一次2～5ml，一日6～15ml。

参 考 文 献

[1] 郭娟，王建. 生远志及炮制品对小鼠止咳化痰作用[J]. 中药药理与临床，2003，19（4）：29.
[2] 彭汶铎，许实波. 四种远志皂苷的镇咳和祛痰作用[J]. 中国药学杂志，1998，33（8）：491.
[3] 陈奇. 中成药名方药理与临床[M]. 北京：人民卫生出版社，1998：880.

（南京中医药大学　余　黎，蒋宝平）

川贝枇杷糖浆（颗粒、口服液、膏、露、片）

【药物组成】 川贝母流浸膏、枇杷叶、桔梗、薄荷脑。

【处方来源】 研制方。《中国药典》（2015年版）。

【功能与主治】 清热宣肺，化痰止咳。用于风热犯肺、痰热内阻所致的咳嗽痰黄或咯痰不爽、咽喉肿痛、胸闷胀痛；感冒，支气管炎见上述证候者。

【药效】 主要药效如下[1-4]：

1. 镇咳　吸入氨雾、二氧化硫等刺激性气体可诱导动物刺激性咳嗽，用纤细柔软羽毛、鬃毛等机械刺激气管亦可诱发咳嗽。本品对吸入浓氨雾引咳和吸入二氧化硫引咳小鼠能够延长引咳潜伏期和提高止咳率；川贝枇杷颗粒和川贝枇杷糖浆亦能够减少小鼠吸入氨雾引咳潜伏期和减少咳嗽次数；川贝枇杷糖浆和片剂还能够延长机械刺激气管致豚鼠咳嗽的潜伏期。

2. 祛痰　给动物腹腔注射酚红，部分可经气管排泌，祛痰药物可促进气管排泌酚红，检测气管酚红排泌量能反映药物的祛痰程度。本品和川贝枇杷颗粒及片剂均可增加小鼠气管酚红排泌量，川贝枇杷膏亦可增加大鼠气管痰液分泌量，显示本制剂具有祛痰作用。

3. 平喘　川贝枇杷膏可以延长吸入组胺引起的豚鼠喘息发作潜伏期和降低发生率；川贝枇杷糖浆和片剂均可抑制组胺引起的豚鼠离体气管痉挛，表明其具有一定的平喘作用。

4. 抗炎　川贝枇杷膏可抑制注射蛋清致大鼠足跖肿胀；川贝枇杷颗粒可抑制涂抹巴豆油致小鼠耳廓肿胀及大鼠棉球肉芽组织增生，显示对炎症急性期渗出、肿胀及炎症后期组织增生均有抑制作用。

5. 调节免疫　川贝枇杷膏能够增加小鼠的胸腺和脾脏指数，表明其具有免疫增强作用。

【临床应用】　主要用于急性气管-支气管炎。

急性气管-支气管炎　本品及川贝枇杷系列制剂适用于风热犯肺，痰热内阻所致之咳嗽，临床可见咳嗽、痰黄稠、咳痰不爽、口渴咽干、咽喉肿痛、胸闷胀痛、舌红苔黄腻、脉浮数或滑数等症。临床常用于急性气管-支气管炎、急性上呼吸道感染及慢性支气管炎等属风热犯肺、痰热内阻而见上述证候者[5]。

【不良反应】　偶见红斑样药疹。

【使用注意】　①服药期间饮食宜清淡，忌辛辣、油腻食物。②风寒咳嗽、湿痰证者皆不宜使用本品[6]。

【用法与用量】　糖浆剂：口服。一次10ml，一日3次。颗粒剂：水冲服。一次3g，一日3次。口服液：口服。一次10ml，一日3次。膏剂：口服。一次10ml，一日3次。露剂：口服。一次15ml，一日3次；小儿减半。片剂：口服。一次3片，一日3次。

参 考 文 献

[1] 周瑞玲, 陈玉兴, 崔景朝. 川贝枇杷膏止咳、化痰、平喘、抗炎及免疫作用研究[J]. 中国实验方剂学杂志, 2004, 10（5）: 24-26.

[2] 张忠泉, 孙惠玲, 周根成. 川贝枇杷含片的止咳、平喘、化痰动物实验[J]. 河南医药信息, 2002, 10（9）: 7-8.

[3] 李荣生, 娄敏, 乔少华, 等. 川贝枇杷颗粒药效学研究[J]. 中国实验方剂学杂志, 2000, 6（5）: 50-51.

[4] 陈奇. 中成药名方药理与临床[M]. 北京: 人民卫生出版社, 1998: 860-861.

[5] 梁素敏, 贺翠云. 川贝枇杷露治疗咳嗽的疗效分析[J]. 实用医技杂志, 1998, 5（8）: 577.

[6] 李雪艳. 临床上常见的不合理用药现象举隅[J]. 湖南中医药导报, 2004, 10（2）: 50.

（南京中医药大学　余　黎，蒋宝平）

牛黄蛇胆川贝散（滴丸、液、胶囊）

【药物组成】　人工牛黄、川贝母、蛇胆汁、薄荷脑。

【处方来源】　研制方.《中国药典》（2015年版）。

【功能与主治】　清热，化痰，止咳。用于热痰、燥痰咳嗽，症见咳嗽、痰黄或干咳、咯痰不爽。

【药效】　主要药效如下[1-2]：

1. 祛痰　动物腹腔注射酚红，部分可经气管排泌，祛痰药物可促进气管排泌酚红，检测气管酚红排泌量能反映药物的祛痰程度。本品和牛黄蛇胆川贝滴丸可增加小鼠呼吸道的酚红排泌量，表明其具有祛痰作用。

2. 镇咳　气管感受器通过喉上神经传导刺激信号至咳嗽中枢，电刺激喉上神经可引起咳嗽反应，凡能抑制其咳嗽反应的药物即具有中枢性镇咳作用。此外，吸入氨雾等刺激性气体可诱导动物刺激性咳嗽。牛黄蛇胆川贝液可减少吸入氨雾引咳小鼠咳嗽的次数，提高电刺激致猫咳嗽阈值，表明其具有镇咳作用。

3. 平喘　牛黄蛇胆川贝滴丸可延长吸入乙酰胆碱加组胺诱导的豚鼠喘息的潜伏期，表明其具有一定的平喘作用。

4. 抗炎　牛黄蛇胆川贝液能抑制涂抹二甲苯致小鼠耳廓肿胀、注射蛋清致大鼠足跖肿胀和大鼠棉球肉芽组织增生，对炎症早期的渗出、肿胀和晚期的组织增生均有抑制作用。

5. 其他　本品及牛黄蛇胆川贝液对体外金黄色葡萄球菌、八叠球菌、溶血性链球菌、卡他球菌等革兰阴性菌均有不同程度的抑制作用。牛黄蛇胆川贝滴丸能提高小鼠腹腔巨噬细胞对鸡红细胞的吞噬率和吞噬指数，表明其具有一定免疫促进作用。

【临床应用】　主要用于急性气管-支气管炎。

急性气管-支气管炎　本品适用于感受外邪，痰热阻肺，肺失宣肃所致之咳嗽，临床可见咳嗽痰多、黏稠色黄，或干咳、咳痰不爽、口干、舌红苔薄黄腻、脉滑数等症状。临床常用于急性气管-支气管炎及慢性支气管炎、上呼吸道感染、支气管肺炎和小儿肺炎等属痰热阻肺，肺失宣肃而见上述证候者。

【不良反应】　偶见药疹、头晕、胸闷等不良反应[3-4]。

【使用注意】　①寒痰、湿痰者不宜用。②风寒咳嗽、阴虚久咳者慎用。③妊娠期妇女慎用。④服药期间饮食宜清淡，忌生冷、辛辣、燥热食物及烟、酒。

【用法与用量】　散剂：口服。一次 1～2 瓶，一日 2～3 次。滴丸：口服或舌下含服。一次 10 丸，一日 3 次；小儿酌减或遵医嘱。口服液：口服。一次 10ml，一日 3 次。胶囊剂：口服。一次 1～2 粒（大粒）或 2～4 粒（小粒），一日 3 次；小儿酌减或遵医嘱。

参 考 文 献

[1] 黄德武，龙子江. 牛黄蛇胆川贝胶囊镇咳、平喘、抗炎作用的研究[J]. 上海实验动物科学，2000，20（3）：148-150，153.
[2] 杜秀军. 牛黄蛇胆川贝胶囊与养阴清肺糖浆治疗感冒后咳嗽疗效比较[J]. 医学理论与实践，2012，25（9）：1067-1068.
[3] 王云，李林峰，陈学荣. 中药引起的皮肤不良反应概况[J]. 中国中西医结合杂志，2002，22（8）：635-637.
[4] 傅鸿坤. 牛黄蛇胆川贝液致荨麻疹型药疹 1 例[J]. 皮肤病与性病，1998（1）：69.

（南京中医药大学　余　黎，蒋宝平）

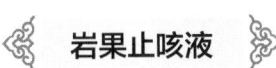

岩果止咳液

【药物组成】　石吊兰、果上叶、甘草流浸膏。

【处方来源】　研制方。国药准字 Z20013188。

【功能与主治】　清热化痰，润肺止咳。用于急、慢性支气管炎见咳嗽咯痰不爽，或痰黄稠。

【药效】　主要药效如下[1]：

1. 镇咳　吸入氨雾等刺激性气体可诱导动物刺激性咳嗽，本品可减少吸入氨雾引咳小鼠 1 分钟内咳嗽反应次数，表明其具有一定的镇咳作用。

2. 祛痰　给动物腹腔注射酚红，部分可经气管排泌，祛痰药物可促进气管排泌酚红，检测气管酚红排泌量能反映药物的祛痰程度。本品能促进小鼠气管排泌酚红，呈现一定的祛痰效应。

【临床应用】　主要用于急性气管-支气管炎。

急性气管-支气管炎　本品适用于痰热阻肺，肺失宣肃所致之咳嗽，临床可见咳嗽痰多、色黄黏稠、咳痰不爽、舌红苔黄腻、脉滑数等。临床常用于急性气管-支气管炎、慢性支气管炎属痰热阻肺见上述证候者。

【不良反应】　未见明确报道。

【使用注意】　①寒痰咳嗽患者慎用。②服药期间饮食宜清淡，忌生冷、辛辣、燥热食物及烟、酒。

【用法与用量】　口服。一次 15～20ml，一日 3 次；小儿酌减。

参 考 文 献

[1] 黄武光，周厚琼. 岩果止咳液镇咳和祛痰作用试验研究[J]. 中国民族民间医药杂志，2000，（4）：219-220.

（南京中医药大学　余　黎，蒋宝平）

止咳橘红丸（胶囊、颗粒、口服液）

【药物组成】　瓜蒌皮、化橘红、陈皮、法半夏、茯苓、石膏、知母、炒紫苏子、炒苦杏仁、紫菀、款冬花、桔梗、地黄、麦冬、甘草。

【处方来源】　研制方。《中国药典》（2015 年版）。

【功能与主治】　清肺，止咳，化痰。用于痰热阻肺引起的咳嗽痰多，胸满气短，咽干喉痒。

【药效】　主要药效如下[1-3]：

1. 镇咳　吸入氨雾等刺激性气体可诱导动物刺激性咳嗽，本品及止咳橘红口服液能延长吸入氨雾引咳小鼠咳嗽潜伏期和减少 2 分钟内小鼠的咳嗽次数，表明其具有镇咳作用。

2. 祛痰　家兔经静脉注射酚红，部分可经气管排泌，祛痰药物可促进气管排泌酚红，检测气管酚红排泌量能反映药物的祛痰程度。本品能促进家兔呼吸道排泌酚红，表明其具有一定的祛痰作用。

3. 抗炎　本品可抑制涂抹二甲苯致小鼠耳廓肿胀和注射蛋清致大鼠足跖肿胀，对急性炎症渗出、肿胀有抑制作用。

4. 其他　止咳橘红颗粒对人细胞色素 P_{450} 酶系的 CYP3A4 有轻微抑制作用，长期用药时应注意其影响。

【临床应用】　主要用于急性气管-支气管炎[4]。

急性气管-支气管炎　本品及止咳橘红系列制剂适用于痰热阻肺所致之咳嗽，临床可见咳嗽痰多、色黄白黏稠难咳、胸闷气短、喉痒咽干、舌红苔黄腻、脉滑数等症。临床常用于急性气管-支气管炎及慢性支气管炎属痰热阻肺见上述证候者。止咳橘红口服液对小儿急性气管-支气管炎及小儿外感久咳有减轻咳嗽、减少痰量、缩短疗程的作用[5-6]。

【不良反应】 未见明确报道。

【使用注意】 ①风寒咳嗽、干咳无痰者慎用。②服药期间饮食宜清淡，忌辛辣，忌烟、酒。

【用法与用量】 丸剂：口服。水蜜丸一次9g，大蜜丸一次2丸，一日2次。胶囊剂：口服。一次3粒，一日2～3次。颗粒剂：水冲服。一次3g，一日2～3次。口服液：口服。一次10ml，一日2～3次；儿童用量遵医嘱。

参 考 文 献

[1] 张清华. 复方止咳颗粒剂的镇咳、祛痰和抗炎作用[J]. 广东药学院学报，2000，16（3）：210-212.
[2] 陈奇. 中成药名方药理与临床[M]. 北京：人民卫生出版社，1998：864.
[3] 程泽能，张毕奎，李菲，等. 中药止咳橘红颗粒对CYP3A4和CYP1A2抑制作用的研究[J]. 中国临床药理学杂志，2002，18（3）：215-218，240.
[4] 国家药典委员会. 中国药典会，临床用药须知·中药成方制剂卷：2015[M]. 北京：中国医药科技出版社，2017：341-342.
[5] 徐慧媛，梁晓春，等. 止咳橘红口服液治疗幼儿急性气管炎的临床观察[J]. 中医药研究，1996，（3）：58-59.
[6] 姚文. 止咳橘红口服液治疗小儿外感久咳172例疗效观察[C]. 中国药学会会议论文集，2012.5.1：279.

（南京中医药大学　余　黎，蒋宝平）

止嗽化痰颗粒（丸）

【药物组成】 桔梗、苦杏仁、款冬花（制）、葶苈子、瓜蒌子、前胡、川贝母、马兜铃（制）、百部（制）、石膏、知母、玄参、麦冬、天冬、紫苏叶、桑叶、密蒙花、陈皮、半夏（姜制）、枳壳（炒）、木香、罂粟壳、五味子（制）、大黄（制）、炙甘草。

【处方来源】 研制方。《中国药典》（2015年版）。

【功能与主治】 清肺化痰，止嗽定喘。用于痰热阻肺，久嗽，咳血，痰喘气逆，喘息不眠。

【药效】 主要药效如下[1-2]：

1. 镇咳　雾化吸入氨水、柠檬酸等可以引起动物咳嗽反应，本品可减少吸入氨雾引咳小鼠的咳嗽次数；延长雾化吸入柠檬酸致豚鼠咳嗽潜伏期，减少咳嗽次数，表明其具有一定的镇咳作用。

2. 祛痰　小鼠腹腔注射酚红，部分可经气管排泌，祛痰药物可促进气管排泌酚红，检测气管酚红排泌量能反映药物的祛痰程度。止嗽化痰丸可促进小鼠气道排泌酚红，表明其具有祛痰作用。

3. 平喘　吸入氯化乙酰胆碱加组胺可以引发豚鼠支气管痉挛、喘息，止嗽化痰丸可延长吸入氯化乙酰胆碱加组胺引起的幼年豚鼠喘息潜伏期，表明其具有平喘作用。

【临床应用】 主要用于急性气管-支气管炎、喘息性支气管炎等。

1. 急性气管-支气管炎　本品适用于痰热内壅，肺失宣肃所致之咳嗽，临床可见久咳痰多、咳痰色黄、胸膈满闷、尿黄、便干、舌红苔黄、脉滑数等症。临床常用于急性气管-支气管炎、慢性支气管炎属痰热内壅见上述证候者[3]。

2. 喘息性支气管炎　本品还适用于风寒束肺，郁而化热，肺失宣降所致之喘证，临床可见喘息气促、胸胀闷或胀痛、咳而不爽、痰多色黄、舌淡红苔薄白或黄、脉浮数等。临床常用于喘息性支气管炎、慢性阻塞性肺疾病[4]等见上述证候者。慢性阻塞性肺疾病急性加重期，炎症细胞浸润气道上皮，导致大量黏液分泌，阻塞气道，引发咳嗽、气喘等症状。止嗽化痰颗粒可使气道黏液排出顺畅，局部气道炎症得到控制，支气管平滑肌得到松弛，能改善肺功能、缓解咳喘症状。

【不良反应】 未见明确报道。

【使用注意】 ①妊娠期妇女禁用，运动员禁用。②肾功能不全者禁用，服用药物期间监测肾功能。③寒痰者慎用。④服药期间饮食宜清淡，忌食辛辣、燥热食物，忌烟、酒。⑤不宜过量、久用。

【用法与用量】 颗粒剂：开水冲服。一次3g，一日1次。丸剂：口服。一次15丸，一日1次；临睡前服用，或遵医嘱。

参 考 文 献

[1] 杨竞，肖红，胡晓鹰. 止嗽化痰丸药理学研究[J]. 时珍国医国药，2000，11（3）：194-195.
[2] 高建苑，黄晨，吴利平，等. 止嗽化痰颗粒治疗咳嗽疗效观察[J]. 中国中医急症，2004，13（6）：362-363.
[3] 陈锐. 止嗽化痰丸临床应用解析[J]. 中国社区医师，2012（43）：9.
[4] 周文一，张设，陈银松，等. 止嗽化痰颗粒治疗慢性阻塞性肺病的临床疗效评价[J]. 内蒙古中医药，2017，（1）：15-16.

（南京中医药大学　余　黎，蒋宝平）

蛇胆川贝枇杷膏

【药物组成】 蛇胆汁、枇杷叶、川贝母、半夏、桔梗、薄荷脑。

【处方来源】 研制方。国药准字Z43020071。

【功能与主治】 清热止咳，祛痰定喘。用于风热所致之咳嗽痰多、胸闷气喘。

【药效】 主要药效如下[1-2]：

1. 镇咳　吸入氨雾等刺激性气体可诱导小鼠刺激性咳嗽，本品可减少吸入氨雾所致小鼠30秒内咳嗽的次数，表明其具有一定的镇咳作用。

2. 祛痰　小鼠腹腔注射酚红，部分可经气管排泌，祛痰药物可促进气管排泌酚红，检测气管酚红排泌量能反映药物的祛痰程度。本品可增加小鼠气管酚红的排泌量，表明其具有祛痰作用。

3. 平喘　本品体外试验可松弛豚鼠离体气管链，显示扩张气道效应。

4. 抗炎　本品可抑制涂抹二甲苯致小鼠耳廓肿胀，抑制腹腔注射乙酸致小鼠腹腔毛细血管通透性增加，抑制注射甲醛致大鼠足踝关节肿胀和大鼠棉球肉芽组织增生，显示其对炎症早期渗出、肿胀和晚期组织增生均有较好的抑制作用。

【临床应用】 主要用于急性气管-支气管炎[1-2]。

急性气管-支气管炎　本品适用于外感风热，入里犯肺，肺失宣肃，肺气上逆所致之咳嗽，临床可见咳嗽痰多、色黄而黏、咳痰不爽、胸闷气促、舌红苔腻、脉弦滑等。临床常用于急性气管-支气管炎及慢性支气管炎见上述证候者。

【不良反应】 未见明确报道。

【使用注意】 ①脾胃虚寒及阳虚痰湿咳嗽者忌用。②忌食辛辣。③外感风寒者慎用。

【用法与用量】 口服。一次 15ml，一日 3 次。

参 考 文 献

[1] 李锐，廖雪珍，廖惠芳，等. 潘高寿蛇胆川贝枇杷膏与进口同类品药效学对比实验研究[J]. 中成药，1992，14（8）：30-32.
[2] 陈奇. 中成药名方药理与临床[M]. 北京：人民卫生出版社，1998：858.

（南京中医药大学 余 黎，蒋宝平）

 良园枇杷叶膏

【药物组成】 枇杷叶（去毛）、紫菀、杏仁、桔梗、陈皮、干芦根、甘草浸膏、盐酸麻黄碱。

【处方来源】 研制方。国药准字 Z42020061。

【功能与主治】 清热化痰，宣肺止咳。用于外感风热、肺气失宣所致之风热咳嗽，症见发热、咳嗽、痰黄、气促。

【药效】 主要药效如下[1-2]：

1. 镇咳 吸入氨雾等刺激性气体可诱导小鼠刺激性咳嗽。本品能延长吸入氨雾引咳小鼠咳嗽潜伏时间并减少 2 分钟内咳嗽次数，表明其具有一定的镇咳作用。

2. 祛痰 给动物腹腔注射酚红，部分可经气管排泌，祛痰药物可促进气管排泌酚红，检测气管酚红排泌量能反映药物的祛痰程度。此外，观察墨汁微粒在气管黏膜表面运动一定距离所需时间，能反映纤毛黏液流运动速度，亦体现呼吸道的净化、祛痰效应。本品能增加小鼠气管酚红排泌量，促进鸽子在体气管纤毛黏液流运动，表明其具有祛痰作用。

3. 平喘 本品可抑制吸入乙酰胆碱或乙酰胆碱与组胺混合液诱导的豚鼠喘息，可以延长喘息发作潜伏期，减少发生时的抽搐动物数，表明其具有一定的平喘作用。

4. 抗炎 本品可抑制涂抹二甲苯致小鼠耳廓肿胀，表明其对炎症急性期渗出、肿胀有抑制作用。

【临床应用】 主要用于急性气管-支气管炎、哮喘等[3]。

1. 急性气管-支气管炎 本品适用于外感风热，入里犯肺，肺失宣肃，肺气上逆所致之咳嗽，临床可见咳嗽气促、痰黄或稠、咳痰不爽、口渴咽干、咽喉肿痛、身热、微恶风寒、舌红苔薄黄或黄腻、脉浮数或滑数等。临床常用于急性气管-支气管炎及慢性支气管炎见上述证候者，能较好改善咳嗽、咳痰及气促等症状。

2. 哮喘 本品可用于风热犯肺或痰热壅肺所致的哮病或喘证。临床常用于支气管哮喘、喘息性支气管炎见上述证候者。

【不良反应】 未见明确报道。

【使用注意】 ①方中含有麻黄碱，心绞痛、原发性高血压、甲状腺功能亢进患者及运动员禁用。②风寒咳嗽患者慎用。③妊娠期、哺乳期妇女禁用。④服药期间饮食宜清淡，忌辛辣、油腻食物。

【用法与用量】 口服。一次 15~20g，一日 3~5 次。

参 考 文 献

[1] 胡月红，金若敏，高建平，等. 良园枇杷叶膏药理作用的研究[J]. 中医药学报，2001，29（5）：37-38.
[2] 李菊芬，胡锡元，彭连生. 良园枇杷叶膏的祛痰、止咳作用[J]. 中国医院药学杂志，2003，23（7）：420-421.
[3] 王卫红，陈莲芳，许得盛，等. 良园枇杷叶膏的临床研究[J]. 中国中医药学报，2002，17（10）：637-638.

（南京中医药大学 余 黎，蒋宝平）

苓桂咳喘宁胶囊

【药物组成】 茯苓、桂枝、桔梗、苦杏仁、白术（麸炒）、陈皮、法半夏、龙骨、牡蛎、生姜、大枣、甘草（蜜炼）。

【处方来源】 研制方。国药准字 Z10960001。

【功能与主治】 温肺化饮，止咳平喘。用于外感风寒、痰湿阻肺所致的咳嗽痰多、喘息、胸闷气短；急、慢性支气管炎见上述证候者。

【药效】 主要药效如下[1]：

1. 镇咳、祛痰 咳嗽、咯痰是气管-支气管炎最常见的症状。本品能够减少镇咳实验小鼠的咳嗽次数，并具有一定的祛痰作用。

2. 平喘 吸入组胺可诱发豚鼠支气管痉挛，出现喘息，本品能抑制吸入组胺引起的喘息，表明其具有平喘作用。

3. 抗菌 本品体外可不同程度抑制金黄色葡萄球菌、溶血性链球菌、肺炎双球菌、铜绿假单胞菌、福氏痢疾杆菌、假结核杆菌；体内试验能治疗金黄色葡萄球菌、溶血性链球菌、肺炎双球菌引起的感染。

4. 抗炎 本品能抑制大鼠毛细血管通透性增加，对急性炎症渗出有抑制作用。

5. 增强免疫 本品对小鼠抗体生成、血清溶血素水平、T淋巴细胞转化及巨噬细胞吞噬功能均有增强作用。

【临床应用】 主要用于急性气管-支气管炎、喘息性支气管炎等[2-5]。

1. 急性气管-支气管炎 本品适用于外感风寒，内犯于肺所致之咳嗽，临床可见咳嗽声重、气急、咽痒、咳痰稀白或伴鼻塞流涕、头痛、肢体酸楚、恶寒发热、舌淡苔薄白、脉浮等症；亦适用于脾失健运，痰湿蕴肺致咳声重浊、痰黏腻稠厚、量多易咳、胸闷脘痞、食少、苔白腻、脉濡滑等症。临床常用于急性气管-支气管炎及慢性支气管炎见上述证候者。

2. 喘息性支气管炎 本品适用于风寒客肺，肺气失宣之喘证，临床可见喘咳气急、痰多稀薄，可伴头痛恶寒或发热、舌苔薄白而滑、脉浮紧；亦可见痰浊壅肺，肺失宣降致喘而胸满室闷、咳嗽痰多、黏腻色白、咳吐不利、食少、口黏不渴、苔厚腻、脉滑。本品可改善哮喘急性发作期临床症状及肺呼吸功能；也可较好地改善慢性阻塞性肺疾病急性加重期痰湿阻肺证的临床症状，较快缓解气喘、哮鸣音、咳嗽等临床表现，改善呼吸功能；还有助于降低血清炎症因子及改善免疫功能，常用于喘息性支气管炎、慢性阻塞性肺疾病、咳嗽变异性哮喘等见上述证候者。

【不良反应】 未见明确报道。

【使用注意】 ①外感风热、痰热蕴肺、阴虚燥咳等热证患者慎用。②妊娠期妇女慎用。③服药期间忌辛辣刺激食物，忌烟、酒。④对本品过敏者禁用，过敏体质者慎用。⑤支气管扩张、肺脓肿、肺心病、肺结核患者应在医师指导下服用。

【用法与用量】 口服。一次 5 粒，一日 3 次。

参 考 文 献

[1] 苓桂咳喘宁胶囊新药申报资料.
[2] 田秀英，王琦，苏惠萍，等. 苓桂咳喘宁胶囊治疗急性支气管炎的临床观察[J]. 北京中医药大学学报，1996，19（6）：45-47.
[3] 杨赣军，张小强，孙弋. 苓桂咳喘宁胶囊联合西医治疗慢性阻塞性肺疾病急性加重期痰湿阻肺证疗效[J]. 中医药临床杂志，2016，28（10）：1445-1447.
[4] 于维霞. 苓桂咳喘宁胶囊辅助治疗慢性阻塞性肺疾病急性加重期痰湿阻肺证疗效及对血清炎症因子和免疫功能的影响[J]. 中华中医药学刊，2018，36（6）：1530-1533.
[5] 刘艳霞. 苓桂咳喘宁胶囊治疗哮喘急性发作的临床疗效观察[J]. 慢性病学杂志，2017，18（11）：1208-1213，1213.

（南京中医药大学　余　黎，蒋宝平）

复方川贝精片（胶囊）

【药物组成】 麻黄浸膏适量、陈皮、法半夏、远志、桔梗、川贝母、五味子、甘草浸膏。

【处方来源】 研制方。《中国药典》（2015 年版）。

【功能与主治】 宣肺化痰，止咳平喘。用于风寒咳嗽、痰喘引起的咳嗽气喘、胸闷、痰多；急、慢性支气管炎见上述证候者。

【药效】 主要药效如下[1-2]：

1. 平喘　复方川贝精胶囊和片剂均可延长吸入乙酰胆碱和组胺混合溶液所致豚鼠喘息发作潜伏期，延长抽搐跌倒时间，表明其具有一定平喘作用。

2. 镇咳　吸入雾化浓氨水、柠檬酸等刺激性气体可诱导动物刺激性咳嗽。复方川贝精胶囊和片剂均可延长吸入氨雾致咳小鼠的咳嗽潜伏期，减少小鼠 2 分钟内咳嗽的次数；复方川贝精胶囊还可减少吸入雾化柠檬酸引咳豚鼠的咳嗽动物数，减少 5 分钟内咳嗽次数，表明其具有镇咳作用。

3. 祛痰　小鼠腹腔注射酚红，部分可经气管排泌，祛痰药物可促进气管排泌酚红，检测气管酚红排泌量能反映药物的祛痰程度。复方川贝精胶囊和片剂均可增加小鼠气管酚红排泌量，增加气管排痰量；片剂还可促进大鼠气管分泌液的毛细管引流量，显示出了祛痰效应。

【临床应用】 主要用于急性气管-支气管炎、喘息性支气管炎、慢性阻塞性肺疾病等[3]。

1. 急性气管-支气管炎　本品适用于风寒束肺，肺失宣降之咳嗽，临床可见咳嗽痰多、色白质稀、发热恶寒、舌淡苔薄、脉浮紧等。临床常用于急性气管-支气管炎及慢性支气管炎见上述证候者。

2. 喘息性支气管炎、慢性阻塞性肺疾病　本品还适用于风寒外束，痰浊阻肺所致之喘证，临床可见咳嗽喘促、胸闷气短、痰多稀薄、舌苔白腻、脉滑等。临床常用于喘息性支气管炎、慢性阻塞性肺疾病等属风寒外束，痰浊阻肺而见上述证候者。临床复方川贝精胶囊结合常规西药治疗能有效缓解慢性阻塞性肺疾病急性发作感染期患者的临床症状，改善肺通气功能。

【不良反应】 未见明确报道。

【使用注意】 ①本方含麻黄，心脏病、原发性高血压及失眠患者慎用。②妊娠期妇女慎用。③服药期间忌食辛辣及牛肉、羊肉、鱼类食物。

【用法与用量】 片剂：口服。一次3～6片，一日3次；小儿酌减。胶囊剂：口服。一次2～3粒，一日3次；小儿酌减。

参 考 文 献

[1] 王秀，王永利. 复方川贝精胶囊与片剂的药理作用比较[J]. 河北中医，1993，15（5）：29-30.
[2] 赵润英，李大满，陈魁敏，等. 肺必清片药效学实验研究[J]. 辽宁药物与临床，1999，2（2）：3-5.
[3] 庄明. 复方川贝精胶囊配合常规治疗慢性阻塞性肺疾病的临床疗效分析[J]. 医学信息（上旬刊），2011，24（4）：2039.

（南京中医药大学　余　黎，蒋宝平）

蛇胆陈皮胶囊（片、口服液、散）

【药物组成】 蛇胆汁、陈皮。

【处方来源】 研制方。《中国药典》（2015年版）。

【功能与主治】 理气化痰，祛风和胃。用于痰浊阻肺，胃失和降，咳嗽，呕逆。

【药效】 主要药效如下[1-3]：

1. 祛痰　小鼠腹腔注射酚红，部分可经气管排泌，祛痰药物可促进气管排泌酚红，检测气管酚红排泌量能反映药物的祛痰作用强弱。本品可增加小鼠气管酚红排泌量和大鼠痰液分泌量，增加小鼠和大鼠支气管黏膜分泌，表明其具有祛痰作用。

2. 镇咳　吸入氨雾可诱导小鼠刺激性咳嗽，蛇胆陈皮散对吸入氨雾引咳小鼠具有镇咳作用，可使小鼠咳嗽潜伏时间明显延长，2分钟内咳嗽次数明显减少。

3. 其他　本品可使小鼠的炭末小肠推进率明显提高，对小鼠小肠推进运动有促进作用。

【临床应用】 主要用于急性气管-支气管炎、胃肠功能紊乱等[4-5]。

1. 急性气管-支气管炎　本品适用于痰浊阻肺所致之咳嗽。临床可见咳嗽痰多，质稠厚或黄，量多易咳，胸闷脘痞，呕恶，苔腻或黄腻，脉滑等。常用于急性气管-支气管炎及慢性支气管炎、慢性阻塞性肺疾病属痰浊阻肺见上述证候者。蛇胆陈皮口服液治疗慢性阻塞性肺疾病急性发作，能较快缓解咳嗽、咳痰、喘息等症状，减少发生呼吸衰竭、肺心病、气胸概率；对婴幼儿喘息亦能较快改善气喘、胸闷、咳嗽、呼吸困难等症状。

2. 胃肠功能紊乱　本品还可用于脾失健运，痰饮内停，或痰郁化热致胃气上逆，症见恶心呕吐，胸膈烦闷，口苦，失眠或眩晕；或痰浊中阻，胃失和降，呃逆连连，舌苔黄腻，脉弦滑等症。常用于胃肠功能紊乱见上述证候者。

【不良反应】 曾有1例引起全身多处黏膜溃烂的报道。

【使用注意】 ①对本品过敏者禁用，过敏体质者慎用。②服药期间饮食宜清淡，忌辛辣、油腻、忌烟、酒。③支气管扩张、肺脓肿、肺心病、肺结核患者应在医师指导下服用。

【用法与用量】 胶囊剂：口服。一次1～2粒，一日2～3次。片剂：口服。一次2～4片或1～2片（薄膜衣片），一日3次。口服液：口服。一次10ml，一日2～3次。散剂：

口服。一次 0.3~0.6g，一日 2~3 次。小儿酌减或遵医嘱。

参 考 文 献

[1] 蔡华芳，蒋幼芳，夏志俊. 蛇胆陈皮胶囊的祛痰镇咳肠推进运动实验研究[J]. 儿科药学杂志，2004，10（5）：3-4.
[2] 陈国祥，杨解人，丁伯平，等. 蛇胆陈皮胶囊的药效学及毒性研究[J]. 中成药，2000，22（11）：810-811.
[3] 陈奇. 中成药名方药理与临床[M]. 北京：人民卫生出版社，1998：858-859.
[4] 袁尚红，陈伟，熊云峰，等. 蛇胆陈皮口服液治疗慢性阻塞性肺病的疗效观察[J]. 宜春学院学报，2017，39（3）：22-23.
[5] 汤玉妍，廖友明，李碧燕，等. 不同剂量布地奈德混悬液氧气雾化吸入联合蛇胆陈皮口服液对婴幼儿喘息的疗效及发作对比研究[J]. 中国实用医药，2018，13（14）：7-9.

（南京中医药大学　余　黎，蒋宝平）

痰咳净片（散、滴丸）

【药物组成】　桔梗、远志、咖啡因、苦杏仁、冰片、炙甘草、五倍子。

【处方来源】　研制方。国药准字 Z22022563。

【功能与主治】　通窍顺气，止咳，化痰。用于痰浊阻肺所致之咳嗽，痰多，胸闷，气促，喘息；急慢性支气管炎、咽喉炎、肺气肿见上述证候者。

【药效】　主要药效如下[1-4]：

1. 祛痰　小鼠腹腔注射酚红，部分可经气管排泌，借助酚红从小鼠气管分泌的排出量变化，可以衡量药物祛痰的效果；采用玻璃毛细管插入大鼠气管内吸取痰液，以吸取的痰量判断药物的排痰效果；利用动物气管纤毛运动带动墨汁微粒运动速度亦能反映药物的祛痰作用。痰咳净滴丸能明显促进小鼠气管酚红的排泌，增加大鼠毛细管导痰法祛痰量，加快家鸽气管内纤毛运动速度，表明痰咳净滴丸可以通过促进腺体分泌，加快气管纤毛运动而发挥祛痰作用。

2. 镇咳　小鼠吸入氨雾可以引起咳嗽反应，痰咳净滴丸能明显延长小鼠吸入氨雾致咳的潜伏期，表明其具有镇咳作用。

3. 平喘　吸入磷酸组胺可以引起豚鼠气道痉挛收缩，引发喘息症状，痰咳净滴丸能够延长吸入磷酸组胺引起的豚鼠喘息潜伏期，表明其具有一定的平喘作用。

4. 抗炎　角叉菜胶、二甲苯可以引起炎症反应，痰咳净滴丸对注射角叉菜胶引起的大鼠足跖肿胀和涂抹二甲苯引起的小鼠耳廓肿胀均有一定的抑制作用，表明其对炎症急性期的渗出、肿胀有抑制作用。

5. 抗病毒　痰咳净不同剂型均有一定的体外抗甲型人流感病毒作用，体外抗病毒作用显示其最高抗病毒有效率约为利巴韦林注射液的 66.40%。流感病毒甲型鼠肺适应株（FM1）滴鼻感染小鼠造成炎症损伤，痰咳净粉雾剂可以减轻 FM1 流感病毒引起的小鼠肺部炎性损伤，抑制肺指数升高，降低死亡率。其机制可能与调节炎性细胞因子的表达水平有关。

【临床应用】　主要用于急性气管-支气管炎、喘息性支气管炎等。

1. 急性气管-支气管炎　本品适用于外邪袭肺，肺失宣降所致之咳嗽。临床可见咳嗽痰多，质稀色白或微黄，咽喉不适或疼痛，胸闷气促，舌淡苔白或黄，脉滑等症。常用于急性气管-支气管炎、慢性支气管炎、咽喉炎、百日咳等属外邪袭肺，肺失宣降见上述证候者。痰咳净散剂含服有助于改善慢性支气管炎患者咳嗽、咳痰、喘息等症状[5-6]。

2. 喘息性支气管炎　本品还可用于痰浊阻肺，肺失宣肃所致之喘证。临床可喘息气促，喉中痰鸣，甚则张口抬肩，咳吐痰涎，胸闷脘痞，舌淡苔白滑，脉弦滑等症。常用于喘息性支气管炎、慢性阻塞性肺疾病等属痰浊阻肺，肺失宣肃见上述证候者。

3. 其他　有报道本品还可用于阴部瘙痒等[7]。

【不良反应】　服用本品有出现心慌、胸闷、恶心、呼吸急促症状的报道[8]；本品使用过量可致严重室性期前收缩和休克[9-10]。

【使用注意】　①妊娠期妇女慎用。②阴虚燥咳者慎用。③服药期间饮食宜清淡，忌食生冷、辛辣、燥热食物。④本品含咖啡因，不宜过量服用。⑤胃溃疡患者慎用。

【用法与用量】　片剂：含服。一次1片，一日3～6次。散剂：含服。一日3～6次，成年人一次0.2g（一小药匙），小儿酌减。滴丸：含服。一次10粒，一日6次。

参 考 文 献

[1] 叶寿山，王萍，倪光玉，等. 痰咳净滴丸镇咳祛痰作用研究[J]. 中药药理与临床，2005，21（2）：51-53.
[2] 毕军，赵胜宝. 痰咳净滴丸对豚鼠的平喘作用研究[J]. 医药导报，2006，25（11）：1131-1132.
[3] 江永南，莫红缨. 痰咳净粉雾剂对流感病毒FM1感染[J]. 中药材，2009，32（7）：1093-1097.
[4] 江永南，莫红缨. 痰咳净不同剂型体外抗甲型流感病毒的实验研究[J]. 中药材，2009，32（6）：929-932.
[5] 张兴永，余静清. 克咳敏加咳痰净为主治疗老年慢性气管炎的疗效[J]. 湖北医药导报，1987，(1)：48-49.
[6] 王文举. 痰咳净治疗百日咳86例临床观察[J]. 江苏中医，1991，(10)：16.
[7] 刘连海. 咳痰净外用治疗阴道瘙痒50例[J]. 中国民间疗法，2004，12（5）：24.
[8] 陈学生. 痰咳净引起严重不良反应1例[J]. 中草药，1997，(4)：228.
[9] 王桂荣，史鸿环. 痰咳净过量致严重室性早搏1例[J]. 黑龙江医药科学，2001，24（3）：134.
[10] 黄笑芳，汤昇玲. 含服痰咳净过量致休克一例[J]. 实用药物与临床，2012，15（3）：184.

（南京中医药大学　蒋宝平，余　黎）

蛇胆川贝散（液、胶囊）

【药物组成】　蛇胆汁、川贝母

【处方来源】　研制方。《中国药典》（2015年版）。

【功能与主治】　清肺，止咳，祛痰。用于肺热咳嗽，痰多。

【药效】　主要药效如下：

1. 镇咳　吸入刺激性气体如氨雾能够引起动物咳嗽反应。本品及蛇胆川贝液能明显减少豚鼠吸入氨雾引咳次数[1-2]，本品及蛇胆川贝软胶囊能明显减少小鼠吸入氨雾引咳次数[2-3]，显示其具有镇咳作用。

2. 祛痰　给动物注射酚红，部分可经气管排泌，检测给药后气管酚红排泌量能反映药物的祛痰能力。蛇胆川贝液及蛇胆川贝软胶囊均可增加小鼠气管酚红排泄量[1,3]，本品能增加大鼠气管分泌液的毛细管引流量[3]，表明以上制剂可通过促进腺体分泌发挥祛痰的作用。

3. 平喘　本品能延长吸入氯化乙酰胆碱加组胺引发的豚鼠喘息发作潜伏期[4]，表明其具有一定平喘作用。

4. 解热　伤寒、副伤寒菌苗腹腔注射后能够引起大鼠体温升高,蛇胆川贝液对由伤寒、副伤寒菌苗引起的大鼠发热具有解热作用。

5. 抗炎　蛇胆川贝液能抑制注射角叉菜胶所致大鼠足肿胀,表现其对急性炎症渗出、肿胀有抑制作用。

6. 抑菌　蛇胆川贝液体外对普通变形杆菌、伤寒 H_{901}、伤寒 O_{901}、肺炎链球菌、白色念珠菌有不同程度的抑制作用[5-6]。

【临床应用】　主要用于急性气管-气管炎、肺炎等。

1. 急性气管-支气管炎　本品适用于外感风寒犯肺,或风寒郁肺化热所致之咳嗽。临床可见咳嗽气粗,咳痰黄稠,发热,或咽喉疼痛,舌红苔黄腻,脉滑数等症[7]。常用于急性气管-支气管炎及慢性支气管炎、感冒后咳嗽见上述证候者。

2. 肺炎　本品还适用于风热犯肺或风寒闭肺化热之肺炎,临床可见咳嗽,痰多黄稠,发热,舌红苔黄,脉数等[8]。常规治疗基础上联合蛇胆川贝液能提高小儿难治性支原体肺炎的治疗效果[9],能更有效地控制支原体肺炎患儿的病情,加快体温恢复,促进咳嗽及肺部啰音消除。

3. 其他　本品还有用于慢性咽炎[10]、复发性口疮[11]的报道。

【不良反应】　本方偶可引起药疹、急性喉头水肿[12-14]。

【使用注意】　①痰湿阻肺,久咳不已者慎用[15]。②对本品过敏者禁用,过敏体质者慎用。③忌食辛辣、油腻食物,忌烟、酒。④儿童、妊娠期妇女、哺乳期妇女、年老体弱者应在医师指导下服用。⑤支气管扩张、肺脓肿、肺心病、肺结核患者出现咳嗽时应去医院就诊。

【用法与用量】　散剂:口服。一次 0.3~0.6g,一日 2~3 次。口服液:口服。一次 10ml,一日 3 次。胶囊剂:口服。一次 1~2 粒,一日 2~3 次。

参 考 文 献

[1] 田育望,王克美,兰芳,等. 蛇胆川贝液镇咳祛痰平喘作用的研究[J]. 中成药,1993(3):26-29.
[2] 陈志春,段晓波,王光凤. 痰咳清胶囊止咳、祛痰、平喘作用研究[J]. 中药新药与临床药理,2001,12(1):22-24,62-63.
[3] 王德勤. 蛇胆川贝软胶囊镇咳化痰药效研究[J]. 广东药学,2003,13(3):35-36.
[4] 蔡金艳,张勇慧,阮汉利,等. 蛇胆川贝散和蛇胆湖贝散的药效学比较研究[J]. 中医药学刊,2005(2):295-296.
[5] 赵润英,范纯富,范晓东. 熊胆平贝口服液药效学实验研究[J]. 中国中医药科技,1999(3):151-153.
[6] 高颖,张革,刘文新,等. 熊胆平贝口服液解热抗炎抗菌作用研究[J]. 沈阳医学院学报,1998(z1):32-35.
[7] 赵武,赵井财. 蛇胆川贝液治疗感冒后咳嗽临床观察[J]. 中国民康医学,2009,21(24):3129.
[8] 高宝贵,朱云. 蛇胆川贝液辅佐治疗小儿肺炎疗效显著[J]. 吉林中医药,1991,7(4):34.
[9] 钟红平,王宽锋,刘世平. 蛇胆川贝液治疗小儿难治性支原体肺炎的临床疗效观察[J]. 中药药理与临床,2017,33(2):192-194.
[10] 于建平. 蛇胆川贝散治疗慢性咽炎 30 例[J]. 中西医结合杂志,1988(8):503.
[11] 燕福民,曲景云. 蛇胆川贝散治愈二例复发性口疮[J]. 中成药研究,1987(8):43.
[12] 李学义. 蛇胆川贝液所致药疹 1 例[J]. 中药通报,1987(10):54.
[13] 陈玉佩. 口服蛇胆川贝液过敏 2 例[J]. 四川中医,1992(9):28.
[14] 杨树先. 蛇胆川贝液致过敏反应 1 例[J]. 北京中医,1992(2):54.
[15] 初燕生. 蛇胆川贝液不可滥用[J]. 中医药信息,1990,7(3):46.

(南京中医药大学　余　黎,蒋宝平)

鲜竹沥（竹沥胶囊、竹沥颗粒）

【药物组成】　鲜竹沥。

【处方来源】　研制方。国药准字 Z51021431。

【功能与主治】　清热化痰。用于肺热咳嗽痰多，气喘胸闷，中风舌强，痰涎壅盛，小儿痰热惊风。

【药效】　主要药效如下[1-8]：

1. 镇咳　柠檬酸、氨水等化学刺激物作用于呼吸道的感受器可反射地引起咳嗽。鲜竹沥可抑制柠檬酸刺激豚鼠、氨水刺激小鼠引起的咳嗽，可延长咳嗽潜伏期，减少咳嗽次数。竹沥胶囊在氨水引咳实验中也呈现镇咳作用。

2. 祛痰　小鼠腹腔注射酚红后，部分可经支气管黏液腺分泌进入气道，祛痰药可促进气管酚红排泌。鲜竹沥及竹沥胶囊均能增加小鼠气管酚红排出量，表明其具有一定的祛痰作用。气管黏液纤毛的摆动可将覆盖于其上的黏液推向喉部，将黏附于其上的外物粒子（细菌、尘埃等）通过咳嗽排出。鲜竹沥也可加速气管黏膜的黏液纤毛运动，有助于祛痰作用的发挥。

3. 平喘　磷酸组胺气雾吸入可致豚鼠支气管痉挛、收缩而产生喘息反应。竹沥胶囊、鲜竹沥均能抑制磷酸组胺所致的豚鼠喘息。

4. 抗炎　竹沥胶囊对腹腔注射乙酸引起的毛细血管通透性增加有抑制作用，且其抗炎作用与阿司匹林相当。在改良烟熏法建立的慢性支气管炎大鼠模型中，大鼠肺组织及血管受损严重，有明显的炎症反应，同时血清中一氧化氮含量显著降低；经鲜竹沥和竹沥颗粒治疗后大鼠血清一氧化氮含量均升高，表明两者均可减轻气道炎症。竹沥颗粒还可抑制慢性支气管炎大鼠肺泡灌洗液中肿瘤坏死因子α和白介素-6 的含量，竹沥亦可降低慢性阻塞性肺疾病大鼠肺组织肿瘤坏死因子α和白介素-6 的含量。

5. 抑菌　竹沥胶囊在体外对常见的呼吸道及肠道感染的细菌有不同程度的抑制作用，包括金黄色葡萄球菌、铜绿假单胞菌、大肠埃希菌、肺炎克雷伯菌、志贺菌、流感杆菌、肺炎双球菌、甲型链球菌等。

6. 抗氧化　超氧化物歧化酶可清除动物体内过多的超氧阴离子自由基（O_2^-），同时还能保护其他抗氧化酶免受超氧阴离子自由基的灭活。丙二醛是反映机体氧化损伤程度的重要指标之一。在慢性支气管炎模型大鼠中，鲜竹沥和竹沥颗粒可增强肺组织中超氧化物歧化酶的活性，降低其肺组织中丙二醛的水平。

7. 抗脑出血　鲜竹沥灌肠配合西药甘露醇静脉给药治疗脑出血家兔模型，可提高脑组织中 Na^+，K^+-ATP 酶与 Ca^{2+}-ATP 酶的活性，同时降低丙二醛及白介素-6 的含量，提高超氧化物歧化酶水平。

【临床应用】　主要用于急性上呼吸道感染、急慢性咽炎、急慢性支气管炎、脑出血等。

1. 急性上呼吸道感染　本品适用于外感风热或痰热所致之咳嗽、咳痰。临床可见咳嗽，痰液黏稠，不易咳出，鼻塞，流涕，头痛，咽部不适等[9]。

2. 急慢性咽炎　本品适用于喉痹。临床可见咳嗽，咳痰，咽部疼痛、异物感、干燥感、灼热感、痒感等。常用于急慢性咽炎见上述证候者[10-11]。

3. 急慢性支气管炎　本品适用于肺热咳嗽。临床可见咳嗽，痰多，气喘，胸闷等。常用于急、慢性支气管炎见上述证候者[12, 13]。

4. 脑出血　本品适用于痰热腑实所致之中风。常用于中风神昏，痰浊闭窍，喉中痰鸣，口中流涎，脉弦滑或偏瘫侧弦滑而大等[14]。

5. 其他　还有报道用于病毒性脑炎致邪热入营，痰热蒙心之昏迷[15]。

【不良反应】　尚不明确。

【使用注意】　①寒痰者不宜使用。②脾虚便溏者慎用。

【用法与用量】　口服液：口服。一次 10～30ml，一日 2 次。胶囊剂：口服。一次 2 粒，一日 3 次。颗粒剂：口服。一次 4g，一日 3 次。

参 考 文 献

[1] 姚金龙. 鲜竹沥化学成分及其镇咳活性研究[D]. 南昌：南昌大学，2019.
[2] 罗慧萍，张丽宏，刘华，等. 鲜竹沥胶囊药效学研究[J]. 四川生理科学杂志，2000，22（2）：27-29.
[3] 蔡华芳. 鲜竹沥镇咳祛痰作用的实验研究[J]. 中国实验方剂学杂志，2007，13（5）：43-44.
[4] 王芳，熊培政，冯雪梅. 竹沥颗粒对慢性支气管炎模型大鼠肺组织病理学改变及 NO 含量影响[J]. 亚太传统医药，2017，13（4）：9-11.
[5] 王芳. 竹沥颗粒对慢性支气管炎模型大鼠的疗效及机制探讨[D]. 成都：成都中医药大学，2019.
[6] 王芳，熊培政，冯雪梅. 使用竹沥颗粒和鲜竹沥口服液对 CB 模型大鼠肺组织中 SOD 活性、MDA 水平和 HP 水平的影响[J]. 当代医药论丛，2017，15（8）：61-63.
[7] 李会琪，杨秀清，缪峰，等. 大黄/鲜竹沥灌肠治疗脑出血的实验研究[J]. 陕西中医，2007，28（10）：1412-1414.
[8] 罗建江，马红霞. 竹沥对慢阻肺大鼠肺组织中 AQP1、AQP4、AQP5、TNF-α 和 IL-6 的影响[J]. 陕西中医，2017，38（11）：1617-1619.
[9] 李建保，李伟. 竹沥颗粒与鲜竹沥液治疗小儿急性上呼吸道感染咳嗽、咯痰的临床观察[J]. 中国医院用药评价与分析，2011，11（11）：1021-1023.
[10] 杨登权，张小平. 竹沥胶囊治疗慢性咽炎 122 例临床疗效观察[J]. 山西医药杂志，2015，44（5）：539-541.
[11] 李萍，范顺娟. 竹沥胶囊治疗急性咽喉炎 40 例的临床观察[J]. 中国医药导刊，2013，15（8）：1437-1438.
[12] 庹田，陈志富. 竹沥胶囊对急、慢性支气管炎祛痰作用的临床研究[J]. 湖南中医药大学学报，2012，32（4）：22-24，27.
[13] 付泽伟，陈志富. 竹沥胶囊与氨溴索对支气管炎患者祛痰作用的临床随机对照研究[J]. 现代中西医结合杂志，2012，21（12）：1266-1267，1270.
[14] 李会琪，杨秀清，缪峰，等. 大黄、鲜竹沥辅助灌肠治疗脑出血合并意识障碍 66 例[J]. 陕西中医，2010，31（6）：652-654.
[15] 宋志彬，郑国俊，刘淑琴，等. 重用鲜竹沥协助治疗病毒性脑炎所致昏迷[J]. 中国急救医学，2004，24（12）：913-914.

（南方医科大学　曹惠慧，卢子滨）

桔 贝 合 剂

【药物组成】　桔梗、浙贝母、苦杏仁、麦冬、黄芪、枇杷叶、甘草。

【处方来源】　研制方。国药准字 Z50020208。

【功能与主治】　润肺止咳。用于肺热咳嗽，痰稠色黄，咯痰不爽。

【药效】　主要药效作用如下[1-2]：

1. 改善肺功能　潮气量（V-T）、FEV_1、PEF 和最大呼气中段流量（MMEF）可直观反映患者的通气功能，其值越小，肺功能越差。本品能使患者 V-T、FEV_1、PEF 和 MMEF 值均增大，具有改善肺功能的功效。

2. 降低血清趋化因子水平　巨噬细胞趋化蛋白-4（MCP-4）可选择性地集中于炎症部

位引起免疫炎性损伤；巨噬细胞衍生趋化因子（MDC）可使嗜酸性粒细胞在气道聚集，并释放多种细胞因子和毒性蛋白，对支气管黏膜上皮细胞造成损害，导致气道狭窄，气流受阻；半胱氨酰白三烯（CysLTs）为花生四烯酸的代谢产物，可使支气管强烈收缩，同时诱导大量黏液分泌，抑制气管内纤毛的运动，加重咳嗽、喘息症状。本品可显著降低血清中MCP-4、MDC、CysLTs水平，控制气道炎性反应。

3. 祛痰　本品可稀释痰液，缓解黏液高分泌所致的气道阻塞。

【临床应用】　主要用于喘息性支气管炎、肺炎等。

1. 喘息性支气管炎　桔贝合剂能够显著改善咳嗽、喘息症状及肺部体征，且无明显毒副作用[3]。

2. 肺炎　本品辅助治疗小儿肺炎可提高常规综合治疗痊愈率与有效率，同时缩短退热时间、咳嗽消失时间、肺部体征消失时间、肺部X线阴影消失时间[4-6]。

【不良反应】　尚不明确。

【使用注意】　①忌食辛辣、油腻食物。②本品适用于肺热咳嗽，其表现为咳嗽气促，或喉中有痰鸣，痰质黏，伴身热，口干，咽痛。③支气管扩张、肺脓肿、肺心病、肺结核患者应在医师指导下服用。④若服用1周症状无改善，应停止服用，去医院就诊。⑤服药期间，若患者出现高热，体温超过38℃，或出现喘促气急，或咳嗽加重，痰量明显增多应去医院就诊。⑥长期服用，应向医师或药师咨询。⑦对本品过敏者禁用，过敏体质者慎用。⑧本品性状发生改变时禁止使用。⑨儿童必须在成人监护下使用。⑩请将本品置于儿童不能接触到的地方。⑪如正在使用其他药品，使用本品前请咨询医师或药师。

【用法与用量】　口服。一次10～15ml，一日3次。

参 考 文 献

[1] 李建华，朱莉，郭秀红. 桔贝合剂联合阿奇霉素治疗儿童支原体肺炎对肺功能及趋化因子的影响[J]. 中医药信息，2018，35（3）：112-115.
[2] 李雪霖，邹海桥. 桔贝合剂对慢性阻塞性肺疾病急性期患者痰液的影响[J]. 现代医药卫生，2017，33（13）：1927-1929.
[3] 刘海军. 桔贝合剂治疗喘息性支气管炎疗效观察[J]. 海峡药学，2012，24（3）：177-178.
[4] 黎晓燕，徐正华. 48例桔贝合剂辅助治疗小儿肺炎的效果分析[J]. 当代护士，2014，（10）：76-77.
[5] 文德，王敏，谢利波. 桔贝合剂治疗小儿病毒性肺炎疗效观察[J]. 现代中西医结合杂志，2011，20（2）：193.
[6] 杨硕鹏，孙博. 桔贝合剂治疗小儿肺炎的Meta分析[J]. 中成药，2019，41（8）：1847-1851.

（南方医科大学　郑远茹，余林中）

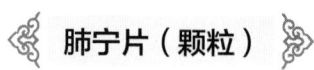

肺宁片（颗粒）

【药物组成】　返魂草。

【处方来源】　研制方。

【功能与主治】　清热祛痰，镇咳平喘。用于肺内感染、慢性支气管炎、喘息性支气管炎、急性呼吸道感染等。

【药效】　主要药效如下：

1. 镇咳[1]　浓氨水作为化学刺激物作用于呼吸道的感受器反射性地引起咳嗽。本品可减少吸入氨雾刺激后的小鼠咳嗽反应，表明其具有镇咳作用。

2. 平喘[1] 吸入乙酰胆碱和组胺可引起豚鼠喘促。本品能够延长吸入乙酰胆碱和组胺所致的豚鼠引喘潜伏期，表明其具有平喘作用。

3. 抗炎[1-5] 炎症反应是诸多呼吸道疾病的主要病理过程。角叉菜胶及二甲苯为常用致炎剂，局部皮下注射角叉菜胶及涂抹二甲苯能引起毛细血管通透性增加及炎症细胞浸润，并诱发渗出性炎性水肿。本品可以减轻注射角叉菜胶所致小鼠足跖肿胀及涂抹二甲苯所致大鼠耳廓肿胀。本品还可抑制大鼠皮下植入棉球引起的肉芽组织增生。此外，本品可显著降低慢性阻塞性肺疾病急性期大鼠血清肿瘤坏死因子α、巨噬细胞炎性蛋白（MIP-2），以及放射性肺损伤大鼠白介素-6、肿瘤坏死因子α、转化生长因子-β_1（TGF-β_1）等炎症因子水平。以上表明本品具有抗炎作用。

4. 解热[1,6] 本品可显著抑制由注射内毒素引起的家兔发热，以及注射啤酒酵母混悬液引起的大鼠发热，表明其具有解热作用。

5. 镇痛[1,7] 本品可以延长小鼠热板测痛仪及光热测痛仪等热刺激致痛的痛阈时间。还可以减轻腹腔注射乙酸所致的小鼠疼痛扭体反应，表明其具有镇痛作用。

6. 抗过敏[1] 2,4-二硝基氯苯作为一种强致敏物，可导致接触者发生超敏反应性皮炎，本品还可以减轻2,4-二硝基氯苯丙酮溶液所致的小鼠迟发型超敏反应耳肿胀。

7. 抗病毒[8] 本品提取物在体外实验中对流感病毒的复制具有抑制作用，且可降低呼吸道合胞病毒、腺病毒感染的Hela细胞的死亡率，可降低流感病毒感染小鼠的死亡率及肺指数。

【临床应用】 主要用于急性气管-支气管炎、慢性支气管炎等。

1. 急性气管-支气管炎[9] 本品适用于痰热阻肺之咳嗽。临床可见咳嗽、痰多黄稠，发热等。常用于急性气管-支气管炎见上述证候者。

2. 慢性支气管炎[10-11] 本品适用于痰热郁肺之喘证。临床可见咳嗽、咳痰、喘息等症。常用于慢性支气管炎见上述证候者。本品联合孟鲁司特钠可明显改善老年慢性支气管炎患者的肺功能。

【不良反应】 尚不明确。

【使用注意】 ①糖尿病患者禁服颗粒剂。②忌烟、酒及辛辣、香燥、生冷、油腻食物。③不宜在服药期间同时服用滋补性中药。④有支气管扩张、肺脓肿、肺心病、肺结核患者出现咳嗽时应去医院就诊。⑤服药3天症状无缓解，应去医院就诊。⑥儿童、年老体弱者、妊娠期妇女应在医师指导下服用。⑦对本品过敏者禁用，过敏体质者慎用。⑧本品性状发生改变时禁止使用。⑨儿童必须在成人监护下使用。⑩请将本品放在儿童不能接触到的地方。⑪如正在使用其他药品，使用本品前请咨询医师或药师。

【用法与用量】 片剂：口服。一次5片，一日3次。颗粒剂：开水冲服。一次10g，一日3次。

参 考 文 献

[1] 王颖. 返魂草的药效学和急性毒性研究[D]. 大连：大连医科大学，2010.
[2] 商明秀，陈秀兰，金韵，等. 返魂草提取物抗炎的药效学研究[J]. 中国现代医生，2007，45（21）：12-13.
[3] 祁海燕，封继宏，李美凤，等. 肺宁颗粒对COPD急性期大鼠的肺组织病理和血清中TNF-α、MIP-2水平的影响[J]. 陕西中医，2016，37（8）：1094-1097.

[4] 王策. 肺宁颗粒对大鼠放射性肺炎及细胞因子表达的影响[J]. 中医临床研究, 2017, 9 (22): 21-24.
[5] 韦翔耀, 穆懿, 王元艳, 等. 肺宁颗粒对放射性肺损伤大鼠细胞因子的影响[J]. 热带医学杂志, 2019 (3): 270-273, 308, 389.
[6] 商明秀, 陈秀兰, 尚士光, 等. 返魂草提取物解热的药效学研究[J]. 中国医药导刊, 2007, 9 (6): 508-510.
[7] 商明秀, 陈秀兰, 林莉, 等. 返魂草提取物镇痛的药效学研究[J]. 中国医药导刊, 2008 (2): 277-279.
[8] 李丽静, 王继彦, 王岩, 等. 返魂草提取物及其有效成分抗病毒作用的研究[J]. 中国中医基础医学杂志, 2005, 11 (8): 585-587.
[9] 王海霞, 程春红, 冯雪影. 肺宁颗粒治疗小儿支气管炎并发热、咳喘的疗效研究[J]. 中国实用医药, 2018, 13 (30): 106-107.
[10] 孙云, 王湖. 返魂草冲剂治疗慢性气管炎30例疗效观察[J]. 佳木斯医学院学报, 1994, 17 (2): 45-46.
[11] 尹雁冰. 肺宁颗粒联合孟鲁司特钠治疗老年慢性支气管炎的疗效及对肺功能的影响[J]. 当代医学, 2019, 25 (5): 118-120.

（南方医科大学　田春阳，余林中）

第四章

慢性支气管炎与阻塞性肺气肿中成药名方

第一节 概 述

一、概 念

慢性支气管炎（chronic bronchitis）是由于感染或非感染因素引起的气管、支气管黏膜及周围组织的慢性非特异性炎症。

阻塞性肺气肿（obstructive pulmonary emphysema）主要是由于慢性支气管炎反复发作导致终末细支气管远端部分（包括呼吸性细支气管、肺泡管、肺泡囊和肺泡）的气道弹性减退，过度膨胀、充气和肺容积增大或同时伴有气道壁破坏。当慢性支气管炎与肺气肿患者出现持续气流受限则为慢性阻塞性肺疾病（chronic obstructive pulmonary disease，COPD）。

二、病因及发病机制

（一）病因

1. **慢性支气管炎** 目前认为可能与有害气体和有害颗粒有关，如吸烟、烟雾、粉尘、刺激性气体（二氧化硫、一氧化氮、氯气、臭氧）等。感染（病毒、支原体、细菌等）则为慢性支气管炎急性发作的主要因素，亦可能与遗传、呼吸道局部免疫功能降低、变态反应等因素有关。

2. **阻塞性肺气肿** 病因复杂，吸烟、烟雾、粉尘、刺激性气体、感染等引起反复发作的慢性支气管炎症性损伤为主要原因，还与蛋白酶-抗蛋白酶平衡失调有关。

（二）发病机制

1. **慢性支气管炎** 吸烟、大气污染、感染等对支气管黏膜均有刺激作用，引起细支气管炎症，支气管黏膜充血、水肿，腺体分泌增多，可使支气管黏膜上皮纤毛运动障碍，气道净化功能下降,管腔狭窄或阻塞。

2. 阻塞性肺气肿　长期慢性炎症及持续气道阻塞,吸气时细支气管管腔扩张,空气进入肺泡;呼气时管腔缩小,空气滞留,肺泡内压不断增高,导致肺泡过度膨胀甚至破裂,形成肺气肿。细支气管周围的辐射状牵引力损失,使细支气管收缩,致管腔变窄。肺血管内膜增厚,肺泡壁血供减少,肺泡弹性减弱等,助长膨胀的肺泡破裂。在感染等情况下,体内蛋白酶产生增多或活性增强,而抗蛋白酶产生减少或灭活加快,引起蛋白酶-抗蛋白酶失衡,过多的蛋白水解酶造成组织的损伤,更易发生肺气肿。

三、临床表现

1. 慢性支气管炎　起病慢,病程长,反复急性发作而病情加重。主要表现为慢性咳嗽、咳痰,或伴有气短、喘息。症状以晨起为著,痰多呈白色泡沫状,不易咳出。常因急性呼吸道感染而使咳嗽、咳痰、喘息等症状突然加重。

2. 阻塞性肺气肿　早期如前述慢性支气管炎临床表现,病程发展合并阻塞性肺气肿时则出现气短加重,活动后尤剧。典型肺气肿者胸廓前后径增大,呈桶状胸,呼吸运动减弱,呼吸音减低,有时可听到干、湿啰音或哮鸣音。

四、诊　　断

1. 慢性支气管炎　可依据慢性反复咳嗽、咯痰,或伴有喘息,每年发病持续3个月,连续2年或2年以上,并排除其他慢性气道疾病而做出临床诊断。

2. 阻塞性肺气肿　可根据慢性咳嗽、咯痰及逐渐加重的气短或呼吸困难病史、体格检查、X线检查和肺功能测定做出诊断。胸部X线检查可见胸廓扩张,肋间隙增宽,肋骨平行,膈降低且变平,两肺野透亮度增加。肺功能检测残气量/肺总量>40%。

五、治　　疗

(一)常用化学药物及现代技术

1. 慢性支气管炎　急性发作期的治疗原则为抗感染、镇咳祛痰、平喘。①抗感染:可选用喹诺酮类、大环类酯类、β内酰胺类口服,病情严重时静脉给药。如左氧氟沙星、阿奇霉素,如果能培养出致病菌,可按药敏试验选用抗菌药物。②镇咳祛痰:可试用复方甘草合剂,也可加用祛痰药溴己新、盐酸氨溴索、桃金娘油,干咳为主者可用镇咳药物,如右美沙芬等。③平喘:有气喘者可加用解痉平喘药,如氨茶碱,或用茶碱控释剂,或长效 β_2 激动剂加糖皮质激素吸入。稳定期则应以避免有害物刺激、预防呼吸道感染等为主。

2. 阻塞性肺气肿　化学药物治疗参考前述慢性支气管炎应用抗感染及镇咳祛痰、平喘药物,目的在于阻止症状发展和反复加重。此外,还应视病情发展积极配伍氧疗、营养支持、呼吸肌锻炼等康复治疗。

（二）中成药名方治疗

慢性支气管炎与阻塞性肺气肿属中医学"咳嗽""喘证""肺胀"等范畴。本病之发生多由久病肺虚、痰浊潴留而致肺失肃降、肺气胀满，每因复感外邪、情志失调、饮食不节、劳欲过度等诱发或加重。根据临床表现可将本病分为急性加重期和稳定期。急性加重期常见风寒袭肺、外寒内饮、痰热壅肺、痰湿阻肺等证，稳定期常见肺气虚、肺脾气虚、肺肾气虚、肺肾气阴两虚等证。慢性支气管炎与阻塞性肺气肿治疗应遵"急则治其标""缓则治其本"之原则，急性加重期以清热、涤痰、宣肺降气立法，稳定期则以益气（阳）、养阴为主。

第二节　中成药名方的辨证分类与药效

慢性支气管炎和阻塞性肺气肿患者共同的病理基础是支气管黏膜充血、水肿，气道狭窄或阻塞。中药治疗慢性支气管炎和阻塞性肺气肿的基本原则是抑制气道炎症、气道重塑、气道高反应，抑制气道高分泌，祛除气道痰液，减轻气道阻塞。中药治疗慢性支气管炎和阻塞性肺气肿是辨证用药。中成药名方的常见辨证分类及其主要药效如下[1-3]。

一、温化寒痰类

温化寒痰适用于慢性支气管炎与阻塞性肺气肿急性期属风寒袭肺、外寒内饮证者，主要症状是恶寒发热，无汗，咳嗽气喘，痰多清稀，鼻塞流涕，舌苔薄白，脉浮滑。

慢性支气管炎与阻塞性肺气肿急性期属风寒袭肺、外寒内饮证的主要病理变化是细胞因子、炎症介质、黏附分子介导气道炎症加剧，气道反应性增高较为突出。

温化寒痰药可镇咳、祛痰、平喘、抗炎等。

常用中成药：小青龙颗粒（合剂、胶囊、糖浆）、止嗽青果丸（口服液）、消咳喘糖浆（胶囊、片）、痰饮丸、气管炎丸（浓缩丸）、止咳宝片、咳特灵胶囊（片、颗粒）等。

二、清化热痰类

清化热痰适用于慢性支气管炎与阻塞性肺气肿急性期属痰热郁肺证者，主要症状是咳嗽气粗，或喉中痰鸣，痰多黏稠，色黄腥臭，咳痰不爽，胸胁胀满，咳时引痛，或有身热、口干，舌红苔薄黄腻，脉滑数。

慢性支气管炎与阻塞性肺气肿痰热郁肺证的主要病理变化是长期慢性炎症及持续气道阻塞，复经细菌感染等刺激，炎症加剧，分泌增多。

清化热痰药可镇咳、祛痰、平喘、解热、抗炎等。

常用中成药：克咳片（胶囊）、止嗽化痰颗粒（丸）、橘红丸（片、颗粒、胶囊）、清肺消炎丸、牡荆油胶丸、虫草清肺胶囊、海珠喘息定片等。

三、燥湿化痰类

燥湿化痰适用于慢性支气管炎与阻塞性肺气肿属痰湿蕴肺证者，主要症状是咳嗽反复发作，咳声重浊，胸闷气促，晨起痰多，黏稠色白或灰，痰出则咳缓，常伴脘痞腹胀，舌苔薄腻，脉濡滑。

慢性支气管炎与阻塞性肺气肿属痰湿蕴肺证的主要病理变化是气道炎症加剧，气道反应性增高，尤以气道高分泌致痰液增多、气道阻塞突出。

燥湿化痰药可祛痰、镇咳、平喘、抗炎等。

常用中成药：橘红化痰丸（片）、二陈丸（浓缩丸）、咳喘顺丸等。

四、润肺化痰类

润肺化痰适用于慢性支气管炎与阻塞性肺气肿属阴虚肺燥证者，主要症状是干咳少痰，或痰中带血，口燥咽干，舌红少苔，脉细数。

慢性支气管炎与阻塞性肺气肿阴虚肺燥证的主要病理变化是气管、支气管黏膜及周围组织的慢性非特异性炎症，病损主要存在于大气道，气流阻塞，气道高反应性、高分泌相对较轻。

润肺化痰药可镇咳、祛痰、平喘、抗炎等。

常用中成药：百合固金丸（口服液、片、颗粒）、养阴清肺膏（糖浆、口服液、丸、颗粒）、二冬膏、橘红梨膏、川贝雪梨膏等。

五、补肺平喘类

补肺平喘适用于慢性支气管炎与阻塞性肺气肿稳定期兼肺脾肾虚证者，主要症状除不同程度的咳嗽、咳痰、气喘外，尚可见倦怠乏力、心悸气短、自汗盗汗等。

慢性支气管炎与阻塞性肺气肿稳定期兼肺脾肾虚证的主要病理变化除长期具有气道炎症、气道反应性增高、气道高分泌、气道阻塞外，还表现为机体免疫功能低下，心肺功能损害。

补肺平喘药除可平喘、祛痰、镇咳、抗炎外，部分药物还具有增强机体免疫功能，改善心肺等脏器功能的作用。

常用中成药：恒制咳喘胶囊、蛤蚧定喘胶囊（丸）、金水宝胶囊（片）、百令胶囊（片）、咳宁颗粒（糖浆）、复方蛤青片（胶囊、注射液）、固肾定喘丸、肺气肿片、参蛤平喘胶囊、喘舒片、补肺丸、至灵胶囊等。

治疗慢性支气管炎与阻塞性肺气肿中成药药效多环节示意图见图4-1。

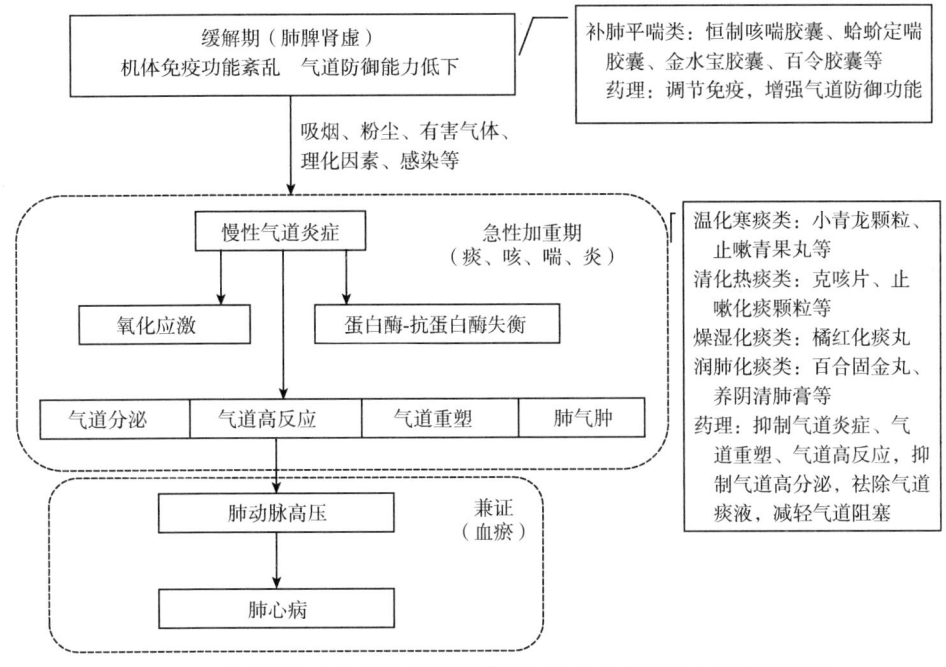

图 4-1 治疗慢性支气管炎与阻塞性肺气肿中成药药效多环节示意图

参 考 文 献

[1] 陈奇，张伯礼. 中药药效研究方法学[M]. 北京：人民卫生出版社，2016：376-377.
[2] 刘又宁. 实用临床呼吸病学[M]. 北京：科学技术文献出版社，2007：332-333.
[3] 韩明向，李泽庚. 现代中医呼吸病学[M]. 北京：人民卫生出版社，2005：178-181.

（南方医科大学　余林中；安徽中医药大学　李泽庚，杨　程）

第三节　中成药名方

一、温化寒痰类

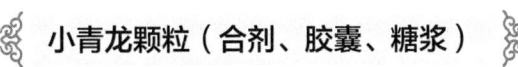

小青龙颗粒（合剂、胶囊、糖浆）

【药物组成】　麻黄、桂枝、白芍、干姜、细辛、炙甘草、法半夏、五味子。
【处方来源】　东汉·张仲景《伤寒论》。《中国药典》（2015 年版）。
【功能与主治】　解表化饮，止咳平喘。用于风寒水饮，恶寒发热，无汗，喘咳痰稀。
【药效】　主要药效作用如下[1-10]：

1. 镇咳、平喘　咳嗽、气喘是慢性支气管炎、阻塞性肺气肿最常见的临床表现。吸入氨水、二氧化硫等刺激性气体，可刺激呼吸道感受器，引起咳嗽。小青龙糖浆能减少吸入氨雾刺激引起小鼠咳嗽次数；小青龙汤能显著延长吸入氨雾和二氧化硫刺激致小鼠咳嗽反应的潜伏期，呈现确切的镇咳效应。小青龙糖浆、小青龙汤能抑制豚鼠吸入磷酸组胺致支气管痉挛、抽搐，可延长喘息潜伏期；小青龙汤含药血清对组胺致离体豚鼠平滑肌痉挛亦具有解痉作用，说明小青龙制剂可对抗组胺，对支气管具有非特异性解痉作用从而发挥平喘效应。

以鸡卵白蛋白致敏与激发诱导建立的小鼠或大鼠支气管哮喘动物模型被认为与哮喘发病机制最为贴切，本品及小青龙汤能改善卵清蛋白诱导的哮喘模型小鼠、大鼠喘急性发作时的肺通气功能，其机制可能与下列因素密切相关：小青龙汤可减轻模型动物气道炎症浸润水平，影响细胞因子水平变化，从而改善哮喘模型动物气道变应性炎症；通过降低非肾上腺素能非胆碱能（NANC）神经递质一氧化氮分泌量，恢复 NANC 神经对支气管平滑肌的正常调节功能，缓解气道平滑肌痉挛，改善哮喘急性发作时的肺通气功能并能够降低气道高反应性；抑制哮喘大鼠气道平滑肌细胞的增殖、肺组织中转化生长因子-β_1、信号传导蛋白（Smad3）表达，使气道得以改善和重塑；通过降低 NF-κB 信号通路的活化从而减轻气道炎症和气道重塑等。小青龙合剂能够明显稳定肥大细胞膜，抑制其脱颗粒，从而抑制过敏介质的释放。

以上表明，小青龙制剂可通过多途径发挥镇咳、平喘作用，从而缓解慢性支气管炎、肺气肿的主要症状。

2. 抗炎、抗过敏　炎症是慢性支气管炎、肺气肿等肺系疾病的基本病理过程。小青龙糖浆可明显抑制注射角叉菜胶引起的大鼠足跖肿胀，有抗急性炎症渗出、肿胀作用。小青龙汤可通过降低哮喘豚鼠的血清 IgE 和白介素-5、粒细胞巨噬细胞集落刺激因子（GM-CSF）基因的过度表达，减少肺内嗜酸性粒细胞的浸润，减轻 IgE 介导的气道炎症反应。通过小青龙汤药物血清对致敏大鼠腹腔肥大细胞脱颗粒及组胺释放影响的研究表明，小青龙汤具有稳定肥大细胞细胞膜，抑制致敏腹腔肥大细胞（PMC）脱颗粒及组胺释放作用。通过建立过敏性鼻炎豚鼠模型实验证实，小青龙汤能改善过敏性鼻炎豚鼠的症状，降低血液组胺含量，修复鼻黏膜。小青龙汤还能降低慢性阻塞性肺疾病大鼠模型白介素-8、肿瘤坏死因子 α 的水平。以上表明，抗炎、抗过敏亦是小青龙制剂用于治疗慢性支气管炎、肺气肿等疾病的重要药理基础。

3. 解热　小青龙糖浆对于注射角叉菜胶致大鼠发热具有解热作用。

【临床应用】　主要用于慢性支气管炎、肺气肿及慢性阻塞性肺疾病、支气管哮喘、变应性鼻炎等属于外束风寒，内停水饮的证候。

1. 慢性支气管炎、肺气肿及慢性阻塞性肺疾病[11-13]　本品及小青龙系列制剂适用于外束风寒，内停水饮之咳嗽、肺胀。临床可见恶寒发热，咳嗽，气促，痰多清稀，或恶寒发热，鼻塞流涕，舌淡苔白，脉浮或滑等症。常用于慢性支气管炎、肺气肿伴有气流受限的慢性阻塞性肺疾病见上述证候者。慢性支气管炎、肺气肿及慢性阻塞性肺疾病在西医常规治疗基础上联用小青龙制剂总有效率显著高于西医常规治疗组，肺功能改善情况明显好于西医常规治疗组，可促进痰液排出，提高患者血氧饱和度。在改善咳嗽、咯痰、喘息等主要症状方面优于单用西药。

2. 支气管哮喘[14-15]　是一种由多种细胞和细胞成分参与的气道慢性炎症性疾病，以气道炎症、气道重塑、可逆性气道阻塞、气道高反应性为主要特征。本品及小青龙系列制剂适用于外感风寒，内停水饮之哮喘。临床以咳嗽、胸闷、喘促等为主要表现。小青龙制剂可改善哮喘急性发作患者的临床症状，有效调节患者 Th17/Treg 失衡。小青龙合剂配合茶碱缓释片治疗支气管哮喘，在改善患者肺功能、临床症状和体征如喘息、胸闷、痰量、咳嗽、肺部哮鸣音方面效果突出。口服本品与雾化吸入布地奈德、特布他林均能有效控制儿童哮喘发作，改善患儿的肺功能和降低外周血嗜酸性粒细胞，对缓解患儿的咳嗽、咯痰症状，改善中医证候及全身状况疗效显著。

3. 变应性鼻炎[16-17]　小青龙合剂治疗肺气虚寒型变应性鼻炎，可迅速改善临床症状；联合氯雷他定治疗儿童变应性鼻炎，疗效优于单独使用氯雷他定。

【不良反应】　尚不明确。

【使用注意】　①内热咳喘及虚喘者慎用。②儿童、妊娠期妇女、哺乳期妇女、年老体弱者应在医师指导下慎用。③服药期间忌食辛辣、生冷、油腻食物。④本品含麻黄，高血压、青光眼者慎用。⑤运动员禁用。

【用法与用量】　颗粒剂：开水冲服。一次6g（无蔗糖）或一次13g，一日3次。合剂：口服。一次10~20ml，一日3次，用时摇匀。胶囊剂：口服。一次2~4粒，一日3次。糖浆剂：口服。一次15~20ml，一日3次。

参 考 文 献

[1] 苗爱蓉，宋延平. 小青龙糖浆的药理作用[J]. 陕西中医，2001，22（10）：622.
[2] 廖永清，陈玉兴，简雪芹. 小青龙汤分煎与合煎药理作用对比研究[J]. 广东医学，1999，20（11）：829-830.
[3] 解玉，刘成，郑含笑，等. 小青龙汤对哮喘小鼠气道重塑过程中 TGF-β1 和 IL-13 表达的影响[J]. 上海中医药杂志，2016，61（5）：83-86.
[4] 罗丹冬，丘振文. 小青龙汤对小鼠支气管哮喘模型气道炎症及细胞因子的影响[J]. 现代生物医学进展，2010,10(4):655-657.
[5] 吴奎，王彦，毕玉田，等. 小青龙汤对哮喘小鼠气道变应性炎症作用的研究[J]. 重庆医学，2014，42（17）：2145-2148.
[6] 谢嘉嘉，梁建华，彭俊杰，等. 基于 IL-13、NF-KB p65 变化探讨小青龙汤干预咳嗽变异性哮喘临床研究[J]. 中医学报，2012，27（11）：1398-1400.
[7] 莫碧文，苏海英，韦江红，等. TLR4、p-Akt 在哮喘大鼠气道平滑肌迁移的作用及小青龙汤对其影响[J]. 中国药理学通报，2011，27（5）：723-728.
[8] 王伟，周大兴，刘瑶，等. 小青龙汤对气道高反应性的作用及其神经调节机制的探讨[J]. 浙江中医药大学学报，2011，35（4）：565-567.
[9] 梅彤，张伟，张心月，等. 小青龙汤对慢性阻塞性肺疾病大鼠细胞因子水平的影响[J]. 云南中医中药杂志，2006，27（3）：54-55.
[10] 唐灿，沈映君. 小青龙合剂平喘作用机理研究[J]. 中成药，1998，20（3）：3-5.
[11] 欧阳远辉，高丽丽. 小青龙合剂辅助治疗慢性阻塞性肺疾病 20 例效果观察[J]. 山东医药，2009，49（39）：106.
[12] 谢加富，曹锐彬，陈仕章. 小青龙合剂配合基础治疗对慢性阻塞性肺疾病患者排痰效果的影响[J]. 实用医学杂志，2009，25（1）：144-146.
[13] 高振，李风森，徐丹，等. 小青龙汤治疗慢性阻塞性肺疾病发作期临床疗效的 Meta 分析（2016 年更新版）[J]. 中华中医药杂志，2017，32（2）：721-730.
[14] 尚云飞，朱立成. 小青龙颗粒治疗支气管哮喘急性发作的临床观察[J]. 现代中西医结合杂志，2012，21（8）：799-800.
[15] 朱立成,尚云飞，姜水菊. 小青龙颗粒对支气管哮喘患者外周血 Th17/Treg 平衡影响的研究[J]. 现代中西医结合杂志,2012，21（20）：2173-2174，2176.
[16] 朱明，费兵. 小青龙合剂佐治小儿过敏性鼻炎疗效观察[J]. 儿科药学杂志，2011，17（6）：60.
[17] 鲍爱春，朱静静，龚齐. 小青龙合剂治疗变应性鼻炎的临床观察[J]. 中国当代医药，2013，20（31）：109-110.

（广东食品药品职业学院　刘　瑶；南方医科大学　余林中）

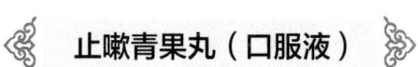

止嗽青果丸（口服液）

【药物组成】　西青果、麻黄、苦杏仁（去皮炒）、石膏、甘草、紫苏子（炒）、紫苏叶、半夏（制）、浙贝母、桑白皮（蜜制）、白果仁、黄芩、款冬花、冰片。

【处方来源】 研制方。国药准字 Z14021370。

【功能与主治】 宣肺化痰，止咳平喘。用于风寒束肺引起的咳嗽痰盛，胸膈满闷，气促作喘，口燥咽干。

【药效】 主要药效作用如下[1]：

1. 镇咳、祛痰 慢性支气管炎临床主要表现为咳嗽、咯痰，本品可明显缓解咳嗽、咯痰症状。本品能抑制吸入氨雾刺激引起的小鼠咳嗽反应，可延长咳嗽潜伏期，减少咳嗽次数。小鼠腹腔注射酚红后，部分可经支气管黏液腺分泌进入气道，本品能增加小鼠呼吸道排泌酚红，表明其具有祛痰作用。

2. 平喘 乙酰胆碱和磷酸组胺混合液雾化吸入可致豚鼠支气管痉挛而致喘息反应，止嗽青果丸能延长雾化吸入乙酰胆碱加组胺混合液引起的豚鼠喘息潜伏期，减少抽搐豚鼠数，显示其具有缓解支气管痉挛、发挥平喘的作用。

【临床应用】 主要用于急、慢性支气管炎、喘息样支气管炎、哮喘、病毒性咽炎等。

1. 急、慢性支气管炎 本品适用于内有痰湿，外感风寒化热而致咳嗽之证。临床可见咳嗽痰多，痰黄白质黏，胸膈满闷，舌苔黄，脉滑数。常用于急、慢性支气管炎属风寒束肺见上述证候者。

2. 喘息样支气管炎、哮喘 本品还适用于痰湿内阻，风寒束肺所致之喘证。临床可见咳嗽痰多，气喘不能平卧，胸闷气粗，舌苔黄，脉滑数等。常用于喘息样支气管炎、支气管哮喘见上述证候者。

3. 病毒性咽炎[2] 有报道本品还可用于病毒性咽炎，症见恶风寒、发热、头痛、鼻塞咽痒、身背项痛等。对于冬季感冒以咽部症状为主者，本品可缩短病程，明显改善症状。

【不良反应】 尚不明确。

【使用注意】 ①肺虚久咳、气虚作喘者慎用。②妊娠期妇女慎用。③服药期间忌食生冷、油腻食物。④本品含有麻黄，心脏病、高血压、青光眼患者慎用。⑤运动员禁用。

【用法与用量】 大蜜丸：口服。一次 2 丸，一日 2 次。口服液：一次 20ml，一日 3 次。

参 考 文 献

[1] 丁伯平，陈国祥，杨介人，等. 止嗽青果丸的药理研究[J]. 中成药，1999，21（1）：3-5.
[2] 贺建英. 止嗽青果丸治疗病毒性咽炎 90 例临床观察[J]. 包头医学院学报，2013，29（6）：78-79.

（广东食品药品职业学院 刘 瑶）

消咳喘糖浆（胶囊、片）

【药物组成】 满山红。

【处方来源】 研制方。《中国药典》（2015 年版）。

【功能与主治】 止咳，祛痰，平喘。用于寒痰阻肺所致的咳嗽气喘、咯痰色白；慢性支气管炎见上述证候者。

【药效】 主要药效作用如下[1-3]：

1. 镇咳、祛痰　本品的主要成分为满山红醇提物，其所含金丝桃苷亦具有较强的止咳平喘作用。本品及消咳喘软胶囊均能抑制雾化吸入氨水致小鼠刺激性咳嗽，可延长咳嗽潜伏期，减少咳嗽次数；能减少雾化吸入柠檬酸致豚鼠咳嗽次数；还可促进指示剂酚红由小鼠呼吸道排泌，增加大鼠的排痰量。以上显示本品及满山红系列制剂具有镇咳、祛痰作用。

2. 平喘　雾化吸入组胺加乙酰胆碱可致动物出现支气管痉挛、抽搐，而以鸡卵白蛋白致敏与激发诱导的小鼠或大鼠支气管哮喘动物模型被认为与哮喘的发病机制较为吻合。满山红含有的东莨菪碱，能改善乙酰胆碱引起的气管平滑肌痉挛；莨菪亭能拮抗组胺、乙酰胆碱或5-羟色胺引起的气管收缩，作用与氨茶碱相当。本品可延长组胺及卵白蛋白所致豚鼠哮喘的潜伏期。消咳喘片亦可改善卵白蛋白所致的豚鼠呼吸困难，延长抽搐和跌倒的潜伏期。体外试验还发现，消咳喘片能抑制组胺刺激引起的正常豚鼠离体气管片的收缩，对卵白蛋白所致的豚鼠支气管平滑肌收缩亦有显著的抑制作用，其对支气管的扩张作用显著高于异丙肾上腺素和氨茶碱。消咳喘片的平喘作用被认为与抑制Ⅰ型变态反应，减少过敏性介质释放有关。

3. 抗炎　慢性支气管炎是指气管、支气管黏膜及其周围组织的慢性非特异性炎症。本品可抑制涂抹二甲苯所致小鼠耳廓肿胀，抑制大鼠棉球肉芽肿增生，显示其对炎症急性期及后期炎性增生均有抑制作用。

【临床应用】　临床上主要用于急慢性支气管炎、喘息样支气管炎、哮喘等疾病。

1. 急慢性支气管炎[4-5]　本品及消咳喘系列制剂适用于痰浊阻肺所致的咳嗽。临床可见咳嗽痰多，咳痰色白，胸闷气促等症。常用于急慢性支气管炎而见上述证候者。对于慢性支气管炎的急性发作期、慢性稳定期均有疗效。消咳喘片能有效缓解慢性支气管炎急性发作中医辨证为寒痰阻肺证的咳嗽、咯痰、喘息、胸闷气短、口干及头痛症状；亦能有效改善慢性支气管炎慢性迁延期的临床症状。

2. 喘息样支气管炎、哮喘[6-7]　本品还适用于痰浊阻肺所致之喘证。临床可见气喘胸闷，咳嗽痰多等。常用于喘息性支气管炎、支气管哮喘见上述证候者。支气管哮喘是一种由嗜酸性粒细胞、肥大细胞、T淋巴细胞等多种细胞参与的气道慢性炎症，消咳喘胶囊结合西医药物治疗支气管哮喘急性发作期、咳嗽变异性哮喘均具有较好的临床疗效。消咳喘胶囊能够有效抑制肿瘤坏死因子α、白介素-4等细胞因子的释放，改善患者肺功能，缓解临床症状。

【不良反应】　偶见文献报道，口服消咳喘后出现皮肤潮红、眼睑水肿、体温上升的过敏反应；以及哮喘发作、过敏性休克、室上性心动过速、肾病综合征等不良反应[8-12]。

【使用注意】　①服药期间饮食宜清淡，忌食辛辣、厚味食物，忌烟、酒。②糖尿病患者慎用。③过敏体质者慎用。

【用法与用量】　糖浆剂：口服。一次10ml，一日3次；小儿酌减。胶囊剂：口服。一次2粒，一日3次。片剂：口服。一次4～5片，一日3次。

参 考 文 献

[1] 李桂林，吕春玲，谢黎雯，等. 消咳喘主要药效学研究[J]. 基层中药杂志，2000，14（5）：7-8.
[2] 孙冬莲，尤依静，燕钰. 消咳喘片对豚鼠支气管平滑肌的影响[J]. 黑龙江医药，2006，19（3）：178-179.

[3] 李彦, 解黎雯, 张宇, 等. 消咳喘软胶囊药效学试验研究[J]. 实用中医药杂志, 2005, 21（3）: 135-136.
[4] 林伯忠. 消咳喘胶囊治疗急慢性支气管炎疗效观察[J]. 深圳中西医结合杂志, 2000, 10（5）: 229.
[5] 吴丽娟, 黄小民, 何煜舟, 等. 消咳喘片治疗慢性支气管炎急性发作临床观察[J]. 中国中医急症, 2007, 16（9）: 1057-1058.
[6] 胡钰. 消咳喘胶囊治疗支气管哮喘急性发作期的疗效评价[J]. 实用临床医药杂志, 2013, 17（13）: 94-96.
[7] 蒋赟. 消咳喘胶囊联合孟鲁司特钠治疗小儿咳嗽变异性哮喘临床分析[J]. 中医药临床杂志, 2016, 28（2）: 222-224.
[8] 杨巧峰. 口服消咳喘糖浆致过敏反应1例[J]. 中国医院药学杂志, 2001, 21（10）: 639.
[9] 张若芬. 满山红制剂消咳喘糖浆引起哮喘发作[J]. 浙江中医杂志, 1991,（6）: 256.
[10] 朱渝琪. 消咳喘致过敏性休克死亡1例[J]. 中国医院药学杂志, 1994,（5）: 231.
[11] 李兆苓, 侯汉君. 消咳喘致室上性心动过速5例[J]. 中国厂矿医学, 1995,（5）: 340.
[12] 王亚平, 姚大力. 消咳喘引起肾病综合征[J]. 中华肾脏病杂志, 1989,（2）: 70.

（广东食品药品职业学院　刘　瑶；南方医科大学　余林中）

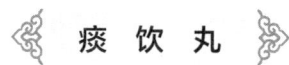

痰 饮 丸

【药物组成】　淡附片、肉桂、苍术、麸炒白术、炒紫苏子、炒莱菔子、干姜、炒白芥子、炙甘草。

【处方来源】　研制方。《中国药典》（2015年版）。

【功能与主治】　温补脾肾，助阳化饮。用于脾肾阳虚、痰饮阻肺所致的咳嗽、气促发喘、咳吐白痰、畏寒肢冷、腰背酸冷、腹胀食少。

【药效】　主要药效作用如下[1-5]：

1. 镇咳、祛痰、平喘　咳嗽、咯痰、气喘是慢性支气管炎、肺气肿等肺系疾病最常见的临床表现。氨雾等刺激性气体吸入呼吸道内可刺激呼吸道感受器引起咳嗽，本品对吸入氨雾刺激引起小鼠咳嗽有抑制作用。小鼠腹腔注射酚红后，部分酚红可经支气管黏液腺分泌进入气道，检测气管酚红的排泄量可反映药物的祛痰作用。本品能增加小鼠呼吸道排泌酚红，表明其具有一定祛痰作用。乙酰胆碱和磷酸组胺混合液雾化吸入可致实验动物支气管痉挛、收缩而产生喘息效应，本品可延长雾化吸入乙酰胆碱加组胺混合液引起豚鼠喘息的潜伏期，显示其具有缓解支气管痉挛的作用，从而产生平喘效应。

2. 抗炎　慢性支气管炎、肺气肿是一种累及气道、肺实质、肺血管等全肺组织的慢性炎症。本品可抑制注射甲醛所致大鼠足肿胀；可减轻大鼠自发性慢性肺炎和吸入氨雾引起的大鼠肺支气管炎症病变；还能增强家兔白细胞应激反应，提高白细胞吞噬和杀灭细菌的能力。以上表明本品具有抗炎作用。

3. 其他　本品能提高正常小鼠耐寒能力，也能使肾上腺皮质功能低下小鼠在低温环境中的死亡率显著下降，可能具有提高垂体-肾腺皮质系统功能的作用。本品还对急慢性CCl_4中毒动物有保护作用，并可提高肺炎球菌液免疫模型家兔产生凝集素的能力。

【临床应用】　主要用于慢性支气管炎、喘证等属脾肾阳虚、痰浊阻肺证者。

1. 慢性支气管炎[6-7]　本品适用于痰浊阻肺引起的咳嗽。临床可见咳嗽气逆，痰多色白清稀，或伴神疲乏力，腰膝酸冷，舌淡苔白滑，脉弦滑等。常用于慢性支气管炎、肺气肿属痰浊阻肺见上述证候者。本品能增强机体防卫能力，减轻呼吸道炎症，可使患者痰量减少，痰内中性粒细胞数下降。老年慢性气管炎患者24小时尿17羟、17酮类固醇含量普遍低于同年龄组的正常人，经服本品后则见较明显的上升，表明本品还有提高肾上腺皮质功能的作用。

2. 喘证 本品还可用于脾肾阳虚，痰饮阻肺所致之喘证，可见咳嗽气喘，痰多清稀，畏寒肢冷，腰背酸冷，食少腹胀，舌淡苔白腻或水滑，脉滑。常用于喘息性支气管炎、哮喘等喘息症状明显者。

【不良反应】 尚不明确。

【使用注意】 ①感冒发热、肺热咳嗽、潮热咯血、阴虚阳亢者不宜使用。②妊娠期妇女慎用。③心脏病、高血压患者慎用。

【用法与用量】 口服。一次14丸，一日2次；儿童酌减。

参 考 文 献

[1] 马树德，许青媛，沈雅琴，等. 痰饮丸药理作用的研究[J]. 陕西新医药，1983，12（3）：57-59.
[2] 陕西省痰饮丸临床协作组. 痰饮丸（浓缩丸）防治慢性气管炎远期疗效总结[J]. 陕西新医药，1975，(3)：7-10.
[3] 西安医学院攻克老年慢性气管炎基础研究小组. 痰饮丸防治老年慢性气管炎的理论原理研究[J]. 陕西新医药，1972，(1)：10-20，53-54.
[4] 许青媛. 痰饮丸对阳虚动物耐寒能力的影响[J]. 中成药，1990，12（10）：27-28.
[5] 许青媛，汤臣康，微生物组等. "痰饮丸"扶正培本的实质探讨[J]. 中成药，1981，10（11）：49-51.
[6] 贾锡安，何贞观，蒋忠，等. 痰饮丸治疗慢性气管炎的扶正培本作用原理探讨[J]. 陕西新医药，1983，12（4）：52-53.
[7] 陕西省中医研究所防治老年慢性气管炎组. 痰饮丸防治老年慢性气管炎疗效观察[J]. 陕西新医药，1972，(1)：6-9.

（广东食品药品职业学院　刘　瑶）

气管炎丸（浓缩丸）

【药物组成】 麻黄、苦杏仁（去皮炒）、石膏、甘草（蜜炙）、前胡、白前、百部（蜜炙）、紫菀、款冬花（蜜炙）、蛤壳（煅）、葶苈子、化橘红（盐水炙）、桔梗、茯苓、半夏曲（炒）、远志（去心炒焦）、旋覆花、浮海石（煅）、紫苏子（炒）、党参、大枣、五味子（醋炙）、桂枝（炒）、薤白、白芍（酒炙）、桑叶、射干、黄芩、青黛。

【处方来源】 研制方。国药准字Z11020250。

【功能与主治】 散寒镇咳，祛痰定喘。用于外感风寒引起的咳嗽，气促哮喘，喉中发痒，痰涎壅盛，胸膈满闷，老年痰喘。

【药效】 主要药效如下[1-5]：

1. 镇咳 吸入氨雾、二氧化硫等刺激性气体可引起动物咳嗽，镇咳药物则可抑制咳嗽。本品能明显延长吸入二氧化硫喷雾所致的小鼠咳嗽潜伏期，减少2分钟内的咳嗽次数；延长吸入雾化氨水致小鼠咳嗽的潜伏期，减少2分钟内的咳嗽次数，表明其具有镇咳作用。本品对氨水所致的豚鼠、小鼠咳嗽有明显的抑制作用。

2. 祛痰 小鼠腹腔注射酚红后，部分可经支气管黏液腺分泌进入气道，检测气管酚红的排泄量可反映药物的祛痰作用。本品能增加小鼠气管酚红分泌量，增加大鼠气管分泌液的毛细玻管引流量，显示出祛痰效应。

3. 平喘 乙酰胆碱和磷酸组胺混合液雾化吸入可致豚鼠支气管痉挛、收缩而产生喘息效应，本品可延长雾化吸入乙酰胆碱加组胺混合液引起豚鼠喘息潜伏期，表明其具有缓解支气管痉挛效应。离体豚鼠气管平滑肌实验发现，本品能明显松弛豚鼠离体气管平滑肌，对乙酸胆碱及组胺造成的豚鼠离体气管平滑肌收缩有显著的拮抗作用。以上表明本品具有平喘作用。

4. 抗菌　本品体外对葡萄球菌、链球菌、肺炎双球菌、痢疾杆菌、变形杆菌、伤寒杆菌、白色念珠菌等多种细菌有不同程度的抑制作用。

5. 抗炎　本品可通过减少慢性支气管炎模型大鼠肺组织中白介素-8的含量、促进一氧化氮的产生，提高肺组织的抗氧化损伤能力，从而减少慢性支气管炎症的损伤，改善大鼠支气管黏膜病变等，表明其具有抗炎作用。

【临床应用】　主要用于慢性气管炎、支气管哮喘等。

1. 慢性气管炎[6]　本品适用于外感风寒，肺失宣降所致之咳嗽。临床可见咳嗽不止，咳痰色白清稀，或伴鼻塞流涕，肢体酸楚，舌淡苔薄白，脉浮。常用于慢性支气管炎急性发作属外感风寒见上述证候者。本品可缓解慢性支气管炎患者形寒身痛、咳嗽、痰涎壅盛、喘息、哮鸣、气促、胸膈满闷等临床症状，还可改FEV_1、PEF、用力呼气50%时的瞬间流速（FEF50%）等肺功能指标。

2. 支气管哮喘[7-9]　本品还适用于风寒外束，肺气失宣，痰浊阻肺之喘证。临床可见咳嗽反复发作，气喘胸闷，咳痰色白，舌苔白腻，脉濡滑等。常用于支气管哮喘、喘息性支气管炎属风寒外束、痰浊阻肺而见上述证候者。支气管哮喘是由于肥大细胞、嗜酸性粒细胞及T淋巴细胞等各种炎性细胞引发的慢性气道炎症，在西医常规治疗的基础上加用本品治疗支气管哮喘，能改善肺功能，提高患者第1秒用力呼气容积占肺活量比例（FEV1%）和呼气高峰流量（PEFR），其临床疗效优于单一的西医常规治疗。

【不良反应】　未有明确的文献报道。

【使用注意】　①妊娠期妇女禁用。②忌烟、酒及辛辣、生冷、油腻食物。③不宜在服药期间同时服用滋补性中药。④高血压、心脏病患者及脾胃虚寒泄泻者慎服。有肝病、糖尿病、肾病等慢性病严重者应在医师指导下服用。⑤有支气管扩张、肺脓肿、肺心病、肺结核患者出现咳嗽时应去医院就诊。⑥服药3天症状无缓解，应去医院就诊。⑦严格按用法用量服用，儿童、年老体弱者应在医师指导下服用。⑧对本品过敏者禁用，过敏体质者慎用。⑨儿童必须在成人监护下使用，且须将本品放在儿童不能接触到的地方。⑩如正在使用其他药品，使用本品前请咨询医师或药师。

【用法与用量】　口服。一次30粒，一日2次；小儿酌减。

参 考 文 献

[1] 姜殿君, 范纯富, 李洪彦. 气管炎丸药效学实验述要[J]. 实用中医药杂志, 2004（9）: 480-481.
[2] 孙茜, 齐微, 封雷. 浓缩气管炎丸的药理药效学研究[J]. 实用药物与临床, 2006, 9（2）: 84-85.
[3] 柴瑞华, 刘守义, 刘书宇, 等. 浓缩气管炎丸镇咳祛痰作用实验研究[J]. 中国民族民间医药, 2008（2）: 10-11.
[4] 黄红坤, 黄小红, 刘盛来, 等. 气管炎丸治疗慢性支气管炎作用机制的研究[J]. 中国医药指南, 2013, 11（13）: 48-50.
[5] 黄红坤, 黄小琼, 孙侠, 等. 对慢性支气管炎大鼠模型治疗实验阳性对照药物作用的研究[J]. 中国医药指南, 2012, 10（36）: 68-70.
[6] 杨桂荣, 李鹤林, 苗壮, 等. 应用气管炎丸治疗慢性气管炎248例疗效观察[J]. 哈尔滨医药, 1995（1）: 53-54.
[7] 文继辉. 中药气管炎丸佐治支气管哮喘的临床对照观察[J]. 中国当代医药, 2010, 17（1）: 69, 71.
[8] 孟玲. 气管炎丸在支气管哮喘治疗中的作用[J]. 中医临床研究, 2012, 4（3）: 9-10.
[9] 贺倩. 以莘贝胶囊为对照评价气管炎丸治疗咳嗽证安全性与有效性临床研究[D]. 济南: 山东中医药大学, 2006.

（广东食品药品职业学院　刘　瑶；南方医科大学　余林中）

止咳宝片

【药物组成】 紫菀、桔梗、前胡、百部、橘红、陈皮、枳壳、五味子、干姜、罂粟壳浸膏、荆芥、薄荷素油、甘草、氯化铵。

【处方来源】 研制方。《中国药典》(2015年版)。

【功能与主治】 宣肺祛痰，止咳平喘。用于外感风寒所致的咳嗽、痰多清稀、咳甚而喘；慢性支气管炎、上呼吸道感染见上述证候者。

【药效】 主要药效作用如下[1-2]：

1. 镇咳、祛痰　吸入氨雾等刺激性气体可引起动物咳嗽，镇咳药物则可抑制咳嗽；电刺激呼吸道黏膜或黏膜下组织亦可引起动物咳嗽。本品能延长吸入氨雾引咳小鼠的半数引咳时间（EDT_{50}），能延长吸入氨雾引咳豚鼠的咳嗽潜伏期，减少3分钟内咳嗽次数，减少电刺激呼吸道黏膜引起麻醉犬的咳嗽次数，其强度稍次于可待因。本品还可增加青蛙口腔黏膜上皮纤毛运动。以上表明本品具有镇咳、祛痰作用。

2. 平喘　本品对正常豚鼠离体气管平滑肌和组胺所致离体气管平滑肌的收缩均有舒张作用，能减少吸入乙酰胆碱和组胺致支气管痉挛豚鼠6分钟内出现喘息、抽搐的动物数，并延长豚鼠的喘息、抽搐潜伏期，表明其具有平喘作用。

【临床应用】 主要用于慢性支气管炎。

慢性支气管炎　本品适用于外感风寒，肺气不宣所致之咳嗽。临床可见咳嗽痰多，清稀而黏，咳甚而喘，或咽痒，或伴发热无汗，苔薄白而滑，脉浮紧等。常用于慢性支气管炎及上呼吸道感染属外感风寒而见上述证候者。本品对多类型的慢性咳嗽，尤其是痰湿型和虚寒型有显著疗效[3]，用于慢性支气管炎、上呼吸道感染、急性咽喉炎、急性支气管炎等疾病引起的咳嗽，能较快改善症状，缩短病程。

【不良反应】 偶见头晕、口苦、大便干结等。

【使用注意】 ①妊娠期妇女、婴儿及哺乳期妇女忌服。②肺热、肺燥之干咳及咳痰带血者慎用。③服药期间不宜再受风寒，并禁食冷物、辣椒及各种酒类。④本品含罂粟壳，不宜过量、久服。

【用法与用量】 口服。一次2片，一日3次；或遵医嘱。7日为一疗程，可以连续服用3～5个疗程。

参 考 文 献

[1] 曾淑君，文良珍，沈宝莲. 止咳宝的药效学研究[J]. 中药新药与临床药理，1991，2（3-4）：14-17.
[2] 吴瑾. 止咳宝片[J]. 中国新药杂志，1992，1（2）：25.
[3] 庄毓辉，李亦成，林文芳. 新药"止咳宝"的临床疗效[J]. 广州中医学院学报，1992，9（4）：187-189.

（广东食品药品职业学院　刘　瑶；南方医科大学　余林中）

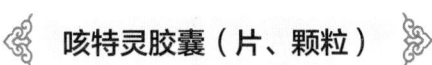

咳特灵胶囊（片、颗粒）

【药物组成】 小叶榕干浸膏、马来酸氯苯那敏。

【处方来源】 研制方。《中国药典》(2015年版)。

【功能与主治】 镇咳平喘，消炎祛痰。用于咳喘及慢性支气管炎。

【药效】 主要药效作用如下[1]：

1. 镇咳 雾化吸入氨水、柠檬酸等刺激性气体可引起动物咳嗽，咳特灵片能延长吸入氨雾引咳小鼠的咳嗽潜伏期，减少3分钟内的咳嗽次数；还能延长吸入柠檬酸致咳大鼠的咳嗽潜伏期，减少5分钟内的咳嗽次数，表明其具有镇咳作用。

2. 镇痛 咳特灵片能减少腹腔注射乙酸致小鼠疼痛的扭体反应次数，并能显著抑制皮下注射福尔马林致痛小鼠的慢痛反应。

3. 抗炎 咳特灵片能明显抑制涂抹二甲苯所致小鼠耳廓肿胀，可抑制大鼠肉芽肿形成，表明其对炎症急性期的渗出、肿胀和炎症后期组织增生均有抑制作用。

4. 抗菌 咳特灵片对金黄色葡萄球菌感染的小鼠有保护作用，在体外对金黄色葡萄球菌、肺炎链球菌、表皮葡萄球菌、大肠埃希菌等常见呼吸道致病菌具有不同程度的抑制作用。

【临床应用】 主要用于慢性支气管炎。

慢性支气管炎[2-3] 本品适用于外感风寒，肺气不宣所致之咳嗽，咳特灵联合西药治疗慢性支气管炎，可减轻患者咳嗽严重程度，降低咳嗽症状积分，改善疾病预后。咳喘是呼吸系统疾病常见的临床症状，咳特灵为咳喘症状的对症治疗药物，还可用于急性上呼吸道感染、喉源性咳嗽等疾病，可明显改善咳喘症状。

【不良反应】 咳特灵胶囊的不良反应主要是瘙痒、皮疹、荨麻疹、恶心、呕吐、腹胀、腹痛、腹泻、食欲不振、头晕、嗜睡、困倦、口干、口渴、心悸、失眠。有咳特灵胶囊致麻痹性肠梗阻1例报道[4-5]。

【使用注意】 ①用药期间不宜驾驶机、车、船，不得从事高空作业、机械作业及操作精密仪器。②本品含马来酸氯苯那敏，膀胱颈梗阻、甲状腺功能亢进、青光眼、高血压和前列腺增生者慎用。③哺乳期妇女慎用。④对本品过敏者禁用，过敏体质者慎用。

【用法与用量】 胶囊剂：口服。一次1粒，一日3次。片剂：口服。一次3片，一日2次。颗粒剂：口服。一次10g，一日2次。

参 考 文 献

[1] 蓝鸣生，陈路，王硕，等. 咳特灵含片主要药效学研究[J]. 现代中药研究与实践，2010，24（2）：39-42.
[2] 梁锦沂. 咳特灵联合西医治疗慢性支气管炎咳嗽临床效果观察[J]. 临床医药文献电子杂志，2017，4（60）：11756-11757.
[3] 李艳荣. 中西医结合治疗喉源性咳嗽72例疗效分析[J]. 天津中医，2000，17（2）：27
[4] 麻文菁，何燕，高天，等. 咳特灵胶囊临床用药ADR病例分析[J]. 中药与临床，2013，4（2）：54-55，58.
[5] 靳瑞林，樊成恩. 咳特灵胶囊致麻痹性肠梗阻1例[J]. 白求恩军医学院学报，2004，2（4）：198.

（广东食品药品职业学院 刘 瑶）

二、清化热痰类

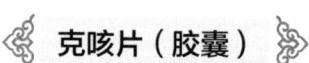

克咳片（胶囊）

【药物组成】 麻黄、罂粟壳、甘草、苦杏仁、莱菔子、桔梗、石膏。

【处方来源】 研制方。《中国药典》（2015年版）。

【功能与主治】 止嗽，定喘，祛痰。用于咳嗽，喘急气短。

【**药效**】 主要药效作用如下[1-3]：

1. 镇咳、祛痰 咳嗽、咯痰是慢性支气管炎、肺气肿等肺系疾病最常见的临床表现。本品及克咳胶囊能抑制吸入氨雾刺激引起的小鼠咳嗽反应，可延长咳嗽潜伏期，减少咳嗽次数；还能延长雾化吸入柠檬酸刺激致豚鼠咳嗽潜伏期，减少咳嗽次数。小鼠腹腔注射酚红后，部分可经支气管黏液腺分泌进入气道，祛痰药能促进酚红排泌。本品能增加小鼠呼吸道排泌酚红。以上表明本品及克咳胶囊具有镇咳、祛痰作用。

2. 平喘 喘息也是支气管炎、支气管哮喘等的主要临床症状。乙酰胆碱和磷酸组胺混合液雾化吸入可致豚鼠支气管痉挛、收缩而致喘息反应，克咳胶囊可延长吸入组胺致豚鼠喘息潜伏期，本品可延长雾化吸入乙酰胆碱加组胺混合液引起的豚鼠喘息潜伏期，减少抽搐豚鼠数，显示具有缓解支气管痉挛作用。本品还可减轻鸡卵白蛋白致敏与激发诱导的大鼠气道高反应症状，改善肺组织病理改变，其机制可能与减少肺组织中可溶性细胞间黏附分子-1（ICAM-1）和血管细胞黏附因子-1（VCAM-1）水平有关。以上表明克咳片及克咳胶囊具有平喘作用。

3. 抗炎 炎症是支气管炎、支气管哮喘等肺系疾病的基本病理过程。本品可抑制涂抹二甲苯刺激所致小鼠耳廓肿胀；抑制注射角叉菜胶致大鼠足跖肿胀；改善烟熏联合脂多糖滴注诱导的老年慢性阻塞性肺疾病大鼠的肺功能，降低气道阻力和延长呼气峰值时间，减轻肺组织炎症细胞浸润，降低血清炎症介质白三烯水平。以上表明本品具有抗炎作用。

【**临床应用**】 主要用于支气管炎、哮喘、慢性喘息样支气管炎、肺癌呼吸道症状等[4-11]。

1. 支气管炎[4-8] 本品适用于痰热壅肺或痰湿化热所致之咳嗽。临床可见胸闷，咳嗽，痰多色黄黏稠等。常用于慢性支气管炎、急性气管-支气管炎等见上述证候者，能有效改善咳嗽症状，缩短咳嗽缓解时间，减少复发。

2. 哮喘、慢性喘息样支气管炎[9-10] 本品适用于风寒外束，入里化热，或素有痰火，遇寒而发，肺气壅滞所致之喘息。临床可见喘息胸闷，呼吸急促，甚至张口抬肩，难以平卧，舌红苔黄，脉滑数等。常用于哮喘、慢性喘息样支气管炎见上述证候者，能明显缩短临床症状缓解时间，减轻患者痛苦，提高生活质量。

3. 肺癌呼吸道症状[11] 克咳胶囊对肺癌患者的咳嗽、气喘、胸闷、胸痛症状均有不同程度的改善作用，尤其是对咳嗽症状的改善较为明显。

【**不良反应**】 有文献报道，服用本品可出现全身猩红热样皮疹，伴全身皮肤血管性水肿、双眼睑及口周红皮样改变的过敏反应，以及克咳胶囊可致荨麻疹型药疹[12-13]。

【**使用注意**】 ①妊娠期妇女慎用。②忌烟、酒及辛辣、生冷、油腻食物。③风寒袭肺者慎用。④中病而止，不可过量、久用。⑤心脏病、高血压患者慎用。

【**用法与用量**】 片剂：口服。一次2片（每片重0.54g）或3片（每片重0.45g），一日2次。胶囊剂：口服。一次3粒，一日2次。

参 考 文 献

[1] 钟志勇, 郑佳琳, 钟海潮, 等. 克咳片药效学研究[J]. 中成药, 2013, 35（8）: 1609-1614.
[2] 罗慧萍, 张丽宏, 刘华, 等. 鲜竹沥胶囊药效学研究[J]. 四川生理科学杂志, 2000, 22（2）: 29-31.
[3] 邝少松, 严家荣, 钟志勇, 等. 克咳片对老年大鼠慢性阻塞性肺疾病的治疗作用[J]. 中国药理学与毒理学杂志, 2014, 28（1）: 29-34.

[4] 林琳,王奇,李素云,等.克咳片治疗慢性支气管炎的多中心随机对照临床研究[J].中华中医药杂志,2015,30(7):2636-2638.
[5] 林琳,王奇,李素云,等.克咳片治疗急性气管-支气管炎多中心随机双盲对照临床研究[J].广州中医药大学学报,2014,31(3):339-342,347.
[6] 张爱莉,陈凤鸣,张惠勇,等.克咳胶囊止咳化痰平喘的临床疗效观察[J].上海中医药杂志,1997,(2):40-41.
[7] 胡克,李明震,曹作炎.克咳胶囊对69例咳嗽患者的疗效观察[J].天津医科大学学报,1996,2(1):91-92.
[8] 梁燕,周宁.克咳胶囊治疗急性气管-支气管炎的临床观察[J].贵阳中医学院学报,1997,19(3):32-33.
[9] 倪晴帆.克咳胶囊治疗慢性喘息型支气管炎实喘症的疗效[J].实用临床医学,2016,17,(9):8-10.
[10] 梁燕,毛山.克咳胶囊及博利康尼联合治疗支气管哮喘50例[J].皖南医学院学报,1999,18,(1):42.
[11] 郭映华.克咳胶囊治疗肺癌病人呼吸道症状的临床观察[J].上海医药,1997,(6):18.
[12] 陈红珍,何旭,张海军.克咳胶囊致重症药疹[J].药物不良反应杂志,2002(2):101.
[13] 杨建辉,杨瑾,梁红卫.克咳胶囊致荨麻疹型药疹1例[J].罕见疾病杂志.2012,19(2):64.

(广东食品药品职业学院 刘 瑶;南方医科大学 余林中)

止嗽化痰颗粒(丸)

【药物组成】 紫苏叶、苦杏仁、前胡、半夏(姜制)、陈皮、枳壳(炒)、川贝母、桔梗、甘草(炙)、马兜铃(制)、罂粟壳、桑叶、玄参、木香(制)、天冬、五味子(制)。

【处方来源】 研制方。《中国药典》(2015年版)。

【功能与主治】 清肺化痰,止嗽定喘。用于痰热阻肺,久嗽,咯血,痰喘气逆,喘息不眠。

【药效】 主要药效作用如下[1]:

1. 镇咳 吸入氨雾、柠檬酸等刺激性气体可致动物出现咳嗽,止嗽化痰丸可延长雾化吸入柠檬酸致豚鼠咳嗽的潜伏期并减少咳嗽次数,减少吸入氨雾致小鼠咳嗽的次数,呈现镇咳效应。

2. 祛痰 小鼠腹腔注射酚红后,部分可经支气管黏液腺分泌进入气道,祛痰药能促进酚红由气道排泌,止嗽化痰丸能增加小鼠呼吸道排泌酚红,表明其具有祛痰作用。

3. 平喘 乙酰胆碱和磷酸组胺混合液雾化吸入可致实验动物支气管痉挛而致喘息反应,止嗽化痰丸可延长雾化吸入乙酰胆碱加磷酸组胺混合液引起豚鼠喘息的潜伏期,呈现平喘效应。

【临床应用】 主要用于慢性支气管炎及急性气管-支气管炎、慢性阻塞性肺疾病、喘息性支气管炎、支气管哮喘等。

1. 慢性支气管炎及急性气管-支气管炎[2,3] 本品适用于痰热内壅,肺失宣降所致之咳嗽。临床可见咳嗽日久,痰多色黄,或喘息胸闷,尿黄,便干,舌红苔黄,脉滑数等症。常用于慢性支气管炎、急性气管-支气管炎病程在半个月以上属痰热型咳嗽,对痰湿型、肺燥型的咳嗽亦有一定疗效。

2. 慢性阻塞性肺疾病、喘息性支气管炎及支气管哮喘[4] 本品还用于风寒束肺,郁而化热,肺失宣降所致之喘证。临床可见喘息气促,胸闷或胀痛,咳痰不爽,舌淡红苔薄白或黄,脉浮数等。常用于慢性阻塞性肺疾病、喘息性支气管炎、支气管哮喘见上述证候者。特别在慢性阻塞性肺疾病急性加重期,患者短期内咳嗽、咯痰、气短和(或)喘息加重,痰量增多,呈脓性或黏性性,气道与全身炎症明显加重,本品可使气道黏液排出顺畅,减轻气道炎症,缓解支气管平滑肌痉挛。急性加重期慢性阻塞性肺疾病患者,在西医常规治疗基础上口服本品,总有效率显著高于西医常规治疗组,患者肺功能有显著改善。

【不良反应】 尚不明确。

【使用注意】 ①寒痰者慎用。②服药期间饮食宜清淡,忌食辛辣、燥热食物,忌烟、酒。③不宜过量、久用。④服用本品应注意监测肾功能。⑤妊娠期妇女禁用,肾功能不全者禁用。⑥运动员禁用。

【用法与用量】 颗粒剂:开水冲服。一次 3g,一日 1 次,临睡前服用;或遵医嘱。丸剂:口服。一次 15 丸,一日 1 次,临睡前服用。

参 考 文 献

[1] 杨竞,肖红,胡晓鹰. 止嗽化痰丸药理学研究[J]. 时珍国医国药,2000,11(3):194-195.
[2] 缪也夫,刘俊怡. 止嗽化痰冲剂的临床研究[J]. 中药新药与临床药理,1995,6(3):3-6,63.
[3] 高建苑,黄晨,吴利平,等. 止嗽化痰颗粒治疗咳嗽疗效观察[J]. 中国中医急症,2004,13(6):362-363.
[4] 周文一,张设,陈银松,等. 止嗽化痰颗粒治疗慢性阻塞性肺病的临床疗效评价[J]. 内蒙古中医药,2017,1(1):15-16.

(广东食品药品职业学院 刘 瑶;南方医科大学 余林中)

橘红丸(片、颗粒、胶囊)

【药物组成】 化橘红、半夏(制)、甘草、苦杏仁、紫菀、瓜蒌皮、地黄、石膏、陈皮、茯苓、桔梗、炒紫苏子、款冬花、浙贝母、麦冬。

【处方来源】 研制方。《中国药典》(2015 年版)。

【功能与主治】 清肺,化痰,止咳。用于痰热咳嗽,痰多,色黄黏稠,胸闷口干。

【药效】 主要药效作用如下[1-2]:

1. 镇咳、祛痰、平喘 咳嗽、咯痰、喘息为慢性支气管炎等肺系疾病的主要临床症状。本品及橘红胶囊能抑制吸入氨雾或柠檬酸刺激引起的小鼠咳嗽反应,可延长咳嗽潜伏期,减少咳嗽次数,显示出镇咳效应。磷酸组胺或乙酰胆碱加磷酸组胺混合液雾化吸入可致实验动物支气管痉挛,出现喘息反应,本品及橘红胶囊能延长雾化吸入乙酰胆碱加组胺混合液引起豚鼠喘息的潜伏期,减少抽搐豚鼠数,显示具有平喘效应。小鼠腹腔注射酚红后,部分可经支气管黏液腺分泌进入气道,本品能增加小鼠呼吸道排泌酚红,表明其具有祛痰作用。

2. 解热、抗炎 橘红胶囊对注射内毒素致热大鼠有解热作用;本品对注射干酵母致热大鼠有解热作用,对涂抹二甲苯致小鼠耳廓肿胀亦有抑制作用。以上显示橘红胶囊(丸)具有解热、抗炎作用。

3. 抑菌 橘红胶囊体外对金黄色葡萄球菌、肺炎双球菌、乙型溶血性链球菌均有不同程度的抑制作用。

【临床应用】 临床主要用于支气管炎。

支气管炎[3] 本品适用于痰浊阻肺,郁而化热,肺失宣降之咳嗽。临床可见咳嗽痰多,色黄难咳,胸闷,口干,舌红苔黄腻,脉弦滑数等。常用于慢性支气管炎急性发作、急性气管-支气管炎等属痰热阻肺而见上述证候者。

【不良反应】 尚不明确。

【使用注意】 ①气虚咳喘及阴虚燥咳者慎用。②妊娠期妇女慎用。③服药期间忌食辛辣、油腻食物。

【用法与用量】 丸剂：口服。水蜜丸一次7.2g，小蜜丸一次12g，大蜜丸一次2丸（每丸重6g）或4丸（每丸重3g），一日2次。片剂：口服。一次6片，一日2次。颗粒剂：开水冲服。一次11g，一日2次。胶囊剂：口服。一次5粒，一日2次。

参 考 文 献

[1] 刘弘涛，李凤金，刘锦泉，等．止咳平喘胶囊的药效学研究[J]．中医药信息，2012，29（6）：41-44．
[2] 胡学军，骆和生，何国林．祛风清肺口服液主要药效学研究[J]．中医药研究，1999，（1）：41-44．
[3] 房微，李欣，刘欣．橘红胶囊联合阿奇霉素治疗慢性支气管炎急性发作50例[J]．陕西中医，2015，36（10）：1328．

（广东食品药品职业学院　刘　瑶）

清肺消炎丸

【药物组成】 麻黄、石膏、地龙、炒苦杏仁、葶苈子、人工牛黄、羚羊角、牛蒡子。

【处方来源】 研制方。《中国药典》（2015年版）。

【功能与主治】 清肺化痰，止咳平喘。用于痰热阻肺，咳嗽气喘，胸胁胀痛，吐痰黄稠；上呼吸道感染、急性支气管炎、慢性支气管炎急性发作及肺部感染见上述证候者。

【药效】 主要药效作用如下[1-3]：

1. 镇咳、祛痰　雾化吸入柠檬酸等刺激性气体可刺激呼吸道感受器引起咳嗽，本品对吸入柠檬酸诱发的豚鼠咳嗽有明显的抑制作用，可显著延长咳嗽潜伏期。小鼠腹腔注射酚红后，部分可经支气管黏液腺分泌进入气道，检测气管酚红的排泄量可反映药物的祛痰作用。本品对小鼠酚红排泌有明显的促进作用。以上表明本品具镇咳、祛痰作用。

2. 平喘　雾化吸入磷酸组胺可致豚鼠支气管痉挛、收缩而产生喘息效应，本品在0.5～2g/kg剂量范围内对组胺引起的豚鼠喘息反应潜伏期或发作率均有明显的延长或降低作用，可使引喘潜伏期延长5～7倍，对发作动物的抑制率可达71.43%～85.71%。本品对乙酰胆碱引起的豚鼠离体气管平滑肌收缩亦具有较好的解痉作用。

3. 抗菌　本品对肺炎链球菌、化脓性链球菌、金黄色葡萄球菌、流感嗜血杆菌均具有不同程度的体外抗菌作用，其中对链球菌的抗菌活性较高。

4. 抗炎　本品对涂抹二甲苯所致的小鼠耳廓肿胀有明显的抑制作用。

【临床应用】 主要用于急慢性支气管炎、上呼吸道感染、慢性阻塞性肺疾病、毛细支气管炎、社区获得性肺炎。

1. 急慢性支气管炎、上呼吸道感染[3]　本品适用于痰热阻肺，肺失宣降所致的咳嗽。临床可见咳嗽，胸胁胀痛，咳吐黄痰，舌红，苔黄，脉滑数等。常用于急慢性支气管炎、上呼吸道感染属痰热阻肺见上述证候者。本品还可明显改善流感症状，降低发热、咳嗽、咯痰、口渴、身痛等症状积分及总积分。

2. 慢性阻塞性肺疾病[4-5]　本品还适用于痰热阻肺，肺失宣肃所致之喘证。临床可见咳嗽气喘，胸胁胀满，咯痰色黄，舌红苔黄，脉滑数等。常用于慢性阻塞性肺疾病、喘息性支气管炎属痰热阻肺见上述证候者。慢性阻塞性肺疾病急性发作多为痰浊壅肺，郁久化热，肺气上逆所致,以痰热郁肺证多见。本品能够改善慢性阻塞性肺疾病急性发作期出现的多种临床症状,如发热、咯痰不爽、口干欲饮、尿黄、便秘,并且在改善肺功能、缓解急性发作期患者气道堵塞及降低病情严重程度方面有显著作用。本品还能降低慢性阻塞性肺疾病后期慢性肺心病之呼吸困难评分(mMRC)、慢性阻塞性肺疾病评估测试(CAT)评分,改善咳嗽、咯痰、喘息症状。此外,本品还可抑制肺心病患者急性感染期的全身炎症反应,减少炎症介质的生成和释放,表明其具有一定免疫调节作用[6-7]。

3. 毛细支气管炎[8,9]　是婴幼儿较为严重的支气管炎,主要是肺部细小支气管发生病变,患儿以喘憋为主,甚至发生紫绀、烦躁等,更重者可合并呼吸衰竭或者心力衰竭。呼吸道合胞病毒感染是主要的病因,病毒感染导致毛细支气管充血、水肿及大量黏液分泌,堵塞管腔,发生肺气肿与肺不张。在常规治疗基础上,加用本品口服联合布地奈德混悬液雾化吸入,患者喘憋消失时间、肺部湿啰音消失时间、喘鸣音消失时间显著缩短,患者的症状和体征明显改善,临床疗效优于对照组。

4. 社区获得性肺炎[10-11]　是在医院外感染病原体引起的肺部炎症,常伴有发热、咳嗽、胸痛等症状。老年人由于肺组织弹性逐渐降低,呼吸道黏膜萎缩,上皮纤毛系统功能下降,造成呼吸道防御功能减弱,容易引起呼吸道感染。应用本品联合抗生素治疗老年社区获得性肺炎,能缩短患者肺部啰音消失的时间,缓解发热、咳嗽、咯痰症状。此外,本品可降低患者血清炎性细胞因子水平,提高机体免疫功能。还有报道本品联合西药治疗小儿病毒性肺炎,肺部啰音消失及退热时间均明显缩短[12]。

【不良反应】　尚不明确。

【使用注意】　①风寒表证咳嗽者慎用。②妊娠期妇女慎用。③服用期间,忌食辛辣、生冷、油腻食物。④体弱年迈患者慎用。⑤高血压、青光眼、心功能不全患者慎用。

【用法与用量】　口服。周岁以内一次10丸,1~3岁一次20丸,3~6岁一次30丸,6~12岁一次40丸,12岁以上及成人一次60丸,一日3次。

参 考 文 献

[1] 侯媛媛,李若洁,程彬峰,等. 清肺消炎丸对豚鼠的镇咳平喘作用研究[J]. 药物评价研究,2010,33(2):103-105.
[2] 白芳,荣子丹,白钢,等. 清肺消炎丸体外抗菌活性研究[J]. 药物评价研究,2012,35(2):106-108.
[3] 张弦,庞浩龙,于旭红. 清肺消炎丸的临床应用评价[J]. 中国医院用药评价与分析,2013,13(9):780-781.
[4] 刘恩顺,刘伟,孙增涛,等. 清肺消炎丸对COPD大鼠肺组织MMP-9和TIMP-1表达的影响[J]. 世界中医药,2013,8(6):649-651.
[5] 褚新颖,李立宇,林展增,等. 清肺消炎丸联合思力华治疗稳定期慢性阻塞性肺疾病疗效观察[J]. 陕西中医,2014,35(12):1571-1574.
[6] 徐桐柏,李冬生,胡国华,等. 清肺消炎丸对肺心病患者免疫功能影响的临床研究[J]. 天津中医药,2016,33(11):658-660.
[7] 乔曼,李冬生,徐桐柏,等. 清肺消炎丸对慢性肺源性心脏病肺功能及中医症状的影响[J]. 临床误诊误治,2017,30(6):67-70.
[8] 陈淑蕙. 布地奈德混悬液联合清肺消炎丸治疗毛细支气管炎临床疗效[J]. 辽宁中医药大学学报,2016,18(8):217-219.
[9] 胡思源,李金惠,唐方,等. 清肺消炎丸治疗小儿急性支气管炎(痰热壅肺证)的临床观察[J]. 中草药,2016,47(10):1746-1749.
[10] 孙志欣,李南南,肖璐. 清肺消炎丸联合抗生素对非重症老年社区获得性肺炎患者血清炎症因子及免疫功能的影响[J]. 中国实验诊断学,2017,21(7):1158-1160.
[11] 赵晓琴,范耀东. 清肺消炎丸联合莫西沙星治疗社区获得性肺炎的疗效观察[J]. 现代药物与临床,2014,29(11):1279-1282.
[12] 赵晓敏. 清肺消炎丸联合西药治疗小儿病毒性肺炎临床观察[J]. 中草药,2007,38(9):1384-1385.

(广东食品药品职业学院　刘　瑶;南方医科大学　余林中)

牡荆油胶丸

【药物组成】 牡荆油。

【处方来源】 研制方。《中国药典》（2015年版）。

【功能与主治】 祛痰，止咳，平喘。用于慢性支气管炎。

【药效】 主要药效如下[1]：

1. 镇咳 引咳刺激最常用的是化学物质刺激、机械刺激和电刺激，其中浓氨水作为化学刺激物作用于呼吸道的感受器可反射性地引起咳嗽。本品可抑制吸入氨雾刺激致小鼠咳嗽反应，还能提高电刺激猫喉上神经的引咳阈值，表明其具有镇咳作用。

2. 祛痰 指示剂酚红自小鼠腹腔注射吸收后，可部分由支气管黏液腺分泌进入气道，有祛痰作用的药物在使支气管分泌液增加的同时，其由呼吸道黏膜排出的酚红也随之增加，因而可从药物对气管内酚红排泌量的影响来观察其祛痰作用。本品可降低腹腔注射酚红小鼠肺泡灌洗液中的酚红浓度，还可降低大鼠气管段的排痰量，表明其具有祛痰作用。

3. 平喘 组胺可使支气管收缩，令气道变狭窄，进而影响通气量。喷雾给予组胺或乙酰胆碱溶液可使豚鼠因为肺通气量不足而抽搐跌倒。本品可延长豚鼠吸入磷酸组胺和乙酰胆碱引喘潜伏期，表明其具有平喘作用。

【临床应用】 主要用于慢性支气管炎、喘息性支气管炎等。

1. 慢性支气管炎 本品适用于外邪犯肺、肺失宣降、痰浊内阻导致的咳嗽。临床可见咳嗽气逆，痰多，或久咳不止等症。常用于慢性支气管炎见上述证候者。

2. 喘息性支气管炎 本品适用于肺气不宣，痰浊阻肺所致的喘证。临床可见喘促气急、胸闷气短，痰多或呛咳。常用于喘息样支气管炎见上述证候者。

3. 其他[2] 本品还可用于变应性鼻炎，可减少变应性鼻炎引起的鼻腔水样分泌物。

【不良反应】 尚不明确。

【使用注意】 ①忌烟、酒及辛辣、生冷、油腻食物。②不宜在服药期间同时服用滋补性中药。③痰热咳嗽者不适用。喘息较重者应及时去医院就诊。④支气管扩张、肺脓肿、肺心病、肺结核患者出现咳嗽时应去医院就诊。⑤有高血压、心脏病、肝病、糖尿病、肾病等慢性病严重者应在医师指导下服用。⑥儿童、妊娠期妇女、哺乳期妇女、年老体弱者应在医师指导下服用。⑦服药期间，若患者发热体温超过38.5℃，或出现喘促气急，或咳嗽加重、痰量明显增多应去医院就诊。⑧服药7天症状无缓解，应去医院就诊。⑨对本品过敏者禁用，过敏体质者慎用。⑩本品性状发生改变时禁止使用。⑪儿童必须在成人监护下使用。⑫请将本品放在儿童不能接触到的地方。⑬如正在使用其他药品，使用本品前请咨询医师或药师。

【用法与用量】 口服。一次1~2丸，一日3次。

参 考 文 献

[1] 樊彦，王钦茂，童立应，等. 牡荆油乳液和牡荆油胶丸的药理作用及毒性[J]. 安徽中医学院学报，1996：15（1）：51-53.
[2] 郑鸿祥，李敏，刘芳栓，等. 牡荆油胶丸治疗变应性鼻炎的临床观察[J]. 北京医科大学学报，1989（3）：204.

（南方医科大学　田春阳，余林中）

虫草清肺胶囊

【药物组成】 沙棘膏、冬虫夏草、南五味子、百部、白及、百合、枇杷叶、甘草、牡蛎、蛤蚧。

【处方来源】 研制方。国药准字 Z20025121。

【功能与主治】 润肺补气，清肺化痰，止咳平喘。用于气阴两虚，痰热阻肺所致的咳嗽痰多，气喘胸闷；慢性支气管炎见上述证候者。

【药效】 主要药效如下[1-2]：

1. 抗炎　慢性支气管炎患者服用本品，痰量评分、白细胞计数降低，临床症状消失时间缩短，且肿瘤坏死因子α、超敏 C-反应蛋白（hs-CRP）及白介素-8水平降低。以上表明，本品具有抗炎作用。

2. 改善肺功能　本品可增加慢性支气管炎患者用力肺活量和呼气流量峰值，表明本品具有改善肺功能的作用。

【临床应用】 主要用于慢性支气管炎等。

慢性支气管炎[1]　本品适用于气阴两虚，痰热阻肺所致的咳喘。临床可见咳嗽痰多，气喘胸闷，气怯声低，咳声低弱，咳痰稀薄，烦热口干，咽喉不利，面潮红，舌淡或舌红苔白，脉细数等。常用于慢性支气管炎见上述证候者。

【不良反应】 未见明确的文献报道。

【使用注意】 ①妊娠期妇女禁用。②忌烟、酒及辛辣、生冷、油腻食物。③支气管扩张、肺脓肿、肺心病、肺结核患者出现咳嗽时应去医院就诊。④儿童、年老体弱者应在医师指导下服用。⑤儿童必须在成人监护下使用，且需将本品放在儿童不能接触的地方。⑥服药3天症状无缓解，应去医院就诊。⑦对本品过敏者禁用，过敏体质者慎用。⑧如正在使用其他药品，使用本品前请咨询医师或药师。

【用法与用量】 口服。一次2~3粒，一日3次；儿童减半。

参 考 文 献

[1] 吴思旸. 虫草清肺胶囊治疗慢性支气管炎的随机对照试验[J]. 中国全科医学，2019，22（S1）：182-184.
[2] 陈生. 虫草清肺胶囊与利肺片治疗有害物质吸入性支气管炎的疗效比较研究[J]. 实用心脑肺血管病杂志，2019，27（S1）：225-226.

（南方医科大学　全景羽，余林中）

海珠喘息定片

【药物组成】 胡颓子叶、蝉蜕、防风、天花粉、珍珠层粉、冰片、甘草、盐酸氯喘、盐酸去氯羟嗪。

【处方来源】 研制方。国药准字 Z35020062。

【功能与主治】 宣肺平喘，止咳化痰，镇静。用于痰浊阻肺，肺气不降所致的咳嗽、咯痰、气喘；慢性支气管炎、支气管哮喘见上述证候者。

【药效】 主要药效如下[1]：

1. 祛痰　痰液主要由气管、支气管腺体和杯状细胞分泌的黏液、浆液组成，还掺杂有炎症渗出物和脱落细胞。小鼠腹腔注射酚红溶液后，部分可由呼吸道分泌进入气道，祛痰药能增加气道酚红的排出量。本品能促进小鼠气管段酚红排泌，表明其具有祛痰作用。

2. 镇咳　咳嗽是气管炎的主要症状。吸入氨雾等刺激性气体可引起动物咳嗽。本品对吸入氨雾致小鼠咳嗽有抑制作用。

3. 平喘　组胺可使支气管收缩，气道变狭窄从而影响通气量。喷雾给予组胺或乙酰胆碱溶液可使豚鼠因为肺通气量不足而抽搐跌倒。本品能够对抗组胺加乙酰胆碱引起的豚鼠气道痉挛，降低致喘豚鼠的跌倒率，表明其具有平喘作用。

【临床应用】　主要用于慢性支气管炎、支气管哮喘等。

1. 慢性支气管炎[2,3]　本品适用于痰浊阻肺，肺失宣降所致之咳嗽。症见咳嗽，咳吐黄痰，喘促气粗，舌红苔黄，脉数。常用于慢性支气管炎见上述证候者。此外，本品对小儿喘息样支气管炎也有治疗效果。

2. 支气管哮喘　本品适用于痰浊阻肺，肺失宣降所致之哮病。症见喉中哮鸣，气促痰涌，胸膈烦闷，舌红苔黄，脉数。常用于支气管哮喘见上述证候者。

【不良反应】　本品可致心悸、手颤、嗜睡、口干、失眠不良反应。

【使用注意】　①妊娠期妇女禁用。②外感咳嗽者慎用。③服药期间禁食生冷、辛辣、海鲜类食物。④年老体弱者慎用。⑤甲亢、高血压、心律不齐者慎用。

【用法与用量】　口服。一次2～4片，一日3次。

参 考 文 献

[1] 黄建平，郑一民，林永东，等. 改进后的海珠喘息定片的药理考核和临床观察[J]. 中成药，1990，(2)：22.
[2] 李毅，秦逸辉，金雨青，等. 海珠喘息定治疗慢性喘息性支气管炎43例[J]. 现代中西医结合杂志，2010，19（7）：873.
[3] 陈勤，吴惠芬. 海珠喘息定治疗小儿喘息样支气管炎84例平喘疗效观察[J]. 浙江中西医结合杂志，1996，(2)：102.

（南方医科大学　刘珊宏，余林中）

三、燥湿化痰类

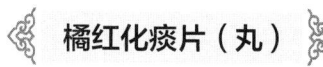
橘红化痰片（丸）

【药物组成】　化橘红、川贝母、罂粟壳、白矾、锦灯笼、炒苦杏仁、五味子、甘草。

【处方来源】　研制方。《中国药典》（2015年版）。

【功能与主治】　敛肺化痰，止咳平喘。用于肺气不敛，痰浊内阻，咳嗽，咯痰，喘促，胸膈满闷。

【药效】　主要药效作用如下[1-2]：

1. 祛痰、镇咳、平喘　痰、咳、喘为慢性支气管炎、肺气肿、慢性阻塞性肺疾病等气道炎症病变的最主要临床表现，本品具有祛痰、镇咳和平喘作用。指示剂酚红注入腹腔可部分经支气管黏液腺分泌进入气道，祛痰药可促进呼吸道酚红排泌。本品能增加小鼠呼吸道排泌酚红，呈现祛痰效应。吸入氨雾、二氧化硫等刺激性气体可引起动物咳嗽，本品能抑制吸入氨雾引起的小鼠咳嗽反应，减少咳嗽次数；亦能抑制吸入二氧化硫所致小鼠咳嗽反应，减少咳嗽次数并延长咳嗽潜伏期，呈现镇咳效应。乙酰胆碱加磷酸组胺混合液雾化吸入可致豚鼠支气管痉挛引发喘息反应，本品能延长雾化吸入乙酰胆碱加组胺混合液引起的豚鼠喘息潜伏期，显示其具有平喘效应。

2. 抗炎　气道炎症是慢性支气管炎、支气管哮喘等肺系疾病的病理基础，本品能抑制涂抹二甲苯引起的小鼠耳廓肿胀，亦可抑制植入棉球大鼠的肉芽组织增生，提示本品对炎症早期渗出、肿胀和炎症后期组织增生均有抑制作用。

【临床应用】　主要用于慢性支气管炎、肺气肿、喘息样支气管炎等属痰浊内阻者。

1. 慢性支气管炎、肺气肿　本品适用于咳嗽日久，痰浊内阻，肺失宣降所致之咳嗽。临床可见咳声低微，痰黏色白或微黄，乏力自汗，舌质淡红，苔薄白腻或微黄，脉弦滑等症。常用于慢性支气管炎、肺气肿等见上述证候者。

2. 喘息样支气管炎　本品还用于久咳伤肺，肺气不敛，痰浊内阻所致之喘证。临床可见咳嗽气喘，动则喘咳不已，乏力自汗，痰黏色白或微黄，舌质淡红，苔薄腻，脉弦等症。常用于喘息样支气管炎、慢性阻塞性肺疾病见上述证候者。

【不良反应】　尚不明确。

【使用注意】　①外感咳喘者慎用。②服药期间忌食辛辣、油腻食物。③本品含罂粟壳，不宜过量、久用。

【用法与用量】　片剂：口服。一次3片，一日3次。丸剂：口服。一次1丸，一日2次。

参　考　文　献

[1] 郭卫东，潘文军，张海霞，等. 橘红化痰胶囊的药效学和急性毒性实验[J]. 辽宁中医学院学报，1999，1（3）：202-203
[2] 橘红化痰片新药申报资料.

（广东食品药品职业学院　刘　瑶；南方医科大学　余林中）

二陈丸（浓缩丸）

【药物组成】　半夏（制）、陈皮、茯苓、甘草。

【处方来源】　宋·太平惠民和剂局《太平惠民和剂局方》。《中国药典》（2015年版）。

【功能与主治】　燥湿化痰，理气和胃。用于痰湿停滞导致的咳嗽痰多、胸脘胀闷、恶心呕吐。

【药效】　主要药效作用如下[1-4]：

1. 镇咳、祛痰、平喘[1-3]　吸入氨雾等刺激性气体可刺激呼吸道感受器引起咳嗽，本品能抑制吸入氨雾刺激引起的小鼠咳嗽反应，减少咳嗽次数，延长引咳潜伏期。腹腔注射酚红后，部分可经支气管黏液腺分泌进入气道，检测气管酚红的排泄量可反映药物的祛痰作用，本品能增加小鼠气管酚红排泄量，表明其具有一定祛痰作用。雾化吸入磷酸组胺可致豚鼠支气管痉挛、收缩而产生喘息、抽搐，本品能明显延长豚鼠吸入磷酸组胺抽搐发生时间，延长卵白蛋白诱导的过敏性哮喘豚鼠引喘潜伏期，表明其具有一定平喘作用。

2. 改善肺功能[3]　二陈汤可显著改善吸入香烟烟雾加脂多糖制备慢性支气管炎大鼠模型的FEV_1、FVC、FEV_1/FVC、用力呼气流量（FEF25-75）和最大呼气中期流速（MMF），提示其能有效改善慢性支气管炎大鼠肺通气功能。二陈汤还可减轻慢性支气管炎大鼠气道黏膜上皮变性、坏死，改善气道组织结构。

【临床应用】 主要用于慢性支气管炎。

慢性支气管炎 本品及二陈汤系列制剂适用于脾失健运，湿邪凝聚，气机阻滞之咳嗽。临床可见咳嗽痰多，色白易咳，胸脘痞闷，恶心呕吐，肢体困倦，头眩心悸，舌苔白滑或腻，脉弦缓等症。常用于慢性支气管炎属痰湿停滞见上述证候者。

【不良反应】 尚不明确。

【使用注意】 ①肺阴虚所致的燥咳、咯血慎用。②本品辛香温燥易伤阴津，不宜长期服用。③忌食辛辣、生冷、油腻食物。

【用法与用量】 丸剂：口服。一次 9~15g，一日 2 次。浓缩丸：口服。一次 12~16 丸，一日 3 次。

参 考 文 献

[1] 陈玉兴，黄雪君，曾晓会，等. 二陈汤 3 种剂型的药理作用对比研究[J]. 时珍国医国药，2009，20（4）：795-796.
[2] 尚立芝，吴珂，谢文英，等. 二陈汤对慢性支气管炎气道黏液高分泌的影响[J]. 中国老年学杂志，2018，38（8）：1922-1924.
[3] 陈贺，张慧颖，刘禾，等. 复方川贝颗粒对 OVA 介导的豚鼠过敏性哮喘模型的平喘作用机制研究[J]. 中国实验方剂学杂志，2013，19（18）：228-231.
[4] 高妙然，尚立芝，谢文英，等. 二陈汤对慢性支气管炎大鼠肺功能及病理变化的影响[J]. 中国中医药现代远程教育，2016，14（14）：143-145.

（广东食品药品职业学院　刘　瑶；南方医科大学　余林中）

咳 喘 顺 丸

【药物组成】 紫苏子、瓜蒌仁、茯苓、鱼腥草、苦杏仁、半夏（制）、款冬花、桑白皮、前胡、紫菀、陈皮、甘草。

【处方来源】 研制方。《中国药典》（2015 年版）。

【功能与主治】 宣肺化痰，止咳平喘。用于痰浊壅肺、肺气失宣所致的咳嗽、气喘、痰多、胸闷；慢性支气管炎、支气管哮喘、肺气肿见上述证候者。

【药效】 主要药效如下[1,2]：

1. **镇咳** 咳嗽可由气管、支气管黏膜或胸膜受炎症、异物、物理或化学性刺激引起，吸入柠檬酸喷雾和浓氨水挥发气体可刺激动物发生咳嗽反应。本品能显著减少氨水所致小鼠咳嗽次数及柠檬酸引起的豚鼠咳嗽次数，延长动物的咳嗽潜伏期，表明其具有镇咳作用。

2. **祛痰** 小鼠腹腔注射酚红，部分可经气管排泌，借助酚红从小鼠气管分泌的排出量变化，可以衡量药物的祛痰效果；采用玻璃毛细管插入大鼠气管内吸取痰液，以吸取的痰量判断药物的排痰效果；利用动物气管纤毛运动带动墨汁微粒运动速度亦能反映药物的祛痰作用。本品能增加小鼠气管段酚红排泌量，增加大鼠气管分泌液中黏多糖的含量，增加大鼠的气管排痰量，增加家鸽气管纤毛运动，表明其具有祛痰作用。

3. **抗炎** 慢性支气管炎是气管、支气管黏膜及其周围组织的慢性非特异性炎症。本品能减轻涂抹二甲苯所致小鼠耳廓肿胀，抑制注射蛋清致大鼠足跖肿胀。在烟熏诱导的慢性支气管炎小鼠模型上，本品能减轻模型小鼠气管和肺组织的损伤程度，表明其具有抗炎作用。

【临床应用】 主要用于慢性支气管炎、肺气肿、支气管哮喘等。

1. **慢性支气管炎**[3,4] 本品适用于肺气不宣，气机不利所致之咳嗽。症见咳嗽，有痰，胸闷，烦热，舌质红，苔腻，脉滑。常用于慢性支气管炎见上述证候者。本品有助于改善慢性支气管炎患者咳嗽、咯痰、喘息等症状，降低患者血清中与痰中炎症介质白介素-4、白介素-6、C反应蛋白、肿瘤坏死因子α的水平。

2. **肺气肿** 本品适用于痰浊壅肺，肺气失宣所致之喘证。症见喘促，痰多黄稠，胸膈烦闷，口干口苦，舌质红，苔黄腻，脉滑数。常用于肺气肿、喘息样支气管炎见上述证候者。

3. **支气管哮喘**[5] 本品适用于肺气宣降失常，痰浊气逆所致之哮病。症见喘息气急，喉中痰鸣。常用于支气管哮喘见上述证候者。本品对支气管哮喘患者还能减少皮质激素和茶碱等药的不良反应，增强机体免疫力，提高患者生活质量。

【不良反应】 目前尚未检索到不良反应报道。

【使用注意】 ①气虚久嗽者慎用。②服药期间禁食辛辣、油腻食物。

【用法与用量】 口服。一次5g，一日3次，7天为一疗程。

参 考 文 献

[1] 郑轶枫，黄萍，吴清和，等. 咳喘顺丸止咳化痰作用实验研究[J]. 中药与临床，2013，4（2）：42-45.
[2] 甘海宁，黄萍，吴清和，等. 咳喘顺丸治疗慢性支气管炎的实验研究[J]. 中药与临床，2012，3（6）：35-39.
[3] 李金好，杨清芬，傅志慧. 咳喘顺丸治疗慢性支气管炎79例[J]. 中国中医药信息杂志，2004（7）：628.
[4] 桂清清，吴炳男，管蕾. 咳喘顺丸治疗慢性支气管炎患者的疗效观察及对血清及痰中炎症介质水平的影响[J]. 中药药理与临床，2017，33（6）：156-159.
[5] 颜小明. 咳喘顺丸治疗支气管哮喘痰湿蕴肺证临床观察[J]. 中医临床研究，2013，5（24）：84-86.

（南方医科大学　刘珊宏，余林中）

四、润肺化痰类

百合固金丸（口服液、片、颗粒）

【药物组成】 百合、地黄、熟地黄、麦冬、玄参、川贝母、当归、白芍、桔梗、甘草。

【处方来源】 清·汪昂《医方集解》。《中国药典》（2015年版）。

【功能与主治】 养阴润肺，化痰止咳。用于肺肾阴虚，燥咳少痰，痰中带血，咽干喉痛。

【药效】 主要药效作用如下：

1. **祛痰、镇咳**[1] 小鼠腹腔注射酚红后，部分可经支气管黏液腺分泌进入气道，祛痰药能促进酚红由气道排泌。百合固金汤能增加小鼠呼吸道排泌酚红；还能增加大鼠气管分泌液的引流量。吸入氨雾等刺激性气体可引起动物咳嗽，百合固金汤能延长吸入氨雾引起的半数小鼠咳嗽时间，延长氨雾引起的豚鼠咳嗽潜伏期，减少豚鼠咳嗽次数。以上表明百合固金汤具祛痰、镇咳作用。

2. **抗炎**[2] 炎症反应是慢性支气管炎发生发展的病理基础。百合固金汤可抑制注射蛋清引起的大鼠足跖肿胀，抑制腹腔注射乙酸引起的小鼠腹腔毛细血管通透性增加；抑制注射羧甲基纤维素钠溶液引起的大鼠白细胞聚集，表明其具有抗炎作用。

3. **调节免疫**[3] 阴虚患者由于机体免疫功能低下易受外邪侵袭，补肾养阴治疗能使多数患者的免疫功能得到恢复。本品可减轻甲状腺素片加利血平片所致阴虚小鼠的细胞免疫和体液免疫抑制，表明其具有一定免疫调节作用。

【临床应用】　主要用于慢性支气管炎、慢性阻塞性肺疾病、肺结核等。

1. 慢性支气管炎　本品及百合固金系列制剂适用于肺肾阴虚型咳嗽。临床可见干咳少痰，痰中带血，咳声嘶哑，或午后潮热，口燥咽干，舌红少苔，脉细数等。常用于慢性支气管炎属肺肾阴虚见上述证候者。

2. 慢性阻塞性肺疾病[4,5]　属于中医学"喘证""肺胀"等范畴，缓解期慢性阻塞性肺疾病的基本病机多为肺肾阴虚。百合固金口服液用于慢性阻塞性肺疾病缓解期的治疗已经纳入《慢性阻塞性肺疾病中医诊疗指南（2011年版）》。临床研究表明，百合固金口服液联合 N-乙酰半胱氨酸（NAC）治疗能改善慢性阻塞性肺疾病缓解期患者的临床症状及肺功能，其疗效优于西药常规治疗。百合固金汤亦能够显著改善慢性阻塞性肺疾病缓解期患者的临床症状，降低中医证候积分，提高患者生活质量及改善肺通气功能。

3. 肺结核[6]　是常见的慢性传染病，属中医学"肺痨""骨蒸"等范畴。中医学认为本病多因正气不足，外邪乘虚侵袭，渐致肺肾阴津亏耗，渐呈阴虚火旺之象，如午后潮热、盗汗、口干舌燥、咳嗽、痰中带血，舌红，少苔或苔薄黄，脉细数等。有报道本品合中药制剂灭痨丹4号治疗肺结核初治患者的疗效优于西药抗结核药，并认为联合用药可使结核杆菌不易产生耐药性。

4. 其他　本品可缓解特发性肺纤维化[7]患者的临床症状，改善肺功能，增加肺活量，提高动脉血氧分压，能有效控制肺泡炎的继续发展，减少肺泡-毛细血管结构的丧失，阻断肺间质纤维化的进程。百合固金颗粒联合抗生素治疗社区获得性肺炎[8]，亦可有效改善临床症状，促进炎症吸收。

【不良反应】　尚不明确。

【使用注意】　①本品为阴虚燥咳所设，外感咳嗽、寒湿痰喘者慎用。②本品滋腻碍脾，脾虚便溏、食欲不振者慎用。③服药期间忌食辛辣、燥热、生冷、油腻食物。

【用法与用量】　丸剂：口服。水蜜丸一次6g，大蜜丸一次1丸，一日2次；浓缩丸一次8丸，一日3次。口服液：一次10～20ml，一日3次。片剂：口服。一次5片（每片重0.4g）或一次3片（每片重0.45g），一日3次。颗粒剂：口服。一次9g，一日3次。

参 考 文 献

[1] 吴清和，吴山，李育浩，等.百合固金汤的药效学研究[J].广东药学院学报，1998，14（1）：23-26.
[2] 刘雪莉，臧星星，钱伯初.百合固金丸对实验性阴虚小鼠的免疫调节作用[J].现代应用药学，1995，12（5）：1.
[3] 刘月辉，肖芒，李车英.辐射对豚鼠鼻黏膜结构的损伤及中药保护作用实验研究[J].中国中西医结合耳鼻咽喉科杂志，2006，14（1）：7-11，71.
[4] 吉冬元，孟庆华.百合固金口服液联合 N-乙酰半胱氨酸治疗慢性阻塞性肺疾病稳定期患者疗效观察[J].中国医院药学杂志，2014，34（23）：2043-2045.
[5] 刘永萍，蒋建纲.百合固金汤治疗慢性阻塞性肺疾病稳定期[J].中国实验方剂学杂志，2013，19（10）：331-333.
[6] 朱孝轩，朱琳，田珂.灭痨丹4号合百合固金丸治疗肺结核的临床观察[J].上海中医杂志，2006，40（9）：26-27.
[7] 周志光，周珊，汪顺清.百合固金丸治疗特发性肺纤维化20例总结[J].湖南中医杂志，2006，22（5）：15-16.
[8] 王瑜，白旭光，戴旖旎，等.百合固金颗粒联合左氧氟沙星治疗社区获得性肺炎的临床研究[J].现代药物与临床，2018，33（6）：1389-1392.

（广东食品药品职业学院　刘　瑶；南方医科大学　余林中）

养阴清肺膏（糖浆、口服液、丸、颗粒）

【药物组成】 地黄、玄参、麦冬、川贝母、牡丹皮、白芍、薄荷、甘草。

【处方来源】 清·郑梅涧《重楼玉钥》。《中国药典》（2015年版）。

【功能与主治】 养阴润燥，清肺利咽。用于阴虚肺燥，咽喉干痛，干咳少痰或痰中带血。

【药效】 主要药效作用如下：

1. 镇咳、祛痰[1-2] 咳嗽、咯痰是呼吸道疾病最常见的临床症状，本品能显著抑制吸入氨雾和二氧化硫诱导的小鼠咳嗽，能明显延长咳嗽潜伏期和减少咳嗽次数。小鼠腹腔注射酚红后，部分可经支气管黏液腺分泌进入气道，祛痰药可促进酚红由气道排泄。本品能增加小鼠气管酚红排泌量，增加大鼠气管分泌液的引流量，并能促进小鸭呼吸道腺体分泌、黏液移动速度及气管纤毛运动。以上表明本品具有镇咳、祛痰作用。

2. 抗炎[3,4,5] 养阴清肺糖浆能减少烟熏法诱导的慢性支气管炎模型大鼠中性粒细胞及淋巴细胞浸润，抑制肺泡巨噬细胞数量的下降，从而减轻烟雾所致的支气管炎症程度及白细胞浸润所致的肺实质损伤和退化。慢性咽炎大鼠模型咽部组织呈慢性炎性改变，养阴清肺汤能够显著改善咽部病理改变。养阴清肺方还能减轻放射性肺炎大鼠肺部的炎症反应。以上表明本品具有抗炎作用。

3. 抗氧化[3] 慢性支气管炎除炎症直接对气道、肺组织的损伤外，炎症产生的超氧阴离子自由基又能攻击生物膜中的多价不饱和脂肪酸，其产生的脂质过氧化物如丙二醛对组织细胞产生破坏作用。养阴清肺糖浆对烟雾诱导的慢性支气管炎大鼠血清、肺组织中超氧化物歧化酶活性及一氧化氮含量的降低和丙二醛含量的升高有抑制作用，从而提高机体的抗氧化损伤的能力。

4. 抗肺纤维化[6] 部分慢性阻塞性肺疾病患者可以同时存在纤维化合并肺气肿。氧自由基可诱发肺组织细胞产生过氧化脂质、增加花生四烯酸代谢产物的合成，其中白三烯等炎症介质可刺激成纤维细胞增殖并产生大量胶原，导致肺组织纤维化，影响肺功能。养阴清肺丸能降低博来霉素所致肺纤维化大鼠肺系数和肺组织羟脯氨酸含量，减轻肺间质成纤维细胞增生及炎细胞浸润，降低血清过氧化脂质含量及单胺氧化酶活性，并能下调肺组织中转化生长因子 β_1。

5. 增强免疫[7] 养阴清肺糖浆能提高环磷酰胺引起免疫功能低下小鼠血清溶血素抗体生成的能力；提高氢化可的松致免疫低下小鼠对炭粒的廓清指数。以上显示养阴清肺糖浆具有免疫促进作用。

6. 其他 养阴清肺糖浆能对抗氢化可的松所致阴虚小鼠的耐寒能力下降，延长小鼠在低温环境中的存活时间。

【临床应用】 主要用于慢性支气管炎、慢性咽炎属阴虚肺燥证候者。

1. 慢性支气管炎[8-10] 本品适用于阴虚肺燥咳嗽，临床可见干咳无痰或痰少而黏，或痰中带血，舌红苔薄，脉细数等症。常用于慢性支气管炎见上述证候者，亦可用于急性支气管炎属肺热伤阴偏于阴虚者。养阴清肺汤能有效改善老年慢性支气管炎患者的呼吸功能，降低炎性细胞因子水平，提高细胞免疫功能。

2. 慢性咽炎[11] 本品还适用于阴津不足所致之虚火喉痹。临床可见咽部异物感、咽干、咽痒、咽痛、干咳等，治宜滋阴降火、利咽止咳。养阴清肺糖浆具有养阴清肺，清热利咽之功，常用于慢性咽炎属阴津不足而见上述证候者。

此外，有报道养阴清肺颗粒还可用于小儿支原体肺炎合并 EB 病毒感染[12]，可抑制患儿炎症因子水平，提高免疫功能，改善肺部微循环，缓解临床症状，缩短病程。

【不良反应】 尚不明确。

【使用注意】 ①脾虚便溏、痰多湿盛咳嗽者慎用。②妊娠期妇女慎用。③服药期间忌食辛辣、生冷、油腻食物。

【用法与用量】 煎膏剂：口服。一次 10～20ml，一日 2～3 次。糖浆剂：口服。一次 20ml，一次 2 次。口服液：口服。一次 10ml，一日 2～3 次。丸剂：口服。水蜜丸一次 6g，大蜜丸一次 1 丸，一日 2 次。颗粒剂：口服。一次 1 袋，一日 2 次。

参 考 文 献

[1] 李沛波，郭建生，朱克俭，等. 养阴清肺糖浆镇咳、祛痰作用的实验研究[J]. 湖南中医药导报，2000，6（12）：30-32.
[2] 王青，田洪. 养阴清肺糖浆的养阴化痰作用实验[J]. 中国药师，2010，13（2）：247-249.
[3] 朱伟群，刘汉胜. 养阴清肺糖浆对烟雾引起的慢性支气管炎大鼠炎症细胞及 SOD、MDA、NO 的影响[J]. 中药材，2006，29（3）：279-282.
[4] 南淑玲，谢丹，章健，等. 养阴清肺汤对慢性咽炎大鼠病理形态学及血液流变学实验观察[J]. 吉林中医药，2010，30（9）：813-815.
[5] 王苏，杜欣颖，侯炜，等. 养阴清肺方对放射性肺炎大鼠肺组织病理改变及血清 TGF-β1 表达的影响[J]. 北京中医药，2012，31（11）：858-860.
[6] 冯玛莉，顿颖，牛艳艳，等. 养阴清肺丸抗实验性大鼠肺纤维化作用[J]. 中成药，2005，27（5）：607-608.
[7] 李沛波，郭建生，朱克俭. 养阴清肺糖浆对免疫低下小鼠免疫功能的影响[J]. 湖南中医学院学报，2001，21（2）：16-17.
[8] 葛祥. 养阴清肺汤联合西药治疗阴虚燥热型慢性支气管炎急性发作临床观察[J]. 新中医，2018，50（3）：71-74.
[9] 宋菊芯，胡旭东，张钊旺. 养阴清肺汤治疗老年慢性支气管炎的临床效果及对患者免疫功能的影响研究[J]. 世界中医药，2017，12（10）：2297-2300.
[10] 冷文章. 养阴清肺糖浆对急性支气管炎的临床疗效观察[J]. 中草药，2002，33（3）：256-257.
[11] 陈晓霞，邹小杰. 养阴清肺颗粒对小儿支原体肺炎合并 EB 病毒患儿免疫功能的影响[J]. 中国生化药物杂志，2016，36（6）：155-157.
[12] 郭筠芳. 养阴清肺糖浆治疗慢性咽炎 216 例[J]. 医药导报，2002，21（11）：698-699.

（广东食品药品职业学院 刘 瑶；南方医科大学 余林中）

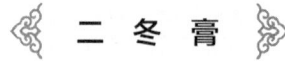 二 冬 膏

【药物组成】 天冬、麦冬。

【处方来源】 明·洪基《摄生秘剖》。《中国药典》（2015 年版）。

【功能与主治】 养阴润肺。用于肺阴不足引起的燥咳痰少、痰中带血、鼻干咽痛。

【药效】 主要药效作用如下：

1. 祛痰[1] 小鼠腹腔注射酚红后，部分可经支气管黏液腺分泌进入气道，祛痰药能促进气道排泌酚红。本品能明显增加小鼠呼吸道酚红的排泌量，显示其具有祛痰作用。

2. 抗炎[2,3] 炎症是慢性支气管炎等肺系疾病的基本病理过程。慢性支气管炎患者的支气管壁和气管黏膜中有多种炎性细胞浸润、充血水肿和纤维增生，不同程度地存在急性或慢性炎症。本品能抑制涂抹二甲苯所致的小鼠廓耳肿胀，还能降低脂多糖致急性肺损伤

模型大鼠血清肿瘤坏死因子α、白介素-6含量，升高肺组织水通道蛋白-（AQP-1）、AQP-5表达，减轻肺部炎症。以上表明本品具有抗炎作用。

3. 抗肿瘤[4-7]　肿瘤坏死因子α与白介素-6、白介素-10是调节机体免疫功能最主要的细胞因子，在肿瘤发生、发展的过程中均起到重要作用。转化生长因子$β_1$信号通路调控着上皮细胞的生长分化，与肺部肿瘤的发生相关。叉头型蛋白p3（Foxp3）是$CD4^+$、$CD25^+$调节性T细胞发育和功能维持的关键性调节蛋白。本品能使氨基甲酸乙酯诱导小鼠肺肿瘤发生率从86.7%降至40.0%～66.7%，平均肿瘤结节数从7.32降至3.97～5.53，并可明显降低血清中肿瘤坏死因子α、白介素-6、白介素-10含量，以及肺组织中转化生长因子$β_1$、Foxp3活性。本品可显著抑制人肺腺癌细胞系A549的增殖。本品还可能通过降低大鼠胃癌模型凋亡抑制Bcl-2的表达，促进胃组织细胞凋亡，延缓胃癌进程，改善胃组织的病理变化。

【临床应用】　主要用于慢性支气管炎属肺阴不足者。

慢性支气管炎　本品适用于肺阴不足所致之燥咳。临床可见干咳无痰，或痰少质黏，甚或痰中带血，口鼻干燥，咽喉疼痛，伴五心烦热，舌红少津，脉细数。常用于慢性支气管炎见上述证候者。

此外，肺部肿瘤、鼻咽部肿瘤放疗后、肺结核等出现阴虚燥咳亦可选用本品。

【不良反应】　尚不明确。

【使用注意】　①本品甘寒滋腻，脾虚便溏、痰多湿盛咳嗽者慎用。②服药期间忌食辛辣、生冷、油腻食物。

【用法与用量】　口服。一次9～15g，一日2次。

参 考 文 献

[1] 高建平，许旭，吴耀平，等. 二冬膏祛痰、抗炎及免疫作用的研究[J]. 中成药，2003，25（9）：762-763.
[2] 熊秋迎，陈乔，谢斌，等. 二冬膏对急性肺损伤模型鼠TNF-α，IL-6含量及AQP-5蛋白表达的影响[J]. 中国实验方剂学杂志，2015，21（20）：167-170.
[3] 曾伟，孙昊鑫，马广强，等. 二冬膏对LPS致急性肺损伤大肺组织TNF-α、IL-6及AQP-1、AQP-5的影响[J]. 中药药理与临床，2016，32（6）：10-13.
[4] 孙昊鑫，余世平，朱金华，等. 二冬膏对乌拉坦诱导肺肿瘤模型鼠TNF-α、IL-10、TGF-β1及肿瘤发生的影响[J]. 中药药理与临床，2015，31（6）：7-10.
[5] 孙昊鑫，朱金华，郭慧君，等. 二冬膏对小鼠诱发性肺肿瘤发生及TNF-α、IL-6、IL-10、Foxp3的影响[J]. 中药药理与临床，2013，29（6）：1-3.
[6] 江闰德，宋春丽，邓飞. 二冬膏抗NF-κB抑制介导的人肺癌细胞效应探讨[J]. 中国实验方剂学杂志，2016，22（8）：133-136.
[7] 刘燕，赵益，蓝希明，等. 二冬膏延缓胃癌发生的作用机制[J]. 中国实验方剂学杂志，2016，22（20）：132-137.

（广东食品药品职业学院　刘　瑶；南方医科大学　余林中）

橘 红 梨 膏

【药物组成】　化橘红、苦杏仁、枇杷叶、麦冬、天冬、五味子、川贝母、梨。

【处方来源】　研制方。国药准字Z37020046。

【功能与主治】　养阴清肺，止咳化痰。用于肺胃阴虚所致的久咳痰少，口干咽燥。

【药效】　主要药效作用如下[1]：

1. 镇咳 咳嗽、咯痰为慢性支气管炎等气道炎症的主要症状，本品对吸入氨雾所致小鼠咳嗽具有抑制作用，能延长引起半数小鼠咳嗽的吸入时间（EDT_{50}）。

2. 祛痰 本品还能增加大鼠气管排痰量，表明其具有祛痰作用。

【临床应用】 主要用于慢性支气管炎。

慢性支气管炎 本品适用于肺胃阴虚所致的久咳不已，痰少质黏，口燥咽干，舌红少苔，脉细等。常用于慢性支气管炎见上述证候者。

慢性咽炎等咽痒咽干、久咳痰少者亦可选用本品。

【不良反应】 目前尚未检索到不良反应报道。

【使用注意】 ①外感咳嗽者慎用。②忌食辛辣、生冷、油腻食物。

【用法与用量】 口服。一次10～15g，一日2～3次。

参 考 文 献

[1] 余国禧，陈素燕. 橘红梨膏止咳化痰的药效学研究[J]. 中药材，2006，29，（4）：375.

（广东食品药品职业学院 刘 瑶）

川贝雪梨膏

【药物组成】 梨清膏、川贝母、麦冬、百合、款冬花。

【处方来源】 研制方。《中国药典》（2015年版）。

【功能与主治】 润肺止咳，生津利咽。用于阴虚肺热，咳嗽，喘促，口燥咽干。

【药效】 主要药效作用如下[1-2]：

1. 镇咳、祛痰、平喘 咳嗽、咯痰、喘息是慢性支气管炎等气道炎症的常见症状。本品能抑制吸入氨雾引起的小鼠咳嗽反应。小鼠腹腔注射指示剂酚红，部分可经支气管黏液腺分泌进入气道，祛痰药能促进气道排泌酚红，本品能增加小鼠呼吸道排泌酚红，增加大鼠气管排痰量。乙酰胆碱和磷酸组胺混合液雾化吸入可致豚鼠支气管痉挛而致喘息反应，本品能延长雾化吸入乙酰胆碱加组胺混合液引起的豚鼠喘息潜伏期，并对豚鼠离体气管平滑肌有明显的松弛作用。以上表明本品具有镇咳、祛痰、平喘作用。

2. 解热、抗炎 本品对注射伤寒、副伤寒甲、乙三联菌苗致家兔发热有解热作用，对注射啤酒酵母致大鼠发热亦有解热作用。本品对涂抹二甲苯致小鼠耳廓肿胀和注射角叉菜胶引起的大鼠足跖肿胀均有抑制作用。以上显示本品具有解热、抗炎作用。

【临床应用】 主要用于慢性支气管炎。

慢性支气管炎 本品适用于阴虚肺热型咳嗽。临床可见干咳无痰或少痰，咽喉不利，咳声嘶哑，口燥咽干，舌红少苔，脉细数等症。常用于慢性支气管炎见上述证候者，尤对阴虚肺热致咳嗽喘促、痰涎黏稠有明显疗效。

慢性咽炎咽干咽痒、干咳少痰等亦可选用本品。

【不良反应】 尚不明确。

【使用注意】 ①脾虚便溏者慎用。②风寒束肺、寒痰阻肺咳嗽者慎用。③服药期间忌食辛辣食物。

【用法与用量】 口服。一次15g，一日2次。

参 考 文 献

[1] 李继洪, 冬梅, 李旻. 川贝雪梨膏主要药效学实验研究[J]. 中国实验方剂学杂志, 2006, 12 (7): 38-42.
[2] 陈奇有, 周一平, 陈四艳, 等. 川贝雪梨膏抗炎解热及免疫调节作用的研究[J]. 中国中医药科技, 2001, 8 (6): 358-359.

（广东食品药品职业学院　刘　瑶）

五、补肺平喘类

恒制咳喘胶囊

【药物组成】　法半夏、肉桂、红参、陈皮、沉香、西洋参、砂仁、豆蔻、佛手、香橼、紫苏叶、赭石（煅）、丁香、白及、红花、薄荷、生姜、甘草。

【处方来源】　研制方。国药准字 Z34020032。

【功能与主治】　益气养阴，温阳化饮，止咳平喘。用于气阴两虚，阳虚痰阻所致的咳嗽痰喘，胸脘满闷，倦怠乏力。

【药效】　主要药效作用如下[1]：

1. 镇咳　本品能抑制电刺激猫喉上神经所致的咳嗽反应，表明其具有镇咳作用。

2. 平喘　雾化吸入乙酰胆碱和磷酸组胺混合液可致豚鼠支气管痉挛而发生喘息反应，本品能延长雾化吸入乙酰胆碱加组胺混合液引起豚鼠喘息的潜伏期，表明其具有平喘作用。

【临床应用】　主要用于慢性支气管炎、喘息性支气管炎等。

1. 慢性支气管炎[2]　本品适用于肺脾气虚，痰湿蕴肺之咳嗽。临床可见咳嗽日久，胸脘满闷，咳痰清稀，色白量多，神疲乏力，食少便溏，舌淡苔白或微腻，脉细弱或濡弱等症。常用于慢性支气管炎、阻塞性肺气肿见上述证候者。老年慢性支气管炎患者多属"虚喘久嗽"，服药1周后气道阻塞有所改善。

2. 喘息性支气管炎　本品还适用于肾虚于下，痰浊壅盛所致之痰喘气急，胸脘满闷，苔腻，脉细滑等症。常用于喘息性支气管炎见上述证候。

【不良反应】　尚不明确。

【使用注意】　①外感咳嗽者慎用。②服药期间忌食辛辣、油腻食物。

【用法与用量】　口服。一次 2～4 粒，一日 2 次。

参 考 文 献

[1] 王萍, 汪丽燕. 恒制咳喘胶囊的实验研究[J]. 安徽医学, 1994, 15 (6): 43.
[2] 白勇为, 何礼贤, 钮善福. 恒制咳喘胶囊治疗慢性支气管炎34例疗效观察[J]. 现代中西医结合杂志, 2000, 9 (5): 380-381.

（广东食品药品职业学院　刘　瑶）

蛤蚧定喘胶囊（丸）

【药物组成】　蛤蚧、炒紫苏子、瓜蒌子、炒苦杏仁、麻黄、石膏、甘草、紫菀、醋鳖甲、黄芩、麦冬、黄连、百合、煅石膏。

【处方来源】 研制方。《中国药典》(2015年版)。

【功能与主治】 滋阴清肺,止咳平喘。用于肺肾两虚、阴虚肺热所致的虚劳咳喘、气短胸满、自汗盗汗。

【药效】 主要药效作用如下[1-3]:

1. 平喘、祛痰、镇咳 咳嗽、咯痰、气喘是气道炎症性病变的主要症状,本品有平喘、镇咳、祛痰作用。雾化吸入乙酰胆碱和磷酸组胺混合液可致豚鼠支气管痉挛而发生喘息反应,本品和蛤蚧定喘丸均能降低磷酸组胺引起的豚鼠离体气管张力,对抗气管痉挛;延长磷酸组胺加乙酰胆碱混合液雾化吸入引起的豚鼠喘息潜伏期。本品和蛤蚧定喘丸还能增加大鼠气管排痰量,促进家鸽气管纤毛运动,延长吸入氨雾、二氧化硫引起的小鼠咳嗽潜伏期。

2. 抗炎 本品和蛤蚧定喘丸均能抑制涂抹二甲苯致小鼠耳廓肿胀,还能抑制大鼠植入棉球致肉芽组织增生。以上显示本品对急性炎症渗出、肿胀和炎症后期肉芽组织增生均有抑制作用。

3. 抗过敏反应 本品和蛤蚧定喘丸能不同程度地降低卵清蛋白致敏豚鼠的过敏反应指数和死亡率。IgE可介导抗原-抗体反应,血小板活化因子(PAF)是支气管哮喘的重要介质,是强烈的支气管平滑肌致痉剂。本品可降低卵清蛋白致敏豚鼠异常升高的血清IgE和血浆PAF。

4. 免疫调节 通常认为,慢性支气管炎、肺气肿的病因与大气污染、吸烟、病原体感染、气候、环境中某些过敏因子和患者免疫功能低下等有关。本品能明显增加小鼠血清溶血素生成量,提高体内淋巴细胞转化率,对体液免疫和细胞免疫均有增强作用。

5. 抗菌 本品体外对金黄色葡萄球菌、乙型溶血性链球菌、肺炎球菌、卡他球菌和白喉杆菌均有不同程度的抑菌作用。

【临床应用】 主要用于慢性支气管炎、支气管哮喘。

1. 慢性支气管炎[4] 本品适用于肺肾两虚,阴虚内热所致之虚劳久咳。临床可见干咳无痰或痰少黏白,或见喘息,纳食不馨,舌红苔薄黄,脉细数等症。常用于慢性支气管炎、慢性阻塞性肺疾病属肺肾两虚见上述证候者。慢性支气管炎、慢性阻塞性肺疾病常因秋冬季风寒外袭诱发,发作时急则治其标,缓解期宜服用本品以固肺肾两虚之本,可使患者每年的急性加重期平均时间明显减少,FEV_1衰退速率明显减慢,肺通气功能改善。

2. 支气管哮喘[5-7] 本品还用于肺肾两虚,肾不纳气,痰热内阻所致之气喘。临床可见胸闷喘息,或伴干咳少痰或无痰,自汗盗汗,不思饮食,舌红苔薄黄,脉细数。常用于支气管哮喘、喘息性支气管炎、肺气肿而见上述证候者。

【不良反应】 尚不明确。

【使用注意】 ①咳嗽新发者慎用。②妊娠期妇女慎用。③服药期间忌食辛辣、油腻食物。④本品含麻黄,高血压、心脏病、青光眼患者慎用。⑤运动员禁用。

【用法与用量】 胶囊剂:口服。一次3粒,一日2次;或遵医嘱。丸剂:口服。水蜜丸一次5~6g,小蜜丸一次9g,大蜜丸一次1丸,一日2次。

参 考 文 献

[1] 邹节明, 潘佐静, 李美珠, 等. 蛤蚧定喘胶囊药效学及毒理学研究[J]. 中草药, 2003, 34 (4): 343-346.
[2] 王珍, 李蘁. 蛤蚧定喘胶囊的平喘作用及其作用机制的实验研究[J]. 临床中老年保健, 2001, 4 (4): 250-252.
[3] 蔡毅, 谢沛珊, 李爱媛, 等. 蛤蚧定喘丸及胶囊药理实验比较[J]. 时珍国药研究, 1995, 6 (3): 11.
[4] 栾宇. 蛤蚧定喘胶囊治疗慢支与哮喘 206 例临床观察[J]. 中国实用医药, 2009, 4 (16): 170.
[5] 林丹曦. 蛤蚧定喘胶囊治疗支气管哮喘的临床观察[J]. 广西中医药, 1999, 22 (1): 1-3.
[6] 张丽君, 吴平, 杜平. 蛤蚧定喘胶囊治疗支气管哮喘 150 例临床观察[J]. 药物与临床, 2006, 14 (4): 306.
[7] 林丹曦. 蛤蚧定喘胶囊治疗慢性阻塞性肺疾病疗效观察和经济学价值[J]. 临床内科杂志, 2002, 19 (5): 391-392.

（广东食品药品职业学院　刘　瑶）

金水宝胶囊（片）

【药物组成】　发酵虫草菌粉（Cs-4）。

【处方来源】　研制方。《中国药典》（2015 年版）。

【功能与主治】　补益肺肾，秘精益气。用于肺肾两虚，精气不足，久咳虚喘，神疲乏力，不寐健忘，腰膝酸软，月经不调，阳痿早泄；慢性支气管炎、慢性肾功能不全、高脂血症、肝硬化见上述证候者。

【药效】　主要药效作用如下：

1. 改善肺功能[1]　在慢性支气管炎、慢性阻塞性肺疾病、支气管哮喘等的发生发展过程中，不同程度存在气道炎症、气道高反应、气道重塑、气道高分泌等病理变化。本品对肺肾两虚型慢性阻塞性肺疾病大鼠有改善肺功能作用，能降低气道高反应，减轻各级气道上皮细胞变性坏死、慢性炎性细胞浸润程度，以及改善纤毛倒伏、脱落情况，可升高大鼠动脉血 PaO_2，降低 $PaCO_2$。本品能明显减轻晚期哮喘大鼠气道炎症，特别是中性粒细胞浸润，并能明显改善气道重塑及减少气道黏液分泌。

2. 调节炎症介质[1]　肺肾两虚型慢性阻塞性肺疾病大鼠存在气道的慢性炎症和反复感染情况，表现在肺组织匀浆白介素-4 水平及白介素-8、肿瘤坏死因子 α 水平均明显高于正常组，γ 干扰素水平及 IFN-γ/IL-4 显著低于正常组。本品可降低慢性阻塞性肺疾病大鼠白介素-4、白介素-8、肿瘤坏死因子 α 水平，升高 γ 干扰素及 IFN-γ/IL-4。

3. 抗氧化[2-3]　本品所含的腺苷、维生素 E、锌、硒、铜等直接参与机体超氧化物歧化酶等的代谢，可提高超氧化物歧化酶活性，清除自由基，降低脂质过氧化物（LPO）水平。本品可提高老年虚证患者红细胞超氧化物歧化酶活性，降低血浆丙二醛含量，促进老年小鼠对因体内自由基累积造成 DNA 损伤的修复能力。

4. 对机体代谢的影响[4-6]　本品可降低肾病综合征患者的三酰甘油（TG）、总胆固醇、尿蛋白水平，增加血浆白蛋白含量；降低冠心病患者的胆固醇、β-脂蛋白水平；还可降低糖尿病患者尿总蛋白、尿 N-乙酰-β-D 氨基糖苷酶（NAG）、血清脂蛋白 Lp（α）、血肌酐（Scr）水平。

5. 保护肾功能[7-10]　糖尿病患者由于长期糖、脂代谢紊乱可致肾小球毛细血管内皮细胞损伤。本品可改善糖尿病肾病患者血管内皮功能，降低早期糖尿病肾病患者 C-反应蛋白、24 小时尿微量白蛋白及尿蛋白的排泄率。慢性肾小球肾炎（CGN）患者、慢性肾衰竭（CRF）患者的红细胞免疫功能低下，本品可提高 CGN 患者红细胞 C_3b 受体花环率，降低红细胞 spa 花环率,通过改善红细胞表面膜胆固醇的成分,提高红细胞免疫功能。本品可降低 CRF 患者体内红细胞 C_3b 受体花环率和红细胞免疫复合物,并能改善肾性贫血及肾功能。

6. 抗肝纤维化[11]　本品可增加四氯化碳诱导的肝纤维化大鼠血清白蛋白含量,降低金属蛋白酶组织抑制因子-1、透明质酸、Ⅲ型前胶原、Ⅳ型胶原含量。

【临床应用】　主要用于慢性支气管炎、慢性阻塞性肺疾病、支气管哮喘、肺结核、慢性肾功能不全、糖尿病肾病、晚期癌症等属肺肾两虚证者。

1. 慢性支气管炎、慢性阻塞性肺疾病[12-16]　本品适用于肺肾两虚,精气不足之咳嗽。临床可见咳嗽无力,久咳不已,自汗盗汗,舌淡苔薄,脉细弱等症。常用于慢性支气管炎、肺气肿、慢性阻塞性肺疾病见上述证候者。慢性支气管炎是气管、支气管黏膜及周围组织的慢性非特异性炎症,反复发作可导致终末细支气管远端的气道弹性减退、过度膨胀、充气和肺容积增大或同时伴有气道壁破坏,形成慢性阻塞性肺气肿。当慢性支气管炎与肺气肿患者出现持续气流受限则为慢性阻塞性肺疾病。慢性阻塞性肺疾病的病程与炎症介质和气道重塑有关。本品具有抗氧化和增强机体免疫力作用,能升高体内超氧化物歧化酶活性,清除氧自由基,降低脂质过氧化物水平。降低慢性阻塞性肺疾病患者血清中肿瘤坏死因子 α 和转化生长因子 $β_1$ 的含量,减轻气道炎症及氧化应激水平,延缓肺功能的下降。慢性阻塞性肺疾病缓解期患者经本品治疗,IgG、IgA、C_3、C_{50} 较治疗前明显提高,肺功能指标显著改善,患者的生命质量评分显著提高。

2. 支气管哮喘[17-19]　本品还适用于肺肾两虚,精气不足之喘证。临床可见久咳,虚喘,气短,盗汗,神疲乏力,腰膝酸软,痰少或痰白而黏,舌淡苔薄,脉弱等症。常用于支气管哮喘、喘息性支气管炎见上述证候者。辅助性 T 淋巴细胞 Th1/Th2 失衡是哮喘发病的重要机制,白介素-17 对于中性粒细胞参与的支气管哮喘气道炎症、气道高反应、气道重塑发挥重要作用。本品能改善哮喘患者临床症状评分及肺功能,可调节免疫功能,提高 IFN-γ/IL-4,减少炎性因子白介素-17 的释放,减少哮喘发作。

3. 肺结核[20]　本品可用于肺肾两虚,阴虚内热之肺痨咳嗽。临床可见咳而无力,气短声低,痰中偶或夹血,血色淡红,午后潮热而热势不剧,面色苍白,颧红,舌质红,边有齿印,苔薄,脉细弱而数。肺结核患者细胞免疫功能下降,影响结核病的病情和疾病转归,本品可以改善肺结核患者的细胞免疫和体液免疫功能。

4. 慢性肾功能不全[21-23]　本品能明显降低慢性肾功能不全患者血肌酐、血尿素氮(BUN)、24 小时尿蛋白定量(TP)、胆固醇(TC)、血磷、三酰甘油、低密度脂蛋白胆固醇(LDL-C)含量,提高肌酐清除率(Ccr)、血浆白蛋白(ALB)及血红蛋白(Hb)的含量,从而有效地阻止慢性肾功能不全的进展。

5. 糖尿病肾病[24-25]　在临床常规治疗基础上加用本品,总有效率达 90%。本品能降低及稳定血糖,显著降低血肌酐水平及尿蛋白的排泄,改善血三酰甘油水平,进而延缓糖尿病肾病病情。

6. 晚期癌症辅助治疗[26]　恶性肿瘤患者免疫功能处于低下状态,提高机体的免疫应激能力是治疗晚期肿瘤患者的重要环节。本品可提高晚期癌症患者的细胞免疫功能,并可改善某些临床症状。

7. 其他 有报道本品还可用于休克患者急性肾损伤[27]、高脂血症[28]、慢性肝炎[29]、肝硬化[30]、溃疡性结肠炎[31]、性功能低下[32]等。

【不良反应】 文献报道偶见过敏反应[33]。

【使用注意】 ①外感实证咳喘者不宜使用。②服药期间忌食辛辣食物。

【用法与用量】 胶囊剂：口服。一次3粒，一日3次；用于慢性肾功能不全者，一次6粒，一日3次。片剂：口服。一次2片，一日3次；用于慢性肾功能不全者，一次4片，一日3次；或遵医嘱。

参 考 文 献

[1] 张才擎，梁铁军，张伟，等. 金水宝胶囊对肺肾两虚型COPD大鼠病理及免疫功能的影响[J]. 首都医药，2008（16）：41-42.
[2] 王尧，况九龙. 金水宝对哮喘大鼠气道重塑、气道炎症及氧化应激水平影响的研究[J]. 江西医学院学报，2009，49（4）：27-31，140.
[3] 张志钧，罗厚良，李金生，等. 金水宝胶囊清除老年虚证者氧自由基及DNA损伤后修复作用的临床和实验研究[J]. 中国中西医结合杂志，1997，17（1）：35-38.
[4] 李贵明，徐霞，李素倩. 金水宝对肾病综合征超氧化物歧化酶及血脂的影响[J]. 泰山医学院学报，1997，18（4）：72-74.
[5] 车永水，林丽珠. 金水宝对冠心病、高血脂、血流变学的疗效观察[J]. 中草药，1996，27（9）：552-553.
[6] 龚云，梁金峰，谢莹，等. 金水宝胶囊对糖尿病患者血清脂蛋白的影响[J]. 贵阳医学院学报，2001，26（1）：70-71.
[7] 李永峰，张慧. 金水宝胶囊对早期糖尿病肾病患者CRP和UMA的影响[J]. 中国实用医药，2008，3（26）：115-116.
[8] 王进富，韦玉和. 金水宝胶囊对2型糖尿病肾病患者血管内皮功能的改善作用[J]. 交通医学，2007，21（2）：126-127.
[9] 马景春，杨焕荣，张春梅，等. 金水宝胶囊对慢性肾功能衰竭患者红细胞免疫功能的影响[J]. 中西医结合实用临床急救，1999，6（4）：163.
[10] 陈静，李玲，商洪才. 金水宝胶囊对慢性肾小球肾炎患者红细胞免疫功能等的影响[J]. 中草药，2000，31（6）：450-451.
[11] 曹正柳，资晓飞，熊耀斌，等. 金水宝胶囊对肝纤维化大鼠模型TIMP-1及HA等的影响[J]. 中成药，2011，33（9）：1497-1499.
[12] 翁炳雄. 金金水宝预防慢性支气管炎复发80例临床观察[J]. 中国实用医药，2010，5（6）：128-129.
[13] 李冬宋，陈娴. 金水宝胶囊对慢性阻塞性肺疾病患者SOD、TNF-α及免疫功能的影响[J]. 天津中医药，2012，29（5）：436-437.
[14] 郑青清. 金水宝胶囊对慢性阻塞性肺疾病患者血清细胞因子水平的影响[J]. 中国现代医学杂志，2010，20（7）：1096-1098.
[15] 黄燕玲. 金水宝胶囊对慢性阻塞性肺疾病免疫球蛋白及肺功能的影响[J]. 中国中医急症，2009，18（10）：1589-1605.
[16] 戴勇，魏成功. 金水宝胶囊合家庭氧疗对慢性阻塞性肺疾病稳定期患者生存质量的影响[J]. 中国实验方剂学杂志，2010，16（7）：206-209.
[17] 王学亮，周传麟，卞明菊. 金水宝胶囊对支气管哮喘患者几种免疫细胞因子的影响[J]. 中华肺部疾病杂志（电子版），2015，8（2）：74-75.
[18] 金杏芳，罗利飞. 金水宝对哮喘患者外周血Th1/Th2平衡、嗜酸性粒细胞和IgE水平的影响[J]. 江西中医药，2010，41（5）：36-37.
[19] 裴复阳，柳明坤，宋晓萍，等. 金水宝对支气管哮喘患者免疫功能的影响[J]. 航空航天医学杂志，2016，27（11）：1349-1350.
[20] 艾变玲，沈桂秀. 金水宝胶囊对肺结核患者免疫功能的影响[J]. 现代中西医结合杂志，2013，22（23）：2583-2584.
[21] 陈英华，林永明，许邑区. 金水宝胶囊治疗慢性肾功能不全患者的临床疗效观察[J]. 中国民族民间医药，2011，20（2）：73-74.
[22] 陈钦开，周静，罗来敏，等. 金水宝胶囊治疗慢性肾功能衰竭164例[J]. 中国中医药信息杂志，2003，10（5）：43.
[23] 魏晓娜，檀金川. 金水宝对慢性肾衰竭患者免疫功能的影响[J]. 现代中西医结合杂志，2010，19（29）：3702-3703.
[24] 丁薇，黄颖，施念玮，等. 金水宝胶囊治疗2型糖尿病肾病的临床疗效研究及对患者血管内皮的影响[J]. 辽宁中医杂志，2016，43（8）：1669-1671.
[25] 王世海，朱栗文，刘玉佳，等. 金水宝胶囊对糖尿病肾病患者尿微量蛋白的影响[J]. 吉林医学，2010，31（13）：1809-1810.
[26] 周岱翰，林丽珠. 金水宝胶囊对36例晚期癌症患者免疫功能的影响[J]. 中国中西医结合杂志，1995，15（8）：476-478.
[27] 苏立军，刘玉法，孙守田. 金水宝胶囊对休克患者急性肾损伤保护作用的临床观察[J]. 中国中西医结合肾病杂志，2015，

16（9）：812-813.

[28] 龚义仁. 人工虫草（金水宝）调脂作用的临床观察[J]. 中国中医药信息杂志，2002，9（11）：44-45.
[29] 李国锋，张东辉. 金水宝胶囊治疗乙型病毒性肝炎56例疗效及药理分析[J]. 河南中医药学刊，2000，15（1）：54.
[30] 张丽萍. 金水宝片治疗酒精性肝硬化26例临床观察[J]. 贵阳医学院学报，2004，29（2）：160-162.
[31] 季永海，汤荣兰. 金水宝胶囊治疗溃疡性结肠炎59例临床观察[J]. 中草药，2000，31（2）：122-123.
[32] 谢英模. 金水宝治疗海洛因依赖性阳痿54例疗效观察[J]. 江西中医药，1996，27（6）：12.
[33] 许尤琪. 口服金水宝胶囊出现过敏反应1例[J]. 中国中药杂志，1994，19（8）：503.

（广东食品药品职业学院　刘　瑶；南方医科大学　余林中）

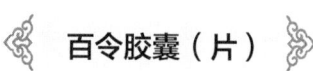

百令胶囊（片）

【药物组成】　发酵冬虫夏草菌粉 Cs-C-Q80。

【处方来源】　研制方。《中国药典》（2015年版）。

【功能与主治】　补肺肾，益精气。用于肺肾两虚引起的咳嗽、气喘、咳血、腰背酸痛、面目虚浮、夜尿清长；慢性支气管炎、慢性肾功能不全的辅助治疗。

【药效】　主要药效作用如下：

1. 改善肺功能[1-2]　肺与气道病变如慢性支气管炎、肺气肿、支气管哮喘等的发病过程中多存在不同程度的肺功能损害。以鸡卵白蛋白致敏与激发建立豚鼠、大鼠支气管哮喘动物模型，本品对豚鼠变态反应性哮喘模型的速发相和大鼠变态反应性哮喘模型的迟发相有明显保护作用，能降低致敏豚鼠抗原攻击引起的肺阻力，提高肺顺应性，抑制肺泡灌洗液中白细胞、嗜酸性粒细胞浸润。本品可降低黏附分子的表达，抑制炎性细胞的黏附和跨内膜转移，减少 IgE 合成，从而减轻气道炎症，缓解哮喘症状。本品还能降低慢性阻塞性肺疾病大鼠肺泡灌洗液中白介素-2水平及 IL-2/IL-4，纠正 Th1/Th2 失衡。

2. 抗氧化[3-4]　长期的高血糖环境可引起蛋白的糖基化反应增强和抗氧化应激功能减低，同时体内氧化应激产物过多，导致难以控制的脂质过氧化作用，引起丙二醛生成增多。本品能降低糖尿病肾病患者血清丙二醛、血清晚期蛋白氧化产物（AOPPs）水平，增加超氧化物歧化酶活性，降低尿白蛋白排泄率。肝脏是抗脂质过氧化作用的中心器官，能较敏感地反映生物体脂质过氧化的速率。本品能增加小鼠肝组织超氧化物歧化酶的活性、谷胱甘肽过氧化物酶含量，抑制脂质过氧化物的生成。

3. 抗组织纤维化[5-8]　肺纤维化是以成纤维细胞增殖及大量细胞外基质聚集并伴炎症损伤、组织结构破坏为特征的一大类肺疾病的终末期改变。人工虫草菌粉对肺纤维化大鼠具有抑制胶原纤维过度沉积的作用，其通过抑制转化生长因子 β_1 mRNA 表达的上调，从而干扰转化生长因子 β_1-Smads 信号通路对靶基因的激活而实现。另有研究发现，人工冬虫夏草菌液可以在某种程度上减轻博来霉素诱导的肺泡炎及肺纤维化程度，其作用机制可能是通过降低Ⅱ型细胞因子含量，升高Ⅰ型细胞因子含量，从而调整Ⅰ型/Ⅱ型细胞因子平衡达到的。本品还对顺铂诱导的肾损伤、维生素 B_4 诱导的肾小管间质纤维化、马兜铃酸诱导的肾小管间质纤维化均有改善作用，其通过抑制肾组织中锌指转录因子（Snail）、α平滑肌肌动蛋白（α-SMA）、转化生长因子 β_1、结缔组织生长因子（CTGF）等促纤维化因子的表达，促进纤维连接蛋白、层粘连蛋白、环氧化酶-2对肾小球基底膜的修复，抑制胶原及细胞外基质的生成，达到抗纤维化的作用。

4. 保护肾功能[9-11] 本品可减轻维生素 B_4 灌胃法致肾小管间质纤维化模型大鼠肾小管间质纤维化，降低血肌酐、尿素氮、尿 N-乙酰-β-D-氨基葡萄糖苷（NAG）酶和 24 小时尿蛋白值，下调肾脏转化生长因子 $β_1$、α-SMA 的表达。本品可以降低糖尿病肾病大鼠模型平均动脉压、血肌酐、尿素氮、尿蛋白、血糖水平，提高内生肌酐清除率，下调肾组织转化生长因子 $β_1$、CTGF 蛋白及 mRNA 的表达。本品还可降低肾病综合征患者尿 NAG、$β_2$-微球蛋白（$β_2$-MG）水平，改善肾小管功能；降低慢性肾功能不全患者的血脂、α-脂蛋白、血肌酐、尿蛋白水平；降低慢性肾炎患者的尿蛋白、尿 NAG、尿 γ-谷氨酰转肽酶水平；促进慢性肾衰竭患者蛋白质合成、氨基氮利用率，增加血浆中必需氨基酸含量；本品能提高肾病综合征患者 CD3、CD4、CD4/CD8 水平，增加 T 淋巴细胞；增强细胞免疫功能；升高慢性肾炎患者的血清免疫球蛋白 IgG 水平。

5. 调节免疫[12] 本品能通过抑制抗原呈递细胞的功能，阻断外来信号刺激的呈递，影响树突细胞刺激增殖的能力，到达免疫抑制作用。

【临床应用】 主要用于慢性支气管炎、肺气肿、慢性阻塞性肺疾病、支气管哮喘、肺结核、慢性肾功能不全。

1. 慢性支气管炎、肺气肿、慢性阻塞性肺疾病[13-16] 本品适用于肺肾两虚、精气不足之咳嗽。临床可见咳嗽无力、久咳不已、自汗盗汗、舌淡苔薄、脉细弱等症，多用于慢性支气管炎、肺气肿、慢性阻塞性肺疾病属肺肾两虚见上述证候者。本品可降低慢性支气管炎、肺气肿、慢性阻塞性肺疾病患者血清中增高的炎症介质水平，改善慢性阻塞性肺疾病患者的气道炎症与氧化应激，提高患者 FVC、FEV_1、FEV_1/FVC %等，从而改善肺功能，提高运动耐量。还可通过补充人体必需氨基酸、虫草酸等提高慢性阻塞性肺疾病患者的免疫功能，尤其是提高肺肾气虚型患者的免疫力。此外，还有报道本品可用于矽肺合并慢性阻塞性肺疾病，可降低炎性反应，抑制肺纤维化；亦可用于肺心病的辅助治疗[17-18]。

2. 支气管哮喘[19-20] 本品适用于肺肾两虚、精气不足之喘证。临床可见咳声低微，喘促，气短，痰少或痰白而黏，盗汗，神疲乏力，腰膝酸软，舌淡嫩苔白，脉弱等症。常用于支气管哮喘、喘息性支气管炎等见上述证候者。支气管哮喘的发病机制与变态反应、气道炎症、气道反应性增高及神经因素等相关。本品可通过降低肺泡灌洗液中白介素-1、白介素-6、白介素-8、白介素-10 的含量，提高白介素-12、INF-γ 的水平，调整 Th1/Th2 细胞因子的平衡，改善支气管哮喘患者气道炎症，缓解哮喘症状。临床研究发现，布地奈德联合本品，能降低基质金属蛋白酶-9（MMP-9）、组织金属蛋白抑制因子-1（TIMP-1）和白介素（白介素-6、白介素-8 和白介素-17）水平，明显提高哮喘患儿的肺功能，用于治疗小儿哮喘具有较好的临床疗效。

3. 肺结核[21-23] 本品可用于肺肾两虚，阴虚内热之肺痨咳嗽。临床可见久咳气短声低，痰中偶或带血，午后潮热而热势不剧，面色苍白，颧红，舌质红边有齿印、苔薄，脉细弱而数等。结核病的发生、发展均与机体免疫功能紊乱有关。在采用常规抗结核治疗的基础上加用本品，能提高肺结核患者 $CD4^+/CD8^+$ T 细胞，有效改善盗汗、乏力等中毒症状，显著提高肺结核病灶的吸收、好转速度，还能降低抗结核药物的毒副作用（肝脏损害及前庭功能损害）的发生率，对肺结核具有较好的辅助治疗作用。

4. **慢性肾功能不全**[24-26]　本品可用于肺肾两虚之肾劳,临床可见气短乏力,多尿,小便清长,腰酸膝软,面目虚浮,舌淡苔薄,脉细弱或沉细等。常用于慢性肾功能不全、慢性肾小球肾炎等属肺肾两虚见上述证候者。慢性肾衰竭患者采用常规治疗基础上加用本品,可使肾功能常规指标,如血肌酐、肌酐清除率、尿素氮、24小时尿蛋白定量有明显改善,提高患者生存质量。本品能改善各型肾小球肾炎的临床症状,尤在缓解疲乏、腰酸,减少感冒方面疗效显著;对肾气虚、肾阳虚患者能降低24小时尿蛋白定量,提高内生肌酐清除率。有报道本品还可用于肾移植[27-28],可有效预防肾移植术后排斥反应、保护肝肾功能,刺激造血,改善低蛋白血症和高脂血症,减少感染等;还能保护2型糖尿病伴微量白蛋白尿患者的肾功能及协助降血糖[29]。

5. **其他**[30-32]　本品还能用于肿瘤的辅助治疗,能抑制多种肿瘤细胞的生长,增强放化疗后机体组织的修复,提高对放化疗的耐受性;还可用于反复发作性尿路感染、病毒性肝炎的治疗。

【不良反应】　尚不明确。

【使用注意】　①外感实证咳喘者慎用。②服药期间忌食辛辣、生冷、油腻食物。

【用法与用量】　胶囊剂:口服。一次5~15粒(每粒装0.2g)或2~6粒(每粒装0.5g),一日3次;慢性肾功能不全者,一次4粒(每粒装0.5g),一日3次,疗程8周。片剂:口服。一次2片,一日3次。

参 考 文 献

[1] 林晓霞,谢强敏,沈文会,等. 虫草菌粉对致敏豚鼠肺功能和大鼠气道炎症反应的影响[J]. 中国中药杂志,2001,26(9):622-625.

[2] 刘进,童旭峰,管彩虹,等. 冬虫夏草对慢性阻塞性肺疾病大鼠Th1/Th2类细胞因子平衡的干预作用[J]. 中华结核和呼吸杂志,2003,26(3):191-192.

[3] 杨磊,郭娟. 百令胶囊对早期糖尿病肾病氧化应激的影响[J]. 中国老年学杂志,2012,32(16):3518-3519.

[4] 杨俊何,凌耀生. 虫草制剂的抗氧化作用[J]. 广东药学院学报,1997,13(1):35-37.

[5] 朱运锋,谌贻璞,芮宏亮,等. 虫草菌粉对慢性马兜铃酸肾病大鼠模型肾间质纤维化的保护作用[J]. 中华医学杂志,2007,87(38):2667-2671.

[6] 柴晶晶,谌贻璞,芮宏亮,等. 虫草菌粉对慢性马兜铃酸肾病大鼠肾组织TGF-β_1及Snail表达和TEMT的影响[J]. 中国中西医结合杂志,2009,29(4):325-329.

[7] 杨礼腾,程德云,聂莉,等. 虫草菌粉对肺纤维化大鼠肺TGF-β_1及其信号通路分子mRNA表达的影响[J]. 四川中医,2006,24(2):23-25.

[8] 王少杰,白文,王春玲,等. 人工冬虫夏草菌液对博莱霉素致小鼠肺纤维化的保护作用[J]. 中国中药杂志,2007,32(24):2623-2627.

[9] 马瑞霞,刘丽秋,周丽敏. 冬虫夏草对5/6肾切除大鼠肾脏皮质细胞外基质积聚的影响[J]. 中国老年学杂志,2008,28(6):542-544.

[10] 龚伟,黎磊石,陈丹,等. 百令(冬虫夏草)对糖尿病大鼠转化生长因子β及其受体表达的影响[J]. 肾脏病与透析肾移植杂志,2006,15(4):329-339.

[11] 许惠娟,李时悦. 百令胶囊的药理作用及其在肺部疾病的研究进展[J]. 中国中药杂志,2010,35(20):2777-2781.

[12] 马麟麟,杨小勇,高居中. 百令胶囊对小鼠树突细胞影响的实验研究[J]. 中国中西医结合杂志,2007,27(10):905-908.

[13] 茅卫. 百令胶囊治疗稳定期慢性阻塞性肺疾病临床观察[J]. 中国中西医结合杂志,2009,29(4):362-363.

[14] 费文晟,张辉. 百令胶囊联合硫酸特布他林雾化液治疗肺气肿合并慢性支气管炎疗效观察[J]. 现代实用医学,2018,30(6):769-771.

[15] 张帅,顾海挺,宋于康,等. 百令胶囊联合糖皮质激素治疗老年慢性阻塞性肺气肿(肺肾气虚证)临床观察[J]. 新中医,

2016，48（6）：48-50.

[16] 杜强，崔进，蔡健康，等. 百令胶囊对中重度慢性阻塞性肺病患者肺功能、气道炎症以及氧化应激的影响[J]. 南京医科大学学报（自然科学版），2015，35（1）：58-61.

[17] 李淑岷. 呼吸康复训练联合百令胶囊对矽肺合并COPD患者炎性反应及肺纤维化的影响[J]. 中国医药指南，2018，16（23）：32-33，35.

[18] 吴艺虹，王实. 百令胶囊对肺心病病人免疫功能作用的研究[J]. 中国实验方剂学杂志，1995，1（1）：45-46.

[19] 王宁群，姜良铎，张晓梅，等. 冬虫夏草软胶囊改善支气管哮喘患者气道炎症的临床研究[J]. 中国中药杂志，2007，32（15）：1566-1568.

[20] 郑雪莹，张余转，游海星. 百令胶囊治疗对小儿哮喘的临床效果[J]. 临床肺科杂志，2018，23（5）：813-816.

[21] 陈明，朱谦. 百令胶囊在肺结核治疗中的作用[J]. 中国冶金工业医学杂志，1999，16（4）：32-33.

[22] 王碧云. 百令胶囊辅助治疗难治性肺结核49例疗效观察[J]. 中国综合医学杂志，2002，16（8）：125.

[23] 张妍蓓，桂淑玉. 百令胶囊佐治老年肺结核的疗效观察[J]. 浙江临床医学，2002，4（8）：603-604.

[24] 刘泽辉，张亚同，胡欣. 百令胶囊治疗慢性肾衰有效性系统评价[J]. 临床药物治疗杂志，2017，15（2）：37-42.

[25] 王军峰，蒋霄翔. 百令胶囊对慢性肾衰患者肾功能改善效果及生存质量的影响[J]. 新中医，2015，47（12）：65-67.

[26] 俞东容. 百令胶囊治疗肾小球肾炎100例[J]. 浙江中医学院学报，1996，20（4）：12-13，56.

[27] 任吉忠，闵志廉，朱有华. 百令胶囊在肾移植术后早中期的应用研究[J]. 上海中医药杂志，1999，10（11）：20-21，23.

[28] 孙明，杨宇如，卢一平，等. 百令胶囊在肾移植术后应用的临床研究[J]. 中国中西医结合杂志，2004，24（9）：808-810.

[29] 黄海泉. 百令胶囊治疗Ⅱ型糖尿病伴微白蛋白尿的临床观察[J]. 中国药业，2000，9（8）：43.

[30] 简桂花，高许萍，盛晓华，等. 百令胶囊对反复发作性尿路感染的治疗作用[J]. 中国临床医学，2000，7（3）：292-293.

[31] 陈士俊，张照华，安惠丽，等. 病毒性肝炎患者血清自由基指标变化及百令胶囊疗效观察[J]. 山东医药，2000，40（9）：15-16.

[32] 周荣耀，吴丽英，束家和. 百令胶囊在胃肠道恶性肿瘤手术和化疗后的应用[J]. 浙江中西医结合杂志，2002，12（7）：406-407.

（广东食品药品职业学院　刘　瑶；南方医科大学　余林中）

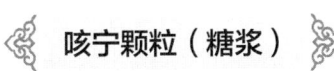

咳宁颗粒（糖浆）

【药物组成】　棉花根、松塔、枇杷叶。

【处方来源】　研制方。国药准字Z52020361。

【功能与主治】　益气祛痰，镇咳平喘。用于肺虚痰阻所致的咳喘，症见反复咳嗽、咯痰，历年不愈，遇寒即发，咳喘胸满；慢性支气管炎见上述证候者。

【药效】　主要药效作用如下[1]：

1. 镇咳、祛痰、平喘　吸入氨雾、二氧化硫等刺激性气体可引起动物咳嗽反应，本品能抑制吸入氨雾所致小鼠咳嗽反应，延长咳嗽潜伏期，减少咳嗽次数；还能延长吸入二氧化硫刺激所致小鼠咳嗽的潜伏时间。小鼠腹腔注射指示剂酚红，部分可经支气管黏液腺分泌进入气道，祛痰药可促进气道酚红排泌，本品能增加小鼠气管酚红的排泌量。本品还能延长吸入磷酸组胺所致豚鼠喘息反应的潜伏期，抑制卵白蛋白致敏与激发诱导豚鼠变态反应性哮喘反应。以上显示本品具有镇咳、祛痰和平喘作用。

2. 抗炎　本品能抑制涂抹二甲苯所致小鼠耳廓肿胀和注射甲醛所致足肿胀，显示本品对急性炎症反应有抑制作用。

【临床应用】　主要用于慢性支气管炎、喘息性支气管炎。

1. 慢性支气管炎　本品适用于肺虚痰阻，肺失宣肃所致之咳嗽。临床可见反复咳嗽、咳痰，经久不愈，遇寒即发，常用于慢性支气管炎见上述证候者。

2. 喘息性支气管炎　本品还可用于久咳肺虚，复感风寒，外邪与宿痰相搏所致喘证。

临床可见咳嗽不止，喘息急促，胸膺胀满，甚者呼吸困难，张口抬肩，不能平卧，鼻翼煽动等症。常用于喘息性支气管炎见上述证候者。

【不良反应】 尚不明确。

【使用注意】 ①外感风热、阴虚火旺者慎用。②妊娠期妇女慎用。③服药期间饮食宜清淡，忌生冷、辛辣、过咸及海鲜食物，忌烟、酒。

【用法与用量】 颗粒剂：开水冲服。一次10g，一日3次。糖浆剂：口服。一次10ml，一日3次。

参 考 文 献

[1] 陆益，杨帆，梁宁生，等. 咳宁的药效学实验研究[J]. 广西中医药，2002，25（4）：57-59.

（广东食品药品职业学院 刘 瑶）

复方蛤青片（胶囊、注射液）

【药物组成】 黄芪、紫菀、苦杏仁、干蟾、白果、前胡、南五味子、附片、黑胡椒。

【处方来源】 研制方。《中国药典》（2015年版）。

【功能与主治】 补气敛肺，止咳平喘，温化痰饮。用于肺虚咳嗽，气喘痰多；老年慢性气管炎、肺气肿、喘息性支气管炎见上述证候者。

【药效】 主要药效作用如下[1,2]：

1. 抗菌 本品体外对流感嗜血杆菌、金黄色葡萄球菌、福氏志贺菌、肺炎链球菌、乙型溶血性链球菌、葡萄球菌均有不同程度的抑菌作用。体内抑菌试验表明，本品对临床分离肺炎球菌感染小鼠具有保护作用。复方蛤青注射液对流感嗜血杆菌、大肠埃希菌、金黄色葡萄球菌、乙型溶血性链球菌、沙门菌均有不同程度的抑菌作用。

2. 镇咳、平喘 本品对慢性支气管炎、阻塞性肺气肿有镇咳、平喘作用。

【临床应用】 主要用于肺虚型慢性支气管炎、喘息性支气管炎、阻塞性肺气肿等。

1. 慢性支气管炎 本品适用于阳虚气弱，肺气不敛所致的咳嗽。临床可见咳嗽声微，有痰不易咳出，气短乏力，自汗，舌淡苔薄白，脉弦等。常用于老年慢性支气管炎见上述证候者。

2. 喘息性支气管炎、阻塞性肺气肿 本品还适用于喘促日久，肺气耗散之喘证。临床可见喘促，咳嗽，有痰，动则加剧，乏力，自汗，舌淡暗，苔白腻，脉沉无力等。常用于喘息性支气管炎、阻塞性肺气肿见上述证候者。有报道采用复方蛤青注射液天突穴注射治疗支气管哮喘，可有效缓解喘憋症状，加速哮鸣音、咳嗽的消失，缩短病程[3]。急性毛细支气管炎在常规治疗的基础上，加用复方蛤青注射液，亦可减轻咳嗽、喘憋、气促症状，加速哮鸣音消失，缩短病程[4]。

【不良反应】 尚不明确。

【使用注意】 ①外感发热咳嗽者慎用。②忌烟、酒及辛辣刺激性食物。③妊娠期妇女禁用。

【用法与用量】 片剂：口服。一次3片，一日3次。胶囊剂：口服。一次3粒，一日3次。注射剂：肌内注射。一次2～4ml，一日1～2次。10天为一疗程，疗程间隔3～5天。

参 考 文 献

[1] 周秀梅，张丽，朴晋华. 复方蛤青片抗菌作用的研究[J]. 中国药物与临床，2004，4（6）：478-479.
[2] 王志红，张丽. 复方蛤青注射液抗菌作用的研究[J]. 中国药事，2005，19（1）：28-29.
[3] 路欣，汤建萍. 复方哈青注射液穴位注射治疗支气管哮喘34例分析[J]. 实用中医内科杂志，2005，19（3）：282-283.
[4] 卢立华，汤建萍. 复方蛤青注射液治疗毛细支气管炎32例[J]. 实用中医内科杂志，2005，19（3）：282-283.

（广东食品药品职业学院　刘　瑶；南方医科大学　余林中）

固肾定喘丸

【药物组成】　盐补骨脂、附片（黑顺片）、肉桂、盐益智仁、金樱子肉、熟地黄、山药、茯苓、牡丹皮、泽泻、车前子、牛膝、砂仁。

【处方来源】　研制方。《中国药典》（2015年版）。

【功能与主治】　温肾纳气，健脾化痰。用于肺脾气虚，肾不纳气所致的咳嗽、气喘，动则尤甚；慢性支气管炎、肺气肿、支气管哮喘见上述证候者。

【药效】　主要药效作用如下[1-2]：

1. 改善肺功能　本品可改善慢性阻塞性肺疾病稳定期患者用力肺活量、第1秒用力呼气量、FEV_1/FVC及呼吸肌疲劳指标（MIP）。

2. 抗炎　呼吸道的非特异性炎症反应是慢性阻塞性肺疾病的重要发病环节，有多种炎性因子参与，本品可降低慢性阻塞性肺疾病患者血中S100钙结合蛋白A8/A9复合物（S100A8/A9）、NF-κB、血清SP-D、Clara细胞分泌蛋白（CC16）、白介素-8、肿瘤坏死因子α等水平。

【临床应用】　主要用于慢性支气管炎、肺气肿、慢性阻塞性肺疾病、支气管哮喘。

1. 慢性支气管炎、肺气肿　本品适用于肺脾气虚、肾气纳气所致之咳嗽。临床可见咳嗽，气短，动则尤甚，咳痰清稀，恶寒肢冷，面白浮肿，舌淡苔白，脉沉细等。常用于慢性支气管炎、肺气肿属肺脾气虚、肾不纳气见上述证候者。

2. 慢性阻塞性肺疾病[3]　本品还适用于肺脾两虚、肾不纳气之喘证。临床可见喘促日久，气短不足以息，动则喘甚，心悸，汗出，爪甲、口唇青紫，舌质淡或紫黯，苔薄白，脉沉细无力等。常用于慢性阻塞性肺疾病见上述证候者。本品能改善慢性阻塞性肺疾病（肺肾气虚证）稳定期患者FVC、FEV_1、FEV_1/FVC及MIP，表明其能改善肺通气功能，并有助于呼吸肌功能的恢复，提高患者生存质量。本品联合盐酸氨溴索可明显改善老年慢性阻塞性肺疾病急性加重期患者的肺功能，并降低机体炎性反应。

3. 支气管哮喘[4]　本品还适用于脾肾阳虚之哮病。临床可见喘息气急，哮鸣有声等。临床可用于支气管哮喘属脾肾阳虚而见上述证候者。本品能缓解慢性持续期支气管哮喘患者的临床症状，降低呼出一氧化氮（FeNO）与血清嗜酸性细胞阳离子蛋白（ECP）水平，纠正炎症状态，增强肺功能。

【不良反应】　尚不明确。

【使用注意】　①肺热壅盛、痰浊阻肺所致咳喘者慎用。②服药期间忌食辛辣、生冷、油腻食物。

【用法与用量】　口服。一次1.5～2.0g，一日2～3次，可在发病预兆前服用，也可预防久喘复发,一般服 15 天为 1 个疗程。

参 考 文 献

[1] 杨勋, 胡红玲, 赵苏, 等. 固肾定喘丸对慢性阻塞性肺疾病患者稳定期肺功能及生活质量的影响[J]. 中国实验方剂学杂志, 2013, 19 (22): 283-286.

[2] 桂坤, 杨俊, 龙启忠, 等. 固肾定喘丸对稳定期肺肾气虚证慢性阻塞性肺疾病患者的康复观察[J]. 中国实验方剂学杂志, 2019, 25 (8): 89-94.

[3] 朱勇, 张浩. 固肾定喘丸联合盐酸氨溴索治疗老年慢性阻塞性肺疾病急性加重期的临床研究[J]. 现代药物与临床, 2016, 31 (12): 1937-1941.

[4] 马蕴蕾, 宿英豪, 于向艳. 固肾定喘丸对肺肾气虚型支气管哮喘慢性持续期患者血清 ECP、NO、IL-6 水平和肺功能的影响[J]. 中药药理与临床, 2018, 34 (1): 161-164.

(广东食品药品职业学院　刘　瑶；南方医科大学　余林中)

肺 气 肿 片

【**药物组成**】　野马追、红花、桃仁、淫羊藿、补骨脂、黄芪、丹参、牡荆油、盐酸克仑特罗。

【**处方来源**】　研制方。国药准字 Z14020233。

【**功能与主治**】　补肾益气, 活血化瘀, 止咳祛痰。用于肺肾不足、痰浊阻肺、胸闷憋气、动辄喘乏、咳嗽痰多、腰膝酸痛；慢性支气管炎、阻塞性肺气肿见上述证候者。

【**药效**】　主要药效作用如下:

1. 对肺气肿模型的影响　雾化吸入弹性酶可致动物肺气肿,本品能降低豚鼠弹性酶肺气肿模型肺置水容积,减少血循环内皮细胞数,改善模型动物心脏变化和组织病理学变化[1]。

2. 镇咳、祛痰、平喘　本品对慢性支气管炎、阻塞性肺气肿具有镇咳、祛痰、平喘作用。

【**临床应用**】　主要用于慢性支气管炎、阻塞性肺气肿。

慢性支气管炎、阻塞性肺气肿[2-4]　本品适用于肺肾不足、痰浊阻肺之咳嗽。临床可见咳嗽痰多, 胸闷, 动则气喘, 腰膝酸痛等。常用于慢性支气管炎、肺气肿见上述证候者。本品及核酪注射液联合吸入用复方异丙托溴铵溶液用于治疗局限性慢性阻塞性肺气肿, 可有效改善患者的心、肾、脾、肺功能和微循环, 提高血氧含量, 缓解临床症状, 总有效率优于常规治疗。用于慢性支气管炎和肺心病缓解期亦有一定疗效。

【**不良反应**】　尚不明确。

【**使用注意**】　①服药期间忌食辛辣、生冷、油腻食物。②本品含盐酸克仑特罗, 甲状腺功能亢进、心动过速或高血压患者慎用。

【**用法与用量**】　口服。一次 6 片, 一日 3 次, 饭后用温开水送服。

参 考 文 献

[1] 张洪春, 晁恩祥, 孙蓉. 调补肺肾法对实验性豚鼠弹性酶肺气肿模型的影响[A]. 全国中医内科肺系病第十四次学术研讨会论文集[C]: 内蒙古海拉尔: 2010: 327-331.

[2] 位岩平, 王琦, 姜明章, 等. 肺气肿片质量标准研究[J]. 齐鲁药事, 2008, 27 (6): 352-354.

[3] 甘延平, 白德琴, 刘永梅. 肺气肿片、核酪注射液联合可必特治疗局限性慢性阻塞性肺气肿患者疗效观察[J]. 内科, 2017,

12（4）：537-539.

[4] 王光杰，陆文栋，谈琪云，等. 猪胎盘脂多糖和肺气肿片治疗慢性支气管炎时血浆环磷酸腺苷的改变[J]. 江苏医药，1979，（10）：24-26.

（广东食品药品职业学院　刘　瑶；南方医科大学　余林中）

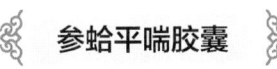

参蛤平喘胶囊

【药物组成】　异叶青兰、西洋参、蛤蚧、陈皮。

【处方来源】　研制方。国药准字 Z20025863。

【功能与主治】　滋补肺肾，纳气平喘。用于肺肾不足所致的气喘，咳嗽，痰多，腰膝酸软。

【药效】　主要药效作用如下[1]：

1. 改善肺功能　本品能提高慢性阻塞性肺疾病患者肺一氧化碳弥散量（DLCO）、FEV_1 及 FEV_1/FVC 等肺功能指标水平，表明其具有改善肺功能的作用。

2. 调节免疫　本品能提高慢性阻塞性肺疾病患者免疫球蛋白 IgG、IgA、IgM 及血清 T 细胞亚群 $CD3^+$、$CD4^+$ 及 $CD8^+$ 水平，增强患者免疫力。

【临床应用】　主要用于慢性阻塞性肺疾病等。

慢性阻塞性肺疾病[1-2]　本品适用于肺肾不足之喘证。临床可见气喘，咳嗽，痰多，动则喘甚，腰膝酸软，自汗易感冒等。常用于慢性阻塞性肺疾病见上述证候者。

【不良反应】　尚不明确。

【使用注意】　①忌烟、酒及辛辣、生冷、油腻食物。②本品宜饭前服用。③支气管扩张、肺脓肿、肺心病、肺结核患者出现咳嗽时应去医院就诊。④高血压、心脏病、肝病、糖尿病、肾病等慢性病患者应在医师指导下服用。⑤儿童、妊娠期妇女应在医师指导下服用。⑥服药 2 周症状无缓解，应去医院就诊。⑦对本品过敏者禁用，过敏体质者慎用。⑧本品性状发生改变时禁止使用。⑨儿童必须在成人的监护下使用。⑩请将本品放在儿童不能接触到的地方。⑪如正在使用其他药品，使用本品前请咨询医师或药师。

【用法与用量】　口服。一次 2～4 粒，一日 3 次。

参 考 文 献

[1] 高隆，张启龙，田慧. 参蛤平喘胶囊对老年晚期非小细胞肺癌合并 COPD 患者肺功能、血清 T 细胞亚群及免疫球蛋白的影响[J]. 中华肺部疾病杂志（电子版），2017，10（5）：549-553.
[2] 王能兵. 参蛤平喘胶囊治疗晚期非小细胞肺癌合并慢性阻塞性肺疾病临床研究[J]. 新中医，2019，51（2）：129-132.

（南方医科大学　曹惠慧，卢子滨）

喘 舒 片

【药物组成】　大黄粉、升华硫、黄芩提取物、盐酸克仑特罗。

【处方来源】　研制方。国药准字 Z51022508。

【功能与主治】　温肾纳气，化痰定喘。用于慢性支气管炎、支气管哮喘、肺气肿，尤适用于喘息型气管炎。

【药效】 主要药效作用如下[1]：

1. 镇咳 吸入二氧化硫、氨水等刺激性物质可致大小鼠刺激性咳嗽，本品能减少咳嗽次数，延长咳嗽潜伏期，表明其具有镇咳作用。

2. 平喘 雾化吸入磷酸组胺可致豚鼠支气管痉挛性哮喘，本品可使痉挛的支气管平滑肌扩张，表明其具有平喘作用。

3. 抗炎 炎症是慢性支气管炎、支气管哮喘等气道炎症性疾病的基本病理过程，本品对注射蛋清所致大鼠足跖肿胀有抑制作用，表明其对渗出、水肿为主的急性炎症有抗炎作用。

【临床应用】 主要用于慢性支气管炎和支气管哮喘。

1. 慢性支气管炎[2-3] 本品对慢性支气管炎咳、痰、喘作用较为全面，能增强患者细胞免疫及体液免疫功能。

2. 支气管哮喘[4] 本品可用于支气管哮喘急性发作，有助于缓解喘息、咳嗽、气急及胸闷等急性发作症状，改善肺功能，抑制炎性因子释放。

【不良反应】 尚不明确。

【使用注意】 ①盐酸克仑特罗过敏者禁用。②本品含升华硫（硫黄），阴虚火旺者及妊娠期妇女禁服。③心律失常、高血压和甲状腺功能亢进患者慎用。

【用法与用量】 口服。一次2片，一日3次。

参 考 文 献

[1] 赖立坚，张家铨，张家. 喘舒片的药理研究[J]. 桂林医学院学报，1996，9（4）：20-23.
[2] 刘克明. 喘舒片治疗慢性气管炎332例[J]. 山东医药，1981，（2）：32-33.
[3] 刘克明. 喘舒片与消咳喘等治疗慢性支气管炎疗效对比附307例[J]. 山东中医杂志，1987，（1）：20-21.
[4] 马高原，肖琼，李喆. 喘舒片联合布地奈德与沙丁胺醇治疗支气管哮喘急性发作患儿症状的影响[J]. 中国医院药学杂志，2019，39（3）：287-290.

（南方医科大学 郑远茹，余林中）

补 肺 丸

【药物组成】 熟地黄、党参、黄芪（蜜炙）、桑白皮（蜜炙）、紫菀、五味子。

【处方来源】 元·李仲南《永类钤方》。国药准字Z62020558。

【功能与主治】 补肺益气，止咳平喘。用于肺气不足，气短喘咳，咳声低弱，干咳痰黏，咽干舌燥。

【药效】 主要药效如下[1-4]：

1. 抗炎 炎症是慢性阻塞性肺疾病等肺系疾病的基本病理过程。本品可通过降低慢性阻塞性肺疾病模型大鼠的血清促炎细胞因子，如白介素-1β、白介素-6、白介素-8、肿瘤坏死因子α等的合成与释放，从而减少中性粒细胞等炎症细胞的黏附、浸润和聚集，抑制慢性炎症反应的发生，降低炎症对支气管和肺组织的损伤，进一步减轻肺泡壁的破坏和肺实质性损伤。相关机制研究发现，本品能够通过抑制慢性阻塞性肺疾病模型大鼠肺组织中TLR2/NF-κB信号通路的激活而发挥减轻气道慢性炎症反应的作用。

2. 改善肺功能　本品能增加支气管哮喘患者 FEV_1、FVC、PEF 及第 1 秒用力呼气容积与用力肺活量的比值（$FEV_1/FVC\%$），改善肺通气功能。

【临床应用】　主要用于慢性支气管炎、慢性阻塞性肺疾病、急性期哮喘等。

1. 慢性支气管炎、慢性阻塞性肺疾病[3]　本品适用于肺气不足之肺胀咳喘。临床可见咳嗽无力，神疲乏力，干咳痰黏或痰多咳嗽，气短喘咳，咳声低弱，咽干舌燥，舌淡苔薄，脉细弱等症。常用于慢性支气管炎、慢性阻塞性肺疾病见上述证候者。

2. 急性期哮喘[4]　本品还适用于由新邪引动，宿痰内伏，肺气不利，宣降失常所致之急性期哮喘。本品可降低患者降钙素原、C-反应蛋白水平，减轻炎症反应，改善肺功能，缓解临床症状。

【不良反应】　未见明确的文献报道。

【使用注意】　①外感咳嗽者忌服。②忌食辛辣、油腻食物。③支气管扩张、肺脓肿、肺心病、肺结核患者应在医师指导下服用，长期服用，则应向医师或药师咨询。④服药期间，若患者出现寒热表现，或出现喘促气急，或咳嗽加重，痰量明显增多，或服用 1 周症状无改善，应停止服用，去医院就诊。⑤对本品过敏者禁用，过敏体质者慎用。⑥儿童必须在成人监护下使用，且需将本品放在儿童不能接触到的地方。⑦如正在使用其他药品，使用本品前请咨询医师或药师。

【用法与用量】　口服。一次 1 丸，一日 2 次。

参 考 文 献

[1] 崔玉琴. 补肺丸对慢性阻塞性肺疾病大鼠促炎细胞因子的影响及其机制研究[D]. 四川：成都中医药大学，2016.

[2] 李茗. 补肺丸对 COPD 模型大鼠肺组织 TLR2、NF-κB 含量的影响[D]. 四川：成都中医药大学，2016.

[3] 季节. 调补肺肾法对 COPD 稳定期疗效的系统评价和补肺丸对 TLR4/NF-κB 通路影响的实验研究[D]. 成都：成都中医药大学，2017.

[4] 耿利. 补肺丸对急性期哮喘患者疗效及血清 PCT、CRP 的影响[J]. 中外医学研究，2014，12（19）：130-131.

（南方医科大学　全景羽，余林中）

至 灵 胶 囊

【药物组成】　本品是由冬虫夏草幼虫分离的孢霉属真菌（*Mortierella SP*）经人工培养发酵的菌丝体加工制成的胶囊。

【处方来源】　研制方。国药准字 Z33020212。

【功能与主治】　补肺益肾。用于肺肾两虚所致之咳喘、浮肿。

【药效】　主要药效作用如下[1-4]：

1. 改善肺功能　本品能增加 FEV_1、FVC 及 FEV_1/FVC 等指标水平，表明其具有改善肺功能的作用。

2. 保护肾功能　大鼠尾静脉注射盐酸阿霉素可复制肾病综合征模型，本品能显著改善模型大鼠的尿蛋白及脂质代谢异常，减轻肾脏损伤。本品给予实验性慢性肾衰竭大鼠灌胃，其含药血清可有效抑制肾小球系膜细胞的增殖，认为可能是其治疗慢性肾衰竭的机制之一。

3. 其他　本品与环磷酰胺、长春新碱等抗肿瘤药物联合使用，能增强抗肿瘤药物的药效。

【临床应用】　主要用于慢性支气管炎、慢性阻塞性肺疾病、支气管哮喘、慢性肾炎、肾衰竭、糖尿病肾病、乙肝。

1. 慢性支气管炎、慢性阻塞性肺疾病[5,6]　本品适用于肺肾不足之肺胀、喘病。临床可见咳嗽、咯痰、气喘、倦怠乏力、心悸气短、自汗盗汗等。常用于慢性支气管炎、慢性阻塞性肺疾病见上述证候者，可缩短慢性支气管炎发作期病程，减少常规治疗时间。本品联合沙美特罗替卡松吸入剂治疗慢性阻塞性肺疾病缓解期效果优于各自单独用药。

2. 支气管哮喘[1]　本品适用于肺肾两虚所致之哮病。临床可见咳嗽，咯痰和喘息，倦怠乏力，心悸气短，形寒肢冷等症。可用于支气管哮喘见上述证候者，可降低血清IgE水平，抑制超敏反应，改善肺功能，缓解咳嗽、咳痰和喘息症状。

3. 慢性肾炎、肾衰竭、糖尿病肾病[7-9]　本品可用于肺肾两虚之肾劳，临床可见气短乏力，多尿，小便清长，腰酸膝软，面目虚浮，舌淡苔薄，脉细弱或沉细等。常用于慢性肾衰竭、慢性肾小球肾炎等属肺肾两虚见上述证候者。

4. 乙肝[10-11]　本品可用于乙肝病毒引起的乙肝，可抑制乙肝病毒复制，提高细胞免疫功能，同时有改善患者肝功能、减轻肝炎症状等作用。与拉米夫定联合使用时，能提高拉米夫定治疗慢性乙肝的有效率，同时耐药概率也有所降低。

5. 其他[12]　本品还可用于肿瘤的辅助治疗，能增强患者免疫功能，减轻化疗药物的毒副作用，改善患者生活质量。

【不良反应】　尚不明确。

【使用注意】　①外感实证咳喘者不宜使用。②服药期间忌食辛辣食物。

【用法与用量】　口服。一次2～3粒，一日2～3次；或遵医嘱。

参 考 文 献

[1] 刘学强, 谢文英. 至灵胶囊佐治哮喘55例疗效观察[J]. 国医论坛, 2016, 31（4）: 44-45.
[2] 徐巨海, 刘勇宏, 赵玉萍, 等. 黄金固肾冲剂对实验性肾病综合征大鼠的实验研究[J]. 深圳中西医结合杂志（2）: 65-68, 72.
[3] 孙万森, 吴喜利, 乔成林, 等. 益肾降脂方对慢性肾功能衰竭大鼠肾小球系膜细胞增殖的影响[J]. 中国中医药信息杂志, 2006, 13（9）: 36-37.
[4] 许维桢, 魏建丰, 王耐勤, 等. "至灵胶囊"与抗癌药联合化疗的实验研究[J]. 上海中医药杂志, 1988（6）: 48.
[5] 邓德宏. 至灵胶囊治疗慢性支气管炎临床疗效观察[J]. 现代医药卫生, 2002（2）: 124.
[6] 梁绍新. 舒利迭联合至灵胶囊治疗COPD缓解期的临床观察[J]. 中国社区医师（医学专业）, 2012, 14（10）: 208.
[7] 吴昊, 涂必林. 至灵胶囊联合贝那普利治疗慢性肾小球肾炎的临床研究[J]. 现代药物与临床, 2019, 34（6）: 1789-1792.
[8] 王伟, 齐静雯. 至灵胶囊联合替米沙坦治疗早期糖尿病肾病的临床研究[J]. 现代药物与临床, 2018, 33（6）: 1494-1497.
[9] 徐晓燕, 金领微, 黄文, 等. 至灵胶囊联合缬沙坦治疗慢性肾病的疗效及对患者肾功能的影响[J]. 中华全科医学, 2016, 14（12）: 2051-2054.
[10] 王新敏, 詹家明, 沈蓓华. 至灵胶囊对乙型慢性持续性肝炎患者免疫功能的影响[J]. 上海中医药杂志, 1990（7）: 29.
[11] 李富铭, 李少臣, 孙向华. 拉米夫定联合至灵胶囊治疗慢性乙型肝炎的临床研究[J]. 中外医疗, 2011, 30（30）: 115-116.
[12] 张进川, 马芳春, 李丹彤, 等. 至灵胶囊辅助治疗恶性肿瘤30例小结[J]. 上海中医药杂志, 1986（10）: 25.

（南方医科大学　刘珊宏，余林中）

第五章

支气管哮喘中成药名方

第一节 概 述

一、概 念

支气管哮喘（bronchial asthma）是由多种细胞和细胞组分（cellular elements）参与的气道慢性炎症性疾病。这种慢性炎症常导致气道反应性增高，引起反复发作性的喘息、气急、胸闷或咳嗽等症状。

二、病因及发病机制

（一）病因

支气管哮喘是一种以肥大细胞反应，嗜酸性粒细胞浸润为主的气道慢性炎症性疾病。其本质是气道炎症，病理生理学特征是气道高反应性，多种炎症细胞和炎症介质参与支气管哮喘的调节。

（二）发病机制

支气管哮喘的主要发病机制包括气道炎症、气道高反应性、气道重塑等方面的因素。气道炎症为气道可逆性阻塞和非特异性支气管高反应性的重要决定因素。气道高反应性是指气道对正常不引起或仅引起轻度应答反应的刺激物出现过度的气道收缩反应，是支气管哮喘的重要特征之一。气道重塑是指气道壁结构的异常改变，包括气道壁平滑肌增厚、基底膜胶原沉积致气道壁增厚、气道弹性降低、顺应性下降，易致支气管痉挛、气道阻力增加，与气道炎症共同构成气道高反应性的重要原因。

三、临 床 表 现

支气管哮喘的临床表现为发作性且伴有哮鸣音的呼气性呼吸困难或发作性咳嗽、胸闷。严重者需采取坐位或呈端坐呼吸，干咳或咳大量白色泡沫痰，甚至出现发绀等，有时咳嗽可为唯一的症状（咳嗽变异性哮喘）。夜间及凌晨发作和加重常是哮喘的特征之一。部分患者可以在运动时出现胸闷、咳嗽及呼吸困难为唯一的临床表现（运动性哮喘）。哮喘症状可在数分钟内发作，经数小时至数天用支气管舒张剂或自行缓解。部分患者在缓解数小时后可再次发作。

四、诊　　断

有典型症状和体征的患者，排除其他疾病引起的喘息、气急、胸闷和咳嗽后，可做出临床诊断；对不典型病例，应作支气管舒张或激发试验，阳性者可确诊。肺功能检查是确诊哮喘、评价哮喘严重程度及评价疗效的重要指标。必要时可作痰液嗜酸性粒细胞或中性粒细胞计数、呼出一氧化氮浓度测定，评估与哮喘相关的气道炎症，有助于选择最佳治疗方案。变应原皮试或血清特异性 IgE 测定，可依据哮喘患者的变态反应状态，了解导致哮喘发生和加重的危险因素，并帮助确定特异性免疫治疗方案。胸部 X 线检查，哮喘发作时可见两肺透亮度增加，呈过度充气状态。如并发呼吸道感染，可见肺纹理增加及炎症性浸润阴影。在哮喘缓解期多无明显异常。

五、治　　疗

（一）常用化学药物及现代技术

吸入性糖皮质激素如丙酸倍氯米松、布地奈德和氟替卡松等，具有高效局部抗炎作用，可抑制支气管收缩物质的合成和释放而减轻平滑肌的收缩反应。长效 β_2 受体激动剂如沙美特罗、氟莫特罗等，可扩张支气管，抑制肥大细胞释放过敏反应介质，降低气道高反应性。白三烯拮抗剂如孟鲁司特、扎鲁司特等，能有效地抑制白三烯与受体结合所产生的气道炎症反应。抗胆碱剂如噻托溴铵、溴化异丙托品等，是对支气管平滑肌 M 受体有较高选择性的强效抗胆碱药，松弛支气管平滑肌作用较强，对呼吸道腺体和心血管系统的作用较弱。

（二）中成药名方治疗

支气管哮喘属中医学"哮病"范畴，中医药治疗哮喘当视发作期与缓解期而采用不同治法。哮喘发作期又分寒热两型，寒哮多因寒痰伏肺，遇感引发，治以温肺散寒，化痰平喘为主；热哮多由痰热蕴肺，肺失清肃所致，治以清热宣肺，化痰定喘为主。哮喘缓解期虽然喘息、咳嗽等临床症状消失，但仍存在肺、脾、肾的不足，治以补肺健脾益肾，纳气平喘为主。

第二节　中成药名方的辨证分类与药效

中药治疗支气管哮喘是辨证用药。目前上市中成药的常见辨证分类及其主要药效如下[1-3]。

一、温肺化痰平喘类

哮喘急性期属寒哮者，症见呼吸急促，喉间哮鸣有声，胸膈满闷如塞，咳不重，痰少咳吐不爽，口不渴，或渴喜热饮，天凉或遇寒而发，形寒肢冷，舌苔白滑，脉弦紧或浮紧。治宜温肺散寒，化痰平喘。

哮喘急性期属寒哮者的主要病理变化是气道炎症、气道高反应性。

温肺化痰平喘类中药可通过抗炎、化痰止咳平喘而发挥治疗作用。

常用中成药：桂龙咳喘宁胶囊（片、颗粒）、止喘灵注射液（口服液）、镇咳宁糖浆（胶囊、口服液、颗粒）、蟾龙定喘合剂、寒喘祖帕颗粒、哮喘宁片、哮喘片、喘泰颗粒、如意定喘丸（片）等。

二、清热化痰定喘类

哮喘急性期属热哮者，症见哮喘痰鸣，痰多色黄，口渴咽干，大便干结，或伴有发热等。治宜清肺泄热，化痰定喘。

哮喘急性期属热哮者的主要病理变化除气道炎症、气道高反应性外，常伴有呼吸道感染。

清热化痰定喘类中药可通过抗气道炎症、抗过敏、抑制支气管收缩、降低气道高反应性及抗感染而发挥治疗作用。

常用中成药：蠲哮片、喘嗽宁片等。

参 考 文 献

[1] 陈奇，张伯礼. 中药药效研究方法学[M]. 北京：人民卫生出版社，2016：363-374.
[2] 刘又宁. 实用临床呼吸病学[M]. 北京：科学技术文献出版社，2007：331-332.
[3] 韩明向，李泽庚. 现代中医呼吸病学[M]. 北京：人民卫生出版社，2005：165-175.

（南方医科大学　余林中；安徽中医药大学　李泽庚，杨　程）

第三节　中成药名方

一、温肺化痰平喘类

桂龙咳喘宁胶囊（片、颗粒）

【药物组成】　桂枝、龙骨、白芍、生姜、大枣、炙甘草、牡蛎、黄连、法半夏、瓜蒌皮、炒苦杏仁。

【处方来源】　研制方。《中国药典》（2015年版）。

【功能与主治】　止咳化痰，降气平喘。用于外感风寒、痰湿阻肺引起的咳嗽、气喘、痰涎壅盛等症；急慢性支气管炎、哮喘见上述证候者。

【药效】 主要药效如下[1-14]:

1. 抗炎 支气管哮喘是一种由多种炎症细胞、细胞因子和炎性介质共同参与的慢性呼吸道非特异性炎症。桂龙咳喘宁片具有抗炎作用,能抑制涂抹二甲苯所致的小鼠耳廓肿胀,抑制注射鸡蛋清所致的大鼠足跖肿胀和大鼠植入棉球致肉芽肿的形成,抑制腹腔注射乙酸所致小鼠腹腔毛细血管通透性增加[1-2]。本品能降低慢性支气管炎模型大鼠血清、肺组织及肺泡灌洗液中肿瘤坏死因子α(INF-α)、白介素-1β(IL-1β)、白介素-8、血栓素B_2和6-酮-前列腺素$F_{1α}$等炎症介质的含量[3-5]。

2. 镇咳、祛痰、平喘 炎症等因素致气道高反应性、分泌增加、支气管痉挛而见气喘、咳嗽、痰多等表现。桂龙咳喘宁片能抑制吸入氨雾所致小鼠咳嗽,延长咳嗽潜伏期。小鼠腹腔注射指示剂酚红,部分可经支气管黏液腺分泌进入气道,本品能促进小鼠气管酚红的排泌、促进家兔离体气管的纤毛运动,呈现祛痰效应。乙酰胆碱和磷酸组胺混合液雾化吸入可致豚鼠支气管痉挛而发生喘息反应,桂龙咳喘宁片能延长雾化吸入乙酰胆碱加组胺混合液引起豚鼠喘息潜伏期,抑制豚鼠支气管收缩。血清内皮素-1与一氧化氮在支气管哮喘的发病和气道重塑中起着重要作用,本品能抑制卵白蛋白诱导哮喘模型小鼠血清内皮素-1升高。本品能改善由烟熏法所致慢性支气管炎大鼠支气管和肺组织的损伤程度;对卵白蛋白所致哮喘豚鼠能降低IgE、白介素-4和血栓素B_2、6-酮-前列腺素$F_{1α}$等炎症介质含量。以上表明,桂龙咳喘宁系列制剂具有镇咳、祛痰、平喘作用(图5-1)。

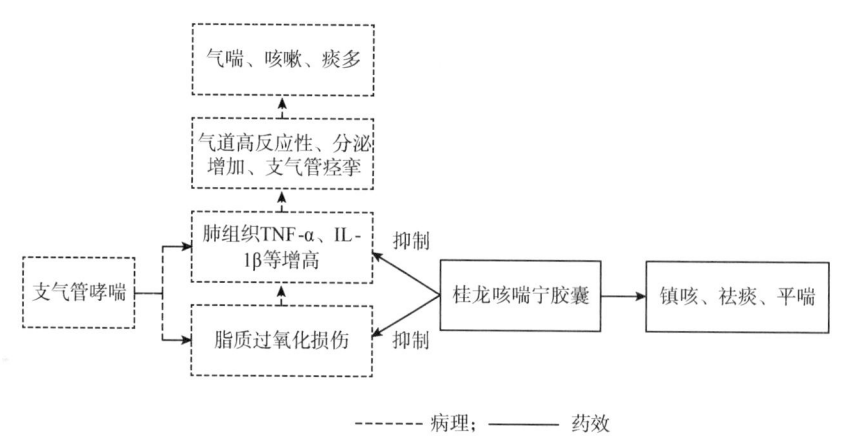

图 5-1 桂龙咳喘宁胶囊药效机制示意图

3. 抗氧化损伤 脂质过氧化损伤参与支气管哮喘、慢性支气管炎的发展过程,本品能提高大鼠慢性支气管炎模型血清、肺组织和肺泡灌洗液中谷胱甘肽含量,提高谷胱甘肽过氧化物酶、超氧化物歧化酶、过氧化氢酶(CAT)活性,降低丙二醛含量,表明其具有抗氧化损伤作用。

4. 增强免疫 桂龙咳喘宁片能增强环磷酰胺致免疫功能低下模型小鼠单核巨噬细胞的吞噬功能、促进溶血素抗体的生成。

5. 其他 本品可改善烟熏所致慢性支气管炎小鼠的内分泌功能紊乱和免疫功能低下。

【临床应用】 主要用于哮喘、急慢性支气管炎证属外感风寒、痰湿阻肺者[15-20]。

1. 哮喘 本品适用于外感风寒,痰湿阻肺,肺气上逆之喘证。临床可见呼吸急促,喉中有哮鸣声，胸膈满闷如塞，咳不甚，痰少、咳吐不利，面色晦滞带青，口不渴，或渴喜热饮，天冷或受寒即发，形寒畏冷，舌苔白滑，脉浮紧或弦紧等症。常用于支气管哮喘、喘息性支气管炎见上述证候者。本品对咳嗽变异性哮喘亦有较好疗效，能提高血清前白蛋白水平，提高血自然杀伤细胞（NK）数量。激素依赖性哮喘为难治性疾病，其发病多与机体免疫功能减退或紊乱有关。本品可通过抑制淋巴细胞分泌 IgE、嗜酸性粒细胞分泌碱性蛋白（ECP），提高中性粒细胞吞噬率和淋转率，对激素依赖性哮喘有较好疗效。

2. 急慢性支气管炎　本品还适用于外感风寒，痰湿阻肺所致之咳嗽。临床可见咳嗽，气喘，痰涎壅盛，舌淡苔白滑腻，脉浮滑等症。常用于急慢性支气管炎见上述证候者。本品用于无明显热象的支气管炎患儿，总有效率高于氯化铵止咳药水对照组。

【不良反应】　有患者服用本品出现心慌、胸闷、憋气、呼吸困难等过敏反应[21]。

【使用注意】　①服药期间忌烟、酒及生冷食物。②在服药期间避免同时服用滋补性中药。③支气管扩张、肺脓肿、肺心病、肺结核患者出现咳嗽时应去医院就诊。④服药期间，若患者发热体温超过 38.5℃，或出现喘促气急，或咳嗽加重、痰量明显增多应去医院就诊。

【用法与用量】　胶囊剂：口服。一次 3 粒，一日 3 次。片剂：口服。一次 5 片，一日 3 次。颗粒剂：开水冲服。一次 1 袋，一日 3 次。

参 考 文 献

[1] 罗文敏，尹军强，郑先玉. 桂龙咳喘宁片抗炎功能的研究[J]. 时珍国医国药，2011，22（11）：2726-2727.
[2] 陶勇，许惠琴，方泰惠. 寒喘平、热喘平口服液的抗炎、祛痰和镇咳作用[J]. 南京中医药大学学报，1999，15（6）：352.
[3] 杨枚祥，方朝义，曹刚，等. 咳喘宁胶囊对慢性支气管炎大鼠血清、肺组织及气管肺泡灌洗液 TNF 和 IL-1β 含量的影响[J]. 新中医，2002，34（2）：75-76.
[4] 杨牧祥，方朝义，朱孝轩，等. 咳喘宁胶囊对慢性支气管炎大鼠血清、肺组织及支气管肺泡灌洗液 IL-8 含量的影响[J]. 中国全科医学，2001，4（12）：957-959.
[5] 杨枚祥，方朝义，曹刚，等. 咳喘宁胶囊对慢性支气管炎大鼠血浆、肺组织及支气管肺泡灌洗液中血栓素 B_2 及 6-酮-前列腺素 $F_{1α}$ 含量的影响[J]. 中国医药学报，2002，17（1）：23-26，63.
[6] 陈颖，堵玉萍，陈卫平，等. 孟鲁司特与桂龙咳喘宁对哮喘模型血清内皮素与一氧化氮含量的影响[J]. 临床合理用药杂志，2009，2（18）：11-13.
[7] 罗文敏，尹军强，郑先玉，等. 桂龙咳喘宁片止咳化痰平喘药效学的研究[J]. 时珍国医国药，2011，22（10）：2464-2465.
[8] 杨牧祥，方朝义，王鑫国，等. 咳喘宁胶囊药效学实验研究[J]. 河北中医，2002，24（1）：76-78.
[9] 徐立然，华琼，王琳，等. 蝉贝咳喘平治疗支气管哮喘的临床与实验研究[J]. 中国中西医结合杂志，2000，20（9）：649.
[10] 赵小寅，樊銮，金芳. 时辰给药对豚鼠哮喘发作的影响[J]. 中国中医急症，2000，9（6）：277-278.
[11] 杨牧祥，方朝义，李英敏，等. 咳喘宁胶囊对慢性支气管炎大鼠支气管及肺组织病理形态学的影响[J]. 河北中医药学报，2002，17（1）：1-4.
[12] 杨牧祥，方朝义，谷振勇，等. 咳喘宁胶囊对慢性支气管炎大鼠血清、肺组织及支气管肺泡灌洗液 SOD、CAT 活性及 MDA 含量的影响[J]. 中国中医基础医学杂志，2002，8（1）：14-18.
[13] 罗文敏，田晓琴，郑先玉，等. 桂龙咳喘宁片免疫功能的研究[J]. 时珍国医国药，2011，22（9）：2098-2099.
[14] 杨牧祥，方朝义，杨宝元，等. 咳喘宁胶囊对慢性支气管炎大鼠血清、肺组织及支气管肺泡灌洗液 GSH 及 GSH-Px 活性的影响[J]. 中国中医药信息杂志，2001，8（12）：41-43.
[15] 沈惠风、张栩. 桂龙咳喘宁治疗咳喘症的临床研究[J]. 中成药，1995，17（7）：25-26.
[16] 张跃华，李有信，刘丽，等. 桂龙咳喘宁治疗小儿支气管炎疗效观察[J]. 北京中医，1994，（6）：35.
[17] 林海波，戴春福，许志福，等. 桂龙咳喘宁胶囊对咳嗽变异型哮喘疗效观察[J]. 时珍国医国药，1999，10（9）：678.
[18] 许得盛，王文健，陈伟华. 桂龙咳喘宁胶囊治疗激素依赖性哮喘疗效观察[J]. 浙江中西医结合杂志，2002，12（5）：277-278.
[19] 应静芝. 桂龙咳喘宁胶囊治疗小儿支气管哮喘临床观察[J]. 中成药，1998，20（1）：49.

[20] 黄蕊英. 桂龙咳喘宁胶囊、藿香正气水致过敏反应[J]. 海峡药学，2001，13（2）：31.
[21] 李育华. 桂龙咳喘宁胶囊致过敏1例[J]. 中国医院药学杂志，2001，21（5）：320.

（广东药科大学　赵　杰；南方医科大学　余林中）

止喘灵注射液（口服液）

【药物组成】　麻黄、苦杏仁、连翘、洋金花。

【处方来源】　研制方。《中国药典》（2015年版）。

【功能与主治】　宣肺平喘，祛痰止咳。用于痰浊阻肺、肺失宣降所致的哮喘，咳嗽，胸闷痰多；支气管哮喘、喘息性支气管炎见上述证候者。

【药效】　主要药效如下[1]：

1. 平喘　支气管哮喘或喘息性支气管炎是病理因素所致支气管痉挛而引起的呼吸系统疾病，乙酰胆碱可作用于平滑肌 M 受体，组胺、5-羟色胺、慢反应物质等亦可直接作用于平滑肌而引起支气管痉挛，导致哮喘的发生。乙酰胆碱和磷酸组胺混合液雾化吸入可致豚鼠支气管痉挛而发生喘息反应，本品与止喘灵口服液能延长雾化吸入乙酰胆碱和磷酸组胺混合液诱导的豚鼠喘息潜伏期，抑制雾化吸入乙酰胆碱或磷酸组胺致豚鼠离体支气管平滑肌收缩。止喘灵口服液还可抑制乙酰胆碱引起的支气管容积和离体肺灌流量减少，对抗胆碱和组胺收缩气管的作用。以上为其平喘的药效学基础（图5-2）。

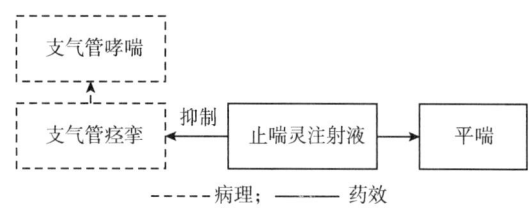

图5-2　止喘灵注射液药效机制示意图

2. 镇咳、祛痰　本品对支气管炎、支气管哮喘患者有镇咳、祛痰作用。

【临床应用】　主要用于哮喘、喘息性支气管炎[2-4]。

1. 哮喘　本品适用于痰浊阻肺，肺失宣降之哮病。临床可见呼吸急促，喉间哮鸣有声，胸闷，轻咳，痰少咳吐不爽，天凉或遇寒而发，形寒肢冷，舌苔白滑，脉弦紧或浮紧等症。常用于哮喘急性期属寒哮而见上述证候者。

2. 喘息性支气管炎　本品还可用于痰浊阻肺，肺失宣降之喘证。临床可见咳嗽气急，痰白清稀易出，胸膈胀闷，舌淡苔白，脉弦滑等症。常用于喘息性支气管炎、小儿毛细支气管炎等见上述证候者。

哮喘本质是慢性气道炎症，由此而引起气道高反应、支气管痉挛、黏膜水肿和分泌物增加。本品及止喘灵口服液能缓解支气管哮喘及喘息性气管炎的临床症状（气喘、咳嗽、痰液性状与痰量）、体征（支气管哮喘及喘息性气管炎患者的呼吸频率、肺部哮鸣音），改善肺功能。

【不良反应】　少数患者用药后出现口干、皮肤潮红、心率加快[5]。

【使用注意】　①妊娠期妇女慎用。②用药期间忌食辛辣、生冷、油腻食物。③本品含麻黄、洋金花，青光眼患者禁用，高血压、心脏病、前列腺增生和尿潴留患者慎用。④不得静脉注射。⑤不宜与氨茶碱联用。⑥高血压患者服用优降宁期间，禁忌使用止喘灵注射液。⑦若发现浑浊、沉淀、变色、漏气或瓶身细微破裂均不得使用。

【用法用量】 注射液：肌内注射。一次2ml，一日2～3次；7岁以下儿童酌减。1～2周为一疗程，或遵医嘱。口服液：口服。一次10ml，一日3次，7天为一疗程。

参 考 文 献

[1] 刘保林. 止喘灵口服液药效学研究[J]. 中药药理与临床，2004，20（1）：45-46.
[2] 李国荣，方益屏. 止喘灵治疗婴幼儿哮喘的疗效观察[J]. 宁波医学，1995，7（2）：77.
[3] 张印波，胡仪吉，张沪生，等. 止喘灵治疗支气管哮喘、喘息性支气管炎的临床观察[J]. 北京医学，1990，12（3）：182-183.
[4] 尚书华，邓海娟，姬爱云. 止喘灵注射液穴位注射治疗小儿毛细支气管炎的疗效观察[J]. 青海医药杂志，2007，37（12）：64.
[5] 施之效. 探讨中成药与西药配伍的不良反应[J]. 包头医，2004，28（1）：34-35.

（广东药科大学　赵　杰）

镇咳宁糖浆（胶囊、口服液、颗粒）

【药物组成】 盐酸麻黄碱、甘草流浸膏、桔梗、桑白皮。

【处方来源】 研制方。《中国药典》（2015年版）。

【功能与主治】 止咳，平喘，祛痰。用于风寒束肺所致的咳嗽、气喘、咯痰；支气管炎、支气管哮喘见上述证候者。

【药效】 主要药效如下[1-4]：

1. 镇咳　吸入氨雾、柠檬酸等刺激性物质可致动物刺激性咳嗽，镇咳宁胶囊对吸入柠檬酸诱导的豚鼠咳嗽具有明显的抑制作用，能减少咳嗽次数。本品与镇咳宁胶囊、镇咳宁口服液能抑制吸入氨雾引起的小鼠咳嗽。以上显示镇咳宁系列制剂具有镇咳作用。

2. 平喘　乙酰胆碱和磷酸组胺混合液雾化吸入可致豚鼠支气管痉挛而发生喘息反应，本品与镇咳宁胶囊、镇咳宁口服液能延长组胺或组胺与乙酰胆碱诱导豚鼠喘息的潜伏期，抑制豚鼠支气管收缩，表明其具有平喘作用。

3. 祛痰　小鼠腹腔注射指示剂酚红，部分可经支气管黏液腺分泌进入气道，祛痰药可促进酚红自气道排泌。本品与镇咳宁胶囊、镇咳宁口服液能促进小鼠气道的酚红排泌量。本品还能明显增加大鼠给药2小时内的痰液分泌量，表明其具有祛痰作用（图5-3）。

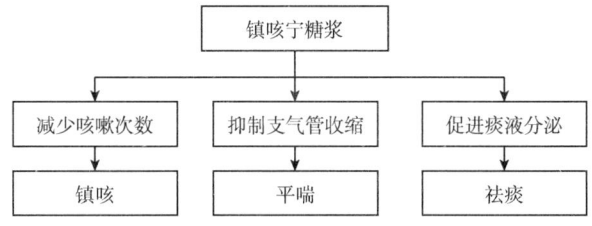

图5-3　镇咳宁糖浆主要药效机制示意图

4. 抗炎　炎症是支气管哮喘、慢性支气管炎等气道炎症性疾病的基本病理过程，本品对涂抹二甲苯所致小鼠耳廓肿胀有抑制作用。镇咳宁胶囊对注射角叉菜胶引起的大鼠胸腔炎性渗出和白细胞趋化有抑制作用。以上显示镇咳宁系列制剂对急性炎症反应有抑制作用。

5. 抗菌　镇咳宁胶囊对感染金黄色葡萄球菌和肺炎克雷伯菌小鼠具有保护作用。本品体外对卡他奈瑟氏菌、乙型溶血性链球菌及金黄色葡萄球菌均有不同程度的抑制作用。

【临床应用】 主要用于咳喘、急慢性支气管炎[5,6]。

1. 哮喘 本品可用于风寒束肺，肺失宣降之寒哮。临床可见呼吸急促，喉间痰鸣，胸闷气紧，舌淡苔白，脉浮紧等症。常用于支气管哮喘及喘息性支气管炎等见上述证候者。

2. 急慢性支气管炎 本品还适用于风寒束肺，肺失宣降，痰浊阻肺之咳嗽。临床可见咳嗽不止，咳痰清稀，舌淡苔薄，脉浮等症。常用于急慢性支气管炎见上述证候者。

方中盐酸麻黄碱可扩张支气管平滑肌，改善气道痉挛，以其为主药能较好地发挥镇咳平喘作用，从而缓解临床症状与体征。

【不良反应】 尚不明确。

【使用注意】 ①运动员禁用。②忌烟、酒及生冷、辛辣、油腻食物。③甲状腺功能亢进、心律不齐或高血压合并症患者慎用。

【用法用量】 糖浆剂：口服。一次 5～10ml，一日 3 次。胶囊剂：口服。一次 1～2粒，一日 3 次。口服液：口服。一次 10ml，一日 3 次。颗粒剂：口服。一次 2～4 g，一日 3 次。

参 考 文 献

[1] 谢强敏，唐法娣，王砚，等. 镇咳宁胶囊的镇咳作用及机制研究[J]. 中药药理与临床，1998，14（4）：39-41.
[2] 王学洋，陈英男. 镇咳宁胶囊药效学研究[J]. 中国实用医药，2007，（20）：75.
[3] 赵金明，李中平，张艳玲，等. 镇咳宁糖浆的药理研究[J]. 中医药研究，1999，7（1）：39-41.
[4] 镇咳宁口服液新药申报资料.
[5] 陈丽英，张曼韵，张蓓莉，等. 镇咳宁胶囊治疗咳嗽（感冒）临床观察[J]. 中成药，1998，（10）：26-27.
[6] 康旺燕. 镇咳宁治疗慢性支气管炎急性发作 300 例[J]. 实用中医药杂志，2007，23（2）：113.

（广东药科大学　赵　杰；南方医科大学　余林中）

蟾龙定喘合剂

【药物组成】 麻黄、蟾蜍、地龙、五味子、补骨脂、淫羊藿、桂枝、红参、黄芪、当归、白芍、陈皮、清半夏、杏仁、干姜、猪胆汁、炙甘草、桔梗、紫苏叶。

【处方来源】 研制方。国药准字 Z15021152。

【功能与主治】 散寒化痰，补肺益肾，止咳定喘。用于肺肾气虚型慢性支气管炎、虚寒型支气管哮喘，痰白多沫。

【药效】 主要药效如下[1]：

1. 平喘 本品在平喘动物实验中可使引喘潜伏期延长，对鸡卵白蛋白诱导的动物哮喘有拮抗作用；体外实验可对抗致痉剂引起的气管条收缩，表明其具有一定平喘作用。

2. 改善肺功能 本品能改善咳喘患者的肺功能，提高肺部血氧交换。

【临床应用】 主要用于慢性支气管炎、咳喘[1,2]。

1. 慢性支气管炎 本品适用于肺肾气虚之咳嗽。临床可见咳嗽、咳痰、喘息等症。常用于慢性支气管炎见上述证候者。

2. 哮喘 本品可用于虚寒型哮喘。临床可见发作性喘息、胸闷及呼吸困难等症。常用于哮喘见上述证候者。

【不良反应】 尚不明确。

【使用注意】 ①肺热阴虚引起的肺燥型咳喘患者忌服。②服药期间应忌烟、酒。③服用时摇匀。

【用法与用量】 口服。一次 10ml，一日 3 次。

参 考 文 献

[1] "蟾龙定喘合剂"治疗哮喘[J]. 中国中医药报，2017.
[2] 费雨田. 蟾龙定喘液治疗慢性气管炎 83 例临床疗效观察[J]. 内蒙古中医药，1986，（1）：29-30.

（南方医科大学　曹惠慧，卢子滨）

寒喘祖帕颗粒

【药物组成】 小茴香、芹菜子、神香草、玫瑰花、芸香草、荨麻子、铁线蕨、葫芦巴、甘草浸膏。

【处方来源】 研制方。国药准字 Z20053932。

【功能与主治】 镇咳，化痰，温肺止喘。用于急性感冒，寒性乃孜来所致的咳嗽及异常黏液质性哮喘。

【药效】 主要药效如下[1-2]：

1. 抗炎　支气管哮喘是一种由多种炎症细胞、细胞因子和炎性介质共同参与的慢性呼吸道非特异性炎症。寒喘祖帕颗粒可抑制角叉菜胶皮内注射所致的足肿胀。其对气管滴入内毒素所诱发的小鼠急性肺损伤有保护作用，可以抑制模型动物肺组织含水量、肺指数的升高，降低肺泡灌洗液中肿瘤坏死因子 α、白介素-13、白介素-1β 等炎症介质的含量。

2. 镇咳　寒喘祖帕颗粒对二氧化硫、柠檬酸、辣椒素、氨水等物质引发的动物刺激性咳嗽有抑制作用，可延长致咳潜伏期，减少辣椒素所致豚鼠的咳嗽次数。

3. 平喘　组胺、乙酰胆碱气道内雾化吸入可致大鼠支气管收缩。寒喘祖帕颗粒对组胺乙酰胆碱混合溶液雾化吸入所致大鼠气道阻力的升高有抑制作用。

4. 祛痰　小鼠腹腔注射指示剂酚红，部分可经支气管黏液腺分泌进入气道，祛痰药可促进酚红自气道排泌。本品可增加小鼠的气管段酚红排泌量，呈现祛痰效应。

【临床应用】 主要用于哮喘、毛细支气管炎、肺炎、慢性阻塞性肺疾病等。

1. 哮喘　本品可用于寒性乃孜来所致的咳嗽及异常黏液质性哮喘。临床可见气短，咳嗽，哮鸣音，呼吸困难，胸闷，咳痰等症状。常用于支气管哮喘、咳嗽变异性哮喘及急慢性咳嗽见上述证候者。本品单用可以有效改善支气管哮喘患者的症状，联合布地奈德福莫特罗治疗可缩短临床症状消失时间，调节炎症介质水平，提高治疗有效率[3-5]。寒喘祖帕颗粒联合布地奈德对缓解期小儿哮喘也有一定疗效[6]。本品联合维生素 D 治疗儿童肺炎支原体感染，可抑制炎症反应，改善患者肺功能，提高其生存质量[7]。本品联合布地奈德、沙美特罗替卡松、孟鲁司特钠、茶碱缓释片均可治疗咳嗽变异性哮喘，能有效控制咳嗽症状，提高患者肺功能，减少不良反应及复发率，改善患者生活质量。上述效果可能与降低嗜酸性粒细胞百分比、嗜酸性粒细胞阳离子蛋白含量、白介素-5 水平，诱导痰黏蛋白含量、巨噬细胞炎性蛋白-1α 和 P 物质水平等有关[8-11]。

2. **毛细支气管炎** 本品还适用于脾气虚弱、痰湿阻肺之咳嗽。临床可见阵发性咳嗽，咳喘，呼吸困难，肺部可闻喘鸣音或湿啰音，气促，流涕，面白，喉间痰鸣，舌苔白腻等症。常用于毛细支气管炎见上述证候者[12]。

3. **肺炎** 本品还适用于湿寒之咳嗽。临床可见持续咳嗽，发热，间断性呼吸困难，喘憋及烦躁不安等症。常用于小儿喘憋性肺炎见上述证候者[13]。

4. **慢性阻塞性肺疾病** 本品联合沙美特罗替卡松粉吸入剂还可用于治疗稳定期慢性阻塞性肺疾病[14]。

【不良反应】 尚不明确。

【使用注意】 对本品过敏者禁用，过敏体质者慎用。

【用法与用量】 口服。一次10g，一日2次。

参 考 文 献

[1] 张彦丽，贾占红，吴金英，等.寒喘祖帕颗粒对寒性乃孜来所致咳嗽及异常粘液质性哮喘的实验研究[J].现代中药研究与实践，2016，30（1）：36-38，41.
[2] 张新，朱金芳，冷英莉，等.维药寒喘祖帕颗粒急性毒性及镇咳作用研究[J].新疆医科大学学报，2010，33（8）：867-868.
[3] 麦麦提·巴吾东，热伊莱·努尔麦麦提，图尔孙·吐尼牙孜.观察维药寒喘祖帕颗粒治疗支气管哮喘的临床疗效[J].世界最新医学信息文摘，2018，18（56）：182.
[4] 郭义娟，朱晖，王颖，等.寒喘祖帕颗粒联合布地奈德福莫特罗治疗支气管哮喘的临床研究[J].现代药物与临床，2018，33（3）：523-527.
[5] 包颖.支气管哮喘应用寒喘祖帕颗粒联合布地奈德福莫特罗治疗的临床效果分析[J].世界最新医学信息文摘，2018，18（87）：92，101.
[6] 唐晓燕，田春.寒喘祖帕颗粒联合布地奈德治疗缓解期小儿哮喘疗效及其对肺功能的影响[J].中华中医药学刊，2018，36（7）：1675-1678.
[7] 陈巍然，刘奕妮.寒喘祖帕颗粒联合维生素D制剂对合并肺炎支原体感染支气管哮喘患儿炎症反应、肺功能及生存质量的影响[J].现代中西医结合杂志，2019，28（8）：850-854.
[8] 陈恒，谢文英，东建亭，等.寒喘祖帕颗粒辅助治疗儿童咳嗽变异性哮喘的临床研究[J].辽宁中医杂志，2019，46（7）：1444-1448.
[9] 朱艳玲，唐志君，罗治海.寒喘祖帕颗粒联合沙美特罗替卡松治疗咳嗽变异性哮喘的临床研究[J].现代药物与临床，2019，34（7）：2031-2035.
[10] 梁健锋，金明慧，梁景星.寒喘祖帕颗粒联合孟鲁司特钠治疗小儿咳嗽变异性哮喘的临床研究[J].广州中医药大学学报，2019，36（8）：1155-1160.
[11] 蔡跃明，吴镇州.寒喘祖帕颗粒联合茶碱缓释片治疗咳嗽变异性哮喘临床观察[J].新中医，2015，47（1）：78-79.
[12] 方瑜.寒喘祖帕颗粒治疗毛细支气管炎48例临床分析[J].中医临床研究，2019，11（19）：94-96.
[13] 王艳，杨莎莎.寒喘祖帕颗粒治疗喘憋性肺炎的临床疗效及安全性研究[J].检验医学与临床，2016，13（19）：2806-2808.
[14] 周海云.寒喘祖帕颗粒联合沙美特罗替卡松粉吸入剂治疗稳定期慢性阻塞性肺疾病的临床观察[J].世界最新医学信息文摘，2017，17（25）：137-138.

（南方医科大学　曹惠慧，卢子滨）

哮 喘 宁 片

【药物组成】 胆南星、石膏、洋金花、五味子、远志（制）、太子参、麻黄（蜜炙）、甘草。

【处方来源】 研制方。国药准字Z52020483。

【功能与主治】 镇咳定喘，消炎化痰。用于支气管哮喘，慢性咳嗽，气急。

【药效】 主要药效如下[1]：

1. 平喘 喘息是支气管哮喘患者的主要症状。本品能缓解患者的喘息症状。
2. 改善肺功能 FEV_1、PEF 等可反映患者的肺通气功能，其值越小，肺功能越差。本品能使 FEV_1、PEF 等值均增大，从而改善患者的肺功能。

【临床应用】 主要用于支气管哮喘等。

支气管哮喘[1-2] 本品适用于支气管哮喘发作期的热哮证。与布地奈德气雾剂联合治疗支气管哮喘能改善喘息、哮鸣音、咳嗽、咯痰等临床症状，并可改善肺功能指标如 FEV_1、PEF 等。

【不良反应】 尚不明确。

【使用注意】 ①服药期间忌烟、酒及生冷食物。②妊娠期妇女慎用。③本品含麻黄、洋金花，青光眼患者禁用，高血压、心脏病、前列腺增生和尿潴留患者慎用。④运动员禁用。

【用法与用量】 口服。一次 2 片，一日 3 次。

参 考 文 献

[1] 逯敏娟. 哮喘宁联合布地奈德气雾剂治疗支气管哮喘 45 例疗效观察[J]. 陕西医学杂志，2015，44（5）：607-608.
[2] 彭伟成. 哮喘宁联合布地奈德气雾剂治疗支气管哮喘的临床研究[J]. 中国医药指南，2016，14（17）：179-180.

（南方医科大学　郑远茹，余林中）

哮 喘 片

【药物组成】 罂粟壳、桔梗、麻黄、甘草。

【处方来源】 研制方。国药准字 Z23021013。

【功能与主治】 止咳定喘。用于咳嗽，哮喘。

【药效】 主要药效如下[1-2]：

1. 平喘 反复发作的胸闷、喘息、呼吸困难是支气管哮喘患者的主要症状。本品能缓解患者的胸闷、喘息症状，减轻哮鸣音，表明其具有平喘作用。

使用哮喘片的治疗组在喘憋、咳嗽、肺部啰音等临床症状缓解时间及治愈率等方面均比使用常规方式治疗组疗效明显，而且在治疗后无明显的不良反应，见效快，提高了治疗有效率，减少了患者的痛苦。

2. 镇咳、祛痰 本品能缓解患者咳嗽症状，减轻湿啰音，表明其具有镇咳、祛痰作用。

【临床应用】 主要用于支气管哮喘、支气管炎等。

1. 支气管哮喘[1-2] 本品适用于支气管哮喘发作期治疗，能缓解喘息、胸闷、气促、咳嗽、咯痰等临床症状，缩短哮鸣音、湿啰音消失时间。
2. 支气管炎 本品适用于急慢性支气管炎引起的咳嗽、咯痰。

【不良反应】 尚不明确。

【使用注意】 ①服药期间忌烟、酒及生冷食物。②妊娠期妇女慎用。③本品含麻黄、罂粟壳，运动员禁用。

【用法与用量】 口服。一次 1～2 片，一日 3 次。

参 考 文 献

[1] 徐军伟. 哮喘片治疗哮喘的临床疗效分析[J]. 海峡药学，2012，24（4）：91-92.
[2] 韩明达. 哮喘片治疗哮喘的临床疗效分析[J]. 中国继续医学教育，2015，(8)：246-247.

（南方医科大学　郑远茹，余林中）

喘泰颗粒

【药物组成】　麻黄、黄芩、苦杏仁、法半夏、枸杞子、款冬花、肉桂、甘草。

【处方来源】　研制方。国药准字 Z20020081。

【功能与主治】　宣肺定喘，益肾祛痰。用于支气管哮喘急性发作期表寒里热证。

【药效】　主要药效如下[1,2]：

1. 平喘　本品能缓解哮喘患者的喘息症状，促进肺部哮鸣音消失，表明其具有平喘作用。

2. 改善肺功能　本品能提高哮喘患者 FVC、FEV_1 和 FEV_1/FVC，表明其具有改善肺功能的作用。

【临床应用】　主要用于支气管哮喘、毛细支气管炎[1-2]。

1. 支气管哮喘[1]　以多种细胞和细胞组分参与的气道慢性炎症及气道高反应性为特征。本品适用于本虚标实，表寒里热之哮病。临床可见呼吸急促，喉中哮鸣，胸胁胀满，咳而不爽，吐痰黏稠，或见形寒，身热，烦闷，身痛，口渴等。常用于支气管哮喘急性发作见上述证候者。

2. 毛细支气管炎[2]　是小气道的炎性阻塞，为 2 岁以下婴幼儿最常见的严重呼吸道感染疾病。呼吸道合胞病毒或鼻病毒感染是主要病因。本品联合抗感染、对症支持等常规治疗，能显著缓解患儿咳嗽、喘憋、气促等症状，减少肺部哮鸣音及湿啰音等。

【不良反应】　偶见恶心、便溏。

【使用注意】　①体虚咳喘者慎用。②儿童、妊娠期妇女、哺乳期妇女、年老体弱者应在医师指导下慎用。③服药期间忌食辛辣、生冷、油腻食物。④本品含麻黄，高血压、青光眼患者慎用。⑤运动员禁用。

【用法与用量】　温开水冲服。一次 3g，一日 4 次。

参 考 文 献

[1] 景菲菲，宋启劳. 中西医结合治疗小儿毛细支气管炎 44 例[J]. 现代中医药，2011，31（5）：26-27.
[2] 张玉龙，孙颖，姚小青，等. 喘泰颗粒治疗支气管哮喘的临床研究[J]. 中药新药与临床药理，2003，14（2）：81-83.

（南方医科大学　刘东依，余林中）

如意定喘丸（片）

【药物组成】　苦杏仁、麻黄、黄芪、党参、天冬、熟地黄、五味子（酒蒸）、蛤蚧、地龙、葶苈子、蟾酥（制）、洋金花、白果、枳实、麦冬、紫菀、百部、枸杞子、远志、石膏、甘草（蜜炙）。

【处方来源】 研制方。国药准字 Z44023274。

【功能与主治】 宣肺定喘，止咳化痰，益气养阴。用于肺气阴虚所致的支气管哮喘，虚劳久咳，肺气肿，肺心病。

【药效】 主要药效如下[1-4]：

1. 抗炎 炎症是支气管哮喘、慢性支气管炎、肺气肿等气道炎症性疾病的基本病理过程。以鸡卵白蛋白致敏并吸入激发法制备大鼠哮喘慢性气道炎症模型，本品能改善哮喘模型大鼠慢性气道炎症，其作用机制与促进嗜酸性粒细胞凋亡及降低炎症介质的表达，平衡 Th1/Th2 细胞因子比例有关。如意定喘丸对气管内注入脂多糖及混合烟熏刺激复制实验性肺气肿大鼠模型亦能提高血氧分压及降低二氧化碳分压，增加血清中白介素-10 的表达量及降低肿瘤坏死因子α的表达量，改善肺泡扩张、肺泡间隔断裂及肺泡融合等。

2. 镇咳、祛痰、平喘 本品能缓解支气管哮喘等慢性气道炎症患者咳嗽、咯痰、喘息等症状，表明其具有镇咳、祛痰和平喘作用。

【临床应用】 主要用于支气管哮喘、肺心病、肺间质纤维化。

1. 支气管哮喘[3] 本品适用于寒痰伏肺，气阴两虚之哮病。临床可见呼吸急促，喉间哮鸣有声，胸膈满闷如塞，咳嗽，咯痰不爽等症。常用于支气管哮喘见上述证候者，能较好地改善喘息症状。

2. 肺心病[4] 是由于慢性肺和胸廓疾病及肺血管病变所引起的肺循环阻力增加、肺动脉高压，进而引起右心室肥厚、扩大，甚至发生心力衰竭。临床多见喘息气促，咳嗽咳痰，胸中胀满，或唇甲发绀，心悸浮肿等。本品适用于气阴两虚型肺心病缓解期，能有效改善患者咳嗽、喘息气短、咯痰等症状，并在一定程度上改善呼吸功能。

3. 肺间质纤维化[5] 是由多种原因引起的肺间质的炎症性病变，属中医学"肺痿"范畴。本品适用于肺气虚冷，气阴两虚之肺痿，可有效改善肺间质纤维化患者呼吸困难、咳嗽、咯痰等症状。

【不良反应】 尚不明确。

【使用注意】 ①妊娠期妇女忌服。②儿童、哺乳期妇女、年老体弱者应在医师指导下慎用。③服药期间忌食辛辣、生冷、油腻食物。④本品含麻黄，高血压、青光眼患者慎用。⑤运动员禁用。

【用法与用量】 丸剂：口服。一次 2~4 丸，一日 3 次。片剂：口服。一次 2~4 片，一日 3 次。

参 考 文 献

[1] 谭显曙, 万莉红, 匡文娟, 等. 如意定喘丸对支气管哮喘大鼠慢性气道炎症的干预作用[J]. 中药药理与临床, 2011,（5）: 11-13.
[2] 谭显曙, 刘立涛, 万莉红, 等. 如意定喘丸对肺气肿大鼠的保护作用[J]. 中国实验方剂学杂志, 2011, 17（11）: 185-188.
[3] 尹超峰. 中西医结合治疗支气管炎哮喘 86 例[C]. 第十届全国中药和天然药物学术研讨会. 2009.
[4] 朱沛, 朱克俭, 尹天雷. 如意定喘片治疗肺心病缓解期 106 例总结[J]. 湖南中医杂志, 2011, 27（2）: 17-18.
[5] 朱雅萍. 如意定喘片加润肺平喘汤治疗肺间质纤维化 36 例[J]. 陕西中医, 2006, 27（4）: 390-391.

（南方医科大学 刘东侬，余林中）

二、清热化痰定喘类

蠲哮片

【药物组成】 葶苈子、黄荆子、青皮、陈皮、大黄、槟榔、生姜。

【处方来源】 研制方。《中国药典》（2015年版）。

【功能与主治】 泻肺除壅，涤痰祛瘀，利气平喘。用于支气管哮喘急性发作期热哮痰瘀伏肺证，症见气粗痰涌、痰鸣如吼、咳呛阵作、痰黄稠厚。

【药效】 主要药效如下[1-5]：

1. 平喘 支气管哮喘急性发作与炎症致气道反应性增高、急性支气管收缩、气道黏膜水肿、黏液分泌增加等密切相关。乙酰胆碱和磷酸组胺混合液雾化吸入可诱导豚鼠支气管痉挛而致喘息反应，本品可延长豚鼠喘息反应潜伏期，拮抗组胺收缩支气管、减少肺灌流量效应。以鸡卵白蛋白致敏与激发可诱导建立支气管哮喘模型，该模型被认为与哮喘发病机制接近，具有气道炎症、气道高反应等特征。黏附分子参与并介导多种炎症细胞对支气管内皮的黏附和跨内皮转移，是引起气道高反应性的重要因素。本品可降低鸡卵白蛋白诱导的哮喘豚鼠血浆可溶性细胞间黏附分子-1 蛋白水平，减少哮喘豚鼠肺组织 ICAM-1 mRNA 表达，其平喘机制可能与此有关。

2. 抗过敏 哮喘常继发于抗原过敏，药物可通过抑制 IgE 介导的肥大细胞释放介质发挥作用。本品可抑制鸡卵白蛋白致敏豚鼠肺组织释放慢反应物质（SRS-A），拮抗 SRS-A、鸡卵白蛋白、鸡蛋清引起的回肠收缩；对鸡卵白蛋白诱导的超敏反应豚鼠肠系膜微循环有改善作用，并可抑制红细胞聚集，抑制血管通透性亢进，减少炎症渗出，发挥抗过敏作用。

3. 祛痰 本品具有一定的祛痰作用，可促进大鼠呼吸道排泌痰液。

4. 其他 本品能调节免疫功能，提高豚鼠中性粒细胞吞噬功能，提高小鼠腹腔巨噬细胞吞噬指数，增加小鼠血液中 α-乙酸萘酯酶（ANAE）阳性淋巴细胞百分率，提高小鼠胸腺指数。本品还能提高小鼠耐缺氧能力，体外对金黄色葡萄球菌、肺炎球菌、白色念珠菌均有一定抑制作用（图5-4）。

【临床应用】 主要用于支气管哮喘。

支气管哮喘[2,6] 本品主要用于痰热壅肺，气机不利，肺失宣降之热哮。症见气粗痰涌，痰鸣作喘，咳呛阵作，咳痰黄稠，腹胀便秘，舌红苔黄腻，脉滑数。本品可有效地缓解哮喘、咯痰、咳嗽症状，提高 FEV_1、

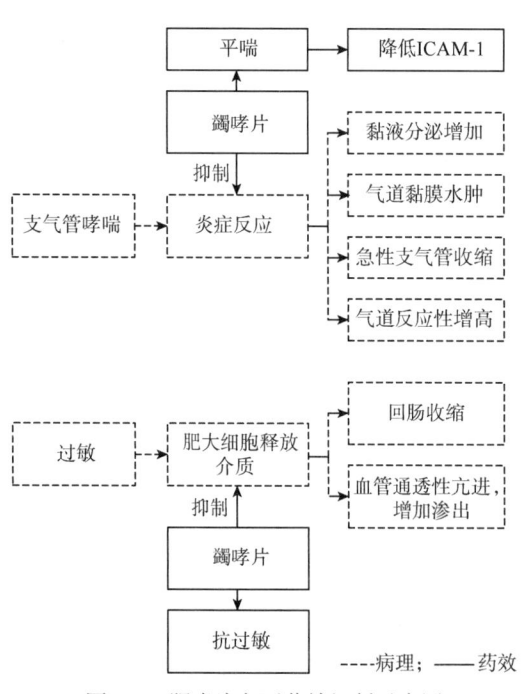

图 5-4 蠲哮片主要药效机制示意图

呼气高峰流量（PEFR），改善肺功能，降低 IgE。本品辅助常规治疗（包括吸氧疗法、硫酸沙丁胺醇气雾剂、布地奈德气雾剂、琥珀酸氢化可的松治疗）用于支气管哮喘发作期（热哮）能降低喘息、胸闷、咯痰、咳嗽、哮鸣音等临床症状评分，降低外周血嗜酸性粒细胞计数，并能提高 FEV_1、FEV_1/FVC、PEF、呼气峰值流速占预计值百分比（$PEF\%_{pred}$）等肺功能指标，其作用机制可能与调节白介素-6、白介素-8 和白介素-10 炎症因子释放有关。

【不良反应】 服用本品可致大便偏稀、次数增多，或有轻微腹痛。

【使用注意】 ①虚证哮喘者慎用。②年老体弱者慎用。③服药期间忌食辛辣、生冷、油腻食物。④妊娠期妇女禁用。

【用法与用量】 口服。一次 8 片，一日 3 次，饭后服用。疗程 1 周。

参 考 文 献

[1] 黄敬耀, 徐彭, 张佐. 定喘宁的药理研究[J]. 中国中药杂志, 1990, 15（11）: 45-49, 64.
[2] 洪广祥, 张燕萍, 黄敬耀, 等. 蠲哮片治疗哮喘的临床及实验研究[J]. 中国中西医结合杂志, 1999, 19（2）: 93-95.
[3] 郑洁, 胡国信, 邱忠民, 等. 蠲哮片对哮喘豚鼠 sICAM-1 蛋白水平及 ICAM-1 基因表达的影响[J]. 江西中医学院学报, 2003, 15（4）: 42-44.
[4] 李兰珍, 饶全才, 肖纯, 等. "定喘宁"对局部超敏反应微循环的影响[J]. 江西中医药, 1990, 21（5）: 43-44.
[5] 伍学洲, 龙维英, 邹莉玲. "定喘宁"和"固本蛋"对实验动物免疫功能的影响[J]. 江西中医药, 1990, 21（5）: 44-45, 48.
[6] 李春梅, 张永祥, 韩丽丽, 等. 蠲哮片辅助治疗支气管哮喘热哮发作期 64 例临床分析[J]. 中国实验方剂学杂志, 2015, 21（13）: 186-189.

（广东药科大学　赵　杰；南方医科大学　余林中）

喘 嗽 宁 片

【药物组成】 白果、苦杏仁、地龙、桑白皮、陈皮、黄芩、白前、苦参、甘草、茯苓。

【处方来源】 研制方。国药准字 Z20083057。

【功能与主治】 清热平喘，止咳化痰。用于支气管哮喘、喘息性支气管炎、肺气肿、肺心病早期。

【药效】 主要药效如下[1,2]：

1. 改善肺功能　本品能提高哮喘患者 FVC、FEV_1 和 FEV_1/FVC，表明其具有改善肺功能的作用。

2. 抗炎　本品能降低哮喘患者嗜酸性粒细胞计数、嗜酸性粒细胞阳离子蛋白（ECP）、高敏 C-反应蛋白（hs-CRP）、肿瘤坏死因子 α 水平，表明其具有抗炎作用。

【临床应用】 主要用于支气管哮喘、咳嗽变异性哮喘、支气管炎等[1-4]。

1. 支气管哮喘　本品适用于肺失肃降，气道挛急所致之发作性的热哮。临床可见喘息，喉中哮鸣有声，气促息涌，呛咳阵作，痰黄黏稠，面红，发热，心烦口渴，舌质红，舌苔黄腻，脉弦数或滑数等。本品在改善患者临床症状、体征、肺功能、PEF 日内变异率等方面均有显著疗效。常用于支气管哮喘见上述证候者。

2. 咳嗽变异性哮喘　本品还适用于咳嗽变异性哮喘。主要表现包括反复发作性或持续性咳嗽，并且多伴有反复呼吸道感染，主要特征是气道高反应性和持续气道炎症。本品联合丙酸氟替卡松吸入气雾剂治疗咳嗽变异性哮喘，能显著改善肺功能指标 FVC、

FEV_1、FEV_1/FVC，降低嗜酸性粒细胞计数、ECP、血清 C-反应蛋白、白介素-10 和肿瘤坏死因子 α 水平。

3. 支气管炎　本品还适用于痰热壅肺，肺气不宣之咳喘。临床可见咳嗽气喘，或气粗息促，胸闷，舌红苔黄，脉滑等症。常用于喘息性支气管炎等见上述证候者。

【不良反应】　尚不明确。

【使用注意】　①妊娠期妇女、儿童、年老体弱者慎用。②风寒袭肺型咳嗽不适用。③脾虚易腹泻者慎服。④对本品过敏者禁用，过敏体质者慎用。⑤忌烟、酒及辛辣、生冷、油腻食物。

【用法与用量】　口服。一次 3～4 片，一日 3 次。

参 考 文 献

[1] 张玉龙，孙颖，姚小青，等. 喘嗽宁片联合丙酸氟替卡松治疗咳嗽变异性哮喘的临床研究[J]. 现代药物与临床，2019，34（9）：2660-2663.
[2] 王佳兴. 喘嗽宁片治疗支气管哮喘发作期热哮型的临床研究[D]. 北京：中国中医科学院，2011.
[3] 王晓岩. 喘嗽宁片治疗支气管哮喘（热哮）30 例临床体会[J]. 中国社区医师（医学专业），2011，13（11）：156.
[4] 王玉，王淑贤，李秀兰，等. 喘嗽宁治疗哮喘 308 例的疗效观察[J]. 中国医药学报，1988，8（3）：41.

（南方医科大学　刘东依，余林中）

第六章

支气管扩张中成药名方

第一节 概 述

一、概 念

支气管扩张（bronchiectasis）是指支气管及其周围肺组织的慢性化脓性炎症及纤维化，使支气管阻塞、管壁结构损伤，出现支气管变形及管壁扩张。临床表现为慢性咳嗽、大量脓痰和反复咯血。

二、病因及发病机制

（一）病因

支气管扩张主要致病因素为支气管-肺感染、支气管阻塞和牵拉，部分有先天遗传因素。患者常有麻疹、百日咳或支气管肺炎等病史。

（二）发病机制

支气管-肺组织的感染和支气管阻塞感染引起支气管黏膜充血、水肿，纤毛、管壁弹力组织、肌层、软骨等结构破坏，管腔逐渐扩张，脓性分泌物潴留。管腔分泌物阻塞，引流不畅会加重感染。病变部位常伴有毛细血管扩张或支气管动脉与肺动脉的终末扩张形成血管瘤，其破裂可引起反复大咳血。慢性支气管扩张还可发生支气管管壁纤维化。

三、临 床 表 现

支气管扩张多慢性起病，可发生于任何年龄。幼年时期常有麻疹、百日咳或支气管肺炎迁延不愈等病史。典型症状为慢性咳嗽、大量脓痰和反复咯血。部分患者有喘息、胸痛、呼吸困难。咳痰在晨起、傍晚和就寝时最多，每天可达 100~400ml。若反复继发感染，患者时有发热、盗汗、乏力、食欲减退、消瘦等。当支气管扩张并发代偿性或阻塞性肺气肿时，患者可有呼吸困难、气急或发绀，晚期可出现肺心病及心肺功能衰竭的表现。

四、诊　　断

根据慢性咳嗽、大量脓痰、反复咯血病史及肺部闻及固定而持久的局限性粗湿啰音等体征，结合幼年呼吸道感染病史或全身疾病史，可做出初步诊断。进一步行胸部X线、胸部CT、支气管造影及支气管镜检查可明确诊断。

五、治　　疗

（一）常用化学药物及现代技术

支气管扩张主要治疗措施为抗感染、控制症状和预防病情进展。抗感染是支气管扩张急性感染期主要手段，可依据痰培养或痰涂片结果选择抗生素，如β-内酰胺类、氨基糖苷类或氟喹诺酮类等。祛痰剂可选用溴己新或氨溴索等。小量咯血可选用安络血、维生素K等多能奏效，咯血量大则可选用垂体后叶素、酚黄乙胺、止血芳酸等药，或配合其他措施止血。病变部位肺不张、长期不愈或反复感染药物治疗不易控制者，可考虑手术治疗。

（二）中成药名方治疗

中医学认为，支气管扩张主要病机是痰热毒邪损伤肺络，肺气上逆，迫血妄行，久则气虚血瘀。故支气管扩张急性期治疗当以清肺化痰为主，咯血者兼以化瘀止血；缓解期可以养阴润肺化痰为主。

第二节　中成药名方的辨证分类与药效

中药治疗支气管扩张是辨证用药。中成药的常见辨证分类及其主要药效如下[1,2]：

一、清肺化痰类

用于支气管扩张急性期或合并感染痰热蕴肺者，症见反复咳嗽，咳吐脓痰，重者伴发热，黄痰增多，胸痛胸闷，舌质红苔黄腻，脉滑数。

痰热蕴肺证的主要病理变化为支气管结构改变，管腔变形扩张，呼吸道分泌物不能有效排出，痰液潴留管腔，诱发或加剧感染。

清肺化痰药具有镇咳、祛痰、抗炎、解热、镇痛等作用。

常用中成药：牛黄蛇胆川贝液（滴丸、散、胶囊）等。

二、化瘀止血类

用于支气管扩张热毒灼伤肺络或肝火犯肺、阴虚火旺咯血,症见咳吐鲜血,或痰血相间,痰稠难咳,五心烦热,舌质红苔黄,脉弦数。

支气管扩张咯血的主要病理机制系支气管扩张部位的小肺动脉常有血栓形成,以致病变区域部分血液由支气管动脉供应,该处肺动脉和支气管动脉分支常有扩张、扭曲和吻合支增多,在管壁黏膜下形成小血管瘤,极易受损、破裂出血。

化瘀止血药具有止血、抗炎、镇痛等作用。

常用中成药:云南白药(胶囊、片)、云南红药胶囊、三七血伤宁胶囊、三七片、裸花紫珠片(胶囊)、景天三七糖浆、荷叶丸等。

三、润肺化痰类

用于支气管扩张属阴虚肺燥,症见干咳少痰,或痰中带血,口燥咽干,舌红少苔,脉细数。

支气管扩张阴虚肺燥证多属于缓解期,支气管结构改变,管腔变形、扩张持续存在,病原微生物慢性感染、炎症反应相对较轻。

润肺化痰药具有镇咳、祛痰、平喘、抗炎等作用。

常用中成药:百合固金丸(口服液、片、颗粒)等。

参 考 文 献

[1] 刘又宁. 实用临床呼吸病学[M]. 北京:科学技术文献出版社,2007:332-333.
[2] 韩明向,李泽庚. 现代中医呼吸病学[M]. 北京:人民卫生出版社,2005:178-181.

(广东药科大学 赵 杰;安徽中医药大学 李泽庚,杨 程)

第三节 中成药名方

一、清肺化痰类

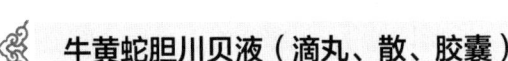
牛黄蛇胆川贝液(滴丸、散、胶囊)

【药物组成】 人工牛黄、川贝母、蛇胆汁、薄荷脑。
【处方来源】 研制方。《中国药典》(2015 年版)。
【功能与主治】 清热化痰,止咳。用于热痰、燥痰咳嗽,症见咳嗽、痰黄或干咳、咯痰不爽。
【药效】 主要药效如下[1-3]:

1. 镇咳、平喘 小鼠吸入雾化刺激性化学物质,可刺激呼吸道感受器反射性引起咳嗽,能抑制咳嗽中枢或降低呼吸道感受器敏感性的药物具镇咳作用。气管感受器通过喉上神经传导信号至咳嗽中枢，电刺激喉上神经亦可引起咳嗽反应，药物抑制其咳嗽反应则表明止咳作用部位在咳嗽中枢。本品可抑制吸入氨雾致小鼠咳嗽反应，减少咳嗽次数，还能提高电刺激喉上神经致猫咳嗽阈值，表明其具有镇咳作用。乙酰胆碱和磷酸组胺混合液雾化吸入可致实验动物支气管痉挛、收缩而产生喘息效应，牛黄蛇胆川贝滴丸可延长雾化吸入乙酰胆碱加组胺致豚鼠哮喘的潜伏期，能缓解支气管痉挛，产生平喘效应。

2. 祛痰　小鼠腹腔注射指示剂酚红后，可经支气管黏液腺分泌进入气道，气管中酚红排泌量与药物的祛痰作用呈正相关。牛黄蛇胆川贝滴丸和牛黄蛇胆川贝散可增加小鼠气管酚红排泌量，表明其具有祛痰作用。

3. 抗炎　本品能抑制涂抹二甲苯致小鼠耳肿胀，抑制注射蛋清致大鼠足肿胀和植入棉球致大鼠肉芽肿增生，显示其对炎症早期渗出、肿胀及后期肉芽组织增生均有抑制作用。

4. 抗菌　本品体外对金黄色葡萄球菌、八叠球菌、溶血性链球菌、卡他球菌等革兰阴性菌均有不同程度的抑制作用。

5. 其他　牛黄蛇胆川贝滴丸能提高小鼠腹腔巨噬细胞对鸡红细胞的吞噬率和吞噬指数，提示其对非特异性免疫功能有促进作用。

【临床应用】　主要用于支气管扩张、慢性阻塞性肺病、支气管炎等。

1. 支气管扩张[4-6]　本品及牛黄蛇胆川贝系列制剂适用于感受外邪，痰热内阻，肺失宣降所致的咳嗽。临床可见反复咳嗽，痰多黄稠，咳痰不爽，或咳吐脓痰，重者伴发热，胸痛胸闷，舌红苔黄腻，脉滑数等症。可用于支气管扩张属痰热阻肺而见上述证候者。

2. 慢性阻塞性肺病　本品及牛黄蛇胆川贝系列制剂还适用于痰热郁肺，肺失宣肃所致之肺胀，临床可见咳逆喘息气粗，痰黄或白，黏稠难咳，胸满烦躁，目胀睛突，或发热汗出，或微恶寒，溲黄便干，口渴欲饮，舌质暗红，苔黄或黄腻，脉滑数等。常用于慢性阻塞性肺病见上述证候者。采用牛黄蛇胆川贝滴丸联合抗感染治疗慢性阻塞性肺病急性加重期，用药2天痰液即明显容易咳出，痰液稀薄，呼吸道逐渐通畅，喘息及胸闷症状减轻，肺部干湿性啰音明显减少，对痰液黏稠导致咳痰困难及支气管痉挛所引起的通气功能障碍有明显改善作用。

3. 支气管炎　本品及牛黄蛇胆川贝系列制剂还可用于急慢性支气管炎、上呼吸道感染、支气管肺炎和小儿肺炎等属痰热阻肺证候者，能较快缓解病情，减轻咳嗽、咳痰等症状，改善肺部啰音等体征，缩短病程。

【不良反应】　偶见药疹[7]。

【使用注意】　①寒痰、湿痰不宜用，风寒咳嗽、阴虚久咳慎用。②儿童、孕妇、体质虚弱及脾胃虚寒者慎用。③服药期间饮食清淡，忌生冷、油腻、辛辣、燥热食物及烟酒。④服药期间，若患者出现发热，体温超过38℃，或出现喘促气急者，或咳嗽加重，痰量明显增多者应到医院就诊。⑤服用1周症状无改善，应停止服用，去医院就诊。⑥对本品过敏者禁用，过敏体质者慎用。

【用法与用量】　口服液：口服。一次10ml，一日3次。滴丸：口服或舌下含服，一次10丸，一日3次。散剂：口服。一次0.3～0.6g，一日2～3次。胶囊剂：口服。一次1～2粒，一日2～3次。小儿酌减或遵医嘱。

参 考 文 献

[1] 陈奇. 中成药名方药理与临床[M]. 北京：人民卫生出版社，1998：860-860.
[2] 邹俊武. 牛黄蛇胆川贝液的临床与实验研究[J]. 中成药，1991，13（2）：20-21.
[3] 黄德武，严尚学，龙子江. 牛黄蛇胆川贝胶囊镇咳、平喘、抗炎作用的研究[J]. 上海实验动物科学，2000，20（3）：148-150，153.
[4] 杜秀军. 牛黄蛇胆川贝胶囊与养阴清肺糖浆治疗感冒后咳嗽疗效比较[J]. 医学理论与实践，2012，25（9）：1067-1068.
[5] 田会东，谭小霞. 牛黄蛇胆川贝滴丸对COPD急性发作期的血气影响[J]. 中原医刊，2006，33（4）：3-5.
[6] 周斌，纪丽华，王桂兰. 阿奇霉素联用牛黄蛇胆川贝液治疗小儿支原体肺炎的疗效观察[J]. 华北煤炭医学院学报，2004，6（4）：490-491.
[7] 王云，李林峰，陈学荣. 中药引起的皮肤不良反应概况[J]. 中国中西医结合杂志，2002，22（8）：635-637.

（南京中医药大学　余　黎；南方医科大学　余林中，李浩铷）

二、化瘀止血类

 云南白药（胶囊、片）

【药物组成】　三七、重楼、冰片等（保密方）。

【处方来源】　清·民间医生曲焕章创制方。《中国药典》（2015年版）。

【功能与主治】　化瘀止血，活血止痛，解毒消肿。用于跌打损伤，瘀血肿痛，吐血、咯血、便血、痔血、崩漏下血，手术出血，疮疡肿毒及软组织挫伤，闭合性骨折，支气管扩张及肺结核咯血，溃疡病出血，以及皮肤感染性疾病。

【药效】　主要药效如下[1-5]：

1. 止血　观察血管破损出血，血液从流出到止血所需的时间为出血时间，流出的血液与异物面接触致凝固所需的时间为凝血时间，对出凝血时间的影响反映药物止血作用。云南白药能缩短小鼠、大鼠、家兔出血时间，减少出血量，缩短家兔、小鼠凝血时间。凝血酶与纤溶系统是控制凝血过程的核心因素，血小板的数目与功能是形成止血的关键步骤。凝血酶原时间（PT）能反映外源性凝血系统的活性，其长短与外源性凝血因子Ⅰ、Ⅱ、Ⅴ、Ⅶ、Ⅹ的活性有关；凝血酶时间（TT）反映了纤维蛋白原的利用度；活化部分凝血活酶时间（APTT）反映内源性凝血系统诸因子如凝血因子Ⅷ、Ⅸ、Ⅺ、Ⅻ的活性。云南白药能缩短小鼠的PT、TT和APTT。云南白药片还能够通过升高血小板聚集率、调节纤溶系统的t-PA和PAI-1动态平衡等发挥综合止血作用。云南白药外用对家兔肝脏、颈动脉或家兔股动脉切开后的创面有止血作用。以上显示云南白药多种制剂具有良好的止血作用。

2. 其他　云南白药外用还具有一定的抗炎、镇痛、促进创面愈合、促进骨折愈合等作用。

【临床应用】　主要用于咯血及吐血、便血等多种出血及跌打损伤，瘀血肿痛等。

1. 支气管扩张咯血　云南白药口服制剂适用热毒灼伤肺络或肝火犯肺、阴虚火旺咯血者，临床可见咳吐鲜血，血色鲜红，或痰血相间，痰稠难咯，五心烦热，咽痒咳嗽，舌质红苔黄，脉弦数等症。常用于支气管扩张、肺结核咯血见上述证候者。

2. 其他出血　云南白药系列制剂还可用于热毒灼伤胃络所致吐血；热毒壅遏肠道，灼伤脉络而致便血；热毒内盛，冲任失调所致崩漏下血及人工流产出血等出血性疾病。围手术期术前服用云南白药,有效减少术中失血;术后服用,减少渗血,促进伤口愈合。此外,还有报道用于疮疡、跌打损伤等。

【不良反应】 极少数患者服药后导致过敏性药疹,出现胸闷、心慌、腹痛、恶心呕吐、全身奇痒、躯干及四肢等部位出现荨麻疹。

【使用注意】 ①孕妇禁用。②经期及哺乳期妇女慎用。③服药一日内,忌食蚕豆、鱼类及酸冷食物。④用药后若出现过敏反应,应立即停药,视症状轻重给予抗过敏治疗。

【用法与用量】 散剂:刀、枪、跌打诸伤,无论轻重,出血者用温开水送服;瘀血肿痛与未流血者用酒送服;妇科各症,用酒送服;但月经过多、红崩用温开水送服。毒疮初起,服0.25g,另取药粉用酒调匀,敷患处。其他内出血各证均可内服。口服,一次0.25~0.5g,一日4次(2~5岁按1/4剂量服用;6~12岁按1/2剂量服用)。凡遇较重之跌打损伤可先服保险子1粒,轻伤及其他病证不必服。胶囊剂:口服。一次1~2粒,一日4次(2~5岁按1/4剂量服用;6~12岁按1/2剂量服用)。片剂:刀、枪、跌打诸伤,无论轻重,出血者用温开水送服;瘀血肿痛与未流血者用酒送服;妇科各症,用酒送服;但月经过多、红崩用温开水送服。毒疮初起,服1片,另取数片碾细用酒调匀,敷患处。其他内出血各证均可内服。口服,一次1~2片,一日4次(2~5岁按1/4剂量服用;6~12岁按1/2剂量服用)。

参 考 文 献

[1] 陈玉祥,曾敬友,李新中. 紫黄止血散的药效学研究[J]. 湖南医科大学学报,1995,(5):431-433.
[2] 张向阳,贾丽霞,李海涛,等. 地榆烘法制炭前后止血作用比较[J]. 药物评价研究,2017,40(6):788-791.
[3] 董永喜,刘星星,董莉,等. 白及多糖对血热出血模型大鼠的止血作用及机制研究[J]. 中国药房,2016,27(31):4347-4350.
[4] 欧小群,胡攀,黄勤挽,等. 壁钱幕的止血作用研究[J]. 现代中药研究与实践,1995,(5):27-29.
[5] 朱炜,杨许丽,吴瑶,等. 云南白药对骨癌痛小鼠疼痛行为的影响[J]. 江苏医药,2015,41(21):2519-2521.

(广东药科大学 赵 杰)

云南红药胶囊

【药物组成】 三七、重楼、制黄草乌、紫金龙、玉葡萄根、滑叶跌打、大麻药、金铁锁、西南黄芩、石菖蒲。

【处方来源】 研制方。国药准字Z53020129。

【功能与主治】 止血镇痛,活血散瘀,祛风除湿。用于胃溃疡出血,支气管扩张咯血,功能性子宫出血,月经过多,眼底出血,眼结膜出血,鼻衄,痔疮出血,软组织挫伤,风湿性关节炎,风湿性腰腿痛等。

【药效】 主要药效如下[1-4]:

1. **止血** 小鼠断尾血液从流出到止血所需的时间为出血时间,对出血时间的影响可反映药物止血作用。本品可缩短小鼠的断尾出血时间。凝血酶原时间(PT)能反映外源性凝血系统的活性,其时间长短与外源性凝血因子Ⅰ、Ⅱ、Ⅴ、Ⅶ、Ⅹ的活性有关;凝血酶时间(TT)反映了纤维蛋白原的利用度;活化部分凝血活酶时间反映内源性凝血系统诸因子如凝血因子Ⅷ、Ⅸ、Ⅺ、Ⅻ的活性。本品能缩短米非司酮和米索前列醇诱导早孕大鼠不完全流产模型的全血PT、凝血活酶时间和TT,能增加大鼠子宫组织血管内皮生长因子

（VECF）的含量、增加大鼠血浆血栓烷 A_2（TXA_2）的水平及明显降低前列环素（PGI_2）的水平。以上表明本品具有良好止血作用。

2. 镇痛、抗炎　本品能抑制腹腔注射乙酸致小鼠扭体疼痛反应次数；抑制涂抹二甲苯刺激致小鼠耳廓肿胀和小鼠琼脂性肉芽肿的形成；能抑制Ⅱ型胶原蛋白诱导类风湿关节炎模型大鼠的足肿胀，其机制与下调血清致炎因子白介素-1β和肿瘤坏死因子-α的水平有关。以上显示本品具有镇痛、抗炎作用。

【临床应用】　主要用于咯血、吐血、便血等多种出血及跌打损伤，关节炎等[5-13]。

1. 支气管扩张咯血及其他出血　本品适用于瘀血阻络，血溢脉外所致出血，临床可见咯血、吐血、鼻衄、便血、月经过多等出血表现及舌紫暗边有瘀斑，脉涩等。常用于支气管扩张咯血，消化性溃疡出血，功能性子宫出血，眼底出血，球结膜出血见上述证候者。本品还可减少人工流产术后出血量、缩短出血时间。

2. 关节炎　本品适用于风湿瘀血阻滞，脉络不通所致痹证，临床可见关节痹痛，屈伸不利，舌苔白，脉弦紧等，风湿性关节炎、类风湿关节炎等见上述证候者。本品能改善类风湿关节炎患者的关节疼痛、肿胀、压痛、晨僵症状，降低血沉、类风湿因子（RF）、C-反应蛋白含量。

3. 跌打损伤　本品还可用于因外伤瘀血阻滞而致伤处皮肤青紫，肿胀疼痛，活动受限，脉弦或涩者。

【不良反应】　尚不明确。

【使用注意】　①服药后一日内，忌食蚕豆、荞、酸冷食品及鱼类。②孕妇忌服，血小板减少性紫癜及血液病引起的出血性疾病禁用。

【用法与用量】　口服。一次 2~3 粒，一日 3 次。

参 考 文 献

[1] 任杰红，陈林芳. 云南红药的药效学研究[J]. 云南中医中药杂志，2000，21（4）：43.
[2] 吕小波，李文，杨东加，等. 云南红药对类风湿性关节炎模型大鼠足肿胀的抑制作用及对大鼠血清中致炎因子水平的影响[J]. 药学进展，2010，34（2）：81-84.
[3] 吕小波，周敏，黄春球，等. 云南红药和同类产品对大鼠功血模型子宫内膜修复机制的实验研究[J]. 中国临床药理学与治疗学，2013，18（2）：132-136.
[4] 吕小波，黄春球，杨东加，等. 云南红药对功能失调性子宫出血模型大鼠血浆血栓烷 A_2 和前列环素含量的影响[J]. 中国药理学与毒理学杂志，2011，25（6）：558-561.
[5] 彭吾训，王雷. 云南红药胶囊对严重创伤者免疫功能的影响[J]. 当代医学，2008，（11）：158-159.
[6] 孔彦月. 高海拔地区应用云南红药胶囊治疗挫伤性前房出血 90 例随机双盲对照研究[J]. 世界中医药，2014，9（2）：183-185.
[7] 郭艳波. 观察云南红药胶囊联合银杏叶片针对眼底出血的疗效[J]. 临床医药文献电子杂志，2015，（6）：1002-1003.
[8] 朱天波，薛冬萍，吕燕玲，等. 云南红药胶囊用于人工流产后 150 例临床应用研究[J]. 中国医学创新，2013，（35）：118-119.
[9] 周瑛，宋慧敏，杨红. 云南红药胶囊治疗药物流产后阴道出血 120 例疗效观察[J]. 临床医药文献电子杂志，2015，2（33）：6919，6922.
[10] 杨杰，姚依然. 兰索拉唑与云南红药胶囊联合应用对慢性糜烂性胃炎疗效观察[J]. 中国现代医生，2008，46（9）：93-94.
[11] 陈方军，邓军华. 云南红药胶囊在颜面外伤综合急救治疗后的临床应用研究[J]. 中国现代药物应用，2010，4（6）：144-145.
[12] 郭兵，刘俊，李海兵，等. 云南红药胶囊治疗软组织损伤 49 例临床观察[J]. 云南中医中药杂志，2014，35（4）：93.
[13] 邱全. 云南红药胶囊治疗类风湿性关节炎32例[J]. 中国现代医生，2008，46（8）：96，105.

（广东药科大学　赵　杰）

三七血伤宁胶囊

【药物组成】 三七、重楼、制草乌、大叶紫珠、山药、黑紫藜芦、冰片、朱砂。

【处方来源】 研制方。《中国药典》(2015年版)。

【功能与主治】 止血镇痛,祛瘀生新。用于瘀血阻滞、血不归经所致的咯血、吐血、月经过多、痛经、闭经、外伤出血、痔疮出血;胃、十二指肠溃疡出血,支气管扩张出血,肺结核咯血,功能性子宫出血。

【药效】 主要药效如下[1]:

1. 止血 血管破损,血液从流出到止血所需的时间为出血时间,流出的血液与异物面接触致凝固所需的时间为凝血时间,对出血时间与凝血时间的影响反映药物止血作用。本品能缩短小鼠出血时间与凝血时间,具有止血作用。

2. 镇痛 本品有一定的镇痛作用,可提高小鼠热刺激致痛痛阈,抑制腹腔注射乙酸诱导的小鼠疼痛扭体反应。

3. 其他 本品还可提高小鼠子宫重量,促进家兔皮下瘀血吸收,促进大鼠皮肤缺损愈合。

【临床应用】 主要用于咯血、吐血、便血、外伤出血等多种出血等。

1. 支气管扩张咯血 本品适用于瘀血阻滞,血不归经所致咯血,临床可见咳嗽咯血或痰中带血,舌质紫暗或有瘀点,脉涩等。常用于支气管扩张咯血、肺结核咯血见上述证候者。

2. 吐血、便血 本品还可用于胃络瘀阻,血不循经,溢于脉外所致吐血,及肠络受损,大便出血。临床可见血色鲜红或紫暗,或伴脘腹疼痛,痛有定处拒按,口臭便秘或大便色黑,舌质紫暗,苔黄腻,脉涩等。常用于胃、十二指肠球部溃疡引起的出血、痔疮出血等见上述证候者。

3. 其他[2-3] 本品还可用于因瘀血阻络,血不归经所致月经过多、功能性子宫出血、外伤出血等出血证,亦可用于瘀血阻于胞宫而致痛经、闭经等妇科疾病。

【不良反应】 尚不明确。

【使用注意】 ①轻伤及其他病证患者忌服保险子。②服药期间忌食蚕豆、鱼类和酸冷食物。③孕妇禁用。④肝肾功能不全者禁用。

【用法与用量】 用温开水送服。一次1粒(重症者2粒),一日3次,每隔4小时服一次,初服者若无副作用,可如法连服多次;小儿2~5岁一次1/10粒,5岁以上一次1/5粒。跌打损伤较重者,可先用黄酒送服1粒保险子。瘀血肿痛者,用酒调和药粉,外擦患处。

参 考 文 献

[1] 高学敏,肖艳萍. 三七血伤宁胶囊的药理分析[J]. 首都医药, 2004, 11(4): 51.
[2] 阮祥燕. 三七血伤宁胶囊治疗功血的临床观察[J]. 首都医药, 2004, 11(6): 29.
[3] 傅艳红,李基国. 三七血伤宁胶囊治疗人工流产术后放置曼月乐点滴出血的临床观察[J]. 临床医学工程, 2018, 25(7): 879-880.

(广东药科大学 赵 杰;南方医科大学 余林中,李浩锄)

三 七 片

【药物组成】 三七。

【处方来源】 研制方。《中国药典》(2015年版)。

【功能与主治】 散瘀止血,消肿止痛。用于咯血,吐血,衄血,便血,崩漏,外伤出血,胸腹刺痛,跌扑肿痛。

【药效】 主要药效如下[1-37]:

1. **止血** 三七能影响凝血过程的多个环节,从而促进凝血。三七片为三七打粉压片而成,灌胃能缩短家兔和犬凝血时间、凝血酶原时间和家兔血浆复钙时间,具有较强的止血作用[1]。三七粉灌胃,可缩短小鼠断尾取血法测得的出血时间和毛细玻管法测得的凝血时间[2]。外用三七粉或三七总皂苷提取物明显缩短大鼠断尾出血时间[3]。三七粉局部给药能减少小鼠肝脏局部创伤出血模型的出血量。三七粉灌胃能减少肝素化大鼠肝脏局部创伤模型的出血量,缩短肝素化大鼠活化部分凝血活酶时间、凝血酶时间,提示三七的止血作用可能与干预内源性凝血途径,促纤维蛋白形成有关[4]。三七素是三七中重要的止血成分。注射三七素可减少家兔实验肝损伤的出血时间和出血量,以及大鼠肠系膜动脉出血时间,缩短家兔凝血酶原时间,具有抑制家兔血中纤溶酶原激活物抑制物-1(PAI-1)含量下降的作用[5]。三七素外用可缩短家兔耳动脉出血时间[6]。

2. **抗血栓** 三七粉灌胃能提高大鼠血浆前列腺素与血栓素 A_2(TXA2)的比值,对体内血栓的形成有明显的抑制作用[7]。三七总皂苷静脉注射,可明显减少大鼠肠系膜细静脉血栓形成模型血栓的形成,减少血管渗出[8]。三七总皂苷体外能明显抑制胶原诱导的大鼠血小板聚集,抑制胶原诱导血小板释放 5-HT;增加血小板内环磷酸腺苷含量。体内实验表明,三七总皂苷能抑制大鼠血栓形成,显著抑制凝血酶所致弥散性血管内凝血的血小板数目减少,增加纤维蛋白降解产物(FDP)[9]。三七皂苷 Rg1 可明显抑制大鼠体外实验性血栓形成,抑制凝血酶诱导的血小板聚集。此外,Rg1 还可抑制凝血酶诱导的正常血压及肾性高血压大鼠血小板内游离钙([Ca^{2+}]i),表明 Rg1 的抗血栓形成和抗血小板聚集作用可能与抑制血小板[Ca^{2+}]i 升高有关[10]。三七三醇皂苷在体外和体内十二指肠给药都明显抑制由 ADP、胶原、花生四烯酸诱导的大鼠及家兔血小板聚集,同时亦抑制胶原诱导大鼠血小板 TXA 释放,明显抑制大鼠实脸性血栓形成[11]。

3. **抗脑缺血** 急性脑缺血再灌注损伤可引起严重的神经功能障碍,甚至危及生命。三七总皂苷可改善血栓性脑缺血模型大鼠行为学障碍,减少大鼠脑梗死范围,缓解脑水肿[12]。三七总皂苷能改善采用线栓法制作大脑中动脉栓塞模型大鼠的行为能力,减少脑组织含水量、脑梗死面积和中性粒细胞浸润,减轻脑梗死区炎症反应;减少神经细胞凋亡和脑组织丙二醛含量,提高超氧化物歧化酶活性和脑源性神经营养因子(BDNF)表达,其机制可能与抑制氧化应激,抑制可溶性细胞间黏附分子-1 表达,抑制凋亡蛋白 XIAP、Caspase-3 的表达和抑制促凋亡蛋白 Smac 的表达;降低脑组织肿瘤坏死因子-α、白介素-1β 的表达,提高白介素-10、神经生长因子和bFGF的表达水平、抑制基质金属蛋白酶(MMP-2、MMP-9)和缺氧诱导因子(HIF-1α)表达有关[12-19]。三七总皂苷能减少采用四血管阻断法制作全脑缺血模型大鼠脑梗死体积,减轻脑水肿,抑制海马齿状回区星形胶质细胞活化、降低脑组织伊文思蓝、白介素-1β、肿瘤坏死因子-α 含量[20-21]。三七三醇皂苷能降低脑缺血再灌注损伤大鼠血浆 TXB 含量及 TXB/6-Keto-PGF$_{1α}$（T/P）值，对大鼠局灶性脑缺血再灌注损伤具有保护作用[22]。

4. **对心脏作用** 三七总皂苷类脂质体能降低腹腔注射异丙肾上腺素诱导的急性心肌缺血模型大鼠丙二醛含量和游离脂肪酸（FFA）含量，保护受损心肌细胞[23]。三七总皂苷有效地预防大剂量异丙肾上腺素所诱导的阵发性心房颤动的发生并显著降低期前收缩的发生率，能够显著改善氧化应激，降低血浆中超敏 C-反应蛋白水平[24]；还能够显著抑制由 Ach-CaCl$_2$ 混合液诱发的大鼠心房颤动及期前收缩等心律失常，并能显著减轻房颤诱发的心肌纤维化，其可通过抑制炎症反应进而抑制心房颤动[25]。三七皂苷还可以降低慢性血栓栓塞性肺动脉高压模型大鼠右心室收缩压、RV/LV 游离壁厚度比、心肌间质胶原增生、MMP-2 的表达，逆转右心室重构[26]。

5. **抗氧化** 三七皂苷注射液能提高肺缺血再灌注损伤模型家兔血清超氧化物歧化酶活性、黄嘌呤氧化酶（XO）活性，降低丙二醛浓度，降低肺组织 TXB$_2$、TXB$_2$/6-K-PGF1α[27]。

6. **对糖尿病及其并发症的作用** 胰岛素抵抗（insulin resistance，IR）是广泛存在的重要病理生理变化，是动脉粥样硬化、糖尿病、脂肪肝等疾病共同的发病基础。改善胰岛素抵抗可使血管内膜得到保护，改善血液高凝状态，从而可防止病情的进展。三七粉可降低胰岛素抵抗模型大鼠空腹胰岛素水平，提高胰岛素敏感性指数，降低血浆血栓素 B$_2$（TXB$_2$）、PAI-1 水平及 TXB$_2$/6-Keto-PGF1α、PAI-1/tPA 比值，表明其改善大鼠胰岛素抵抗的作用机制可能与其抑制血栓形成相关因子的表达有关[28]。糖尿病肾病是较常见的糖尿病微血管病变之一，是糖尿病的严重并发症和主要死亡原因。目前认为血浆血栓素 A$_2$ 与前列腺素比例（TXA$_2$/PGI$_2$）失衡与糖尿病肾病的发生发展密切相关。三七总皂苷能降低糖尿病模型大鼠尿微量清蛋白、α$_1$ 微球蛋白的排泄。降低血浆 TXB$_2$ 及 TXB$_2$/6-Keto-PGF1α[29]。

7. **对血液流变性影响** 三七总皂苷肠溶微丸能降低高脂血症家兔全血黏度、血浆黏度、红细胞聚集指数、红细胞刚性指数、红细胞电泳率等指标，抑制血栓形成[30]。

8. **降血脂** 高胆固醇血症伴有血小板活性增高，是导致动脉粥样硬化和血栓性心脑血管疾病的主要危险因素。三七粉对降低高脂血症家兔三酰甘油（TG）、总胆固醇、高密度脂蛋白胆固醇（HDL-C）水平，降低 TXB$_2$、GMP-140 含量[31]有效。

9. **抗肿瘤** 三七总皂苷能抑制二甲基苯并蒽（DMBA）诱导大鼠的乳腺组织病理学改变，其机制可能与 miRNA-21 下调相关[30]；能够抑制子宫内膜癌 Ishikawa 和 HEC-1A 细胞的增殖和侵袭，诱导细胞凋亡，其过程可能与 VEGF/PI3K/Akt 信号通路的抑制有关[32]。

10. **抗炎** 本品对注射蛋清、甲醛、右旋糖酐致大鼠足肿胀、涂抹二甲苯致小鼠耳肿胀、大鼠植入棉球致肉芽组织增生均有抑制作用，表明其对炎症早期的渗出、肿胀及后期的组织增生均有抑制作用。

11. **其他** 三七总皂苷能减轻动脉粥样硬化模型家兔肝脏脂肪变性程度及降低肝系数[33]，能抑制四氯化碳损伤离体大鼠灌流肝的肝细胞变性坏死[32]。在维生素 B$_4$ 致大鼠肾间质纤维化早期阶段给予三七总皂苷可降低其血清 PDGF-BB 水平肾间质 α-SMA 表达，阻滞肾间质纤维化进展[36]。三七有效部位（黄酮、皂苷）可降低全周期持续外源性雌激素干预大鼠子宫内膜 TF 表达，升高 TFPI-2 表达，其可能机制是通过抑制 TF，阻断凝血系统激活，减少炎症反应，而达到活血止血的目的；同时，可能加强子宫内膜细胞外基质，维持子宫内膜稳定性，而减少内膜崩解出血，有利于内膜修复、重塑作用[37]。

【临床应用】 [38-39] 主要用于咯血、吐血、便血、外伤出血等多种出血等。

1. 支气管扩张咯血及其他出血 本品适用于瘀血阻络，血不归经，溢于脉外而致多种出血证，临床可见咯血、吐血、衄血、便血、崩漏等出血症状及舌紫暗边有瘀斑，脉涩等。常用于支气管扩张咯血，消化性溃疡出血，痔疮出血，功能失调性子宫出血，眼底出血，球结膜出血属瘀血阻络证候者。

2. 跌打损伤 本品还适用于因暴力撞击，强力扭转或牵引压迫导致瘀血阻络而见伤处皮肤青紫，肿胀疼痛，活动受限，或胸腹刺痛，脉弦或涩；常用于软组织损伤见上述证候者。

【不良反应】 尚不明确。

【使用注意】 ①忌食生冷、油腻、辛辣食物。②孕妇禁用。③如出血较多或不止者，应及时去医院就诊。④治疗软组织损伤时，可配合外用活血药品，以增疗效。

【用法与用量】 口服。小片：一次 4~12 片；大片：一次 2~6 片。一日 3 次。

参 考 文 献

[1] 刘炳波. 三七片对家兔凝血作用的实验研究[J]. 中国中医药科技，2005，12（5）：296.
[2] 周新惠，龙丽莉，李春梅，等. 生三七与蒸制熟三七部分药理作用的比较研究[J]. 环球中医药，2014，（6）：420-426.
[3] 王群红. 外用三七和三七总皂苷止血作用的评价[J]. 国外医学（中医中药分册），2001（3）：170-171.
[4] 刘正君，吉延慧，张琪嘉钰，等. 三七止血作用的实验研究[J]. 陕西中医学院学报，2015，38（2）：71-73，77.
[5] 舒斌，林娜，丁亚军. 注射用三七素对动物实验性损伤的止血作用[J]. 云南中医学院学报，2018，41（3）：12-16.
[6] 周家明，马妮，詹泽丰，等. 三七粉和三七素的止血效果对比[J]. 人参研究，2016，28（3）：5-7，18.
[7] 贾乘，张林，程嘉艺，等. 三七抑制大鼠血栓形成实验研究[J]. 中医药学刊，2001，19（2）：172-173.
[8] 刘育英，胡白和，赵新荣，等. 丹参、三七及其主要成分对大鼠肠系膜细静脉血栓形成的抑制作用[J]. 微循环学杂志，2011，21（2）：83-84.
[9] 潘鑫鑫，严晴山，刘天培. 人参，西洋参及三七总皂甙对大鼠血小板功能及血栓形成的抑制作用[J]. 中国药理学与毒理学杂志，1993（2）：141-144.
[10] 徐皓亮，季勇，饶曼人. 三七皂甙 Rg1 对大鼠实验性血栓形成，血小板聚集率及血小板内游离钙水平的影响[J]. 中国药理学与毒理学杂志，1998（1）：40-42.
[11] 苏雅，赵益桂，张宗鹏，等. 三七三醇皂甙对动物血小板功能及血栓形成的影响[J]. 中草药，1996，27（11）：666-669.
[12] 徐旭，席文恭，赵专友. 三七总皂苷对血栓性大鼠脑缺血模型的影响[J]. 中草药，2009，40（S1）：234-236.
[13] 寇幸福，王志方. 三七总皂苷对大鼠脑缺血再灌注损伤保护作用及机制的实验研究[J]. 河南中医学院学报，2008（6）：22-23.
[14] 何蔚，朱遵平. 三七总皂苷对大鼠脑梗死区 ICAM-1 表达和中性粒细胞浸润的影响[J]. 中药材，2005（5）：403-405.
[15] 唐映红，张淑萍，梁燕，等. 三七总皂苷对大鼠脑缺血再灌注后白细胞介素-1β 和其相关因子及半胱氨酸天冬氨酸特异性蛋白酶表达的影响[J]. 中西医结合学报，2007，5（3）：328-332.
[16] 王琼，孙湛，买买提祖农·艾苏尔，等. 三七总皂苷对大鼠脑缺血再灌注损伤后脑组织的凋亡抑制作用[J]. 现代生物医学进展，2013，13（15）：2804-2808，2861.
[17] 丁小明，许嵘. 三七总皂苷对大鼠局灶性脑缺血再灌注后 IL-10 及 TNF-α 表达的影响[J]. 局解手术学杂志，2017，26（9）：634-637.
[18] 徐士欣，马惠宁，王成益，等. 三七总皂苷对脑缺血再灌注损伤大鼠缺氧诱导因子 1α 和基质金属蛋白酶表达的影响[J]. 中华老年心脑血管病杂志，2016，18（8）：859-862.
[19] 李花，邓常青，熊艾君，等. 三七总皂苷对大鼠脑缺血再灌注后脑内 NGF 和 bFGF 表达的影响[J]. 现代生物医学进展，2008，8（2）：219-221，409.
[20] 陈杰，袁捷，韩祖成，等. 三七总皂苷对脑缺血-再灌注损伤大鼠脑神经的保护作用及机制[J]. 中国药业，2015，24（24）：23-25.

[21] 贺旭,刘英飞,王伟,等.三七总皂苷对全脑缺血大鼠海马脑水肿及 GFAP 表达的影响[J]. 中草药,2017,48(22):4695-4700.
[22] 陈健文,邱灿华,蓝秀健,等. 三七三醇皂苷对局灶性脑缺血再灌注大鼠血浆前列环素和血栓素 A_2 水平的影响[J]. 深圳中西医结合杂志,2007,17(4):204-207.
[23] 贾成林,吴丹丹,李黎,等. 三七皂苷对异丙肾上腺素所诱导小鼠阵发性房颤的预防作用[J]. 中西医结合心脑血管病杂志,2016,14(24):2883-2887.
[24] 吴丹丹,贾成林,陈瑜,等. 三七总皂苷对乙酰胆碱-氯化钙诱导大鼠心房颤动及期前收缩的干预作用[J]. 上海中医药杂志,2017,51(3):70-75.
[25] 秦旭航,孙敬蒙,郑飞,等. 三七总皂苷类脂质体抗急性药效研究[J]. 人参研究,2017,29(1):21-24.
[26] 邵凯隽,王万铁,张晓隆,等. 三七总皂苷对肺缺血再灌注损伤时氧化应激及 TXA_2/PGI_2 失衡的影响[J]. 温州医学院学报,2006(1):23-25.
[27] 李长毅,王导新,张玉坤. 三七皂甙对慢性血栓栓塞性肺动脉高压大鼠心肌胶原重构的调控[J]. 中国生物制品学杂志,2011,24(8):927-930.
[28] 于芳芳,陈芝芸,严茂祥. 三七对胰岛素抵抗大鼠血栓形成相关因子的影响[J]. 医学研究杂志,2012,41(3):44-46.
[29] 屠庆年,程甦,陆付耳. 三七总甙对糖尿病肾病大鼠血栓素 B_2 及 6-酮-前列腺素 $F_{1\alpha}$ 的影响[J]. 中国中西医结合消化杂志,2005(4):253-255.
[30] 陆仕华,巫丽丽,刘华钢,等. 三七总皂苷肠溶微丸对高脂血症家兔血液流变学的影响[J]. 中国药师,2017,20(4):658-660.
[31] 李韬,雷波,冯丽芬,等. 三七对高脂血症家兔血浆 TXB_2、GMP-140 含量的影响[J]. 江苏医药,2012,38(7):763-765.
[32] 谭宏伟,楚光华,胡春艳,等. 三七总皂苷对子宫内膜癌 Ishikawa 和 HEC-1A 细胞增殖、侵袭和凋亡的影响[J]. 中国医药导报,2016,13(14):13-16.
[33] 杨泽娟,张宏,黄水才,等. 三七总皂苷对大鼠乳腺癌变进程及 miRNA-21 表达影响的研究[J]. 中医临床研究,2018,10(13):1-3.
[34] 陆仕华,陈明,刘华钢,等. 三七总皂苷肠溶微丸对动脉粥样硬化家兔肝脏的影响[J]. 华西药学杂志,2016,31(2):171-173.
[35] 曹直瑶. 三七总皂甙对大鼠离体灌流肝的影响[J]. 湖南中医杂志,1993(5):55.
[36] 伍红英,金建生,刘静,等. 三七总皂苷对腺嘌呤致肾间质纤维化的影响[J]. 中国新药与临床杂志,2008,27(11):823-828.
[37] 刘东平,徐海燕,李琳,等. 三七有效部位对全周期外源性雌激素干预大鼠子宫内膜 TF、TFPI-2 表达的影响[J]. 中国中西医结合杂志,2017,37(2):215-219.
[38] 徐琼芳. 三七粉临床应用体会[J]. 内蒙古中医药,2017,36(9):43.
[39] 郭保军,孙爱玲,周玉新,等. 三七片及瘢痕霜对烧伤后瘢痕增生的影响[J]. 西北国防医学杂志,1998,19(1):48.

(广东药科大学 赵 杰)

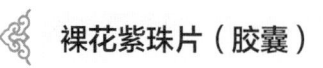

裸花紫珠片(胶囊)

【药物组成】 裸花紫珠干浸膏。

【处方来源】 研制方。《中国药典》(2015 年版)。

【功能与主治】 清热解毒,收敛止血。用于血热毒盛所致的呼吸道、消化道 出血及细菌感染性炎症。

【药效】 主要药效如下[1-2]:

1. 止血 血液自伤口流出到止血所需的时间为出血时间,流出的血液与异物面接触致凝固所需的时间为凝血时间,药物对出血时间与凝血时间的影响反映其止血作用。裸花紫珠片能缩短小鼠断尾的出血时间和凝血时间。凝血酶原时间(PT)能反映外源性凝血系统的活性;凝血酶时间(TT)反映了纤维蛋白原的利用度;活化部分凝血活酶时间(APTT)反映内源性凝血系统活性。裸花紫珠粗提物能明显缩短血浆 PT、APTT、TT,能明显提高血浆纤维蛋白原含量。以上显示本品有良好止血作用。

2. 抗炎 本品片对腹腔注射乙酸所致的小鼠腹腔毛细血管通透性增加、涂抹二甲苯所致的小鼠耳肿胀和注射蛋清性致大鼠足肿胀形成均有抑制作用,表明对炎症早期的渗出、肿胀有明显的抑制作用。

3. 抗菌　本品体外对金黄色葡萄球菌、伤寒沙门菌、肺炎球菌有不同程度的抑菌作用，其中对金黄色葡萄球菌、伤寒沙门菌的抑菌作用最强。

4. 解酒作用　本品可明显对抗乙醇造成的小鼠平衡失调现象，能缩短醉酒引起的睡眠时间；能明显降低乙醇急性中毒小鼠死亡率；能显著降低血清中谷丙转氨酶（ALT）、谷草转氨酶（AST）的含量；对乙醇性肝损伤具有一定的保护作用。

【临床应用】[3-6]　主要用于咯血、吐血、便血等多种出血等。

1. 支气管扩张咯血及其他出血　本品适用于肺热壅盛，灼伤肺络所致之咯血，临床可见咯血鲜红或痰血相间，咳吐黄痰，口渴心烦，舌红苔黄，脉滑数等症。可用于支气管扩张出血见上述证候者。亦可用于胃热伤络所致吐血，肺、胃、肝、胆热盛所致鼻衄，血热内盛、冲任不固所致崩漏，以及火毒内盛，热灼肠络致痔疮出血等。药物流产后应用裸花紫珠片辅助催产素治疗可减少出血量，缩短出血时间。

2. 慢性咽炎[7]　慢性单纯性咽炎及肥厚性咽炎常为反复急性咽炎、急性上呼吸道感染所致，本品能有效地减轻咽部的充血、减少咽部黏膜渗出物的分泌，从而改善咽部分泌物过多的不适症状。

【不良反应】　尚不明确。

【使用注意】　①本品寒凉，脾胃虚寒者慎用。②出血量多者，应采取综合急救措施。③服药期间饮食宜选清淡易消化之品，忌食辛辣油腻食物。

【用法与用量】　片剂：口服。一次2片，一日3次。胶囊剂：口服。一次3～5粒[每粒装0.3g（含干浸膏0.2g）]、一次2～3粒[每粒装0.4g（含干浸膏0.3g）]，一日3～4次；或一次3粒[规格每粒装 0.33g（含干浸膏0.33g），一日3次。

参 考 文 献

[1] 符健，邝少轶，王世雄. 裸花紫珠片的抗菌消炎和止血作用研究[J]. 海南大学学报（自然科学版），2002，20（2）：154-157.
[2] 张利，黄胜，颜小捷，等. 裸花紫珠提取物凝血有效部位的研究[J]. 环球中医药，2015，（11）：1359-1362.
[3] 袁莉，黄胜，颜冬兰，等. 裸花紫珠解酒作用的实验研究[J]. 湖南中医药大学学报，2013，33（3）：17-19.
[4] 胡贵蓉. 裸花紫珠片治疗咯血21例疗效观察[J]. 贵阳中医学院学报，2006，28（4）：64.
[5] 刘丰，张继民，游伟. 裸花紫珠片治疗内痔出血126例[J]. 实用医学杂志，2008，24（5）：813-814.
[6] 何婉珊，杨笑棠. 裸花紫珠片对药物流产出血的影响[J]. 中国医师杂志，2004，6（9）：1280.
[7] 黄学勤，程学仕，王俊芳，等. 应用裸花紫珠片治疗慢性咽炎的临床疗效分析[J]. 内蒙古中医药，2009，28（5）：38-39.

（广东药科大学　赵　杰）

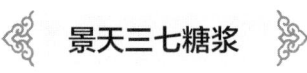

景天三七糖浆

【药物组成】　景天三七。

【处方来源】　研制方。国药准字Z32020974。

【功能与主治】　止血。用于各种出血病证。

【药效】　主要药效如下[1-6]：

1. 止血　出血证与机体的凝血功能密切相关，血小板减少或功能障碍是重要的影响因素。景天三七具有止血作用，能提高阿司匹林诱导胃出血模型大鼠血小板数量和血小板最大聚集率,其机制可能是通过升高白介素-8水平、降低PAF水平而达到止血及活血作用[1-2]。

2. 催眠　景天三七醇提后的乙酸乙酯萃取部位能减少小鼠自主活动数;可协同阈剂量及阈下剂量戊巴比妥钠对小鼠的催眠作用,能延长小鼠睡眠时间和增加小鼠入睡只数[1]。

3. 抗胃溃疡作用　景天三七水提醇沉部位能抑制消炎痛诱导胃溃疡模型胃出血,减轻小鼠胃黏膜损伤[4]。

4. 抗氧化作用　景天三七总黄酮体外对ABTS、羟自由基、DPPH有清除活性[5]。

5. 抗病原微生物作用　景天三七醇提物体外对铜绿假单胞菌有较强的抗菌作用[6]。

【临床应用】[7-8]　主要用于咯血、吐血、便血等多种出血等。

1. 支气管扩张咯血及其他出血　本品适用于热灼血脉,瘀血阻络,导致血不循经,溢于脉外而致的咯血,亦用于吐血、衄血、便血、崩漏等属前述证候者。

2. 其他　景天三七用醋与乙醇调敷患处,可用于急性踝、膝、腕关节扭伤。

【不良反应】　尚不明确。

【使用注意】　①忌食生冷、油腻、辛辣食物。②出血量大者,应立即采取综合急求措施。

【用法与用量】　口服。一次15~25ml,一日3次。

参 考 文 献

[1] 刘克芹,尹卫东,郑文芝,等. 景天三七对阿司匹林大鼠血小板及凝血功能影响的实验研究[J]. 标记免疫分析与临床,2011,18(6):407-410.
[2] 许智超,温燕华,李美娟,等. 景天三七对阿司匹林大鼠的止血活血功效及作用机制研究[J]. 时珍国医国药,2016,27(1):84-85.
[3] 郭素华,黄华花,林丹,等. 养心草宁心安神不同提取部位对小鼠镇静催眠作用的初步探讨[J]. 福建中医学院学报,2010,20(2):22-23.
[4] 钟露苗,夏新华,姜德建,等. 景天三七药材不同提取部位对小鼠胃粘膜保护作用的研究[J]. 中国临床药理学杂志,2014,30(3):208-211.
[5] 马娇,高蕾,施月,等. 景天三七总黄酮的纯化、自由基清除活性及初步鉴定[J]. 食品工业科技,2019,40(4):207-213,219.
[6] 张彦霞,续雪红,乔海霞,等. 景天三七对多重耐药铜绿假单胞菌的抑菌作用[J]. 河北北方学院学报(自然科学版),2012,28(4):76-78.
[7] 郑长宏. 景天三七外敷治疗急性关节扭伤180例[J]. 中西医结合杂志,1991(5):309.
[8] 江苏省南通中成药厂. 止血药景天三七糖浆[J]. 中草药通讯,1971,(3):50.

(广东药科大学　赵　杰)

荷 叶 丸

【药物组成】　荷叶、藕节、大蓟(炭)、小蓟(炭)、知母、黄芩(炭)、地黄(炭)、棕榈(炭)、栀子(焦)、白茅根(炭)、玄参、白芍、当归、香墨。

【处方来源】　研制方。《中国药典》(2015年版)。

【功能与主治】　凉血止血。用于血热所致的咯血、衄血、尿血、便血、崩漏。

【药效】　主要药效如下[1]:

止血　出血证与机体的凝血功能密切相关,血小板减少或功能障碍是重要的影响因素。荷叶丸可缩短小鼠出血时间,促进家兔血小板聚集,增加小鼠脾脏重量,提高小鼠血小板计数,对抗环磷酰胺所致血小板数减少。以上表明其止血作用可能与影响血小板数量与功能有关。

【临床应用】[2]　主要用于咯血、衄血、尿血、便血、崩漏等多种出血等。

1. 支气管扩张咯血　本品适用于热伤血络所致咯血。临床可见咳嗽、咳痰、痰中带血或咯血,烦躁易怒,胸胁引痛,大便干燥,小便短赤,舌红、苔黄,脉滑数等。常用于支气管扩张咯血、肺结核咯血属热伤血络而见上述证候者。

2. 衄血　本品适用于肺胃热盛,迫血妄行所致鼻衄、齿龈出血。症见鼻腔燥热而出血,或牙龈渗血,血色鲜红,或见皮肤出血或呈瘀点、瘀斑;口臭、便秘、口苦、口干、舌红、苔黄、脉数等。常用于干燥性鼻炎、萎缩性鼻炎、牙周炎见上述证候者。

3. 尿血　本品适用于下焦热盛,脉络受损,血渗膀胱而致尿血。症见尿血鲜红,小便黄赤,尿道有灼热感,或小腹胀满不适,或有发热,舌红、苔黄,脉数等。常用于急性泌尿系感染、急性肾盂肾炎属下焦热盛而见上述证候者。

4. 便血　本品还用于热伤血络而致便血,症见便血鲜红,大便不畅,脉数。常用于痔疮便血而见上述证候者。

5. 崩漏　本品适用于血热妄行,冲任失固而致经血淋漓不断,血色鲜红或有瘀块,常用于功能性子宫出血而见上述证候者。

【不良反应】　尚不明确。

【使用注意】　①虚寒性出血者不宜用。②体弱年迈者慎服。③出血量多者,应采取综合急救措施。

【用法与用量】　口服。一次1丸,一日2~3次。

参 考 文 献

[1] 杨立志,张瑞丽,杨森茂,等. 四生口服液的药理作用研究[J]. 中药药理与临床,2000,(2):28-29.
[2] 陈锐. 荷叶丸临床应用解析[J]. 中国社区医师,2012,28(9):13.

（广东药科大学　赵　杰）

三、润肺化痰类

百合固金丸(口服液、片、颗粒)

【药物组成】　百合、地黄、熟地黄、麦冬、玄参、川贝母、当归、白芍、桔梗、甘草。

【处方来源】　清·汪昂《医方集解》。《中国药典》(2015年版)。

【功能与主治】　养阴润肺,化痰止咳。用于肺肾阴虚,燥咳少痰,痰中带血,咽干喉痛。

【药效】　主要药效如下:

1. 祛痰[1]　小鼠腹腔注射指示剂酚红,部分可经支气管黏液腺分泌进入气道,祛痰药可促进酚红自气道排泌。百合固金汤能增加小鼠呼吸道排泌酚红,还能增加大鼠呼吸道分泌痰液量,具有祛痰作用。

2. 镇咳[1]　吸入氨雾、柠檬酸、二氧化硫等刺激性气体可致动物咳嗽,百合固金汤能延长吸入氨雾引起的半数小鼠咳嗽时间，延长氨雾引起的豚鼠咳嗽潜伏期，减少豚鼠咳嗽次数。以上显示百合固金汤具有镇咳作用。

3. 抗炎[1] 百合固金汤可抑制注射蛋清引起的大鼠足肿胀，抑制小鼠腹腔注射乙酸引起的腹腔毛细血管通透性亢进；抑制注射羧甲基纤维素钠溶液引起的大鼠白细胞聚集。以上显示百合固金汤对急性炎症反应有抑制作用。

4. 免疫调节[2] 本品可减轻甲状腺素片加利血平片所致"阴虚"小鼠的细胞免疫和体液免疫抑制，但对正常小鼠的免疫功能未见影响。

【临床应用】 主要用于支气管扩张咯血、慢性支气管炎等属于肺肾阴虚者。

1. 支气管扩张 本品适用于肺津不足，肾阴亏虚所致燥咳，临床可见干咳少痰，痰中带血，咳声嘶哑，口燥咽干，午后潮热，舌红苔少，脉细数等。常用于支气管扩张、慢性支气管炎属肺肾阴虚而见上述证候者。

2. 慢性阻塞性肺病[3-4] 百合固金口服液用于慢性阻塞性肺病稳定期的治疗已经纳入《慢性阻塞性肺疾病中医药指南（2011年版）》。百合固金口服液联合N-乙酰半胱氨酸能改善慢性阻塞性肺疾病稳定期患者临床症状及肺功能，其疗效优于西药常规治疗组。

3. 肺结核 肺结核患者中以肺阴虚最常见。有医者应用百合固金丸配合抗痨药治疗肺痨效果满意。抗痨药合百合固金丸有其独到的优点：其一是用药量小，其二是不良反应少，其三是结核杆菌不易产生耐药性。

4. 特发性肺纤维化[5] 本品可缓解特发性肺纤维化患者临床症状，改善肺功能，增加肺活量，提高动脉血氧分压，能有效控制肺泡炎的继续发展，减少肺泡-毛细血管结构的丧失，阻断肺间质纤维化的进程。

【不良反应】 目前尚未检索到不良反应报道。

【使用注意】 ①忌烟酒及辛辣燥热、生冷油腻食物。②本品为阴虚燥咳所设，外感咳嗽，寒湿咳喘者慎用。③本品滋阴碍脾，脾虚便溏、食欲不振者慎用。④服药期间，若患者发热体温超过38.5℃，或出现喘促气急者，或咳嗽加重，痰量明显增多者应去医院就诊。

【用法与用量】 丸剂：口服。水蜜丸一次6g，大蜜丸一次1丸，一日2次；浓缩丸一次8丸，一日3次。口服液：一次10～20ml，一日3次。片剂：口服。一次5片（规格：每片0.4g）或一次3片（规格：每片0.45g），一日3次。颗粒剂：口服。一次9g，一日3次。

参 考 文 献

[1] 吴清和，吴山，李育浩，等.百合固金汤的药效学研究[J].广东药学院学报，1998，14（1）：23-26.
[2] 刘雪莉，臧星星，钱伯初.百合固金丸对实验性阴虚小鼠的免疫调节作用[J].现代应用药学，1995，(5)：1.
[3] 吉冬元，孟庆华.百合固金口服液联合N-乙酰半胱氨酸治疗慢性阻塞性肺疾病稳定期患者疗效观察[J].中国医院药学杂志，2014，34（23）：2043-2045.
[4] 朱孝轩，朱琳，田珂.灭痨丹4号合百合固金丸治疗肺结核的临床观察[J].上海中医药杂志，2006，40（9）：26-27.
[5] 周志光，周珊，汪顺清.百合固金丸治疗特发性肺纤维20例总结[J].湖南中医杂志，2006，22（5）：15-16.

（广东食品药品职业学院 刘 瑶；南方医科大学 余林中，李浩铷）

第七章

肺炎与新冠肺炎中成药名方

第一节 概 述[1-4]

一、概 念

肺炎（pneumonia）是由多种病原微生物或其他因素引起的终末气道、肺泡和肺间质的炎症。

新冠肺炎全称为新型冠状病毒肺炎（corona virus disease 2019，COVID-19），CO 代表冠状（corona），VI 代表病毒（virus），D 代表疾病（disease），19 则因为疾病暴发于 2019 年。

二、病因及发病机制

（一）病因

引起肺炎的原因很多，如细菌（肺炎球菌、甲型溶血性链球菌、金黄色葡萄球菌、肺炎克雷伯菌、流感嗜血杆菌、铜绿假单胞菌、大肠埃希菌等）、病毒（冠状病毒、腺病毒、流感病毒、巨细胞病毒、单纯疱疹病毒等）、真菌（白念珠菌、曲霉等）、非典型病原体（如军团菌、支原体、衣原体、立克次体、弓形虫、原虫等）、理化因素（放射性、胃酸吸入、药物等）。

新冠肺炎是由先前未在人类发现的 2019 新型冠状病毒（SARS-CoV-2）感染所致的急性呼吸道传染病。

（二）发病机制

呼吸道防御机制使气管隆突以下呼吸道正常情况下保持无菌，当空气吸入、血流播散、邻近部位感染蔓延、上呼吸道定植菌误吸等途径进入的病原体数量多、毒力强和（或）机体防御功能低下，可使病原体直达下呼吸道孳生繁殖，引起肺泡毛细血管充血、水肿，肺泡内纤维蛋白渗出及炎细胞浸润，形成肺炎。

新冠肺炎除弥漫性肺泡损伤和渗出性肺泡炎外，还可见全身主要部位血管内皮细胞发生病变。

三、临床表现

肺炎多起病急骤，常有涉水、冒雨、劳累等诱因，或有上呼吸道感染史。突然寒战、高热，体温高达 39～40℃，呈稽留热型，伴有头痛、全身肌肉酸软、纳差。咳嗽早期为刺激性干咳，继而咳出白色黏液痰或带血丝痰，1～2 天后，可咳出黏液血性痰、铁锈色痰、脓性痰，消散期痰量增多，痰黄而稀薄。常有剧烈胸痛，呈针刺样，随咳嗽或深呼吸而加重，可向肩或腹部放射。因肺实变致通气不足、气体交换障碍、动脉血氧饱和度降低而出现发绀、胸痛、呼吸困难。少数有恶心、呕吐、腹胀或腹泻等胃肠道症状，重症时可出现神志模糊、烦躁、嗜睡、昏迷等。

新型冠状病毒感染的肺炎患者以发热、干咳、乏力为主要表现。部分患者以嗅觉、味觉减退或丧失等为首发症状，少数患者伴有鼻塞、流涕、咽痛、结膜炎、肌痛和腹泻等症状。重症患者多在发病 1 周后出现呼吸困难和（或）低氧血症，严重者可快速进展为急性呼吸窘迫综合征、脓毒症休克、难以纠正的代谢性酸中毒和出凝血功能障碍及多器官功能衰竭等。极少数患者还可有中枢神经系统受累及肢端缺血性坏死等表现。值得注意的是，重型、危重型患者病程中可为中低热，甚至无明显发热。轻型患者可表现为低热、轻微乏力、嗅觉及味觉障碍等，无肺炎表现。少数患者在感染新型冠状病毒后可无明显临床症状。多数患者预后良好，少数患者病情危重，多见于老年人、有慢性基础疾病者、晚期妊娠和围产期女性、肥胖人群。

四、诊　　断

根据患者有受凉病史，有发热、咳嗽、咳痰、胸痛及肺实变的体征和（或）湿啰音，血细胞分类、胸部 X 线片检查、痰细菌学检查，一般即可做出肺炎诊断。

新冠肺炎的诊断有赖于流行病学史、临床表现、影像学检查和新型冠状病毒核酸检测阳性。

五、治　　疗

（一）常用化学药物及现代技术

肺炎治疗的最主要环节是抗感染，包括针对病原体治疗和经验性治疗。前者根据痰培养和药物敏感试验结果，选择体外试验敏感的抗菌药物；后者主要根据本地区肺炎病原体流行病学资料，选择可能覆盖病原体的抗菌药物，如氟喹诺酮类、第二/三代头孢菌素、β-内酰胺类/β-内酰胺酶抑制剂等。

新冠肺炎目前以隔离、对症支持治疗为主。对重型、危重型病例，在支持治疗的基础上，积极防治并发症，治疗基础疾病，预防继发性感染，及时进行器官支持。有缺氧、呼吸困难者，及时给予氧疗。绝大部分患者，包括重症及危重症患者，经过各种氧疗、对症治疗和免疫调节治疗以后，均可以顺利出院。

（二）中成药名方治疗

中医学认为肺炎发生为正气不足加以感受外邪而成。年老体弱，正气亏虚，卫外不固，外邪自口鼻而入，侵犯上焦肺卫，或外邪郁久化热，热壅于肺。在证候初期表现为邪犯肺卫，肺炎急性期为痰热壅肺，肺炎恢复期多属阴虚肺热。风热与痰热是本病的中心环节，故疏风清热化痰为基本治疗方法，以辛凉解表、清热化痰、润肺止咳等方药为主。

国家卫生健康委员会和国家中医药管理局组织专家分析、研判、总结前期医疗救治工作，充分肯定了中医药防治新冠肺炎发挥的积极作用，在 2020 年 8 月 18 日发布的《新型冠状病毒肺炎诊疗方案（试行第八版）》中，推荐部分中成药用于新冠肺炎。包括在尚未确诊的医学观察期临床出现发热伴乏力或胃肠不适症状时，可用藿香正气胶囊（丸、水、口服液，见"第一章普通感冒中成药名方"）、金花清感颗粒（见"第二章流行性感冒中成药名方"）、连花清瘟胶囊（颗粒，见"第二章流行性感冒中成药名方"）、疏风解毒胶囊（颗粒，见"第一章普通感冒中成药名方"）。重症及危重阶段可以酌情使用部分中药注射剂包括喜炎平注射液（见"第三章急性气管-支气管炎中成药名方"）、血必净注射液（见本章"化瘀解毒类"）、热毒宁注射液（见"第二章流行性感冒中成药名方"）、痰热清注射液（见本章"清热化痰类"）、醒脑静注射液（见其他分册）、参附注射液（见其他分册）、生脉注射液（见其他分册）、参麦注射液（见其他分册）。

第二节 中成药名方的辨证分类与药效

一、辛凉解表类

用于肺炎初期属风热犯肺者，症见发热，微恶风寒，有汗或少汗，鼻流浊涕，咳嗽，痰黄黏稠，咽喉肿痛，舌尖红，苔薄黄，脉浮数。

肺炎初期风热犯肺证的主要病理变化为肺组织病原体感染，充血、水肿，中性粒细胞浸润，脓性分泌物增多。

辛凉解表药具有抗病原微生物、抗炎、解热、止咳化痰等作用。

常用中成药：双黄连口服液（片剂、注射液、粉针剂）。

二、清热化痰类

用于肺炎急性期属痰热壅肺者，症见身热，烦渴，汗出，咳嗽气粗，或喘促，痰黄稠，胸闷胸痛，舌红苔黄，脉洪数。

肺炎急性期痰热壅肺证的主要病理变化是肺泡壁充血、水肿而增厚，肺内充满炎性渗出物，从而妨碍了通气，亦使气体弥散阻力增加，小支气管管腔分泌物集聚，使小气管管腔狭窄，甚至堵塞，加重通气和气体弥散障碍，可导致缺氧和二氧化碳潴留。

清热化痰药具有抗菌、抗病毒、解热、抗炎、祛痰等作用。

常用中成药：清开灵注射液[注射用清开灵（冻干）]、鱼腥草注射液、痰热清注射液、莲必治注射液、肿节风片（分散片、胶囊、注射液）等。

三、化瘀解毒类

用于重症肺炎或肺炎危重变证属毒瘀互结者，症见咳嗽甚则喘息、气促，身热夜甚，心烦不寐，神志异常，汗出肢冷，舌红绛或紫暗，脉数滑。

重症肺炎或肺炎危重变证常因严重感染及细胞因子风暴引起失控的全身性炎症反应，可出现以肺实质细胞损伤、肺水肿为主要特征的急性低氧性呼吸功能不全，在其严重阶段（氧合指数＜200mmHg）出现急性呼吸窘迫综合征，甚至出现多器官功能障碍综合征。此类证候中医病机为因毒生热，由热致瘀，毒瘀互结。

化瘀解毒类方药具有抗炎、改善凝血功能、改善微循环、调节免疫等作用。

常用中成药：血必净注射液等。

四、润肺止咳类

用于肺炎恢复期阴虚肺热者，症见身热渐退或无热，干咳少痰，口燥咽干，舌红少苔，脉细数。

肺炎恢复期阴虚肺热证的主要病理变化为肺组织质地变软，炎症减轻，支气管管腔分泌物减少。

润肺止咳药具有抗炎、解热、镇咳等作用。

常用中成药：川贝雪梨膏等。

参 考 文 献

[1] 刘又宁. 实用临床呼吸病学[M]. 北京：科学技术文献出版社，2007：331-332.
[2] 韩明向，李泽庚. 现代中医呼吸病学[M]. 北京：人民卫生出版社，2005：165-175.
[3] 冯维斌，刘伟胜. 呼吸科专病中医临床诊治[M]. 北京：人民卫生出版社，2005：136-143.
[4] 国家卫生健康委办公厅、国家中医药管理局办公室. 新型冠状病毒肺炎诊疗方案（试行第八版）[J]. 中华临床感染病杂志，2020，(5)：321-328.

（南方医科大学　余林中；安徽中医药大学　李泽庚，杨　程；江西中医药大学　陈　奇）

第三节　中成药名方

一、辛凉解表类

双黄连口服液（片剂、注射液、粉针剂）

【药物组成】　金银花、黄芩、连翘。

【处方来源】　研制方。国药准字 Z20043425。

【功能与主治】　清热解毒，疏风解表。用于外感风热所致的发热、咳嗽、咽痛；上呼吸道感染、轻型肺炎、扁桃体炎见上述证候者。

【药效】　主要药效如下[1-6]：

1. **抗炎**　炎症反应是肺炎、上呼吸道感染等的主要病理过程。炎症早期以渗出为主要特点，组胺、乙酸等会诱导毛细血管通透性增高。本品能明显对抗组胺致大鼠皮肤毛细血管通透性增高，抑制腹腔注射乙酸致小鼠腹腔毛细血管通透性增高，表明其具有抗炎作用。

2. **抗菌**　细菌是引起肺炎的重要病因，本品对甲型溶血性链球菌、乙型溶血性链球菌、大肠埃希菌、铜绿假单胞菌、肺炎双球菌、粘质沙雷菌、麦氏弧菌、金黄色葡萄球菌、表皮葡萄球菌、变形杆菌均有不同程度的抑制作用。双黄连粉针剂对解脲支原体有抑制作用，还可抑制肺炎支原体反复感染大鼠肺组织中碱性成纤维细胞生长因子蛋白水平的表达，有助于缓解肺炎支原体肺部感染所引起的肺间质纤维化。

3. **抗病毒**　病毒感染也是引起肺炎的主要原因之一。双黄连粉针剂可抑制流行性感冒病毒/甲 A 株，流行性腮腺炎病毒，呼吸道合胞病毒，腺病毒 3 型，柯萨奇病毒 B 组 3 型和 A16，艾可病毒 6、8 型，单纯疱疹病毒 2 型，新型肠道病毒 71 型，脊髓灰质炎病毒，麻疹病毒，水疱性口炎病毒在细胞内的复制。双黄连粉针剂可以提高感染流感病毒小鼠的生存率。双黄连粉针剂腹腔注射能抑制小鼠病毒性肺炎、心肌炎和胰腺炎。1%浓度双黄连注射剂及其家兔含药血清体外对副流感病毒、合胞病毒、腺病毒、流感病毒、肠道病毒 CBV3、ECHO11 均有不同程度的抑制作用。

4. **解热**　肺炎多伴有发热症状。本品能减轻注射伤寒、副伤寒甲、乙三联菌苗及内毒素引起的家兔发热。

5. **调节免疫**　免疫功能低下者易诱发呼吸道感染。本品是一种多功能的免疫增强剂，经腹腔注射能拮抗氢化可的松所致的小鼠免疫功能抑制。双黄连粉针剂可促进溶血素的形成，增强小鼠免疫功能。本品能增强健康人外周血 NK 细胞的活性和淋巴细胞产生 α-干扰素的能力。腹腔注射本品可增强小鼠脾脏 T 细胞对刀豆蛋白 A 的增殖反应，并促进白介素-2（IL-2）的生成。本品也可增强小鼠单核巨噬细胞的吞噬功能（图 7-1）。

6. **抗心律失常**　氯化钡可促进心肌蒲氏纤维的钠离子内流，提高舒张期的除极速度，从而引起室性心律失常。双黄连粉针剂可使氯化钡所致大鼠心律失常转为窦性心律，并减少氯化钙致心室颤动大鼠死亡率。双黄连粉针剂可拮抗乌头碱诱发大鼠实验性心律失常。

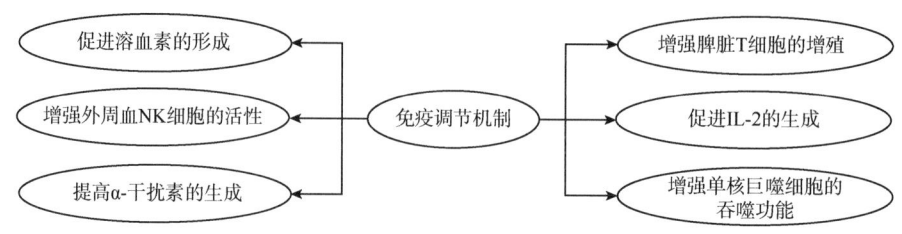

图 7-1　双黄连注射液发挥免疫调节作用的机制

【临床应用】　主要用于肺炎、感冒、外感高热、咽炎、扁桃体炎等。

1. 肺炎[6-10]　双黄连注射剂适用于风热犯肺、肺失清肃所致之咳嗽，临床可见咽痛喉燥、咳痰不爽、痰黏稠或黄稠，肺浮数或浮滑。双黄连注射液具有广谱抗菌、抗病毒作用，常用于病毒、细菌感染引起的肺炎、支气管肺炎、支气管炎属风热犯肺而见上述证候者。

2. 感冒[4]　双黄连注射剂适用于外感风热所致的感冒，临床可见发热、恶风、汗出不畅、头痛、鼻塞、流浊涕，或伴咳嗽，舌红，苔黄，脉浮数。常用于病毒和（或）细菌侵袭所致的上呼吸道感染而见上述证候者。

3. 外感高热[11]　小儿外感高热多由病毒感染引起，有报道用双黄连注射液保留灌肠治疗小儿高热有降温确切、安全可靠等优点，避免了小儿对静脉注射和肌内注射的恐惧、痛苦；且灌肠给药不通过肝肠循环，直接进入血液，可降低药物的肝脏毒性。

4. 咽炎[12]　慢性咽炎是咽部黏膜、黏膜下及淋巴组织的弥漫性炎症，多由急性咽炎反复发作所致。细菌、病毒感染及各种理化因素都可引起咽炎。注射用双黄连（冻干）稀释液雾化吸入，能促进局部黏膜上皮细胞的代谢，增强淋巴细胞产生 α-干扰素的能力，对咽痛、咽干痒症状改善迅速。

5. 扁桃体炎　常因链球菌或葡萄球菌分泌物积存于扁桃体窝引起，临床可见发热畏寒，咽喉肿痛，口干舌燥，吞咽作痛，舌红，苔黄，脉数。本品常用于扁桃体炎见上述表现者。

6. 其他[13-23]　有报道本品还可用于老年退行性膝关节炎、放射性直肠炎、内毒素心肌损伤、流行性腮腺炎、急性脑梗死、外伤性急性颅内血肿、单纯疱疹病毒性角膜炎、手足口病、流行性出血热、风疹、秋季腹泻等的治疗。

【不良反应】　注射液的不良反应：①过敏反应，包括潮红、寒战、发热、皮疹、瘙痒、呼吸困难、憋气、心悸、紫绀、血压下降、喉水肿、过敏性休克等。②全身性损害，包括畏寒、寒战、发热、疼痛、乏力、苍白、多汗、水肿、颤抖等。③呼吸系统反应，偶见过敏性肺炎、胸闷、咳嗽、哮喘、支气管痉挛、急性喉头水肿、呼吸困难、呼吸衰竭。④消化系统反应，偶见恶心、呕吐、腹痛、腹泻、口麻木；罕见黄疸、顽固性呕吐。⑤心血管系统反应，偶见心慌、胸闷、心悸、心率加快、一次性心电图和心肌酶学改变；罕见心律失常、低血压或血压升高、窦性心动过速。⑥神经精神系统反应，包括头晕、头痛、麻木、抽搐、烦躁、意识模糊等。⑦皮肤及附件反应，包括皮疹、荨麻疹、斑丘疹、红斑疹、皮肤发红、肿胀、瘙痒、皮炎等。⑧用药部位反应，包括皮疹、瘙痒、疼痛、红肿等。⑨其他，包括眼充血、静脉炎等。

【使用注意】　①双黄连注射液不良反应包括过敏性休克，应在有抢救条件的医疗机构使用,使用者应接受过敏性休克抢救培训,用药后出现过敏反应或其他严重不良反应须立即停药并及时救治。对双黄连注射液有过敏史或严重不良反应病史者禁用,对黄芩、金银花、连翘制剂及成分中所列辅料过敏或有严重不良反应病史者禁用。②过敏体质者禁用。③对同类产品有严重过敏史者禁用。④家族对双黄连注射液有过敏者禁用。⑤咳喘病、静脉炎、血管神经性水肿、心肺功能不全、心肺严重疾病、皮疹患者及年老体弱者禁用。⑥有哮喘病史者及风寒感冒、脾胃虚寒者禁用。⑦新生儿、4周岁及以下儿童、妊娠期妇女禁用。⑧高龄老人及病危患者避免使用。⑨有食用鱼、虾等海产品过敏史者禁用。⑩严禁混合配伍,谨慎联合用药。⑪双黄连注射液适宜单独使用,不能在同一容器中与其他药物混合使用。建议使用双黄连注射液之前做皮肤过敏试验,具体方法为:双黄连注射液用注射用水稀释50%组成皮试液,在前臂肘内侧皮内注射0.1ml,20分钟后参照青霉素皮试方法判断结果。儿童及成人应在肌内注射1小时后,确认无过敏反应后可改为同批号产品静脉给药。严格按照双黄连注射液适应证范围使用。⑫腮腺炎患者慎用。⑬用药前认真询问患者过敏史、体质及使用该产品的情况。保证连续用药时使用同一批号药品。静脉滴注时,必须稀释以后使用。建议药液浓度不超过15%。严格控制滴注速度和用药剂量。严格按体重计算用量。严禁超剂量、超浓度使用。⑭静脉滴注时,遵循先慢后快的原则。开始时10~15滴/分,15~20分钟后无不适,可适当加快滴速,建议小于40滴/分。首次用药,宜选用小剂量,慢速滴注。⑮双黄连注射液为纯中药制剂,保存不当可能影响质量。发现药液出现浑浊、沉淀、变色或瓶身有漏气、裂纹等现象时不能使用。如经生理盐水或5%~10%葡萄糖注射液稀释后出现浑浊或沉淀,亦不得使用(双黄连注射液的最佳配伍pH为4.98~5.45)。建议选用pH在4.5以上的溶液(如生理盐水)配伍使用。务必加强全程用药监护和安全性监测,密切观察用药反应,特别是开始30分钟,发现异常,立即停药。⑯双黄连注射液不能与氨基糖苷类、大环内酯类、喹诺酮类、头孢菌素类、维生素C、利巴韦林、地塞米松、氢化可的松、氯丙嗪、氨茶碱、含钾复方葡萄糖、复方葡萄糖注射液、复方氯化钠注射液、碱性药物、中药注射剂等联合使用,禁止与抗生素联合使用,尤其不能与青霉素类高敏药物合并使用。如确需与其他药物联合使用时,应谨慎考虑间隔时间(输液通道至少经100ml以上的生理盐水冲洗30分钟以上)及药物相互作用等问题。⑰老人、儿童、肝肾功能异常患者等特殊人群和初次使用的患者应慎重。临床用药时,建议根据患者年龄、病情、体征等从低剂量开始,缓慢滴注,1个疗程不宜大于2周。坚持中病即止,防止长期用药。对长期使用的患者,在每疗程间要有一定的时间间隔。⑱应现配现用,并在1~3小时内用完。⑲禁止使用静脉推注的方法给药。⑳避免空腹用药。口服药期间忌食滋补性中药,饮食宜清淡,忌食辛辣厚味。一旦出现不良反应立即停药,严重者酌情选用糖皮质激素、肾上腺素、抗组胺药及对症处理。

【用法与用量】 口服液:口服。一次10ml,一日3次。片剂:口服。一次4片,一日3次。注射液:静脉注射,一次10~20ml,一日1~2次;静脉滴注,每千克体重1ml,加入生理盐水或5%~10%葡萄糖溶液中;肌内注射,一次2~4ml,一日2次。粉针剂:静脉滴注,每千克体重60mg,一日1次;或遵医嘱。临用前,先以适量灭菌注射用水充分溶解,再用氯化钠注射液或5%葡萄糖注射液500ml稀释。

参 考 文 献

[1] 符春燕, 马仁, 赵滨. 双黄连注射液抗炎作用研究[J]. 黑龙江医药, 2000, 13（1）: 27-28.
[2] 陈秋竹. 双黄连注射剂化学成分与药理作用研究进展[J]. 中国民族民间医药, 2013,（16）: 110-111.
[3] 邓廷飞, 陈金月. 双黄连注射剂的药理及临床应用[J]. 医药导报, 1994,（6）: 266-267.
[4] 高春联, 苗明三. 双黄连注射液药理与临床研究分析[J]. 时珍国医国药, 2010, 21（12）: 3066-3070.
[5] 刘剑英, 高丽丽. 注射用双黄连粉针剂药理作用概况[J]. 中外医疗, 2009, 28（1）: 84.
[6] 周艳. 双黄连注射液辅治支气管肺炎的疗效及其对血清降钙素原水平的影响[J]. 中国农村卫生, 2016,（4）: 48.
[7] 黄智芬, 黎汉忠, 张作军, 等. 注射用双黄连（冻干）合注射用丹参（冻干）治疗老年晚期非小细胞肺癌并发肺部感染30例[J]. 河北中医, 2009, 31（3）: 431-433.
[8] 杨景柳. 双黄连注射液治疗病毒性肺炎43例疗效观察[J]. 中医药导报, 2012, 18（9）: 110-111.
[9] 程灏, 丁国标, 王兴, 等. 双黄连注射液对肺炎小儿血清CRP、降钙素原及IL-6水平的影响[J]. 中国生化药物杂志, 2015,（12）: 133-135.
[10] 王米娜, 张汉中, 唐春林. 双黄连注射液治疗小儿肺炎100例[J]. 医药导报, 2001, 20（9）: 578.
[11] 廖刚, 王憬, 冯熹文. 双黄连注射液联合利巴韦林治疗急性上呼吸道感染效果分析[J]. 白求恩医学杂志, 2015, 13（4）: 415-416.
[12] 莫凌凌. 注射用双黄连（冻干）雾化吸入治疗慢性咽炎60例的临床体会[J]. 广西医学, 2008, 30（7）: 1118.
[13] 唐刚健, 靳嘉昌, 黄东, 等. 双黄连注射液灌注冲洗治疗老年退行性膝关节炎疗效观察[J]. 中医正骨, 2006, 18（7）: 11-12.
[14] 李春玉, 姜萍, 黄璇. 紫及液加双黄连注射液保留灌肠治疗放射性直肠炎疗效观察与护理[C]. 全国第十三次中医肛肠学术交流大会论文集. 2009: 79-80.
[15] 王海华, 张定国, 殷慧群, 等. 双黄连注射液对内毒素诱导心肌损伤保护作用的研究[J]. 皖南医学院学报, 2003, 22（4）: 262-264.
[16] 郭富成. 双黄连注射液治疗流行性腮腺炎32例临床观察[J]. 实用临床医学, 2006, 7（7）: 146.
[17] 任军. 双黄连注射液佐治急性脑梗塞24例[J]. 按摩与康复医学（下旬刊）, 2011, 2（7）: 186.
[18] 狄凤桐, 王荔, 狄宁, 等. 双黄连注射液治疗外伤性急性颅内血肿疗效的观察[J]. 中国中西医结合急救杂志, 2000, 7（4）: 239.
[19] 张东法. 双黄连注射液治疗单疱病毒性角膜炎[J]. 井冈山医专学报, 2002, 9（4）: 50.
[20] 张学林, 刘淑芹, 鹿应欣. 双黄连注射液治疗手足口病388例[J]. 中医杂志, 2000, 41（1）: 55.
[21] 张文奇. 双黄连注射液治疗流行性出血热临床体会[J]. 中国中医急症, 2008, 17（5）: 676.
[22] 任秀英. 双黄连注射液配合中草药治疗风疹60例疗效观察[J]. 现代中西医结合杂志, 2003, 12（4）: 383-384.
[23] 余思良. 双黄连注射液治疗小儿秋季腹泻疗效观察[J]. 广东医学, 2006, 27（5）: 759.

（南方医科大学　刘俊珊, 霍楚莹; 香港浸会大学　禹志领）

二、清热化痰类

清开灵注射液[注射用清开灵（冻干）]

【药物组成】 胆酸、珍珠母、猪去氧胆酸、栀子、水牛角、板蓝根、黄芩苷、金银花。

【处方来源】 清·吴瑭《温病条辨》之安宫牛黄丸加减演化方。《中国药典》（2015年版）。

【功能与主治】 清热解毒, 化痰通络, 醒神开窍。用于热病, 神昏, 中风偏瘫, 神志不清; 急性肝炎、上呼吸道感染、肺炎、脑血栓形成、脑出血见上述证候者。

【药效】 主要药效如下[1-50]:

1. 解热　清开灵注射液具解热作用。本品能显著降低注射酵母菌致大鼠发热模型的体温; 肌内注射对家兔内生致热原性发热和家兔内毒素性发热具有明显的解热效应, 其机制可能是通过抑制下丘脑神经元环磷酸腺苷（cAMP）的生成，从而抑制体温调定点上移而达到解热效应。注射用清开灵冻干粉静脉给药，能有效抑制注射内毒素导致的大鼠发热和注射2,4-二硝基苯酚导致的家兔发热，显著降低内毒素致发热大鼠下丘脑和脑脊液中环磷酸腺苷水平、下丘脑中白介素-1β（IL-1β）和脑腹中隔区精氨酸升压素（AVP）的含量（图7-2）。

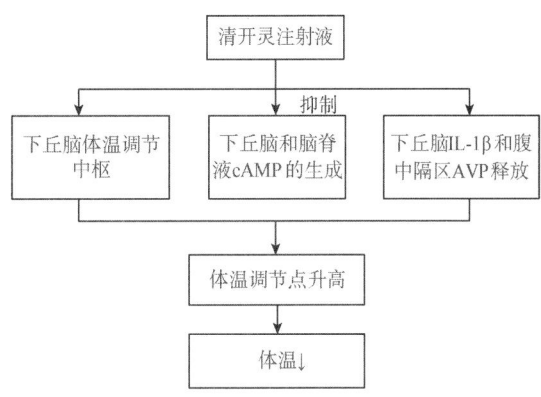

图 7-2 清开灵注射液解热作用机制

2. 镇痛　注射用清开灵冻干粉能明显减少腹腔注射乙酸致痛小鼠扭体反应次数，延长小鼠热刺激痛阈，表明其具有镇痛作用。

3. 抗炎　本品能抑制注射蛋清致大鼠足肿胀，对急性炎症反应的渗出、肿胀有抑制作用。

4. 抗脑缺血　本品对脑缺血有保护作用，能降低大鼠脑缺血再灌注损伤不同时间点脑组织中胶质纤维酸性蛋白（GFAP）及转化生长因子 $β_1$（TGF-$β_1$）的表达。缺氧-复氧损伤可诱发脑微血管内皮细胞（rCMEC）的大量凋亡，抗 rCMEC 凋亡也成为治疗脑缺血的一个重要途径。本品体外能抑制 rCMEC 凋亡，还能抑制缺血再灌注 ECV304 细胞凋亡及坏死。

缺血性损伤后超早期溶栓治疗是恢复脑血流、挽救缺血脑组织的最佳方案，但血液再灌注可诱导继发性神经元凋亡。在细胞凋亡过程中，线粒体发生一系列变化，特别突出的是线粒体膜电位的下降。本品体外能显著降低缺氧、缺糖再给氧损伤诱导海马神经细胞的凋亡及坏死的百分率，显著降低细胞内 Ca^{2+} 浓度，抑制线粒体膜电位降低，从而稳定线粒体膜电位，对神经细胞起到保护作用。本品能改善两侧颈总动脉阻断所造成的急性缺血大鼠大脑皮层的神经元、毛细血管内皮细胞、神经胶质细胞超微结构，减轻谷氨酸（Glu）神经毒性脑损伤大鼠的脑组织水肿，降低 Na^+ 含量和游离 Ca^{2+} 浓度；减轻大脑皮层及海马细胞的损伤；使蛋白激酶 C 的表达增强，并下调 Glu 的 NMDA 受体数目。本品体外实验能减少大鼠胎鼠海马神经细胞缺氧/缺糖损伤再给氧造成的乳酸脱氢酶（LDH）释放，抑制细胞内 Ca^{2+} 水平的升高，抑制神经细胞凋亡的发生，减少凋亡及坏死细胞（图7-3）。

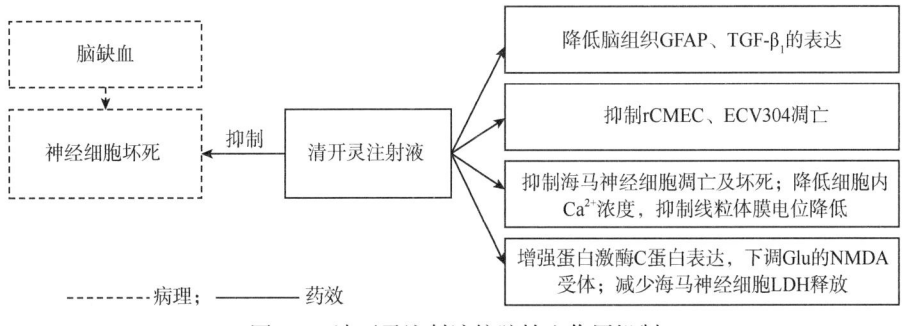

图 7-3 清开灵注射液抗脑缺血作用机制

5. **抗脑出血** 本品能延长卒中易感型自发性高血压（SHR$_{SP}$）大鼠生存期和卒中后的存活时间，降低脑系数，减轻脑水肿，促进脑出血灶的吸收，有利于病灶的修复；亦能降低大鼠海马区兴奋性氨基酸（EAA）、Glu、天门冬氨酸含量，使海马 CA$_1$ 区神经元损伤减轻，脱失减少，神经元密度升高，改善海马神经元的超微结构，减轻脑组织水肿、变性和坏死。本品能改善家兔自体血凝块复制脑出血模型血气异常，降低血脑屏障通透性，促进脑组织内血肿的吸收，对脑水肿有明显的防治作用。本品能增加胶原酶诱导脑出血模型大鼠脑内 P 物质含量，增加生长抑素（SOM）mRNA 表达的数量和神经元 SOM mRNA 的强度；激活脑内皮细胞和胶原细胞，促进坏死组织吸收、血管增生和脑组织修复；提高脑超氧化物歧化酶活性；降低血浆内皮素（ET）水平及血浆肌酸激酶（CK）活性。本品能上调自发性蛛网膜下腔出血（SAH）后脑血管痉挛（CVS）患者细胞因子信号转导抑制因子 3（SOCS-3），下调肿瘤坏死因子 α（TNF-α）和白介素-6（IL-6）的含量，同时降低脑血流速度，缓解脑血管痉挛，起到改善患者脑功能及预后的作用（图 7-4）。

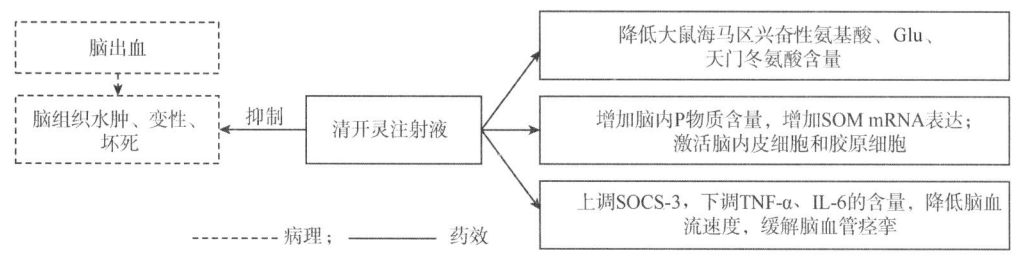

图 7-4 清开灵注射液抗脑出血作用机制

6. **抗癫痫** 本品能降低戊四氮诱导癫痫大鼠的海马组织 Glu 含量，升高 γ-氨基丁酸含量，表明其具有抗癫痫作用。

7. **保护心肌** 本品能减少实验性缺血再灌注（IR）损伤大鼠心肌梗死面积，降低血液 LDH、CK、门冬氨酸氨基转移酶（AST）含量，提高超氧化物歧化酶活性，抑制心肌细胞 iNOS，对大鼠心肌 IR 损伤具有保护作用。

8. **抗肺损伤** 本品能降低油酸诱导的急性肺损伤（ALI）模型大鼠血液丙二醛水平，提高超氧化物歧化酶、谷胱甘肽（GSH）和谷胱甘肽过氧化物酶（GSH-PX）水平，减轻炎细胞浸润与肺泡充血、水肿程度，缓解 ALI。本品能降低全氟异丁烯（PFIB）吸入性急性肺水肿小鼠湿（干）肺体比、肺含水量及肺湿/干、降低支气管肺泡灌洗液中的蛋白含量，提高染毒小鼠的存活率，改善肺组织病变。以上表明本品对 ALI 有保护作用。

9. **抗凝血** 本品对脂多糖诱导弥散性血管内凝血模型有良好的拮抗作用，能抑制家兔凝血活酶时间和凝血酶原时间延长，以及血小板计数、纤维蛋白原含量、蛋白 C 及抗凝血酶Ⅲ活性降低，能抑制丙氨酸氨基转移酶（ALT）、血尿素氮、血浆肿瘤坏死因子 α 含量的升高。

10. **抗血栓** 清开灵注射液可明显抑制内毒素与角叉菜胶联合诱导的大鼠血栓形成，缩短尾部血栓长度，明显抑制体内炎性因子肿瘤坏死因子 α 和白介素-6 产生，降低白细胞黏附分子 CD11b/CD18 的表达水平，减轻由于血栓形成而导致的血小板消耗，降低血小板聚集率。

11. **保肝** CCl_4 进入机体后，经肝脏细胞色素 P_{450} 激活，生成三氯甲基自由基（$CCl_3\cdot/CCl_3OO\cdot$），破坏细胞膜结构，造成肝细胞脂质过氧化损伤。脂质过氧化损伤破坏肝细胞膜的完整性，从而导致肝细胞的 AST 和 ALT 释放入血。本品能抑制 CCl_4 诱导肝损伤模型小鼠血清 ALT、AST 活性升高，明显减轻肝脏组织的病理损伤，其作用与降低肝组织中丙二醛含量及升高超氧化物歧化酶活性有关。本品能减轻 CCl_4 致肝损伤大鼠肝细胞变性和坏死程度，增强肝细胞线粒体上琥珀酸脱氢酶（SDH）、细胞色素氧化酶、单胺氧化酶（MAO）活性，提高亮氨酸氨基肽酶（ALP）、5-核苷酸酶（5-Nase）、非特异性酯酶（n-Ease）、酸性磷酸酶（ACP）、葡萄糖-6-磷酸酶（G-6-P）、三磷酸腺苷酶（ATPase）等水解酶的活性；降低血氨、尿素氮、乳酸含量。体外试验表明本品能抑制大肠埃希菌内毒素激活白细胞诱发肝细胞丙二醛生成，抑制脂质过氧化物生成。增强 CCl_4 染毒前后离体肝细胞细胞色素 P_{450} 含量与活性，降低细胞内脂质过氧化物含量，促进肝细胞增殖。

12. **抗肾损伤** 本品能改善左肾切除联合阿霉素诱导的慢性肾衰竭大鼠的生存状况，降低血清尿素氮、肌酐、总胆固醇和三酰甘油水平，升高二氧化碳结合力，改善肾组织的病理变化。本品能抑制牛血清白蛋白诱导肾小球肾炎大鼠模型肾脏皮质的 NF-κB 表达，降低红细胞 C_{3b}、免疫复合物（IC）和白介素-2、白介素-6、TNF 等细胞因子含量。

13. **调节免疫** 本品体外能降低刀豆蛋白 A（ConA）刺激小鼠淋巴细胞的增殖指数；能抑制体内外的免疫反应。本品还能抑制正常家兔淋巴细胞有丝分裂和人 T 淋巴细胞有丝分裂反应；可抑制慢性复发-缓解性自身免疫性脑脊髓炎小鼠（EAE）淋巴细胞增殖反应及 γ 干扰素生成，改善小鼠神经功能评分，延迟发病时间，减少 EAE 小鼠发病数和死亡数。

14. **抗内毒素** 本品能抑制内毒素诱导的大鼠体内肿瘤坏死因子 α、白介素-6 的产生和血小板数目降低。本品对内毒素引起的家兔发热有抑制作用，体外有抗大肠埃希菌内毒素的作用。

15. **抗病原微生物** 本品体外能抑制金黄色葡萄球菌细菌生物膜的形成并破坏其成熟细菌生物膜，具有抗金黄色葡萄球菌的作用。本品体外有抗人类免疫缺陷病毒 1 型（HIV-1）活性，可抑制病毒进入细胞和胞内复制。

16. **抗肿瘤** 本品能减轻颅内接种白血病细胞致小鼠 L7217 脑膜白血病细胞浸润程度；升高 NK 细胞活性。本品体外能抑制肝癌细胞 $HepG_2$ 的增殖活力，降低细胞培养上清中尿激酶型的纤溶酶原活化剂受体（u-PAR）水平；体外能促进人急性早幼粒白血病（HL-60）细胞凋亡。

17. **抗自身免疫性葡萄膜炎** 本品能抑制弗氏佐剂诱导自身免疫性葡萄膜炎模型大鼠 γ 干扰素和白介素-17 分泌、增加白介素-10 的分泌。

【**临床应用**】 主要用于肺炎、急性上呼吸道感染、脑卒中等[51-53]。

1. **肺炎** 本品适用于感受外邪，郁久化热，痰热壅肺所致之肺炎。临床可见身热，烦渴，汗出，咳嗽气粗，或喘促，痰黄稠，胸闷胸痛，舌红苔黄，脉洪数等。早期急性肺炎联用清开灵注射液，能较好改善临床症状与体征，抑制炎症反应，可提高临床总有效率，缩短发热、咳嗽消失时间，肺部啰音消失时间、胸片恢复正常时间，白细胞总数恢复正常时间。

2. **急性上呼吸道感染** 本品还适用于外感风邪，入里化热之急性上呼吸道感染。临床可见发热，微恶风，或高热不退，烦躁不安，咳嗽痰黄，咽喉肿痛，大便秘结，小便短赤，舌红绛，苔黄，脉浮数等。清开灵注射液可提高临床总有效率，还可缩短发热、鼻塞流涕、咽部不适、咳嗽、头痛、扁桃体肿大等症状和体征的持续时间。

3. 脑卒中　本品适用于热毒内盛，痰阻清窍所致之脑卒中。临床可见突然昏迷，半身不遂，口舌㖞斜，面赤气粗，牙关紧闭，语言不利，舌苔黄腻，脉弦滑等。常用于脑出血、脑梗死属痰阻清窍见上述证候者。常规治疗联用本品，能缩短急性脑卒中患者高热持续时间、昏迷持续时间，改善脑水肿症状，能有效缩小血肿体积，改善神经功能缺损程度积分和中医证候积分，降低病死率。

本品还有用于肺性脑病、肝性脑病、胰腺炎等属热毒内盛证候者。

【不良反应】　以各种类型过敏反应为主，严重过敏反应包括过敏性休克或致死、过敏性哮喘、急性喉头水肿、过敏性间质性肾炎。

【使用注意】　①有表证恶寒发热者、药物过敏史者慎用。②如出现过敏反应应及时停药并做脱敏处理。③本品如产生沉淀或浑浊时不得使用。如经10%葡萄糖注射液或氯化钠注射液稀释后，出现浑浊亦不得使用。④到目前为止，已确认清开灵注射制剂不能与硫酸庆大霉素、青霉素G钾、肾上腺素、间羟胺、乳糖酸红霉素、多巴胺、山梗菜碱、硫酸美芬丁胺等药物配伍使用。⑤清开灵注射制剂稀释以后，必须在4小时以内使用。⑥输液滴速勿快，儿童以20～40滴/分为宜，成年人以40～60滴/分为宜。⑦久病体虚患者如出现腹泻时慎用。⑧注射用清开灵（冻干）注射前需进行皮试。皮试方法：注射用清开灵（冻干）每支固体含量200mg，用生理盐水5ml稀释，抽0.1ml稀释至1ml，再抽0.1ml稀释至1ml，皮试液的浓度为0.4mg/ml，皮内注射0.02～0.05ml。皮内注射20分钟后观察，如见注射处出现红晕硬块，并且红晕硬块直径大于1cm或红晕硬块周围有伪足、痒感，视为皮试阳性。必要时应以生理盐水在另一前臂做对照试验。

【用法与用量】　注射液：肌内注射，一日2～4ml。重症患者静脉滴注，一日20～40ml，以10%葡萄糖注射液200ml或氯化钠注射液100ml稀释后使用。注射用粉针：肌内注射，临用前每支用注射用水5ml溶解，一日2～4ml。重症患者静脉滴注，一日1200mg（6支），加入10%葡萄糖注射液250ml或氯化钠注射液100ml稀释后使用，一日1次。

参 考 文 献

[1] 黄良胜. 清开灵注射液解热抗炎作用的实验研究[J]. 临床合理用药杂志, 2012, 5（3）: 6-7.
[2] 蒋玉凤, 张丹卉, 黄启福, 等. 清开灵对内毒素性发热家兔的作用及机制研究[J]. 中国病理生理杂志, 2003, 19（8）: 1103-1105.
[3] 张丹卉, 蒋玉凤, 黄启福, 等. 清开灵对内毒素性发热家兔下丘脑、脑脊液cAMP及隔区AVP含量的影响[J]. 北京中医药大学学报, 2001, 24（5）: 20-22.
[4] 张丹卉, 蒋玉凤, 黄启福, 等. 清开灵对EP性发热家兔下丘脑、脑脊液cAMP及隔区AVP含量的影响[J]. 中国病理生理杂志, 2001, 17（8）: 813-814.
[5] 李东, 杨芳炬, 黄继华, 等. 注射用清开灵冻干粉解热镇痛作用及解热机制的试验研究[J]. 中药材, 2005, 28（9）: 796-799.
[6] 蒋玉凤, 黄启福, 严京, 等. 清开灵注射液对实验性发热的作用研究. 中国病理生理杂志[J], 2000, 16（10）: 1127.
[7] 潘彦舒, 王瑶, 王冰, 等. 清开灵注射液对大鼠脑缺血再灌注损伤过程中转化生长因子-β1表达的影响[J]. 世界科学技术, 2008, 10（5）: 29-32, 55.
[8] 王海宁, 邹洪波, 杨洪军. 清开灵、复方丹参、黄芪3种注射液对大鼠脑微血管内皮细胞凋亡影响的比较研究[J]. 中国中药杂志, 2007, 32（20）: 2206-2207.
[9] 唐庆, 王硕仁, 朱陵群, 等. 清开灵注射液对缺血/再灌注ECV304细胞凋亡及坏死的影响[J]. 浙江中医杂志, 2003, 38（5）: 225-226.

[10] 庞鹤, 朱陵群, 王硕仁, 等. 清开灵注射液对神经细胞凋亡和线粒体膜电位的影响[J]. 北京中医药大学学报, 2006, 29（2）: 101-103, 107.
[11] 黄真炎, 吴玲霓, 杨冬娣, 等. 清开灵对大鼠急性脑缺血超微结构的保护作用[J]. 中医药研究, 1997, 13（5）: 59-60.
[12] 陶永光, 岳少杰, 俞燕. 清开灵对大鼠谷氨酸神经毒性脑水肿时突触体游离钙的影响[J]. 中国当代儿科杂志, 2000, 2（5）: 326-328.
[13] 岳少杰, 陈检芳, 陶永光, 等. 清开灵对脑组织谷氨酸含量及 NMDA 受体的影响[J]. 湖南医科大学学报, 2000, 25（3）: 213.
[14] 蒋玉凤, 朱陵群, 黄启福, 等. 清开灵注射液对 SHRSP 大鼠出血性中风海马区兴奋性氨基酸含量的影响[J]. 中国中医急症, 1997, 6（5）: 219-221, 195.
[15] 蒋玉凤, 黄启福, 邹丽琰, 等. 清开灵注射液治疗 SHRSP 出血性中风病的研究[J]. 北京中医药大学学报, 1997, 20（2）: 35-38, 72.
[16] 李克玲, 黄启福, 严京, 等. 清开灵注射液对脑血肿家兔血气变化的影响[J]. 北京中医药大学学报, 2003, 26（3）: 21-23.
[17] 李克玲, 黄启福, 蒋玉凤, 等. 清开灵注射液治疗家兔脑血肿的实验研究[J]. 中国中西医结合杂志, 1997, 17（2）: 91-93.
[18] 白丽敏, 孙红梅, 朱陵纯, 等. 清开灵注射液对实验性脑出血大鼠脑内 P 物质的影响[J]. 北京中医药大学学报, 1996, 19（6）: 67-69.
[19] 卢志刚, 刘芸, 易继龙. 清开灵注射液对自发性蛛网膜下腔出血后脑血管痉挛患者 SOCS-3、TNF-α 和 IL-6 的影响[J]. 中国医院药学杂志, 2015, 35（2）: 141-144.
[20] 朱培纯, 吴海霞, 陈浩, 等. 3 种方药对脑出血大鼠因子Ⅷ相关蛋白和胶质纤维酸性蛋白的影响[J]. 北京中医药大学学报, 1997, 20（1）: 34-37, 71.
[21] 陈浩, 朱培纯. 清开灵对脑出血大鼠前额皮层生长抑素 mRNA 表达影响的实验研究[J]. 神经解剖学杂志, 1998,（1）: 61-64.
[22] 刘莉, 钱家骏, 胡加跃. 醒脑健神胶囊、清开灵注射液对急性脑出血大鼠脑含水量、离子含量及自由基代谢的影响[J]. 北京中医药大学学报, 1997, 20（1）: 38-39.
[23] 钱家骏, 刘莉, 庞鹤, 等. 醒脑健神胶囊、清开灵注射液对急性脑出血大鼠血浆 ET、CK 及 vWF 水平的影响[J]. 北京中医药大学学报, 1997, 20（2）: 26-28, 72.
[24] 岳少杰, 罗自强, 冯德云, 等. 清开灵对谷氨酸神经毒性脑损伤脑组织 c-fos 基因表达的影响[J]. 北京中医药大学学报, 2002, 25（2）: 27-30.
[25] 岳少杰, 曾庆善, 周建华. 清开灵抗大鼠谷氨酸神经毒性脑损伤的实验研究[J]. 中国中西医结合杂志, 2000, 20（11）: 842-845, 800.
[26] 庞鹤, 朱陵群. 清开灵注射液对大鼠胎鼠海马神经细胞凋亡的影响[J]. 中国医药学报, 2003, 18（12）: 749-751.
[27] 贺侃, 唐洪丽. 清开灵对癫痫大鼠 EAAs、IAAs 干预作用的研究[J]. 东南大学学报（医学版）, 2003, 22（6）: 380-383.
[28] 赵丽红, 卜丽梅, 于艳华, 等. 清开灵注射液对大鼠心肌缺血再灌注损伤的保护作用[J]. 中国老年学杂志, 2012, 32（3）: 552-554.
[29] 曹慧玲, 吕士杰, 姜艳霞, 等. 清开灵注射液对大鼠急性肺损伤中氧自由基的干预作用[J]. 现代中西医结合杂志, 2016, 15（18）: 2465-2467.
[30] 邵志华, 王和枚, 陈嘉斌, 等. 清开灵注射液对小鼠全氟异丁烯吸入性急性肺水肿的治疗作用[J]. 中国职业医学, 2006, 33（4）: 241-244.
[31] 孙浩, 王珣, 柳佳利, 等. 清开灵注射液对 LPS 诱导的兔弥散性血管内凝血的作用[J]. 中国病理生理杂志, 2012, 28（5）: 895-900.
[32] 曹春雨, 梁爱华, 赵雍, 等. 清开灵注射液的抗血栓作用及其机制研究[J]. 中国中药杂志, 2009, 34（12）: 1549-1552.
[33] 阮浩澜, 陈琪, 黎旸, 等. 清开灵注射液对四氯化碳致小鼠急性肝损伤的保护机制研究[J]. 中国药师, 2014, 17（6）: 898-901.
[34] 齐治家, 钱家骏, 乔亭祥, 等. 清开灵注射液对实验性肝损伤保护作用的生物化学初步研究[J]. 中医杂志, 1981,（5）: 69-71.
[35] 钱家骏, 乔亭祥, 齐治家. 清开灵 I 号注射液对急性肝损伤保护作用的进一步观察[J]. 中医药研究杂志, 1985,（Z1）: 63-64.
[36] 朱陵群, 黄启福, 王鸣川. 清开灵抗内毒素所致肝细胞脂质过氧化损伤的研究[J]. 北京中医药大学学报, 1996, 19（4）: 32-34.
[37] 梁丽云, 王力生, 李丽, 等. 清开灵注射液对离体肝细胞细胞色素 P-450 及 LPO 的影响[J]. 山西中医, 1995, 11（4）: 44-46.
[38] 李世纲, 戴恩来, 崔笑梅. 清开灵注射液对实验性肾炎大鼠肾皮质 NF-κB 表达影响的实验研究[J]. 甘肃中医, 2001, 14（6）: 66-67.
[39] 关晓清, 邹丽文, 刘平夫, 等. 清开灵注射液治疗慢性肾功能衰竭大鼠的实验研究[J]. 中医药学刊, 2003, 21（12）: 2101-2103.

[40] 赵令斋,曾耀英,黄秀艳,等.清开灵注射液对小鼠 T 细胞行为和 DTH 的影响[J]. 中山大学学报（医学科学版）, 2008, 29（4）：407-411, 417.

[41] 梁爱华,王金华,薛宝云,等.清开灵注射液对内毒素诱导的大鼠炎性因子产生的抑制作用[J]. 中国中药杂志, 2007, 32（12）：1240-1241.

[42] 刘云海,韩洪刚,谢委.清开灵注射液抗内毒素作用的实验研究[J]. 医药导报, 2005, 24（3）：185-186.

[43] 韩雪,王毅,王羽侬,等.清开灵注射液对金黄色葡萄球菌细菌生物膜的影响[J]. 北京中医药大学学报, 2014, 37（5）：300-303, 313.

[44] 何维英,高荣梅,李兴琼,等.10 种中成药体外抗流感病毒活性研究[J]. 药学学报, 2010, 45（3）：395-398.

[45] 陈泽涛,李芮,陈刚,等.传统急救中成药对 L_{7212} 小鼠脑膜白血病防治作用的病理观察[J]. 中国实验方剂学杂志, 1996, （4）：15-18.

[46] 陈泽涛,李芮,张宏,等.传统急救中成药对白血病小鼠 L_{7212}NK 细胞活性的影响[J]. 山东中医学院学报, 1995, （4）：254-255.

[47] 赵令斋,曾耀英,黄秀艳,等.清开灵注射液体外抑制 HIV-1 作用[J]. 暨南大学学报（自然科学与医学版）, 2009, 30（2）：176-179.

[48] 王文花,单泽松,胡海燕,等.清开灵注射液对 HepG2 细胞 u-PAR 表达影响的实验研究[J]. 中华中医药学刊, 2008, 26（6）：1269-1271.

[49] 陈泽涛,董倩,张玲,等.清开灵注射液及其有效成分诱导人急性早幼粒白血病细胞凋亡的研究[J]. 中国中西医结合杂志, 2001, 21（11）：840-842.

[50] Lv L, Liu Y, Shi H F, et al. Qingkailing injection attenuates apoptosis and neurologic deficits in a rat model of intracerebral hemorrhage[J]. J Ethnopharmacol, 2009, 125（2）：269-273.

[51] 蔺梦娟,吴嘉瑞,刘施,等.基于 Meta 分析的清开灵注射剂治疗肺炎临床评价研究[J]. 药物流行病学杂志, 2017, 26（5）：325-331, 338.

[52] 蔺梦娟,吴嘉瑞,张晓朦,等.基于 Meta 分析的清开灵注射剂治疗急性上呼吸道感染临床评价研究[J]. 药物流行病学杂志, 2016, 25（12）：763-772.

[53] 梁艳,张真真,薛春苗,等.清开灵注射液治疗急性脑血管疾病临床疗效的系统评价[J]. 中国医院用药评价与分析, 2018, 18（10）：1297-1302.

（广东药科大学　赵　杰；南方医科大学　余林中，李浩锄）

鱼腥草注射液

【**药物组成**】　鲜鱼腥草。

【**处方来源**】　研制方。国药准字 Z61021678。

【**功能与主治**】　清热解毒，消痈排脓，利湿通淋。用于痰热壅肺所致之肺部感染、肺脓肿；湿热下注所致的尿路感染；热毒壅盛所致的痈疖。

【**药效**】　主要药效如下[1-15]：

1. **解热**　环磷酸腺苷是接近体温调节末环节的发热介质，大多数学者认为 Na^+/Ca^{2+} 上升诱导下丘脑内环磷酸腺苷含量上升是多种致热原引起发热的共同中介环节。本品可抑制注射酵母混悬液诱导的大鼠发热，其机制可能是通过抑制下丘脑中环磷酸腺苷含量的升高及促进脑腹中隔区精氨酸升压素的释放而发挥解热作用。

2. **抗炎**　本品能抑制涂抹二甲苯所致的小鼠耳廓肿胀。用本品在喉头处喷雾，能改善急性咽炎大鼠模型咽部黏膜组织的炎症病理变化和降低大鼠血浆中白细胞含量。给予应用复合法（2,4-二硝基氯苯+乙酸）诱导细胞免疫反应性结肠炎模型大鼠灌肠，能减轻大鼠肠黏膜充血、水肿、糜烂、坏死等。以上表明本品具有抗炎作用。

3. **抗病原微生物**　本品能降低甲型流感病毒 H1N1 感染小鼠死亡率，抑制小鼠肺指数升高、体重下降和肺血凝滴度升高。本品体外能抑制甲 3 型流感病毒（H3N2）诱导犬肾传代细胞（MDCK）的凋亡；对非发酵菌属即假单胞菌属、产碱杆菌属、无色杆菌属、土壤杆菌属、黄杆菌属、摩拉杆菌属、不动杆菌属也有一定的抑制作用。人 β 防御素 2（HBD-2）体外对革兰阴性菌（如铜绿假单胞和大肠埃希菌）、真菌（如白色念珠菌）和分枝杆菌具有杀菌作用，本品体外能刺激人肺腺上皮细胞（SPC-A-1），可诱导 HBD-2 基因的表达增强。

4. 抗内毒素　本品体外能中和内毒素。利用恒温灌流装置蠕动泵（Langendorff），将本品灌流于大鼠离体心脏，有明显的抗内毒素心肌损伤作用，其机制可能是通过降低心肌中一氧化氮的量、稳定心肌酶活性和能量代谢水平等途径提高心肌对内毒素性损伤的抵抗力。

5. 抗过敏　本品能抑制组胺诱发的小鼠血管通透性增加及组胺诱发的豚鼠离体回肠收缩，表明其具有一定抗过敏作用。

6. 其他　本品体外能抑制 Fe^{2+}-L-半胱氨酸诱导的大鼠肝脏线粒体丙二醛含量升高，抑制大鼠肝脏脂质过氧化代谢。本品能提高慢性阻塞性肺疾病患者外周血白细胞 CD3、CD4 和 CD4/CD8，表明其具有一定免疫调节作用。本品还能减少膜性肾病大鼠模型 24 小时尿蛋白量，减轻肾小球周围炎性反应，减少血管内红细胞数量。

【临床应用】　主要用于肺炎、肺脓肿、上呼吸道感染等[16-20]。

1. 肺炎　本品适用于风热犯肺所致之发热恶寒、鼻流浊涕，咽痛咳嗽，咳痰不畅或咳喘胸痛，痰淡色黄或带血，烦渴喜饮，舌红苔黄，脉数等。常用于肺炎等肺部感染属风温肺热见上述证候者。本品能改善小儿支气管肺炎患者发热、咳嗽、咳痰、气喘等症状，减少肺部湿啰音，促进肺部炎症吸收、好转。Meta 分析表明，本品用于肺炎总有效率较常规治疗高，平均退热时间缩短近 1 天。

2. 肺脓肿　本品适用于肺感毒邪，痰热蕴肺所致之肺痈。临床可见发热，咳嗽，胸痛，咳吐腥臭浊痰，甚则咳吐脓血痰，口干咽燥，舌红，苔黄腻，脉滑数等。常用于肺脓肿而见上述证候者。

3. 上呼吸道感染　急性上呼吸道感染是指由病毒、细菌引起鼻、咽或喉部急性炎症，临床可见身热较著，微恶风，头胀痛，鼻塞流黄浊涕，咳嗽，痰黏而黄，咽燥或咽痛，口渴欲饮，舌苔黄，脉浮数等。本品能有效改善急性上呼吸道感染之发热、咽痛、咳嗽等症状。本品雾化吸入可用于小儿疱疹性咽峡炎，能促进患儿体温降至正常、咽部疱疹及溃疡好转。Meta 分析表明，单用本品治疗呼吸道感染性疾病，仍可达到较快退热、及时有效控制感染的目的。

【不良反应】　①本品可能导致严重的过敏反应：过敏性休克、肺水肿、喉水肿、过敏性紫癜、大疱表皮松懈型药疹、剥脱性皮炎、重症多形性红斑等。②尚可见其他不良反应。皮肤黏膜表现：皮肤潮红，瘙痒，荨麻疹，斑丘疹及血管神经性水肿等；呼吸道阻塞症状：胸闷，气急，喘鸣，憋气，发绀，呼吸困难等；消化系统表现：恶心，呕吐，腹痛，腹泻等；循环系统表现：心悸，出汗，面色苍白，肢冷，发绀等；意识方面的改变：烦躁，头晕，头痛，意识不清等。③肌内注射可引起局部疼痛。

【使用注意】　①若发现浑浊、沉淀、变色、漏气或瓶身细微破裂，均不能使用。②老年人慎用。③心脏病患者慎用。④过敏体质及有对其他药物过敏史者慎用。⑤用药期间，忌食辛辣、刺激、油腻食物。⑥对本品过敏者禁用。⑦妊娠期妇女、儿童禁用。⑧禁止静脉给药。

【用法与用量】 肌内注射。一次 2ml，一日 4～6ml。

参 考 文 献

[1] 石丽娟, 董榕, 季吉. 鱼腥草注射液对小鼠学习记忆能力的影响[J]. 东南大学学报（医学版）, 2004, 23（6）: 390-393.
[2] 石丽娟, 董榕, 孙丰. 鱼腥草注射液对噪声引起的小鼠的学习记忆功能改变的作用[J]. 中华医学会首届国际行为医学大会论文. 95-98.
[3] 王慧玲, 崔伟, 秦鑫, 等. 鱼腥草对致热大鼠下丘脑 cAMP 和腹中隔区精氨酸加压素含量的影响[J]. 中国临床药理学与治疗学, 2007, 12（1）: 78-81.
[4] 王君. 鱼腥草注射液对急性咽炎治疗作用的实验研究[J]. 中国药业, 2016, 25（3）: 35-37.
[5] 侯向明, 王雷, 寇欣. 鱼腥草注射液的抗过敏止痒作用[J]. 中草药, 2005, 36（8）: 1211-1212.
[6] 刘志峰, 李桂生, 傅风华, 等. 8 种中药注射剂体外抗内毒素作用的观察[J]. 中草药, 2002, 33（1）: 58-59.
[7] 王海华, 张定国, 殷慧群, 等. 鱼腥草注射液和双黄连注射液抗内毒素心肌损伤作用的比较[J]. 中药药理与临床, 2003, 19（4）: 18-20.
[8] 魏艳静, 卞红磊. 鱼腥草注射液对溃疡性结肠炎大鼠治疗作用研究[J]. 第三军医大学学报, 2005, 27（23）: 2356, 2362.
[9] 钟瑜, 常克, 杨岑, 等. 鱼腥草注射液对膜性肾病大鼠的初步实验研究[J]. 实用中西医结合临床, 2005, 5（1）: 1-2, 32.
[10] 马连昕, 李廷谦, 毛兵, 等. 慢性阻塞性肺疾病急性发作期 T 细胞亚群变化及鱼腥草注射液对其影响[J]. 成都中医药大学学报, 2002, 25（1）: 18-19.
[11] 罗理, 董碧蓉, 滕丽花. 鱼腥草注射液诱导人肺腺上皮细胞 β 防御素 2 mRNA 表达[J]. 中西医结合学报, 2008, 6（7）: 716-719.
[12] 郭惠, 姚灿, 何士勤. 鱼腥草抗流感病毒诱导细胞凋亡的研究[J]. 赣南医学院学报, 2003, 23（6）: 615-616.
[13] 郝莉, 杨奎. 鱼腥草注射液抗甲型流感病毒实验研究[J]. 中国中医急症, 2007, 16（6）: 713-714.
[14] 高峰, 王文祖, 冯培德, 等. 鱼腥草对非发酵菌抑制作用的研究[J]. 云南中医中药杂志, 1995, 16（6）: 43.
[15] 李姝, 周劲帆, 龙盛京. 珍珠精母、肌苷、人胎盘组织液、鱼腥草对对大鼠肝脏脂质过氧化的作用[J]. 实用预防医学, 2002, 9（1）: 22-24.
[16] 崔小花, 王莉, 李幼平, 等. 鱼腥草注射液治疗呼吸系统疾病有效性评价[J]. 中国循证医学杂志, 2011, 11（7）: 786-798.
[17] 姜群来, 郑跃杰. 鱼腥草注射液治疗支气管肺炎 100 例分析[J]. 现代中西医结合杂志, 2001, 10（16）: 1549.
[18] 申он梅, 杨波. 鱼腥草注射液超声雾化吸入治疗咽炎观察[J]. 河南中医, 2004, 24（12）: 73.
[19] 罗德劲, 严素芬. 鱼腥草注射液雾化吸入治疗小儿疱疹性咽峡炎疗效观察[J]. 河北中医, 2005, 27（4）: 298-299.
[20] 李玉香. 鱼腥草注射液雾化吸入治疗上呼吸道感染 52 例疗效观察[J]. 山西职工医学院学报, 2009, 19（3）: 60.

（广东药科大学　赵　杰；南方医科大学　余林中，李浩锄）

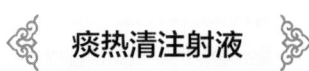

痰热清注射液

【药物组成】 黄芩、熊胆粉、山羊角、金银花、连翘。

【处方来源】 研制方。国药准字 Z20030054。

【功能与主治】 清热，解毒，化痰。用于风温肺热病属痰热阻肺证，症见发热、咳嗽、咯痰不爽、口渴、舌红、苔黄等；急性支气管炎、急性肺炎（早期）出现的上述症状。

【药效】 主要药效如下[1-6]：

1. 抗病原微生物　本品体外对产 KPC 酶的肺炎克雷伯菌有良好的抑制作用，与头孢呋辛钠联用对金黄色葡萄球菌有协同抗菌作用。

2. 抗肺损伤　本品能抑制脂多糖诱导肺损伤模型大鼠支气管肺泡灌洗液肿瘤坏死因子 α、白介素-1β、白介素-6 和白介素-8 的释放，抑制黏液高分泌。其机制可能与干预 MAPK/NF-κB 炎症信号通路有关。本品还能抑制呼吸道合胞病毒感染小鼠的肺指数和肺组织悬液 1gTCID50、丙二醛升高，提高 GSH、γ 干扰素活性，减轻肺组织病理损害。

3. **抗慢性阻塞性肺疾病** 慢性阻塞性肺疾病（COPD）是以持续气流受限为特征的呼吸系统常见病，气道黏液高分泌是其急性加重的重要病理生理特征，在急性发作期气道黏液分泌量增加，且其黏度也明显增加，从而使气道阻塞程度和病情迅速加重。目前认为黏液高分泌已经成为影响慢性阻塞性肺疾病病情和预后的关键危险因素，在慢性阻塞性肺疾病发病和治疗中具有重要意义。本品能抑制脂多糖联合烟熏诱导慢性阻塞性肺疾病模型大鼠气道阻力（RI）和肺总量（TLC）升高，抑制 FEV_1/FVC 降低，能降低肺泡灌洗液 MUC5AC 的含量和肺组织匀浆中的炎症因子白介素-8、肿瘤坏死因子 α 含量。以上研究表明，本品可以通过抑制炎症介质释放、调节 MUC5AC 分泌而减轻气道炎症，抑制气道黏液高分泌，改善肺功能。

4. **保肝** 本品对四氯化碳致小鼠急性肝损伤模型有明显的保护作用，能抑制四氯化碳所致的肝脏组织空泡变性，降低 ALT 和 AST 活性。

【**临床应用**】 主要用于肺炎、支气管炎、急性肺损伤、慢性阻塞性肺疾病、手足口病等[7-21]。

1. **肺炎** 本品适用于痰热阻肺之风温肺热。临床可见发热、咳嗽、咳痰不爽、口渴、舌红、苔黄等。常用于肺炎属痰热阻肺而见上述证候者。支原体肺炎是由肺炎支原体感染引起的一种间质性肺炎或急性毛细支气管肺炎，临床表现以发热、咳嗽为主，阿奇霉素为治疗支原体肺炎的常用药。但阿奇霉素长期、大剂量使用可发生较严重的胃肠道反应或肝肾毒性，不利于患者康复。阿奇霉素联合本品能提高老年支原体肺炎患者外周血免疫球蛋白 IgA、IgG、IgM 水平，有利于改善免疫功能，抑制炎症反应；可有效改善小儿肺炎支原体肺炎患儿的临床症状和体征，缩短患儿体温恢复正常时间、咳嗽消失时间和肺部啰音消失时间，降低血清肿瘤坏死因子 α、白介素-10 水平。本品与头孢呋辛钠联用，能有效降低支气管肺炎患儿白细胞、血清降钙素原（PCT）和超敏 C-反应蛋白水平，缓解炎症反应，效果优于单用头孢呋辛钠。本品联合左氧氟沙星治疗痰热壅肺型非重症社区获得性肺炎（CAP）痰热壅肺证，能改善临床症状，提高临床疗效，安全有效。国家卫生健康委员会在《新型冠状病毒肺炎诊疗方案（试行第七版）》中推荐本品用于新型冠状病毒肺炎重症及危重症治疗，可有效缓解患者大热烦渴、喘憋气促、出血衄血等症状，在临床总有效率、缩短退热时间、缩短肺部啰音消失时间及缩短住院时间方面均优于利巴韦林对照组。

2. **支气管炎** 本品还适用于痰热阻肺之支气管炎，与头孢菌素联合应用对慢性老年支气管炎治疗效果显著，能有效降低患者炎症因子 C-反应蛋白、白介素-6、白介素-8 水平。联合莫西沙星治疗慢性支气管炎患者急性发作亦能较快改善临床症状与体征，总有效率达 91.11%。

3. **急性肺损伤** 采用支气管肺泡灌洗地塞米松联合本品治疗急性肺损伤，患者急性肺损伤评分（LIS）、急性生理功能和慢性健康状况评分（APACHE）及全身炎症反应综合征（SIRS）评分、氧合指数、氧饱和度、血管外肺水指数、肺血管通透指数、心率、平均动脉压、中心动脉压、心排血量均显著改善；肺泡灌洗液细胞间黏附分子-1（ICAM-1）、基质金属蛋白酶-9（MMP-9）、白介素-6 水平均显著降低；机械通气时间、住重症加强护理病房（ICU）时间缩短；重症监护室呼吸机相关性肺炎（VAP）发生率、住院总费用、急性呼吸窘迫综合征（ARDS）发生率、总病死率降低。

4. 慢性阻塞性肺疾病　本品能改善慢性阻塞性肺疾病患者动脉血气、肺功能及免疫功能。本品或联合川芎平喘合剂、丹参川芎嗪用于慢性阻塞性肺疾病急性加重期，能改善患者的临床症状，改善 $PaCO_2$、PaO_2、FEV_1、FVC 及 FEV_1/FVC，恢复白细胞计数和 C-反应蛋白、白介素-6 水平。

5. 手足口病　小儿手足口病是由肠道病毒诱发的传染性疾病，临床可见手、足、口腔等部位的疱疹或溃疡，伴有口痛、厌食、低热等，重症患儿可诱发脑脊髓炎、心肌炎、肺水肿及无菌性脑膜炎等严重并发症，甚至死亡。本品联合干扰素对治疗小儿重症手足口病，能缩短体温恢复正常时间、皮疹消退时间、正常进食时间、口腔溃疡愈合时间和平均住院时间；降低血清淀粉样蛋白 A、C-反应蛋白、白介素-6、γ 干扰素、白介素-1β 和肌钙蛋白 I（cTnI）含量。本品联合利巴韦林治疗小儿重症手足口病的临床疗效亦显著高于单用利巴韦林治疗。

【不良反应】　本品偶有过敏反应，可见头晕、恶心、呕吐、全身发红、瘙痒或皮疹。

【使用注意】　①对本品、醇类过敏或过敏体质者禁用，老年伴有肝肾功能不全者禁用，严重肺心病伴有心衰者禁用，有表寒证者忌用，妊娠期妇女、24 个月以下婴幼儿禁用。②本品不良反应包括极其罕见的过敏性休克，用药过程中应密切观察用药反应，特别是开始 5～30 分钟；一旦出现过敏反应或其他严重不良反应，应立即停药并及时救治；同时应妥善保留相关药品、患者使用后残存药液及输液用所有器具，采集患者血样并冷藏，以备追溯不良反应产生的原因。③稀释溶媒的温度要适宜，确保在输液时药液为室温，一般 20～30℃为宜。④药液稀释倍数不低于 1：10（药液：溶媒），稀释后药液必须在 4 小时内使用。⑤用药前应认真检查药品及配制后的滴注液，发现药液出现浑浊、沉淀、变色、结晶等药物性状改变，以及瓶身细微破裂者，均不得使用。⑥不得和其他药物混合滴注。⑦如需联合用药，在换药时需先用 5%葡萄糖注射液或 0.9%氯化钠注射液（50ml 以上）冲洗输液管或更换新的输液器，并应保持一定的时间间隔，以免药物相互作用产生不良反应。⑧本品在输液过程中，液体应经过过滤器，若发现有气泡，应减慢滴速。严格控制输液速度，儿童以 30～40 滴/分为宜，成年人以 30～60 滴/分为宜，滴速过快或有渗漏可引起头晕、胸闷或局部疼痛。

【用法与用量】　静脉滴注。成人一般一次 20ml，重症患者一次可用 40ml，加入 5%葡萄糖注射液或 0.9%氯化钠注射液 250～500ml 中静脉滴注，每分钟不超过 60 滴，一日 1 次；儿童按体重 0.3～0.5ml/kg，最高剂量不超过 20ml，加入 5%葡萄糖注射液或 0.9%氯化钠注射液 100～200ml 中静脉滴注，每分钟 30～60 滴，一日 1 次；或遵医嘱。

参 考 文 献

[1] 朱天成. 痰热清注射液对产 KPC 酶肺炎克雷伯菌耐药抑制作用的实验研究[J]. 北京中医药大学，2017.
[2] 闫春生，徐海瑛，陈青阁，等. 痰热清注射液联合头孢呋辛钠体外抗金黄色葡萄球菌作用. 医药导报，2016，35(7)：728-731.
[3] Liu W，Jiang H L，Cai L L，et al. Tanreqing Injection Attenuates Lipopolysaccharide-Induced Airway Inflammation through MAPK/NF-κB Signaling Pathways in rats[J]. Evidence-Based Complement Alternat Med，2016，2016：5292346.
[4] 姬诚. 痰热清注射液对呼吸道合胞病毒感染小鼠肺损伤的保护作用[J]. 科技与创新，2016（8）：109.
[5] 林观康，黄东晖，蔡凌峰，等. 痰热清注射液对 COPD 大鼠体内炎症因子及气道黏液高分泌的影响[J]. 新中医，2016，48

（10）：224-227.

[6] 盛云华，马静，张志超，等. 四氯化碳致小鼠急性肝损伤模型的优化及痰热清注射液的保肝作用[J]. 中国医药工业杂志，2017，48（2）：221-225.

[7] 钟伟宏，钟达宏. 阿奇霉素联合痰热清注射液对老年 MPP 患者 CRP 和免疫球蛋白的影响[J]. 医学综述，2016，22（3）：600-602.

[8] 刘景艳. 阿奇霉素联合痰热清注射液对小儿肺炎支原体肺炎的疗效观察[J]. 中国医学工程，2016，24（6）：45-46.

[9] 刘仲瑜. 痰热清注射液联合阿奇霉素序贯治疗儿童支原体肺炎的临床研究[J]. 现代药物与临床，2017，32（2）：237-240.

[10] 闫伟玲，李长青，段瑞强，等. 痰热清注射液对支气管肺炎患儿 WBC、PCT 和 hs-CRP 水平影响[J]. 四川生理科学杂志，2018，40（2）：114-116.

[11] 张晓洁，潘德福. 痰热清注射液对社区获得性肺炎临床疗效及血清 PCT 水平的影响[J]. 湖南中医药大学学报，2016，36（10）：72-75.

[12] 中华人民共和国家卫生健康委员会. 新型冠状病毒肺炎诊疗方案（试行第七版）[J]. 兰州大学学报（医学版），2020，46（2）：1-7.

[13] 郭仪，许斌，石岩，等.《新型冠状病毒肺炎诊疗方案》推荐的清热解毒中药注射液治疗病毒性肺炎疗效评价的网状 Meta 分析[J/OL]. 中华中医药学刊：21-26.

[14] 叶宪和. 痰热清注射液联合头孢菌素治疗老年慢性支气管炎对临床疗效与炎性因子的影响分析[J]. 内蒙古医学杂志，2017，49（3）：339-340.

[15] 黄杰. 痰热清注射液联合莫西沙星治疗慢性支气管炎急性发作患者45例[J]. 临床医药文献电子杂志，2017，4（30）：5893，5896.

[16] 王琦. 支气管肺泡灌洗地塞米松联合痰热清注射液治疗急性肺损伤疗效及对血浆和肺泡灌洗液炎性因子的影响[J]. 现代中西医结合杂志，2017，26（19）：2093-2096.

[17] 王玉娟，薛亚妮，陈伟，等. 痰热清注射液对 COPD 患者血清 TGF-β 与 MMP-9 水平的影响[J]. 现代生物医学进展，2017，17（22）：4325-4329.

[18] 梁炜，陈斯宁，李瑞祥. 痰热清注射液对慢性阻塞性肺疾病急性加重期 hs-CRP、IL-6、IL-10 的影响[J]. 广西中医药大学学报，2017，20（1）：11-13.

[19] 陆彩云，江帆，谭玉萍，等. 川芎平喘合剂联合痰热清注射液治疗慢性阻塞性肺疾病174例[J]. 河南中医，2017，37（1）：99-101.

[20] 王彬，罗毅，梁桂林，等. 痰热清注射液联合丹参川芎嗪治疗慢性阻塞性肺疾病的疗效评价及作用机制[J]. 广东医学，2016，37（6）：921-924.

[21] 邱慧明，朱祎宏. 重组人干扰素联合痰热清注射液治疗小儿重症手足口病的临床研究[J]. 中国临床药理学杂志，2017，33（23）：2343-2346.

（广东药科大学　赵　杰）

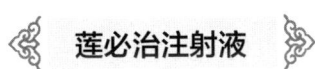

莲必治注射液

【药物组成】　穿心莲内酯。

【处方来源】　研制方。国药准字 Z20063295。

【功能与主治】　清热解毒，抗菌消炎。用于细菌性痢疾、肺炎、急性扁桃体炎。

【药效】　本品为穿心莲内酯制剂，主要药效如下：

1. 抗病原微生物[1-6]　穿心莲内酯抗菌作用明显，对铜绿假单胞菌效果良好，与阿奇霉素具有协同抗菌的作用；抗白念珠菌亦有显著效果，且对人体组织细胞毒性低，还可使白念珠菌生物膜细胞凋亡，并通过凋亡方式来干预白念珠菌生物膜分散细胞；对铜绿假单胞菌具有群感效应抑制剂样作用。穿心莲内酯还对香港病毒（HKV）、埃博拉病毒（EBOV）和呼吸道合胞病毒具有拮抗作用。穿心莲内酯在 HepG2 细胞系中具有抗登革病毒血清型 2（DENV2）活性，在 HeLa 细胞系中均具有抗登革病毒血清型 4（DENV4）活性，能减少细胞感染和病毒输出的程度。

2. 解热、抗炎[7-10]　穿心莲内酯能抑制肺炎双球菌和乙型溶血性链球菌所引起的发热，对注射伤寒、副伤寒菌苗所诱导的家兔发热或注射 2，4-二硝基苯酚所致的大鼠发热均有一定的解热作用。穿心莲内酯对同时感染肺炎双球菌和溶血性链球菌培养物所致的家兔发热能延缓体温上升时间、降低体温上升高度。穿心莲内酯具有良好的抗炎效果，能够下调脂多糖诱导的小鼠巨噬细胞中炎症因子一氧化氮、肿瘤坏死因子α、白介素-6 的表达，还可抑制环氧化酶-2（COX-2）的表达，从而减少前列腺素 E_2 的产生。穿心莲内酯还能清除由内毒素和细胞因子所导致的中性粒细胞的腹膜沉积，抑制感染性休克的发生。穿心莲内酯能减少气道肿瘤坏死因子α和白介素-6 的分泌，抑制慢性支气管炎大鼠的气道炎症。

3. 调节免疫[11-12]　本品体外能诱导外周血单个核细胞产生γ干扰素\肿瘤坏死因子α，能提高人外周血中 NK 细胞杀伤 K562 细胞的活性。本品还能提高豚鼠腹腔单核巨噬细胞对鸡红细胞的吞噬百分率，亦可通过促进吞噬细胞的功能展现其抗感染作用，即增强非特异性免疫功能。

4. 其他　穿心莲内酯具有抗心肌缺血、抗缺血再灌注损伤、抗血小板聚集、保护血管内皮细胞、调脂降压、抗动脉粥样硬化、预防血管成形术后再狭窄、改善血液流变学、抗肿瘤、保肝利胆等作用。

【临床应用】　主要用于肺炎、急性扁桃体炎、肠炎、菌痢等[13-16]。

1. 肺炎　本品适用于邪热壅肺，肺失清肃所致之咳喘。临床可见高热面赤，咳嗽气喘，咳痰色黄，口干咽燥，便秘尿赤，舌红苔黄，脉数等。常用于肺炎见上述证候者。本品联合头孢曲松钠、他唑巴坦钠治疗老年肺炎和小儿肺炎，能缩短咳嗽消失时间、退热时间、肺部啰音消失时间及 X 线胸片炎症完全吸收时间。

2. 急性扁桃体炎　本品还适用于火毒内盛所致之乳蛾。临床可见喉核红肿，表面有黄白脓点，咽喉肿痛，面赤发热，口干舌燥，尿赤便结，舌红，苔黄厚，脉洪大而数。常用于急性扁桃体炎见上述证候者。

3. 肠炎、菌痢　本品可用于热毒内蕴，伤及肠胃，传化失常所致之泄泻、痢疾。临床可见泄泻，腹痛，泻下急迫，粪色黄褐而臭，肛门灼热，或里急后重，下痢赤白，小便短黄，舌质红，苔黄腻，脉滑数等症。常用于急性肠炎、急性菌痢见上述证候者。亦有用于小儿轮状病毒性肠炎、婴幼儿秋季腹泻。

【不良反应】　本品可能引起皮疹、头晕、胃肠道反应、过敏样反应等，少数患者可能出现急性肾损伤。单独或联合用药均有急性肾功能损害病例报道，但以联合用药特别是合并使用氨基糖苷类为多见，常一次用药即可出现。

【使用注意】　①对本品有过敏史者、妊娠期妇女、哺乳期妇女及有肾脏疾病的患者禁用。②老年人、儿童、过敏体质者慎用。③本品不宜与氨基糖苷类药物及其他可能造成肾损害的药物合用。④用药期间注意监测肾功能。如果出现肾损伤情况，应立即停药，并做相应处理。⑤用药过程中建议尽量多饮水。⑥本品不宜与其他药物在同一容器中混合使用。⑦发现药液出现浑浊、沉淀、变色等现象时不能使用。⑧静脉滴注时浓度不宜过高，输液速度不宜过快，以低于 40 滴/分钟为宜。

【用法与用量】　肌内注射，一次 0.1～0.2g，一日 2 次。静脉滴注，一日 0.4～0.75g，加入 5%葡萄糖注射液或氯化钠注射液中滴注。

参 考 文 献

[1] 程惠娟，刘江，张庚．穿心莲内酯抗铜绿假单胞菌生物被膜及与阿奇霉素协同抗菌作用[J]．中国微生态学杂志，2012，24（2）：120-123．
[2] 汪长中，程惠娟，官妍，等．穿心莲内酯体外抗白念珠菌生物膜作用的初步研究[J]．中国真菌学杂志，2008，3（3）：134-137．
[3] 汪长中，韩宁，徐振华，等．穿心莲内酯诱导白念珠菌生物膜分散细胞凋亡的研究[J]．中国中药杂志，2012，37（3）：362-365．
[4] 李洪涛，覃慧敏，王卫华，等．穿心莲内酯对铜绿假单胞菌 QS 毒力因子的影响[J]．中国中药杂志，2006，31（12）：1015-1017．
[5] Basak A，Zhong M，Munzer J S，et al. Implication of the proprotein comvertases furin，PC5 and PC7 in the cleavage of surface glycoproteis of Hong Kong，Ebola and respiratory syncytial viruses：a comparative analysis with fluorogenic peptides[J]. Biochemical Joumal，2001，353（Pt3）：537-545．
[6] Panrksa P，Ramphan S，Khongwichit S，et al. Activity of androgapholide against dengue virus[J]. Antiviral Research，2016，1396：69-78．
[7] 李明，陈伟强，胡太平，等．穿心莲内酯对巨噬细胞炎症因子表达的影响[J]．广东药学院学报 2010，26（4）：423-425．
[8] 李明，陈伟强，李岩．穿心莲内酯对巨噬细胞环氧化酶 2 及其产物表达的影响[J]．中国医药指南，2010，8（22）：5-6．
[9] Xia Y F，Ye B Q，Li Y D，et al. Andrographolide attenuates inflammation by inhibition of NF-kappa B activation through covalent modification of reduced cysteine 62 of p50[J]. Journal of Immunology，2004，173（6）：4207-4217．
[10] 凌芳，倪鸿昌．注射用穿心莲内酯对慢性支气管炎大鼠气道炎症的影响[J]．中国医院药学杂志，2009，29（20）：1767-1769．
[11] 彭光勇，周峰，丁如宁，等．莲必治注射液（穿心莲内酯）对免疫功能的调节作用[J]．中国中药杂志，2002，27（2）：147-150．
[12] 秦倩倩，付本懂，伊鹏霖，等．穿心莲内酯提高异嗜性粒细胞吞噬和杀伤鸡大肠杆菌 O78 功能的体外试验[J]．中国兽医学报，2013，33（1）：38-42．
[13] 谭化，张秀敬，李娜．莲必治注射液联合头孢曲松钠他唑巴坦钠治疗老年肺炎的临床研究[J]．现代药物与临床，2018，33（11）：2872-2875．
[14] 兰海霞，王国团，张卫东，等．莲必治注射液治疗小儿肺炎有效性的系统评价[J]．农垦医学，2016，38（5）：429-433．
[15] 陈维，沈水顺，廖妙娥．莲必治注射液治疗小儿轮状病毒性肠炎效果观察[J]．临床医学工程，2012，19（1）：63-64．
[16] 谢蔓芳，何廉儒．莲必治注射液治疗婴幼儿秋季腹泻 158 例疗效观察[J]．中国热带医学，2010，10（7）：875-876．

（广东药科大学　赵　杰，南方医科大学　余林中，李浩锄）

肿节风片（分散片、胶囊、注射液）

【药物组成】　肿节风。

【处方来源】　研制方。国药准字 Z36021677。

【功能与主治】　清热解毒、消肿散结。用于肺炎、阑尾炎、蜂窝织炎属热毒壅盛证候者，并可用于癌症的辅助治疗。

【药效】　主要药效如下[1-4]：

1. 抗炎　角叉菜胶及巴豆油为常用致炎剂，局部皮下注射角叉菜胶或涂抹巴豆油能引起毛细血管通透性增高及炎症细胞浸润，并诱发渗出性炎性水肿。本品可以减轻注射角叉菜胶所致小鼠足跖肿胀及涂抹巴豆油所致大鼠耳廓肿胀。本品还可抑制大鼠皮下植入棉球引起炎症相似的肉芽组织增生。

2. 镇痛　腹腔注射乙酸可导致小鼠产生疼痛，并出现扭体反应，常用乙酸所致小鼠扭体反应进行药物镇痛作用评价。本品可以减轻腹腔注射乙酸所致的小鼠扭体反应，表明其具有镇痛作用。

3. 抗菌　体外抗菌实验表明，本品对金黄色葡萄球菌、肺炎链球菌、铜绿假单胞菌、溶血性链球菌和大肠埃希菌均有不同程度的抑菌作用。本品同时可以降低尾静脉注射金黄色葡萄球菌液所致的小鼠死亡率。

4. 调节免疫　本品能够提高小鼠网状内皮系统的吞噬功能。

5. 抗肿瘤　本品可有效抑制体外实验中非小细胞肺癌 A549、H1299 细胞的生长。此外，本品还能够直接杀灭小鼠间质组织瘤细胞 S180 与肝癌细胞 Hep A。

【临床应用】　主要用于肺炎、化脓性中耳炎、类风湿关节炎、胃炎等各种炎症与肿瘤[5-9]。

1. 肺炎　肿节风注射液适用于痰热壅肺之咳嗽。症见身热，烦渴，汗出，咳嗽气粗，或喘促，痰黄稠，胸闷胸痛，舌红苔黄，脉洪数等。常用于肺炎急性期见上述证候者。

2. 化脓性中耳炎　本品联合洛美沙星或联合氧氟沙星滴耳液均可有效治疗化脓性中耳炎，且其起效时间、听力阈值改善程度及致病菌抑制率均优于单独使用洛美沙星或氧氟沙星滴耳液。

3. 类风湿关节炎　本品可用于热痹型类风湿关节炎症见关节红肿热痛、发热、口干、小便黄赤等。且本品与甲氨蝶呤和来氟米特联合运用可以明显提高热痹型类风湿关节炎患者的治疗效果。

4. 胃炎　本品对浅表性胃炎、肥厚性胃炎、萎缩性胃炎及胃窦炎等胃部炎症均具有较好的疗效。

5. 肿瘤　本品可以明显提高结直肠癌术后患者的免疫功能，可加速恢复外周血 $CD3^+$、$CD4^+$ 淋巴细胞亚群数量，$CD4^+/CD8^+$ 细胞比值，以及 NK 细胞数量。

【不良反应】　尚不明确。

【使用注意】　①对本品有过敏史者、妊娠期妇女、哺乳期妇女及有肾脏疾病的患者禁用。②老年人、儿童、过敏体质者慎用。③药品性状发生改变时禁止使用。④用药期间注意监测肾功能。如果出现肾损伤情况，应立即停药，并做相应处理。

【用法与用量】　片剂：口服。一次 1 片（薄膜衣片每片重 0.75g）或一次 3 片（糖衣片片心重 0.25g），一日 3 次。分散片：口服。一次 4 片，一日 3 次。胶囊剂：口服。一次 3 粒，一日 3 次。注射液：肌内注射。抗菌消炎：一次 2～4ml，一日 1～2 次；抗肿瘤：一次 3～4ml，一日 2 次。

参 考 文 献

[1] 蒋伟哲, 孔晓龙, 黄仁彬, 等. 肿节风片的抗菌和抗炎作用研究[J]. 广西中医药大学学报, 2000, 17（1）：50-52.
[2] 王靖, 杜民. 肿节风片与柴银、双黄连、祛痰口服液体外抑菌效果比较[J]. 上海医药, 2008, 29（2）：80-82.
[3] 蒋伟哲, 孔晓龙, 梁钢, 等. 肿节风片对恶性肿瘤和免疫功能的影响[J]. 广西医科大学学报, 2001, 18（1）：39-41.
[4] 陈宇燕, 谢强, 李宗禹, 等. 肿节风分散片对非小细胞肺癌增殖的影响及其分子机制的研究[J]. 齐齐哈尔医学院学报, 2018, 39（22）：2626-2630.
[5] 陈新, 崔韶峰, 王洪. 肿节风注射液治疗小儿肺炎 126 例临床疗效观察[J]. 西南军医, 2005, 7（3）：89-90.
[6] 王力福, 沈美勤, 赵金花. 肿节风分散片联合洛美沙星治疗急性化脓性中耳炎的疗效观察[J]. 现代药物与临床, 2016, 31（8）：1260-1263.
[7] 张维妙. 肿节风分散片联合甲氨蝶呤与来氟米特治疗热痹型类风湿关节炎的临床疗效研究[D]. 郑州：河南中医药大学.
[8] 张雪娜, 信德和. 肿节风片治疗胃部各种炎症的临床观察[J]. 上海医药, 2009, 30（9）：424-425.
[9] 李晴, 郑立君, 郝振宏, 等. 肿节风片对结直肠癌术后化疗患者免疫功能的影响[J]. 上海医药, 2008, 29（9）：420-422.

（南方医科大学　田春阳，余林中）

三、化瘀解毒类

血必净注射液

【药物组成】 红花、赤芍、川芎、丹参、当归。

【处方来源】 研制方。国药准字 Z20040033。

【功能与主治】 化瘀解毒。用于温热类疾病，症见发热、喘促、心悸、烦躁等瘀毒互结证；新型冠状病毒肺炎重型、危重型的全身炎症反应综合征和（或）多脏器功能衰竭。

【药效】 主要药效如下[1-21]：

1. 抗炎 血必净注射液可降低盲肠结扎穿孔所致脓毒症大鼠血清中的炎症因子白介素-1β、肿瘤坏死因子 α 及白介素-6 含量，提高脓毒症大鼠的存活率。进一步代谢组学研究发现，血必净主要是通过调节 D-谷氨酰胺和 D-谷氨酸代谢，丙氨酸、天冬氨酸和谷氨酸代谢，以及鞘脂代谢途径发挥治疗作用。血必净注射液还可通过抑制含半胱氨酸的天冬氨酸蛋白水解酶-1 和白介素-1β 的切割激活，发挥抗肝细胞炎症小体活化的作用。血必净注射液对内毒素诱导的脓毒症和多器官功能障碍综合征、肠缺血再灌注损伤、雨蛙素诱导的急性胰腺炎、宫内感染所致脑损伤、百草枯中毒急慢性肺损伤、急性有机磷农药中毒并发心血管损伤等动物模型均有保护作用，该作用均与抑制炎性介质的释放有关，具体的分子机制涉及 MAPK p38 炎症信号通路和 NF-κB 炎症信号通路。本品还能够下调促炎因子水平，缓解大肠癌术后全身炎症反应综合征患者和重症肺炎患者的炎症水平。

2. 改善凝血功能、微循环 本品可增加脓毒症模型大鼠的微循环毛细血管血流速度、静脉血管管径、肠系膜微静脉多核中性粒细胞附壁数量。本品还可通过改善凝血酶原时间、活化部分凝血活酶时间及血小板计数，缓解严重创伤致急性肺损伤患者的凝血功能。本品也能降低感染性休克患者血浆中的促凝物质水平，改善感染性休克过程中凝血系统紊乱。

3. 抗氧化 血必净注射液能保护内毒素诱导的急性肺损伤、肾脏缺血再灌注损伤及百草枯中毒急慢性肺损伤动物。其药理机制可能与抑制脂质过氧化反应、下调丙二醛水平和上调超氧化物歧化酶活性有关。

4. 免疫调节 机体的免疫功能状态与炎症性疾病的发生发展密切相关。血必净注射液能够通过改善树突细胞的功能障碍，促进 Th1 的增殖和发育，将 Th2 细胞转化为 Th1 细胞，改变 Th1/Th2 和机体的免疫应答类型等途径，保护系统性红斑狼疮小鼠的脏器。本品还可升高重症肺炎患者血清中 C_3、C_4 含量，以及外周血中 $CD3^+CD4^+CD8^-T$ 细胞含量，降低 $CD3^+CD4^-CD8^+ T$ 细胞含量。

5. 改善血管通透性 血必净注射液可抑制体内外热打击所导致的血管内皮通透性增加，提高小鼠生存率。本品还可通过抑制过度的氧化应激缓解百草枯对肺血管的急性损伤。

6. 其他 血必净注射液可以通过 AMPK 通路抑制脓毒症早期肝脏蛋白和血浆蛋白的分解。

【临床应用】 本品在临床上被广泛应用于因感染诱发的全身炎症反应综合征；也可配合治疗多器官功能障碍综合征的脏器功能受损期。

1. 肺炎[22-29] 本品适用于重症肺炎及肺炎危重变证属毒瘀互结者。临床可见咳嗽甚或喘息、气促，身热夜甚，心烦不寐，神志异常，汗出肢冷，舌红绛或紫暗，脉数滑等。国家卫生健康委员会在《新型冠状病毒肺炎诊疗方案（试行第七版）》中推荐本品用于新型冠状病毒肺炎，本品可促进肺部感染病灶吸收并提高疗效，安全性良好，但对炎症指标及核酸转阴率改善不明显。本品也对吸入性肺炎、社区获得性肺炎、坠积性肺炎、支原体性大叶性肺炎，特别是上述 ICU 重症肺炎的治疗效果好，能明显改善患者的临床症状，缩短住院时间，减轻炎症反应。

2. 急性肺损伤/呼吸窘迫综合征[30-32]　严重感染及细胞因子风暴可引起以肺实质细胞损伤、肺水肿为主要特征的急性肺损伤，在其严重阶段（氧合指数＜200mmHg）出现急性呼吸窘迫综合征。血必净注射液对急性放射性肺损伤具有较好的治疗效果，能有效抑制患者的炎性因子水平。本品还可改善呼吸窘迫综合征患者动脉血气分析状况，降低机体炎症反应，纠正异常凝血，缩短 ICU 入住时间，但对患者病死率无明显影响。

3. 全身炎症反应综合征及多器官功能障碍综合征[33,34]　全身炎症反应综合征是机体对感染、创伤、烧伤、手术及缺血再灌注等感染性或非感染性因素的严重损伤所产生的全身性的非特异性炎症反应，最终导致机体对炎症反应失控所表现出的一组临床症状，包括体温、呼吸、心率及白细胞计数方面的改变。本品通过抑制炎性介质的释放、清除氧自由基和内毒素、改善组织灌注、保护机体免疫力，缓解重度烧伤后期的全身炎症反应综合征。本品还可以降低重型脑外伤患者炎症因子及内毒素水平，保护患者内皮功能，治疗重型颅脑外伤后多器官功能障碍综合征。

4. 脓毒症[35-38]　由感染（肺炎、腹膜炎、胆管炎、泌尿系统感染、蜂窝织炎、脑膜炎、脓肿等）引起的全身炎症反应综合征为脓毒症。本品可通过降低炎症因子水平，提升重症脓毒症患者治疗有效率。此外，本品还可保护脓毒症患者胃肠道黏膜，改善患者血液流变学，缓解毛细血管渗漏综合征。本品也可改善脓毒症性心肌功能障碍患者的心肌功能。

5. 肺部感染、慢性阻塞性肺疾病[39-42]　本品可改善鲍曼不动杆菌或耐甲氧西林金黄色葡萄球菌所致肺部感染；改善慢性阻塞性肺病患者的肺功能，还能提高治疗总有效率。

6. 胆囊炎、胆管炎、急性胆道系统感染[43-46]　本品可改善急性化脓性胆管炎围术期患者血气指标、血清炎性因子、肝肾功能，又可降低并发症发生率。本品也能改善老年急性梗阻性化脓性胆管炎患者的凝血功能，提高疗效，改善患者预后；还能改善急性胆囊炎患者的临床症状，抑制炎性介质释放，降低总胆红素，提高疗效，降低复发率。

7. 其他[47-53]　本品还可用于急性胰腺炎、百草枯中毒、急性化脓性扁桃体炎、腹膜炎、热射病、细菌性肝脓肿、痛风性关节炎等疾病。

【不良反应】　偶见皮肤痒感。

【使用注意】　①妊娠期妇女禁用。对本品过敏者慎用。②治疗由感染诱发的全身炎症反应综合征及多器官功能障碍综合征时，在控制原发病的基础上联合使用本品。③本品与其他注射剂同时使用时，要用 50ml 生理盐水间隔，不宜混合使用。④本品在静脉滴注过程中禁止与其他注射剂配伍使用。⑤在使用本品前，如发现本品性状发生改变如出现浑浊、毛点、絮状物、沉淀物等现象时禁止使用。

【用法与用量】　静脉注射。全身炎症反应综合征：一次 50ml，加入生理盐水 100ml 中静脉滴注，在 30～40 分钟内滴毕，一天 2 次；病情重者，一天 3 次。多器官功能障碍综合征：一次 100ml，加入生理盐水 100ml 中静脉滴注，在 30～40 分钟内滴毕，一天 2 次；病情重者，一天 3～4 次。新型冠状病毒肺炎：一次 100ml，加入 0.9%氯化钠注射液 250ml 中稀释，一天 2 次。

参 考 文 献

[1] 师莹莹. 基于代谢组学和生物信息学的血必净注射液治疗脓毒症的药效学及机制研究[D]. 郑州：郑州大学，2019.

[2] 刘夕强. 炎症体对肝脏天然免疫的调控及机制研究[D]. 上海：上海交通大学，2015.

[3] 王金平，李雯，陈佳怡，等. 血必净注射液对脓毒症大鼠肝组织 NF-κB 基因表达的影响[J]. 中国临床药理学与治疗学，2014，19（4）：385-388.

[4] 牛小娟. 血必净对高原 MODS 模型的防治作用研究及与炎性因子表达的关系[D]. 兰州：甘肃中医学院，2014.

[5] 邹艳果. 血必净注射液对急性中毒并发 MODS 患者中性粒细胞 NF-κB 表达的影响[D]. 青岛：山东大学，2008.

[6] 黄燕燕. 血必净预处理对大鼠肠缺血-再灌注肾损伤的保护作用[J]. 中医临床研究，2019，11（1）：115-116.

[7] 骆莹莹，蒲位凌，郭傲玮，等. 血必净注射液对急性胰腺炎小鼠 p38MAPK 信号通路的影响[J]. 天津中医药大学学报，2018，37（4）：318-322.

[8] 马丙祥，党伟利. 血必净注射液对宫内感染致早产脑损伤仔鼠脑 TNF-α 和 GFAP 表达的影响[J]. 中国实验方剂学杂志，2013，19（15）：272-275.

[9] 王英. 血必净联合激素对大鼠百草枯中毒急、慢性肺损伤的保护作用[D]. 北京：中国人民解放军军事医学科学院，2008.

[10] 李志翔，胡英娜. 血必净对大肠癌术后 SIRS 患者 TNF-α、IL-6、APACHE Ⅱ、白细胞及中性粒细胞的影响[J]. 现代中西医结合杂志，2016，25（9）：980-982.

[11] 黎宝红，吴子廷，董嘉怡. 血必净联合常规机械通气治疗重症肺炎的疗效[J]. 海南医学院学报，2015，21（12）：1617-1620.

[12] 李冰，朱志宏，田万管，等. 血必净注射液对脓毒症大鼠肠系膜微循环动态变化的影响[J]. 中国全科医学，2009，12（10）：857-859.

[13] 张宏伟，魏立友，邱方，等. 血必净注射液对严重创伤致急性肺损伤患者凝血功能的影响[J]. 中国全科医学，2008，11（8）：704-705.

[14] 蒋金珩，喻三宝，沈小刚，等. 血必净注射液结合常规疗法对大面积烧伤患者脏器功能损害的保护作用[J]. 上海中医药杂志，2011，45（3）：37-38.

[15] 胡松，张文韬，陈俊，等. 血必净注射液治疗严重创伤所致感染性休克、凝血功能障碍的临床研究[J]. 长江大学学报（自科版），2014，11（7）：6-9，3.

[16] 罗鹏，周振兴. 血必净对大鼠急性肺损伤的保护作用[J]. 中国应用生理学杂志，2017，33（2）：132-135.

[17] 王彦博. 血必净注射液对系统性红斑狼疮小鼠免疫功能的影响及意义[D]. 西安：第四军医大学，2014.

[18] 黎宝红，吴子廷，董嘉怡. 血必净联合常规机械通气治疗重症肺炎的疗效[J]. 海南医学院学报，2015，21（12）：1617-1620.

[19] 刘静娟. PAR1 及血必净注射液在热击致内皮细胞损伤中作用的研究[D]. 广州：广州中医药大学，2013.

[20] 马俊清. 百草枯对大鼠肺血管内皮的急性损伤作用及血必净干预效果[D]. 西安：第四军医大学，2009.

[21] 孙雪东，陆地，吕铁，等. 血必净注射液对脓毒症早期大鼠血浆蛋白水平的影响[J]. 中国中药杂志，2010，35（2）：223-225.

[22] 张从玉，李志浩，张帅，等. 血必净治疗新型冠状病毒肺炎的临床疗效观察中国医院药学杂志[J/OL]. 2020，40（9）：964-967.

[23] 中华人民共和国国家卫生健康委员会. 新型冠状病毒肺炎诊疗方案（试行第七版）[J]. 兰州大学学报（医学版），2020，46（2）：1-7.

[24] 赵俊，陈劲龙，李斌凯，等. 早期纤支镜吸痰联合血必净治疗老年吸入性肺炎的临床疗效评价[J]. 中国医学创新，2017，14（17）：14-17.

[25] 于晓红. 血必净注射液联合清肺养阴汤治疗老年社区获得性肺炎的临床疗效观察[J]. 心理月刊，2019，14（14）：139-140.

[26] 张振国，许墨艳，卢妍. 血必净治疗老年坠积性肺炎临床分析[J]. 内蒙古中医药，2017，36（14）：87.

[27] 王镇，沈晓玲. 支原体性大叶性肺炎血必净治疗的临床效果分析[J]. 海峡药学，2015，27（6）：135-136.

[28] 陈爽，刘浩，林彤彦，等. 血必净注射液联合哌拉西林钠他唑巴坦钠治疗重症肺炎的临床研究[J]. 中西医结合研究，2019，11（1）：8-11.

[29] Song Y，Yao C，Yao Y，et al. XueBiJing Injection Versus Placebo for Critically Ill Patients With Severe Community-Acquired Pneumonia：A Randomized Controlled Trial[J]. Crit Care Med. 2019，47（9）：e735-e743.

[30] 巴艳华. 血必净注射液预防胸部恶性肿瘤放疗中急性放射性肺损伤的临床分析[J]. 中国实用医药，2016，11（30）：195-196.

[31] 牛杏果,张思森,焦宪法,等. 机械通气联合血必净注射液治疗急性呼吸窘迫综合征患者的临床效果[J]. 精准医学杂志, 2019, 34 (5): 433-436, 440.

[32] 刘松桥,邱晓华,黄英姿,等. 血必净注射液治疗急性呼吸窘迫综合征的多中心前瞻性随机对照临床研究[C]. 中华医学会急诊医学分会第十六次全国急诊医学学术年会论文集, 2013: 542.

[33] 郭玉波,王相,李桂华,等. 血必净治疗重度烧伤后期创面中药溶痂过程中全身炎症反应综合征的临床研究[J]. 山西医药杂志, 2014, 43 (23): 2796-2798.

[34] 叶建芬,杨莉. 血必净预防重型颅脑外伤后 MODS 临床观察及护理注意事项[J]. 辽宁中医杂志, 2014, 41 (12): 2645-2647.

[35] 康福新,王小智,刘润,等. 血必净注射液对脓毒症的临床疗效以及对血清炎症因子水平和血液流变学的影响[J]. 中华中医药学刊, 2017, 35 (9): 2456-2458.

[36] 潘永,林旋,徐杰,等. 血必净对脓毒症患者胃肠道黏膜保护作用的临床观察[J]. 中国全科医学, 2007, 10 (4): 312-313.

[37] 许锦奋,李云龙,杨良俊,等. 血必净治疗脓毒症患者毛细血管渗漏综合征临床观察[J]. 新中医, 2016, 48 (5): 139-140.

[38] 陈德珠,钟建,冯艳,等. 血必净注射液对脓毒症性心肌功能障碍的临床干预研究[J]. 哈尔滨医药, 2019, 39 (6): 549-550.

[39] 何巍,穆晓东,加慧. 血必净注射液联合替加环素治疗鲍曼不动杆菌肺部感染的临床效果[J]. 中国当代医药, 2019, 26 (5): 31-33, 37.

[40] 张建,邵波,艾怙怙. 血必净注射液治疗耐甲氧西林金黄色葡萄球菌所致肺部感染的临床疗效及安全性研究[J]. 实用心脑肺血管病杂志, 2016, 24 (11): 83-85.

[41] 张子洲,钱璞,沈科. 布地奈德福莫特罗粉吸入剂联合血必净治疗慢性阻塞性肺疾病患者的临床研究[J]. 中国临床药理学杂志, 2019, 35 (1): 10-13.

[42] 蔡原. 血必净联合支气管肺泡灌洗治疗慢性阻塞性肺疾病的临床效果观察[J]. 临床合理用药杂志, 2020, 13 (2): 111-112.

[43] 朱海平,刘滨,杜永基. 急性化脓性胆管炎围术期采用血必净的临床效果[J]. 深圳中西医结合杂志, 2018, 28 (2): 151-153.

[44] 冯华国,代国华,冯毅,等. 血必净注射液对急性梗阻性化脓性胆管炎老年患者凝血功能的临床研究[J]. 现代医药卫生, 2018, 34 (18): 2864-2866.

[45] 韩晶,吴时胜,李尚日,等. 头孢哌酮/舒巴坦联用血必净治疗急性胆囊炎的临床疗效研究[J]. 药学与临床研究, 2017, 25 (4): 124-126.

[46] 朱孝明,王娟. 头孢哌酮-舒巴坦与血必净联用对老年患者急性胆道感染的临床疗效评价[J]. 抗感染药学, 2019, 16 (6): 1054-1056.

[47] 李淦辉,何伟良,曾育平. 血必净与生长抑素联用对患者急性重症胰腺炎的临床疗效及其对炎症因子水平的影响[J]. 抗感染药学, 2018, 15 (11): 2004-2006.

[48] 钱红,刘博,沈锋,等. 血必净可改善急性百草枯中毒患者临床疗效及降低病死率: 一项1429例 Meta 分析[J]. 中华危重病急救医学, 2019 (11): 1416-1422.

[49] 于春梅,王丽. 血必净注射液治疗化脓性扁桃体炎临床疗效及对血清炎性因子的影响[J]. 现代中西医结合杂志, 2016, 25 (23): 2590-2592.

[50] 樊玉祥,吴林波,曾凡业,等. 血必净辅助治疗消化道恶性肿瘤相关性腹膜炎的临床疗效及安全性评价[J]. 中国临床药理学杂志, 2015, 31 (9): 731-733.

[51] 马骥,徐少丽,兰乃祥,等. 血液净化联合血必净治疗热射病的临床效果及对 TGF-β 水平的影响[J]. 临床医学研究与实践, 2020, 5 (6): 16-17.

[52] 张雷. 抗生素联合血必净注射液治疗132例细菌性肝脓肿临床观察[J]. 海南医学院学报, 2015, 21 (3): 338-340.

[53] 佟强. 血必净注射液治疗急性痛风性关节炎的临床观察[J]. 天津中医药, 2013, 30 (8): 462-464.

(南方医科大学 刘俊珊,余林中)

四、润肺止咳类

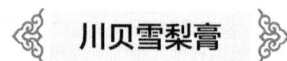

川贝雪梨膏

【药物组成】 梨清膏、川贝母、麦冬、百合、款冬花。

【处方来源】 研制方。《中国药典》(2015年版)。

【功能与主治】 润肺止咳,生津利咽。用于阴虚肺热,咳嗽,喘促,口燥咽干。

【药效】 主要药效作用如下[1-2]：

1. 镇咳、平喘、化痰 咳嗽、气喘、咯痰是肺炎的主要症状，常伴随整个疾病过程。本品能明显延长吸入氨雾和二氧化硫致小鼠咳嗽的潜伏期，减少二氧化硫致小鼠咳嗽次数。本品亦能明显延长吸入乙酰胆碱和组胺诱发的豚鼠喘息潜伏期，对豚鼠离体气管平滑肌有明显的松弛作用。小鼠腹腔注射酚红后，部分可经支气管黏液腺分泌进入气道，本品可增加小鼠气管酚红的排泌，大鼠的排痰量亦有明显增加。以上表明本品具有镇咳、平喘、祛痰作用。

2. 解热 本品对注射三联菌苗致家兔发热和注射角叉菜胶、啤酒酵母致大鼠发热均具有解热作用。

3. 抗炎 本品对涂抹二甲苯所致小鼠耳廓肿胀和注射角叉菜胶引起的大鼠足跖肿胀均有明显的抑制作用，表明本品对急性炎症的渗出、肿胀有抑制作用。

【临床应用】 主要用于肺炎属阴虚肺热者。

肺炎 本品适用于阴虚肺热所致之咳嗽。临床可见干咳无痰或少痰，咽喉不利，咳声嘶哑，口燥咽干，舌红少苔，脉细数等。常用于肺炎恢复期及慢性支气管炎属阴虚肺热而见上述证候者。

【不良反应】 尚未检索到不良反应报道。

【使用注意】 ①脾虚便溏者慎用。②风寒束肺、寒痰阻肺咳嗽者慎用。③服药期间忌食辛辣食物。

【用法与用量】 口服。一次15g，一日2次。

参 考 文 献

[1] 李继洪，冬梅，李旻. 川贝雪梨膏主要药效学实验研究[J]. 中国实验方剂学杂志，2006，12（7）：38-42.
[2] 陈奇有，周一平，陈四艳，等. 川贝雪梨膏抗炎解热及免疫调节作用的研究[J]. 中国中医药科技，2001，8（6）：358-359.

（广东食品药品职业学院　刘　瑶；南方医科大学　余林中）

第八章 肺结核中成药名方

第一节 概述

一、概念

肺结核（pulmonary tuberculosis）是由结核杆菌引起的慢性呼吸道传染病。结核性胸膜炎（tuberculous pleuritis）是结核杆菌及其自溶产物、代谢产物进入超敏感机体的胸膜腔而引起的胸膜炎症。

二、病因及发病机制

（一）病因

结核菌，属于分枝杆菌科分枝杆菌属。结核分枝杆菌感染肺部可引起肺结核。

（二）发病机制

人体感染结核菌后不一定发病，当机体抵抗力降低或细胞介导的变态反应增高时，可引起临床发病。结核杆菌直接侵及胸膜是结核性胸膜炎的主要发病机制。

三、临床表现

结核病的临床表现是有较密切的结核病接触史，起病可急可缓，多见结核病的全身中毒症状如低热（午后为著）、盗汗、乏力、纳差、消瘦、女性月经失调等，以及肺结核的呼吸道症状如咳嗽、咯痰、咯血、胸痛、不同程度胸闷或呼吸困难。结核性胸膜炎多急性起病，亦多有前述结核病的全身中毒症状和胸腔积液所致的局部症状，如胸痛、干咳和呼吸困难。积液量少时仅有胸闷、气促，大量积液压迫肺、心和纵隔，则可发生呼吸困难。早期、小范围的肺结核不易查到阳性体征，病变范围较广者叩诊呈浊音，语颤增强，肺泡呼吸音低和闻及湿啰音。晚期结核形成纤维化，局部收缩可使胸膜塌陷和纵隔移位。结核性胸膜炎早期有胸膜摩擦音，形成大量胸腔积液时，胸壁饱满，叩诊浊实，语颤和呼吸音减低或消失。

四、诊　　断

根据病史、临床表现及实验室检查即可做出诊断。采用涂片、集菌方法，抗酸染色检出阳性有诊断意义。旧结核菌素（OT）或纯化蛋白衍生物（PPD）皮试，强阳性者有助于诊断。血中抗 PPD-IgG 阳性对诊断有参考价值。胸部 X 线检查为诊断肺结核的必备手段，可判断肺结核的部位、范围、病变性质、病变进展、治疗反应，是判定疗效的重要方法。胸部 X 线、超声检查对胸腔积液定位准确，并可估计胸腔积液的深度和积液量，提示穿刺部位。

五、治　　疗

（一）常用化学药物及现代技术

药物治疗为达到临床及生物学治愈的主要措施，对活动性结核病应坚持早期、联用、适量、规律和全程使用敏感药物的合理化治疗。常用链霉素、异烟肼、利福平、乙胺丁醇、吡嗪酰胺等两种以上联合治疗。胸膜炎患者则可配合胸腔穿刺抽液。

（二）中成药名方治疗

肺结核属中医学"肺痨"范畴。正气虚衰为内因，"痨虫"乘虚而入，其证候性质以肺阴虚为主，并可致阴虚火旺、气阴两虚，甚至阴损及阳。在规范化抗结核化学治疗基础上，根据咳嗽、咯血、潮热、盗汗四大主要症状及全身表现，辨证论治。中药治疗相应以滋阴润肺、滋阴降火、滋阴益气、滋阴补肾等方药为主。

第二节　中成药名方的辨证分类与药效[1,2]

一、滋阴润肺类

滋阴润肺用于肺结核属肺阴亏虚者，主要表现为干咳，少痰，口干咽燥，手足心热，或少量盗汗，舌红苔薄，脉细数。

肺结核肺阴亏虚证的主要病理变化为结核杆菌侵入，炎症反应尚轻或范围不大，全身毒性反应较轻。

滋阴润肺药具有增强免疫功能、促进造血功能等作用。

常用中成药：山东阿胶膏、阿胶补血膏（颗粒、口服液）等。

二、滋阴降火类

滋阴降火用于肺结核属阴虚火旺者,症见咳嗽气急,痰少质黏,色白或黄,反复咯血,骨蒸潮热,五心烦热,盗汗,胸闷胸痛,日渐消瘦,舌红或绛,脉弦细数。

肺结核阴虚火旺证的主要病理变化常以干酪性病变为主,全身毒性反应较重,当炎症累及毛细血管时可致小量咯血或痰中带血,损伤血管越大则咯血量越多。

滋阴降火药具有调节功免疫功能、抗炎、止血等作用。

常用中成药:抗痨胶囊、大补阴丸、结核丸、肺泰胶囊、复方柳菊片等。

三、滋阴益气类

滋阴益气用于肺结核属气阴两虚者,症见咳嗽气短,神疲乏力,偶有咯血,自汗盗汗,潮热不剧,舌红苔薄,脉细弱而数。

肺结核气阴两虚证的主要病理变化常为浸润性病变,全身毒性反应随病程不同发展阶段及病灶大小而异。

滋阴益气药具有增强免疫功能、抗贫血、抗氧化、抗缺氧疲劳应激、止血等作用。

常用中成药:人参固本丸等(口服液)。

四、滋阴补肾类

滋阴补肾用于肺结核属肺肾双亏者,症见咳逆喘息,盗汗自汗,骨蒸潮热,形体消瘦,或有浮肿、腹泻,舌淡少苔,脉虚无力。

滋阴补肾药具有增强免疫功能、促进造血功能等作用。

肺结核肺肾双亏证的主要病理表现常渗出性、增殖性病变与干酪样坏死并存,全身毒性反应较重。

常用中成药:河车大造丸、麦味地黄丸(口服液)、补金片、肺结核丸等。

参 考 文 献

[1] 刘又宁. 实用临床呼吸病学[M]. 北京:科学技术文献出版社,2007:331-332.
[2] 韩明向,李泽庚. 现代中医呼吸病学[M]. 北京:人民卫生出版社,2005:165-175.

(南方医科大学 余林中;安徽中医药大学 李泽庚,杨 程)

第三节 中成药名方

一、滋阴润肺类

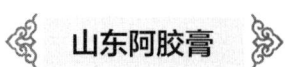
山东阿胶膏

【药物组成】 阿胶、黄芪、枸杞子、白芍、党参、白术、甘草。

【处方来源】 研制方。《中国药典》(2015 年版)。

【功能与主治】 补益气血，润燥。用于气血两虚所致的虚劳咳嗽、吐血、妇女崩漏、胎动不安。

【药效】 主要药效如下[1]：

1. 促进造血功能 本品可增加犬血红细胞数量和血红蛋白含量，具有促进造血、改善贫血作用。

2. 其他 本品可增加犬血清钙和血液凝固性；延长小鼠负重游泳时间。

【临床应用】 主要用于肺结核、贫血、消化性溃疡出血、功能性子宫出血等。

1. 肺结核 本品适用于肺阴亏虚之肺痨咳嗽。临床可见久咳痰少，或痰中带血，口干咽燥，或午后潮热颧红，手足心热，盗汗，消瘦，神疲，舌红少苔，脉细数。常用于肺结核属肺阴亏虚而见上述证候者。

2. 贫血 本品适用于禀赋不足，脾胃虚弱，或久病不愈致气血两虚，临床可见身体倦怠，神疲乏力，气短懒言，面黄肌瘦，舌淡苔薄，脉细弱等。常用于贫血属气血两虚见上述证候者。

3. 消化性溃疡出血 本品适用于气虚不能摄血所致之吐血。临床可见吐血缠绵不止，血色暗淡，神疲乏力，面色苍白，心悸气短，舌质淡，脉细弱等。常用于消化性溃疡出血见上述证候者。

4. 功能性子宫出血 本品还可用于脾气不足，统血失权所致之崩漏。症见崩漏量多，或淋漓不尽，色淡质薄，神疲乏力，面色苍白，心悸，气短，舌淡胖，脉细弱或虚大等。常用于功能性子宫出血而见上述证候者。

本品还可用于气虚不能固胎，血虚难以养胎所致胎动不安、先兆流产。

【不良反应】 目前尚无报道。

【使用注意】 ①实热证者慎用。②感冒者慎用。③出血较多者，需配合其他综合治疗措施。④服药期间忌食辛辣、油腻、生冷食物。

【用法与用量】 开水冲服。一次 20～25g，一日 3 次。

参 考 文 献

[1] 山东省中药研究所，等. 山东阿胶制剂药效学试验[C]. 山东省中药研究所学术论文集，1992.

（广东药科大学　赵　杰）

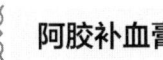

阿胶补血膏（颗粒、口服液）

【药物组成】 阿胶、黄芪、熟地黄、党参、枸杞子、白术。

【处方来源】 研制方。《中国药典》(2015 年版)。

【功能与主治】 补益气血，滋阴润肺。用于气血两虚所致的久病体弱、目昏、虚劳咳嗽。

【药效】 主要药效如下[1-4]：

1. 促进凝血 本品能缩短采用玻片法和试管法测得的家兔凝血时间，有显著促进血液凝固的作用。

2. 抗贫血　本品能增加 $^{60}Co\gamma$ 射线照射后贫血小鼠的血红蛋白和血细胞比容。本品对失血造成贫血的家兔亦有升高血红蛋白、红细胞、白细胞和血小板的作用，其机制与刺激血清促红细胞生成素分泌、促进红细胞生成、增加血红蛋白含量有关。本品还具有抗溶血性贫血作用，能显著提高乙酰苯肼致溶血小鼠外周血红细胞、血红蛋白、血细胞比容水平，对血细胞的生成有促进作用，能够改善溶血性贫血小鼠的生存状态。本品能增加环磷酰胺所致骨髓造血功能抑制小鼠白细胞、红细胞和血小板数目，提高血红蛋白含量，刺激骨髓有核细胞的增殖和分化，增加免疫器官（胸腺、脾脏）重量及其器官指数，有效改善贫血症状。

3. 增强免疫　本品能增强小鼠胸腺重量，增强巨噬细胞的吞噬功能，可使失血性贫血小鼠血红蛋白及红细胞明显回升，增加炭粒廓清速率，对小鼠非特异性免疫有增强作用。

4. 抗应激　本品可增强小鼠抓力，明显延长小鼠的持续游泳时间，具有抗疲劳应激作用。本品还可明显延长常压缺氧条件下小鼠的存活时间，提高小鼠耐缺氧能力；提高小鼠在-18℃冰箱中的耐寒冷能力，延长利血平致"脾虚"模型小鼠的游泳时间和耐高温时间。

5. 抗辐射　本品能提高 $^{60}Co\gamma$ 射线照射小鼠的存活率，具有一定的抗辐射损伤作用。

【临床应用】　主要用于肺结核、贫血等。

1. 肺结核　本品适用于肺阴亏耗之肺痨燥咳。临床可见干咳，咳声短促，痰少黏白或痰中带血，口干咽燥或午后潮热颧红，手足心热，夜寐盗汗，日渐消瘦，神疲，舌红少苔，脉细数等。常用于肺结核肺阴亏耗而见上述证候者。

2. 贫血　本品适用于饮食劳倦所伤，脾胃虚弱，化源不足致气血两虚，临床可见倦怠乏力，目昏，食少纳呆，面色不华，舌淡苔薄，脉细弱等。常用于贫血、久病体弱见上述证候者。

【不良反应】　尚不明确。

【使用注意】　①本品为气血双补之药，脘腹胀痛、纳食不消、腹胀便溏者不宜服用。②实热、痰火咳嗽者慎用。③感冒者慎用。④服药期间忌食辛辣、油腻、生冷食物。

【用法与用量】　煎膏剂：口服。一次20g，一日2次，早晚服用。颗粒剂：开水冲服。一次4g，一日2次。口服液：口服。一次20ml，一日3次。2个月为1个疗程。

参 考 文 献

[1] 李宗铎，董玉秀，林泽田，等. 阿胶补血膏的药理研究[J]. 中药药理与临床，1989，(6)：34-35.
[2] 曾庆华，丁士伦. 阿胶补血膏的药效学研究[J]. 食品与药品，2007，9(1)：34-35.
[3] 吴翠萍. 阿胶补血软胶囊的主要药效学研究[D]. 郑州：郑州大学，2012.
[4] 张兴岐，俞腾飞，彭秀杰，等. 阿胶补血膏药效学研究[J]. 包头医学院学报，2003，19(4)：265-267.

（广东药科大学　赵　杰；广州白云山陈李济药厂有限公司　章仁安）

二、滋阴降火类

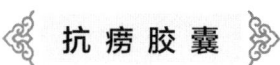

抗 痨 胶 囊

【药物组成】　矮地茶、百部、白及、桑白皮、五指毛桃、穿破石。
【处方来源】　研制方。国药准字 Z45021995。

【功能与主治】 化痰止咳，散瘀止血。用于肺虚久咳，痰中带血。

【药效】 主要药效如下[1,2]：

1. 抗炎 本品能抑制涂抹二甲苯所致小鼠耳廓肿胀和大鼠植入棉球致肉芽组织增生，表明本品对炎病急性期渗出、肿胀及后期组织增生均有抑制作用。

2. 镇痛 本品可提高小鼠热刺激痛阈值，减少腹腔注射乙酸引起小鼠扭体反应的次数，表明其具有一定镇痛作用。

3. 增强免疫 本品能增加小鼠胸腺、脾重量，提高小鼠腹腔巨噬细胞的吞噬能力；对抗环磷酰胺引起小鼠非特异性和特异性免疫功能低下，可改善小鼠淋巴细胞转化率，提高小鼠免疫球蛋白水平和免疫器官质量。

【临床应用】 主要用于肺结核。

肺结核 本品适用于肺痨日久，肺虚络损之肺痨咳嗽。症见咳声短促，痰中带血，气短，神疲乏力，潮热盗汗，或胸胁刺痛，舌红而暗，脉细涩等。主要用于肺结核见上述证候者。

【不良反应】 本品可致过敏性皮疹[3]。

【使用注意】 ①妊娠期妇女禁用，哺乳期妇女慎用。②忌烟、酒及辛辣、温燥食物。

【用法与用量】 口服。一次3粒，一日3次。

参 考 文 献

[1] 洪素兰，李宗铎，田学文，等. 抗痨胶囊治疗骨关节结核的实验研究[J]. 河南中医，1998，18（5）：33-35.
[2] 熊奇茂，何胜旭，林军，等. 抗痨胶囊对免疫功能低下小鼠影响的实验研究[J]. 中国中药杂志，2013，38（5）：740-742.
[3] 应雪，阮焕庭，莫国栋，等. 抗痨胶囊致过敏性皮疹2例[J]. 中国当代医药，2011，（10）：120-121.

（广东药科大学 赵 杰）

大 补 阴 丸

【药物组成】 熟地黄、盐知母、盐黄柏、醋龟甲、猪脊髓。

【处方来源】 元·朱震亨《丹溪心法》。《中国药典》（2015年版）。

【功能与主治】 滋阴降火。用于阴虚火旺，潮热盗汗，咳嗽咯血，耳鸣遗精。

【药效】 主要药效如下[1-10]：

1. 调节免疫 本品可降低空肠弯曲菌 CJ-S$_{131}$ 辅以弗氏完全佐剂致自身免疫病小鼠异常增高的双链 DNA（dsDNA）、单链 DNA（ssDNA）抗体水平，改善模型小鼠因自身免疫所导致的肝肾功能损伤。本品对异常免疫功能状态下的 T 淋巴细胞、B 淋巴细胞增殖活性具有明显的抑制作用，对 T 淋巴细胞分泌 IFN-γ/IL-4 具有一定的调节作用。本品对正常及阴虚小鼠有免疫调节作用，能提高血清溶血素、血清凝集素水平及脾 T 细胞增殖能力。

2. 抗帕金森病 本品能改善 1-甲基-4-苯基-1，2，3，6-四氢吡啶（MPTP）诱导帕金森病（PD）模型小鼠行为学表现（震颤、竖毛、竖尾，以及运动迟缓、步态不稳、肢体僵硬等运动障碍），缩短小鼠平均爬竿所用时间，减轻黑质神经元核膜、线粒体等结构的损伤，提高帕金森病小鼠脑线粒体复合酶的活性，进而维持正常线粒体功能。本品能够增强

DJ-1 蛋白过表达对 PD 细胞模型线粒体功能的保护作用,提高 DJ-1 过表达的 PD 细胞模型存活率,其机制可能与上调 DJ-1 蛋白表达,进而上调 PBK/Akt 信号通路中 Akt 磷酸化位点 Ser473 和 Thr308 的水平有关(图 8-1)。

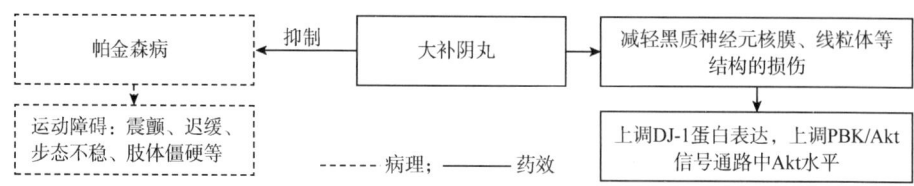

图 8-1 大补阴丸抗帕金森病作用示意图

3. 调节血糖　本品对正常小鼠及四氧嘧啶致糖尿病小鼠有降血糖作用,对阴虚小鼠的血糖降低有保护作用。

4. 抗甲状腺功能亢进　本品能抑制左甲状腺素钠诱导甲状腺功能亢进大鼠胸腺病理改变,降低血清游离三碘甲状腺原氨酸(FT_3)、游离甲状腺素(FT_4)、三碘甲状腺原氨酸(T_3)、甲状腺素(T_4)含量,提高血清促甲状腺激素(TSH)水平。

5. 其他　本品具有抑制达那唑诱导真性性早熟大鼠的作用,其机制可能与抑制下丘脑 Kiss-1 和 GPR54 基因表达,抑制下丘脑 GnRH 的合成和释放,从而抑制下丘脑-垂体-性腺轴的启动有关。本品能显著降低去卵巢大鼠(OVX)LH、FSH 及体质量水平,明显升高肾上腺指数。

【临床应用】　主要用于肺结核咯血、女性更年期综合征、性早熟等[11-16]。

1. 肺结核咯血　本品适用于阴津耗损,阴虚火旺,热伤肺络,迫血妄行所致之咳嗽咯血。临床可见咳嗽痰少,痰中带血或反复咯血,口干咽燥,午后潮热或骨蒸劳热,颧红,盗汗,胸闷胸痛,日渐消瘦,舌红或绛,脉弦细数等。常用于肺结核属阴虚火旺而见上述证候者。甲状腺功能亢进、糖尿病见上述证候者亦可选用本品。

2. 女性更年期综合征　本品能较好地缓解女性更年期综合征的临床症状,对绝经后肾阴虚型患者骨质疏松症有治疗作用。

3. 性早熟　儿童中枢性性早熟具有与正常青春期发育相似的下丘脑-垂体-性腺轴发动、成熟的程序性过程,直至生殖系统成熟。该病的主要症状为青春期提前,一般女性在 8 岁之前,男性在 9 岁之前出现性腺增大及第二性征发育。知柏地黄丸联合本品对该类患儿进行治疗,能抑制患儿性激素的异常分泌,有效抑制患儿发育,避免性早熟对患儿造成的不良影响。补阴丸治疗女性特发性性早熟临床疗效明显,可改善第二性征发育,减小子宫、卵巢容积,减慢骨龄成熟速度。

4. 其他　采用本品联合低分子肝素钠治疗脑梗死恢复期阴虚火旺证患者,可明显改善患者的临床症状和神经功能缺损,提高肢体运动能力,其机制可能与下调血清白介素-6 和 MMP-9 水平相关。本品还可用于神经性耳聋、性功能障碍、老年口腔干燥症等。

【不良反应】　本品有罕见致肝功能异常的报道[17]。

【使用注意】　①本品为阴虚火旺之证而设,气虚发热及火热实证者慎服。②感冒者慎用。③脾胃虚弱,痰湿内阻,脘腹胀满,食少便溏者慎用。

【用法与用量】　口服。水蜜丸一次 6g,一日 2~3 次;大蜜丸一次 1 丸,一日 2 次。

参 考 文 献

[1] 和欣, 孙红梅, 吴海霞, 等. 大补阴丸、牵正散及合方对MPTP诱导帕金森小鼠的神经保护作用[J]. 辽宁中医杂志, 2010, 37 (11): 2098-2101.
[2] 和欣, 高誉珊, 孙红梅, 等. 大补阴丸、牵正散及合方对帕金森小鼠脑线粒体酶复合物活性作用的实验研究[J]. 江苏中医药, 2010, 42 (9): 72-73.
[3] 龚小钢. 从DJ-1调控PI3K/Akt信号通路探讨大补阴丸对帕金森病细胞模型线粒体功能保护的作用机制[D]. 北京: 北京中医药大学, 2015.
[4] 刘雪莉, 陈凯, 史红, 等. 大补阴丸的降血糖与免疫调节作用[J]. 中国现代应用药学, 2000, 17 (3): 185-187.
[5] 赵向忠, 董群. 不同剂量黄柏组方大补阴丸(汤)对CJ小鼠IL-2/IL-4免疫调节作用的初步研究[J]. 皖南医学院学报, 2005, 24 (3): 164-166.
[6] 王燕, 赵毅. 大补阴丸对自身免疫病模型小鼠的免疫药理研究[J]. 中药材, 2007, 30 (5): 567-570.
[7] 胡方林, 刘仙菊, 张国民, 等. 大补阴丸对实验性甲亢大鼠胸腺病理改变的影响[J]. 世界中西医结合杂志, 2008 (6): 322-323.
[8] 龙玲, 胡方林, 刘仙菊, 等. 大补阴丸对甲亢大鼠FT3、FT4、T3、T4、TSH影响的实验研究[J]. 中国中医药现代远程教育, 2008, 6 (9): 1009-1010.
[9] 陈永霞, 程敏, 缪云萍, 等. 大补阴丸对真性性早熟模型大鼠的治疗作用[J]. 中国药理学与毒理学杂志, 2012, 26 (1): 47-51.
[10] 汪文来, 赵红霞, 金香兰, 等. 大补阴丸及加减方对去卵巢更年期模型大鼠血清FSH、LH及体质量、肾上腺指数的影响[J]. 中国中医基础医学杂志, 2013, 19 (3): 280-281, 285.
[11] 李春枝, 古建平, 陈永兴, 等. 知柏地黄丸联合大补阴丸治疗儿童中枢性性早熟56例临床分析[J]. 中华妇幼临床医学杂志(电子版), 2013, 9 (4): 432-434.
[12] 张敏. 知柏地黄丸联合大补阴丸治疗中枢性性早熟的效果研究[J]. 中外医学研究, 2017, 15 (29): 10-11.
[13] 张萍萍. 大补阴丸治疗女性特发性性早熟临床研究[J]. 新中医, 2016, 48 (11): 127-129.
[14] 黄远媛, 冷贵兰. 大补阴丸治疗女性更年期综合征60例临床观察[J]. 中国中药杂志, 2004, 29 (4): 374-375.
[15] 孟栋红. 大补阴丸治疗绝经后肾阴虚型骨质疏松症的临床观察[D]. 乌鲁木齐: 新疆医科大学, 2013.
[16] 俞珊珊. 大补阴丸联合低分子肝素钠治疗脑梗死恢复期阴虚火旺证临床观察[J]. 新中医, 2015, 47 (12): 24-26.
[17] 张海霞, 计成. 大补阴丸致肝功能异常1例[J]. 临床荟萃, 2012, 27 (20): 1771.

(广东药科大学 赵 杰)

结 核 丸

【药物组成】 龟甲(醋制)、百部(蜜炙)、鳖甲(醋制)、紫石英(煅)、地黄、熟地黄、天冬、北沙参、牡蛎、阿胶、龙骨、麦冬、蜂蜡、熟大黄、白及、川贝母。

【处方来源】 研制方。国药准字Z20025187。

【功能与主治】 滋阴降火, 补肺止嗽。用于阴虚火旺引起的潮热盗汗、咳痰咯血、胸胁闷痛、骨蒸痨咳; 肺结核、骨结核见上述证候者。

【药效】 主要药效如下[1-4]:

1. 抗菌 结核分枝杆菌是结核病的主要致病因素, 而抑制结核分枝杆菌的生长、繁殖是目前治疗、控制结核性疾病的有效措施之一。在小鼠模型上, 本品具有抗结核分枝杆菌的作用, 与西药乙胺丁醇有一定的可比性。本品能减轻人结核分枝杆菌$H_{37}Rv$对豚鼠造成的结核病变损害, 减少结核结节形成、干酪样坏死等病理变化。

2. 调节免疫 结核病的发生与机体细胞免疫失衡密切相关, 而细胞免疫的平衡, 尤其是Th1/Th2的应答平衡对结核病的进展、恶化、控制和预防起着决定性作用。本品能调整T淋巴细胞亚群, 增强细胞免疫功能, 增强机体的细胞免疫反应, 治疗耐多药结核病。

【临床应用】 主要用于肺结核、骨结核、结核性胸膜炎等结核性疾病。

1. 肺结核[5-10] 本品可用于肺结核的治疗，临床症状常见咳嗽、咯痰、咯血、胸痛、气促、潮热、盗汗、发热、食欲不振、怠倦乏力等。本品既适用于初治肺结核，亦可联合西医疗法用于治疗复治肺结核。本品与左氧氟沙星、莫西沙星等抗结核药物联用可治疗耐多药肺结核。

2. 骨结核[11-12] 本品可用于脊椎结核，临床可见发热、消瘦、盗汗，以及椎旁脓肿形成、椎体破坏和死骨等症状；还可减轻骨结核所致疼痛，改善患者的生活质量。

3. 结核性胸膜炎[13] 本品还适用于结核分枝杆菌及其代谢产物进入处于高敏状态的胸膜腔所引起的结核性胸膜炎，能改善全身中毒症状和胸腔积液所致的局部症状。

【不良反应】 未见明确的文献报道。

【使用注意】 ①忌烟、酒及辛辣、生冷、油腻食物。②外感引起的发热恶寒、咳嗽黄痰者忌用。③如与其他药物同时使用可能会发生药物相互作用，详情请咨询医师或药师。④对本品过敏者禁用，过敏体质者慎用。

【用法与用量】 口服。一次3.5g，一日2次。骨结核患者每次用生鹿角15g煎汤服药。

参 考 文 献

[1] 蒋锦琴，黄卫平，张小贤，等. 中药结核丸对结核分枝杆菌体内外抗菌效果的观察[J]. 江西医学检验，2005，23（6）：521-522，534.
[2] 蒋锦琴，黄卫平，严杰，等. 中药结核丸豚鼠体内抗结核效果的观察[J]. 中国人兽共患病学报，2009，25（1）：89-91.
[3] 李丹，杜德兵，肖春桥，等. 结核丸辅助治疗耐多药肺结核的临床疗效观察及免疫功能影响[J]. 中国现代医学杂志，2013，23（32）：70-74.
[4] 凌寅. 对耐多药肺结核患者使用结核丸进行辅助治疗的效果及对其免疫功能的影响[J]. 当代医药论丛，2019，17（1）：116-117.
[5] 贾本智，陈树元，吴俐健. 联合应用中药结核丸的短程化疗方案强化期疗效观察[J]. 天津中医药，2008，25（1）：24-25.
[6] 范立东，魏建林. 中药结核丸治疗初治菌阳肺结核疗效观察[J]. 河北医药，2013，35（3）：461-462.
[7] 任郭侠，洪玲，张熙祎. 结核丸联合抗痨药治疗肺结核初治强化期阴虚火旺型44例疗效观察[J]. 新中医，2014，46（11）：74-76.
[8] 范立东，范立磊，郭凌. 结核丸辅助治疗复治菌阳肺结核临床疗效观察[J]. 医学动物防制，2013，29（5）：570-571.
[9] 刘幸，欧阳兵，冷艳朵，等. 结核丸与左氧氟沙星等抗结核药物联用对耐多药肺结核患者的疗效分析[J]. 抗感染药学，2017，14（3）：511-514.
[10] 史敏双，翁春霞，项辉，等. 莫西沙星联合结核丸治疗耐多药结核的临床观察[J]. 中国药房，2015，26（36）：5092-5094.
[11] 谢守彬. 结核丸在脊椎结核治疗中的应用[J]. 中国误诊学杂志，2009，9（31）：7632-7633.
[12] 王曦东. 骨结核所致疼痛以结核丸进行治疗所取得的临床效果研究[J]. 中国医药指南，2017，15（31）：218-219.
[13] 蔡文灵. 结核丸联合西药治疗结核性胸膜炎256例[J]. 中国民族民间医药，2017，26（9）：104-105，107.

（南方医科大学 全景羽，余林中）

肺 泰 胶 囊

【药物组成】 苦荬菜、黄芩、北沙参、瓜蒌、太子参、百部、枇杷叶、川贝母、白及。

【处方来源】 研制方。国药准字Z20133021。

【功能与主治】 清热化痰，润肺杀虫。用于浸润型肺结核属痰热兼阴虚证者。

【药效】 主要药效如下[1]：

1. 抗结核 本品可加快肺结核患者痰结核菌转阴，促进病灶吸收、空洞闭合，并改善发热、乏力、盗汗、食欲减退等结核中毒症状及咳嗽、咯痰症状。

2. 增强免疫　本品可增强肺结核患者的免疫功能，提高 CD3、CD4 T 淋巴细胞数目，以及 CD4/CD8 T 淋巴细胞。

【临床应用】　主要用于肺结核。

肺结核[1-5]　本品适用于肺痨日久，阴虚火旺之证，临床可见发热，或咯血，咳嗽，或痰中带血，乏力，纳差，颧红，盗汗，常用于浸润型肺结核属痰热兼阴虚而见上述证候者。本品联合常规西药治疗涂阳性肺结核、耐药性肺结核，临床疗效好，对于促进肺空洞病灶的吸收及痰菌阴转具有积极作用。

【不良反应】　尚不明确。

【使用注意】　①本品需在医生指导下使用。②在与抗结核化学药品联合使用期间，注意复查肝功能。

【用法与用量】　口服。一次 5 粒，一日 3 次，新患结核病者 6 个月为 1 个疗程；病情复发者 8 个月为 1 个疗程。

参 考 文 献

[1] 高孟秋, 朱莉贞, 苑松林, 等. 中药肺泰胶囊辅助治疗复治肺结核的近期疗效及安全性观察[J]. 中华结核和呼吸杂志, 2006, 29（2）: 134-136.
[2] 翁丽萍, 金春. 肺泰胶囊辅助治疗初治新涂阳肺结核的临床研究[J]. 中国社区医师, 2016, 32（33）: 98-99.
[3] 赵晓虎. 肺泰胶囊联合常规西药治疗耐药性肺结核 49 例[J]. 中国药业, 2014, 23（24）: 122-124.
[4] 张瑞梅, 高春景, 胡凯. 肺泰胶囊配合西药治疗耐药性肺结核 115 例[J]. 陕西中医, 2006, 27（12）: 1470-1472.
[5] 张彦峰, 刘洋, 张辉, 等. 中西医结合治疗 385 例初治继发性肺结核阴虚火旺证临床观察[J]. 中国中医急症, 2013, 22（9）: 1466-1468.

（南方医科大学　刘东依，余林中）

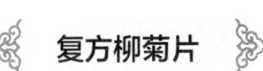

复方柳菊片

【药物组成】　旱柳叶、野菊花、白花蛇舌草。

【处方来源】　研制方。国药准字 Z36020254。

【功能与主治】　清热解毒。用于肺结核。

【药效】　主要药效如下[1-3]：

1. 抗结核　本品可加快肺结核患者痰结核菌转阴，促进病灶吸收、缩小或闭合空洞，具有辅助抗结核作用。

2. 保肝利胆　本品对化学物质造成的肝损伤有保护作用；能降低 CCl_4 引起的肝损伤大鼠血清中 ALT、AST 水平，升高白蛋白/球蛋白，促进肝组织修复；还能降低异硫氰酸-1-萘酯引起的 ALT、AST 和总胆红素升高，增加正常大鼠胆汁分泌量和胆汁中总胆红素含量，具有利胆作用。

【临床应用】　主要用于肺结核等。

1. 肺结核[4]　本品适用于治疗肺结核，可单用或联合化学药物治疗，能加快痰菌转阴、病灶吸收及空洞缩小关闭，改善患者咳嗽、咯痰、发热、胸痛、咯血等临床症状，有助于对抗化学药物致肝损伤。

2. 其他　本品还可用于慢性呼吸系统疾病，能改善咳嗽、咯痰等症状。

【不良反应】 尚不明确。

【使用注意】 ①本品需在医师指导下使用。②在与抗结核化学药品联合使用期间,注意复查肝功能。

【用法与用量】 口服。一次7片,一日3次;或遵医嘱。

参 考 文 献

[1] 吴寿山. 复方柳菊片治疗肺结核302例临床验证报告[J]. 实用临床医学, 2001, (3): 144-145.
[2] 徐丽瑛, 肖小华, 方铝, 等. 复方柳菊片保肝利胆作用的实验研究[J]. 时珍国医国药, 2009, 20 (5): 1297-1298.
[3] 徐丽瑛, 肖小华, 丁琦, 等. 复方柳菊片对小鼠实验性肝损伤的保护作用[J]. 时珍国医国药, 2009, 20 (3): 665-666.
[4] 陈玩玉. 化疗加复方柳菊片治疗初治菌阳肺结核的疗效观察[J]. 医学信息, 2006, 19 (8): 1409-1411.

(南方医科大学 刘东依,余林中)

三、滋阴益气类

人参固本丸(口服液)

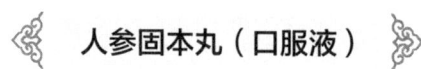

【药物组成】 人参、地黄、熟地黄、山茱萸(酒炙)、山药、泽泻、牡丹皮、茯苓、麦冬、天冬。

【处方来源】 宋·骆龙吉《内经拾遗方论》。国药准字Z10940013。

【功能与主治】 滋阴益气,固本培元。用于阴虚气弱,虚劳咳嗽,心悸气短,骨蒸潮热,腰酸耳鸣,遗精盗汗,大便干燥。

【药效】 主要药效如下[1-4]:

1. 抗氧化 本品和人参固本口服液能够改善甲状腺素和利血平所致肾阴虚模型小鼠的甲状腺、肾上腺和胸腺萎缩,降低血浆和脑组织中丙二醛含量,增强模型小鼠红细胞和脑组织中超氧化物歧化酶活性。

2. 抗应激 本品及人参固本口服液能延长小鼠负重游泳时间和常压耐缺氧时间。

3. 增强免疫 本品及人参固本口服液能提高小鼠腹腔巨噬细胞吞噬鸡红细胞的吞噬百分率和吞噬指数,增加幼年小鼠的胸腺指数和脾指数,提高S180荷瘤小鼠的溶血素和空斑形成细胞数,提高限食法致气虚小鼠外周血T淋巴细胞百分率和白细胞总数。

【临床应用】 主要用于肺结核、遗精等。

1. 肺结核 本品适用于肺之气阴两虚所致干咳无痰,或痰少而黏,心慌心悸,气短乏力,潮热盗汗,腰酸耳鸣,舌红少苔,脉细数无力等。常用于肺结核气阴两虚而见上述证候者。

2. 遗精 本品还可用于肺虚及肾,肾虚精关不固致梦遗滑泄,腰膝酸软,遗精后加重,手足心热,舌红少苔,脉细数等。

【不良反应】 尚不明确。

【使用注意】 ①忌油腻食物。②感冒患者不宜服用。③服用本品的同时不宜服用藜芦、五灵脂、皂荚或其制剂;不宜喝茶和吃萝卜,以免影响药效。④本品宜饭前服用。

【用法与用量】 丸剂:口服。一次6g,一日2次。口服液:口服。一次10ml,一日2次。

参 考 文 献

[1] 姚晓渝，周恩平，余美娟，等. 人参固本（丸）口服液抗氧化作用研究[J]. 山东中医药大学学报，1991，15（6）：67-68，70-71.
[2] 周恩平，李运伦 杨勇，等. 人参固本口服液的药理实验研究[J]. 山东生物医学工程，1997，16（4）：45-48.
[3] 高玉敏，王名洲，张照荣，等. 人参固本口服液研究[J]. 山东中医学院学报，1994，18（5）：348-351，354.
[4] 秦红岩，张惠云，高苏堤. 复方洋参片对应激能力的影响[J]. 时珍国药研究，1997，（3）：32-33.

（广东药科大学　赵　杰）

四、滋阴补肾类

河车大造丸

【药物组成】　熟地黄、醋龟甲、紫河车、天冬、麦冬、盐杜仲、牛膝（盐炒）、盐黄柏。

【处方来源】　明·吴旻《扶寿精方》。《中国药典》（2005年版）。

【功能与主治】　滋阴清热，补肾益肺。用于肺肾两亏，虚劳咳嗽，骨蒸潮热，盗汗遗精，腰膝酸软。

【药效】　主要药效如下[1]：

1. 促进造血功能　本品能促进小鼠粒系母细胞的增殖。
2. 抗结核　本品用于肺结核患者，具有改善临床症状等辅助抗结核作用。

【临床应用】　主要用于肺肾阴虚型肺结核的辅助治疗及遗精等性功能障碍[2]。

1. 肺结核　本品适用于肺肾阴虚所致之肺痨咳嗽，临床可见干咳少痰，痰中带血，口干咽燥，手足心热，潮热盗汗，舌红少苔，脉细数无力等。常用于肺结核属肺肾阴虚见上述证候者。

2. 遗精　本品可用于肾阴亏虚，精关不固，少寐梦遗，腰膝酸软，遗精后加重，手足心热，舌质红，脉细数等性功能障碍见上述证候者。

【不良反应】　尚不明确。

【使用注意】　①气虚发热汗出者慎用。②妊娠期妇女慎用。③忌食辛辣、油腻、生冷食物。

【用法与用量】　口服。水蜜丸一次6g，小蜜丸一次9g，大蜜丸一次1丸，一日2次。

参 考 文 献

[1] 庄杰盾，廖军鲜，谢仁敷，等. 河车大造丸对小鼠粒系祖细胞的影响[J]. 中国中西医结合杂志，1985，5（12）：742-743，709.
[2] 廖金标，廖海晨. 滋阴配阳治疗阳痿体会[J]. 实用中西医结合临床，2003，3（6）：44.

（广东药科大学　赵　杰）

麦味地黄丸（口服液）

【药物组成】　熟地黄、酒萸肉、山药、麦冬、牡丹皮、茯苓、泽泻、五味子。

【处方来源】　清·高秉钧《疡科心得集》。《中国药典》（2015年版）。

【功能与主治】 滋肾养肺。用于肺肾阴亏，潮热盗汗，咽干咯血，眩晕耳鸣，腰膝酸软，消渴。

【药效】 主要药效如下[1-2]：

1. 增强免疫 本品能增加三碘空斑形成细胞数；增加 T3 引起阴虚模型小鼠血清凝集素水平；升高 T3 引起的阴虚模型大鼠红细胞 C3b 受体花环率，保护红细胞 CR1 受体活性，具有免疫增强作用。

2. 其他 本品能降低 T3 所致阴虚模型小鼠异常升高的血浆环磷酸腺苷含量，增加肝糖原含量；降低肝丙二醛含量，升高肾上腺中维生素 C 的含量。

【临床应用】 主要用于肺结核、糖尿病[3-4]。

1. 肺结核 本品适用于肺肾阴虚，肺络受损之肺痨。临床可见干咳带血，午后潮热，骨蒸盗汗，全身乏力，舌质红，少苔或无苔，脉细数等。常用于肺结核属肺肾阴虚见上述证候者。

2. 糖尿病 本品还适用于肺肾阴亏，阴虚燥热之消渴。临床可见口渴多饮，多食易饥，小便频数，身体消瘦，舌红少苔，脉沉细数等。常用于糖尿病属肺肾阴亏见上述证候者。

本品还可用于慢性阻塞性肺疾病合并肺心病、系统性红斑狼疮等。

【不良反应】 尚不明确。

【使用注意】 ①感冒患者慎用。②忌辛辣食物。

【用法与用量】 丸剂：口服。水蜜丸一次 6g，小蜜丸一次 9g，大蜜丸一次 1 丸，一日 2 次。口服液：口服。一次 10ml，一日 2 次。

参 考 文 献

[1] 熊永德，张尊仪，周霖，等. 麦味地黄颗粒剂对阴虚证模型动物的影响[J]. 中药药理与临床，1997，13（1）：7-9.
[2] 刘衡川，林怡玲，沈云松，等. 麦味地黄颗粒剂对阴虚证模型动物红细胞免疫功能及脂质过氧化物的影响[J]. 华西药学杂志，1995，10（2）：87-89.
[3] 张晓华，刘海平. 麦味地黄丸治疗慢阻肺病合并肺心病 30 例[J]. 四川中医，2002，20（1）：49.
[4] 杨旭燕，许东航. 麦味地黄口服液对激素治疗活动性系统性红斑狼疮的干预作用[J]. 中国中西医结合杂志，2005，25（9）：780-782.

（广东药科大学 赵 杰）

补 金 片

【药物组成】 陈皮、哈蟆油、鹿角胶、乌梢蛇（去头，炒）、紫河车、鸡蛋黄油、桔梗、龟甲胶、百部（蜜炙）、浙贝母、红参、白及、黄精（蒸）、茯苓、蛤蚧（去头、足）、麦冬、核桃仁、当归。

【处方来源】 研制方。国药准字 Z22023500。

【功能与主治】 补肾益肺，健脾化痰，止咳平喘。用于肺结核、慢性支气管炎、肺气肿、肺心病缓解期。

【药效】 主要药效如下[1]：

1. 增强免疫 补金片可促进淋巴细胞转化，提高白细胞免疫功能，增强小鼠腹腔巨噬细胞的吞噬功能，增强 2,4-二硝基氯苯（DNCB）所致小鼠皮肤迟发型超敏反应。

2. 抗结核 补金片能促进肺结核痰菌转阴，改善临床症状，具有辅助抗结核作用。

【临床应用】 主要用于肺结核、慢性阻塞性肺疾病等[2-4]。

1. 肺结核 本品适用于肺气阴两虚，脾肾双亏之肺痨。临床可见咳逆，喘息，少气，痰中带血，潮热，盗汗，腰膝酸软，遗精阳痿，女子经少经闭，舌光红少津，舌淡胖，脉细数等。临床常用于肺结核见上述证候的辅助治疗。本品能预防抗结核药物（异烟肼、利福平、吡嗪酰胺）所导致的肝损伤，减轻临床症状。本品辅助治疗复治涂阳肺结核，可以提高痰菌转阴率和临床治愈率，减少不良反应的发生，降低复发及耐药肺结核的发生。本品联合异烟肼、利福平、吡嗪酰胺、链霉素用于治疗结核性渗出性胸膜炎，在改善临床症状、促进胸腔积液吸收、防止胸膜肥厚粘连及防治肝脏损害方面有较好疗效。

2. 慢性阻塞性肺疾病 本品尚适用于肾不纳气之喘证，痰浊阻肺、肾不纳摄、心阳受损之肺胀。临床可见咳嗽气短，喘促，胸部膨满，痰少质黏，咳吐不利，心慌，唇绀，舌暗红或暗紫，脉沉细无力或结代等。常用于慢性阻塞性肺疾病及慢性支气管炎、肺气肿、肺心病见上述证候者。

【不良反应】 尚不明确。

【使用注意】 ①忌食辛辣食物。②肺热咳嗽、感冒者慎用。

【用法与用量】 口服。一次5～6片，一日2次。

参 考 文 献

[1] 王林跃. 补金片对小鼠免疫功能的影响[J]. 长春中医学院学报，2002，18（2）：52.
[2] 曹栋. 补金片对预防抗结核药物致肝损害疗效观察[J]. 临床心身疾病杂志，205，21（Z2）：288.
[3] 李淑云. 补金片辅助治疗复治涂阳肺结核的疗效研究[D]. 石家庄：河北医科大学，2016.
[4] 梁红文，苏明，杨贵发. 补金片联合抗痨药物治疗结核性渗出性胸膜炎的临床研究[J]. 山东医学高等专科学校学报，2006，（1）：39-41.

（广东药科大学　赵　杰）

肺 结 核 丸

【药物组成】 制何首乌、白及、土鳖虫、金银花、鱼腥草、百部。

【处方来源】 研制方。国药准字 Z34020948。

【功能与主治】 敛阴补肺。用于肺空洞、肺出血。

【药效】 主要药效如下：

抗结核[1-2] 本品可促进难治性肺结核患者痰培养及痰涂片结核菌转阴，促进结核病灶炎性渗出物吸收、空洞闭合，具有抗结核作用。

【临床应用】 主要用于肺结核。

肺结核[1-3] 本品适用于治疗肺痨。临床可见咳嗽咯痰、发热（以午后低热为多）、胸痛，胸闷，或见咯血，舌红，脉细数等症状。常用于肺结核见上述证候者。在常规抗结核治疗的基础上联合本品辅助治疗空洞型肺结核，可以起到扶正固本、滋阴清热、润肺生津、止咳止血的作用，有助于肺结核患者空洞的缩小及闭合。

【不良反应】 未见明确报道。

【使用注意】 ①忌服辛辣刺激性食物。②妊娠期妇女禁用。③如正在服用其他药品，使用本品前请咨询医师或药师。④对本品过敏者禁用，过敏体质者慎用。

【用法与用量】 口服。一次9g，一日3次。

参 考 文 献

[1] 袁国锋. 肺结核丸治疗难治性肺结核随机对照临床研究[J]. 实用中医内科杂志，2012，26（15）：19-20.

[2] 刘毅，李颖，高虹. 肺结核丸辅助治疗空洞型肺结核的回顾性分析研究[J]. 航空航天医学杂志，2018，29（2）：155-157.

[3] 白迪，王禹，安静. 肺结核丸辅助治疗空洞型肺结核临床效果分析[J]. 中国实用医药，2019，14（26）：94-95.

（南方医科大学　全景羽，余林中）

呼吸消化卷

消化册

第九章
反流性食管炎中成药名方

第一节 概 述

一、概 念

反流性食管炎（reflux esophagitis）是由胃、十二指肠内容物反流入食管引起不适症状和（或）并发症，以及伴有食管黏膜糜烂、溃疡病变的疾病。本病也可引起咽喉、气道等食管邻近组织的损害，出现食管外症状。本病各个年龄段均可发病，中老年人群为主要发病群体[1-2]。

反流性食管炎属于中医学"吐酸"、"食管瘅"范畴。

二、病因及发病机制

（一）病因

本病包括食管下端括约肌功能障碍导致的胃、十二指肠内容物异常反流和直接损伤等。食管下端括约肌功能障碍的常见病因有：①抗反流屏障结构和功能异常，如贲门切除术后、食管裂孔疝、腹内压增高（妊娠、肥胖、腹水等）等。②食管清除反流物功能下降引起的疾病，如食管蠕动异常或唾液分泌异常等。③使食管黏膜抵御反流物的损害能力下降的因素，如长期吸烟、饮酒及刺激性食物等。直接损伤的因素为胃酸、胃蛋白酶、非结构胆盐和胰酶反流物[1,3]。

（二）发病机制

反流性食管炎的发病机制可以概括为食管对反流物的防御能力降低和反流物对食管黏膜的侵犯作用两个方面。食管对反流物防御能力降低表现为抗反流屏障破坏、食管酸廓清功能下降。食管下端括约肌构成的压力屏障，可防止胃内容物流入食管。食物、药物及呕吐等因素可导致食管对反流物的防御能力不足，使抗反流屏障破坏，食管酸廓清能力下降，反流物不易清除，引发反流性食管炎。反流物的胃酸、胃蛋白酶，胆汁中的胰酶和胆盐刺激、损伤食管黏膜，引起炎症，也可导致反流性食管炎。机体免疫功能下降也会增加反流性食管炎的风险。

三、临床表现

反流性食管炎最常见的特征性症状是烧心和反流。烧心指胸骨后或剑突下烧灼感。反流是胃内容物在无恶心或不用力的情况下涌入咽部或口腔的感觉，含酸味或仅为酸水时称反酸。烧心和反流常在餐后1小时出现，卧位、弯腰或腹压增高时可加重。非典型症状有胸骨后疼痛，可放射到后背、胸部、肩部、颈部、耳后，有时似心绞痛。由反流物刺激或损伤食管外的组织或器官引起的食管外表现，包括哮喘、慢性咳嗽、特发性肺纤维化、声嘶、咽喉症状和牙蚀症等[1,3]。

四、诊　　断

反流性食管炎的诊断是基于：①病史和典型的反流症状；②内镜下反流性食管炎的表现；③食管过度酸反流的客观证据；④质子泵抑制剂治疗有效。胃镜是诊断反流性食管炎最准确的方法，24小时食管pH监测可明确食管存在酸、碱反流，食管钡剂造影有助于排除食管癌等疾病，食管测压可了解食管动力状态。临床上还应与其他病因的食管病变（如真菌性食管炎、药物性食管炎、食管癌和食管贲门失弛缓症等）、消化性溃疡、胆道疾病等相鉴别。胸痛者，应与心源性胸痛、功能性消化不良鉴别[1,4]。

五、治　　疗

（一）常用化学药物及现代技术

质子泵抑制剂：如奥美拉唑、兰索拉唑、泮托拉唑和雷贝拉唑等，用于抑制壁细胞的H^+-K^+-ATP酶，减少胃酸、胃液和胃蛋白酶分泌，为首选药物，适用于症状重、食管炎严重患者。H_2受体拮抗剂：如西咪替丁、雷尼替丁、法莫替丁和罗沙替丁等，拮抗H_2受体，减少胃酸分泌，适合于轻、中症患者。促胃动力药：如多潘立酮、莫沙必利、伊托必利等拮抗多巴胺受体，通过增加食管下括约肌压力，改善食管蠕动功能、促进胃排空，减少胃肠内容物反流。黏膜保护剂：如硫糖铝和枸橼酸铋钾，可在黏膜表面形成保护膜，阻止酸性食物与损伤黏膜接触，达到治疗目的[1,3,4]。

治疗反流性食管炎的关键是阻止胃肠内容物反流，目前的化学药物均是单靶点、单因素对症治疗，单用效果均不理想。且尚无直接阻止胃肠内容物反流的药物，主要采用间接实现治疗目标的药物。药物治疗效果不理想或存在病理性酸反流，可在内镜下治疗，分为射频治疗、内镜下胃腔内缝合/折叠治疗、内镜下注射或植入技术类。抗反流手术能减少反流次数及控制反流症状。

（二）中成药名方治疗

中医治疗反流性食管炎不同于化学药的单靶点单一治疗。中医整体辨证、标本兼治，综合调节。中药具有多靶点、多环节、多种途径作用的特点，在增强食管对反流物的防御能力和降低反流物对食管黏膜的损伤两个方面，有较好的疗效。

第二节　中成药名方的辨证分类与药效

反流性食管炎的病理生理基础是食管对反流物的防御能力降低和反流物对食管黏膜的损害。中药治疗反流性食管炎的基本作用是防止胃内容物流入食管，增强食管黏膜对反流物损害的屏障能力。中药可通过不同的作用产生药效，治疗反流性食管炎。反流性食管炎中成药名方的常见辨证分类及其主要药效如下[5-7]。

一、疏肝理气类

反流性食管炎肝失疏泄者，胃脘部饱闷发胀，食后不易消化，嗳气，甚则呕吐，腹胀，大便溏薄，舌苔薄白，脉细。

反流性食管炎肝失疏泄者主要的病理生理变化是食管对反流物的防御能力降低，食管下端括约肌压力降低，食管黏膜抵抗损伤能力减弱，发生炎症改变。

疏肝理气类药可调节胃肠功能，减轻食管炎症的损伤，改善食管黏膜的病理状态。

常用中成药：左金丸（胶囊）、越鞠丸、健胃愈疡片（颗粒、胶囊）（见第十二章消化性溃疡中成药名方）等。

二、和胃降逆类

反流性食管炎胃失和降者，胃脘阵痛，痛势急迫，心中烦热，嘈杂易饥，吞酸呕吐，甚或食入即吐，胃痛绵绵，泛吐清水或见呃逆，舌苔薄白而滑，脉沉弦。

反流性食管炎胃失和降者主要病理生理变化是胃内容物不能正常排空，积聚过多，上逆而进入食管，造成食管黏膜等食管邻近组织的损伤。

和胃降逆类药可改善胃肠功能状态，促进胃内容物下降，减少反流，减轻食管损伤。

常用中成药：气滞胃痛颗粒（片）、六味木香散（胶囊、丸）、木香顺气汤（丸、颗粒）（见第十六章消化不良中成药名方）、半夏泻心汤（见第十八章胃肠道功能紊乱中成药名方）等。

三、健脾理气类

反流性食管炎脾失健运者面色苍白，畏寒肢凉，腹胀有冷感，或泛吐清水，胃纳不佳，或纳后不易消化，舌淡胖大，苔白，脉或沉，或细，或弱等。

反流性食管炎脾失健运者主要病理生理变化是由于脾气虚导致胃肠消化、排空能力不足，胃内容物上逆入食管造成食管损伤。

健脾理气类药可改善胃肠消化及排空能力，防止胃内容物流入食管，减少反流物对食管的刺激。

常用中成药：安中片（见第十章胃炎中成药名方）等。

参 考 文 献

[1] 葛均波，徐永健，王辰. 内科学[M]. 9版. 北京：人民卫生出版社，2019：347-349.
[2] 中华中医药学会脾胃病分会. 胃食管反流病中医诊疗专家共识意见（2017）[J]. 中国中西医结合消化杂志，2017，25（5）：321-326.
[3] 刘晓红，孟宪梅. 反流性食管炎发病机制及诊断治疗研究[J]. 中国社区医师，2019，35（33）：6-8.
[4] 于莹莹，宋嗣恩，周喜汉. 反流性食管炎发病机制及诊治进展[J]. 右江民族医学院学报，2018，40（5）：490-494.
[5] 中华医学会，中华医学会杂志社，中华医学会消化病学分会，等. 胃食管反流病基层诊疗指南（实践版·2019）[J]. 中华全科医师杂志，2019，18（7）：642-646.
[6] 刘宾，刘岚. 胃食管反流性疾病及反流性食管炎[J]. 中华全科医师杂志，2010，9（10）：735-736.
[7] 孙丽伟，吴建良，金娟，等. 中西医结合治疗反流性食管炎疗效研究[J]. 中华中医药学刊，2018，36（6）：1511-1514.

（山东中医药大学　荀丽英；中国中医科学院西苑医院　李贻奎，张金艳）

第三节　中成药名方

一、疏肝理气类

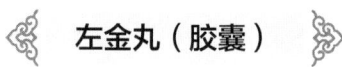

左金丸（胶囊）

【药物组成】　黄连、吴茱萸。

【处方来源】　元·朱震亨《丹溪心法》。《中国药典》（2020年版）。

【功能与主治】　泻火，疏肝，和胃，止痛。用于肝火犯胃，脘胁疼痛，口苦嘈杂，呕吐酸水，不喜热饮。

【药效】　主要药效如下。

1. 改善食管黏膜状态[1]　左金丸、小陷胸汤合方对反流性食管炎大鼠的鳞状上皮厚度、黏膜固有层乳头厚度、基底细胞厚度有明显的改善作用，能有效地治疗大鼠反流性食管炎。

2. 抑制胃酸分泌[2-3]　左金丸能通过抑制内、外源性促胃液素的泌酸，降低血浆促肾上腺皮质激素水平，抑制胃酸分泌，升高胃液pH。左金丸总碱能抑制幽门结扎大鼠的胃液、胃酸和促胃液素分泌及胃蛋白酶活性，增加前列腺素E_2分泌。

3. 调节胃肠功能[2,4,5]　左金丸总碱能促进小鼠胃排空；通过恢复胃电节律和促进胃肠推进，改善慢性不可预测的轻度应激大鼠胃肠运动。左金丸能抑制下丘脑室旁核内c-fos蛋白分泌、调节中枢系统。本品可通过降低单胺类神经递质水平（如降低去甲肾上腺素、5-羟色胺浓度）抑制下丘脑-垂体-肾上腺轴；降低多巴胺浓度，调节胃肠生理功能。

4. 抗溃疡[6-12]　消化性溃疡的病理过程存在胃肠黏膜受损和炎症反应。肿瘤坏死因子α

等在组织的炎症反应中起重要作用。表皮生长因子可促进细胞增殖,加速修复损伤的黏膜。左金丸可降低束缚水浸所致应激性胃溃疡模型大鼠的溃疡指数,降低胃黏膜中肿瘤坏死因子α的含量,并且降低大鼠脑组织单胺类神经递质水平,通过神经体液调节作用,对抗应激性胃溃疡损伤;增加溃疡边缘和再生黏膜腺体细胞表皮生长因子受体的表达,促进溃疡愈合;提高胃溃疡大鼠血清中超氧化物歧化酶水平和降低丙二醛水平,提高机体抗氧化和清除自由基的能力,从而对应激性胃溃疡模型大鼠的胃黏膜发挥保护作用;增加内源性前列腺素 E_2 释放,增强黏膜保护作用;除能降低血浆促肾上腺皮质激素水平,抑制分泌胃酸,减少溃疡的攻击因素外,还能通过抑制血浆皮质醇的分泌,促进胃黏膜表面细胞更新,提高对胃黏膜屏障的保护能力,从神经-内分泌途径恢复胃黏膜攻击与防御因子间的平衡,减轻胃黏膜损伤。本品可升高大鼠胃液 pH,降低胃黏膜攻击因素,提高胃黏膜防御功能,保护胃黏膜。

5. 抗炎[2,3,6-11,13] 左金丸对二甲苯所致的小鼠耳肿胀有抑制作用;能降低幽门螺杆菌所致的胃炎模型大鼠血清丙二醛水平,升高超氧化物歧化酶活性;降低胃寒证大鼠血清中的炎症因子水平;降低结肠组织中巨噬细胞移动抑制因子的基因和蛋白表达,减轻促炎因子对结肠造成的损伤;抑制溃疡性结肠炎各细胞因子的表达;降低胃热证胃黏膜损伤模型大鼠血中白介素-8、白介素-2、肿瘤坏死因子α、血栓素 B_2 和 6-酮-前列腺素 $F_{1α}$ 水平,减轻炎症反应。

6. 抑菌[13,14] 左金丸具有广泛的抗菌作用,其中对金黄色葡萄球菌、霍乱弧菌、乙型链球菌的抑制作用较强,而对大肠杆菌、痢疾杆菌、伤寒杆菌呈中度敏感。左金丸能使人体肝脏网状内皮系统及白细胞的吞噬能力得到增强,并影响细菌的代谢来抑制丙酮酸氧化过程而达到抑菌作用。左金丸能延长肠道菌群的达峰时间,减小肠道细菌的生长速率,从而抑制肠道细菌生长。

【临床应用】

1. 反流性食管炎 左金丸加减治疗肝胃不和型反流性食管炎疗效确切,能不同程度地减轻反酸、烧心、胸骨后疼痛、嗳气等症状[15]。左金丸加奥美拉唑肠溶胶囊和枸橼酸莫沙必利片治疗肝火犯胃型反流性食管炎,可以更有效地调节患者的胃肠道自主神经功能,缓解反酸、胸骨后灼痛等症状,提高疗效[16]。左金丸合小陷胸汤以疏肝理气、降逆和胃、清热泻火为本,兼以制酸止痛,用于治疗肝胃不和、肝胃郁热型反流性食管炎,临床疗效和胃镜检查结果均有改善[17]。左金胶囊治疗反流性食管炎(肝胃不和证),可明显提高中医证候疗效、改善脘胁胀满或胀痛、吞酸、呃逆不欲食、胃脘嘈杂、口苦、不喜热饮单项症状,临床服用安全,疗效确切[18](图9-1)。

2. 消化性溃疡 左金丸可用于治疗肝气犯胃及肝胃郁热型消化性溃疡[19]。左金丸联合奥美拉唑、左氧氟沙星、甲硝唑治疗胃及十二指肠慢性溃疡,能提高幽门螺杆菌的根治率,可较快地缓解腹痛,减少胃及十二指肠溃疡的复发,提高胃及十二指肠溃疡的治愈率[19]。加味左金丸联合埃索美拉唑肠溶片治疗胃溃疡疗效更好,能更好地抑制炎症反应,使表皮生长因子及其受体的表达上调,有利于黏膜细胞的增殖、分化,达到提高修复溃疡面的疗效。左金丸联合四逆散对肝郁脾虚型溃疡性结肠炎患者疗效显著。

3. 胃炎 左金丸能改善胃黏膜的萎缩从而治疗萎缩性胃炎,疗效显著[12]。左金丸加味常用于治疗胃炎[20]。左金丸合化肝煎加减治疗糜烂性胃炎,左金丸加味治疗高酸性胃炎、胆汁反流性胃炎，治愈率高。

4. 消化不良　左金丸加减联合四联疗法治疗幽门螺杆菌阳性功能性消化不良，有较高的临床有效率，幽门螺杆菌转阴率高[21]。左金丸合柴胡疏肝散治疗功能性消化不良，可改善患者腹痛、腹胀、早饱等症状，效果良好[22]。

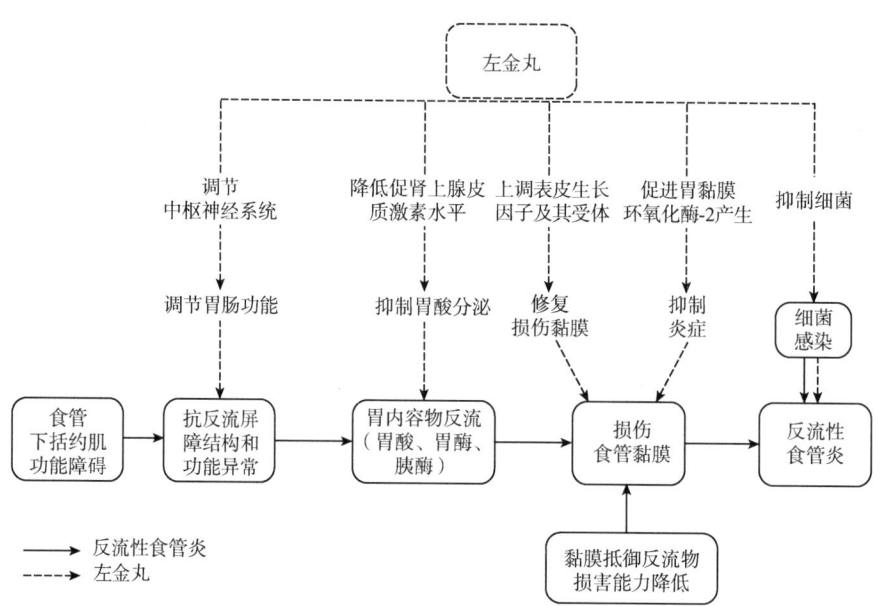

图 9-1　左金丸治疗反流性食管炎的机制

【不良反应】　尚不明确。

【使用注意】　①饮食宜清淡，忌酒及辛辣、生冷、油腻食物。②忌愤怒、忧郁，保持心情舒畅。③脾胃虚寒者不适用。

【用法与用量】　丸剂：口服，一次 3~6g，一日 2 次。胶囊剂：饭后服用。一次 2~4 粒，一日 2 次。15 日为一疗程。

参 考 文 献

[1] 冯泳，袁维真，董晓旭，等. 小陷胸汤配伍左金丸治疗反流性食管炎的药效学研究[J]. 辽宁中医杂志，2009，36（3）：435-437.
[2] 沈祥春，张贵林，任光友. 左金丸总生物碱对胃肠功能的影响[J]. 中药药理与临床，2006，22（6）：34-36.
[3] 吴施国，蒋通荣. 左金丸对幽门螺杆菌所致胃炎模型大鼠作用机制的实验研究[J]. 山东中医药大学学报，2010，34（3）：275-277.
[4] Tao Wang, Yan-Feng Yan, Lu Yang, et al. Effects of Zuojin pill on depressive behavior and gastrointestinal function in rats with chronic unpredictable mild stress：Role of the brain–gut axis[J]. Journal of Ethnopharmacology, 2020, 254：112713.
[5] 管懋莹，徐蔚杰，李和根. 左金丸现代药理研究进展[J]. 中医药学报，2020，48（5）：78-81.
[6] 林科名，丁世兰，王强松，等. 左金丸总生物碱对束缚水浸应激性胃溃疡模型大鼠神经体液调节的影响[J]. 中国药理学通报，2013，29（3）：401-405.
[7] 山丽梅，赵艳玲，孔维军，等. 左金丸及其类方对胃热证大鼠胃黏膜损伤及相关因子的影响[J]. 解放军药学学报，2010，26（2）：99-103.
[8] 潘岩，冉冉，翁珂，等. 左金丸及拆方对胃溃疡大鼠胃黏膜愈合和表皮生长因子受体表达的影响[J]. 中国中西医结合消化杂志，2008，16（6）：368-371.
[9] 赵艳玲，史文丽，山丽梅，等. 左金丸及其类方对胃寒证大鼠的影响（Ⅱ）[J]. 中国实验方剂学杂志，2009，15（12）：62-64.

[10] 梁媛. 肝胃同治法代表方左金丸对应激性胃溃疡大鼠胃黏膜保护作用的实验研究[D]. 长沙：湖南中医药大学，2014.
[11] 易文，陈富丰，石孟琼，等. 左金丸阻断溃疡性结肠炎小鼠 NF-κB 激活 MIF、TNF-α 及 IL-1β、IL-6 表达[J]. 中药药理与临床，2014，30（6）：9-13.
[12] 褚璨灿，师为人，陈云志，等. 左金丸临床应用与实验研究进展[J]. 实用中医药杂志，2019，35（5）：626-629.
[13] 张颖，张兆旺. 左金丸方药 3 种方法提取液的初步药效学比较[J]. 时珍国医国药，2008，19（10）：2458-2459.
[14] 程丹红，赵艳玲，杨宏博，等. 微量量热法研究左金丸与反左金丸对肠道菌群生长代谢的影响[J]. 中国中西医结合杂志，2011，31（2）：209-212.
[15] 郭育慧. 左金丸加减治疗肝胃不和型反流性食管炎的临床观察[J]. 云南中医中药杂志，2019，40（3）：45-47.
[16] 张博，李乔，谢冰昕. 左金丸治疗对肝火犯胃证反流性食管炎患者胃肠道自主神经功能的影响[J]. 世界中医药，2018，13（4）：830-833.
[17] 任小宁，庞鹏宇，郭晓黎. 左金丸合小陷胸汤治疗反流性食管炎 105 例[J]. 广西中医药，2016，39（1）：59-60.
[18] 张洁玉，李振宇，谢晶日. 左金胶囊治疗反流性食管炎（肝胃不和证）有效性和安全性临床研究[J]. 中医药学报，2016，44（4）：41-44.
[19] 张佳，王捷虹. 左金丸在消化系统疾病中的临床应用经验[J]. 黑龙江中医药，2016，45（2）：31-32.
[20] 叶仁群，张光奇. 左金丸临床应用及研究[J]. 贵阳中医学院学报，2002，24（2）：46-47.
[21] 彭华明，王晓凤，王悦宁. 左金丸加减联合四联疗法对幽门螺杆菌阳性功能性消化不良外来务工人员临床疗效及胃电参数影响[J]. 辽宁中医药大学学报，2017，19（6）：134-136.
[22] 孙海兰. 柴胡疏肝散合左金丸治疗功能性消化不良疗效观察[J]. 临床误诊误治，2009，22（S2）：50.

（中国中医科学院西苑医院　李贻奎；西安交通大学　米燕妮）

越 鞠 丸

【药物组成】 醋香附、川芎、炒栀子、苍术（炒）、六神曲（炒）。

【处方来源】 元·朱震亨《丹溪心法》。《中国药典》（2020 年版）。

【功能与主治】 理气解郁，宽中除满。用于胸脘痞闷，腹中胀满，饮食停滞，嗳气吞酸。

【药效】 主要药效如下。

1. 促进食管黏膜修复　越鞠丸加味能降低大鼠食管黏膜增殖细胞核抗原、p53、Cy-clinD1 的表达，可改善不全幽门结扎+贲门肌切开术大鼠反流性食管炎模型大鼠食管黏膜的病理学变化，减轻食管炎症[1]。

2. 调节胃肠功能　越鞠丸可提高胃酸、胃蛋白酶的浓度及活力[2]；通过调节一氧化氮合酶的活性和 5-羟色胺的信号通路对胃肠功能紊乱发挥调节作用[3]。

【临床应用】

1. 反流性食管炎　越鞠丸加味治疗反流性食管炎合并郁证及不寐，疗效显著，胃中烧灼感减轻，睡眠好转，泛酸、嘈杂消失[4]。越鞠丸合保和丸加减、越鞠丸加味、越鞠丸合乌贝散加减治疗反流性食管炎，能明显改善患者症状，治疗有效[5-7]。

2. 消化性溃疡　越鞠丸随证加减治疗难治性消化性溃疡，能提高生物活性蛋白质 HSP60 的活性，保护胃黏膜，促进溃疡的愈合[8]。

3. 便秘　越鞠丸加味治疗便秘属情志不畅型患者，能缓解排便不畅[9]。

4. 胃肠道功能紊乱　越鞠丸可用于治疗胃肠道功能紊乱；与四磨汤合用可增强理气解郁作用，兼具活血化滞、宽肠和中之效[10]。

5. 功能性消化不良　越鞠丸联合针刺可用于治疗肝郁气滞型功能性消化不良合并焦虑、抑郁的患者[11]。

【不良反应】 尚不明确。

【使用注意】 ①急性胆囊炎者、急性消化性溃疡者禁用。②服药期间忌怒,宜进食易消化之食物。③妊娠期妇女慎用。

【用法与用量】 口服,一次6~9g,一日2次。

参 考 文 献

[1] 郑婷婷,叶蔚,叶斌,等. 越鞠丸加味对反流性食管炎大鼠食管黏膜PCNA、p53、CyclinD1表达的影响[J]. 中国中医药科技,2018,25(2):184-187.
[2] 王雪,李文,唐丹,等. 越鞠丸对大鼠胃酸胃蛋白酶的影响[J]. 中药与临床,2015,6(2):55-56.
[3] 张雯,唐仕欢,张毅,等. 基于整合药理学的越鞠丸"异病同治"研究[J]. 中国中药杂志,2018,43(7):1352-1359.
[4] 徐嘉淦,赵婷,龙惠珍. 龙惠珍运用越鞠丸加味治疗反流性食管炎经验[J]. 江西中医药大学学报,2015,27(4):23-24.
[5] 郑荣林. 越鞠丸合保和丸加减治疗反流性食管炎36例[J]. 河北中医,2009,31(7):1015.
[6] 周玉杰. 越鞠丸加味治疗反流性食管炎35例[J]. 中国民族民间医药杂志,2007,88(5):296.
[7] 王聪. 越鞠丸合乌贝散加减治疗气郁痰阻型反流性食管炎的临床观察[D]. 济南:山东中医药大学,2016.
[8] 黄妍妍,南淑玲. 越鞠丸研究进展[J]. 辽宁中医药大学学报,2019,21(9):217-220.
[9] 蔡秀江,黄美艳. 越鞠丸临床应用研究进展[J]. 世界最新医学信息文摘,2019,19(76):129-131.
[10] 齐兴江. 越鞠丸合四磨汤治疗胃肠道功能紊乱35例[J]. 浙江中医杂志,2014,49(3):181.
[11] 单崇武. 针刺联合越鞠丸治疗肝郁气滞型功能性消化不良临床研究[J]. 山西中医学院学报,2019,20(2):123-124,128.

(中国中医科学院西苑医院 李贻奎,张金艳;西安医学院 王 荣)

二、和胃降逆类

 气滞胃痛颗粒(片)

【药物组成】 柴胡、醋延胡索、枳壳、醋香附、白芍、炙甘草。

【处方来源】 研制方。《中国药典》(2020年版)。

【功能与主治】 疏肝理气,和胃止痛。用于肝郁气滞,胸痞胀满,胃脘疼痛。

【药效】 主要药效如下。

1. 影响胃肠激素　促胃液素是由G细胞分泌的胃肠激素,对胃肠道黏膜有营养作用,通过增加胃肠黏膜的血流量来实现,同时也促进胃肠道的分泌功能,并以胃窦部最多。胃动素能促进胃排空和胃肠运动,具有兴奋胃肠平滑肌的作用,是兴奋性胃肠激素。气滞胃痛颗粒可升高血清中促胃液素水平、降低胃动素的含量,从而兴奋胃肠平滑肌、濡养胃肠道黏膜,促进胃肠蠕动[1]。

2. 调节胃肠运动　气滞胃痛颗粒小剂量可促进离体大鼠胃、肠平滑肌的收缩,大剂量则抑制胃、肠平滑肌的收缩[2],促进正常小鼠胃排空和小肠推进,改善阿托品和多巴胺引起的小鼠胃肠运动障碍[3,4],表明气滞胃痛颗粒对离体大鼠胃、肠平滑肌具有双向调节作用[2]。

3. 抗炎镇痛　气滞胃痛颗粒具有抗炎和镇痛作用,能抑制二甲苯所致的小鼠耳肿胀,减少乙酸所致的小鼠扭体的反应次数[2]。气滞胃痛颗粒可降低小鼠单核巨噬细胞株细胞培养上清液中肿瘤坏死因子α、白介素-6和一氧化氮含量[5]。气滞胃痛颗粒可能通过调节肿瘤坏死因子信号通路、NOD样受体信号通路、血管内皮生长因子信号通路,作用于环氧化酶-2、诱导型一氧化氮合酶等炎症疼痛靶点[6]。

4. 抗溃疡　气滞胃痛颗粒可降低幽门结扎型、乙酸烧灼型和乙醇诱发型等多种溃疡模型大鼠的溃疡指数，降低胃黏膜损伤程度。其作用与减少胃液分泌，降低胃液酸度和胃蛋白酶活性，升高血液中促胃液素、胃动素和前列腺素 E_2 水平有关[7,8]。

【临床应用】　可用于反流性食管炎。

1. 反流性食管炎　气滞胃痛颗粒联合雷贝拉唑治疗反流性食管炎，具有较好的临床疗效，可明显改善症状，改善血浆胃动素、血清促胃液素指标和胃-食管动力，抑制炎症反应，临床疗效显著，且使用安全。气滞胃痛颗粒联合常规西医治疗反流性食管炎能提高疗效，改善临床症状，改善黏膜细胞增殖/凋亡活性。气滞胃痛颗粒联合泮托拉唑治疗反流性食管炎有效。雷贝拉唑联合气滞胃痛颗粒治疗反流性食管炎临床疗效好，可显著提高促胃液素、胃动素水平[9-15]。

2. 反流性胃炎　其主要病因是胆汁和肠液通过幽门，逆流到胃，在胃酸的协同作用下，破坏胃黏膜屏障，致胃黏膜慢性炎症、糜烂甚至溃疡。促胃液素通过增加胃肠黏膜血流量对胃肠道黏膜提供营养，同时也促进胃肠道的分泌功能。胃动素能促进胃排空和胃肠运动，具有兴奋胃肠平滑肌的作用。急性反流性胃炎会导致腺体萎缩、胃黏膜变薄，引起胃的消化功能减弱，致使对胃动素的敏感度降低，反馈性引起胃动素增加，以致血清中胃动素含量增加。气滞胃痛颗粒可升高血清中促胃液素水平、降低胃动素的含量，从而兴奋胃肠平滑肌，濡养胃肠道黏膜，促进胃肠蠕动，达到防治反流性胃炎的目的[1]。

3. 慢性胃炎　慢性浅表性胃炎是胃黏膜呈慢性浅表性炎症。气滞胃痛颗粒具有明确疗效，能够有效改善胃脘部胀痛、嗳气、反酸和纳差的症状。奥美拉唑联合气滞胃痛颗粒治疗慢性浅表性胃炎具有良好的临床疗效。不仅能缓解腹痛、腹胀、嗳气、反酸等临床症状，也能抑制胃酸分泌、保护胃黏膜，使预后更佳[1]。

4. 功能性消化不良　气滞胃痛颗粒治疗功能性消化不良餐后不适有效、安全。气滞胃痛颗粒治疗功能性消化不良，总体疗效和症状积分改善，对餐后不适综合征有效，疗效稳定，治疗后无复发倾向。气滞胃痛颗粒对于动力障碍型功能性消化不良疗效明确。气滞胃痛颗粒联合莫沙必利对于功能性消化不良的治疗效果，优于单独采用莫沙必利，主要表现在胃肠动力增加、症状改善和有效率方面，尤其在上腹痛、嗳气等方面改善明显，复发率小[1,16]。

5. 消化性溃疡　气滞胃痛颗粒配合奥美拉唑三联疗法治疗消化性溃疡，可提高幽门螺杆菌根除率、溃疡愈合率和临床症状缓解率[17]。气滞胃痛冲剂治疗出血性消化性溃疡，可提高临床疗效，改善呕血、黑粪症状，减少出血量[18]。

6. 肠易激综合征　气滞胃痛颗粒治疗腹泻型肠易激综合征可减轻患者腹痛、大便性状，预防病情复发[19]。气滞胃痛颗粒联合聚乙二醇电解质散可用于治疗便秘型肠易激综合征，具有止痛镇静、调节胃肠道功能的作用，可改善患者的腹痛、腹胀、排便次数和粪便性状。

【不良反应】　尚未见报道。

【使用注意】　妊娠期妇女慎用。

【用法与用量】　颗粒剂：开水冲服，一次 1 袋，一日 3 次。片剂：口服，一次 1.5g，一日 3 次。

参 考 文 献

[1] 焦艺博. 气滞胃痛颗粒质量控制与临床应用的研究进展[J]. 内蒙古中医药, 2018, 37（8）: 120-122.
[2] 韩凌, 李坤, 潘英, 等. 气滞胃痛颗粒的药效学研究[J]. 中国药房, 2010, 21（35）: 3285-3287.
[3] 刁云鹏, 韩凌, 李坤, 等. 气滞胃痛颗粒对胃肠动力作用的影响[J]. 中成药, 2011, 33（8）: 1307-1311.
[4] 李晏, 陈渊源, 伊佳, 等. 气滞胃痛颗粒促进胃肠运动和镇痛作用研究[J]. 药学实践杂志, 2009, 27（2）: 90-93.
[5] 许雯雯, 王帅, 孟宪生, 等. 神经网络结合灰色关联度法对气滞胃痛颗粒复方药材抗炎活性谱效关系研究[J]. 中国中药杂志, 2013, 38（11）: 1806-1811.
[6] 杨晓娟, 胡黄婉茵, 张海珠, 等. 基于网络药理学的气滞胃痛颗粒抗炎镇痛活性作用分析[J]. 中草药, 2019, 50（13）: 3094-3106.
[7] 李乾构. 胃痛系列中成药的临床与实验研究[J]. 中国中医急症, 1996, 5（6）: 243-245.
[8] 温小萍, 刁云鹏, 韩凌, 等. 气滞胃痛颗粒抗大鼠实验性胃溃疡作用研究[J]. 时珍国医国药, 2011, 22（8）: 1948-1950.
[9] 吴晓娟, 梅丽红. 气滞胃痛颗粒联合雷贝拉唑治疗反流性食管炎的效果观察[J]. 现代实用医学, 2017, 29（9）: 1155-1156.
[10] 陈超, 焦艳, 陶源. 气滞胃痛颗粒联合雷贝拉唑对反流性食管炎胃-食管动力及炎症因子的影响[J]. 药物评价研究, 2017, 40（1）: 75-78.
[11] 何亮, 钟兴伟, 倪忠根. 气滞胃痛颗粒联合常规西医治疗反流性食管炎的疗效及对病变黏膜细胞增殖/凋亡活性的影响[J]. 中国中西医结合消化杂志, 2018, 26（5）: 457-460.
[12] 谢肖肖, 杨纯英, 周夏丰. 泮托拉唑联合气滞胃痛颗粒治疗反流性食管炎疗效观察[J]. 现代中西医结合杂志, 2009, 18（34）: 4236-4237.
[13] 张国忠, 周雪英. 雷贝拉唑联合气滞胃痛颗粒治疗反流性食管炎的疗效及对患者血清胃泌素血浆胃动素水平的影响[J]. 中国药师, 2015, 18（5）: 797-798, 801.
[14] 王立明, 应春晓, 朱雅碧, 等. 气滞胃痛颗粒联合西药治疗胃食管反流病临床研究[J]. 新中医, 2019, 51（6）: 151-153.
[15] 范艳梅. 探讨气滞胃痛颗粒联合奥美拉唑、伊托必利治疗胃食管反流病的临床疗效[J]. 世界最新医学信息文摘, 2019, 19（54）: 162-163.
[16] 苏青, 涂蕾, 贾小红, 等. 气滞胃痛颗粒治疗功能性消化不良患者随机、双盲、安慰剂对照临床研究[J]. 临床消化病杂志, 2016, 28（4）: 216-219.
[17] 杨丽, 冯艳苓, 王艳, 等. 气滞胃痛颗粒配合奥美拉唑三联疗法治疗消化性溃疡疗效观察[J]. 上海中医杂志, 2006, 40（7）: 39-40.
[18] 单静喜, 时树龄. 气滞胃痛冲剂治疗消化性溃疡随机平行对照研究[J]. 实用中医内科杂志, 2014, 28（5）: 35-37.
[19] 侯秀峰. 气滞胃痛颗粒治疗肠易激综合征的临床效果[J]. 中国医药指南, 2020, 18（24）: 153-154.

（中国中医科学院西苑医院　李贻奎, 张金艳; 西安医学院　王荣）

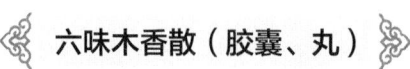

六味木香散（胶囊、丸）

【药物组成】　木香、栀子、石榴、闹羊花、豆蔻、荜茇。

【处方来源】　蒙古族验方。《中国药典》（2020年版）。

【功能与主治】　开郁行气止痛。用于寒热错杂、气滞中焦所致的胃脘痞满疼痛、吞酸嘈杂、嗳气腹胀、腹痛、大便不爽。

【药效】　主要药效如下。

1. 抗炎镇痛　六味木香胶囊能减少甲醛致足肿胀小鼠的舔后足次数, 减轻二甲苯所致的小鼠耳廓肿胀度及小鼠棉球肉芽肿胀度, 有抗炎作用; 六味木香丸能减少乙酸致痛小鼠的扭体次数, 有镇痛作用[1-2]。

2. 抑制胃酸分泌　六味木香散可使胃酸分泌减少, 总酸度降低[1,3]。六味木香丸可能通过抑制胃窦黏膜G细胞分促泌胃液素来恢复胃酸的正常分泌, 减轻因胃酸过多而引起的胃黏膜损伤。六味木香散也可升高一氧化氮的含量和超氧化物歧化酶的活性, 可改善微循环、减少胃酸分泌，有抗氧化及清除自由基的作用[4]。

3. 抗溃疡　六味木香胶囊对大鼠应激型、小鼠利血平及阿司匹林型、大鼠乙醇及幽门结扎型胃溃疡均有明显抑制作用[1]。

【临床应用】　可用于反流性食管炎。

1. 反流性食管炎　六味木香胶囊联合奥美拉唑治疗胃食管反流病，可改善患者的反酸、烧心、胸骨后痛等症状，改善胃镜下的食管炎性表现，疗效显著[5]。六味木香胶囊联合西咪替丁治疗反流性食管炎疗效显著，能明显改善反酸、嗳气、反食等症状，改善食管炎的内镜变化[6]。

2. 慢性胃炎　六味木香胶囊治疗慢性胃炎，可改善患者的上腹痛、反酸、嗳气、黑粪症状，效果显著[7]。

3. 消化性溃疡　六味木香胶囊治疗消化性溃疡，能改善炎症或溃疡导致的胃肠道痉挛性疼痛、恶心、呕吐、腹胀等症状[8]。六味木香胶囊联用雷尼替丁和呋喃唑酮治疗消化性溃疡，可提高总有效率，在止酸、消胀、抗炎等方面有明显优势，止痛效果好，溃疡愈合快[9]。

【不良反应】　尚未见报道。

【使用注意】　尚不明确。

【用法与用量】　散剂：口服，一次2～3g，一日1～2次。胶囊剂：口服，一次4～6粒，一日1～2次。丸剂：口服，一次5～6丸，一日3次。

参 考 文 献

[1] 杨金团. 六味木香胶囊的药理作用及临床应用[J]. 中国民族医药杂志, 2005, (6): 22-23.
[2] 鲁建美, 张志峰, 曾锐, 等. 六味木香丸抗炎镇痛作用的研究[J]. 华西药学杂志, 2016, 31 (2): 146-148.
[3] 沈德莉, 孙兰, 陈蔚芸, 等. 六味木香散抗炎、抗溃疡作用的实验研究[J]. 中国中医药科技, 1996, 2 (5): 31-32.
[4] 刘铎, 吕露阳, 曾锐, 等. 六味木香丸治疗实验性胃溃疡大鼠的机制[J]. 华西药学杂志, 2016, 31 (3): 257-259.
[5] 王婷婷, 叶新彬. 六味木香胶囊联合奥美拉唑治疗胃食管反流病临床观察[J]. 海峡药学, 2012, 24 (12): 204-205.
[6] 王念夫. 六味木香胶囊联合西咪替丁治疗反流性食管炎[J]. 医药论坛杂志, 2003, 24 (9): 18-19.
[7] 斯红英. 六味木香胶囊治疗慢性胃炎60例临床观察[J]. 江西中医药, 2005, 36 (5): 21.
[8] 董军梅, 王玉明. 六味木香胶囊治疗胃肠疾病疗效观察[J]. 光明中医, 2002, 17 (6): 43.
[9] 殷兆礼, 赵益峰. 六味木香胶囊联用雷尼替丁、呋喃唑酮治疗消化性溃疡40例[J]. 中国冶金工业医学杂志, 2002, 19 (6): 24-25.

（中国中医科学院西苑医院　李贻奎，张金艳）

第十章

胃炎中成药名方

第一节 概 述

一、概 念[1-3]

胃炎（gastritis）是指各种病因引起的胃黏膜炎症，常伴有上皮损伤和细胞再生。胃炎是最常见的消化道疾病之一，按发病缓急和病程长短分为急性胃炎（acute gastritis）、慢性胃炎（chronic gastritis）和特殊类型胃炎或胃病。急性胃炎按病因及病理变化分为急性糜烂出血性胃炎（acute erosive-hemorrhagic gastritis）、急性幽门螺杆菌（helicobacter pylori，Hp）胃炎和除幽门螺杆菌以外的其他急性感染性胃炎。慢性胃炎分类方法较多，根据病因可分为幽门螺杆菌胃炎和非幽门螺杆菌胃炎；根据内镜和病理诊断分为萎缩性和非萎缩性慢性胃炎；根据胃炎分布部位分为胃窦为主的胃炎、胃体为主的胃炎和全胃炎。

二、病因及发病机制[1-3]

（一）病因

急性胃炎的病因主要包括：①应激，如严重创伤、手术、多器官功能衰竭、败血症、精神紧张等；②药物，常见非甾体抗炎药特别是阿司匹林等非特异性环氧化酶抑制剂、抗肿瘤化疗药物、口服铁剂、氯化钾等；③乙醇，其亲脂性和溶脂性可导致胃黏膜糜烂及黏膜出血；④创伤和物理因素，如大剂量放射线照射等可导致胃黏膜糜烂甚至溃疡。

慢性胃炎的病因主要包括：①幽门螺杆菌感染，幽门螺杆菌产生的尿素酶可分解尿素，产生的氨可中和反渗入黏液内的胃酸，形成有利于幽门螺杆菌定居和繁殖的局部微环境，使感染慢性化；②十二指肠-胃反流，与各种原因引起的胃肠道动力异常、肝胆道疾病及远端消化道梗阻有关；③药物和毒物，非甾体消炎药/阿司匹林或环氧化酶-2抑制剂，可能损伤胃；④自身免疫，当体内出现针对壁细胞或内因子的自身抗体时，自身免疫性的炎症反应导致壁细胞减少、泌酸腺萎缩、胃酸分泌降低，内因子减少可导致维生素B_{12}吸收不良，出现恶性贫血;⑤年龄因素和其他,老年人胃黏膜可出现退行性改变,常见黏膜小血管扭曲、小动脉壁玻璃样变性和管腔狭窄,加之幽门螺杆菌感染率较高,使胃黏膜修复再生功能降低、炎症慢性化、上皮增殖异常及胃腺体萎缩。

(二)发病机制

细菌或病毒进入胃后释放黏附素、尿素酶和毒素,造成胃急性感染,致使胃黏膜坏死、脱落,甚至胃壁坏死和穿孔;阿司匹林等非甾体消炎药可抑制环氧化酶,导致维持胃黏膜正常再生的前列腺素 E 合成不足,黏膜修复障碍,继而出现糜烂和出血。急性应激环境下胃黏膜微循环障碍,可造成胃黏膜缺氧、黏液分泌减少、局部前列腺素合成不足,导致胃黏膜屏障破坏和 pH 下降,进一步损害黏膜和血管,引起胃黏膜糜烂和出血。幽门螺杆菌进入胃后,产生的尿素酶可分解尿素产生氨,产生空泡毒素损伤胃黏膜,同时细菌细胞壁抗原可引起自身免疫性反应。自身免疫性反应可导致胃黏膜萎缩变薄,进而壁细胞总数和胃酸分泌减少。

三、临床表现

急性胃炎起病急,主要表现为上腹痛、胀满、恶心、呕吐和食欲不振等。重症可出现呕血、黑粪、脱水、四肢发冷、酸中毒、休克或胃穿孔。大多数慢性胃炎患者无明显症状。即便有症状也多为非特异性。可表现为中上腹不适、饱胀、钝痛、烧灼痛等,也可呈食欲缺乏、嗳气、反酸、恶心等消化不良症状。症状轻重与胃镜和病理组织学所见不呈比例。体征多不明显,有时上腹轻压痛。恶性贫血者常有全身衰弱、疲软,可出现明显的厌食、体重减轻、贫血,一般消化道症状较少。危重病应激者症状被原发疾病所掩盖,可致上消化道出血,患者突然呕血和(或)黑粪为首发症状。急性胃炎在胃镜下可见胃黏膜糜烂和出血,常伴炎症细胞浸润。慢性胃炎在胃镜下可见非糜烂性炎性改变,如黏膜色泽不均、上皮增殖异常和胃腺萎缩等。

四、诊 断[1]

本病的诊断主要依据病史、临床症状、体征和实验室检查结果。具有急性胃炎上述临床症状或兼具相关病因与诱因者应疑诊,胃镜下发现胃黏膜糜烂及出血病灶可确诊急性胃炎,必要时行病理组织学检查。慢性胃炎症状无特异性,体征少,胃镜和组织学检查是诊断的关键。胃镜检查提示胃黏膜慢性炎症征象。胃黏膜活检组织学检查可见炎症、萎缩、上皮增生等。其他实验室检测,如幽门螺杆菌检测、血清抗壁细胞抗体、内因子抗体和维生素 B_{12} 水平测定可辅助诊断慢性胃炎。

五、治 疗

(一)常用化学药物及现代技术[1-4]

抑制胃酸分泌药,质子泵抑制剂,如奥美拉唑、兰索拉唑、泮托拉唑和雷贝拉唑等,

抑制胃壁细胞的 H^+-K^+-ATP 酶。H_2 拮抗剂，如雷尼替丁、法莫替丁、尼扎替丁和罗沙替丁等，拮抗 H_2 受体，抑制胃酸分泌，促进病变愈合和有助于止血，为常规应用药物。M 胆碱受体阻滞药，如哌仑西平，阻断 M 受体，抑制胃酸分泌，解除胃肠平滑肌痉挛。黏膜保护剂，如硫糖铝、米索前列醇、胶体铋剂等，可促进黏液分泌、增强胃黏液-碳酸氢盐屏障功能及胃黏膜的保护作用，缓解腹痛与反酸等症状，可作为预防措施。抗幽门螺杆菌药，如克拉霉素、阿莫西林、甲硝唑、替硝唑、呋喃唑酮、四环素、铋剂（如枸橼酸铋钾、果胶铋），一种质子泵抑制剂+两种抗菌药+铋剂组成四联疗法，如奥美拉唑+克拉霉素+阿莫西林+枸橼酸铋钾，对幽门螺杆菌有杀灭作用。维生素，如复合维生素，用于胃黏膜营养因子缺乏者；维生素 B_{12}，用于恶性贫血者。促动力药，如多潘立酮、甲氧氯普胺等，可促进胃肠运动，缓解动力不足引起的腹胀等症状。

化学药物治疗急性胃炎主要是对症治疗，纠正病理生理紊乱，而对胃炎本身没有特效疗法。慢性胃炎主要根除幽门螺杆菌，保护胃黏膜，改善肠动力。胃黏膜因子缺乏时补充复合维生素或维生素 B_{12}。对于药物不能逆转的局灶高级别上皮内瘤变，可在胃镜下行黏膜下剥离术。

（二）中成药名方治疗[5-7]

中医药防治急慢性胃炎不同于化学药物的单靶点单一治疗。中医药具有多靶点、多环节、多种途径作用的特点，可发挥综合调节作用。不少中药具有增强机体免疫力、抑制相关炎症因子控制炎症、抑制幽门螺杆菌、止血、促进黏膜功能恢复的作用，能缓解症状，提高患者生活质量。

第二节 中成药名方的辨证分类与药效

急慢性胃炎的发病涉及幽门螺杆菌感染、十二指肠-胃反流、药物和毒物、应激、自身免疫等方面，中药治疗急慢性胃炎主要通过辨证用药抑制幽门螺杆菌、控制炎症、调节胃肠动力、促进黏膜修复等。常用中成药的辨证分类及其主要药效如下[5-10]。

一、温中散寒类

胃炎脾胃虚弱者的症状主要有胃痛隐隐，泛吐清水，喜温喜按，纳食减少，神疲乏力，甚者手足不温，大便溏薄，舌淡红，苔薄白，脉软弱。

胃炎脾胃虚弱者主要病理变化是胃黏膜炎症，胃黏膜屏障功能降低，不同程度的出血、糜烂，免疫功能下降。

温中散寒药具有抗炎、保护胃黏膜、调节胃肠道动力、调节免疫等作用[8]。

常用中成药：温胃舒胶囊（颗粒）、仁青常觉（丸）、丹桂香颗粒、安中片、虚寒胃痛颗粒（胶囊）、理中汤（丸）（见第十六章消化不良中成药名方）、附子理中汤（丸、片）（见第十八章胃肠道功能紊乱中成药名方）等。

二、养胃滋阴类

胃炎胃阴不足者的症状主要有胃脘隐痛、嘈杂，口干咽燥，五心烦热，大便干结，舌红少津，脉细。

胃炎胃阴不足者主要病理变化是幽门螺杆菌感染，引起炎症，损伤胃黏膜屏障，胃肠道动力障碍。

养胃滋阴药具有抑制幽门螺杆菌、抑制炎症、保护胃黏膜、调节胃肠道动力等作用。

常用中成药：养胃颗粒、阴虚胃痛颗粒（片、胶囊）、六味安消胶囊（散）、养胃舒胶囊（颗粒）、胃祥宁颗粒（见第十二章消化性溃疡中成药名方）、香砂六君汤（丸、颗粒、片、冲剂）（见第十六章消化不良中成药名方）等。

三、理气疏肝类

胃炎肝胃不和者的症状主要有胃脘胀痛或痛窜两胁，每因情志不舒而病情加重，嗳气，呃逆，泛酸嘈杂，舌淡红，苔薄白和脉弦。

胃炎肝胃不和者主要病理变化是胃酸分泌增多，刺激损伤胃黏膜，引起炎症；刺激诱发幽门括约肌痉挛，引起疼痛。

理气疏肝药具有抑制胃酸分泌、抗炎、保护胃黏膜、镇痛、调节胃肠道动力等作用[10]。

常用中成药：舒肝和胃丸（口服液）、加味左金丸、胃益胶囊、戊己丸、丹栀逍遥散（丸、胶囊）、胃苏颗粒（冲剂、饮）、猴头健胃灵片（胶囊）、快胃片、气滞胃痛颗粒（片）、左金丸（胶囊）、复方陈香胃片、金佛止痛丸等[气滞胃痛颗粒（片）和左金丸（胶囊）见第九章反流性食管炎中成药名方；复方陈香胃片和金佛止痛丸见第十二章消化性溃疡中成药名方]。

四、通络活血类

胃炎胃络瘀血者的症状主要有胃脘疼痛如针刺，痛有定处，拒按，入夜尤甚，或有便血，舌暗红或紫暗，脉弦涩。因阳虚无力，血行不畅，涩而成瘀所致。

胃炎胃络瘀血者主要病理变化是循环功能障碍，胃黏膜缺氧，胃黏膜屏障功能降低，胃酸、细菌容易引起炎症和疼痛。

通络活血药具有保护胃黏膜屏障、抑制胃酸分泌、抗幽门螺杆菌和镇痛等作用。

常用中成药：胃力康颗粒、胃康胶囊（见第十二章消化性溃疡中成药名方）、胃康灵片（胶囊、颗粒）、荜铃胃痛颗粒、元胡止痛片（胶囊、软胶囊、颗粒、口服液、滴丸）、胃乃安胶囊等。

五、清脏腑热类

胃炎脾胃湿热者的症状主要有胃脘灼热胀痛，嘈杂，脘腹痞闷，口干口苦，渴不欲饮，身重肢倦，尿黄，舌红，苔黄腻和脉滑。

胃炎脾胃湿热者主要病理变化是幽门螺杆菌感染，损伤胃黏膜，微循环障碍，炎症不易恢复。

清脏腑热药具有改善微循环、抑制幽门螺杆菌、促进胃黏膜损伤修复的作用。

常用中成药：三九胃泰颗粒（胶囊）等。

参 考 文 献

[1] 葛均波，徐永健，王辰. 内科学[M]. 9版. 北京：人民卫生出版社，2018：353-363.
[2] 杨玺. 急性胃炎的病因及分类[J]. 中国社区医师，2011，5（2）：18.
[3] 房静远，杜奕奇，刘文忠，等. 中国慢性胃炎共识意见（2017年，上海）[J]. 胃肠病学，2017，22（11）：670-687.
[4] 曹永孝，臧伟进. 药理学教程[M]. 6版. 北京：高等教育出版社，2015：214-222.
[5] 陈奇，张伯礼. 中药药效研究方法学[M]. 北京：人民卫生出版社，2016：246-265.
[6] 贺婧. 中医药治疗脾胃虚寒型慢性胃炎的临床进展[J]. 内蒙古中医药，2020，39（6）：164-165.
[7] 郑莉. 中医药治疗幽门螺杆菌相关性胃炎研究现状[J]. 内蒙古中医药，2020，39（4）：167-168.
[8] 谭宝，姜兆红，智雪峰. 中医药治疗慢性萎缩性胃炎研究进展[J]. 山西中医，2019，35（6）：58-60.
[9] 郭慧霞，郭淑云. 中医药治疗 Hp 阳性慢性萎缩性胃炎的研究进展[J]. 中医研究，2019，32（4）：77-80.
[10] 施家强，林平. 中医药治疗慢性非萎缩性胃炎临床研究进展[J]. 亚太传统医药，2017，13（23）：65-66.

（湖南中医药大学　王志琪；西安交通大学　陈莉娜）

第三节　中成药名方

一、温中散寒类

温胃舒胶囊（颗粒）

【**药物组成**】　党参、附片（黑顺片）、炙黄芪、肉桂、山药、肉苁蓉（酒蒸）、炒白术、炒南山楂、乌梅、砂仁、陈皮、补骨脂。

【**处方来源**】　金元·李东垣《温胃汤》《中国药典》（2020年版）。

【**功能与主治**】　温中养胃，行气止痛。用于中焦虚寒所致的胃痛，症见胃脘冷痛、腹胀嗳气、纳差食少、畏寒无力；慢性萎缩性胃炎、浅表性胃炎见上述证候者。

【**药效**】　主要药效如下。

1. **保护胃黏膜**　温胃舒颗粒可保护和修复胃黏膜。温胃舒可使幽门螺杆菌所致的胃黏膜损伤模型小鼠的胃黏膜上皮损伤积分下降，对其胃黏膜损伤有预防和保护作用[1]，能改善慢性胃炎的病理变化。温胃舒胶囊通过抑制胃组织核因子-κB 的通路，降低血清炎症因子水平，减轻慢性胃炎大鼠胃黏膜的损伤[2]。

2. **促进胃酸胃蛋白酶分泌**　温胃舒胶囊对脱氧胆酸钠所致的慢性胃炎大鼠，能降低胃液 pH，升高胃蛋白酶的含量，提高胃黏膜中前列腺素 E_2 的含量；同时降低血清一氧化氮合酶的活性和一氧化氮的含量，升高血清促胃液素的含量[3]。温胃舒可显著增加免疫性慢性胃炎大鼠胃酸的分泌，提高消化酶的活性[4]。

3. 抗炎　温胃舒胶囊能减轻慢性胃炎大鼠胃体部及窦部腺体炎症细胞浸润,减轻小血管扩张充血和黏膜下间质水肿[4]。温胃舒冲剂能抑制冰乙酸所致的小鼠扭体反应和二甲苯所致的小鼠耳肿胀,可降低去氧胆酸钠慢性萎缩性胃炎小鼠的血浆环磷酸腺苷和环磷酸鸟苷水平,以及去氧胆酸钠+甲巯基咪唑造成慢性萎缩性阳虚模型小鼠的环磷酸腺苷及环磷酸鸟苷的含量[5]。温胃舒可改善胃黏膜糜烂、炎症细胞浸润、上皮不典型增生等病理变化。

4. 免疫调节　温胃舒可提高大鼠 T 淋巴细胞的转化率和血清 IgG 的水平[5]。

【临床应用】

1. 慢性浅表性胃炎　温胃舒胶囊治疗慢性浅表性胃炎(脾胃虚寒证)安全、有效,可改善中医证候;脾胃虚寒证的 4 个主症的证候积分降低效果显著,其中胃脘疼痛、喜暖喜按改善程度好,组织病理学损伤程度减轻[6]。温胃舒加三联疗法治疗慢性浅表性胃炎,能明显提高有效率,其作用机制是通过中药多层次、多靶点作用,加强抗反流,增强胃黏膜的保护屏障,杀灭幽门螺杆菌,减少攻击因子对胃黏膜的损害,改善病灶部位的微循环,促进损害黏膜的修复愈合[7]。温胃舒颗粒联合铝碳酸镁治疗慢性浅表性胃炎,患者证候积分、胃黏膜炎性病变评分均显著降低,日常生活能力评分明显升高,胃黏膜炎性病变评分低,前列腺素 E_2、超氧化物歧化酶水平升高。表明温胃舒颗粒联合铝碳酸镁治疗慢性浅表性胃炎疗效显著,能明显改善患者的临床症状,修复损伤的胃黏膜[8,9]。

2. 消化性溃疡　温胃舒配合三联疗法治疗脾胃虚寒型消化性溃疡效果显著[10],患者胃脘疼痛、大便溏、倦怠乏力、畏寒肢冷等中医证候评分下降,血清中一氧化氮合酶的活性和一氧化氮水平升高[11]。温胃舒治疗幽门螺杆菌相关的消化性溃疡患者,可改善临床症状,提高治疗有效率,降低复发率[12]。联合三联疗法治疗幽门螺杆菌阳性消化性溃疡,可增加幽门螺杆菌阴性率和溃疡恢复程度[13-14]。联合三联疗法治疗幽门螺杆菌阳性胃溃疡中焦虚寒证,可显著降低中医证候积分,缩小胃溃疡直径,提高幽门螺杆菌转阴率[15];并可使胃黏膜组织中三叶肽因子 1 蛋白的表达水平及血清前列腺素水平下降[16],以及血清表皮生长因子的水平升高[17],有利于消化性溃疡愈合。温胃舒联合雷贝拉唑治疗十二指肠球部溃疡可提高其治愈率[18]。

3. 幽门螺杆菌阳性复发性溃疡　温胃舒联合左氧三联疗法治疗幽门螺杆菌阳性复发性溃疡患者,可提高愈合率,降低复发率[19]。

【不良反应】　尚未见报道。

【使用注意】　①胃大出血时忌用。②忌食生冷、油腻及不易消化的食物。

【用法与用量】　胶囊剂:口服,一次 3 粒,一日 2 次。颗粒剂:开水冲服,一次 10～20g,一日 2 次。

参 考 文 献

[1] 牟方宏, 胡伏莲, 杨桂彬. 温胃舒、养胃舒预防幽门螺杆菌培养上清液所致小鼠胃黏膜损伤[J]. 世界华人消化杂志, 2007, 15(13): 1505-1509.

[2] 张录梅, 周熙祥, 张秋菊, 等. 温胃舒胶囊通过抑制核因子 κB(NF-κB)胃舒胶囊通过抑制通路减轻慢性胃炎大鼠胃黏膜损伤[J]. 细胞与分子免疫学杂志, 2020, 36(4): 297-303.

[3] 张良, 袁冬平, 方泰惠, 等. 温胃舒胶囊对大鼠实验性慢性胃炎模型治疗作用机制研究[J]. 现代中药研究与实践, 2008,

22（5）：29-34.
[4] 汪远金，何革非，杨柳红，等.温胃舒对慢性胃炎大鼠消化酶和胃酸影响的实验研究[J].中国中西医结合脾胃杂志，1995，3（3）：170-171，173.
[5] 杨耀芳，王钦茂，张伟媚，等.温胃舒冲剂对小鼠慢性萎缩性胃炎的保护作用及其机理初探[J].中国中西医结合脾胃杂志，1996，4（4）：221-224.
[6] 靳桂春，苏娟萍.温胃舒胶囊治疗慢性浅表性胃炎（脾胃虚寒证）的临床研究[C].中国中西医结合学会消化系统疾病专业委员会.第三十一届全国中西医结合消化系统疾病学术会议论文集，2019：183.
[7] 陆华美.温胃舒治疗慢性浅表性胃炎60例[J].安徽医学，2009，30（2）：181-182.
[8] 李洪现，李秉涛，郭遂成.温胃舒、养胃舒颗粒治疗萎缩性胃炎疗效分析[J].社区医学杂志，2006，4（1）：42-43.
[9] 段晓伟，刘卫，贺星，等.温胃舒颗粒联合铝碳酸镁治疗慢性浅表性胃炎的临床研究[J].现代药物与临床，2019，34（6）：1761-1764.
[10] 樊双利.温胃舒配合三联疗法治疗脾胃虚寒型消化性溃疡随机对照临床研究[J].实用中医内科杂志，2012，26（17）：26-27.
[11] 张民英，李恒，翟夏，等.温胃舒颗粒联合艾灸对胃溃疡患者（脾胃虚寒型）血清NO、NOS表达水平的影响[J].中医药导报，2016，22（8）：48-51.
[12] 傅力文.温胃舒治疗消化性溃疡49例临床观察[J].中医药导报，2008，14（6）：37-38.
[13] 蔡春霞.温胃舒联合三联疗法治疗幽门螺杆菌阳性消化性溃疡[J].吉林医学，2016，37（7）：1694-1695.
[14] 凌俊.左氧三联疗法加温胃舒或养胃舒治疗幽门螺杆菌阳性复发性溃疡[J].中国临床研究，2013，26（12）：1318-1319.
[15] 许静亚，蒋星晔.温胃舒胶囊联合三联疗法辨治幽门螺杆菌阳性胃溃疡中焦虚寒证的临床研究[J].现代中西医结合杂志，2016，25（31）：3506-3508.
[16] 王俊，唐莉，杜明珊.三联方案联合温胃舒胶囊对Hp阳性胃溃疡患者血清PG及TFF1水平的影响[J].世界临床药物，2016，37（1）：42-45.
[17] 吴德明.温胃舒联合标准三联疗法对消化性溃疡患者EGF水平及溃疡愈合的影响[J].甘肃医药，2011，30（7）：418-420.
[18] 高峰.温胃舒联合雷贝拉唑治疗十二指肠球部溃疡临床观察[J].辽宁中医药大学学报，2009，11（8）：123-124.
[19] 段祖贵.左氧三联疗法加温胃舒或养胃舒治疗幽门螺杆菌阳性复发性溃疡的疗效观察[J].临床医药文献电子杂志，2017，4（1）：141-142.

（西安交通大学　曹永孝）

仁青常觉（丸）

【药物组成】　珍珠、朱砂、檀香、降香、沉香、诃子、牛黄、人工麝香、西红花。

【处方来源】　藏药。《中国药典》（2020年版）。

【功能与主治】　清热解毒，调和滋补。用于陈旧性胃炎、溃疡，萎缩性胃炎，各种中毒症，以及梅毒、麻风、陈旧热病、炭疽、疖痛、化脓等。

【药效】

1. 抗炎　仁青常觉能抑制二甲苯所致的小鼠耳肿胀和角叉菜胶所致的小鼠足肿胀。仁青常觉通过加快胃壁黏液更新速度，降低血清中丙二醛、肿瘤坏死因子α及一氧化氮水平，保护氧化应激反应及炎症反应过度所致的胃黏膜损伤，增加慢性萎缩性胃炎模型大鼠胃黏膜层L1/L2，减轻黏膜上皮细胞的损伤，恢复腺体数，改善黏膜下层的瘀血水肿，增加胃游离黏液的分泌量，降低胃液pH，产生抗炎作用[1]。仁青常觉能改善慢性萎缩性胃炎模型大鼠胃黏膜腺体的异常状况，使黏膜腺体数的量基本恢复正常，增加的黏膜层厚度明显，减少嗜酸性粒细胞浸润和肠上皮化生[2]。仁青常觉能有效治疗N-甲基-N′-硝基-N-亚硝基胍所致的慢性萎缩性胃炎，增加胃游离黏液量，其作用机制可能与降低肿瘤坏死因子α、丙二醛、一氧化氮水平有关[3]。

2. 调节免疫　仁青常觉可提高巨噬细胞的吞噬活性、吞噬指数，清除致病因子，增强脾虚型小鼠的免疫功能。仁青常觉通过调节机体 T 细胞亚群的比例，加强白介素-2、白介素-6、肿瘤坏死因子等细胞因子分泌，提高机体的免疫功能[4]。

3. 抗胃溃疡　仁青常觉对小鼠水浸应激性胃溃疡和大鼠乙酸胃溃疡均有保护作用[5]。

【临床应用】

1. 慢性萎缩性胃炎　藏药仁青常觉治疗慢性萎缩性胃炎，疗效显著[6]，能改善患者的大便稀溏、胃脘胀闷、胃脘隐痛、纳差食少、喜温喜按症状，降低症状积分[7]，降低患者胃动素和促胃液素水平。仁青常觉能显著改善慢性萎缩性胃炎患者的胃镜检查结果及病理变化[8]。

2. 赤巴性胃炎　又称热性萎缩性胃炎，我国赤巴性胃炎占胃炎患者总数的20%，主要以胃黏膜固有腺体的萎缩为病变特征。赤巴性胃炎发病与促胃液素、胃动素等激素分泌紊乱有重要关系，而且赤巴性胃炎会诱发患者肝功能的改变。在赤巴性胃炎的治疗中，藏药治疗是一种非常有效的方法。仁青常觉对慢性萎缩性胃炎有良好的治疗效果，对赤巴性胃炎患者治疗效果更显著，可明显改善上腹部不适、上腹部疼痛、腹胀、腹泻和嗳气症状，起效快。患者胃动素和促胃液素水平降低。仁青常觉治疗赤巴性胃炎安全性高[9]。

3. 其他　仁青常觉可治疗消化性溃疡、肝硬化代偿期、结核性胸膜炎等。

【不良反应】　尚不明确。

【使用注意】　①服用前后 3 日忌食各类肉、酸性食物。②服药期间，禁用酸、腐、生冷食物。③防止受凉。④禁房事。

【用法与用量】　口服，重病者一日 1g；一般隔 3～7 日或 10 日服 1g，开水或酒泡，黎明空腹服用。

参 考 文 献

[1] 魏盛，朱德豪，张克升，等. 仁青常觉治疗 MNNG 致大鼠慢性萎缩性胃炎的实验研究[J]. 中药新药与临床药理，2015，26（1）：52-56.
[2] 王杰琼，王美艳，薛玲，等. 仁青常觉对慢性萎缩性胃炎模型大鼠胃黏膜病理学的影响[J]. 山东中医药大学学报，2015，39（4）：358-360.
[3] 桑吉措. 藏药仁青常觉对 101 例消化系统疾病的临床观察[J]. 中国民族医药杂志，1999，5（3）：3-5.
[4] 门连超，何树梅，赵勤，等. 藏药对免疫系统调节作用的研究[J]. 云南中医中药杂志，2016，37（9）：89-91.
[5] 李莉，赵军宁，宋军，等. 仁青常觉抗胃溃疡作用研究[J]. 中药药理与临床，2007，23（6）：5-7.
[6] 贾宝珠. 分析藏药治疗慢性萎缩性胃炎的临床疗效[J]. 世界最新医学信息文摘，2019，19（41）：206，210.
[7] 兰有文. 藏药仁青常觉治疗萎缩性胃炎 45 例临床观察[J]. 中国民族民间医药，2016，25（7）：7，9.
[8] 斗周才让，才让卓玛，杨忠措，等. 藏药仁青常觉治疗慢性萎缩性胃炎 30 例[J]. 中国民族医药杂志，2010，16（11）：4-5.
[9] 央金卓玛. 藏药仁青常觉和坐珠达西治疗赤巴性胃炎的效果及对患者肝肾功能的影响[J]. 中国医药，2019，14（2）：256-260.

（西安交通大学　曹永孝）

丹桂香颗粒

【药物组成】　黄芪（炙）、桂枝、吴茱萸、肉桂、细辛、桃仁、红花、当归、川芎、赤芍、丹参、牡丹皮、延胡索、片姜黄、三棱、莪术、水蛭、木香、枳壳、乌药、黄连、地黄、甘草（炙）。

【处方来源】　研制方。《中国药典》（2020 年版）。

【功能与主治】　益气温胃，散寒行气，活血止痛。用于脾胃虚寒、气滞血瘀所致的胃脘痞满疼痛、食少纳差、嘈杂嗳气、腹胀，以及慢性萎缩性胃炎见上述证候者。

【药效】 主要药效如下[1-2]。

1. 抗幽门螺杆菌 幽门螺杆菌是胃炎和消化性溃疡的致病菌。丹桂香颗粒对幽门螺杆菌有较强的杀菌、抑菌作用，最小抑菌浓度为 1∶515，最小杀菌浓度为 1∶512。方中黄芪、吴茱萸、延胡索、木香、黄连、甘草等对幽门螺杆菌均有抑制作用。黄连抑菌的有效成分是小檗碱。

2. 抗炎 丹桂香颗粒有减轻慢性萎缩性胃炎炎症的作用。

【临床应用】

1. 慢性萎缩性胃炎[3] 丹桂香颗粒治疗慢性萎缩性胃炎，安全有效，能减轻胃体小弯、胃窦小弯、胃窦大弯腺体萎缩的程度，恢复萎缩的腺体；减轻黏膜不典型增生的程度，对幽门螺杆菌有清除作用，明显缓解胃脘痞满、胃脘隐痛、嘈杂、嗳气证候，降低证候评分[3]。

2. 便秘 丹桂香颗粒治疗便秘使用方便，效果明显，能使排便顺畅，软硬适中，腹痛、恶心、口苦、腹胀消失[4]。

【不良反应】 偶见轻度胃脘不适，一般可自行缓解。

【使用注意】 ①妊娠、月经过多者禁用。②有自发出血倾向及有中医热证或阴虚火旺证者慎用。

【用法与用量】 口服，一次1袋，一日3次，饭前半小时服用，8周为一疗程，或遵医嘱。

参 考 文 献

[1] 陈涛, 杜平华, 朱世真. 丹桂香颗粒对幽门螺杆菌药敏试验[J]. 中华实用医学, 2003, 5（11）: 30.
[2] 黄文凤, 陈国辉. 中药抗幽门螺杆菌概述[J]. 海峡药学, 2009, 21（3）: 82-85.
[3] 杜宝俊, 李振华, 李保双. 延参健胃胶囊治疗慢性萎缩性胃炎的临床研究[J]. 中国临床药理学与治疗学, 2004, 9（10）: 1160-1164.
[4] 徐伟君, 耿娟, 魏希慧. 丹桂香颗粒治疗功能性便秘67例效果观察[J]. 社区医学杂志, 2013, 11（13）: 38-39.

（湖南中医药大学　王志琪；西安交通大学　曹永孝）

安 中 片

【药物组成】 桂枝、醋延胡索、煅牡蛎、小茴香、砂仁、高良姜、甘草。

【处方来源】 研制方。《中国药典》（2020年版）。

【功能与主治】 温中散寒，理气止痛，和胃止呕。用于阳虚胃寒所致的胃痛，症见胃痛绵绵、畏寒喜暖、泛吐清水、神疲肢冷，以及慢性胃炎、胃及十二指肠溃疡见上述证候者。

【药效】 主要药效如下[1]。

1. 保护黏膜 安中片有黏膜保护剂的作用，能改善胃黏膜的营养状态，缓解上腹部症状。

2. 抑制胃酸 安中片有抑制胃酸的作用，是制酸良药。

3. 促胃肠动力 安中片有促进肠道蠕动和唾液分泌的作用。

【临床应用】 主要用于慢性胃炎、胃酸过多、消化性溃疡。

1. 慢性胃炎 安中片治疗浅表性胃炎和萎缩性胃炎有效,能不同程度地改善腹痛、饱胀、嗳气及食欲不振症状。用安中片治疗慢性胃炎效果良好,安中片加六味地黄丸治疗慢性萎缩性胃炎,自觉症状消失或基本消失,胃黏膜萎缩恢复或逆转为浅表性胃炎[2-5]。

2. 消化性溃疡 安中片治疗十二指肠球部溃疡和胃溃疡,能缓解临床症状,改善胃镜检查结果[4]。安中片治疗老年人消化性溃疡有效,符合治疗老年人消化性溃疡的要求,服用方便[6]。

3. 反流性食管炎 采用兰索拉唑抑酸联合安中片促胃肠动力治疗胃食管反流病患者,能明显改善症状,降低症状积分,同时改善黏膜炎症反应,不仅改善症状迅速,而且能取得远期疗效,达到理想的治疗效果[7]。安中片联合奥美拉唑治疗非糜烂性反流病,取得较好疗效[8]。

4. 幽门螺杆菌感染 安中片联合麦滋林-S 颗粒+阿莫仙胶囊+替硝唑治疗小儿幽门螺杆菌感染胃炎,可提高临床总有效率和幽门螺杆菌的清除率[9]。

【不良反应】 尚未见报道。

【使用注意】 急性胃炎、出血性溃疡者禁用。

【用法与用量】 口服,一次4～6片,儿童一次2～3片(规格:每片0.2g)或一次2～3片,儿童一次1～1.5片(规格:薄膜衣片,每片0.52g),一日3次,或遵医嘱。

参 考 文 献

[1] 洪梅, 尹湉. 安中片研究进展[J]. 亚太传统医药, 2012, 8(8): 210-212.
[2] 张达荣, 戴军, 吴帆, 等. 圣阳安中片临床疗效验证研究[J]. 上海医药, 1994, (3): 28-30.
[3] 郭玉琳. 圣阳安中片治疗慢性胃炎临床观察[J]. 中国社区医师, 1995, (11): 29.
[4] 梁浩, 王秀芬, 郑文尧. 应用圣阳安中片治疗慢性胃炎及消化道溃疡[J]. 河南医药信息, 1994, 2(3): 25-26.
[5] 简晓岑. 圣阳安中片加六味地黄丸治疗慢性萎缩性胃炎60例疗效观察[J]. 现代医药卫生, 2006, 22(16): 2513.
[6] 韦秀贤, 王连荣. 圣阳安中片治疗老年人消化性溃疡80例[J]. 吉林中医药, 1995, 6(8): 16.
[7] 吴国荣. 兰索拉唑联合安中片治疗胃食管反流病的临床观察[J]. 实用临床医学, 2011, 12(7): 37-38.
[8] 孙宏文. 圣阳安中片联合奥美拉唑治疗非糜烂性反流病观察[J]. 实用临床医学, 2006, 10(4): 74-76.
[9] 徐红, 顾以玫, 李鸿文. 小儿慢性胃炎与幽门螺杆菌感染及治疗[J]. 苏州医学院学报, 2001, 21(4): 447-448.

(中国中医科学院西苑医院 李贻奎;西安交通大学 曹永孝,曹 蕾)

虚寒胃痛颗粒(胶囊)

【药物组成】 炙黄芪、炙甘草、桂枝、党参、白芍、高良姜、大枣、干姜。

【处方来源】 研制方。《中国药典》(2020年版)。

【功能与主治】 益气健脾,温胃止痛。用于脾虚胃弱所致的胃痛,症见胃脘隐痛、喜温喜按、遇冷或空腹加重,以及十二指肠球部溃疡、慢性萎缩性胃炎见上述证候者。

【药效】 主要药效如下。

1. 镇痛 虚寒胃痛颗粒能降低热板法小鼠的痛阈,减少冰乙酸导致的小鼠扭体次数[1]。

2. 抑制胃肠运动 虚寒胃痛颗粒能减缓胃排空及肠推进作用。

3. 抑制胃酸 虚寒胃痛颗粒能降低幽门结扎大鼠胃蛋白酶的活性,抑制胃液和胃酸分泌[2]。

【临床应用】

1. 慢性胃炎　虚寒胃痛颗粒治疗慢性胃炎，能改善患者上腹部胀痛、嗳气、大便燥结等症状，使胃组织炎症消退，治疗有效[1]。

2. 胃痛　虚寒胃痛颗粒治疗脾虚胃寒所致胃痛，具有解痉作用[2]。

3. 胃溃疡　虚寒胃痛颗粒能缩短胃肠溃疡的愈合时间[3]。

【不良反应】　尚未见报道。

【使用注意】　①不适用于脾胃阴虚者，主要表现为口干、舌红少津、大便干。②妊娠期妇女忌服。③小儿、年老体弱者，应在医师指导下服用。④忌食生冷、油腻、不易消化食物。

【用法与用量】　颗粒剂：开水冲服，一次1袋，一日3次。胶囊剂：口服，一次4粒，一日3次。

参 考 文 献

[1] 梁强，唐敏，檀萍. 虚寒胃痛冲剂治疗慢性胃炎105例体会[J]. 药学实践杂志，1995，13（1）：22.
[2] 李乾构. 胃痛系列中成药的临床与实验研究[J]. 中国中医急症，1996，5（6）：243-245.
[3] 虚寒胃痛多中心临床协作组. 虚寒胃痛颗粒治疗胃痛虚寒证346例临床观察[C]. 中华中医药学会脾胃病分会. 中华中医药学会第二十一届全国脾胃病学术交流会暨2009年脾胃病诊疗新进展学习班论文汇编，2009：324-326.

（西安交通大学　王　瑾）

二、养胃滋阴类

养 胃 颗 粒

【药物组成】　炙黄芪、党参、白芍、甘草、陈皮、香附、乌梅、山药。

【处方来源】　研制方。《中国药典》（2020年版）。

【功能与主治】　养胃健脾，理气和中。用于脾虚气滞所致的胃痛，症见胃脘不舒、胀满疼痛、嗳气食少，以及慢性萎缩性胃炎见上述证候者。

【药效】　主要药效如下。

1. 促进促胃液素和胃蛋白酶原分泌　促胃液素由胃窦G细胞分泌，是胃黏膜的主要营养因子，对胃黏膜直接或间接地发挥营养和保护作用。慢性萎缩性胃炎患者胃窦G细胞数量减少，促胃液素的含量下降。养胃颗粒能够促进血清促胃液素的分泌，刺激胃蛋白酶原分泌，营养胃肠黏膜，促使胃肠黏膜的生长与更新速度加快，增强胃黏膜的防御功能[1,2]。

2. 增加胃酸分泌　白介素-1β可以调节胃黏膜上皮细胞的功能，抑制胃酸分泌，导致胃黏膜萎缩。肿瘤坏死因子α在胃黏膜组织炎症的发生发展中起重要作用，可能是胃黏膜炎症形成初始阶段重要的细胞因子之一。养胃颗粒可增强慢性萎缩性胃炎患者的胃酸分泌能力，降低胃酸pH，其机制可能与抑制白介素-1、肿瘤坏死因子等细胞因子活性有关[3-5]。

【临床应用】

慢性萎缩性胃炎[6-9]　养胃颗粒可修复胃黏膜损伤，部分逆转胃黏膜萎缩、肠化及异型增生，阻止慢性萎缩性胃炎的发生、发展及癌变。养胃颗粒联合常规西药治疗慢性胃炎的临床疗效和幽门螺杆菌的根除率均优于单纯常规西药，并调节慢性萎缩性胃炎患者的胃肠激素和胃蛋白酶原水平，对胃肠吻合术后碱性反流性胃炎的症状有改善作用。

【不良反应】 未见报道。

【使用注意】 忌生冷、油腻、不易消化及刺激性食物，戒烟酒。

【用法与用量】 开水冲服，一次1袋，一日3次。

参 考 文 献

[1] 苑述刚. 阴虚气滞瘀血与慢性萎缩性胃炎的关系[J]. 中国中西医结合消化杂志，2003，11（5）：293-294.
[2] 周学俭，王香花. 养胃颗粒对慢性萎缩性胃炎大鼠胃泌素、生长抑素和前列腺素 E_2 的影响[J]. 浙江中医杂志，2013，48（5）：363-364.
[3] EL-Omar M. The importance of interleukin 1β in Helicobacter pylori associated disease[J]. Gut，2001，48（6）：743-747.
[4] Rad R, Dossumbekova A, Neu B, et al. Cytokine gene polymorphisms influence mucosal cytokine expression, gastric inflammation and host specific colonisation during Helicobacter pylori infection[J]. Gut，2004，53（8）：1082-1089.
[5] 刘建. 养胃颗粒对大鼠慢性萎缩性胃炎的药效学研究[J]. 浙江中医杂志，2017，52（9）：645-646.
[6] 刘超，楼晓军，张燕，等. 养胃颗粒治疗慢性萎缩性胃炎40例疗效观察[J]. 浙江中医杂志，2019，54（10）：714-715.
[7] 赵晶凤，吴英，王秀艳，等. 养胃颗粒联合四联疗法治疗幽门螺杆菌阳性慢性萎缩性胃炎的疗效及对血清GAS、ET和PGs的影响[J]. 中国中西医结合消化杂志，2018，26（8）：640-644.
[8] 王伟，陶锋，陶克龙，等. 养胃颗粒佐治毕Ⅰ式胃肠吻合术后碱性反流性胃炎36例观察[J]. 浙江中医杂志，2018，53（11）：857.
[9] 周本刚，梅宇宙，颜学良，等. 养胃颗粒治疗慢性胃炎有效性和安全性的系统评价与Meta分析[J]. 中国中药杂志：1-10.

（西安交通大学第二附属医院　李睿萍，陈敬国）

阴虚胃痛颗粒（片、胶囊）

【药物组成】 北沙参、麦冬、石斛、川楝子、玉竹、白芍、炙甘草。

【处方来源】 研制方。《中国药典》（2020年版）。

【功能与主治】 养阴益胃，缓急止痛。用于胃阴不足所致的胃脘隐隐灼痛、口干舌燥、纳呆干呕，以及慢性胃炎、消化性溃疡见上述证候者。

【药效】 主要药效如下。

1. 调节胃肠运动　阴虚胃痛片对胃排空与肠推进有抑制作用，对胃肠运动亢进有调节作用[1]。

2. 抗溃疡　阴虚胃痛片能减少胃液分泌，降低胃酸排出量及胃蛋白酶活性，抑制幽门结扎型溃疡的产生[1]。

3. 镇痛　阴虚胃痛片能减少小鼠扭体法的扭体次数，有良好的镇痛作用[1]。

【临床应用】

慢性胃炎[2-4]　阴虚胃痛颗粒联合克拉霉素、阿莫西林及果胶铋三联疗法治疗阴虚型慢性胃炎，能显著降低胃脘隐痛或灼痛、口干舌燥、大便干结等主要症状积分和数字疼痛强度评分，使幽门螺杆菌转阴[2,3]。阴虚胃痛颗粒联合奥美拉唑+阿莫西林+克拉霉素，治疗阴虚型慢性胃炎，能缓解胃脘痛、大便干结、口干舌燥等症状，降低症状积分，胃镜复查活动性炎症反应基本消失，腺体萎缩、异型增生等改变基本消失[4]。

【不良反应】 尚未见报道。

【使用注意】 ①阴虚火旺者不适用。②对本品过敏者禁用，过敏体质者慎用。

【用法与用量】 颗粒剂：开水冲服，一次10g，一日3次。片剂：口服，一次6片，一日3次。胶囊剂：口服，一次4粒，一日3次。

参 考 文 献

[1] 李乾构. 胃痛系列中成药的临床与实验研究[J]. 中国中医急症, 1996, 5（6）：243-245, 4.
[2] 钱胜. 阴虚胃痛颗粒联合三联疗法治疗阴虚型慢性胃炎疗效观察[J]. 现代中西医结合杂志, 2015, 24（5）：478-480.
[3] 项宇. 阴虚胃痛颗粒联合三联疗法治疗阴虚型慢性胃炎效果观察[J]. 中国乡村医药, 2018, 25（2）：42-43.
[4] 朱峰. 阴虚胃痛颗粒联合三联疗法治疗阴虚型慢性胃炎的疗效研究[J]. 中国医药指南, 2019, 17（30）：221.

（南京中医药大学苏州附属医院　张露蓉；西安交通大学　曹永孝）

六味安消胶囊（散）

【药物组成】 藏木香、大黄、山奈、北寒水石（煅）、诃子、碱花。
【处方来源】 藏药方。《中国药典》（2020年版）。
【功能与主治】 和胃健脾，消积导滞，活血止痛。用于胃痛胀满、消化不良、便秘、痛经。

【药效】 主要药效如下。

1. 保护胃肠黏膜　六味安消胶囊联合质子泵抑制剂可缓解腹胀腹痛、胃脘部疼痛、胃部灼热感等临床症状，减轻黏膜水肿充血，缩小溃疡面积，保护胃肠黏膜[1]。

2. 辅助抗幽门螺杆菌　六味安消胶囊可抑制细胞生物氧化酶，进而抑制菌体糖代谢，抑制菌体核酸和蛋白质的生物合成，发挥抑菌作用。同时，六味安消胶囊可中和胃酸，提高胃内pH，增强对酸不稳定抗菌药的抗幽门螺杆菌作用[2]。

3. 促进胃肠动力　胃肠蠕动在结肠运动中起最重要的作用，结肠的慢波活动及其负载的平滑肌动作电位可加速结肠的推进性运动。六味安消胶囊能够调节胃肠蠕动，促进胃动力[3,4]。六味安消胶囊可改善慢传输型便秘大鼠的肠道功能、排便数量及粪便含水量，其机制可能与改善水通道蛋白及干细胞因子受体酪氨酸激酶（c-Kit）的信号通路有关[5]。

4. 镇痛　六味安消胶囊对热板法和乙酸扭体镇痛模型均具有镇痛作用，可提高小鼠的热刺激痛阈，减少乙酸导致的小鼠扭体次数，减少缩宫素导致的痛经模型小鼠扭体次数[6]。

【临床应用】 主要用于胃炎、反流性胃炎和消化不良。

1. 胃炎　六味安消胶囊可明显地改善胃炎患者的上腹疼痛、烧心、腹胀、嗳气、恶心或呕吐等症状，对原发性胆汁反流性胃炎效果较好，可改善腹痛、腹胀、早饱及食欲下降[7,8]。

2. 胃溃疡　六味安消胶囊与质子泵抑制剂联合应用，可缓解胃溃疡患者的腹胀腹痛、胃脘部疼痛、胃部灼热感等症状，减轻黏膜充血、水肿，缩小溃疡面积[1]。

3. 便秘　六味安消胶囊治疗老年习惯性便秘，可显著改善患者的排便次数、大便性状、排便困难程度和排便时间[9]。六味安消胶囊与莫沙必利联用治疗慢性功能性便秘，可有效改善患者的排便困难和腹胀，与常规方案相比疗效更好[10,11]。

4. 消化不良　六味安消胶囊能促进消化，调节胃肠运动功能，治疗功能性消化不良效果好，可改善患者生活质量[12-14]。

【不良反应】 未见报道。

【使用注意】 ①妊娠期妇女忌服。②月经期应慎用。

【用法与用量】 胶囊剂：口服，一次3～6粒，一日2～3次。散剂：口服，一次1.5～3g，一日2～3次。

参 考 文 献

[1] 薛翠芳. 中药六味安消胶囊治疗胃溃疡临床研究[J]. 光明中医，2018，33（24）：3690-3692.
[2] 太京华，金珍婧. 六味安消胶囊与阿莫西林联用抗幽门螺旋杆菌疗效观察[J]. 中国中西医结合消化杂志，2020，10（4）：245.
[3] 吴晓尉，季洪赞，许莲娥，等. 六味安消胶囊对比胃肠促动力药治疗功能性消化不良的Meta分析[J]. 胃肠病学和肝病学杂志，2015，24（6）：662-666.
[4] 李红梅. 六味安消胶囊联合胃肠起搏治疗功能性便秘的临床观察[D]. 武汉：湖北中医药大学，2012.
[5] 刘洋，倪健，朱晓文，等. 六味安消胶囊对慢传输型便秘大鼠肠道推进功能影响的实验研究[J]. 临床和实验医学杂志，2018，17（21）：2268-2272.
[6] 张俊明，丁琦，方铝，等. 精制六味安消胶囊止痛作用的实验研究[J]. 中国中医药科技，2013，20（1）：28-29.
[7] 廖春华，陈海鹰，吕龙，等. 六味安消胶囊治疗原发性胆汁反流性胃炎的疗效观察[J]. 现代医药卫生，2008，24（12）：1754-1755.
[8] 赵辉. 六味安消胶囊治疗胆汁反流性胃炎57例[J]. 贵阳中医学院学报，2007，（1）：25-27.
[9] 贾宝玉，曲智威. 六味安消胶囊治疗老年习惯性便秘的疗效[J]. 中国老年学杂志，2012，32（23）：5278-5279.
[10] 蒋鲁，夏伟，朱明锦，等. 六味安消胶囊治疗功能性便秘随机对照试验Meta分析[J]. 辽宁中医药大学学报，2012，14（12）：138-141.
[11] 林士珊，张丹，柏林博，等. 六味安消胶囊与莫沙必利联用对慢性功能性便秘的临床有效性分析[J]. 中医临床研究，2018，10（25）：100-101.
[12] 付高洁，杨白婧，张红梅，等. 六味安消胶囊治疗功能性消化不良效果评价[J]. 中医临床研究，2019，11（35）：43-46.
[13] 李美姗，魏鑫，刘晓欣，等. 六味安消胶囊治疗功能性消化不良50例效果分析[J]. 中医临床研究，2017，9（32）：52-53.
[14] 贝美惠（PICHAMON AKARAYOSAPONG）. 六味安消胶囊治疗功能性消化不良的疗效性及安全性的系统评价[D]. 南宁：广西医科大学，2015.

（西安交通大学第二附属医院　陈敬国）

 养胃舒胶囊（颗粒）

【药物组成】 党参、陈皮、黄精（蒸）、山药、干姜、菟丝子、白术（炒）、玄参、乌梅、山楂、北沙参。

【处方来源】 金·李东垣《脾胃论》。国药准字Z34020734。

【功能与主治】 扶正固本，滋阴养胃，调理中焦，行气消导。用于慢性萎缩性胃炎、慢性胃炎所引起的胃脘热胀痛、手足心热、口干、口苦、纳差、消瘦等。

【药效】 主要药效如下[1-4]。

1. 保护胃黏膜　养胃舒对幽门螺杆菌所致的小鼠胃黏膜损伤模型，可降低胃黏膜上皮损伤积分，对胃黏膜损伤有预防和保护作用。对乙醇诱发的急性胃炎模型大鼠，可保护其胃黏膜，降低溃疡指数。

2. 改善消化功能　养胃舒能提高慢性胃炎大鼠胃蛋白酶的活性和胃液总酸度、十二指肠液胰淀粉酶和脂肪酶的活性。

3. 调节免疫功能　养胃舒能提高红细胞C3b受体的花环率、T淋巴细胞的转化率及血清免疫球蛋白G水平，具有免疫调节功能。

4. 镇痛抗炎　养胃舒能抑制乙酸所致的小鼠扭体次数和二甲苯所致的小鼠耳肿胀；能

升高萎缩性胃炎大鼠血清环磷酸腺苷水平,降低环磷酸鸟苷水平,具有镇痛抗炎作用。

【临床应用】

1. 慢性胃炎　养胃舒胶囊联合奥美拉唑肠溶胶囊治疗慢性胃炎,可提高炎性因子白介素-8、白介素-6、肿瘤坏死因子α、超氧化物歧化酶、一氧化氮水平,降低氧化应激因子丙二醛水平,临床疗效高,安全性较好[5]。养胃舒胶囊联合铝碳酸镁治疗慢性胃炎,可降低白介素-6、丙二醛和血管活性肠肽水平,可显著升高超氧化物歧化酶、一氧化氮水平,提升临床疗效[6]。

2. 消化性溃疡　养胃舒颗粒联合 L-谷氨酰胺呱仑酸钠颗粒治疗消化性溃疡,可清除幽门螺杆菌,有效改善患者的临床症状,降低溃疡痛评分、腹胀评分、反酸嗳气评分,降低机体的炎症反应,改善胃肠激素水平[7]。奥美拉唑、阿莫西林联合养胃舒治疗胃溃疡能提高幽门螺杆菌感染的根除率,有效抑制胃溃疡的发展[8]。养胃舒联合三联疗法治疗幽门螺杆菌阳性复发性溃疡患者,可提高愈合率,降低复发率[9,10]。

3. 功能性消化不良　养胃舒胶囊联合多潘立酮治疗功能性消化不良疗效显著[11]。

【不良反应】　尚未见报道。

【使用注意】　阳虚型慢性萎缩性胃炎患者不宜使用。

【用法与用量】　胶囊剂:口服,一次 3 粒,一日 2 次。颗粒剂:口服,一次 1 袋,一日 3 次。

参 考 文 献

[1] 牟方宏,胡伏莲,杨桂彬. 温胃舒、养胃舒预防幽门螺杆菌培养上清液所致小鼠胃黏膜损伤[J]. 世界华人消化杂志,2007,15(13):1505-1509.
[2] 何华,袁孝兵. 养胃舒颗粒对大鼠急性胃炎胃黏膜保护作用的实验研究[J]. 中医药临床杂志,2005,17(5):461-462.
[3] 杨耀劳,王钦茂,张伟媚. 养胃舒无糖型冲剂的药理研究[J]. 中成药,1997,19(8):35-38.
[4] 何革菲,王斌,汪远金,等. 无糖型温胃舒和养胃舒对慢性胃炎大鼠胃蛋白酶和胃酸影响的实验研究[J]. 中成药,1995,17(11):34-35.
[5] 权晓燕,李艳玲,赵晓红. 养胃舒胶囊联合奥美拉唑治疗慢性胃炎的疗效观察[J]. 现代药物与临床,2018,1(6):1406-1409.
[6] 张顽军. 养胃舒胶囊联合铝碳酸镁治疗慢性胃炎的临床疗效分析[J]. 蛇志,2019,31(4):512-514.
[7] 梁小燕. 养胃舒颗粒联合 L-谷氨酰胺呱仑酸钠颗粒治疗消化性溃疡的临床研究[J]. 现代药物与临床,2018,33(10):2603-2607.
[8] 张永合. 奥美拉唑、阿莫西林联合养胃舒治疗胃溃疡的临床疗效及安全性[J]. 临床医学工程,2015,(3):305-306.
[9] 段祖贵. 左氧三联疗法加温胃舒或养胃舒治疗幽门螺杆菌阳性复发性溃疡的疗效观察[J]. 临床医药文献电子杂志,2017,4(1):141-142.
[10] 凌俊. 左氧三联疗法加温胃舒或养胃舒治疗幽门螺杆菌阳性复发性溃疡[J]. 中国临床研究,2013,26(12):1318-1319.
[11] 查德义. 养胃舒治疗功能性消化不良的临床疗效观察[J]. 安徽卫生职业技术学院学报,2012,11(6):56-57.

(西安交通大学　曹　蕾;西安医学院　龙丽辉)

三、理气疏肝类

舒肝和胃丸(口服液)

【药物组成】　醋香附、佛手、郁金、陈皮、广藿香、莱菔子、乌药、白芍、木香、炒白术、柴胡、炙甘草、焦槟榔。

【处方来源】 研制方。《中国药典》(2020年版)。

【功能与主治】 疏肝解郁，和胃止痛。用于肝胃不和，两胁胀满，胃脘疼痛，食欲不振，呃逆呕吐，大便失调。

【药效】 主要药效作用如下[1-2]。

1. 促进胃肠运动　胃肠排空功能减弱可增加胃肠内容物对胃肠压力，影响消化和吸收。舒肝和胃丸可降低小鼠胃中甲基橙的残留率，促进胃排空；可增加兔回肠的收缩频率，促进小鼠小肠的推进运动，提高肠道的传输功能。

2. 抑制胃酸分泌　胃酸分泌紊乱会改变胃内的酸碱环境，破坏胃壁屏障。舒肝和胃丸能降低大鼠胃液的分泌量及总酸度，能够抑制胃酸分泌。

3. 抗炎镇痛　舒肝和胃丸能降低蛋清所致的大鼠足跖肿胀程度，降低甲醛所致的慢性炎症；能提高热板法实验动物的痛阈，并能减少乙酸所致的小鼠扭体次数，有镇痛作用。

4. 抗溃疡　舒肝和胃丸对阿司匹林所致的大鼠溃疡有抑制作用，可促进溃疡面的愈合。

【临床应用】

1. 胃炎　舒肝和胃丸能清除幽门螺杆菌，治疗慢性胃炎，缓解恶心呕吐、嗳气、大便不畅、食欲减退等症状。舒肝和胃丸治疗胆汁反流性胃炎，能改善症状，改善胃黏膜充血、水肿、糜烂等炎性改变及胆汁黏附[3,4]。

2. 其他　舒肝和胃丸能治疗胆囊炎、十二指肠憩室、十二指肠淤积症等疾病[3]。

【不良反应】 尚未见报道。

【使用注意】 ①肝胃郁火所致的胃痛胁痛者忌服。②妇女月经期、妊娠期及哺乳期当慎用。③忌忧思恼怒、油腻食物。

【用法与用量】 丸剂：口服，水丸一次6g，水蜜丸一次9g，小蜜丸一次12g(60丸)，大蜜丸一次2丸，一日2次。口服液：口服，一次10ml，一日2次。

参 考 文 献

[1] 康永, 李先荣, 程霞, 等. 舒肝和胃丸对消化系统影响的实验研究[J]. 山西中医, 1995, 11(3): 38-39.
[2] 张庚伦, 胡文宏, 梁翠荣. 舒肝和胃冲剂药理、毒理学实验研究[J]. 山东医药工业, 1995, 14(4): 32-34.
[3] 陈锐. 舒肝和胃丸临床应用解析[J]. 中国社区医师, 2011, 27(24): 11.
[4] 于德敏, 陈贤鸿. 舒肝和胃丸治疗胆汁反流性胃炎152例[J]. 上海铁道大学学报, 1998, 19(9): 3-5.

(西安医学院　王　荣)

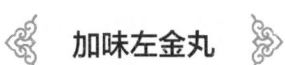

加味左金丸

【药物组成】 姜黄连、制吴茱萸、柴胡、醋延胡索、木香、醋香附、麸炒枳壳、郁金、陈皮、青皮(醋炙)、黄芩、白芍、当归、甘草。

【处方来源】 元·朱震亨《丹溪心法》左金丸之加味方。《中国药典》(2020年版)。

【功能与主治】 平肝降逆，疏郁止痛。用于肝郁化火、肝胃不和引起的胸脘痞闷、急躁易怒、嗳气吞酸、胃痛少食。

【药效】 主要药效作用如下。

1. 减轻胃黏膜损伤　加味左金丸能降低盐酸乙醇和氢氧化钠所致的大鼠急性胃黏膜损伤的溃疡指数，降低大鼠幽门结扎所致的溃疡指数[1]。

2. 抑制胃酸分泌　加味左金丸可抑制活体胃灌流模型大鼠的基础泌酸水平，降低灌流液中的胃酸浓度。大鼠皮下注射五肽促胃液素可刺激胃酸分泌，加味左金丸则可短时间内拮抗促胃液素刺激泌酸反应[2]。

3. 镇痛　左金丸可提高小鼠热板实验中的镇痛阈值，可减少乙酸所引起的小鼠扭体次数[3]。

4. 促进胃排空　加味左金丸能提高小鼠的胃排空率。

5. 逆转胃癌前病变　加味左金丸对大鼠胃癌前病变有逆转作用，可降低胃黏膜表皮生长因子受体、血管内皮生长因子和凋亡拮抗基因[4]、环氧化酶-2蛋白的表达[5]，抑制细胞增殖，诱导病态细胞凋亡，恢复胃黏膜细胞凋亡与增殖之间的动态平衡。

【临床应用】

1. 慢性浅表性胃炎　加味左金丸治疗肝胃不和型慢性浅表性胃炎有效，其治疗效果优于西药，可减轻充血、糜烂及水肿，减轻胆汁反流[6-7]。

2. 胃溃疡　加味左金丸联合西药治疗胃溃疡可提高治疗有效率，改善患者的临床症状[8-10]，提高胃黏膜环氧化酶-2、表皮生长因子及其受体的表达，促进胃溃疡的愈合及胃黏膜功能的恢复，消除胃部炎症，有防止胃溃疡复发的作用[10]。

3. 消化性溃疡　加味左金丸联合西药治疗老年性消化溃疡的有效率优于单纯西医治疗[11]。

4. 其他　加味左金丸可用于便秘[12]、反流性食管炎[13]等疾病的治疗。

【不良反应】　尚未见报道。

【使用注意】　①肝寒犯胃及体虚者慎用。②忌气恼，忌食生冷、辛辣、油腻、不易消化食物。③妊娠期妇女慎用。

【用法与用量】　口服，一次6g，一日2次。

参 考 文 献

[1] 李茹柳，陈蔚文，徐颂芬，等. 左金丸与加味左金丸胃肠道药理作用比较[J]. 广州中医学院学报，1993，10（1）：18-22.

[2] 陈蔚文，李茹柳，徐项芬，等. 加味左金丸抑制大鼠基础及胃泌素诱导泌酸的作用[J]. 中药新药与临床药理，1994，5（1）：21-23.

[3] 陈奇. 中成药名方药理与临床[M]. 北京：人民卫生出版社，1998：259-260.

[4] 胡运莲，姜楠，谭大琦. 加味左金丸对大鼠胃癌前病变胃黏膜EGFR、VEGF、C-met、Bcl-2、P53表达的影响[J]. 世界华人消化杂志，2006，14（7）：650-654.

[5] 南杏初，胡运莲，李秋华，等. 加味左金丸对大鼠胃癌前病变环氧合酶-2蛋白表达的影响[J]. 湖北中医学院院报，2007，9（1）：34-36.

[6] 邹振辉. 加味左金丸治疗肝胃不和型慢性浅表性胃炎的临床研究[J]. 医学理论与实践，2015，28（21）：2926-2927.

[7] 辛可. 加味左金丸治疗肝胃不和型慢性浅表性胃炎的临床效果观察[J]. 中国医药指南，2017，15（26）：191-192.

[8] 刘玉霞. 加味左金丸联合西药治疗胃溃疡的临床效果观察[J]. 世界最新医学信息文摘，2016，16（47）：119-120.

[9] 李维榕. 加味左金丸联合西药治疗胃溃疡随机平行对照研究[J]. 实用中医内科杂志，2014，28（61）：26-128.

[10] 刘振杰，喻斌. 加味左金丸联合埃索美拉唑肠溶片治疗胃溃疡的效果及对COX-2、EGF表达的影响[J]. 解放军预防医学杂志，2018，36（7）：843-846.

[11] 刘淑媛. 加味左金丸治疗老年消化性溃疡病临床疗效分析[J]. 中国现代药物应用，2009，3（10）：130.
[12] 罗中秋. 加味左金丸治疗顽固性便秘[J]. 江西中医药，2005，2（36）：59.
[13] 章一凡，朱雄雄. 加味左金丸联合铝碳酸镁治疗反流性食管炎临床观察[J]. 中成药，2003，25（5）：375-376.

（西安医学院　王　荣）

胃益胶囊

【药物组成】　佛手、砂仁、黄柏、川楝子、延胡索、山楂。

【处方来源】　研制方。国药准字 Z61020080。

【功能与主治】　疏肝理气，和胃止痛，健脾消食。用于肝胃气滞，脘胁胀痛，食欲不振，嗳气呃逆。

【药效】　主要药效作用如下[1]。

1. 保护胃黏膜　胃益胶囊对大鼠幽门结扎型胃溃疡具有保护作用，对大鼠冰乙酸烧灼型胃溃疡模型有促溃疡愈合的作用，可升高胃液 pH，降低胃蛋白酶的活性和溃疡指数。

2. 镇痛　胃益胶囊具有镇痛作用。

【临床应用】

1. 萎缩性胃炎　胃益胶囊可用于萎缩性胃炎所致的胀痛、食欲不振、嗳气呃逆等症状[1,2]。

2. 消化性溃疡　胃益胶囊可治疗消化性溃疡。

【不良反应】　尚未见报道。

【使用注意】　①忌食生冷、油腻、不易消化食物。②不适用于脾胃阴虚者，主要表现为口干、舌红少津、大便干。③妊娠期妇女慎用。④对本品过敏者禁用，过敏体质者慎用。⑤忌情绪激动或生闷气。

【用法与用量】　口服。一次 7 粒，一日 3 次，饭后 2 小时服用。

参 考 文 献

[1] 王雪飞，杨永新，马琪，等. 胃益油剂、胃益糖片、胃益胶囊对动物实验性胃溃疡的作用[J]. 新疆医科大学学报，2007，30（3）：243-245.
[2] 王蕊，朱玲玲. 胃益胶囊质量标准研究[J]. 数理医药学杂志，2006，19（2）：179-180.

（西安医学院　王　荣）

戊 己 丸

【药物组成】　黄连、吴茱萸（制）、白芍（炒）。

【处方来源】　宋·太平惠民和剂局《太平惠民和剂局方》之左金丸基础上加白芍而成。《中国药典》（2020 年版）。

【功能与主治】　泻肝和胃，降逆止呕。用于肝火犯胃、肝胃不和所致的胃脘灼热疼痛、呕吐吞酸、口苦嘈杂、腹痛泄泻。

【药效】　主要药效作用如下。

1. 镇痛抗炎　戊己丸可减少乙酸引起的小鼠扭体次数；对巴豆油所致的小鼠耳廓肿胀

有抑制作用[1]。

2. 保护胃黏膜抗溃疡　戊己丸预防给药可减轻无水乙醇所致的大鼠急性胃溃疡。戊己丸可通过降低白介素水平,缩小幽门螺杆菌所致的胃溃疡模型大鼠胃溃疡黏膜的面积[2]。戊己丸通过减少幽门结扎型大鼠胃溃疡模型血清中促胃液素和丙二醛的含量,提高超氧化物歧化酶和胃动素的含量[3];可降低胃溃疡大鼠胃组织中胃蛋白酶的含量,保护胃黏膜[4]。

3. 调节菌群和酶活性　戊己丸具有抑杀幽门螺杆菌的作用,降低幽门螺杆菌感染的胃腺癌细胞凋亡[5]。戊己丸可降低幽门螺杆菌感染胃炎模型小鼠胃内的大肠杆菌数,增加胃内双歧杆菌、乳酸菌和真菌数;降低胃内蛋白的酶活性,提高淀粉酶的活性[6]。戊己丸水煎液能降低幽门螺杆菌感染小鼠血清一氧化氮的含量[7]。

4. 调节胃肠运动　戊己丸提取物可抑制乙酰胆碱诱导的豚鼠离体结肠运动亢进,可拮抗肾上腺素诱导的豚鼠离体结肠运动抑制[8]。

【临床应用】

1. 胃炎　戊己丸通过杀菌、保护胃黏膜等途径抑杀幽门螺杆菌,治疗慢性胃炎[9]。戊己丸加减合藿香正气散可用于治疗慢性浅表性胃炎[10]。

2. 胃溃疡　超微戊己丸可改善肝胃郁热型胃溃疡患者的胃脘疼痛、胸胁胀满、嗳气吞酸等症状,提高幽门螺杆菌的清除率,降低胃溃疡面积[11]。

3. 肠易激综合征　戊己丸合厚朴温中汤具有疏肝健脾、理气除湿的作用,对肠易激综合征引起的腹痛、腹胀、泄泻、黏液便具有较好的治疗效果[12]。

4. 腹泻　戊己丸加减合参苓白术散治疗小儿秋季腹泻,可明显减少患儿大便中的水分及次数[13]。

【不良反应】　尚未见报道。

【使用注意】　肝寒犯胃者慎用。

【用法与用量】　口服,一次3~6g,一日2次。

参 考 文 献

[1] 宋晓宁, 曾万玲, 靳凤云, 等. 戊己丸3种剂型的镇痛、止泻及抗急性胃溃疡作用比较[J]. 中国实验方剂学杂志, 2014, 20 (21), 158-161.

[2] 刘柏炎, 蔡莹, 蔡光先. 戊己丸对胃溃疡模型大鼠IL-6、IL-8的影响[J]. 中国中医急症, 2011, 20 (4): 590-591.

[3] 张建锋, 侯晓杰, 刘文, 等. 戊己丸对幽门结扎型胃溃疡大鼠GAS、MDA、SOD和PGE_2含量分布影响[J]. 时珍国医国药, 2017, 28 (5): 1030-1032.

[4] 卿勇军, 刘文, 杜平, 等. 基于灰色关联度分析戊己丸对胃蛋白酶抑制作用的谱效关系[J]. 中草药, 2017, 48 (16): 3390-3395.

[5] 唐小梅, 伍荣荣, 杜卓, 等. 戊己丸水煎液对幽门螺杆菌感染SGC-7901细胞形态及凋亡的影响[J]. 佛山科学技术学院学报, 2015, 33 (4): 67-70.

[6] 蔡锐, 肖新云, 尹抗抗, 等. 戊己丸对幽门螺杆菌感染胃炎小鼠胃内微生物及酶的影响[J]. 中国微生态学杂志, 2015, 27 (3): 249-252.

[7] 伍荣荣, 彭程, 郭春秀, 等. 戊己丸水煎液对幽门螺旋杆菌感染小鼠体内NO含量的影响[J]. 中医药导报, 2006, 12: 65.

[8] 王娅杰, 董宇, 朱晓新. 戊己丸提取物不同配伍方对豚鼠离体结肠运动影响的实验研究[J]. 中国中药杂志, 2007, 32 (20): 2161-2165.

[9] 龙承星, 肖新云, 徐琦, 等. 戊己丸治疗胃炎概况[J]. 湖南中医杂志, 2015, 31 (8): 135-136.

[10] 李雄亮. 藿香正气散合戊己丸加减治疗慢性浅表性胃炎(附120例远期疗效观察)[J]. 实用中西医结合杂志, 1997, 10

[11] 刘柏炎，蔡莹，蔡光先. 超微戊己丸治疗肝胃郁热型胃溃疡临床研究[J]. 中国中西医结合消化杂志，2010，18（1）：10-12.
[12] 杜国如. 戊己丸合厚朴温中汤治疗腹泻型肠易激综合征36例[J]. 吉林中医药，2006，26（8）：19-20.
[13] 李丽. 参苓白术散合戊己丸加减治疗小儿秋季腹泻的临床效果评价[J]. 中国医药指南，2017，15（30）：196-197.

（西安医学院　王　荣）

丹栀逍遥散（丸、胶囊）

【药物组成】　酒制柴胡、当归、酒炒白芍、炒焦栀子、牡丹皮、土炒白术、茯苓、蜜甘草。

【处方来源】　明·薛己《内科摘要》。国药准字Z20043203。

【功能与主治】　疏肝解郁，清热调经。用于肝郁化火，胸胁胀痛，烦闷急躁，颊赤口干，食欲不振或有潮热，以及妇女月经先期，经行不畅，胸乳与少腹胀痛。

【药效】　主要药效作用如下。

1. 抗炎　丹栀逍遥散能减轻大肠杆菌感染致慢性盆腔炎大鼠模型的子宫炎症，可降低子宫的肿胀度和肿胀率，降低白细胞的含量；丹栀逍遥散可改善模型大鼠子宫病变的程度，改善宫腔狭窄、闭锁或扩张，炎症细胞浸润，上皮细胞坏死脱落等[1]。

2. 抗抑郁　丹栀逍遥丸可有效缩短孤养结合慢性不可预见应激法所致的慢性应激抑郁模型大鼠的游泳不动时间，提高抑郁大鼠旷野实验水平运动和垂直运动评分，增加大鼠海马组织中脑源性神经营养因子和血管内皮生长因子的表达[2]。丹栀逍遥散可改善天敌暴露饮水冲突模型大鼠的焦虑程度，缓解其焦虑样行为。丹栀逍遥散可改善模型大鼠Pazes环路的脑组织损伤，减少大鼠海马CA2和CA3区及杏仁核细胞凋亡，促使细胞排列紧凑整齐[3]。

3. 改善激素水平　丹栀逍遥散可减少脱氢表雄酮诱导的多囊卵巢综合征模型大鼠的体重和卵泡膜细胞，上调模型大鼠卵巢颗粒细胞卵泡刺激素受体和黄体生成素受体蛋白的表达，降低大鼠血清睾酮水平[4]。

4. 改善血液流变学　丹栀逍遥散对模型大鼠血液流变学具有改善作用，可降低大肠杆菌感染所致的慢性盆腔炎大鼠模型的全血黏度（高切、低切）、血浆黏度、变形指数、刚性指数、还原黏度，具有活血化瘀的作用[1]。

【临床应用】

1. 胃炎　丹栀逍遥丸合左金丸可用于治疗肝胃郁热型慢性胃炎[5]。丹栀逍遥散合金铃子散可用于治疗肝胃郁热型慢性萎缩性胃炎[6]。丹栀逍遥散加减可通过改善局部血液循环，抑制细菌生长，促进局部炎症的吸收，治疗慢性糜烂性胃炎[7]。丹栀逍遥散治疗胆汁反流性胃炎可有效改善患者上腹疼痛、灼热、腹胀、嗳气、口苦、恶心、呕吐的临床症状，减轻胃黏膜充血、水肿和胆汁反流[8]。丹栀逍遥散合左金丸加味用于治疗胆汁反流性胃炎的疗效优于常规西医治疗[9]。

2. 反流性食管炎　丹栀逍遥丸联合莫沙必利[10]或奥美拉唑[11]治疗肝郁化火型反流性食管炎可提高临床疗效。

3. 厌食症　丹栀逍遥丸用于肝郁脾虚所致的厌食症，临床表现为情绪低落、闷闷不乐、胸闷胁痛、身弱体瘦、进食障碍等[12,13]。

4. 焦虑症和抑郁症　丹栀逍遥散加减可以改善肝郁化火型广泛性焦虑症的临床症状，其疗效与氟哌噻吨美利曲辛相当，且不良反应低[14]。丹栀逍遥散对焦虑型抑郁症、各种疾病伴发的抑郁症有效[15]。

【不良反应】　尚未见报道。

【使用注意】　①脾胃虚寒，脘腹冷痛，大便溏薄者不宜用。②妊娠期妇女、月经期妇女慎用。③饮食宜清淡，忌食生冷、辛辣及油腻食物。④服药期间保持心情舒畅。

【用法与用量】　散剂：水煎取汁，分2次服，日服1剂。丸剂：口服，一次6～9g，一日2次。胶囊剂：口服，一次3～4粒，一日2次。

参 考 文 献

[1] 曹耀丹, 陈慧. 丹栀逍遥散对大肠杆菌感染致慢性盆腔炎大鼠模型治疗作用的实验研究[J]. 中国现代中药, 2013, 15 (2): 93-96.
[2] 白金川, 刘巨源. 丹栀逍遥丸对慢性应激抑郁大鼠的影响[J]. 亚太传统医药, 2016, 12 (14): 24-26.
[3] 马向锋, 唐启盛, 赵瑞珍, 等. 丹栀逍遥散对焦虑模型大鼠相关脑区形态结构变化的干预作用[J]. 北京中医药大学学报, 2015, 38 (5): 327-333.
[4] 孙枚, 张小凤, 乌兰格日乐, 等. 丹栀逍遥散对多囊卵巢综合征模型大鼠的干预作用[J]. 四川中医, 2019, 37 (9): 37-41.
[5] 王苹. 辨证分型治疗慢性胃炎随机平行对照研究[J]. 实用中医内科杂志, 2013, 27 (14): 53-54.
[6] 杨小兰, 黄郁斌, 温淑端. 丹栀逍遥散合金铃子散治疗慢性萎缩性胃炎40例临床观察[J]. 湖南中医杂志, 2015, 31 (6): 44-45.
[7] 陈玲, 陆青. 丹栀逍遥散加减治疗慢性糜烂性胃炎50例[J]. 河北中医, 2007, (2): 140-141.
[8] 杨干卿, 刘慧云, 刘慧萍. 丹栀逍遥散治疗胆汁返流性胃炎224例[J]. 河南中医, 2000, (3): 66.
[9] 刘雪强, 宿录贞. 丹栀逍遥散合左金丸加味治疗胆汁反流性胃炎180例[J]. 山西中医, 2014, 30 (6): 39-43.
[10] 黄晓平. 丹栀逍遥丸联合莫沙必利治疗反流性食管炎疗效观察[J]. 新中医, 2015, 47 (1): 80-81.
[11] 魏明. 丹栀逍遥丸联合奥美拉唑治疗反流性食道炎肝郁化热证临床研究[J]. 中医学报, 2012, 27 (174): 1465-1466.
[12] 蔡永敏. 现代中西医临床内分泌病学[M]. 北京: 中国中医药出版社, 2001: 199-203.
[13] 国家药典委员会. 中国药典临床用药须知: 中药成方制剂卷[M]. 北京: 中国医药科技出版社, 2015: 98-99.
[14] 宋丽莎. 加减丹栀逍遥散治疗肝郁化火型广泛性焦虑症的临床研究[D]. 南京: 南京中医药大学, 2016: 1-44.
[15] 闫淑婷, 耿运玲, 许二平, 等. 丹栀逍遥散治疗抑郁症的研究进展[J]. 中国中医药现代远程教育, 2017, 15 (3): 137-139.

（西安交通大学第一附属医院　姚鸿萍；西安医学院　王　荣）

胃苏颗粒（冲剂、饮）

【药物组成】　紫苏梗、香附、陈皮、佛手、香橼、枳壳、槟榔、炒鸡内金。

【处方来源】　经验方。国药准字 Z10950007。

【功能与主治】　理气和胃，消胀止痛。用于胃脘胀痛、胸闷食少、排便不畅，舌苔薄白，脉弦，以及慢性胃炎及消化性溃疡见上述证候者。

【药效】　主要药效作用如下[1-3]。

1. 抗溃疡　胃苏颗粒能缩小幽门结扎型及乙酸、冰乙酸所致胃溃疡模型大鼠的胃黏膜溃疡深度和面积；胃苏饮可降低应激性溃疡模型大鼠的胃溃疡等级和面积，具有抗溃疡作用。

2. 促进胃黏膜的修复　胃苏颗粒可降低无水乙醇胃黏膜损伤模型大鼠的胃黏膜损伤指数，促进胃上皮细胞增殖，增高参与细胞增殖调控 c-jun 和 c-met 的表达，可使胃上皮细胞在黏膜固有层胃小凹区域的腺管上皮中显著增多，促进急性胃黏膜损伤的修复。胃苏颗粒可减轻阿司匹林致急性胃炎模型大鼠的胃黏膜损伤，改善组织病理学；增高胃黏膜中前

列腺素 E_2 和一氧化氮合酶水平，降低促胃液素和胃蛋白酶原水平，促进胃黏膜修复。

3. 抑制幽门螺杆菌　胃苏颗粒对培养的幽门螺杆菌有抑制和杀灭作用。胃苏颗粒联合兰索拉唑治疗活动性胃溃疡，幽门螺杆菌系列抗体明显低于单用兰索拉唑组。

4. 调节胃分泌　胃苏颗粒能减少幽门结扎型溃疡大鼠的胃酸分泌，降低胃酸酸度、总酸度和胃酶活力，改善溃疡的病变程度，显示其对胃黏膜损伤有保护作用，可防止胃炎、胃溃疡的发生。

5. 促进肠蠕动　胃苏颗粒能增强豚鼠离体肠管的运动和收缩力，能增强小鼠肠推进运动、增加肠蠕动及肠收缩力。

6. 促进微循环　胃苏颗粒可改善大鼠急性胃炎时耳微循环灌注状态，提高耳微循环的充盈率。

【临床应用】

1. 胃炎　胃苏颗粒治疗慢性胃炎的临床有效率和幽门螺杆菌的清除率高，不良反应发生率低[4]。慢性胃炎在常规三联疗法的基础上，加服胃苏颗粒，能降低血清炎症因子水平，降低胃黏膜氧合酶-2、钙黏附蛋白 E 表达，抑制炎症反应，保护胃黏膜，可减轻患者胸闷食少、恶心、反酸、嗳气、排便不畅等症状[5]。胃苏颗粒辅助治疗慢性胃炎可明显改善患者腹胀腹痛、纳少、食欲不振等症状，保护胃黏膜[6]。胃苏颗粒联合三联疗法治疗老年慢性胃炎在降低血清炎症因子白介素-32、白介素-17、转化生长因子 β1、降钙素原方面优于三联疗法[7]。

2. 消化性溃疡　胃苏颗粒治疗消化性溃疡，可缓解胃痛、纳差、嗳气、反酸、上腹胀等症状，促进溃疡愈合，杀灭幽门螺杆菌，减少复发[8]。联合三联疗法治疗肝胃不和证与幽门螺杆菌感染相关的消化性溃疡，可提高单用三联疗法的溃疡愈合率、总有效率和幽门螺杆菌的根除率[9]。胃苏颗粒能提高消化性溃疡患者胃溃疡组织中的乳腺癌相关肽、肠三叶因子基因的表达，增加氨基己糖及磷脂含量，进而影响胃黏膜的疏水性，防止溃疡的产生和复发[10]。胃苏颗粒联合兰索拉唑治疗活动性胃溃疡，可杀灭幽门螺杆菌，减轻患者症状、缩小胃溃疡面积、降低溃疡评分，显示其能促进胃黏膜组织形态结构的恢复，提高溃疡愈合质量[11]。胃苏冲剂治疗十二指肠球部溃疡，能促进溃疡愈合，复发率低[12]。胃苏颗粒联合埃索美拉唑治疗活动期十二指肠球部溃疡，可降低其症状的严重程度积分和发生频率积分，提高愈合率[13]。

3. 消化不良[14,15]　胃苏颗粒可改善功能性消化不良患者胃脘胀痛、进食饱胀、嗳气、反酸、嘈杂、恶心等症状，效果良好。

4. 其他　胃苏颗粒可用于治疗反流性咽喉炎[16]、胃食管反流病等[17]。

【不良反应】　偶有口干、嘈杂，多能自行耐受而消失。

【使用注意】　①脾胃阴虚或肝胃郁火胃痛者慎用。②妊娠期妇女禁用。③服药期间，宜选清淡易消化之品，忌食辛辣、油腻及刺激性食物，戒烟酒。④糖尿病、心脏病、高血压、肝病、肾病等慢性病严重者谨遵医嘱。

【用法与用量】　开水冲服，一次 1 袋（15g），一日 3 次，15 天为一疗程，可服 1～3 个疗程。

参 考 文 献

[1] 张敏, 李强, 孔古娅. 三九胃泰颗粒治疗实验性大鼠急性胃炎的药理研究[J]. 现代消化及介入诊疗杂志, 2000, 5(4): 28-32.

[2] 凌树森,石晶,曹秋安,等.胃苏饮防治胃溃疡的药效学研究[J].中成药,1991,13(9):25-27.
[3] 范开华,于波涛,陈华,等.胃病康药效学实验[J].西南国防医药,2010,20(3):249-251.
[4] 黄佳钦,符欣,常炳龙,等.胃苏颗粒治疗慢性胃炎的系统评价[J].世界中西医结合杂志,2019,14(9):1222-1227.
[5] 邓媛,王奇.胃苏颗粒对慢性胃炎患者血清炎症因子及胃黏膜 COX-2、E-cadherin 表达的影响[J].中国中医药科技,2016,23(5):518-520.
[6] 万俊华,尹晓华,叶红梅,等.胃苏颗粒对慢性胃炎患者胃黏膜保护的临床研究[J].中药药理与临床,2015,31(6):156-158.
[7] 董玮,张怡,郭泉.胃苏颗粒对老年慢性胃炎患者的临床疗效、胃黏膜保护及炎症因子水平的影响[J].湖南师范大学学报(医学版),2019,16(1):112-115.
[8] 卫永琪.胃苏颗粒治疗幽门螺杆菌相关消化性溃疡临床研究[J].中药药理与临床,2007,23(6):76-77.
[9] 潘信良.胃苏颗粒佐治肝胃不和证幽门螺杆菌感染相关性消化性溃疡[J].新中医,2014,46(12):69-70.
[10] 廖振荣,梁小波.胃苏颗粒治疗消化性溃疡的临床疗效及其机制探讨[J].中国实用医药,2008,3(35):25-27.
[11] 蒋正冬,周群燕.胃苏颗粒联合兰索拉唑治疗活动性胃溃疡患者的效果观察[J].河北医药,2016,38(22):3463-3465.
[12] 黄文,江学良,张力,等.胃苏冲剂治疗十二指肠球部溃疡疗效观察[J].医药导报,1995,14(2):67.
[13] 刘凡,骆子义.胃苏颗粒联合埃索美拉唑治疗活动期十二指肠球部溃疡的效果评价[J].北方药学,2016,13(11):106-107.
[14] 白雪峰,李明泉,薛兴存.胃苏颗粒治疗功能性消化不良临床观察[J].延安大学学报(医学科学版),2007(3):26.
[15] 汪章平.胃苏颗粒治疗餐后不适综合征肝胃不和型的疗效观察[D].武汉:湖北中医药大学,2016.
[16] 庄夏衍,杨惠珠,王挥戈,等.胃苏颗粒治疗反流性咽喉炎的疗效观察[J].临床耳鼻咽喉头颈外科杂志,2018,32(5):369-371.
[17] 达礼,梁丽,陈宏纲,等.胃苏颗粒联合雷贝拉唑肠溶片治疗胃食管反流病的临床研究[J].中外医学研究,2019,17(29):33-35.

(西安交通大学　曹　蕾；西安医学院　王　荣)

猴头健胃灵片（胶囊）

【**药物组成**】　猴头菌丝体、香附（醋制）、白芍（酒制）、延胡索（醋制）、海螵蛸、甘草。

【**处方来源**】　研制方。《中国药典》（2020年版）。

【**功能与主治**】　疏肝和胃，理气止痛。用于肝胃不和，胃脘胁肋胀痛，呕吐吞酸，以及慢性胃炎、胃及十二指肠溃疡见上述证候者。

【**药效**】　主要药效作用如下[1-3]。

1. **保护胃黏膜**　猴头健胃灵可保护大鼠胃黏膜，减少胃黏膜的上皮脱落坏死，减轻乙醇对黏膜的损伤，显示其可促进胃黏膜上皮的修复；可降低幽门结扎和冰乙酸所致的胃溃疡模型大鼠的溃疡面积，促进溃疡的愈合。

2. **抑制幽门螺杆菌**　猴头健胃灵可改善胃腔异常的生化环境，抑制幽门螺杆菌。

【**临床应用**】　主要用于胃炎和消化性溃疡。

1. **胃炎**[4,5]　猴头健胃灵治疗慢性胃炎可改善患者胃黏膜功能，对慢性浅表性胃炎治疗效果优于慢性萎缩性胃炎。

2. **胃溃疡**[6,7]　猴头健胃灵合奥美拉唑肠溶片治疗胃溃疡效果优于单用西药，可提高患者上腹痛的消失率、溃疡愈合率和幽门螺杆菌的根除率，降低复发率。猴头健胃灵联合雷尼替丁治疗与幽门螺杆菌相关的消化性溃疡患者，可提高症状缓解率、溃疡愈合率、幽门螺杆菌的根除率，降低不良反应的发生率。

3. **功能性消化不良**[8,9]　猴头健胃灵治疗功能性消化不良可改善患者上腹痛、上腹烧灼感及早饱症状。猴头健胃灵联合莫沙必利治疗老年人功能性消化不良可提高患者的依从性。

4. 胃脘痛[10]　猴头健胃灵胶囊治疗胃脘痛（急慢性胃炎、萎缩性胃炎、胃及十二指肠溃疡、消化不良等）患者，能较好地改善纳呆、痞胀、泛酸和嘈杂等症状。

【不良反应】　猴头健胃灵胶囊可致荨麻疹型药疹，表现为全身皮肤风团、剧痒及烧灼感。

【使用注意】　妊娠期妇女慎用。

【用法与用量】　片剂：口服，一次 4 片，一日 3 次。胶囊剂：口服，一次 4 粒，一日 3 次。

参 考 文 献

[1] 王祯苓，王宁，李玉莲，等. 猴头健胃灵的药效学研究[J]. 山西中医，1994，10（5）：34-35.
[2] 王祯苓，李玉莲，杨玉英，等. 猴头健胃灵在胃疾患方面的实验研究[J]. 中药药理与临床，1988，4（1）：56-57.
[3] 游祖红. 猴头健胃灵胶囊联合奥美拉唑治疗胃溃疡疗效观察[J]. 中国社区医师（医学专业），2011，13（21）：42.
[4] 王宁，肖汉玺，徐仁莲，等. "猴头健胃灵"治疗慢性胃炎 53 例临床疗效观察[J]. 中药药理与临床，1987，31（1）：46-48.
[5] 毕超，陈仕武，刘祥，等. 猴头健胃灵片治疗慢性胃炎的疗效分析[J]. 中国处方药，2018，16（1）：80-81.
[6] 胡光胜，陈明，廖爱军，等. 猴头健胃灵片+奥美拉唑治疗胃溃疡的疗效探究[J]. 中国医药指南，2019，16（18）：188-189.
[7] 霍玉英. 猴头健胃灵合用雷尼替丁治疗幽门螺杆菌相关性消化性溃疡的体会[J]. 山西医药杂志，2007，36（3）：183-184.
[8] 王晓洋，桂若虎，郑新平，等. 猴头健胃灵治疗功能性消化不良的疗效观察[J]. 中国实用医药，2019，14（23）：125-126.
[9] 黄茜，杨湛南，李雅然，等. 猴头健胃灵联合莫沙必利治疗老年人功能性消化不良的临床观察[J]. 现代消化及介入诊疗，2014，19（2）：117-118.
[10] 牛亚利. 猴头健胃灵治疗胃脘痛 100 例临床观察[J]. 陕西中医，1992，13（1）：8-9.

（西安医学院　王　荣；南京中医药大学苏州附属医院　张露蓉，顾伟伟）

快 胃 片

【药物组成】　海螵蛸、醋制延胡索、白及、枯矾、甘草。

【处方来源】　研制方。《中国药典》（2020 年版）。

【功能与主治】　制酸和胃，收敛止痛。用于肝胃不和所致的胃脘疼痛、呕吐反酸、纳食减少，以及浅表性胃炎、胃及十二指肠溃疡、胃窦炎见上述证候者。

【药效】　主要药效作用如下[1-3]。

1. 抗溃疡　快胃片可缩小吲哚美辛、乙酸致胃溃疡模型大鼠的溃疡面积。快胃片可在胃内形成胶状膜，增强胃黏膜的屏膜功能，发挥抗溃疡的作用。

2. 抑制胃液胃蛋白酶　快胃片可降低幽门结扎所致的胃溃疡模型大鼠的胃液分泌量、游离酸排出量、总酸排出量，降低胃蛋白酶的活性。

3. 抑制幽门螺杆菌　快胃片对幽门螺杆菌有抑制和消灭作用，有利于溃疡的修复，可预防溃疡复发。

4. 镇痛　快胃片可缓解疼痛，具有止痛作用。

【临床应用】

1. 慢性胃炎　快胃片具有抗炎和保护黏膜的作用，联合多潘立酮治疗慢性胃炎，临床效果优于药物单用[4]。

2. 消化性溃疡　快胃片与奥美拉唑联合应用治疗非甾体抗炎药引起的胃溃疡，临床效果优于单独西药[5]，具有止痛效果快、溃疡面愈合快的效果[6]，可缩短溃疡愈合的时间[7]。

快胃片联合西咪替丁治疗消化性溃疡合并胃炎患者，可提高临床症状的改善率、溃疡的消除率和幽门螺杆菌的消除率[8]。快胃片长期维持治疗，可有效减少溃疡病的复发[3]。

【不良反应】 尚未见报道。

【使用注意】 ①低酸性胃病、胃阴不足者慎用。②本品含有枯矾，不宜过量久用。

【用法与用量】 口服，一次6片，11～15岁一次4片，一日3次，饭前1～2小时服。

参 考 文 献

[1] 李杰，崔淑香，周玲，等. 瓦松提取物对实验性胃溃疡的治疗作用[J]. 中国临床药理学与治疗学，2008，13（4）：388-391.
[2] 张瑞兰. 快胃片复方组成的作用效果[J]. 陕西中医学院学报，1996，19（2）：39.
[3] 薛允梅，姜凤华，薛俊亮，等. 特质快胃片维持治疗预防溃疡病复发[J]. 陕西中医学院学报，2003，26（5）：22-23.
[4] 张玮，孔丽琴. 快胃片对慢性胃炎治疗的临床研究[J]. 时珍国医国药，2014，25（6）：1435-1436.
[5] 亓恒梁. 奥美拉唑联合快胃片治疗非甾体抗炎药引起的胃溃疡疗效观察[J]. 中国当代医药，2013，20（9）：113-114.
[6] 李艳，黄静，颜廷彦，等. 快胃片联合奥美拉唑治疗非甾体类抗炎药引起的消化性溃疡76例[J]. 中国中医药现代远程教育，2010，8（6）：47-48.
[7] 尤东，刘佰万，刘艳梅. 奥美拉唑联合快胃片治疗非甾体类抗炎药引起的消化性溃疡疗效分析[J]. 社区医学杂志，2010，8（10）：24-26.
[8] 刘婷，梁韶春. 快胃片合西咪替丁治疗消化性溃疡合并胃炎[J]. 山东中医杂志，2001，20（10）：62.

（西安医学院　王　荣；南京中医药大学苏州附属医院　张露蓉，顾伟伟）

四、通络活血类

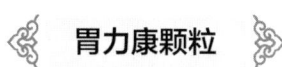

胃力康颗粒

【药物组成】 柴胡（醋炙）、赤芍、木香、枳壳（麸炒）、莪术、大黄（酒炙）、丹参、延胡索、黄连、吴茱萸、党参、甘草。

【处方来源】 研制方。国药准字Z19990007。

【功能与主治】 行气活血，泻热和胃。用于胃脘痛气滞血瘀兼肝胃郁热证，症见胃脘疼痛、胀闷、灼热、嗳气、泛酸、烦躁易怒、口干口苦等，以及慢性浅表性胃炎及消化性溃疡见上述证候者。

【药效】 主要药效如下[1-2]。

1. 保护胃黏膜　胃力康颗粒对小鼠应激性胃溃疡及乙酸灼烧性胃溃疡的形成有抑制作用，可减少溃疡指数与溃疡面积，提高溃疡愈合率。胃力康能抑制胃溃疡周围组织上皮细胞趋化因子8、核因子κB p65的表达，降低炎症反应的程度和溃疡的深度，促进幽门腺代偿性增生和溃疡的修复。胃力康颗粒能减轻氨水所致的慢性胃炎大鼠胃窦及胃体黏膜的炎症程度，减轻胃黏膜萎缩病变的程度。胃力康颗粒也可减轻氨水所致的慢性胃炎胃体黏膜上皮的损害，有保护胃黏膜黏液屏障系统的作用。

2. 抑制胃酸分泌　胃力康颗粒能抑制幽门结扎大鼠的总胃液量、总酸度、总酸排出量、蛋白酶排出量，升高胃液pH。

3. 镇痛抗炎　胃力康颗粒有镇痛作用，能抑制乙酸导致的小鼠扭体疼痛反应，可提高小鼠热板法的疼痛阈值。胃力康颗粒对小鼠二甲苯所致的耳肿胀度及小鼠棉球肉芽肿有抑制趋势，有抗炎作用。

4. 抑制幽门螺杆菌　胃力康颗粒对幽门螺杆菌标准菌株 NCTC116371 株，以及临床分离菌株 NM-4、NM-9、XZ-267、SW-7 和 XZ-374 有较好的抑菌和杀菌作用。

5. 抗溃疡　胃力康对大鼠胃溃疡有明显的保护性治疗作用，能增加大鼠血清中一氧化氮的含量，提高超氧化物歧化酶的活性并抑制丙二醛的升高，说明胃力康具有一定的抗胃溃疡作用，其机制可能与抑制攻击因子与促进防御因子有关。

【临床应用】

1. 浅表性胃炎　胃力康颗粒治疗浅表性胃炎，能缓解患者上腹部疼痛、胀满、灼热、嗳气、泛酸、烦躁易怒、口干口苦等症状，减轻多数患者的病理变化，起效快，安全可靠[3]。

2. 胆汁反流性胃炎　胃力康颗粒治疗胆汁反流性胃炎，可改善胃黏膜充血、水肿、花斑样改变、糜烂等炎性表现，40 例中治愈 26 例，有效 13 例。胃力康颗粒治疗胆汁反流性胃炎效果好[4]。

3. 消化不良　胃力康治疗功能性消化不良，患者上腹部疼痛、烧灼感、餐后饱胀、早饱等症状明显改善。胃力康颗粒组 36 例中治愈 11 例，显效 18 例[5]。

【不良反应】　偶见服药后便溏，一般不影响继续治疗。

【使用注意】　脾虚便溏者慎服。

【用法与用量】　口服，一次 10g，一日 3 次，6 周为一疗程，或遵医嘱。

参 考 文 献

[1] 吕鹏. 胃力康胶囊与颗粒剂药效学比较研究[D]. 泸州：泸州医学院，2012.
[2] 叶恒. 胃力康颗粒对实验性胃溃疡模型大鼠的影响[J]. 北方药学，2012，9（6）：30.
[3] 王树桂，朱敏喜. 胃力康颗粒剂治疗慢性浅表性胃炎 100 例临床观察[J]. 广西医学，2005，27（9）：1407-1408.
[4] 吕霞. 胃力康治疗胆汁反流性胃炎 60 例[J]. 河北医药，2003，25（2）：96.
[5] 马速，别艾桂，马玉兰，等. 胃力康颗粒联合多潘立酮片治疗功能性消化不良[J]. 湖北中医杂志，2010，32（12）：31.

（西安交通大学　曹　蕾）

胃康灵片（胶囊、颗粒）

【药物组成】　白芍、白及、三七、甘草、茯苓、延胡索、海螵蛸、颠茄浸膏。

【处方来源】　研制方。国药准字 Z23021657。

【功能与主治】　柔肝和胃，散瘀止血，缓急止痛，去腐生新。用于肝胃不和、瘀血阻络所致的胃脘疼痛连及两胁、嗳气、泛酸，以及急、慢性胃炎，胃及十二指肠溃疡，胃出血见上述证候者。

【药效】　主要药效如下[1-3]。

1. 抑制胃液分泌　胃康灵胶囊对正常大鼠胃液分泌有抑制作用，能升高胃液 pH，可抑制胃蛋白酶的活性。对组胺刺激所致的大鼠胃液分泌量增加和胃蛋白酶活力升高有抑制作用，对组胺引起的胃液 pH 降低有升高的作用[1]。

2. 抗溃疡的形成　胃康灵胶囊对冰乙酸所致的胃溃疡模型小鼠、应激性溃疡模型、乙酸所致的胃溃疡模型和幽门结扎所致的溃疡模型大鼠，可缩小溃疡面积[2-3]；对幽门结扎所致的溃疡模型大鼠，可抑制胃液分泌和降低胃蛋白酶的活性，其抗溃疡作用与其抑制胃液分泌和降低胃蛋白酶的活力有关[3]。

3. 镇痛　胃康灵胶囊可提高热板法小鼠的痛阈值，减少乙酸致小鼠扭体的反应次数，显示其有镇痛作用[2]。

【临床应用】　主要用于胃炎和胃及十二指肠溃疡[4-9]。

1. 慢性浅表性胃炎　在奥美拉唑肠溶胶囊基础上加用胃康灵胶囊治疗慢性浅表性胃炎，有效率明显提高，复发率和不良反应的发生率明显降低，表明胃康灵胶囊联合奥美拉唑肠溶胶囊治疗慢性浅表性胃炎临床疗效较好，能够防止病情复发，减少不良反应的发生[4]。

2. 慢性萎缩性胃炎　胃康灵胶囊和奥美拉唑用于治疗浅表性胃炎和萎缩性胃炎，能够提高临床疗效，改善患者的临床症状，主要是由于胃康灵胶囊能改变患者的胃内酸碱度，对幽门螺杆菌有抑制和杀灭作用。胃康灵胶囊与奥美拉唑用于治疗浅表性胃炎和萎缩性胃炎患者，能够降低不良反应的发生率，降低复发率。主要是由于胃康灵胶囊对胃黏膜有保护、修复作用，从而预防胃黏膜过度增生[5]。

3. 糜烂性胃炎　胃康灵联合硫糖铝混悬液治疗糜烂性胃炎，可提高临床有效率，改善腹痛、腹胀等症状[6]。

4. 消化性溃疡　胃康灵胶囊治疗消化性溃疡，可促进溃疡愈合[7]，联合奥美拉唑治疗消化性溃疡患者，可提高临床有效率，降低复发率[8]。胃康灵胶囊治疗胃溃疡，可提高治疗有效率[9]。胃康灵胶囊治疗十二指肠溃疡患者，可缓解上腹痛、上腹饱胀、反酸、纳差、嗳气等症状[10]。胃康灵联合奥美拉唑+阿莫西林+甲硝唑三联疗法治疗幽门螺杆菌阳性的消化性溃疡患者，可提高临床有效率、幽门螺杆菌的根除率，缩短上腹疼痛缓解时间、疼痛和上腹不适消失时间[11]。

【不良反应】　可出现过敏反应[12,13]。

【使用注意】　①青光眼患者忌服。②妊娠期妇女慎用。

【用法与用量】　片剂：口服，一次 4 片，一日 3 次。胶囊剂：口服，一次 4 粒，一日 3 次。颗粒剂：开水冲服，一次 1 袋，一日 3 次。

参 考 文 献

[1] 江振洲,杜剑松,王涛,等. 仁和正胃胶囊对胃液分泌功能影响的实验研究[J]. 中国临床药理学杂志,2012,28(5):365-366,372.
[2] 傅聪. 胃康灵胶囊主要药效学试验[J]. 中国社区医师（医学专业）,2011,13（35）:9.
[3] 刘爱静,王本祥,魏广仁,等. 胃康灵抗溃疡作用的研究[J]. 中药药理与临床,1985,1(1):80.
[4] 刘天海. 胃康灵胶囊联合奥美拉唑肠溶胶囊治疗慢性浅表性胃炎的临床观察[J]. 中国民间疗法,2019,27(23):52-53.
[5] 洪卫国. 胃康灵胶囊与奥美拉唑对浅表性和萎缩性胃炎患者的临床疗效评价[J]. 抗感染药学,2017,14（4）:868-870.
[6] 汪海升. 联合用药治疗糜烂性胃炎 50 例临床分析[J]. 中国医药指南,2010,8（5）:95-96.
[7] 刘政. 胃康灵胶囊治疗消化道溃疡 84 例疗效观察[J]. 中国药,2006,13（8）:55.
[8] 李颜屏,郑泽荣. 奥美拉唑联合胃康灵治疗消化性溃疡疗效评价[J]. 亚太传统医药,2013,9（1）:159-160.
[9] 张新春,王书杰,王丽萍. 胃康灵胶囊治疗胃溃疡临床疗效观察[J]. 时珍国医国药,2004,15（10）:676.
[10] 陈成家. 胃康灵胶囊治疗十二指肠溃疡 50 例[J]. 浙江中西医结合杂志,2007,17（10）:624-625.
[11] 李达斌. 胃康灵联合三联疗法治疗幽门螺杆菌阳性消化性溃疡 49 例[J]. 中国药业,2014,23（14）:93-94.
[12] 汪民海. 口服胃康灵胶囊致过敏反应 2 例[J]. 安徽医药,2008,12（1）:91.
[13] 吴荔芬. 胃康灵胶囊致过敏反应 1 例报告[J]. 中国医药导报,2008,5（24）:166.

（西安交通大学　曹　蕾，王　瑾）

荜铃胃痛颗粒

【药物组成】 荜澄茄、川楝子、醋延胡索、醋香附、佛手、香橼、酒大黄、黄连、吴茱萸、海螵蛸、煅瓦楞子。

【处方来源】 研制方。《中国药典》(2020年版)。

【功能与主治】 行气活血,和胃止痛。用于气滞血瘀所致的胃脘痛,以及慢性胃炎见上述证候者。

【药效】

抗溃疡 荜铃胃痛颗粒可降低胃液酸度,降低总酸量,降低胃蛋白酶活力,可以保护胃黏膜,保护溃疡面,降低溃疡等级,对胃溃疡具有显著的保护和防治作用[1,2]。

【临床应用】

1. 慢性胃炎 荜铃胃痛颗粒联合四联疗法治疗气滞血瘀型与幽门螺杆菌相关性胃炎,可有效改善患者的临床症状,提高幽门螺杆菌的根除率,提高疗效[3]。荜铃胃痛颗粒联合质子泵抑制剂治疗慢性浅表性胃炎,可降低患者的中医证候积分、表皮细胞生长因子水平,升高前列腺素 E_2 水平[4]。治疗有效性较高,有利于快速改善症状,促进胃黏膜愈合,加快疾病恢复。荜铃胃痛颗粒联合兰索拉唑治疗慢性浅表性胃炎,治疗有效率高,症状评分低,日常生活能力评分高,能有效地提升治疗效果,改善患者各项生理指标,提高患者的预后效果与生活质量,降低不良反应的发生率[5,6]。荜铃胃痛颗粒可更有效地改善肝胃不和型非萎缩性胃炎所致的胃脘痛、腹胀和反酸等症状[7]。

2. 消化不良 荜铃胃痛颗粒联合莫沙必利治疗老年功能性消化不良餐后不适综合征,可明显减轻餐后饱胀不适、上腹胀、早饱、嗳气、胃纳减少等症状,有效改善患者的体征和胃排空功能,提高临床疗效,安全性好[8]。

3. 胃溃疡 荜铃胃痛颗粒治疗肝胃不和型胃溃疡,可改善泛酸、嗳气症状,减轻上腹痛,疗效确切,见效快,不良反应少[9]。

【不良反应】 面部、颈部潮红伴有瘙痒,继而出现皮疹等过敏反应。

【使用注意】 ①胃阴不足、脾胃虚寒胃脘痛者慎用。②服药期间饮食宜清淡,忌食辛辣食物,戒烟戒酒。③妊娠期妇女禁用。

【用法与用量】 开水冲服,一次1袋,一日3次,7天为一疗程,可服1~3个疗程或遵医嘱。

参 考 文 献

[1] 周晓红, 徐小萍, 单兆伟. 荜铃胃痛冲剂治疗十二指肠球部溃疡60例[J]. 中国中西医结合消化杂志, 1998, 6(4): 241-242.

[2] 刘敏. 荜铃胃痛颗粒的基础研究及临床应用[J]. 中国中西医结合消化杂志, 2018, 26(7): 553-556.

[3] 郭佳宇, 王晓瑜. 荜铃胃痛颗粒联合四联疗法对气滞血瘀型幽门螺杆菌相关性胃炎疗效观察[J]. 药物流行病学杂志, 2020, 29(7): 465-468.

[4] 孙中亮. 兰索拉唑联合荜铃胃痛颗粒治疗慢性浅表性胃炎的临床效果观察[J]. 中国处方药, 2019, 17(12): 98-99.

[5] 于丽, 巩阳. 荜铃胃痛颗粒治疗肝胃不和型胃溃疡疗效观察[J]. 中国中西医结合消化杂志, 2019, 27(9): 699-702.

[6] 高雯聪, 王永林. 荜铃胃痛颗粒联合兰索拉唑治疗慢性浅表性胃炎的临床研究[J]. 现代药物与临床, 2018, 33(12): 3179-3182.

[7] 崔丹阳, 巩阳. 对比观察荜铃胃痛颗粒与气滞胃痛颗粒对肝胃不和型非萎缩性胃炎的临床疗效和起效时间[J]. 中华消化杂

志，2019，（6）：412-414.
[8] 金雷，鲁大胜，古骏，等. 荜铃胃痛颗粒联合莫沙必利治疗老年功能性消化不良餐后不适综合征的临床研究[J]. 药物评价研究，2020，43（4）：706-710.
[9] 于丽，巩阳. 荜铃胃痛颗粒治疗肝胃不和型胃溃疡疗效观察[J]. 中国中西医结合消化杂志，2019，27（9）：699-702.

（湖南中医药大学　王志琪；西安交通大学　曹永孝）

元胡止痛片（胶囊、软胶囊、颗粒、口服液、滴丸）

【药物组成】　醋延胡索、白芷。

【处方来源】　研制方.《中国药典》（2020年版）。

【功能与主治】　理气，活血，止痛。用于气滞血瘀所致的胃痛，胁痛，头痛及痛经。

【药效】　主要药效如下。

1. 镇痛　元胡止痛片对多种原因引起的疼痛均有镇痛作用。元胡止痛片能减少乙酸所致的小鼠扭体次数，延长小鼠热板舔足反应时间、提高小鼠痛阈，减少缩宫素诱导的原发性痛经模型大鼠扭体次数、降低扭体发生率，减少硝酸甘油诱导的偏头痛模型大鼠搔头次数，减少甲醛慢性疼痛模型大鼠第2时相疼痛反应时间，提高坐骨神经慢性压迫性损伤模型及完全弗氏佐剂诱导的炎性疼痛模型大鼠的机械痛阈值及热痛阈值，镇痛作用显著。其作用机制可能与降低血浆或组织中多巴胺、5-羟色胺、β-内啡肽、降钙素基因相关肽、一氧化氮、前列腺素、丙二醛等与疼痛相关的血管活性物质及神经递质的水平相关[1-8]。元胡止痛方治疗神经病理性疼痛可能作用于背根神经节中与疼痛通路相关的 miRNAs，由 miRNAs 调控其靶基因而发挥作用[8]。

2. 抗溃疡　元胡止痛片能降低无水乙醇所致的大鼠胃溃疡模型的溃疡指数，减轻乙醇引起的大鼠胃黏膜损伤，对胃溃疡具有保护和防治作用[9]。其有效成分延胡索全碱有抗幽门结扎性溃疡、水浸应激性溃疡、组胺溃疡及乙酸溃疡的作用；抑制幽门结扎大鼠胃液的分泌，降低胃酸酸度[10]。

【临床应用】

1. 胃炎胃脘痛　元胡止痛制剂用于治疗慢性胃炎引起的胃脘痛，能改善患者疼痛、反酸等症状，止痛维持时间长[11-12]。本品也用于功能性消化不良引起的胃脘痛。

2. 其他　元胡止痛制剂还可用于胁痛、头痛及痛经，能有效缓解疼痛，效果好[13,14]。

【不良反应】　目前尚未检索到不良反应报道。

【使用注意】　①脾胃虚寒及胃阴不足，胃痛者慎用。②妊娠期妇女慎用。

【用法与用量】　片剂：口服，一次4～6片，一口3次；或遵医嘱。胶囊剂：口服，一次4～6粒（规格：每粒0.25g）或一次2～3粒（规格：每粒0.45g），一日3次；或遵医嘱。颗粒剂：开水冲服，一次1袋，一日3次；或遵医嘱。口服液：口服，一次10ml，一日3次；或遵医嘱。滴丸：口服，一次20～30丸，一日3次；或遵医嘱。

参 考 文 献

[1] 夏文娟. 元胡止痛片中有效成分含量与药理作用相关性研究[D]. 哈尔滨：黑龙江中医药大学，2011.
[2] 王建明，夏文娟. 元胡止痛片中延胡索乙素的含量与镇痛作用相关性的研究[J]. 中国医药导刊，2011，13（1）：176-177.
[3] 张恺，李娜娜，李嵩，等. 元胡止痛口服液对原发性痛经的镇痛作用及机制研究[J]. 天津中医药，2019，36（10）：1006-1011.

[4] 冯玥, 张宗鹏, 申秀萍, 等. 元胡止痛滴丸对痛经模型大鼠的镇痛作用及机制研究[J]. 中国医药导报, 2018, 15（33）: 8-12.
[5] 冯玥, 胡金芳, 邸志权, 等. 元胡止痛滴丸对硝酸甘油诱导大鼠实验性偏头痛的镇痛作用及其机制研究[J]. 现代药物与临床, 2016, 31（4）: 423-426.
[6] 李娜, 金翠英, 周建平, 等. 元胡止痛胶囊镇痛作用及机制研究[J]. 中国中药杂志, 2010, 35（10）: 1319-1323.
[7] 苏瑾. 元胡止痛方及其配伍镇痛药效评价及分子机制研究[D]. 北京: 中国中医科学院, 2019.
[8] 马艳. 元胡止痛方治疗神经病理性疼痛的药效评价及分子机理探索[D]. 北京: 中国中医科学院, 2015.
[9] 施婷婷, 韩丽妹, 李希, 等. 元胡止痛方有效组分不同配伍对大鼠胃溃疡的保护作用[J]. 中国临床药学杂志, 2015, 24（3）: 141-147.
[10] 王义明, 张效禹, 李云兴, 等. 延胡索全碱抗溃疡作用的实验研究[J]. 辽宁中医杂志, 1980, （1）: 36-41.
[11] 杨小平, 陈宝玲. 元胡止痛口服液治疗气滞血瘀型胃脘痛31例临床观察[J]. 中国中医药科技, 1999, 6（6）: 3-5.
[12] 甘露. 元胡止痛片与胃苏冲剂治疗胃脘痛疗效观察[J]. 新中医, 2011, 43（8）: 7.
[13] 孙东祥. 元胡止痛方联合针灸治疗偏头痛临床疗效观察[J]. 四川中医, 2017, 35（6）: 171-173.
[14] 张珂, 胡晓明, 马玉瑶, 等. 元胡止痛滴丸联合布洛芬治疗原发性痛经的临床研究[J]. 现代药物与临床, 2018, 33（8）: 2023-2026.

（湖南中医药大学　王志琪；西安交通大学　米燕妮）

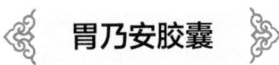

胃乃安胶囊

【药物组成】　黄芪、三七、红参、珍珠层粉、人工牛黄。

【处方来源】　研制方。《中国药典》（2020年版）。

【功能与主治】　补气健脾，活血止痛。用于脾胃气虚、瘀血阻滞所致的胃痛，症见胃脘隐痛或刺痛、纳呆食少，以及慢性胃炎、胃及十二指肠溃疡见上述证候者。

【药效】　主要药效如下。

1. 抑制胃酸分泌　胃乃安水煎剂可降低幽门结扎大鼠游离酸和总酸的含量[1]。胃乃安胶囊和片剂能显著降低幽门结扎大鼠的胃液分泌量，游离酸、总酸度、总酸排出量及胃蛋白酶活性，具有抑酸作用[2]。

2. 保护胃黏膜　胃乃安对乙醇、乙酸、氢氧化钠和吲哚美辛等所致的急性胃黏膜损伤、水浸束缚所致的应激性胃溃疡、碘乙酰胺所致的慢性胃炎、幽门结扎型胃黏膜损伤和利血平所致的胃溃疡均具有抑制作用，能逆转主细胞、壁细胞的超微结构损伤性改变，降低模型动物的胃黏膜损伤指数，减轻胃黏膜损伤的程度，缩小溃疡面积，抑制溃疡的形成[3-5]。胃乃安能够降低胃组织丙二醛的含量，提升超氧化物歧化酶活性，促进多胺合成，降低自由基水平可能是其保护胃黏膜的作用机制[6]。

3. 促进胃肠运动　胃乃安能够提高大鼠胃排空率, 促进胃排空[2]。胃乃安水煎剂具有促进平滑肌收缩的作用，可使离体大鼠胃底条及豚鼠回肠平滑肌收缩，促进胃肠运动，阻断由于胃排空延迟、胃窦部扩张引起的反射性促胃液素、胃酸增加，亦有利于其抗溃疡作用[1]。

4. 镇痛　胃乃安可减少乙酸所致的小鼠扭体反应次数，提高热板法小鼠的痛阈，具有良好的镇痛作用[4]。

5. 抗炎　胃乃安能减轻二甲苯导致的小鼠耳廓急性炎性肿胀程度和大鼠棉球肉芽肿慢性炎症的肉芽肿重量，可改善急性胃溃疡、慢性胃溃疡模型大鼠的溃疡炎症，显示有一定的抗炎效应[2]。

【临床应用】 主要用于慢性胃炎、消化性溃疡[6-12]。

1. 慢性胃炎 胃乃安可用于慢性萎缩性、浅表性和幽门螺杆菌阳性慢性糜烂性胃炎等的治疗[7-9]。胃乃安治疗慢性萎缩性胃炎，能够改善患者胃黏膜的萎缩性病变，减轻或使活动性炎症、慢性炎症、腺体萎缩、肠上皮化和不典型增生等病变消失，减轻或消除口干、恶心、胃脘胀痛等症状，效果良好[8]。胃乃安治疗幽门螺杆菌阳性慢性糜烂性胃炎，能明显减少患者腹痛、腹胀次数，缩短持续时间，减轻腹痛程度，缩小胃黏膜糜烂的面积，提高幽门螺杆菌的转阴率[9]。

2. 胃及十二指肠溃疡 胃乃安胶囊用于治疗胃溃疡和十二指肠溃疡，能有效改善患者疼痛、胀闷、嗳气、纳差、疲乏、大便异常等临床症状[10-14]。联合雷尼替丁治疗胃及十二指肠溃疡，可提高症状的缓解率、溃疡的愈合率，降低复发率[10]。联合奥美拉唑治疗十二指肠溃疡，可降低患者的血清白介素-8、肿瘤坏死因子α、高迁移率蛋白族1水平，以及肾上腺髓质素、促胃液素水平；升高血清中降钙素基因相关肽和生长抑素水平，改善临床症状，缩短溃疡痛、烧心、反酸的消失时间，效果良好[11-12]。间歇维持服用胃乃安胶囊，可降低消化性溃疡的复发率[13-14]。

3. 胃脘痛 胃乃安胶囊用于治疗消化性溃疡引起的胃脘痛，能有效缓解疼痛，减少发作频率、心悸气短症状，患者溃疡愈合情况良好，并且使幽门螺杆菌转阴，效果良好[15]。

【不良反应】 尚未见报道。

【使用注意】 ①忌食生冷、油腻、不易消化食物。②不适用于肝气郁滞者，主要表现为急躁易怒、两胁作胀、嗳气。③不适用于脾胃阴虚者，主要表现为口干、舌红少津、大便干。④服药期间不宜同时服用藜芦、五灵脂、皂荚或其制剂，不宜喝茶和吃萝卜，以免影响药效。⑤妊娠期妇女慎用。⑥对本品过敏者禁用，过敏体质者慎用。

【用法与用量】 口服，一次4粒，一日3次。

参 考 文 献

[1] 李波，赵雅灵，周海钧. 复方胃乃安的药理学研究[J]. 中药药理与临床，1991，7（4）：7-10，4.
[2] 陈娟. 基于中成药二次开发考察新胃乃安片的药效学研究[D]. 广州：广州中医药大学，2013.
[3] 张磊，郭双雁，陶丽君，等. 胃乃安胶囊对乙醇致小鼠胃黏膜损伤的保护作用及机制[J]. 大理学院学报，2012，11（9）：44-46.
[4] 李波，赵雅灵，周海钧. 复方胃乃安的药理学研究[J]. 中药药理与临床，1991，7（2）：15-17.
[5] 郭秋平，雷夏凌，赖晓明，等. 胃乃安胶囊对乙醇致胃黏膜损伤及醉酒试验的影响[J]. 辽宁中医药大学学报，2011，13（7）：228-230.
[6] 林传权. 胃乃安新制剂提取分离工艺研究及抗胃黏膜损伤机制初探[D]. 广州：广州中医药大学，2011.
[7] 余绍源，冯所安. "胃乃安"303例临床疗效总结[J]. 广州中医学院学报，1986，3（21）：75-77.
[8] 曾渊华，黄瑞琴. 胃乃安胶囊治疗脾虚湿热型慢性萎缩性胃炎62例[J]. 安徽中医学院学报，1999，18（1）：3-5.
[9] 李国虹，邱筱影，陈其铭. 胃乃安胶囊治疗Hp阳性慢性糜烂性胃炎疗效观察[J]. 中成药，2001，23（7）：31-33.
[10] 邓缔荣. 中药胃乃安与雷尼替丁联用治疗消化性溃疡疗效观察[J]. 交通医学，1999，13（3）：405-406.
[11] 纪红竹，朱红，江力宣. 胃乃安胶囊联合奥美拉唑治疗十二指肠溃疡的临床研究[J]. 现代药物与临床，2017，32（7）：1277-1280.
[12] 史雷. 胃乃安胶囊联合奥美拉唑对十二指肠溃疡患者血清白细胞介素-8肿瘤坏死因子-α高迁移率蛋白族1的影响[J]. 实用医技杂志，2019，26（8）：1063-1065.
[13] 王欣，罗文. 胃乃安抗消化性溃疡复发的临床观察[J]. 实用临床医学，2004，5（5）：37.
[14] 张维颖. 胃乃安胶囊抗消化性溃疡复发及根除幽门螺杆菌观察[J]. 中国中西医结合消化杂志，2004，12（2）：112.

[15] 倪依东，刘友章，张惠臣. 胃乃安胶囊治疗胃脘痛的临床研究[J]. 中药新药与临床药理，2002，13（6）：353-355.

（南京中医药大学苏州附属医院　张露蓉，顾伟伟；西安交通大学　米燕妮）

五、清脏腑热类

三九胃泰颗粒（胶囊）

【**药物组成**】　三叉苦、九里香、两面针、木香、黄芩、茯苓、地黄、白芍。

【**处方来源**】　研制方。《中国药典》（2020年版）。

【**功能与主治**】　清热燥湿，行气活血，柔肝止痛。用于湿热内蕴、气滞血瘀所致的胃痛，症见脘腹隐痛、饱胀反酸、恶心呕吐、嘈杂纳减，以及浅表性胃炎、糜烂性胃炎、萎缩性胃炎见上述证候者。

【**药效**】　主要药效如下[1-4]。

1. 保护胃黏膜　胃黏膜上皮细胞分泌的黏液和上皮细胞及细胞联结组成了胃黏膜屏障。当黏膜受到损害时，H^+反向弥散，导致黏膜损伤。前列腺素E_2、一氧化氮和促胃液素在维持胃黏膜屏障的完整性中起着重要作用。三九胃泰颗粒对阿司匹林加盐酸所致的急性胃炎模型大鼠，可以增高胃黏膜中前列腺素E_2和一氧化氮合酶水平，降低促胃液素和胃蛋白酶原水平，保护胃黏膜，减轻胃黏膜的损伤[1]。三九胃泰颗粒可降低地塞米松引起的大鼠胃液和胃蛋白酶活性的增加，升高胃酸pH，增加胃壁分泌黏液量，抑制胃黏膜损伤[2]。对乙醇损伤胃黏膜大鼠，可降低胃蛋白酶活性，增强血清超氧化物歧化酶活力，降低丙二醛水平，减轻胃黏膜损伤[3]。

2. 促进胃黏膜修复　三九胃泰颗粒可促进乙醇损伤胃黏膜模型大鼠的胃上皮细胞增殖，增高参与细胞增殖调控的c-jun和c-met的表达，可使胃上皮细胞在黏膜固有层小凹区域的腺管上皮中显著增多，促进黏膜损伤的修复[3]。三九胃泰颗粒可改善微循环，促进损伤胃黏膜的修复[4]。

3. 抑制幽门螺杆菌　三九胃泰颗粒对分离培养的幽门螺杆菌有抑制作用[4]。

4. 改善微循环　急性胃炎模型微循环充盈率下降，三九胃泰颗粒能不同程度地恢复微循环，可能与其增加内源性一氧化氮和前列腺素E_2生成相关[1]。

【**临床应用**】

1. 慢性胃炎[5-12]　三九胃泰可用于治疗浅表性、糜烂性和萎缩性慢性胃炎等。三九胃泰治疗慢性胃炎，能改善腹痛、反酸的临床症状，消除胃黏膜水肿、充血、出血，疗效显著。三九胃泰颗粒联合奥美拉唑肠溶胶囊治疗浅表性胃炎，有效率高，效果明显。三九胃泰颗粒对慢性浅表性胃炎的临床疗效确切，不良反应少。三九胃泰颗粒治疗糜烂性胃炎，可缓解胃脘痛、嗳气、纳呆、口苦等症状，改善黏膜固有层内炎性细胞浸润和上皮细胞变性坏死，降低幽门螺杆菌感染，对胃黏膜充血、水肿、出血、糜烂等有肯定疗效。

2. 消化性溃疡　三九胃泰颗粒联合雷尼替丁三联疗法治疗消化性溃疡，可提高溃疡的愈合率，增加S2的获得率，升高幽门螺杆菌的根除率[13]。三九胃泰颗粒联合法莫替丁治疗胃溃疡患者，可提高溃疡的愈合率和有效率，降低患者血清中促胃液素及转化生长因子

β_1 水平,提示三九胃泰颗粒可通过降低血清促胃液素的分泌,进而减少胃酸分泌而起到抗溃疡的作用;通过下调转化生长因子 β_1 水平,增强机体免疫功能和免疫调节作用,有利于溃疡的修复[14]。

3. 消化不良　三九胃泰颗粒与奥美拉唑联用治疗功能性消化不良,可改善临床症状,有效率高,症状评分显著降低,不良反应发生率较低[15]。

【不良反应】　有文献报道患者服用三九胃泰冲剂或胶囊出现鼻塞流涕、面部潮红、皮肤瘙痒,或全身皮肤潮红,躯干、面部、四肢顺序出现针尖大小密集的红丘疹,瘙痒剧烈,或阴茎龟头出现暗紫色斑,有水疱、瘙痒,服用氯苯那敏等药症状消失。

【使用注意】　①虚寒性胃痛及寒凝血瘀胃痛者慎用。②忌食油腻、生冷、难消化食物。

【用法与用量】　颗粒剂:开水冲服,一次1袋,一日2次。胶囊剂:口服,一次2~4粒,一日2次。

参 考 文 献

[1] 张敏,李强,孔古娅. 三九胃泰颗粒治疗实验性大鼠急性胃炎的药理研究[J]. 现代消化及介入诊疗杂志,2000,5(4):28-32.
[2] 杨威,应军,肖百全,等. 地塞米松致胃肠机能紊乱的动物实验研究[J]. 中国药理学通报,2011,27(8):1174-1177.
[3] 罗辉,麦扬,钟天恒,等. 三九胃泰方抗溃疡有效部位的研究[J]. 中国实验方剂学杂志,2013,19(12):215-218.
[4] 张万岱,姚永莉. 三九胃泰颗粒对大鼠急性胃黏膜损伤的修复作用[J]. 中国中西医结合消化杂志,2002,10(3):148-150.
[5] 廖作霞. 三九胃泰治疗慢性胃炎随机平行对照研究[J]. 实用中医内科杂志,2015,29(2):71-72.
[6] 谢莲君. 三九胃泰治疗慢性胃炎的随机平行对照研究[J]. 中国现代药物应用,2015,9(22):125-126.
[7] 王笑娜,张新昕,蒋维. 三九胃泰颗粒联合奥美拉唑肠溶胶囊治疗慢性浅表性胃炎的疗效观察[J]. 大医生,2017,2(10):73-74.
[8] 褚建东. 三九胃泰颗粒治疗慢性浅表性胃炎90例疗效观察[J]. 中国社区医师,2014,30(28):100-101.
[9] 张利. 三九胃泰颗粒、奥美拉唑治疗慢性浅表性胃炎临床疗效[J]. 首都医药,2014,21(16):55.
[10] 张左田,朱会群. 三九胃泰颗粒治疗气滞血瘀型浅表性胃炎37例临床观察[J]. 现代消化及介入诊疗,2012,17(2):116-117.
[11] 陈福凯,卢立娜,孙照民. 三九胃泰颗粒治疗慢性胃炎的疗效观察[J]. 临床合理用药杂志,2012,5(3):69-70.
[12] 张万岱,张振书,沈鹰,等. 三九胃泰冲剂治疗慢性胃炎疗效观察[J]. 中国中西医结合消化杂志,2002,10(4):231-232.
[13] 董欣红,胡伏莲,李世荣,等. 三九胃泰四联疗法治疗消化性溃疡及根除幽门螺杆菌的多中心临床研究[J]. 中国新药杂志,2002,11(6):476-479.
[14] 刘雁云,马臻. 三九胃泰联合法莫替丁对胃溃疡患者血清胃泌素和转化生长因子 β_1 的影响及其临床意义[J]. 中医临床研究,2012,4(23):9-11.
[15] 于薇薇. 三九胃泰颗粒与奥美拉唑联合应用治疗功能性消化不良的疗效与安全性[J]. 中国地方病防治杂志,2014,29(S1):222.

(西安交通大学　曹　蕾,曹永孝)

第十一章

胃下垂中成药名方

第一节 概 述

一、概 念

胃下垂（gastroptosis）是指站立位时胃下缘达盆腔，胃小弯角切迹低于髂嵴连线的病症。胃下垂是临床常见病、多发病，发生率随年龄的增长而升高，女性多于男性。多发生于瘦长体形、经产妇、久病体弱、长期卧床少动等人群，常伴有其他脏器下垂。根据胃下垂的程度，分为轻度、中度和重度[1-3]。

胃下垂属中医学"胃缓"、"胃下"、"胃脘痛"、"痞满"、"痰饮"等范畴。

二、病因及发病机制

（一）病因

胃下垂病因分为先天性和后天性。先天性原因取决于遗传，也与婴幼时期久病重病失于调养有关，表现为身体瘦弱，胸廓狭长，皮下脂肪菲薄或营养不良等。胃本身表面张力减弱，胃周围的固定力量减弱，胃得不到有力的韧带支持也引起下垂。后天性因素包括饮食、生活习惯、精神、疾病和药物等的影响。经常暴饮暴食或食后运动；慢性、消耗性疾病，消瘦、虚弱，腹肌无力；过度焦虑或抑郁、强烈的精神刺激使中枢神经功能失调，胃肠功能紊乱；生育过多，腹壁松弛，腹肌张力降低；药物如 M 胆碱受体阻滞药阿托品降低平滑肌张力等均可导致胃下垂[4,5]。

（二）发病机制

相对固定的胃的位置与 3 个因素有关：①横膈位置和腹肌活动力；②腹肌力量、腹壁脂肪厚度；③邻近脏器和相关韧带的固定作用。先天营养不良，无力型体形及缺乏运动，腹壁脂肪薄弱，腹部肌肉无力，胃周围韧带张力偏低，胃的固定乏力（如伴胃蠕动减缓），食物在胃内停留时间长，长期重力作用使胃体及周围韧带向下拉伸，导致胃下垂。因长期劳累，大脑过度疲劳，强烈的神经刺激和情绪波动作用于大脑皮层，中枢神经功能失调、自主神经功能紊乱，使胃紧张力减弱，蠕动缓慢。饮食失调或食后剧烈运动，或胃肠蠕动亢进，食物在胃内停留时间短，营养物质不易吸收，引起内脏下垂；多胎多产腹壁肌肉松弛，也可引起胃下垂[5]。

三、临床表现

轻度胃下垂者一般无症状，中度下垂者可见胃肠动力减退、消化不良症状，以饭后明显，且无法自行缓解，表现为腹胀、上腹不适、恶心、呕吐、食欲减退、便秘等。腹胀可在餐后、站立及劳累后加重，平卧时减轻。腹痛可为持续性隐痛或胀痛，常于餐后发生，与食量有关，饭后活动症状加重。有时可出现消瘦、乏力、低血压、心悸及站立性晕厥等循环不足的表现，可伴发头痛、失眠、焦虑及抑郁等精神心理变化，可并发胃炎及肝、肾等其他内脏器官下垂疾病[6]。

四、诊　　断

本病可根据病史，消化系统典型症状及全身情况，结合体征与X线检查进行诊断。X线钡剂检查是诊断胃下垂的金标准。进钡剂后胃呈鱼钩形，上端细长，下端显著膨大，胃排空缓慢，可伴有钡剂滞留现象。根据X线钡剂透视与摄片，还可与急性胃扩张、胃潴留等鉴别[2,3]。

五、治　　疗

（一）常用化学药物及现代技术

胃动力药：多巴胺2受体拮抗剂，如甲氧氯普胺，加强胃和食管蠕动，促进胃的排空。5-羟色胺4受体激动药，如莫沙必利，促进乙酰胆碱释放，刺激胃肠道发挥促动力作用。抗胆碱酯酶药，如加兰他敏，增加胃肠道蠕动，增强平滑肌张力。辅酶类药物，如三磷腺苷，增强迷走神经功能，发挥乙酰胆碱样作用，增强胃平滑肌收缩而使胃下垂移位。蛋白合成制剂，如胰岛素等，促进糖原异生、阻止蛋白质降解，增加腹腔内脂肪，加强腹压，提升胃在腹腔内的位置。抗焦虑及抗抑郁药，如帕罗西汀，抑制5-羟色胺的再摄取，对常规治疗症状缓解不明显者有效。助消化药，如复合凝乳酶胶囊，可促进胃肠道腺体分泌，改善消化道血液循环，提高消化道对营养成分的吸收能力及抵抗炎症能力。

化学药物治疗胃下垂仅对症处理，效果欠佳，副作用大，疗效差异大。腹部锻炼有利于增加腹壁肌肉力量，也可以采取放置胃托或行胃大部切除手术等方法[2]。手术可缩小胃体积，减少胃内容物潴留，帮助胃恢复正常的体积和位置。

（二）中成药名方治疗

中医药治疗胃下垂多从病因病机着手，以补养为主，标本兼治，可以改善临床症状和患者生活质量，具有明显优势[5]。中药可促进消化，加强营养吸收，强壮机体，提高腹肌力量，提高腹内压；还可提高膈肌悬吊力量，提升胃的位置；促进胃肠蠕动，改善胃下垂症状。有的中药可以兴奋中枢，改善情绪，调节交感、副交感神经，纠正自主神经功能紊乱，对常规药物反应欠佳的胃下垂有效。

第二节 中成药名方的辨证分类与药效

胃下垂是一种功能性疾病，是由于膈肌悬吊力不足、腹腔支持韧带松弛、腹腔内压降低、胃张力低下等原因引起胃的位置下降、功能异常。中药治疗胃下垂的基本作用是提升胃张力，加强胃周围韧带力量，提高腹壁肌肉力量，促进胃蠕动，提升胃的位置。常用中成药的辨证分类及主要药效如下[7-10]。

一、补气升陷类

胃下垂脾虚气陷证者主要症状是脘腹坠胀，食后、站立或劳累后加重，不思饮食，面色萎黄，精神倦怠，舌淡有齿痕，苔薄白，脉细或濡。

胃下垂脾虚气陷证的主要病理变化是消化道功能减退或紊乱，营养缺乏，腹部肌肉无力，胃周围韧带张力偏低，胃固定乏力，久而久之导致胃下垂。

补气升陷类药可促进胃体及支持韧带的能量代谢，增强其弹性收缩，使其紧张度上升。

常用中成药：补中益气汤（丸、颗粒剂、合剂、口服液）、十全大补汤（丸、胶囊、膏、口服液）、补气升提片、升提汤（胶囊、冲剂、颗粒）、香砂六君汤（丸、颗粒、片、冲剂）（见第十六章消化不良中成药名方）。

二、补脾益胃类

胃下垂脾虚饮停证者主要症状为脘腹胀满不舒，胃内振水声或水在肠间辘辘有声，呕吐清水痰涎；或伴头晕目眩，心悸气短，舌质淡胖有齿痕，苔白滑，脉弦滑或弦细。

胃下垂脾虚饮停证的主要病理变化是能量代谢紊乱及机体供氧不足，腹部肌肉无力，胃周围韧带张力偏低；胃部肌肉无力，胃蠕动减缓，食物在胃内停留时间长，长期重力作用使胃体及周围韧带向下拉伸致下垂。

补脾益胃类药可促进胃蠕动及消化吸收功能的恢复，加速胃排空，减轻胃负荷，促进胃壁肌肉弹性回缩，从而治疗胃下垂。

常用中成药：健脾丸（糖浆、颗粒）、香砂枳术丸、枳术汤（丸）（见第十六章消化不良中成药名方）、附子理中汤（丸、片）（见第十八章胃肠道功能紊乱中成药名方）等。

三、疏肝养胃类

胃下垂肝胃不和证者主要症状为胃脘痞胀，甚则胀及胸胁，呃逆，嗳气频频，食后尤甚，嘈杂嗳酸，善太息，苔薄腻，脉弦小。

胃下垂肝胃不和证的主要病理变化是神经机能失调，胃肠功能紊乱，胃动力不足，胃运动迟缓，食物堆积，加之胃周围韧带弹性变差，提升功能下降导致胃下垂。

疏肝养胃药可振奋精神，改善自主神经功能紊乱，增强胃动力。

常用中成药：逍遥散（丸、浓缩丸、颗粒、片、胶囊）、四逆汤（口服液）。

参 考 文 献

[1] 周诗立，吴波，周海艳，等. 胃下垂中医治疗研究现状[J]. 巴楚医学，2019，2（3）：108-110，119.
[2] 柯晓，王敏，唐旭东，等. 消化系统常见病胃下垂中医诊疗指南（基层医生版）[J]. 中华中医药杂志，2020，35（1）：283-286.
[3] 中华中医药学会（唐志鹏）. 胃下垂诊疗指南[J]. 中国中医药现代远程教育，2011，9（10）：125-126.
[4] 祝海锐，吕冠华. 胃下垂之脏腑病机论治[J]. 亚太传统医药，2016，12（24）：64-66.
[5] 彭薇淇，尚文蓓，陈其城，等. 胃下垂的常见中医分型与胃肠动力学指标的相关性研究[J]. 中医临床研究，2020，12（16）：9-12.
[6] 刘胜，孙静，万强. 万强教授治疗胃下垂经验[J]. 现代中医药，2020，40（3）：34-36. 40.
[7] 丁晓，齐向华，滕晶. 气陷证临证辨治探析[J]. 中华中医药杂志，2017，32（7）：2995-2997.
[8] 卢英. 常用中成药治疗胃下垂[J]. 中国社区医师（综合版），2005，7（107）：42.
[9] 国家药典委员会. 中华人民共和国药典临床用药须知——中药成方制剂卷[M]. 北京：中国医药科技出版社，2015.
[10] 唐旭东，王凤云，李慧臻，等. 痞满中医临床实践指南（2018）[J]. 中医杂志，2019，60（17）：1520-1530.

（南京中医药大学苏州附属医院　张露蓉，丁　慧；西安交通大学　史小莲）

第三节　中成药名方

一、补气升陷类

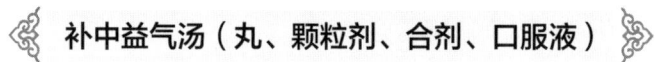
补中益气汤（丸、颗粒剂、合剂、口服液）

【药物组成】　炙黄芪、党参、炙甘草、当归、炒白术、升麻、柴胡、陈皮。

【处方来源】　金·李东垣《脾胃论》。《中国药典》（2020年版）。

【功能与主治】　补中益气，升阳举陷。主治脾胃虚弱、中气下陷所致的泄泻、脱肛、阴挺，症见体倦乏力、食少腹胀、便溏久泻、肛门下坠或脱肛、子宫脱垂。

【药效】　主要药效如下[1-7]。

1. 促进胃肠动力　补中益气汤可以促进胃肠动力，增加脾虚胃肠动力障碍模型大鼠的胃排空率和小肠推进率，其机制与升高大鼠血浆中的生长激素释放肽含量、降低一氧化氮和血管活性肠肽含量有关。对力竭游泳所致的胃肠动力紊乱模型小鼠，可显著提高其抗疲劳能力，调节力竭应激造成的胃肠道紊乱，恢复正常的胃肠运动功能。补中益气颗粒可明显降低蓖麻油诱导的腹泻大鼠小肠纵行肌条收缩的振幅、张力和速率，并且降低小肠黏膜基础电流，升高跨膜电阻，提示其治疗机制与抑制腹泻大鼠小肠纵行肌条的收缩和改善小肠黏膜的分泌及黏膜通透性相关。

2. 调节免疫　补中益气丸能明显提高环磷酰胺所致免疫抑制小鼠的T、B淋巴细胞增殖能力和NK细胞活性。

3. 抗炎　补中益气丸对二甲苯所致的小鼠耳廓肿胀具有明显的抗炎作用。

4. 改善糖代谢　补中益气汤可提高脾虚大鼠的体质量、免疫器官脾脏和胸腺的脏器指数；可提高大鼠血清中淀粉酶和乳酸脱氢酶的活性，以及胃黏膜 H^+-K^+-ATP 酶及肝组织葡萄糖激酶的活性；可提高大鼠小肠黏膜中钠依赖性葡萄糖转运体和葡萄糖转运体2的表达，从而改善脾虚大鼠糖代谢的异常。

5. 增强肌肉收缩力　补中益气汤能够使磷酸化肌球蛋白调节性轻链的表达升高，进而促进肌丝运动，提高肌肉收缩能力，还可提高脾气虚证大鼠的体重、肛温、耐寒冷存活百分率、游泳时间等指标，增高 Ras 基因家族成员 A 的表达。

【临床应用】　主要用于胃下垂、子宫下垂等脏腑下垂。

1. 胃下垂　补中益气丸治疗胃下垂，能使患者体重增加、食欲正常、腹部坠胀感等症状消失。腹背肌力增强，恢复正常工作和劳动；X 线钡剂示胃体恢复生理位置[8-9]。补中益气汤加减治疗胃下垂，可以有效缓解胃下垂患者的腹部坠胀感、增强腹背肌力，恢复正常工作和劳动，改善食欲，升高胃体下界，增加体重[10-13]。

2. 功能性消化不良　功能性消化不良患者在多潘立酮治疗的基础上加用补中益气汤，能提高有效率，效果良好[14]。

3. 溃疡性结肠炎　补中益气丸可用于治疗溃疡性结肠炎，与参苓白术散合用可以治疗溃疡性结肠炎，能缩短临床症状（如血便、便中黏液及肠黏膜的糜烂或溃疡等）消失时间，具有较好的临床效果，且无明显不良反应[15]。

4. 便秘　71 例便秘患者服用补中益气丸，显效 62 例，有效 8 例[16]。

【不良反应】　头痛、头晕、复视、皮疹、面红、血压上升等。

【使用注意】　①不适用于恶寒发热表证者、暴饮暴食脘腹胀满实证者。②不宜与感冒类药同时服用。③高血压患者慎服。④不宜同时服用藜芦或其制剂。⑤宜空腹或饭前服为佳，亦可在进食的同时服。

【用法与用量】　丸剂：口服，小蜜丸一次 9g，大蜜丸一次 1 丸，水丸一次 6g，一日 2~3 次。颗粒剂：口服，一次 3g，一日 2~3 次。合剂：口服，一次 10~15ml，一日 3 次。口服液：口服，一次 10ml，一日 2~3 次。

参 考 文 献

[1] 李强，郭蕾，陈少丽，等. 补中益气汤 "要药" 配伍对脾虚大鼠胃肠推进及血浆 Ghrelin、NO 和 VIP 含量的影响[J]. 中华中医药学刊，2017，35（2）：390-394.

[2] 张建英，梁玲，聂坚，等. 补中益气汤对力竭小鼠胃肠动力作用的实验研究[J]. 中医药学报，2016，44（5）：35-39.

[3] 贾梦迪，赵鲁卿，卢小芳，等. 补中益气颗粒抗腹泻作用及机制研究[J]. 北京中医药，2019，38（7）：640-644.

[4] 周昕欣，王彩霞. 补中益气汤治疗脾气虚证大鼠肌无力的机制研究[J]. 中国实验方剂学杂志，2015，21（3）：96-95.

[5] 周昕欣，杨关林，王彩霞. RhoA 信号分子参与补中益气汤治疗脾气虚证大鼠肌无力的机制研究[J]. 中药药理与临床，2017，33（5）：6-9.

[6] 高璟春，张金超，陈瑶，等. 补中益气汤的 LC-MS 分析及其对免疫抑制小鼠的调节作用[J]. 中草药，2006，37（8）：1134-1137.

[7] 李岩，吴春明，李雪，等. 补中益气汤对小鼠胃肠运动双向调节作用和抗炎作用的研究[J]. 医药论坛杂志，2011，32（22）：18-19，22.

[8] 杨大勇. 补中益气汤治疗胃下垂疗效评价[J]. 世界最新医学信息文摘，2017，17（36）：166，169.

[9] 李锦峰，宋天宝，王建军. 补中益气汤治疗胃下垂疗效观察[J]. 山西中医，2013，29（3）：13，23.

[10] 吴玲明. 补中益气汤加味治疗胃下垂 55 例经验[J]. 中国实用医药, 2014, 9（22）: 154-156.
[11] 杨芳芳. 加味补中益气汤治疗胃下垂疗效观察[J]. 实用医技杂志, 2014, 21（4）: 434-435.
[12] 杨大勇. 补中益气汤治疗胃下垂疗效评价[J]. 世界最新医学信息文摘, 2017, 17（36）: 166, 169.
[13] 郑建华, 王大军, 王纯香, 等. 补中益气汤治疗脏腑下垂 50 例临床观察[J]. 黑龙江医药, 1992,（11）: 17.
[14] 秦华佗. 补中益气汤联合多潘立酮治疗功能性消化不良临床观察[J]. 实用中医药杂志, 2016, 32（3）: 237.
[15] 蒋柏松. 参苓白术散合补中益气汤治疗溃疡性结肠炎的疗效观察[J]. 中国现代医生, 2011, 49（27）: 104-105.
[16] 密芳. 补中益气丸治疗便秘 71 例疗效观察[J]. 中国煤炭工业医学杂志, 2011, 14（8）: 1211.

（南京中医药大学苏州附属医院　张露蓉；西安交通大学　史小莲, 曹永孝）

十全大补汤（丸、胶囊、膏、口服液）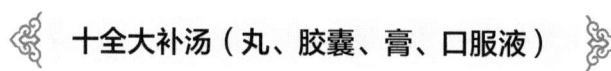

【**药物组成**】　党参、炒白术、茯苓、炙甘草、当归、川芎、酒白芍、熟地黄、炙黄芪、肉桂。

【**处方来源**】　宋·太平惠民和剂局《太平惠民和剂局方》。《中国药典》（2020 年版）。

【**功能与主治**】　温补气血。用于气血两虚，面色苍白，气短心悸，头晕自汗，体倦乏力，四肢不温，月经量多。

【**药效**】　主要药效如下。

1. 促进机体代谢　十全大补方能促进蛋白质、RNA、DNA 的生物合成，促进机体代谢[1]。十全大补丸和颗粒能增加饥饿大鼠肝糖原的含量[2]。十全大补汤能促进小肠吸收葡萄糖，在葡萄糖的代谢过程中产生三磷酸腺苷，供应细胞能量，促进细胞功能[3,4]。

2. 抗应激能力　十全大补丸和颗粒能延长小鼠游泳时间和耐缺氧时间[2]。十全大补汤能调节中枢神经活动，提高机体适应性，增强对各种有害刺激的防御能力[1,2,5]。

3. 增强免疫　十全大补方有明显的免疫增强和免疫调节作用。十全大补胶囊和十全大补丸可提高小鼠外周血 T 淋巴细胞百分比，能对抗氢化可的松引起的免疫抑制作用，提高细胞免疫功能[5]。十全大补方可增强小鼠腹腔细胞及骨髓细胞的吞噬活性，可使低下的吞噬细胞的杀菌活性恢复，能促进特异性抗体的生成；提高患者的皮质醇、IgG、IgM 含量；增加胸腺和肾上腺重量，提高免疫力[5-7]。

4. 促进造血功能　十全大补丸和颗粒能升高失血后大鼠的红细胞数、血红蛋白的含量，可提高环磷酰胺导致的白细胞减少[2]。十全大补胶囊可提高失血小鼠的红细胞数目和血红蛋白的含量[5]。十全大补丸能改善气虚证模型小鼠骨髓的造血功能，增加血红蛋白和红细胞的含量，纠正贫血[8]。

【**临床应用**】　主要用于气血两虚所致的疾病。

1. 胃下垂　胃下垂患者多见于久病体弱、身体消瘦者，十全大补汤可改善食欲不振，使体重增加，体力增强，有利于下垂胃的复位。十全大补丸加针灸治疗胃下垂，能使临床症状好转，X 线钡剂检查胃功能运动正常，胃下极位置升高[9-11]。

2. 其他　胃下垂还可见于慢性萎缩性胃炎、贫血、白细胞减少症、肿瘤放疗及化疗产生的副作用、手术后低蛋白血症等[1,11]。

【**不良反应**】　尚不明确。

【**使用注意**】　①外感风寒、风热，实热内盛者不宜服用。②不宜与感冒类药同时服用。③不宜同时服用藜芦、赤石脂或其制剂。④宜饭前服用或进食的同时服。

【用法与用量】 丸剂：口服，水蜜丸一次 6g，小蜜丸一次 9g，大蜜丸一次 1 丸，一日 2 次。膏剂：温开水冲服，一次 10～15g，一日 2 次。口服液：口服，一次 15～30ml，一日 2 次。

参 考 文 献

[1] 中国社区医师编辑部. 十全大补丸（浓缩丸）临床应用解析[J]. 中国社区医师，2010，26（17）：11.
[2] 樊湘红，陈利萍，王实强. 十全大补颗粒剂的药理研究[J]. 湖南中医杂志，1994，10（2）：49-50.
[3] 李天庆. 补益剂在现代医疗中的应用[J]. 国外医学：中医中药分册，2001，23（3）：143-145.
[4] 耿东升. 十全大补汤研究进展[J]. 中成药，2003，25（10）：63-66.
[5] 周永禄，张莉，何光星，等. 十全大补胶囊的药效学研究[J]. 中药药理与临床，1998，14（3）：3-5.
[6] 刘耀，罗凤鸣，陈健. 十全大补胶囊治疗气血两虚证 100 例临床研究[J]. 中医研究，2001，14（3）：25-26.
[7] 郭素华，李灏来，孟宪栋. 十全大补胶囊治疗气血俱虚证 30 例疗效观察[J]. 河北中医，2001，23（5）：360-361.
[8] 翟西峰，郝伟，谢人明. 十全大补丸对环磷酰胺致小鼠外周血白细胞减少的防治作用[J]. 陕西中医药大学学报，2016，39（5）：81-84.
[9] 张贵有. 针灸、十全大补丸治疗胃下垂 15 例初步观察[J]. 福建中医药，1965，（3）：19-20.
[10] 卢英. 常用中成药治疗胃下垂[J]. 中国社区医师（综合版），2005，7（107）：42.
[11] 邓文龙，龚世蓉. 十全大补汤研究进展[J]. 中成药研究，1987，（12）：34-35.

（西安交通大学　史小莲）

补气升提片

【药物组成】 人参芦、党参、黄芪、白术、广升麻、阿胶、炙甘草。

【处方来源】 研制方。国药准字 Z10910057。

【功能与主治】 益气升阳。用于中气不足，气虚下陷之胃下垂、脱肛、子宫下垂和久泻等。

【药效】 主要药效如下。

1. 增强体质　中气不足，无力升举为胃下垂发生的根本机制。补气升提片可延长脾虚小鼠的负重游泳及抗寒坚持时间，提高脾虚小鼠的抗寒耐疲劳能力，可提高脾虚小鼠外周血 T_3 淋巴细胞百分比、血红蛋白含量、腹腔巨噬细胞吞噬百分率和吞噬指数，能增强肌肉紧张性，加强腹内压力、增强膈肌悬吊力，促使下垂的胃体上升或复位[1]。

2. 调节平滑肌收缩　补气升提片能增大肾上腺素松弛的离体十二指肠平滑肌的波幅，提高肠管张力，抑制乙酰胆碱、氯化钡引起的豚鼠离体回肠收缩[1]。

3. 促进小肠推进　补气升提片能加快小鼠小肠推进运动[1]。

4. 升白细胞　补气升提片能提高小鼠白细胞数目，对环磷酰胺所致的白细胞减少有升高作用。

补气升提片治疗胃下垂的作用机制见图 11-1。

【临床应用】 主要用于胃下垂等脏腑下垂疾病。

1. 胃下垂　补气升提片治疗胃下垂，能明显改善患者的嗳气、气短、疼痛、疲乏、食欲下降等症状，改善胃张力、胃蠕动，提升 X 线检查的胃体位置[1,2]。

2. 脱肛　补气升提片治疗脱肛，可改善患者的症状，减少脱出机会，减轻脱出程度或不脱出。

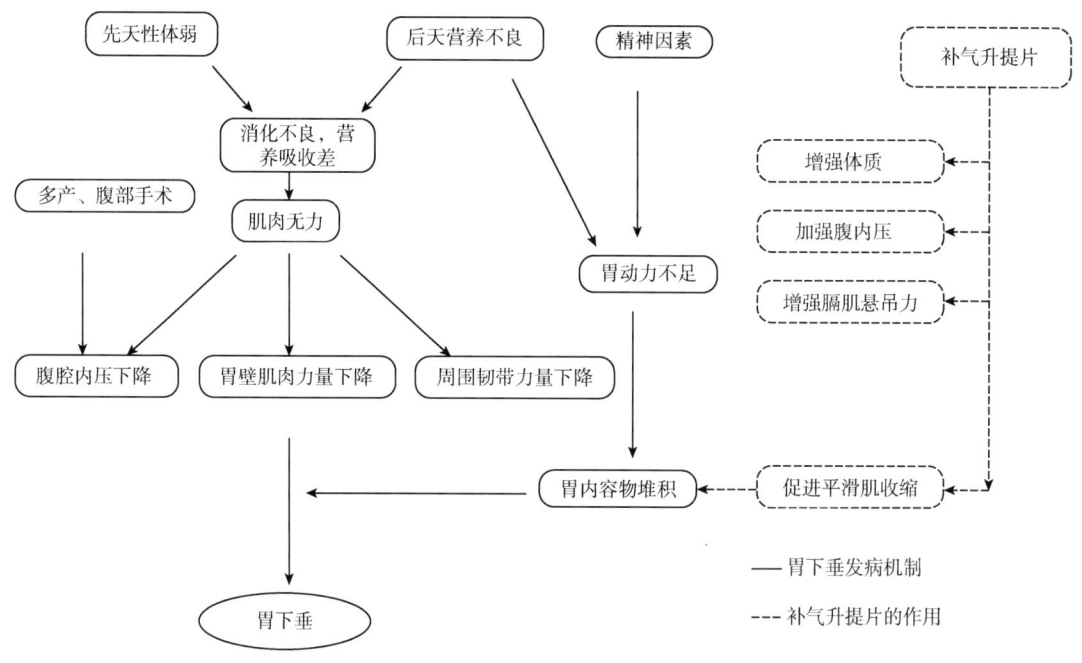

图 11-1 补气升提片治疗胃下垂的作用机制

3. 子宫脱垂 补气升提片治疗子宫脱垂,可改善患者的症状,改善脱垂或使脱垂消失。
4. 久泻 补气升提片治疗久泻,患者大便次数减少,症状减轻,有效率高。

【不良反应】 轻微兴奋或燥热。

【使用注意】 ①合并感染者慎用。②饮食以补益为宜。③如治疗子宫脱垂、脱肛时,应注意休息,防治便秘、咳嗽。

【用法与用量】 口服,一次5片,一日3次,温开水送服;年老、年幼、体弱者酌减。

参 考 文 献

[1] 胡国有. 补气升提片的研制[J]. 中药（新药）临床及临床药理通讯,1990,1(4):29-33.
[2] 广州中医学院脾胃研究组. 脾胃学说探讨——脾胃学说的临床应用(续)[J]. 新医学,1978,9(7):355-356,354.

(南京中医药大学苏州附属医院 张露蓉,丁 慧;西安交通大学 史小莲)

升提汤（胶囊、冲剂、颗粒）

【药物组成】 黄芪、党参、枳壳、白术、升麻。

【处方来源】 清·傅山《傅青主女科》。国药准字 Z20090542。

【功能与主治】 升阳益气。用于气虚下陷、劳伤虚损引起的胃下垂、子宫下垂、脱肛等症。

【药效】 主要药效如下。

1. 增强体质 升提冲剂可延长小鼠的游泳时间,增加体重,提高小鼠血红蛋白水平,促进红细胞生成,能增强肌力,升高腹内压力,加强膈肌悬吊,使下垂的胃体上升或复位[1]。

2. 促进胃功能恢复 升提冲剂能改善血液循环,促进胃肠分泌,增强胃肠蠕动,加速胃肠排空，改善消化不良，还能增强肌肉紧张性，增高胃张力，使下垂的胃体上升或复位，可调节自主神经功能，恢复胃功能[2]。

【临床应用】

胃下垂　升提冲剂治疗单纯性胃下垂，患者上腹部坠胀、疼痛、嗳气、食欲减退等主要症状消失，X线钡剂摄片检查胃小弯角切迹上升，有效率高[1]。同时患者食欲增加，体重增加，胃张力增高，胃蠕动加强，胃排空加速，胃小弯角切迹、胃大弯和十二指肠球部上升[3]。

【不良反应】　偶见一过性胃部不适，恶心、腹泻。

【使用注意】　服药期间忌食辛辣、肥腻之物，忌酒。

【用法与用量】　胶囊剂：开水冲服，一次1粒，一日3次。颗粒剂：开水冲服，一次20g，一日2次。冲剂：开水冲服，一次1包，一日2次；重度者可一日3次。

参 考 文 献

[1] 王陵，高奇石. 升提冲剂治疗胃下垂22例临床分析[J]. 江苏中医，1993，395（9）：11-12.
[2] 朱洪文. 升提冲剂治疗胃下垂96例疗效观察[J]. 中成药研究，1985，(10)：17-18.
[3] 田玲女，李双富. 升提汤治疗胃下垂46例临床观察[J]. 山西中医，1995，(4)：10.

（南京中医药大学苏州附属医院　张露蓉，丁　慧；西安交通大学　史小莲）

二、补脾益胃类

健脾丸（糖浆、颗粒）

【药物组成】　党参、炒白术、陈皮、枳实、炒山楂、炒麦芽。

【处方来源】　明·王肯堂《证治准绳》。《中国药典》（2020年版）。

【功能与主治】　健脾开胃。用于脾胃虚弱，脘腹胀满，食少便溏。

【药效】　主要药效如下。

1. 促进胃肠动力　健脾丸能促进正常小鼠及脾虚小鼠的胃排空，促进正常小鼠的肠推进运动[1]。糖尿病胃轻瘫是糖尿病引起的胃动力障碍、排空延迟，治疗主要是应用促胃肠动力药，健脾丸联合西药能改善胃轻瘫患者的胃肠运动，促进营养物质的吸收，改善血液流变学，促进微循环[2]。

2. 保护胃黏膜　健脾丸可抑制胃液分泌，降低胃酸浓度，促进胃黏膜细胞增殖，保护胃黏膜；提高一氧化氮、超氧化物歧化酶水平，降低丙二醛水平，抗氧化应激，保护脾虚大鼠的胃黏膜[3]。

3. 促进消化　健脾丸可升高淀粉酶活性，促进食物消化。

4. 改善中枢功能　健脾丸能促进脾虚大鼠大脑不同脑区内5-羟色胺和多巴胺水平恢复正常，通过改善中枢单胺类神经递质的含量行健脾治疗[4]。

【临床应用】

1. 胃下垂　健脾丸治疗胃下垂有效，可改善患者的症状，促进食欲，增加体重，增强体质，提升胃小弯，使胃位置复常[5]。健脾汤治疗胃下垂，X线钡剂示胃小弯在两侧髂嵴连线以上，胃下垂回缩，临床症状改善或消失[6]。

2. 胃轻瘫　用健脾丸联合西药治疗糖尿病胃轻瘫,可有效改善胃肠运动,改善血液流变学,改善吸收,主要症状消失或基本消失,主症积分减少,胃排空率增加[2]。

3. 功能性消化不良　莫沙必利加健脾丸治疗功能性消化不良,能更好地改善临床症状[7]。多潘立酮片加用健脾丸治疗功能性消化不良,有较好的疗效[8]。

4. 腹泻　健脾丸加减治疗小儿泄泻,疗效显著,有利于缩短病程,促进康复[9,10]。

5. 小儿厌食症　小儿厌食严重影响发育和智力水平,采用健脾丸治疗,效果好,临床症状改善显著,安全有效[11]。

6. 慢性胃炎　健脾丸具有抗炎、促进胃肠动力、保护胃黏膜、调节免疫的药理作用,对脾胃虚弱型慢性萎缩性胃炎有疗效[12]。

【不良反应】　尚不明确。

【使用注意】　①不适用于急性肠炎腹泻,主要表现为腹痛、水样大便频繁,或发热。②不适用于口干、舌少津,或手足心热,脘腹作胀,不欲饮食者。

【用法与用量】　丸剂:口服,小蜜丸一次9g,大蜜丸一次1丸,一日2次。糖浆剂:口服,一次10～15ml,一日2次。颗粒剂:开水冲服,一次10g,小儿一次2.5～5g,一日3次。

参 考 文 献

[1] 刘欣, 郅敏, 雷莉, 等. 复方中药健脾丸和保和丸对小鼠胃肠运动的影响[J]. 世界华人消化杂志, 2003, 11(1): 54-56.
[2] 贺红梅, 李娜, 王齐有. 健脾丸加减治疗糖尿病胃轻瘫疗效观察[J]. 山西中医, 2018, 34(1): 26, 28.
[3] 吴飞锡. 健脾汤对脾虚大鼠胃黏膜损伤的保护作用及机制探析[D]. 延吉: 延边大学, 2011.
[4] 郭德玉, 吴犀翎, 田欣, 等. 健脾丸对虚大鼠大脑5-羟色胺、多巴胺的影响[J]. 山东中医杂志, 2012, 31(12): 893-895.
[5] 卢英. 常用中成药治疗胃下垂[J]. 中国社区医师(综合版), 2005, 7(107): 42.
[6] 鲍黎明. 健脾汤治疗胃下垂56例[J]. 安徽中医学院学报, 1995, 14(1): 29.
[7] 顾秀芹. 莫沙比利加健脾丸治疗功能性消化不良145例临床观察[J]. 中外医疗, 2011, 30(19): 129.
[8] 林镇平. 中西医结合治疗功能性消化不良54例疗效观察[J]. 慢性病学杂志, 2006, 11: 26-27.
[9] 王茂源, 剡亚. 健脾丸加减治疗小儿泄泻举隅[J]. 中医儿科杂志, 2015, 11(2): 45-47.
[10] 徐静. 健脾丸加减治疗小儿泄泻举隅[J]. 当代医学, 2016, 22(5): 159-160.
[11] 蒋盛花. 健脾丸治疗小儿厌食症的临床研究[J]. 基层医学论坛, 2017, 21(31): 4385-4386.
[12] 李东阳, 李盼盼. 健脾丸治疗脾胃虚弱型慢性萎缩性胃炎的思路探讨[J]. 世界最新医学信息文摘, 2018, 18(69): 181.

(西安交通大学　史小莲,曹永孝;西安医学院　龙丽辉)

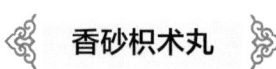

香砂枳术丸

【药物组成】　木香、麸炒枳实、砂仁、麸炒白术。

【处方来源】　明·张介宾《景岳全书》。《中国药典》(2020年版)。

【功能与主治】　健脾开胃,行气消痞。主治脾虚气滞,脘腹痞闷,食欲不振,大便溏软。

【药效】　主要药效如下。

1. 改善胃肠道功能　改善胃肠功能紊乱是治疗消化性疾病的基础。香砂枳术丸对胃肠运动有双相调节作用,对不同的小鼠胃肠功能状态呈现不同的作用。对正常小鼠胃肠运动无明显影响;对新斯的明引起的胃肠运动亢进有抑制作用;对阿托品所致胃肠运动抑制有改善作用[1]。

2. 促进消化液分泌　香砂枳术丸能促进胆汁、胰液的分泌，升高胰脂肪酶活性，有利于食物的消化。香砂枳术丸能增加大鼠胆汁、胰液的分泌，但对胃液的分泌呈显著抑制作用，与西咪替丁有协同作用；但显著抑制胃蛋白酶的活性。

【临床应用】　主要用于胃下垂、消化不良等。

1. 胃下垂　香砂枳术汤可有效治疗胃下垂[2]。香砂枳术丸联合半夏泻心汤治疗胃下垂，可改善患者上腹胀痛、痞满不舒、食少懒言等症状；香砂枳术丸联用多潘立酮和曲美布汀，可显著降低胃X线的显示积分[3]。

2. 功能性消化不良　香砂枳术丸治疗功能性消化不良，能促进胃肠功能的恢复，改善临床症状，减少复发率[4-5]。香砂枳术颗粒治疗脾胃虚弱型功能性消化不良，患者乙酰胆碱酯酶及胃动素水平均有明显改善，胃排空时间缩短，症状指标评分降低，其机制可能与调节胃肠道激素、增强胃动力有关[6-7]。

【不良反应】　尚未见报道。

【使用注意】　①口干咽燥等阴虚者禁用。②忌生冷、油腻食物。

【用法与用量】　口服，一次10g，一日2次。

参 考 文 献

[1] 谭毓治，胡因铭，赵诗云，等. 香砂枳术丸对消化系统的药理作用[J]. 中药药理与临床，1992，8（3）：9-11.
[2] 杨文明，程ύ. 香砂枳术汤治疗胃下垂30例临床疗效观察[J]. 中医临床与保健，1991，3（1）：47-48.
[3] 李文学. 中西医结合治疗胃下垂临床观察[J]. 中国中医药现代远程教育，2010，8（19）：35-36.
[4] 田中旺. 香砂枳术丸治疗功能性消化不良临床观察[J]. 光明中医，2012，27（6）：1135-1136.
[5] 袁海洋. 香砂枳术丸治疗功能性消化不良疗效观察[J]. 中国中医药现代远程教育，2017，15（2）：53-55.
[6] 朱明，缪蔚冰，薛文娟，等. 香砂枳术颗粒对脾胃虚弱证功能性消化不良患者的治疗作用[J]. 中国实验方剂学杂志，2016，22（23）：161-165.
[7] 陈锋斌，潘振彬，薛文娟，等. 香砂枳术颗粒治疗脾胃气虚证型功能性消化不良50例疗效观察[J]. 中外医疗，2016，35（20）：136-137.

（南京中医药大学苏州附属医院　张露蓉，丁　慧；西安交通大学　史小莲）

三、疏肝养胃类

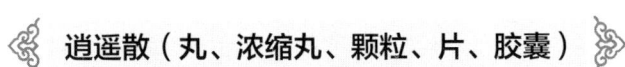

逍遥散（丸、浓缩丸、颗粒、片、胶囊）

【药物组成】　柴胡、当归、白芍、白术（炒）、茯苓、炙甘草、薄荷、生姜。

【处方来源】　宋·太平惠民和剂局《太平惠民和剂局方》。《中国药典》（2020年版）。

【功能与主治】　疏肝健脾，养血调经。用于肝郁脾虚所致的郁闷不舒，胸胁胀痛，头晕目眩，食欲减退，月经不调。

【药效】　主要药效如下。

1. 调节胃肠运动[1-3]　逍遥丸对肠平滑肌有双向调节作用，能兴奋正常状态下的肠平滑肌，使其蠕动增强。当肠平滑肌处于麻痹状态时，逍遥丸可使其逆转；肠平滑肌处于痉挛状态时，则表现为抑制作用，可缓解其痉挛状态。逍遥丸能使新斯的明肠痉挛动物模型的肠平滑肌恢复节律性收缩。故逍遥丸在治疗初期即调节患者的胃肠功能紊乱，起到促进食欲、增强吸收的作用。

2. **抗抑郁焦虑**[4-11]　厌食症、肠易激综合征与心理因素有关，患者会出现失眠、焦虑、抑郁等精神症状。逍遥散能缩短小鼠悬尾和强迫游泳的不动时间，增加应激刺激大鼠的格间穿行次数，增加应激肝郁证大鼠对蔗糖水的摄取量，减少爬梯法试验小鼠的爬梯数和站立数，增加慢性束缚应激小鼠旷野实验的穿格次数，缩短高架十字迷宫实验小鼠在开方臂停留时间和减少封闭臂内后退直立次数等，具有抗抑郁和抗焦虑的作用。逍遥丸能降低慢性应激抑郁大鼠的海马突触素 mRNA 的表达量；增加抑郁大鼠 5-羟色胺合成限速酶——色氨酸羟化酶的合成，同时也可减少色氨酸降解酶——吲哚胺 2，3-双加氧酶的合成，促进中枢 5-羟色胺的合成，调节脑-肠轴。逍遥散还能够提高抑郁大鼠中枢的 5-羟色胺 1A 受体的表达，调节 5-羟色胺代谢紊乱，起抗抑郁作用，使患者心理向健康方向转化，发挥生理与心理相互的积极协调作用，从而改变原有的病态心理生理过程。逍遥散还能减低慢性束缚应激肝郁脾虚证模型大鼠血清中的白介素-1β、白介素-6 和肿瘤坏死因子 α 的含量，降低炎症因子，通过下丘脑-垂体-肾上腺轴系统，调节内分泌，起到抗焦虑作用。逍遥丸的抗焦虑和抗抑郁机制可能与调节脑内单胺类神经递质、下丘脑-垂体-肾上腺轴和脑-肠轴等有关。

3. **保护肝脏**[12]　逍遥散可降低四氯化碳肝损伤小鼠的血清谷丙转氨酶的活性，降低免疫性肝损伤大鼠的血浆谷丙转氨酶的含量，升高血浆超氧化物歧化酶的活性，降低血浆甘胆酸的含量，减轻慢性束缚肝郁证大鼠的肝细胞线粒体损伤。

4. **调节免疫功能**[3,13]　逍遥丸对小鼠心理应激后的细胞免疫功能下降有保护作用，可减少胸腺细胞因应激而引起的细胞凋亡和胸腺萎缩，降低血液中糖皮质激素含量，缓解应激反应、减少应激损伤。

5. **调整肠道菌群**[14]　肠道菌群失调可导致肠道反应性增高，异常的菌群代谢产物也可以刺激机体产生不良反应。ERIC-PCR 指纹图谱分析发现，逍遥散可改善抑郁模型大鼠的肠道菌群环境。此外，逍遥散中的白术、茯苓能改善脾气虚腹泻大鼠模型的腹泻症状，其作用机制可能是改善肠道黏膜的屏障功能，恢复肠道水液分泌与吸收的平衡。

【临床应用】　主要用于以下疾病。

1. **胃下垂**[15-17]　逍遥散治疗胃下垂，能使胃脘痛消失，其余症状消失或减轻，钡剂显示胃回归正常或回升 2cm 以上[5]。

2. **厌食症**[18]　逍遥丸用于肝郁脾虚所致的厌食症。厌食症患者有显著的心理行为异常和内分泌紊乱，以长期原因不明的厌食、显著的体重减轻和女性闭经为特征。用奥氮平联合逍遥丸治疗神经性厌食症，起效快，患者体重显著增加，月经恢复时间短。逍遥丸联合氟哌噻吨美利曲辛治疗女性厌食症患者，可明显提高体质量、改善情绪，效果理想。

3. **肠易激综合征**[11,19-21]　逍遥丸可用于治疗便秘型和腹泻型肠易激综合征。逍遥丸合六味安消囊可缩短便秘型患者排便间隔时间，软化大便，消胀止痛及改善精神症状，尤以肠道实热和肠道气滞型疗效最佳。逍遥散联合四磨汤治疗便秘型肠易激综合征，可显著改善患者的肝郁气滞证，并能减轻不良情绪，提高患者生活质量，能调节血管活性肠肽、P 物质、神经肽 Y、5-羟色胺、生长抑素和降钙素相关基因肽等多种脑肠肽因子水平，改善脑-肠轴紊乱情况。逍遥丸联合布拉氏酵母菌、双歧杆菌三联活菌胶囊对肠易激综合征进行治疗，作用优于单用生物菌。逍遥丸联合心理疗法能较好地改善肝郁脾虚型肠易激综合征（腹泻型）患者的症状。逍遥散与艾灸合用可快速缓解胃肠道症状，改善患者的焦虑抑郁情绪。

4. 抑郁症和焦虑症[22-24]　逍遥丸合并帕罗西汀治疗抑郁症起效快，疗效好，治疗依从性高，复发率低。抗抑郁药物联合逍遥丸治疗老年抑郁症伴有自主神经功能失调，疗效比单用抗抑郁药效果更显著，能提高临床有效率和痊愈率，改善自主神经功能失调症状。逍遥丸用于焦虑症患者，能改善患者焦虑状态和不良躯体症状。

5. 其他[25,26]　逍遥丸可用于治疗胃肠功能紊乱、慢性胃炎、胃及十二指肠溃疡等肝郁脾虚血亏证候的多种疾病。

【不良反应】　偶见大汗不止、面色苍白、心慌、疲乏无力、恶心呕吐等，也可引起嗜睡、肝损害、白带增多。

【使用注意】　①孕妇禁用。②禁与生冷、油腻、辛辣食物同食。③青春期少女、经期延长、更年期妇女及月经量过多合并贫血者，在医师指导下使用。

【用法与用量】　散剂：水煎服，一日1剂。丸剂：口服，水丸一次6～9g，一日1～2次；小蜜丸一次9g，大蜜丸一次1粒，一日2次；浓缩丸一次8丸，一日3次。颗粒剂：口服，一次1袋，一日2次。片剂：口服，一次4片，一日2次。胶囊剂：口服，一次4或5粒，一日2次。

参 考 文 献

[1] 金若敏，黄莉，周婉，等. 中药逍遥片改善正常或脾虚小鼠肠运动相关功能[J]. 中国临床康复，2003，（24）：3316.
[2] 周淑芳，刘燕. 逍遥丸对兔肠平滑肌作用的研究[J]. 河北中医，2006，28（2）：144.
[3] 李梦涛，项辉. 逍遥丸（散）有效成分及药理作用研究进展[J]. 中药材，2010，33（12）：1968-1972.
[4] 高珍，寇俊萍，柴程芝，等. 逍遥丸对慢性束缚应激小鼠行为学和神经递质含量的影响[J]. 中国实验方剂学杂志，2011，17（16）：174-176.
[5] 宋炜熙，胡随瑜. 逍遥丸对抑郁模型大鼠海马突触素mRNA表达的影响[J]. 中国临床药理学杂志，2010，26（1）：53-56.
[6] 顿颖，郝一彬，冯前进，等. 逍遥丸对实验动物拘束水浸应激损伤的保护作用[J]. 中国实验方剂学杂志，1999，5（6）：33.
[7] 金钟晔，李娜，赵宏波，等. 逍遥散对慢性束缚应激肝郁脾虚证焦虑模型大鼠血清IL-1β、IL-6、TNF-α的影响[J]. 中医学报，2016，31（6）：822-826.
[8] 李晓娟，陈家旭，周雪明. 逍遥散抗抑郁和抗焦虑研究进展[J]. 世界科学技术——中医药现代化，2017，19（8）：1300-1306.
[9] 吴丹，高耀，邢婕，等. 逍遥散治疗肝郁脾虚型抑郁症的药理作用机制研究进展[J]. 中国实验方剂学杂志，2019，25（8）：187-193.
[10] 刘洁. 逍遥散治疗腹泻型肠易激综合征的作用机理研究[J]. 全科口腔医学电子杂志，2019，6（16）：151-152.
[11] 郑和平，张智彬，魏先鹏，等. 逍遥散合四磨汤加减对便秘型肠易激综合征肝郁气滞证脑-肠轴的影响[J]. 中国实验方剂学杂志：1-10. https://doi.org/10.13422/j.cnki.syfjx.20200831.
[12] 赵国荣，刘近明，李承哲，等. 四逆散、逍遥散及其配伍丹参桃仁对大鼠免疫性肝损伤影响的对比研究[J]. 湖南中医学院学报，1999，9（4）：9-11.
[13] 黄忠远，杨军平，邱丽瑛. 逍遥丸对慢性心理应激小鼠免疫系统的影响[J]. 江西中医学院学报，2007，（6）：68-69.
[14] 宋小平，陈显韬，敬秀平. 加味逍遥散联合双歧杆菌三联活菌胶囊治疗肠易激综合征的临床疗效及对肠道微生态功能的影响[J]. 解放军医药杂志，2020，32（2）：84-87.
[15] 刘玉材. 辨证治疗胃下垂90例临床观察[J]. 江苏中医，2001，22（1）：26-27.
[16] 胡联学，金龙志. 逍遥散治疗胃下垂28例[J]. 湖北中医杂志，1992，14（95）：17.
[17] 张磊昌. 补中益气汤合逍遥散治疗胃下垂40例[J]. 中国中医药科技，2001，8（3）：171.
[18] 周震萍. 黛力新联合逍遥丸治疗女性神经性厌食症的疗效观察[J]. 中国实用神经疾病杂志，2016，19（4）：71-73.
[19] 马再霞. 逍遥丸加减治疗腹泻型肠易激综合征58例[J]. 新中医，2009，41（3）：77-78.
[20] 刘洁. 逍遥散加减联合艾灸神阙穴治疗肝郁脾虚型腹泻型肠易激综合征的临床研究[D]. 南昌：江西中医药大学，2019.
[21] 李卫华. 加减逍遥散联合针灸治疗腹泻型肠易激综合征的临床效果[J]. 内蒙古中医药，2019，38（12）：133-134.

[22] 张华东, 苏慧. 帕罗西汀加逍遥丸治疗抑郁症的临床对照研究[J]. 现代中西医结合杂志, 2009, 18（33）: 4060-4063.
[23] 任爱萍, 陈润泽. 逍遥丸治疗老年女性抑郁症伴有自主神经功能失调93例[J]. 陕西中医, 2014, 35（9）: 1203-1205.
[24] 李萍, 张群如, 唐远山. 逍遥丸治疗焦虑症150例[J]. 陕西中医, 2014, 35（7）: 834.
[25] 齐士, 刘卓, 任路. 逍遥散治疗肝失疏泄型胃肠病的临床研究[J]. 辽宁中医杂志, 2016, 43（2）: 260-261.
[26] 程迪勇. 逍遥散的临床应用[J]. 中国现代药物应用, 2010, 4（18）: 185-186.

（西安交通大学第一附属医院　姚鸿萍；西安交通大学　史小莲）

四逆汤（口服液）

【药物组成】　附片、干姜、炙甘草。

【处方来源】　东汉·张仲景《伤寒论》。《中国药典》（2020年版）。

【功能与主治】　温中祛寒，回阳救逆。主治阳虚欲脱，冷汗自出，四肢厥逆，下利清谷，脉微欲绝。

【药效】　主要药效如下。

1. 抗氧化　四逆汤能降低由应激引起的氧自由基浓度上升和丙二醛的含量增加，增加超氧化物歧化酶的活性，防止氧自由基的产生[1]。

2. 增强免疫功能　四逆汤能提高血清IgG水平，对由抗氢化可的松造成的免疫功能抑制有较好的免疫激活作用。巨噬细胞吞噬功能和血清溶菌酶在机体防御机制中发挥着重要作用。对于内毒素诱导腹腔巨噬细胞免疫反应模型，四逆汤可以提高巨噬细胞的吞噬功能，降低炎症介质肿瘤坏死因子和白介素-1的释放。四逆汤可能通过下调肿瘤坏死因子α和白介素-6水平，抑制炎症，改善大鼠系统性炎症反应综合征、多器官功能障碍大鼠的各项生理生化指标，防治多器官功能障碍。四逆汤加味能保护骨髓造血和提高免疫功能。

3. 其他　四逆汤能降低急性心肌缺血犬的缺血范围和缺血程度，能抵抗血管内皮功能氧化损伤，降低血脂。四逆汤对心源性和失血性休克有强心、升压作用[2,3]。

【临床应用】　用于胃下垂、腹泻等。

1. 胃下垂　四逆汤治疗胃下垂，患者腹痛、腹胀、嗳气等主要症状均显著减轻或消失，能改善胃张力和胃大弯位置[4,5]。

2. 腹泻　四逆汤治疗肝硬化脾肾阳虚型顽固性腹泻的疗效显著，可改善患者的症状[6]。

【不良反应】　尚不明确。

【使用注意】　尚不明确。

【用法与用量】　口服，一次10～20ml（1～2支），一日3次。

参 考 文 献

[1] 徐丽萍, 郑晓敏, 王敬萍. 四逆汤的药理研究进展[J]. 中国药事, 2002, 16（6）: 53-55.
[2] 杨宏梅, 王燕燕. 四逆汤的药理作用及其机制研究进展[J]. 医药导报, 2014, 33（10）: 1348-1352.
[3] 冯秋荣, 李必坚, 杨西晓. 四逆汤的现代药理及作用机制研究进展[J]. 中西医结合心脑血管病杂志, 2014, 12（2）: 239-240.
[4] 黄家诏. 秦家泰教授合用经方临证经验[J]. 陕西中医, 2005, 26（12）: 1351-1354.
[5] 张修炎, 吴继. 四逆汤加减方治疗胃下垂七例的疗效观察[J]. 云南医学杂志, 1964,（3）: 44-45.
[6] 席亨平, 吴浪士. 四逆汤合四神丸加味治疗肝硬化脾肾阳虚型顽固性腹泻的疗效观察[J]. 中国医院用药评价与分析, 2018, 18（6）: 792, 797.

（西安交通大学　史小莲）

第十二章
消化性溃疡中成药名方

第一节 概 述

一、概 念

消化性溃疡（peptic ulcer）是指胃肠道黏膜在致病因子的作用下发生的炎性缺损。本病常发生在与胃酸接触的消化道黏膜，可深达黏膜肌层或更深层次，以胃、十二指肠最常见。根据发病部位分为胃溃疡（gastric ulcer）和十二指肠溃疡（duodenal ulcer），十二指肠溃疡多于胃溃疡，比例约为3∶1。溃疡亦可发生于食管下段、胃空肠吻合口周围及含有异位胃黏膜的麦克尔憩室[1-2]。

消化性溃疡属于中医学"胃痛"、"嘈杂"范畴。

二、病因及发病机制

（一）病因

消化性溃疡主要与消化道黏膜的损伤和自身防御修复不足有关。幽门螺杆菌（helicobacter pylori，Hp）感染是消化性溃疡的重要原因，非甾体消炎药等药物的广泛应用是引起溃疡常见的损伤因素。胃酸和胃蛋白酶对黏膜的自身消化是导致溃疡形成的直接因素。吸烟、饮食、遗传、应激与心理因素、胃十二指肠运动异常等在消化性溃疡的发生中也起一定作用。

（二）发病机制

幽门螺杆菌感染是消化性溃疡的重要病因。幽门螺杆菌直接作用于胃壁细胞，引起胃黏膜的炎症反应、萎缩，以及防御能力下降。幽门螺杆菌感染可引起高促胃液素血症，增加胃酸分泌；同时，也可导致黏膜的防御修复能力下降。非甾体消炎药可破坏黏膜屏障，损伤黏膜的防御修复功能，可透过胃肠道黏膜上皮进入细胞，使细胞酸化，破坏黏液-碳酸氢盐屏障，还可通过抑制环氧化酶，削弱黏膜的防御修复能力。

黏膜损伤后，胃酸激活胃蛋白酶，导致黏膜及黏膜下组织的自身消化，引起损伤、炎症、破溃，造成溃疡。溃疡侵犯血管可引起出血，溃疡超过壁层可导致穿孔。胃排空快可使十二指肠酸负荷增加，排空延迟可刺激胃窦 G 细胞分泌促胃液素，增加胃酸分泌。幽门括约肌功能障碍引起的十二指肠反流，可损伤胃黏膜屏障。

三、临 床 表 现

消化性溃疡多数表现为节律性、周期性的上腹部疼痛，多呈隐痛、刺痛、顿痛和烧灼样。胃溃疡的腹痛多位于剑突下，多发生于餐后 0.5～1 小时。十二指肠溃疡腹痛多位于中上腹或脐上偏右，常发生于空腹时。疼痛表现为典型的周期性，发作与缓解交替，可持续数天、数周或更长时间。疼痛可因精神刺激、过劳、吸烟、饮酒、季节变化等诱发或加重。部分患者上消化道出血为首发症状，或表现为恶心、厌食、纳差、腹胀等消化道非特异性症状。

四、诊　　断

根据慢性病程、反复周期性、节律性上腹部疼痛的特点，可初步诊断。腹痛的发生与餐后的关系可作为鉴别胃、十二指肠溃疡的临床依据。内镜检查是确诊的依据。同时，应常规做尿素酶试验、组织学检测，或核素标记 ^{13}C 或 ^{14}C 呼气试验等，以明确是否存在幽门螺杆菌感染，并与胃癌、功能性消化不良、慢性胆囊炎、胆结石、胃泌素瘤等相鉴别。

五、治　　疗

（一）常用化学药物及现代技术

抑制胃酸分泌药：质子泵抑制剂，如奥美拉唑、兰索拉唑、泮托拉唑和雷贝拉唑等，抑制胃壁细胞的 H^+-K^+-ATP 酶；H_2 受体拮抗剂，如雷尼替丁、法莫替丁、尼扎替丁和罗沙替丁等，竞争性拮抗胃壁细胞上的 H_2 受体，抑制胃酸分泌。根除幽门螺杆菌药：1 种质子泵抑制剂+2 种抗菌药（如克拉霉素、阿莫西林、甲硝唑、替硝唑、呋喃唑酮、四环素）+铋剂（如枸橼酸铋钾、次水杨酸铋）组成四联疗法，如奥美拉唑+克拉霉素+阿莫西林+枸橼酸铋钾，对幽门螺杆菌有杀灭作用。胃黏膜保护药：如硫酸铝、甘珀酸、胶体铋剂等，可促进黏液分泌、增强胃黏膜表面的黏液-碳酸氢盐屏障功能，促进胃黏膜受损上皮细胞的重建与增殖、增强细胞屏障以达到对胃黏膜的保护作用，产生抗溃疡作用。抗胆碱药：如阿托品、颠茄酊等，能拮抗 M 胆碱受体，减少胃酸分泌，解除平滑肌痉挛，缓解疼痛。

化学药物治疗消化性溃疡的特点是起效快，作用强。化学药物适用于急性期短期治疗，其药效多以改善症状为主。对于药物治疗失败的难治性和顽固性溃疡，宜考虑手术，如伴有大量出血，可应用电凝、微波、激光手段止血。

(二) 中成药名方治疗

中医药防治消化性溃疡不同于化学药的单靶点单一治疗。中医药具有多靶点、多环节、多种途径的作用特点，可发挥综合调节作用。不少中药具有中和胃酸或抑制胃酸分泌、降低胃蛋白酶活性、抑制或杀灭幽门螺杆菌、解除平滑肌痉挛、扩张血管等多种途径抗溃疡的作用。中药治疗消化性溃疡可降低复发率，但对并发的出血、穿孔等只是辅助治疗。

第二节 中成药名方的辨证分类与药效

消化性溃疡主要由于消化道黏膜的损伤和自身防御-修复因素失衡所致，中药治疗消化性溃疡的基本作用是消除溃疡病的病因，抑制幽门螺杆菌，减轻药物对黏膜的损伤，增强黏膜的自身防御-修复功能。不同中药通过不同的药效治疗消化性溃疡，常用中成药名方的辨证分类及其主要药效如下[3-8]。

一、疏肝理气类

消化性溃疡肝胃气滞者情志不调，气机不畅，肝气郁结，横逆犯胃，主要症状是胃脘胀痛，痛连两胁、嗳气、反酸，苔薄白，脉弦。

消化性溃疡肝胃气滞者主要病理变化是胃酸过多，胃蛋白酶活性高，刺激、损伤黏膜及黏膜下组织，引起溃疡。

疏肝理气药可调节胃肠激素，抑制胃酸分泌，降低胃蛋白酶活性，降低炎症因子水平，抑制炎症，治疗溃疡。

常用中成药：健胃愈疡片（颗粒、胶囊）、乌贝散、四方胃片（胶囊）、胃药胶囊、珍珠胃安丸、复方陈香胃片、蒲元和胃胶囊、金胃泰胶囊、金佛止痛丸、胃苏颗粒（冲剂、饮）、快胃片、胃康灵片（胶囊、颗粒）、猴头健胃灵片（胶囊）、气滞胃痛颗粒（片）、左金丸（胶囊）等[气滞胃痛颗粒（片）和左金丸（胶囊）见第九章反流性食管炎中成药名方；胃苏颗粒（冲剂、饮）、快胃片、胃康灵片（胶囊、颗粒）和猴头健胃灵片（胶囊）见第十章胃炎中成药名方]。

二、化瘀通络类

消化性溃疡瘀血阻络者主要症状为胃脘刺痛，痛有定处，按之痛甚，疼痛延久屡发，甚至出现黑粪和呕血，舌质紫暗或有瘀斑，脉涩。

消化性溃疡瘀血阻络者主要病理变化是消化道黏膜的防御功能下降，攻击因素（如炎症等）容易损伤黏膜，导致溃疡，刺激平滑肌，引起痉挛和疼痛。

化瘀通络药能改善微循环，增强消化道黏膜的防御功能，抑制炎症因子，抑制胃酸、胃蛋白酶分泌，降低其活性，抗炎镇痛，促进溃疡愈合。

常用中成药：胃康胶囊、双金胃疡胶囊、和胃片、荆花胃康胶丸、安胃片（胶囊）、胃乃安胶囊、荜铃胃痛颗粒等（胃乃安胶囊和荜铃胃痛颗粒见第十章胃炎中成药名方）。

三、温中健脾类

消化性溃疡虚寒胃痛者主要症状为胃脘隐痛，绵绵不休，喜温喜按，泛吐清水，食少纳呆，大便溏薄，神疲倦怠，四肢不温，舌淡苔白，脉虚缓无力。

消化性溃疡虚寒胃痛者主要病理变化是黏膜防御功能低，幽门螺杆菌感染同时胃酸过多、胃蛋白酶含量过高，引起消化性溃疡，产生腹痛等症状。

温中健脾类药具有保护胃黏膜，抑制幽门螺杆菌感染，抑制胃酸、胃蛋白酶，镇痛等作用，可治疗溃疡，缓解和减轻疼痛。

常用中成药：小建中汤（合剂、颗粒、片、胶囊）、黄芪健胃汤（膏）、胃舒宁颗粒（胶囊、片）、乌金口服液、龙七胃康片、安中片、香砂六君汤（丸、颗粒、片、冲剂）、温胃舒胶囊（颗粒）、虚寒胃痛颗粒（胶囊）等[香砂六君汤（丸、颗粒、片、冲剂）见第十六章消化不良中成药名方；安中片、虚寒胃痛颗粒（胶囊）和温胃舒胶囊（颗粒）见第十章胃炎中成药名方]。

四、清热化湿类

消化性溃疡湿热中阻证者主要症状为恶心呕吐，嗳气泛酸，胀闷不适，胃脘灼痛，小便黄，大便不通畅，舌红，苔黄腻，脉滑。

消化性溃疡湿热中阻证者主要病理变化是由于幽门螺杆菌感染，引起炎症，损伤消化道，导致溃疡，产生症状。

清热化湿类药对幽门螺杆菌有直接抑制或杀灭作用，能通过调整机体全身和胃黏膜的局部屏障功能，改变微环境，不利于幽门螺杆菌的定植。

常用中成药：三九胃泰颗粒（胶囊）（见第十章胃炎中成药名方）、珍珠层粉、六味木香散（胶囊、丸）（见第九章反流性食管炎中成药名方）等。

五、养阴益胃类

消化性溃疡胃阴不足证者主要症状为胃脘隐隐灼痛，有时嘈杂似饥，或似饥而不欲食，口干咽燥，大便干结，舌红少津，或光剥无苔，脉弦细而无力。

消化性溃疡胃阴不足证者主要病理变化为免疫和消化功能不全，幽门螺杆菌感染引起炎症和黏膜损伤，产生胃痛等症状。

养阴益胃类药具有抗炎镇痛、调节免疫、抑制幽门螺杆菌、缩小溃疡面的作用。

常用中成药：胃乐新颗粒、胃祥宁颗粒、养胃舒胶囊（颗粒）（见第十章胃炎中成药名方）等。

六、其他类

其他类中成药包括颠茄片（酊）。

参 考 文 献

[1] 葛均波，徐永健，王辰. 内科学[M]. 9版. 北京：人民卫生出版社，2018：358-363.
[2] 中华中医药学会脾胃病分会. 消化性溃疡中医诊疗共识意见（2009，深圳）[J]. 中医杂志，2010，51（10）：941-944.
[3] 钱金丹，葛惠男. 中医药治疗胃溃疡的研究进展[J]. 吉林中医药，2015，35（6）：644-646.
[4] 胡珂，龚莉，黄贵华，等. 温中健脾法治疗脾胃虚寒型消化性溃疡临床分析[J]. 中国中医药现代远程教育，2010，8（19）：9-10.
[5] 陈奇，张伯礼. 中药药效研究方法学[M]. 北京：人民卫生出版社，2016：234-244.
[6] 杨沛华，蔡志诚. 化瘀通络、健脾舒肝治疗难治性消化性溃疡刍议[J]. 环球中医药，2011，4（1）：45-46.
[7] 杨春晓. 清热化湿行气法治疗活动期消化性溃疡的临床观察[J]. 中国中医急症，2016，25（6）：1201-1202.
[8] 刘珍福. 辨证分型治疗消化性溃疡临床观察[J]. 山西中医，2012，28（6）：9-10.

（南京中医药大学苏州附属医院　张露蓉，顾伟伟；西安交通大学　曹永孝）

第三节　中成药名方

一、疏肝理气类

健胃愈疡片（颗粒、胶囊）

【药物组成】　柴胡、党参、白芍、延胡索、白及、珍珠层粉、青黛、甘草。

【处方来源】　研制方。《中国药典》（2020年版）。

【功能与主治】　疏肝健脾，生肌止痛。用于肝郁脾虚、肝胃不和所致的胃痛，症见脘腹胀痛、嗳气吞酸、烦躁不适、腹胀便溏，以及消化性溃疡见上述证候者。

【药效】　主要药效如下[1-15]。

1. 抑制胃酸和胃蛋白酶　健胃愈疡片可抑制胃酸分泌及胃蛋白酶活性[1]；减少幽门结扎所致的黏膜损伤模型大鼠的胃液分泌和总酸排除量[2]。

2. 保护胃黏膜　胃黏膜疏水性的物质基础由黏液凝胶内脂类物质（主要为磷脂）和糖蛋白（主要为氨基己糖）组成。胃黏膜屏障中的脂质成分使消化道黏膜具有疏水性，保护胃黏膜不受外界因素侵害。血小板活化因子是内源性磷脂介质；乳腺癌相关肽通过与黏液糖蛋白的相互作用或交联，形成黏液凝胶层，可增强胃肠道黏膜防御屏障的保护能力。健胃愈疡片对水浸束缚应激性溃疡、幽门结扎所致的胃溃疡、乙酸所致的胃溃疡、无水乙醇所致的黏膜损伤模型大鼠，可降低溃疡的点数和面积，降低黏膜损伤；对实验性胃溃疡有预防和治疗作用[1-3]。健胃愈疡颗粒在降低溃疡指数的同时，可升高胃黏膜中氨基己糖和磷脂的含量。溃疡指数与氨基己糖、磷脂的含量呈负相关，还可上调黏膜组织中乳腺癌相关肽 mRNA 的表达和下调血小板活化因子 mRNA 的表达，增加胃黏膜血流和降低丙二醛水平。提示健胃愈疡颗粒可通过提高乳腺癌相关肽和下调血小板活化因子的表达，影响胃黏膜氨基己糖和磷脂的含量，从而影响胃黏膜的疏水性，加强黏液凝胶层的稳定性，防止溃疡的产生和复发，同时可增加胃黏膜血流和一氧化氮，保护胃黏膜[2,4]。

3. 促进溃疡愈合

（1）降低炎症因子水平：在溃疡的形成及愈合过程中，炎症对胃黏膜损伤产生重要影响，是导致溃疡难以愈合和容易复发的主要原因，抑制炎症对溃疡的愈合起重要作用。健胃愈疡颗粒对乙酸所致的胃溃疡大鼠，可增加胃黏膜厚度，减少溃疡周围炎症细胞的浸润，减少慢性炎症细胞和中性粒细胞；下调胃黏膜组织中白介素-1β、白介素-8、肿瘤坏死因子及核因子-κB mRNA 和蛋白的表达。健胃愈疡颗粒可通过抑制胃组织核因子-κB，调控炎症因子的释放，抑制炎症反应，促进溃疡愈合[5-8]。

（2）增加溃疡愈合因子水平：溃疡愈合过程中，碱性成纤维细胞生长因子等可直接作用于组织修复细胞，缩短细胞周期时间，促进创伤愈合，同时可以促进结缔组织重建黏膜结构，提高愈合质量。健胃愈疡颗粒对乙酸所致的胃溃疡模型大鼠，可增加胃黏膜碱性成纤维细胞生长因子的表达、转化生长因子 β₁ 和表皮生长因子受体的表达。表明健胃愈疡颗粒可通过上调生长因子的表达，促进溃疡愈合[5-7]。

（3）促进血管生成：血循环与溃疡愈合质量密切相关。血小板源性生长因子和血管内皮生长因子等可促进腺体和微血管再生，加速溃疡愈合。健胃愈疡颗粒可增加胃黏膜血流，增加黏膜厚度，提高胃黏膜组织中血管内皮生长因子和血小板源性生长因子的表达。健胃愈疡颗粒通过提高血管内皮生长因子和血小板源性生长因子的表达，促进腺体和微血管再生，有利于溃疡愈合[4,9]。

（4）减少黏膜上皮细胞凋亡：胃黏膜的更新过程依赖细胞凋亡与增生的生理平衡，攻击因子（如幽门螺杆菌、药物等）通过增加细胞凋亡，最终引起细胞丢失，形成溃疡。健胃愈疡颗粒对乙酸所致的胃溃疡模型大鼠，可降低黏膜的凋亡指数，上调 Bcl-2 mRNA 和蛋白的表达，以及 Bcl-2/Bax mRNA 和蛋白的比值，提示健胃愈疡颗粒可减少胃黏膜上皮细胞的凋亡，促进黏膜修复[7]。

4. 抗溃疡复发　健胃愈疡颗粒可降低胃溃疡大鼠的溃疡指数和复发率。其作用机制主要有：①根除幽门螺杆菌并消除其介导的胃上皮细胞凋亡的途径。健胃愈疡颗粒有抑制幽门螺杆菌的作用[10]，可增加溃疡复发模型大鼠黏膜组织的 Bcl-2 蛋白表达和 Bcl-2/Bax，降低凋亡指数[11]，表明健胃愈疡颗粒可通过调节相关凋亡蛋白的表达抑制胃黏膜上皮细胞凋亡，改善溃疡的愈合质量，防治溃疡复发。②降低炎症细胞水平。健胃愈疡颗粒对溃疡复发模型大鼠，可减少慢性炎症细胞和中性粒细胞计数，下调核因子-κB 的表达，健胃愈疡颗粒可通过抑制胃组织核因子-κB 的活化和表达抑制炎症反应，抗溃疡复发[8]。③改善愈合后再生黏膜组织的成熟度，增加促进溃疡愈合因子的上增型表达。健胃愈疡颗粒对溃疡复发模型大鼠，可增加胃黏膜中雌激素结合蛋白、表皮生长因子蛋白、血管内皮生长因子 mRNA，抑制内皮素-1A 受体 mRNA 及血小板源性生长因子和黏蛋白 5AC 蛋白的表达，健胃愈疡颗粒通过升高这些溃疡愈合因子，促进血管生成，增加黏膜黏液凝胶厚度，促进溃疡愈合，减少复发[11-14]。

5. 镇痛　健胃愈疡片能降低乙酸诱发的小鼠扭体次数，有镇痛的作用[1,3]。

6. 抑制幽门螺杆菌　健胃愈疡颗粒对培养的幽门螺杆菌有抑菌作用，体内实验也显示对幽门螺杆菌具有较好的根除率[10]。

健胃愈疡片促进溃疡愈合的机制见图12-1。

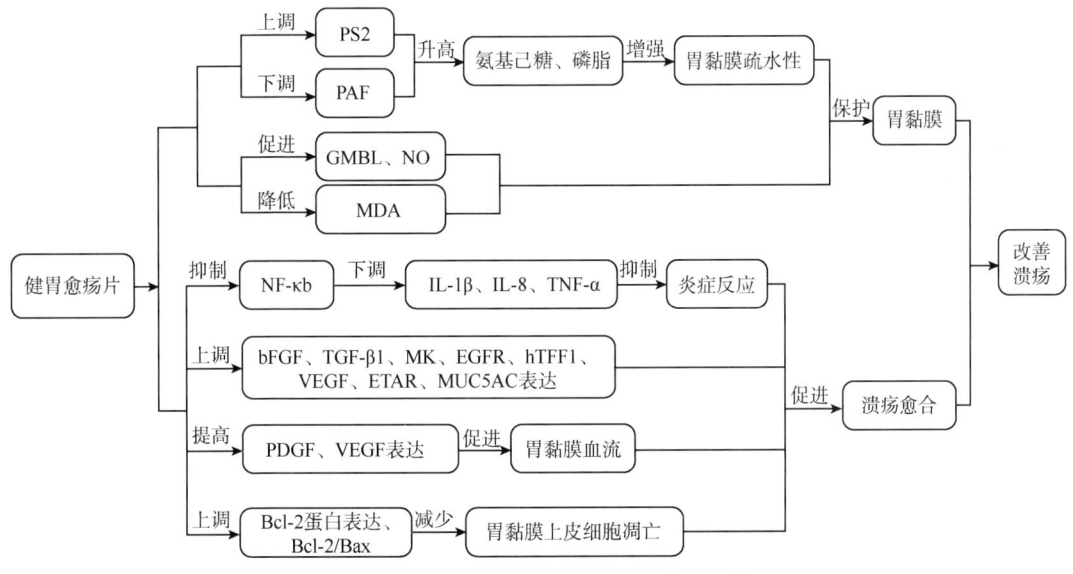

图 12-1 健胃愈疡片促进溃疡愈合的机制

PS2：乳腺癌相关肽；PAF：血小板活化因子；GMBL：胃黏膜氨基己糖；NO：一氧化氮；MDA：丙二醛；IL：白介素；TNF-α：肿瘤坏死因子 α；NF-κb：核因子-κB；bFGF：碱性成纤维细胞生长因子；TGF：转化生长因子；VEGF：血管内皮生长因子；PDGF：血小板源性生长因子；EGFR：表皮生长因子受体；ETAR：内皮素 A 型受体；MUC5AC：黏蛋白 5AC；Bcl-2：B 淋巴细胞瘤-2；Bax：Bcl-Associated X 蛋白

【临床应用】 主要用于消化性溃疡。

1. 消化性溃疡　健胃愈疡片治疗消化性溃疡，能改善胃脘痛、嗳气、反酸、嘈杂等症状，对肝胃不和、肝郁脾虚证的疗效优于脾胃虚寒、胃阴不足证[11]，复发率低[12]。健胃愈疡片治疗胃溃疡，能提高溃疡的痊愈率、有效率、复发率，疼痛缓解率、消失率[13]。健胃愈疡片联合铝碳酸镁和奥美拉唑治疗胃溃疡，可降低临床症状积分，提高幽门螺杆菌的清除率[13]。同时，健胃愈疡颗粒治疗胃溃疡（肝郁脾虚证），可提高血清中丙二醛、超氧化物歧化酶和一氧化氮水平，降低胃黏膜中白介素-1β mRNA、核因子-κB p65 及 β 防御素-2 的表达[14]，抑制白介素-8 的表达，提高转化生长因子 $β_1$ 的表达[15]。健胃愈疡联合兰索拉唑、铝碳酸镁治疗十二指肠球后溃疡，可提高症状缓解率和治疗有效率，缩短症状缓解平均时间，降低复发率[16]。健胃愈疡片联合三联疗法（奥美拉唑+阿莫西林+克拉霉素）治疗十二指肠溃疡，可消除腹部胀痛、恶心呕吐及食欲不振等症状，提高溃疡愈合率和幽门螺杆菌的根除率，降低溃疡的复发率[17]。

2. 胃出血　健胃愈疡片联合生长抑素治疗胃出血，可提高总有效率，降低不良反应发生率，具有良好的临床效果[18]。

3. 肠易激综合征[19-20]　健胃愈疡片对肠易激综合征的腹痛、腹胀、腹泻等症状有显著疗效，但对便秘疗效较差。以便秘为主的肠易激综合征患者，给予健胃愈疡片治疗的同时加用促胃肠动力药西沙必利可有效地缓解便秘症状。健胃愈疡片治疗肠易激综合征，患者的腹痛、腹胀、腹泻等症状有显著改善。曲美布汀可双向调节胃肠动力，与健胃愈疡片联合使用，可使紊乱的胃肠道功能得以纠正、精神情绪状态得以改善而有效缓解肠易激综合征。

4. 反流性食管炎　健胃愈疡片治疗反流性食管炎有较好的效果,总有效率高,复发率低[21]。健胃愈疡片和埃索美拉唑联合治疗反流性食管炎,对反流性食管炎的临床治疗效果明显[22]。健胃愈疡片联合艾司奥美拉唑镁肠溶片治疗胃食管反流病,疗效显著,能有效改善患者的内镜情况[23]。

【不良反应】　尚未见报道。

【使用注意】　忌酒及辛辣、油腻、酸性食物。

【用法与用量】　片剂:口服,一次4~5片,一日4次。颗粒剂:温开水冲服,一次1袋(3g),一日3次。胶囊剂:口服,一次4粒,一日3次。

参 考 文 献

[1] 袁林,颜天华,王秋娟,等. 健胃愈疡片对实验性胃溃疡的影响[J]. 中草药,2009,40(4):614-617.
[2] 王成文,董秀云,林三仁. 健胃愈疡片保护大鼠胃黏膜促进胃溃疡愈合的作用[J]. 世界华人消化杂志,2005,13(4):131-132.
[3] 陈昌华,胡随瑜,王勇华. 健胃愈疡颗粒治疗消化性溃疡的实验研究[J]. 湖南医科大学学报,2003,28(5):531-533.
[4] 黄国栋,李家邦,黄媛华,等. 健胃愈疡颗粒干预下大鼠胃溃疡黏膜乳癌相关肽和血小板活化因子的表达及与胃黏膜疏水性的相关性研究[J]. 中国组织工程研究与临床康复,2007,11(21):4169-4173.
[5] 林源,廖书胜,蒋荣鑫. 健胃愈疡颗粒对胃溃疡大鼠胃黏膜的保护机制[J]. 中药新药与临床药理,2008,19(2):86-88.
[6] 周勇杰,李家邦,廖书胜,等. 健胃愈疡颗粒剂对大鼠胃黏膜的保护及其作用机制探讨[J]. 湖南中医学院学报,2004,24(2):24-26,57.
[7] 李家邦,田永立,陈文红,等. 中药健胃愈疡颗粒剂治疗大鼠实验性胃溃疡[J]. 世界华人消化杂志,2002,10(11):1282-1287.
[8] 凌江红,李家邦,申定珠,等. 健胃愈疡颗粒对胃溃疡复发大鼠胃组织核因子-κB mRNA 及其蛋白表达的影响[J]. 中国中西医结合杂志,2006,26(3):228-231.
[9] 戴幸平,李家邦,周兵,等. 健胃愈疡颗粒剂对大鼠胃溃疡的影响及 VEGF 和 PDGF 表达的变化[J]. 中国医师杂志,2004,6(12):1591-1593.
[10] 李瑛,李家邦,陈军. 健胃愈疡颗粒剂对幽门螺旋杆菌的抑菌试验及对胃黏膜上皮细胞凋亡的影响[J]. 湖南中医学院学报,2002,22(1):29-32.
[11] 李乾构. 健胃愈疡片治疗消化性溃疡 791 例[J]. 中国中西医结合消化杂志,2004,12(5):291-292.
[12] 李家邦,金益强,陈国林,等. 健胃愈疡片治疗消化性溃疡的临床研究[J]. 中西医结合杂志,1991,11(3):141-143,131-132.
[13] 简春宣,舒慧,张司兰. 健胃愈疡片联合铝碳酸镁和奥美拉唑治疗胃溃疡的临床研究[J]. 现代药物与临床,2016,31(12):1925-1928.
[14] 陈旭鹏,谢建亮. 健胃愈疡片治疗胃溃疡临床疗效观察及其对胃黏膜修复作用机理研究[J]. 中华中医药学刊,2011,29(1):220-222.
[15] 林源,周勇杰,廖书胜,等. 健胃愈疡颗粒对消化性溃疡患者胃黏膜 IL-8 和 TGF-β1 表达的影响[J]. 中成药,2007,29(8):1105-1108.
[16] 鞠振华. 兰索拉唑、达喜联合中药健胃愈疡治疗十二指肠球后溃疡的疗效观察[J]. 医学理论与实践,2013,26(17):2295-2297.
[17] 崔秀丽. 传统三联疗法联合中成药健胃愈疡散治疗 138 例十二指肠溃疡的临床疗效观察[J]. 海峡药学,2013,25(1):73-76.
[18] 陈海燕,容建创. 生长抑素联合健胃愈疡片治疗胃出血疗效观察[J]. 临床合理用药杂志,2017,10(31):63-64.
[19] 甘伟平,黄志勇. 曲美布汀联合健胃愈疡片治疗肠易激综合征 40 例观察[J]. 中国社区医师(医学专业),2010,12(6):90.
[20] 胡兆良,傅敏,张洁,等. 健胃愈疡片治疗肠易激综合征 80 例临床观察[J]. 中国医师杂志,2000,2(11):695-696.
[21] 王艾肖,林海晶,赵莉,等. 健胃愈疡片治疗反流性食管炎 44 例疗效观察[J]. 中国医院药学杂志,2006,26(12):1534-1535.
[22] 张志梅. 埃索美拉唑联合健胃愈疡片治疗反流性食管炎临床效果分析[J]. 深圳中西医结合杂志,2015,25(23):37-39.
[23] 郭婷婷,艾新波,梁华敏. 健胃愈疡片联合艾司奥美拉唑镁肠溶片治疗胃食管反流病临床研究[J]. 中国药业,2018,27(23):50-52.

(中国中医科学院西苑医院　李贻奎,张金艳;西安交通大学　曹永孝)

乌 贝 散

【药物组成】 海螵蛸（去壳）、浙贝母。

【处方来源】 研制方。《中国药典》（2020年版）。

【功能与主治】 制酸止痛，收敛止血。用于肝胃不和所致的胃脘疼痛、泛吐酸水、嘈杂似饥，以及胃及十二指肠溃疡见上述证候者。

【药效】 主要药效如下[1-3]。

1. 抑制胃酸分泌　乌贝散可抑制利血平致胃溃疡模型小鼠的胃酸分泌，降低胃液酸度，缩小胃溃疡面积[1]。

2. 保护溃疡面　乌贝散可促进乙酸所致的胃溃疡模型大鼠的溃疡愈合[2]。乌贝散能吸附胃蛋白酶，中和胃酸，从而降低胃蛋白酶的活性，减少胃蛋白酶对溃疡面的消化作用和胃酸对溃疡面的刺激，具有保护溃疡面和促进溃疡愈合的作用[3]。

【临床应用】 乌贝散可有效治疗胃溃疡、十二指肠溃疡和复合性溃疡[4-5]。乌贝散加味联合西医治疗消化性溃疡能明显提高疗效，缩短病程[6]。

【不良反应】 尚未见报道。

【使用注意】 ①忌食辛辣刺激性食物。②忌情绪激动或生闷气。③不适用于脾胃阴虚者，主要表现为口干、舌红少津、大便干。④妊娠期妇女慎用。

【用法与用量】 饭前口服，一次3g，一日3次；十二指肠溃疡者可加倍服用。

参 考 文 献

[1] 杨士豹，江征. 微粉化乌贝分散片工艺研究及药效验证[J]. 时珍国医国药，2007，18（12）：3066-3068.
[2] 基础部生理教研组消化研究组. 几种药物对大白鼠慢性实验性胃溃疡愈合的影响[J]. 北京医学院学报，1975，(3)：169-173.
[3] 北京市中医研究所基础科. 乌贝散的实验研究[J]. 新医药学杂志，1976，(12)：37-38.
[4] 王药雨. 乌贝散与消化性溃疡[J]. 江西中医药，1955，(12)：50-52.
[5] 施晓. 胃病良方——乌贝散[J]. 基层医学论坛，2006，10（12）：526.
[6] 杨光宇. 乌贝散加味联合西药治疗消化性溃疡60例临床观察[J]. 河北中医，2014，36（8）：1193-1194.

（南京中医药大学苏州附属医院　张露蓉，顾伟伟）

四方胃片（胶囊）

【药物组成】 海螵蛸、黄连、浙贝母、炒川楝子、苦杏仁、柿霜、盐水制吴茱萸、沉香、醋延胡索。

【处方来源】 研制方。《中国药典》（2020年版）。

【功能与主治】 调肝和胃，制酸止痛。用于肝胃不和所致的胃脘疼痛、呕吐吞酸、食少便溏，以及消化不良、胃及十二指肠溃疡见上述证候者。

【药效】 主要药效如下[1-2]。

1. 抗溃疡形成　四方胃片水提液有抑制胃酸分泌，调节胃肠运动，解除平滑肌痉挛和减轻疼痛的作用，对应激法所致的溃疡、幽门结扎所致的溃疡和乙酸法所致的胃溃疡模型大鼠，可促进溃疡愈合[1]。

2. 抑制幽门螺杆菌　四方胃宁胶囊能抑制幽门螺杆菌、保护胃上皮细胞，提示四方胃宁胶囊有治疗胃溃疡的作用[2]。

【临床应用】 主要用于消化性溃疡、胃痛[3-5]。

1. 消化性溃疡 四方胃片治疗胃溃疡，能抑制幽门螺杆菌，促进溃疡愈合，改善中医证候[3]。四方胃片治疗十二指肠溃疡（火郁证），可以抑制幽门螺杆菌，促进溃疡愈合[4]。

2. 胃痛 四方胃片治疗气滞型胃脘痛（胃及十二指肠溃疡和慢性胃炎），可改善胃痛、胀满、嗳气、纳差、吞酸和口苦等症状，改善黏膜充血、水肿、糜烂和溃疡等[5]。

【不良反应】 尚未见报道。

【使用注意】 孕妇慎用。

【用法与用量】 口服，一次3片（粒），一日2～3次。

参 考 文 献

[1] 朱柏华，锶景希，王汝俊，等. 四方胃片对实验性胃溃疡作用的药效学研究[J]. 中药新药与临床药理，1996，7（3）：25-28.
[2] 赵子剑，陈迪钊，连琰，等. 四方胃宁胶囊抑杀幽门螺杆菌及对感染胃上皮细胞的保护作用[J]. 中药药理与临床，2008，24（2）：80-82.
[3] 何良志，张琼，王书臣. 清胃止痛微丸治疗胃溃疡的临床研究[J]. 中国中西医结合杂志，2001，21（6）：422-423.
[4] 张琼，苗青. 清胃止痛微丸治疗十二指肠溃疡火郁证的临床研究[J]. 中药新药与临床药理，2002，13（3）：139-141，198.
[5] 石美雅，韦佐莉. 四方胃片治疗气滞型胃脘痛30例[J]. 安徽中医学院学报，1999，18（2）：19-20.

（南京中医药大学苏州附属医院 张露蓉，顾伟伟；西安交通大学 曹 蕾）

胃 药 胶 囊

【药物组成】 醋延胡索、海螵蛸、土木香、枯矾、炒鸡蛋壳、煅珍珠母。

【处方来源】 研制方。《中国药典》（2020年版）。

【功能与主治】 制酸止痛。用于肝胃不和所致的胃脘疼痛、胃酸过多、嘈杂反酸，以及胃及十二指肠溃疡见上述证候者。

【药效】 主要药效如下[1-2]。

1. 中和胃酸 胃药胶囊能快速中和胃酸，治疗胃酸过多[1]。

2. 抑制幽门螺杆菌 胃药胶囊有较好的抑制幽门螺杆菌的作用[2]。

【临床应用】 胃药胶囊治疗消化性溃疡有较好的疗效，能使溃疡面缩小或消失，胃脘疼痛、胸胁胀满、嗳气吞酸改善，能较快中和胃酸，具有制酸镇痛、收敛止血的作用，可有效治疗胃及十二指肠溃疡等消化性溃疡病[1]。

【不良反应】 尚未见报道。

【使用注意】 ①忌烟酒及辛辣等刺激性食物。②不适用于脾胃阴虚者，主要表现为口干、舌红少津、大便干。③妊娠期妇女慎用。④对本品过敏者禁用，过敏体质者慎用。

【用法与用量】 口服，一次2～3粒，一日3次。

参 考 文 献

[1] 聂浩鸿，白班俊，梁斌，等. 胃药胶囊治疗消化性溃疡的临床观察报告[J]. 亚太传统医药，2008，4（3）：69-71.
[2] 朱蕴涵，赵明，夏珺珺，等. 几种中药制剂对幽门螺杆菌生长的影响[J]. 现代中药研究与实践，2009，23（4）：37-38.

（南京中医药大学苏州附属医院 张露蓉，顾伟伟）

珍珠胃安丸

【药物组成】 珍珠层粉、甘草、豆豉、生姜、陈皮、徐长卿。

【处方来源】 研制方。《中国药典》(2020年版)。

【功能与主治】 行气止痛,宽中和胃。用于气滞所致的胃痛,症见胃脘疼痛胀满、泛吐酸水、嘈杂似饥,以及胃及十二指肠溃疡见上述证候者。

【药效】 主要药效如下[1]。

1. 抗溃疡　珍珠胃安丸对应激性、乙酸性和利血平性胃溃疡模型大鼠,均可降低溃疡指数,同时可减少大鼠胃液的分泌,降低总酸度,抑制胃蛋白酶。以上表明其有抗溃疡的作用[1]。

2. 镇痛和抗炎　珍珠胃安丸可抑制乙酸所致的小鼠扭体反应,减轻二甲苯所致的小鼠耳廓肿胀,具有镇痛和抗炎作用[1]。

【临床应用】

消化性溃疡[2-3]　珍珠胃安丸联合阿莫西林+甲硝唑治疗消化性溃疡,可提高有效率[2];联合三联药(奥美拉唑+枸橼酸铋钾+阿莫西林)治疗消化性溃疡,可提高溃疡愈合率和总有效率[3]。

【不良反应】 尚未见报道。

【使用注意】 忌辛辣、酸甜和难消化食物。

【用法与用量】 口服,一次1袋(1.5g),一日4次,饭后及睡前服。

参 考 文 献

[1] 张小娜,张琳,郭春梅,等. 珍珠胃安丸药效学研究[J]. 中国药师, 2008, 11(9): 1037-1040.
[2] 刘清,林亚,徐丽涛. 珍珠胃安丸治疗消化性溃疡28例疗效观察[J]. 江西医学院学报, 2003, 43(2): 58-60.
[3] 潘智美. 珍珠胃安丸配合西药治疗幽门螺杆菌相关消化性溃疡39例临床疗效观察[J]. 中成药, 2010, 32(6): 1085-1086.

(南京中医药大学苏州附属医院　张露蓉,顾伟伟;西安交通大学　曹　蕾)

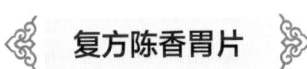

复方陈香胃片

【药物组成】 陈皮、木香、石菖蒲、大黄、碳酸氢钠、重质碳酸镁、氢氧化铝。

【处方来源】 研制方。《中国药典》(2020年版)。

【功能与主治】 行气和胃,制酸止痛。主治气滞型胃脘疼痛、脘腹痞满、嗳气吞酸,以及胃及十二指肠溃疡、慢性胃炎见上述证候者。

【药效】 主要药效如下[1-3]。

1. 抑制胃液分泌　复方陈香胃片可减少大鼠胃液量,抑制游离酸、总酸度和总酸排出量,降低胃液pH,作用缓慢而持久[1]。

2. 抗炎　复方陈香胃片可减轻脱氧胆酸钠、乙醇及吲哚美辛所致的慢性胃炎模型大鼠的胃黏膜炎症反应,减少炎症浸润,降低炎症评分,具有抗炎作用[2]。

3. 促进胃肠运动　复方陈香胃片能减少小鼠胃内甲基橙残留率,提高小肠色素的推进率,可增加小鼠离体胃条的张力,促进胃排空和肠推进。复方陈香胃片对阿托品所致的小鼠肠推进抑制有抵抗作用[2-4]。

【临床应用】 主要用于胃溃疡和胃炎。

1. 胃溃疡 复方陈香胃片配合三联疗法治疗胃溃疡，可提高有效率，无严重不良反应发生[5-7]。

2. 慢性胃炎 复方陈香胃片用于治疗慢性胃炎，是慢性胃炎中西医结合诊疗共识推荐的中成药[8]。

3. 消化不良 复方陈香胃片治疗功能性消化不良，能改善患者餐后饱胀、上腹胀满、早饱、上腹痛、嗳气等症状[9]。

4. 应激性溃疡 对于心脑血管意外等疾病引起的胃及十二指肠应激性溃疡，口服复方陈香胃片可起到预防作用[9-12]。

5. 胃痛 复方陈香胃片治疗气滞型胃脘痛，可缓解症状，疗效显著[11-12]。

【不良反应】 肾功能不全患者长期应用可能会有铝蓄积中毒，出现精神症状。

【使用注意】 ①胃大出血时禁用。②阑尾炎或急腹症时，服用本品可使病情加重，可增加阑尾穿孔的危险，应禁用。③妊娠期妇女慎服，骨折患者不宜服用。④本品能妨碍磷的吸收，低磷血症患者慎用。

【用法与用量】 口服，一次4片（规格：每片0.28g），一日3次。

参 考 文 献

[1] 张三印, 杨鹏, 冯蓓, 等. 复方陈香胃片对大鼠胃液分泌功能影响的实验研究[J]. 云南中医中药杂志, 2012, 33（8）: 59-61.
[2] 郭渝新, 杨鹏, 张三印, 等. 复方陈香胃片对慢性胃炎大鼠胃黏膜病理形态学的影响[J]. 中药新药与临床药理, 2013, 24（3）: 244-247.
[3] 杨鹏, 冯蓓, 陈复, 等. 复方陈香胃片对胃肠功能影响的实验研究[J]. 四川生理科学杂志, 2011, 33（4）: 157-159.
[4] 刘蕾, 史劲松. 复方陈香胃片对小鼠肠推进影响的研究[J]. 世界最新医学信息文摘, 2016, 16（51）: 348-349.
[5] 李红生, 钭文忠. 复方陈香胃片配合三联疗法治疗胃溃疡观察[J]. 浙江中医杂志, 2016, 51（10）: 741.
[6] 邹双南. 复方陈香胃片辅助三联疗法治疗胃溃疡临床效果观察[J]. 实用中西医结合临床, 2015, 15（10）: 72-73.
[7] 刘华龙. 复方陈香胃片结合三联疗法治疗胃溃疡临床观察[J]. 北方药学, 2015, 12（5）: 52-53.
[8] 中国中西医结合学会消化系统疾病专业委员会. 慢性胃炎中西医结合诊疗共识意见[J]. 中国中西医结合杂志, 2011, 32(6): 738-743.
[9] 陈朝元, 王岩. 复方陈香胃片治疗功能性消化不良80例[J]. 中国中医药科技, 2000, 7（3）: 193-194.
[10] 成玉峰. 复方陈香胃片预防脑血管意外所致应激性溃疡疗效观察[J]. 中国实用乡村医生杂志, 2008, 15（4）: 20-21.
[11] 张莉, 董晨洪. 复方陈香胃片治疗胃脘痛191例观察[J]. 实用中医药杂志, 2005, 21（7）: 427.
[12] 曹大万. 复方陈香胃片治疗气滞型胃脘疼痛36例[J]. 中国现代药物应用, 2014, 8（7）: 137-138.

（南京中医药大学苏州附属医院　张露蓉, 顾伟伟；西安交通大学　曹　蕾）

蒲元和胃胶囊

【药物组成】 延胡索、香附、制乳香、蒲公英、煅白矾、甘草。

【处方来源】 研制方。国药准字Z20090720。

【功能与主治】 行气和胃止痛。用于胃脘胀痛，嗳气反酸、烦躁易怒、胁胀等胃及十二指肠溃疡属气滞证者。

【药效】 主要药效如下[1-3]。

1. 抑制幽门螺杆菌 蒲元和胃胶囊对体外培养的幽门螺杆菌有抑制和杀灭作用[1]。

2. 保护胃黏膜　蒲元胃康胶囊能降低胃溃疡动物（应激性胃黏膜损伤大鼠、幽门结扎型胃溃疡大鼠、乙酸性胃溃疡大鼠、乙酸所致的胃黏膜损伤小鼠）的溃疡指数，减少溃疡面积。蒲元和胃胶囊可明显减少胃液量及游离酸和总酸的排出量，也可明显降低胃蛋白酶的活性及其排出量，对胃黏膜具有保护作用[2-3]。

3. 促进溃疡愈合　蒲元和胃胶囊可提高黏膜再生功能和结构的成熟度，促进胃黏液的分泌，加速溃疡愈合[4-5]。

4. 镇痛　蒲元和胃胶囊具有镇痛、安定的作用[1]。

【临床应用】　主要用于胃及十二指肠溃疡[6-13]。

1. 消化性溃疡　蒲元和胃胶囊可改善十二指肠溃疡患者的疼痛、反酸、恶心呕吐、嗳气、腹胀等症状，促进溃疡愈合[6]；联合三联药可改善胃及十二指肠溃疡患者的症状，提高溃疡愈合质量，复发率低，幽门螺杆菌清除率高[7-9]。蒲元和胃胶囊能使黏膜的防御功能接近正常组织，提高溃疡的愈合质量，减少溃疡的复发[10]。

2. 应激性溃疡　蒲元和胃胶囊在重症颅脑损伤并发应激性溃疡患者中，与兰索拉唑联用，能有效提高应激性溃疡的控制率，缩短溃疡控制时间[11]。

3. 消化道出血　蒲元和胃胶囊可有效治疗消化性溃疡合并消化道出血[12]。

4. 胃痛　蒲元和胃胶囊治疗气滞型胃痛（胃溃疡和慢性浅表性胃炎），效果显著[13]。

【不良反应】　少数出现腹泻，头痛头晕；偶见皮疹、腹胀、口干、肾功能异常、心悸、月经时间延长。

【使用注意】　如与其他药物同时使用可能会发生药物相互作用，请遵医嘱。

【用法与用量】　口服，一次4粒，一日3次，饭后半小时服用，疗程为6周。

参 考 文 献

[1] 宫尚君, 刘健, 刘希双, 等. 蒲元胃康胶囊对体外培养幽门螺旋杆菌的影响[J]. 齐鲁医学杂志, 1999, 14（1）: 15-16.
[2] 韩建香, 全香花, 王路平. 蒲元胃康长期毒性试验及其对实验性胃溃疡的影响[J]. 中国医药学报, 2003, 18（12）: 753-755.
[3] 宫尚君, 孙向红, 徐德永. 蒲元胃康胶囊对实验性胃溃疡的影响[J]. 青岛医学院学报, 1999, 35（1）: 19-21.
[4] 姜坤, 刘希双, 孙学国, 等. 蒲元和胃治疗慢性萎缩性胃炎并胃黏膜糜烂的效果. 青岛大学医学院学报, 2016, 52（1）: 14-17.
[5] 潘洋, 马伟, 于洋. 蒲元和胃胶囊联合三联疗法治疗幽门螺旋杆菌感染性慢性萎缩性胃炎的临床效果观察[J]. 临床合理用药杂志, 2017, 10（11）: 33-34.
[6] 李元新, 燕飞, 耿雪晶, 等. 蒲元和胃胶囊治疗十二指肠溃疡的临床研究[J]. 齐鲁药事, 2010, 29（9）: 568-569.
[7] 王建清. 蒲元和胃胶囊联合三联药物在胃十二指肠溃疡治疗中的效果[J]. 包头医学院学报, 2018, 34（5）: 99-100.
[8] 田鹤群, 谈伟伟, 赵晶, 等. 蒲元和胃胶囊联合三联杀菌药物对胃-十二指肠溃疡患者幽门螺杆菌根除率及愈合质量的影响[J]. 辽宁中医杂志, 2017, 44（4）: 803-805.
[9] 韩帅, 马俊霞, 李志民. 蒲元和胃胶囊联合西药治疗消化性溃疡[J]. 哈尔滨医药, 2011, 31（1）: 45.
[10] 王成喜, 袁新国. 蒲元和胃胶囊对消化性溃疡愈合质量的影响[J]. 中国中西医结合消化杂志, 2011, 19（5）: 309-310, 314.
[11] 许伟, 单体华, 贺培芹, 等. 蒲元和胃胶囊在应激性溃疡治疗中的应用[J]. 齐鲁药事, 2012, 31（4）: 242-243.
[12] 李晓莉. 蒲元和胃胶囊治疗消化性溃疡合并消化道出血随机平行对照研究[J]. 实用中医内科杂志, 2015, （6）: 56-57.
[13] 张莉, 候保珍. 蒲元和胃胶囊治疗气滞型胃脘痛疗效观察[J]. 中国民间疗法, 2015, 23（1）: 53.

（南京中医药大学苏州附属医院　张露蓉；西安交通大学　曹　蕾）

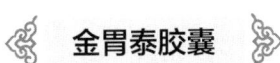

金胃泰胶囊

【药物组成】　大红袍、鸡矢藤、管仲、金荞麦、黄连、砂仁、延胡索、木香。

【处方来源】 研制方。国药准字 Z20026039。

【功能与主治】 行气、活血，和胃止痛。用于肝肾气滞、湿热瘀阻所致的急慢性胃肠炎、胃及十二指肠溃疡、慢性结肠炎。

【药效】 主要药效如下[1-3]。

1. 抑制胃酸和胃蛋白酶　金胃泰胶囊能抑制胃壁细胞的泌酸功能，降低胃酸量和胃蛋白酶的活性，抑制应激性溃疡[1-3]。

2. 保护胃黏膜　金胃泰胶囊对盐酸乙醇胃溃疡模型的胃黏膜损伤有抑制作用，对急性胃黏膜损伤有修复作用[1-3]。

3. 抗幽门螺杆菌　金胃泰胶囊能杀灭幽门螺杆菌[1-3]。

4. 抗炎、解痉、镇痛　金胃泰胶囊具有明显的抗炎、解痉、镇痛作用[1-3]。

【临床应用】 主要用于胃及十二指肠溃疡、胃痛[1-5]。

1. 消化性溃疡　金胃泰胶囊联合三联疗法治疗消化性溃疡，可促进炎症消除，提高幽门螺杆菌的根除率，不良反应少[2-5]。

2. 胃痛　应用金胃泰胶囊治疗脾胃湿热型胃脘痛，可有效减轻上腹部疼痛、泛酸、口干口苦等症状，且无不良反应[1]。

3. 慢性胃炎　金胃泰胶囊联合三联疗法治疗慢性胃炎，可促进炎症消除，且不良反应少[2-4]。

【不良反应】 尚未见报道。

【使用注意】 服药治疗期间，忌酒及酸、冷、辛辣、不易消化食物。

【用法与用量】 口服，一次3粒，一日3次。

参 考 文 献

[1] 黄清, 曹桂芳. 金胃泰胶囊治疗脾胃湿热型胃脘痛的临床研究[J]. 云南中医中药杂志, 2018, 39（6）: 94-95.
[2] 鄢玲. 金胃泰胶囊治疗慢性胃炎和胃十二指肠溃疡的临床疗效及安全性[J]. 临床合理用药杂志, 2015,（33）: 44-45, 46.
[3] 白广欧, 查艺军. 金胃泰胶囊治疗慢性胃炎十二指肠溃疡150例[J]. 中国中医药现代远程教育, 2011, 9（20）: 35-36.
[4] 贾宝洋, 杨志平, 关晓辉. 金胃泰胶囊治疗慢性胃炎胃十二指肠溃疡的临床效果[J]. 中国老年学杂志, 2016, 36（5）: 1148-1149.
[5] 董旭仁, 潘学威. 金胃泰联合Hp根除三联疗法治疗胃十二指肠溃疡疗效观察[J]. 中国药师, 2014, 17（5）: 810-812.

（南京中医药大学苏州附属医院　张露蓉；西安交通大学　曹　蕾）

金佛止痛丸

【药物组成】 白芍、醋延胡索、三七、郁金、佛手、姜黄、甘草。

【处方来源】 研制方。《中国药典》（2020年版）。

【功能与主治】 行气止痛，疏肝和胃，祛瘀生新。用于气血瘀滞所致的胃脘疼痛，月经痛，以及消化性溃疡、慢性胃炎引起的疼痛。

【药效】 主要药效如下[1-2]。

1. 解痉　金佛止痛丸能抑制实验动物肠道平滑肌的收缩，抑制肠胃推进。金佛止痛丸对内脏平滑肌有较强的解痉作用，对乙酰胆碱、氯化钡引起的动物胃肠道平滑肌收缩有拮抗作用。

2. 镇痛　金佛止痛丸具有镇痛作用，对消化道痛证和月经痛止痛效果良好，对头痛、坐骨神经痛及肋痛也具有一定的镇痛效果。

3. 抑制幽门螺杆菌　金佛止痛丸对幽门螺杆菌有清除作用。

【临床应用】　主要用于消化性溃疡。

1. 消化性溃疡　金佛止痛丸可迅速改善消化性溃疡的症状，可清除幽门螺杆菌，且无不良反应[2-3]。

2. 消化道疼痛　金佛止痛丸可有效治疗消化道疼痛症状[1,3]。

3. 慢性胃炎　金佛止痛丸可减轻慢性胃炎所致的胃刺痛或割痛，饮食后疼痛，或吐血黑便等症状[4]。

4. 痛经　金佛止痛丸可用于痛经的治疗，服药后 10～15 分钟起效[1]。

【不良反应】　尚未见报道。

【使用注意】　①忌食辛辣、油腻、厚味食物。②不宜在服药期间同时服用温补性中成药。③不适用于外感风热引起的咽喉痛及声嘶者。④对本品过敏者禁用，过敏体质者慎用。

【用法与用量】　口服，一次 5～10g，一日 2～3 次。

参 考 文 献

[1] 刘茂才，冯所安. 金佛止痛丸治疗痛证 481 例总结[J]. 新中医，1986，(6)：55-56.
[2] 莫测，王琼，黄嵘，等. 金佛止痛丸治疗消化性溃疡的疗效观察及评析[J]. 中华腹部疾病杂志，2004，4（7）：507-509.
[3] 卞兆祥. 从调理脾胃方药临床药效研究探讨中药临床药理研究的思路和方法[J]. 中药药理与临床，1994，(6)：45-48.
[4] 梁艳苓. 慢性胃炎的中西医药物治疗[J]. 中国城乡企业卫生，2017，7（7）：18-20.

（南京中医药大学苏州附属医院　张露蓉；西安医学院　王　荣）

二、化瘀通络类

胃 康 胶 囊

【药物组成】　白及、海螵蛸、香附、黄芪、白芍、三七、鸡内金、炒焦鸡蛋壳、乳香、没药、百草霜。

【处方来源】　研制方。《中国药典》(2020 年版)。

【功能与主治】　行气健胃，化瘀止血，制酸止痛。用于气滞血瘀所致的胃脘疼痛、痛处固定，吞酸嘈杂，或见吐血、黑粪，以及胃及十二指肠溃疡、慢性胃炎、上消化道出血见上述证候者。

【药效】　主要药效如下[1-9]。

1. 抑制胃酸和胃酶蛋白　胃康胶囊可减少游离酸、总酸的生成，升高大鼠胃液 pH[1]；可抑制小鼠胃液分泌，降低胃液总酸度和胃蛋白酶的活性[2]，表明胃康胶囊对胃黏膜具有保护作用。

2. 保护胃黏膜　胃康胶囊对幽门结扎型溃疡、利血平所致的胃溃疡和乙酸性溃疡模型大鼠，可降低溃疡指数，抑制胃溃疡形成[1]；对应激性溃疡、利血平所致的溃疡和吲哚美辛所致的溃疡模型小鼠，可减少胃部溃疡点数[2-3]。

吲哚美辛所致的急性胃黏膜损伤模型大鼠,血液中血小板活化因子、肿瘤坏死因子α水平升高,中性粒细胞浸润,与胃黏膜病理损害程度一致,提示血小板活化因子、肿瘤坏死因子α可能与中性粒细胞的激活、促进其浸润胃黏膜组织有关。其机制可能与抑制内源性表皮生长因子、前列腺素 E_2 的合成与释放有关。胃康胶囊可降低血液血小板活化因子、肿瘤坏死因子α水平,升高前列腺素 E_2、表皮生长因子水平。提示胃康胶囊通过促进胃黏膜合成释放前列腺素 E_2、内源性表皮生长因子,抑制血小板活化因子、肿瘤坏死因子α而保护胃黏膜[4]。胃康颗粒能保证胃黏膜足够的血流量,对改善胃壁血运障碍、加强胃黏膜的防御、促进胃黏膜上皮再生有重要意义[5]。

3. 促进胃黏膜修复　胃康胶囊可降低幽门螺杆菌相关性胃炎大鼠血浆血栓素 B_2 水平,提高 6-酮-前列腺素 $F_{1\alpha}$ 水平。提示其可通过调整血栓素 B_2/6-酮-前列腺素 $F_{1\alpha}$,维持胃黏膜血流,改善循环灌注,有利于清除有害代谢产物,促进损伤黏膜的再生和修复;同时可降低胃黏膜丙二醛水平,提高超氧化物歧化酶的活性,具有明显的抗氧化作用,有利于黏膜的修复[6]。

4. 杀灭幽门螺杆菌　胃康胶囊有较好的抑杀幽门螺杆菌的作用[6],胃康胶囊可改善幽门螺杆菌相关性胃炎大鼠的病理表现,降低幽门螺杆菌的感染率[7]。

5. 抗炎、镇痛　胃康胶囊可抑制巴豆油所致的耳廓肿胀模型小鼠的肿胀率[8],减少乙酸致小鼠的扭体次数[2,8]。显示其具有抗炎、镇痛作用。

6. 调节免疫　胃溃疡患者血清中白介素-2 水平下降,白介素-6 水平升高;$CD3^+$、$CD4^+T$ 细胞数下降、$CD8^+T$ 细胞数上升、$CD4^+/CD8^+$ 倒置、T 细胞免疫应答能力降低。提示胃溃疡患者 T 细胞亚群比例及亚群间相互作用失调,免疫功能低下。胃康胶囊治疗胃溃疡,能使患者 $CD3^+$、$CD4^+$、$CD4^+/CD8^+$ 恢复正常;血清及溃疡灶周围黏膜组织中白介素-2 恢复正常,白介素-6 的过表达得到抑制。表明胃康胶囊可以纠正机体的免疫调节机制,诱导机体免疫系统进行正常的免疫应答,抑制炎性因子白介素-6、白介素-8、肿瘤坏死因子α、血小板活化因子等的释放,从而阻止溃疡的发生发展,促进溃疡愈合[9]。

胃康胶囊治疗溃疡的机制见图 12-2。

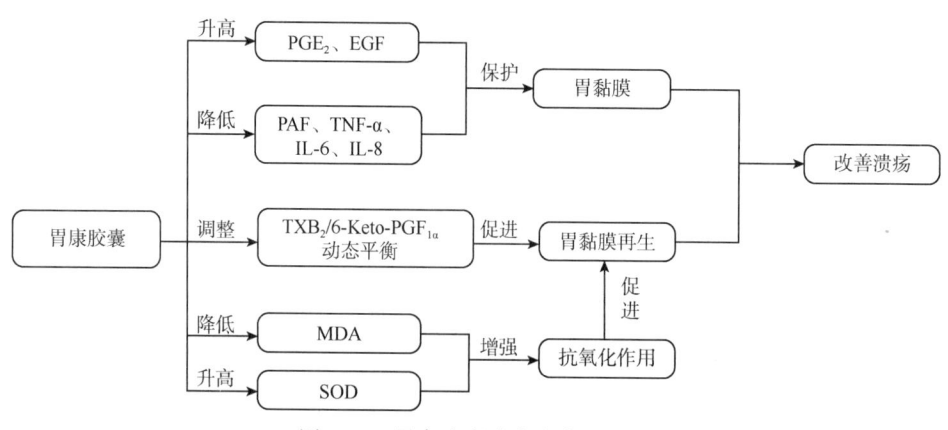

图 12-2　胃康胶囊治疗溃疡的机制

PGE_2:前列腺素 E_2;EGF:表皮生长因子;PAF:血小板活化因子;TNF-α:肿瘤坏死因子α;IL:白介素;TXB_2:血栓素 B_2;6-Keto-$PGF_{1\alpha}$:6-酮-前列腺素 $F_{1\alpha}$;MDA:丙二醛;SOD:超氧化物歧化酶

【临床应用】 主要用于胃及十二指肠溃疡、上消化道出血[10-15]。

1. 消化性溃疡 胃康胶囊治疗消化性溃疡有效率高，能降低症状积分[10]，显著提高血清一氧化氮水平，降低内皮素-1水平，胃康胶囊可能通过一氧化氮-内皮素-1负反馈调节环起作用[11]。胃康胶囊治疗消化性溃疡患者，可提高治疗的有效率和幽门螺杆菌的根除率，降低复发率[12]；可改善痞满、嘈杂、口干苦与黑粪等临床症状，提高胃黏膜的血流量[13-14]。

2. 上消化道出血 胃康胶囊联合云南白药治疗上消化道出血患者，可提高有效率，缩短大便潜血转阴时间[15]。

3. 慢性胃炎 胃康胶囊联合常规西医措施治疗慢性浅表性胃炎胃络瘀阻证疗效显著，安全性好。治疗后，胃镜下胃黏膜、病理分级评分显著降低，改善了患者的症状和体征[16]。在常规三联疗法治疗的基础上，胃康胶囊联合多潘立酮治疗慢性萎缩性胃炎伴肠上皮化生可促进症状、体征改善，提高幽门螺杆菌转阴率和临床疗效，其下调患者血清肿瘤坏死因子α和白介素-12水平可能与其疗效有关[17]。

【不良反应】 偶尔出现咽喉干燥。

【使用注意】 ①饮食宜清淡，忌食辛辣、生冷、油腻食物。②妊娠期妇女及脾胃虚弱者慎用。③不宜在服药期间同时服用滋补性中药。胃阴虚者不宜用。④高血压、心脏病、糖尿病、肝病、肾病等慢性病严重者应在医师指导下服用。⑤对本品过敏者禁用，过敏体质者慎用。

【用法与用量】 口服，一次2～4粒，一日3次。

参 考 文 献

[1] 韩兆丰，李新成，王士彪，等. 胃康胶囊药效学实验研究[J]. 中草药，2002，33（11）：59-60.
[2] 周军，韦桂宁，李茂，等. 胃康胶囊治疗胃溃疡的实验研究[J]. 中国中医药科技，2010，17（4）：310-311.
[3] 曾红钢，谢雅熔，毛发明，等. 胃康胶囊治疗消化性溃疡临床与实验研究[J]. 中医杂志，2002，43（7）：514-516.
[4] 李桂，蒋福斌，王建增. 胃康胶囊对消炎痛诱导大鼠胃黏膜损伤血液中相关细胞因子含量的影响[J]. 中国中西医结合消化杂志，2003，11（1）：33-35.
[5] 饶梅冰，杜洁荣，周瑞玲，等. 胃康颗粒抗胃黏膜损伤作用及其机制探讨[J]. 中国中医药信息杂志，2006，13（4）：31-32.
[6] 于文涛，徐华洲，李国明，等. 胃康胶囊体外抑制幽门螺杆菌的实验研究[J]. 河北医药，2001，23（2）：125-126.
[7] 于文涛，佘延芳，徐华洲，等. 胃康胶囊治疗幽门螺杆菌相关性胃炎的实验研究[J]. 河北中医，2001，23（4）：309-313.
[8] 邹勇，于晓. 胃康颗粒抗消化性溃疡的动物实验研究[J]. 浙江中西医结合杂志，2001，11（12）：19，61.
[9] 宋春辉，李桂，孟润岭，等. 胃康胶囊对胃溃疡患者T细胞亚群及白细胞介素2和6水平的影响[J]. 中国中西医结合消化杂志，2007，15（3）：156-159.
[10] 杨洪英，仝瑞民，段复华，等. 胃康胶囊治疗消化性溃疡的疗效观察[J]. 现代消化及介入诊疗，2014，19（3）：197-199.
[11] 韩秋艳，韩秋鑫，郭斌. 胃康胶囊对120例消化性溃疡患者血液一氧化氮及内皮素-1变化的影响[J]. 中医杂志，2005，16（11）：822-823.
[12] 曾红钢，谢雅熔，毛发明，等. 胃康胶囊治疗消化性溃疡临床与实验研究[J]. 中医杂志，2002，43（7）：514-516.
[13] 马锡金，于世良，陈萍，等. 胃康胶囊治疗幽门螺杆菌相关性消化性溃疡56例临床研究[J]. 中医杂志，2006，47（3）：187-189.
[14] 王彩玲. 药物联合应用治疗胃炎及胃十二指肠溃疡52例临床疗效分析[J]. 世界最新医学信息文摘，2015，15（53）：80.
[15] 覃华礽，邹桦. 胃康胶囊加云南白药治疗上消化道出血35例的临床观察[J]. 广西医学，2007，29（9）：1481-1482.
[16] 王洪贵，唐仕伟，郑咏池. 胃康胶囊联合常规西医治疗对慢性浅表性胃炎胃络瘀阻证的临床研究[J]. 现代消化及介入诊疗，2019，24（5）：541-543.
[17] 李赛莲，许保，陈正义，等. 枫蓼肠胃康胶囊联合多潘立酮治疗慢性萎缩性胃炎伴肠上皮化生的临床研究[J]. 中国中西医

结合消化杂志, 2018, 26 (11): 907-910, 914.

(南京中医药大学苏州附属医院　张露蓉, 顾伟伟; 西安交通大学　曹　蕾)

双金胃疡胶囊

【药物组成】　白及、延胡索、苦金盆、金荞麦、大血藤、仙鹤草、紫珠、凤凰衣、青木香、胡桃仁、麻布袋。

【处方来源】　研制方。国药准字 Z20025189。

【功能与主治】　疏肝理气, 健胃止痛, 收敛止血。用于肝胃气滞血瘀所致的胃脘刺痛、呕吐吞酸、脘腹胀痛, 胃及十二指肠溃疡见上述证候者。

【药效】　主要药效如下[1-2]。

1. 抑制胃酸分泌　双金胃疡胶囊可抑制胃酸过度分泌, 保护胃黏膜。双金胃疡胶囊可抗菌消炎, 促进溃疡愈合[1]。

2. 抑制幽门螺杆菌　双金胃疡胶囊对幽门螺杆菌有抑制作用[2]。

3. 镇痛解痉　双金胃疡胶囊可提高痛阈, 具有镇痛解痉作用[1]。

【临床应用】

消化性溃疡　抑制胃酸、保护胃黏膜、抗菌消炎、解痉止痛、促进溃疡愈合等作用明显[1-2]。在常规抗酸西药治疗的基础上, 服用双金胃疡胶囊治疗消化性溃疡(胃溃疡、十二指肠溃疡), 可缩短症状好转时间和疼痛消退时间, 促进溃疡愈合, 降低复发率[1-2]。

【不良反应】　尚未见报道。

【使用注意】　①肾脏病患者、妊娠期妇女、新生儿禁用。②儿童及老人慎用。

【用法与用量】　口服, 一次3粒, 一日3次。

参 考 文 献

[1] 梁增杰, 陈仕梅. 双金胃疡胶囊治疗消化性溃疡临床疗效观察[J]. 中国医药科学, 2011, 1 (5): 68-68, 74.
[2] 王金菊. 双金胃疡胶囊治疗消化性溃疡的应用[J]. 中国医药导报, 2006, 3 (33): 116.

(南京中医药大学苏州附属医院　张露蓉)

和 胃 片

【药物组成】　蒲公英、丹参、煅瓦楞子、郁金、赤芍、川芎、黄芩、洋金花、甘草。

【处方来源】　研制方。国药准字 Z44022452。

【功能与主治】　疏肝清热, 凉血活血, 祛瘀生新, 和胃止痛。用于消化性溃疡及胃痛腹胀、嗳气泛酸、恶心呕吐等症。

【药效】　主要药效如下[1-2]。

1. 抗溃疡作用　和胃片能减少胃液的分泌量, 降低总酸排出量; 降低溃疡的发生率与黏膜的出血率, 减少溃疡病灶数目及面积, 溃疡指数明显下降[1]。

2. 保护胃黏膜　和胃片具有保护胃黏膜的作用, 机制包括增强胃黏液-碳酸氢盐屏障、有效改善胃黏膜血流分布和促进胃黏膜细胞修复等[2]。

【临床应用】　主要用于消化性溃疡[1-3]。

1. 消化性溃疡　和胃片可以改善消化性溃疡患者胃痛腹胀、嗳气、泛酸等症状，促进溃疡愈合[1]。

2. 慢性胃炎　和胃片治疗慢性胃炎，能明显改善呕吐、嗳气及腹泻，并改善胃镜下表现[2-3]。

【不良反应】　尚未见报道。

【使用注意】　①青光眼、外感初起的喘咳患者禁用。②心脏病或高血压患者、肝肾功能不正常或体弱及妊娠期妇女慎用。

【用法与用量】　口服，一次 4 片，一日 4 次。

参 考 文 献

[1] 郑汝琪. 消化性溃疡与"和胃片" [J]. 广州医药, 1989, (2): 56.
[2] 沈刚义. 和胃片治疗 68 例慢性胃炎的临床疗效观察[J]. 现代诊断与治疗, 2014, 25 (3): 511-512.
[3] 洪耀珑. 和胃片治疗慢性胃炎的实验研究[D]. 广州: 广州中医药大学, 2012.

（南京中医药大学苏州附属医院　张露蓉）

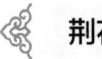 荆花胃康胶丸

【药物组成】　土荆芥、水团花。

【处方来源】　研制方。国药准字 Z10970067。

【功能与主治】　理气散寒，清热化瘀。用于寒热错杂、气滞血瘀所致的胃脘胀闷疼痛、嗳气、反酸、嘈杂、口苦，以及十二指肠溃疡见上述证候者。

【药效】　主要药效如下[1-6]。

1. 保护胃黏膜　荆花胃康胶丸可增强胃黏膜的防御因子，降低胃酸和胃蛋白酶的活性；对乙醇所致的大鼠胃黏膜损伤有修复作用。其机制与增加前列腺素 E_2 和表皮生长因子水平有关。荆花胃康胶丸可通过增加环氧化酶诱导前列腺素 E_2 的合成，从而抑制胃酸分泌，增加胃黏膜血流量，刺激胃黏液和碳酸氢盐的分泌，增加胃黏膜屏障作用，促进上皮的修复[1-2]。

2. 抑制幽门螺杆菌　荆花胃康胶丸可抑制幽门螺杆菌标准菌株和临床分离菌株。荆花胃康胶丸能降低甲硝唑或克拉霉素对幽门螺杆菌标准菌株及部分幽门螺杆菌临床分离菌株的最小抑菌浓度。荆花胃康胶丸对幽门螺杆菌标准菌株及临床分离菌株具有体外抑菌作用，其与甲硝唑或克拉霉素联用具有协同抑菌作用[3-4]。

3. 抗炎　荆花胃康胶丸可使幽门螺杆菌感染小鼠的核因子-κB p65 蛋白细胞核水平、核/浆降低，从而达到抗炎作用，其机制可能是通过干预核因子-κB 信号通路中 IKK、IκB 等环节实现的[5]。

4. 镇痉止痛　荆花胃康胶丸对胃肠蠕动有明显的抑制作用，可拮抗乙酰胆碱、氯化钡和组胺对肠管的兴奋作用，对胃肠道平滑肌具有解痉作用，能减轻消化性溃疡引起的疼痛[6]。

【临床应用】　主要用于消化性溃疡、幽门螺杆菌相关慢性胃炎。

1. 幽门螺杆菌感染　三联或四联疗法联合荆花胃康胶丸可明显提高幽门螺杆菌的根除率，能减少三联或四联疗法的药物不良反应，对幽门螺杆菌治疗失败的患者也能取得较好的疗效，包括根除率、症状等。荆花胃康胶丸联合三联疗法补救治疗幽门螺杆菌感染患

者，其疗效与含铋四联疗法无显著性差异；延长荆花胃康胶丸给药时间，不但可提高幽门螺杆菌的根除率，还可明显改善患者的消化不良症状。对于消化性溃疡合并幽门螺杆菌感染的患者，荆花胃康胶丸不仅能提高幽门螺杆菌的根除率，还可以有效促进黏膜愈合，减少溃疡复发。在根除幽门螺杆菌的治疗中，对于不宜应用铋剂的患者，可使用荆花胃康胶丸替代铋剂，可通过延长中成药的给药时间提高疗效[4]。

2. 消化性溃疡　荆花胃康胶丸联合四联疗法治疗消化性溃疡，可使幽门螺杆菌的根除率和改善患者临床症状的效应显著提高，且先使用荆花胃康胶丸后联用四联疗法更有助于改善患者的临床症状[7]。荆花胃康胶丸联合雷贝拉唑胶囊法治疗寒热错杂型消化性溃疡，可以显著改善胃脘灼痛、喜温喜按、口干苦、四肢不温等中医证候，促进患者胃黏膜愈合[8]。荆花胃康胶丸联合三联疗法治疗幽门螺杆菌相关性胃溃疡，能促进其溃疡面的愈合，临床有疗效率和幽门螺杆菌的根除率均有所升高，治疗后白介素-6、C反应蛋白、肿瘤坏死因子α水平有所下降[9]。荆花胃康胶丸联合艾普拉唑肠溶片治疗十二指肠溃疡，可有效改善患者腹胀、反酸嗳气、溃疡痛等临床症状和胃肠激素水平，促进溃疡愈合[10]。

3. 慢性胃炎　荆花胃康胶丸联合常规三联疗法治疗幽门螺杆菌相关性慢性胃炎，能增加幽门螺杆菌的阴转率，有效减轻患者上腹痛、腹胀、纳差、嗳气、恶心等症状评分，且不良反应少[11]。

【不良反应】　少数出现恶心、呕吐、腹泻、胃脘不适、皮疹等。

【使用注意】　①忌服辛辣刺激性食物及寒凉、油腻、不易消化食物。②肝病、神经衰弱、心脏病、肾病、肺部疾病、糖尿病等慢性病患者应在医师指导下服用。③对本品过敏者禁用，过敏体质者慎用，妊娠期妇女忌服。

【用法与用量】　口服，一次2粒，一日3次，饭前服。

参 考 文 献

[1] 朱国琴，施瑞华，沈健，等. 荆花胃康胶丸对大鼠胃黏膜的保护机制[J]. 世界华人消化杂志，2007，15（5）：505-508.
[2] 丁瑞峰，郭元虎，韩文鹏，等. NSAIDs相关性大鼠小肠黏膜PGE_2、COX的表达及药物保护机制[J]. 世界华人消化杂志，2013，21（30）：3241-3246.
[3] 黄星涛，张学智，李宁，等. 荆花胃康胶丸对幽门螺杆菌耐药菌株体外抑菌作用的研究[J]. 中国中西医结合消化杂志，2010，18（5）：290-293.
[4] 高冰冰，郭宏华. 荆花胃康胶丸根除Hp治疗的研究进展[C]. 中国中西医结合学会消化系统疾病专业委员会. 第三十一届全国中西医结合消化系统疾病学术会议论文集，2019：173-174.
[5] 叶晖，李宁，于靖，等. 荆花胃康胶丸对幽门螺杆菌感染小鼠胃黏膜核因子κB p65表达的影响[J]. 中国中医药信息杂志，2015，(2)：60-63.
[6] 李忠祥，常明. 消化性溃疡良药-荆花胃康胶丸概述[J]. 中国新药杂志，2001，(3)：227-228.
[7] 谷静，张国宝，耿昌海. 荆花胃康胶丸联合四联疗法治疗消化性溃疡伴Hp感染的临床效果[J]. 中国当代医药，2017，24（35）：12-14.
[8] 李晴晴，周燕，吴菁，等. 荆花胃康胶丸治疗寒热错杂型消化性溃疡的疗效观察[J]. 中国基层医药，2020，27（3）：313-317.
[9] 谷树龙. 三联疗法+荆花胃康胶丸治疗Hp相关性胃溃疡的效果研究[J]. 当代医药论丛，2017，15（1）：97-98.
[10] 陈博婷，崔莹雪，樊耀敏. 荆花胃康胶丸联合艾普拉唑治疗十二指肠溃疡的临床研究[J]. 现代药物与临床，2018，33（11）：2937-2940.
[11] 戴梦姗，程小河. 荆花胃康胶丸治疗幽门螺杆菌相关慢性胃炎临床研究[J]. 新中医，2019，51（11）：110-112.

（南京中医药大学苏州附属医院　张露蓉；西安交通大学　曹永孝）

安胃片（胶囊）

【药物组成】 醋延胡索、枯矾、海螵蛸（去壳）。

【处方来源】 研制方。《中国药典》（2020年版）。

【功能与主治】 行气活血，制酸止痛。用于气滞血瘀所致的胃脘刺痛、吞酸嗳气、脘闷不舒，以及胃及十二指肠溃疡、慢性胃炎见上述证候者。

【药效】 主要药效作用如下。

1. 抗溃疡　安胃片能降低乙酸所致的胃溃疡模型大鼠胃液的分泌量、升高胃液的pH，减轻胃黏膜上皮缺损程度及炎性细胞浸润程度，其作用机制可能通过升高前列腺素E_2，增强胃黏膜防御功能，升高超氧化物歧化酶活性，降低丙二醛水平，提高机体抗脂质超氧化物歧化酶的能力，降低一氧化氮和内皮素-1的水平，调节胃黏膜局部血供及胃酸分泌，从而起到保护胃黏膜的作用[1]。

2. 镇痛　安胃片的有效成分延胡索总生物碱和四氢帕马丁能减少冰乙酸所致的小鼠扭体次数，延长热板法所致的小鼠痛阈，有镇痛作用。并且延胡索总生物碱镇痛作用优于四氢帕马丁[2]。四氢帕马丁能够提高坐骨神经慢性压迫损伤神经病理性疼痛模型大鼠的机械痛阈和热痛阈，具有良好的镇痛作用，其机制可能与抑制脂肪酸酰胺水解酶的表达有关[3]。

【临床应用】

1. 消化性溃疡　安胃片用于治疗慢性胃及十二指肠溃疡，能改善胃镜下溃疡，减轻黏膜充血水肿等病理变化，改善患者胃脘痛、恶心、呕吐、嗳气、呃逆等症状，治疗有效[4]。

2. 胃炎　安胃片用于治疗慢性浅表性胃炎有效[4]。

【不良反应】 目前尚未检索到不良反应的报道。

【使用注意】 ①胃痛而胃酸缺乏者慎用。②方中枯矾量大，不宜久用。③服药期间忌食辛辣、油腻及酸性食物。

【用法与用量】 片剂：口服，一次5～7片，一日3～4次。胶囊剂：口服，一次5～7粒，一日3～4次。

参 考 文 献

[1] 陈紫依，卢军，聂继红. 安胃片对乙酸诱导大鼠胃溃疡模型改善作用的研究[J]. 新疆医科大学学报，2018，41（3）：345-348，356.
[2] 邵敬宝，王群星，石楠，等. 延胡索总生物碱的急性毒性及其镇痛作用研究[J]. 浙江中医药大学学报，2019，43（10）：1156-1161.
[3] 王殊秀. 延胡索乙素对大鼠慢性神经病理性疼痛镇痛作用及机制的研究[D]. 兰州：兰州大学，2012.
[4] 傅燕，胥莹，太品荣，等. 紫楼胃康治疗慢性胃、十二指肠疾患30例近期疗效观察[J]. 云南中医中药杂志，1998，19（4）：3-5.

（西安交通大学　米燕妮）

三、温中健脾类

小建中汤（合剂、颗粒、片、胶囊）

【药物组成】 桂枝、白芍、炙甘草、生姜、大枣。

【处方来源】 东汉·张仲景《伤寒论》。《中国药典》(2020年版)。

【功能与主治】 温中补虚,缓急止痛。用于脾胃虚寒,脘腹疼痛,喜温喜按,嘈杂吞酸,食少,以及胃及十二指肠溃疡见上述证候者。

【药效】 主要药效如下[1-5]。

1. 抗胃黏膜损伤 小建中汤水提组分对幽门螺杆菌感染所致的胃黏膜损伤小鼠模型,可使胃黏膜炎症明显改善,炎症细胞浸润明显减轻[1]。小建中汤对无水乙醇所致的胃溃疡模型小鼠,在降低溃疡指数和改善胃黏膜病理损伤的同时,可降低血清中丙二醛的含量,提高超氧化物歧化酶含量。提示小建中汤对胃黏膜有保护作用,其机制可能与增强胃黏膜抗氧化能力、抑制自由基生成、提高体内氧自由基清除系统活性有关[2]。

2. 镇痛和抗炎 小建中汤可抑制二甲苯所致的小鼠耳廓肿胀,琼脂和角叉菜胶引起的小鼠足肿胀;对乙酸诱发的血管通透性增高的炎症模型小鼠,也具有抑制作用,提示小建中汤有抗炎作用,可提高机体的非特异性免疫能力[3]。

3. 抑制幽门螺杆菌 小建中汤对幽门螺杆菌感染模型小鼠,可根除胃内幽门螺杆菌,且具有一定的量效关系[1]。同时体外实验也显示,小建中胶囊在体外对幽门螺杆菌标准菌株和临床分离的敏感及耐药菌株均有抑菌作用[4]。

4. 改善胃肠功能 小建中合剂可调节脾虚证之胃肠运动紊乱,增加胃动力,降低胃残留率,促进小肠推进运动,促进胃肠黏膜细胞的增生、修复,提高免疫力。

【临床应用】 主要用于消化性溃疡。

1. 消化性溃疡 小建中胶囊治疗脾胃虚寒型消化性溃疡患者,可使脘腹疼痛、喜温喜按、嘈杂吞酸、食少心悸等主要证候改善,还可促进胃溃疡、十二指肠溃疡的愈合[5]。加味小建中汤治疗脾胃虚寒型复发性消化性溃疡患者,可改善中医证候和降低复发率[6]。小建中汤联合奥美拉唑+克拉霉素+阿莫西林治疗脾胃虚寒型消化性溃疡患者,可提高临床总有效率和幽门螺杆菌的根除率,缩小溃疡面积,降低复发率,同时可升高患者血清和胃液的表皮生长因子、胃黏膜表皮生长因子受体。提示小建中汤可通过升高表皮生长因子,增强胃黏膜的防御、修复能力,调节胃黏膜表皮生长因子受体的表达,加速溃疡黏膜的再生和黏膜下组织结构的重建,提高疗效[7-8]。小建中片联合雷尼替丁+阿莫西林治疗胃及十二指肠溃疡患者,可提高治疗总有效率和降低不良反应的发生率[9]。

2. 幽门螺杆菌感染 小建中胶囊联用三联疗法可提高幽门螺杆菌的转阴率,在改善症状及缩短根除幽门螺杆菌时间方面有显著疗效[10]。

3. 胃痛 小建中汤加减治疗胃脘痛(慢性胃炎、胃溃疡、十二指肠溃疡和胃下垂)患者,可改善临床症状,有较好疗效[11]。

【不良反应】 尚未见报道。

【使用注意】 外感风热表证未清及脾胃湿热或明显胃肠道出血者,不宜服用颗粒剂。

【用法与用量】 合剂:口服,一次20~30ml,一日3次,用时摇匀。颗粒剂:开水冲服,一次15g,一日3次。片剂:口服,一次2~3片,一日3次。胶囊剂:口服,一次2~3粒,一日3次。

参 考 文 献

[1] 赵红, 杨倩, 孙蓉, 等. 小建中汤水提组分对幽门螺杆菌感染小鼠胃黏膜损伤的治疗作用[J]. 苏州大学学报(医学版), 2010, 30(2): 277-278.
[2] 李震, 宋慧平, 张浩, 等. 小建中汤配伍不同糖类方对胃溃疡模型小鼠预防的比较研究[J]. 山东中医药大学学报, 2016, 40(6): 573-575, 592.
[3] 沈祥春, 陶玲, 柏帅. 小建中汤抗炎免疫作用的实验研究[J]. 时珍国医国药, 2008, 19(9): 2100-2101.
[4] 刘东升, 王友华, 王犇, 等. 小建中胶囊对幽门螺杆菌体外抑菌作用的研究[J]. 实用药物与临床, 2017, 20(3): 262-264.
[5] 孙淑芳, 陈敏, 尹航. 小建中胶囊治疗脾胃虚寒证消化性溃疡临床观察[J]. 中国中药杂志, 2003, 28(9): 102-104.
[6] 吴国良. 加味小建中汤治疗脾胃虚寒型复发性消化性溃疡45例[J]. 河南中医, 2010, 30(1): 23-24.
[7] 史振国, 王学武. 小建中汤联合西药治疗脾胃虚寒型PU的效果及对血清、胃液EGF与胃黏膜EGFR的影响研究[J]. 世界中西医结合杂志, 2016, 11(5): 703-706.
[8] 黄海燕. 小建中胶囊治疗消化性溃疡186例的临床疗效观察[J]. 海峡药学, 2009, 21(5): 165-166.
[9] 陈小峰. 雷尼替丁、阿莫西林联合小建中片治疗胃炎及胃十二指肠溃疡的临床疗效[J]. 临床合理用药杂志, 2016, 9(9): 42-43.
[10] 熊娜. 小建中胶囊联用PPI三联在Hp根除中的疗效观察[J]. 中医临床研究, 2016, 8(11): 79-80.
[11] 何克哲. 小建中汤治疗胃脘痛36例[J]. 福建中医药, 1990, 21(6): 55.

(南京中医药大学苏州附属医院　张露蓉, 顾伟伟; 西安交通大学　曹　蕾)

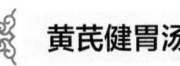

黄芪健胃汤(膏)

【药物组成】　黄芪、白芍、桂枝、生姜、甘草、大枣。

【处方来源】　东汉·张仲景《金匮要略》。《中国药典》(2020年版)。

【功能与主治】　补气温中, 缓急止痛。用于脾胃虚寒所致的胃痛, 症见胃痛拘急、畏寒肢冷、喜温喜按、心悸自汗, 以及胃及十二指肠溃疡见上述证候者。

【药效】　主要药效如下[1-3]。

1. 抑制胃液和胃蛋白酶　黄芪健胃膏可抑制大鼠的胃液分泌量、总酸排出量和胃蛋白酶排出量[1]。

2. 保护胃黏膜　黄芪健胃膏对应激性溃疡、幽门结扎型溃疡和乙酸所致的胃溃疡模型大鼠, 具有保护胃黏膜、抑制溃疡形成、降低溃疡指数和溃疡发生率的作用[1]。

胃黏膜在受到损伤刺激后可启动修复机制, 使胃黏膜恢复完整性。金属蛋白酶类参与创口愈合过程; 血管内皮生长因子可促进血管内皮细胞增殖、血管生成, 增加血管通透性, 有胃黏膜保护作用和促溃疡愈合的作用。黄芪健胃膏是基于黄芪建中汤研制的中成药, 黄芪建中汤对乙酸所致的胃黏膜损伤模型大鼠, 可降低胃黏膜损伤评分; 黏膜溃疡处有结缔组织增生, 周围黏膜上皮再生, 表明黄芪建中汤对损伤的胃黏膜有修复作用。同时乙酸所致的胃黏膜损伤模型大鼠的胃黏膜组织中基质金属蛋白酶-2的蛋白表达增高, 其抑制因子-1的蛋白表达减少, 血管内皮生长因子的蛋白表达也减少。黄芪建中汤可抑制基质金属蛋白酶-2的表达和提高其抑制因子-2的表达, 可增加血管内皮生长因子的表达。提示黄芪建中汤对胃黏膜损伤的修复机制可能与其调控基质金属蛋白酶及其抑制因子、促新生血管生成因子有关, 从而促进基质重塑, 发挥修复受损的胃黏膜的作用[2-3]。

3. 镇痛　黄芪健胃膏可减少乙酸所致的小鼠扭体反应的次数, 具有镇痛作用[1]。

【临床应用】 主要用于胃溃疡、十二指肠溃疡[1-3]。

1. 消化性溃疡 黄芪建中汤治疗胃溃疡，可提高临床有效率，降低复发率[4-5]。黄芪建中汤联合雷贝拉唑治疗十二指肠溃疡老年患者，可改善临床症状，提高溃疡愈合的有效率[6]。黄芪建中汤加减联合奥美拉唑治疗十二指肠溃疡，可提高十二指肠溃疡的愈合率[7]。联合雷贝拉唑+铝碳酸镁治疗虚寒性十二指肠溃疡，可提高便溏、畏寒症状的改善情况和总有效率[8]。黄芪建中汤加减联合三联疗法（兰索拉唑+阿莫西林+克拉霉素）治疗幽门螺杆菌阳性的消化性溃疡（脾胃虚寒证）患者，可提高临床有效率、溃疡愈合的有效率、幽门螺杆菌的根除率，降低不良反应的发生率[9]。联合奥美拉唑治疗消化性溃疡患者可提高临床总有效率，显著降低血清中肿瘤坏死因子α和白介素-6水平，提示黄芪建中汤联合奥美拉唑治疗消化性溃疡疗效好，可减弱其体内的炎症反应[10]。

2. 胃痛 黄芪建中汤加减联合西药治疗脾胃虚寒型胃痛（胃溃疡、胃炎）患者，可提高有效率[11]。

【不良反应】 尚未见报道。

【使用注意】 消化道出血时慎服。

【用法与用量】 口服，一次15～20g，一日2次。

参 考 文 献

[1] 董福云, 高苏堤, 郑广娟, 等. 黄芪健胃膏抗实验性胃溃疡的研究[J]. 山东中医药大学学报, 1998, 22（4）: 65-67.
[2] 徐升, 马佳铭, 杨帆, 等. 黄芪建中汤对胃黏膜损伤模型大鼠MMP-2及TIMP-1表达的影响[J]. 中华中医药杂志, 2011, 26（9）: 2116-2118.
[3] 汤丽芬, 徐升, 许祖建, 等. 黄芪建中汤对胃黏膜损伤模型大鼠VEGF表达的影响[J]. 中国中医药科技, 2011, 18（2）: 100-101, 128, 88.
[4] 魏桂双. 中药黄芪建中汤与常规西医治疗胃溃疡临床疗效比较[J]. 现代中西医结合杂志, 2014, 23（14）: 1524-1525.
[5] 秦巍. 黄芪建中汤治疗脾胃虚寒型胃溃疡45例[J]. 河南中医, 2013, 33（3）: 341-342.
[6] 刘长运, 刘财堂. 黄芪建中汤（中药免煎颗粒）联合雷贝拉唑治疗老年性十二指肠溃疡的疗效观察[J]. 辽宁中医杂志, 2014, 41（2）: 259-261.
[7] 陆敏, 王德明, 夏媛媛, 等. 奥美拉唑黄芪建中汤并用治疗十二指肠溃疡67例[J]. 中医药学刊, 2002, 20（1）: 54-55.
[8] 宗亮. 黄芪建中汤治疗虚寒型十二指肠溃疡疗效探究[J]. 中西医结合心血管病电子杂志, 2016, 4（20）: 181, 184.
[9] 林启有, 欧阳东亮, 陈瑞发. 黄芪建中汤联合PPI三联疗法治疗消化性溃疡（脾胃虚寒证）的疗效分析[J]. 中医药导报, 2015, 21（12）: 64-65, 69.
[10] 张晓奇. 黄芪建中汤联合奥美拉唑治疗消化性溃疡疗效观察[J]. 实用中医药杂志, 2017, 33（5）: 523-524.
[11] 熊胜发. 黄芪建中汤治疗脾胃虚寒型胃脘痛的临床研究[J]. 中国医学创新, 2011, 8（21）: 30-31.

（南京中医药大学苏州附属医院　张露蓉，顾伟伟；西安交通大学　曹永孝）

胃舒宁颗粒（胶囊、片）

【药物组成】 甘草、海螵蛸、白芍、白术、延胡索、党参。

【处方来源】 研制方。《中国药典》（2020年版）。

【功能与主治】 补气健脾，制酸止痛。用于脾胃气虚、肝胃不和所致的胃脘疼痛、喜温喜按、泛吐酸水，以及胃及十二指肠溃疡见上述证候者。

【药效】 主要药效如下[1-4]。

1. 抑制胃液和胃蛋白酶 胃舒宁颗粒对大鼠的胃液量、总酸度、总酸排出量均有抑制作用[1];胃舒宁胶囊对幽门结扎所致的胃溃疡模型大鼠,可抑制大鼠胃液量、胃液总酸度和胃蛋白酶活性,减轻黏膜损伤[2]。胃舒宁颗粒体外也表现出抑制胃蛋白酶活性的作用[3]。

2. 抗溃疡形成 胃舒宁颗粒对应激性胃溃疡、幽门结扎型胃溃疡和乙酸所致的胃溃疡模型大鼠,可降低溃疡等级,抑制溃疡形成;对实验性大鼠胃溃疡有明显的保护和促进恢复作用[1,3-4]。

3. 镇痛 胃舒宁颗粒能减少乙酸引起的小鼠扭体次数,延长热板法小鼠的疼痛反应时间,显示有镇痛作用[1,3]。

【临床应用】 主要用于胃溃疡、十二指肠溃疡[5-8]。

1. 消化性溃疡 在常规治疗的基础上,加用胃舒宁胶囊治疗老年胃溃疡患者,可提高胃液 pH,降低血清中胃蛋白酶Ⅰ、胃蛋白酶Ⅱ水平及胃蛋白酶Ⅰ/胃蛋白酶Ⅱ,对胃溃疡有保护作用[5]。胃舒宁片联合泮托拉唑肠溶片治疗十二指肠溃疡,可提高总有效率,降低血清白介素-8、转化生长因子α、核因子-κB 水平,升高一氧化氮水平,缩短腹痛、反酸和烧心症状的消失时间,改善临床症状[6]。胃舒宁胶囊联合三联疗法(奥美拉唑+阿莫西林+克拉霉素)治疗难治性消化性溃疡患者,可提高总有效率[7]。

2. 幽门螺杆菌感染 胃舒宁联合三联疗法(奥美拉唑+克拉霉素+左氧氟沙星)治疗幽门螺杆菌阳性患者,有效率高,消化道副作用少[8]。

【不良反应】 尚未见报道。

【使用注意】 对本品过敏者禁用,过敏体质者慎用。

【用法与用量】 颗粒剂:开水冲服,一次 1 袋,一日 3 次。胶囊剂:口服,一次 4 粒,一日 3 次。片剂:口服,一次 3 片,一日 3 次。

参 考 文 献

[1] 叶寿山,李晓山,王刚,等. 胃舒宁对胃溃疡作用的研究[J]. 中药药理与临床,2001,17(2):34-36.
[2] 刘敬,熊勇爱,赵斌. 胃舒宁胶囊对胃溃疡模型大鼠胃酸和胃蛋白酶活性的影响[J]. 时珍国医国药,2011,22(8):2039.
[3] 晋桂金,许朴勤,陈林滨. 胃舒宁冲剂对鼠实验性胃病药效学的研究[J]. 解放军药学学报,2003,19(5):347-349.
[4] 陈岩,徐宏,闫继东. 胃舒宁对大鼠实验性胃溃疡防护作用的实验研究[J]. 中国中医药科技,2013,20(5):471,495.
[5] 陈光太. 胃舒宁胶囊对老年胃溃疡患者胃酸以及胃蛋白的影响[J]. 中医临床研究,2012,4(23):85-86.
[6] 张伟,杨银利,孙杰,等. 胃舒宁片联合泮托拉唑治疗十二指肠溃疡的临床研究[J]. 现代药物与临床,2016,31(11):1737-1740.
[7] 何芳,邓冬梅,朱建丽,等. 胃舒宁胶囊和三联疗法治疗难治性消化性溃疡疗效观察[J]. 光明中医,2014,29(6):1202-1203.
[8] 刘汉坤,贺香毓,曾秀清. 胃舒宁联合奥美拉唑、克拉霉素、左氧氟沙星抗 Hp 治疗临床疗效观察[J]. 中国实用医药,2015,10(21):38-40.

(南京中医药大学苏州附属医院 张露蓉,顾伟伟;西安交通大学 曹 蕾)

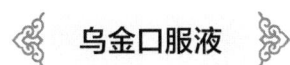

乌金口服液

【药物组成】 乌金石。

【处方来源】 研制方。国药准字 Z41020418。

【功能与主治】 温阳散寒,健脾益胃,活血化瘀。用于治疗胃寒疼痛,脾虚泄泻及脾不统血所致的出血,胃及十二指肠溃疡、出血,气血瘀滞所引起的高血压等症状。

【药效】 主要药效如下[1-4]。

1. 保护胃肠黏膜 乌金口服液可升高胃肠黏膜前列腺素 E 和前列腺素 E_2，加强黏膜细胞的抗病能力和再生能力，对胃肠黏膜有保护作用，抗溃疡形成[1-3]。

2. 促进溃疡愈合 乌金口服液可增加胃黏膜的血流量，改善胃肠黏膜微循环，促进糜烂溃疡愈合，同时刺激胃黏膜前列腺素 E 的合成，促进胃黏膜的修复[2-3]。

3. 止血作用 乌金口服液有止血作用[4]。乌金口服液能提高细胞生物活性，在细胞水平上对 cAMP 和 cGMP 有双向调节作用，以维持细胞正常代谢[4]。

【临床应用】 主要用于十二指肠溃疡、慢性结肠炎。

1. 十二指肠溃疡 乌金口服液联合西药雷尼替丁治疗十二指肠溃疡，可使临床症状好转或消失，两者联用不仅可以制酸，而且可以改善消化道微环境，保护胃黏膜，显效率高[2]。

2. 慢性结肠炎 乌金口服液可以有效治疗慢性结肠炎[1]。乌金口服液联合致康胶囊治疗放射性直肠炎，有较好的临床疗效[5]。

【不良反应】 尚未见报道。

【使用注意】 如与其他药物同时使用可能会发生药物相互作用，请遵医嘱。

【用法与用量】 口服，一次 10～20ml，一日 3 次。

参 考 文 献

[1] 黄普，郭遂成. 乌金口服液治疗慢性结肠炎临床观察附 60 例疗效分析[C]. 中国中西医结合学会. 全国中西医结合教育学术研讨会论文集，2000：226.
[2] 金建军，尹美子，魏晓红，等. 乌金口服液联用雷尼替丁治疗十二指肠溃疡的临床观察[J]. 洛阳医专学报，1997,（4）:254-255.
[3] 朱建芳，陈川云. 乌金石药理作用的进一步探讨[J]. 新疆中医药，1998，16（3）：38-39.
[4] 袁申元. 乌金口服液的活血化瘀及细胞作用研究[J]. 医学研究通讯，1998：20-21.
[5] 张素芳. 放射性直肠炎中药灌肠治疗的临床观察[J]. 肿瘤基础与临床，2006，19（5）：437-438.

（南京中医药大学苏州附属医院　张露蓉）

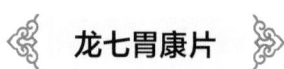

龙七胃康片

【药物组成】 蛟龙木、七叶莲、陈皮、甘草、木香、氢氧化铝、氧化镁、次硝酸铋。

【处方来源】 研制方。国药准字 Z20027810。

【功能与主治】 健脾，止血止痛，制酸，收敛。用于治疗胃痛、胃及十二指肠溃疡、慢性胃炎属脾胃气虚证者。

【药效】 主要药效如下[1-2]。

1. 抑制胃酸 龙七胃康片具有抑制胃酸的作用，可促进溃疡愈合，减少其复发[1-2]。

2. 镇痛 龙七胃康片具有镇痛作用[1-2]。

【临床应用】 主要用于十二指肠溃疡、胃溃疡合并出血[2-3]。

1. 十二指肠溃疡 龙七胃康片联合四联疗法治疗十二指肠溃疡，可以缩短治愈时间，提高溃疡的愈合率、幽门螺杆菌的根除率和总有效率，提高患者的生活质量[3]。

2. 胃溃疡合并出血 龙七胃康片联合雷贝拉唑治疗胃溃疡合并出血,可缩短胃溃疡及消化道的出血时间，提高疗效[2]。

【不良反应】 尚未见报道。

【使用注意】 如与其他药物同时使用可能会发生药物相互作用，请遵医嘱。

【用法与用量】 口服，一次3片，一日3次。

参 考 文 献

[1] 尧玉芸. 龙七胃康片联合消化性溃疡四联疗法治疗十二指肠溃疡临床效果研究[J]. 中国实用医药，2020，15（5）：128-130.

[2] 李海军，喻远凤，苏池. 雷贝拉唑联合龙七胃康片治疗脾胃气虚证胃溃疡合并出血的临床观察[J]. 中国社区医师，2020，36（4）：100-101.

[3] 叶春仙. 龙七胃康片联合消化性溃疡四联疗法治疗十二指肠溃疡临床观察[J]. 新中医，2015，47（10）：55-56.

（南京中医药大学苏州附属医院　张露蓉）

四、清热化湿类

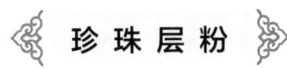

珍 珠 层 粉

【药物组成】 珍珠壳。

【处方来源】 研制方。国药准字Z45021319。

【功能与主治】 安神，清热，解毒。用于神经衰弱、咽炎，外治口舌肿痛。

【药效】 主要药效如下[1-2]。

1. 抗溃疡　珍珠层粉对盐酸乙醇所致的胃溃疡大鼠，可降低溃疡指数，缓解胃黏膜损伤，具有较好的抗溃疡作用[1]。

2. 收敛生肌　珍珠层粉含有碳酸钙和各种氨基酸，可参与凝血过程，直接覆盖在出血部位，可以加速纤维蛋白的析出，使凝血时间缩短，因溶于组织间液中形成高渗状态而加速分裂生殖，使创面愈合；珍珠能促进胶原细胞生长，而胶原细胞能促进细胞繁殖和修复[2]。

3. 抑菌　珍珠粉碳酸钙含量高，对金黄色葡萄球菌等有较强的抑制作用，可以减轻和预防溃疡面感染[2]。

【临床应用】 主要用于慢性溃疡或褥疮、压疮、口腔溃疡[2-5]。

1. 消化性溃疡　珍珠层粉联合阿莫西林等治疗胃、十二指肠溃疡，可促使溃疡愈合、疼痛缓解[3]。

2. 褥疮　珍珠层粉可治疗褥疮，使创面愈合并脱痂，患者全部获效[4]。珍珠层粉加呋喃西林外敷治疗褥疮，可以明显缩短治愈时间，且有抑菌消炎作用，疗效好[2]。

3. 口腔溃疡　在常规治疗基础上，珍珠层粉喷于口腔溃疡面，能在较短时间内缓解疼痛，加快创口愈合[5]。

【不良反应】 尚未见报道。

【使用注意】 ①本品宜餐后服，胃酸缺乏者慎服。②高血压、心脏病、糖尿病、肝病、肾病等慢性病严重者及儿童、妊娠期妇女、年老体弱者应在医师指导下服用。③对本品过敏者禁用，过敏体质者慎用。

【用法与用量】 口服，一次1～2g，一日3～6g；外用涂敷患处。

参 考 文 献

[1] 夏苓, 林传权, 莫全毅, 等. 珍珠层粉超微粉的制备及药效学研究[J]. 中成药, 2014, 36(2): 396-399.
[2] 吕玉娣, 邓金梅, 罗丽珍, 等. 珍珠层粉加呋喃西林外敷治疗压疮的疗效观察[J]. 现代临床护理, 2011, 10(4): 54-55.
[3] 余文发. 阿莫西林等联合治疗胃炎及胃十二指肠溃疡的观察[J]. 中国民康医学, 2006, 18(10): 333-334.
[4] 巫超芬, 罗艳欣. 珍珠层粉治疗慢性溃疡及褥疮64例[J]. 中国民间疗法, 2001, 9(4): 30.
[5] 王新建, 苌建丽. 珍珠层粉治疗口腔舌咽喉部溃疡[J]. 医药论坛杂志, 2007, 28(13): 99.

（南京中医药大学苏州附属医院　张露蓉）

五、养阴益胃类

胃乐新颗粒

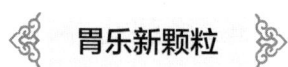

【药物组成】　猴头菌。

【处方来源】　研制方。国药准字 Z22023628。

【功能与主治】　养胃和中。用于慢性萎缩性胃炎、胃及十二指肠球部溃疡、结肠炎及消化不良、便隐血。

【药效】　主要药效如下[1-5]。

1. 保护胃黏膜　猴头菌可促进黏膜氨基己糖的恢复，抑制血清促胃液素的增加，对胃黏膜有保护作用。猴头菌可显著减少幽门螺杆菌所致的胃上皮细胞乳酸脱氢酶释放和脂质过氧化，对幽门螺杆菌感染所致的胃上皮细胞的损伤具有保护作用[1]。猴头菌对乙醇所致的溃疡模型小鼠、吲哚美辛诱发的急性胃溃疡和结扎幽门法诱发的急性胃溃疡模型大鼠、乙醇所致的胃黏膜损伤和乙酸所致的慢性胃溃疡模型大鼠，可减轻胃黏膜的充血、出血、水肿和坏死，减轻黏膜下炎症细胞浸润，降低溃疡指数，抑制溃疡的形成[2-4]。其抗胃溃疡机制可能是通过改善胃壁血液循环实现的。

2. 抑制幽门螺杆菌　猴头菌对幽门螺杆菌有抑制作用[5]。

【临床应用】　主要用于胃及十二指肠球部溃疡[6-12]。

1. 消化性溃疡　猴头菌提取物能降低老年人服用过量非甾体消炎药所致的胃黏膜损伤，促进溃疡愈合[6]。胃乐新颗粒联合兰索拉唑（或奥美拉唑）肠溶胶囊治疗胃溃疡，能有效减轻溃疡症状，提高治疗的有效率[7-8]。猴头菌提取物联合三联疗法治疗胃溃疡，可缩短临床症状改善的时间，提高溃疡愈合质量，降低复发率[9]。猴头菌提取物治疗胃溃疡，可促进溃疡愈合，缓解胃痛症状，能提高患者血清中一氧化氮、一氧化氮合酶、表皮生长因子和表皮生长因子受体水平，提高黏膜的再生、修复能力，增强胃黏膜屏障功能，有利于溃疡的愈合[10]。猴头菌颗粒联合埃索美拉唑治疗十二指肠球部溃疡，能改善上腹痛、腹胀、反酸等症状，提高形态组织学溃疡的愈合质量，提高幽门螺杆菌的根除率[11]。

2. 幽门螺杆菌感染　猴头菌颗粒联合法莫替丁及克拉霉素治疗幽门螺杆菌感染（胃炎、胃及十二指肠溃疡）的儿童患者，可提高幽门螺杆菌的根除率和溃疡的愈合率，降低复发率[12]。

【不良反应】　尚未见报道。

【使用注意】 ①糖尿病患者禁用。②对本品过敏者禁用,过敏体质者慎用。

【用法与用量】 口服,一次5g,一日3次。

参 考 文 献

[1] 范学工,吴安华,周平.猴头菇口服液对胃上皮细胞的保护作用[J].新消化病学杂志,1997,5(4):270.
[2] 耿宝琴,雍定国.猴头菌片对大鼠实验性胃溃疡的影响[J].浙江医科大学学报,1982,11(4):171-174.
[3] 于成功,徐肇敏,祝其凯,等.猴头菌对实验大鼠胃粘膜保护作用的研究[J].胃肠病学,1999,4(2):93-96.
[4] 林海鸣,许琼明,孙晓飞,等.猴头菌抗溃疡作用的研究[J].中草药,2008,39(12):1861-1863.
[5] 孙蓉.猴头菌抑制幽门螺杆菌的研究[D].南京:南京农业大学,2009.
[6] 汪福良,刘涓.猴头菌提取物治疗老年人药物性胃黏膜损伤的疗效[J].临床研究,2007,10(4):414-415.
[7] 吴娜.胃乐新与兰索拉唑肠溶胶囊联合治疗消化性胃溃疡的临床效果[J].中国医药指南,2013,11(5):595-596.
[8] 郑振亮.胃乐新与奥美拉唑联合治疗胃溃疡的临床效果[J].中国临床研究,2014,27(3):305-306.
[9] 周中银.猴头菌提取物改善胃溃疡愈合质量的研究[J].现代中西医结合杂志,2009,18(3):260-262.
[10] 戴文华,彭芊芊,邓三花,等.猴头菌提取物颗粒治疗胃溃疡临床疗效观察及其作用机制研究[J].临床消化病杂志,2009,21(5):303-305.
[11] 王敏,王嫱.中西结合治疗Hp相关性十二指肠球部溃疡50例疗效观察[J].云南中医中药杂志,2010,31(2):21-22.
[12] 蔡小芳.猴头菌颗粒在根治儿童幽门螺杆菌感染中的效果[J].实用儿科临床杂志,2009,24(17):1362-1363.

(南京中医药大学苏州附属医院 张露蓉,顾伟伟;西安交通大学 曹 蕾)

胃祥宁颗粒

【药物组成】 女贞子。

【处方来源】 研制方。《中国药典》(2020年版)。

【功能与主治】 养阴柔肝止痛,润燥通便。用于阴虚胃燥,胃脘胀痛,腹胀,嗳气,口渴,便秘;消化性溃疡、慢性胃炎见上述证候者。

【药效】 主要药效如下[1-2]。

1. 抑制胃酸和胃蛋白酶 胃祥宁颗粒可降低大鼠胃液中的总酸度、游离酸的水平和胃蛋白酶的活性[1]。

2. 保护胃黏膜 胃祥宁颗粒对幽门结扎所致的溃疡、乙醇所致的溃疡、水杨酸所致的溃疡、吲哚美辛所致的溃疡、乙酸所致的溃疡模型大鼠,均可抑制溃疡的形成,具有保护胃黏膜作用[1]。

3. 镇痛 胃祥宁颗粒可抑制酒石酸锑钾所致的疼痛[1]。

4. 抑制幽门螺杆菌 女贞子对体外培养幽门螺杆菌有抑菌作用[2]。

【临床应用】 主要用于消化性溃疡、胃痛。

1. 消化性溃疡 胃祥宁治疗消化性溃疡(气滞型、阴虚型和火郁型),可改善上腹疼痛、腹胀、烧心、嗳气、泛酸等症状,提高有效率,降低复发率,促进幽门螺杆菌转阴[3-5];联合阿莫西林+甲硝唑治疗幽门螺杆菌阳性十二指肠溃疡,可降低胃窦部炎症活动度及炎症分级,黏膜的炎性损伤也得到修复,可提高疼痛的缓解率和溃疡的愈合率[6]。

2. 溃疡复发 胃祥宁对消化性溃疡治愈患者维持治疗6个月,可降低溃疡的复发率,能较长时间地减少溃疡复发[7]。

3. 慢性胃炎 胃祥宁颗粒治疗慢性胃炎有效率高,能减轻胃黏膜充血、水肿及糜烂,对慢性胃炎引起的胃脘痛疗效较好[4-5]。

4. **幽门螺杆菌感染性胃病**　胃祥宁颗粒治疗幽门螺杆菌感染，可提高幽门螺杆菌的清除率，缓解症状，不良反应率低[8]；治疗幽门螺杆菌阳性的胃病患者，可减少复发率。胃祥宁的止痛作用起效缓慢，效果稳定。对幽门螺杆菌感染的湿热内阻型胃病，其治疗效果显著，而对幽门螺杆菌感染不明显的脾气阳虚证者效果较差[9]。

【不良反应】　偶有轻度腹泻。

【使用注意】　服药期间忌烟、酒和辛辣食品，不宜在药品中加糖服用。

【用法与用量】　口服，一次1袋（3g），一日2次。

参 考 文 献

[1] 漆兰萍. 胃祥宁颗粒的实验研究与临床报告[J]. 实用医技杂志，2003，10（2）：154.
[2] 缴稳苓. 中药对幽门螺杆菌抑制作用的研究[J]. 天津医药，1997，25（12）：740-741.
[3] 刘祯祥，罗珊，漆兰萍. 胃祥宁治疗胃脘痛101例临床小结[J]. 湖南中医杂志，1995，11（6）：13-16.
[4] 漆兰萍，刘祯祥，罗珊. 胃祥宁治疗慢性胃炎及消化性溃疡153例[J]. 中国中西医结合脾胃杂志，1998，6（2）：112-113.
[5] 李仁桂，皮金凤，卢美容，等. 胃祥宁治疗慢性胃炎与消化性溃疡254例临床观察[J]. 实用医技杂志，2003，10（2）：158.
[6] 陈维顺，钟燎原，阳月新，等. 胃祥宁与抗生素联合治疗幽门螺杆菌阳性十二指肠溃疡38例疗效观察[J]. 湖南中医杂志，1996，12（6）：8-9.
[7] 何彬，吴青，肖宗汉. 消化性溃疡的抗复发治疗[J]. 苏州大学学报（医学版），2002，22（1）：95-96.
[8] 常中凡，周波，杨祚茶. 胃祥宁清除幽门螺旋杆菌感染30例[J]. 中国中西医结合杂志，1998，18（6）：368-369.
[9] 张万静，肖冰，潘德寿，等. 胃祥宁治疗Hp阳性的慢性胃病临床疗效分析[J]. 实用医技杂志，2003，10（2）：155-156.

（南京中医药大学苏州附属医院　张露蓉，顾伟伟；西安交通大学　曹　蕾，王　瑾）

六、其 他 类

颠茄片（酊）

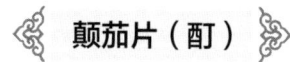

【药物组成】　颠茄浸膏。

【处方来源】　研制方。《中国药典》（2020年版）。

【功能与主治】　抗胆碱，解除平滑肌痉挛，抑制腺体分泌。用于胃及十二指肠溃疡，胃肠道、肾、胆绞痛等。

【药效】　颠茄片的颠茄浸膏，有效成分为莨菪碱，并含东莨菪碱和阿托品，主要药效如下[1-2]。

1. **解除胃肠道痉挛**　颠茄片可阻滞M胆碱受体，松弛多种内脏平滑肌，对胃肠道正常运动影响不大，但可松弛处于过度运动及痉挛状态的胃肠平滑肌，起到解除胃肠道痉挛的作用[1-2]。

2. **抑制胃液分泌**　颠茄片中的莨菪碱可阻滞M胆碱受体，抑制胃液分泌。

【临床应用】　主要用于胃及十二指肠溃疡[1-4]。

1. **消化性溃疡**　颠茄片治疗胃及十二指肠溃疡，可缓解胃肠道的轻度绞痛[2-3]。

2. **腹泻型肠易激综合征**　颠茄片联合氟哌噻吨美利曲辛治疗腹泻型肠易激综合征，可缓解腹部不适与腹痛等症状，结合氟哌噻吨美利曲辛通过平衡神经系统递质发挥抗焦虑、抗抑郁、抗锥体外系症状等作用，具有较好的疗效[1]；联合地西泮治疗腹泻型肠易激综合征，能减轻精神压力，抑制肠蠕动，减少排便次数，减轻便急、排便不尽等症状，且起效快、作用持续时间长、复发率低[4]。

【不良反应】 ①较常见的有口干、便秘、出汗减少、口鼻咽喉及皮肤干燥、视物模糊、排尿困难（老年人）。②少见的情况有眼睛痛、眼压升高、过敏性皮疹及疱疹。

【使用注意】 前列腺增生、青光眼患者禁用。

【用法与用量】 片剂：口服，一次10～30mg，一日30～90mg；极量一次50mg，一日150mg。酊剂：口服，一次0.3～1ml，一日1～3ml；极量一次1.5ml，一日4.5ml。

参 考 文 献

[1] 高宝林. 颠茄片联合黛力新治疗肠易激综合征68例观察[J]. 基层医学论坛，2013，17（S1）：53-54.
[2] 林选，梁颖. 胃肠解痉用药的临床探讨[C]. 广东省药学会. 2016年广东省药师周大会论文集，2015：185-190.
[3] 刘会荣. 胃肠解痉用药的临床分析[J]. 中文健康文摘，2011，8（11）：169-170.
[4] 王利平. 小剂量安定联合颠茄片治疗腹泻型肠易激综合征的临床观察[J]. 四川医学，2011，32（11）：1792-1793.

（南京中医药大学苏州附属医院　张露蓉）

第十三章

细菌性痢疾中成药名方

第一节 概 述[1-2]

一、概 念

细菌性痢疾（bacillary dysentery）简称菌痢，是由志贺菌属（genus shigella，又称痢疾杆菌）引起的肠道传染病。细菌性痢疾主要通过消化道传播，终年散发，夏秋季发病率高，可反复感染。根据病程长短分为急性菌痢和慢性菌痢。根据毒血症及肠道症状，急性菌痢又分为普通型（典型）、轻型（非典型）、重型和中毒性菌痢。慢性菌痢根据临床表现分为慢性迁延型、急性发作型和慢性隐匿型。

细菌性痢疾在中医学属于"滞下"、"肠澼"、"泄泻"、"痢疾"、"赤沃"、"赤白痢"等范畴。

二、病因及发病机制

（一）病因

痢疾杆菌感染是引起细菌性痢疾的主要原因。本病主要经粪-口途径传播。病原菌随菌痢患者及带菌者粪便排出，通过手、污染的食物或水源、生活接触或借苍蝇等方式经口感染。医疗条件差且水源不安全的地区、夏秋季降雨量多或苍蝇高密度地区易发；进食生冷食物或污染的食物易感染；免疫力低下者易感染，且容易反复发作。

（二）发病机制

痢疾杆菌耐酸能力强，经口进入胃，再侵入肠道，在碱性肠液环境中快速繁殖。当机体抵抗力低下、痢疾杆菌繁殖达到一定数量时，借助其菌毛的吸附作用，吸附在结肠黏膜上皮细胞表面，快速繁殖，随之进入细胞固有层大量繁殖，释放内毒素、神经毒素、细胞毒素和肠毒素等，引起肠黏膜炎症反应和毛细血管及小静脉痉挛，甚至导致循环衰竭，还可引起局部黏膜细胞缺血、缺氧、变性及坏死，导致肠黏膜坏死及溃疡，引起腹痛、腹泻、里急后重及黏液脓血便等症状。痢疾杆菌菌体在体内裂解后可释放内毒素，引起发热，严重时可引起全身中毒反应，甚至休克。

三、临床表现

急性细菌性痢疾起病急，轻型主要表现为腹痛、腹泻、恶心、呕吐、里急后重、发热、粪便呈水样或稀糊状。典型细菌性痢疾患者每天腹泻可达数十次，稀水便转黏液脓血便，常伴左下腹压痛、肠鸣音亢进，并伴随中度全身性中毒症状。休克型中毒性细菌性痢疾表现为感染性休克，精神萎靡、面色苍白、四肢厥冷、呼吸急促、血压下降、意识障碍等；脑型中毒性细菌性痢疾表现为脑缺血、脑水肿、剧烈头痛、反复呕吐、瞳孔大小不一、对光反应迟钝或无、呼吸节律不齐，严重时呼吸衰竭。急性细菌性痢疾迁延未愈导致慢性细菌性痢疾，常反复发作。慢性迁延型细菌性痢疾表现为长期反复腹痛、腹泻与便秘交替出现、无力、粪便含黏液且有脓血，伴有消瘦及贫血等；慢性隐匿型细菌性痢疾无明显症状，但是大便细菌培养持续呈阳性，乙状结肠镜检查肠黏膜有病变。

四、诊　断

本病需根据流行病学史、临床症状及实验室检查综合诊断。夏秋季节参考当地本病的流行情况，不洁食物史或与细菌性痢疾患者有过密切接触史。急性期白细胞和中性粒细胞增多，慢性期贫血；粪便镜检有大量白细胞、红细胞。粪便或溃疡处渗出物细菌培养志贺菌阳性是实验室的诊断依据。另外，乙状结肠镜检见结肠黏膜轻度充血、水肿、粗糙呈颗粒状，有浅表的溃疡及息肉等病理变化，可作为细菌性痢疾辅助诊断依据。钡剂灌肠 X 线检查、纤维结肠镜检查、免疫学检测或特异性核酸检测等可辅助病因诊断。

五、治　疗

（一）常用化学药物及现代技术

抗菌药物：氟喹诺酮类，如诺氟沙星、氧氟沙星、环丙沙星等，抑制细菌的 DNA 合成而杀灭细菌；磺胺类，如复方磺胺甲噁唑，或是磺胺药与甲氧苄啶合用，影响细菌叶酸代谢，可抑制核酸合成，进而抑制细菌生长繁殖；其他类，阿奇霉素、庆大霉素、三代头孢菌素等，可抑制或杀灭痢疾杆菌。水和电解质，如口服补盐液或低分子右旋糖酐、羟乙基淀粉、葡萄糖、生理盐水及 5%碳酸氢钠等液体，可补液、纠正酸中毒。血管活性药物，如阿托品、多巴胺、异丙肾上腺素、山莨菪碱等，可解除微血管痉挛，抗休克。解热药，如地塞米松、阿司匹林，可降低体温。强心剂，如毛花苷 C 或毒毛花苷 K，治疗休克型和脑型中毒性细菌性痢疾患者出现的心功能不全。其他，如呼吸兴奋剂洛贝林，可改善患者早期呼吸功能障碍。对于出现惊厥的中毒性细菌性痢疾患者可采用人工冬眠疗法，即肌内注射氯丙嗪或异丙嗪。

（二）中成药名方治疗

中医药在治疗细菌性痢疾时，是多途径综合治疗。一方面中成药某些组分有一定的杀菌、抑菌作用，起对因治疗作用；另一方面中成药在调理脏腑功能、减少并发症等方面具有较大优势。因此，中成药治疗细菌性痢疾可发挥多靶点、多层次、多环节的标本兼治的作用。但治疗中毒性细菌性痢疾，应以西药为先，中药在后，为"急则治其标"。

细菌性痢疾为肠道传染性疾病，在治疗过程中，控制传染源、切断传播途径、保护易感人群也是治疗的主要措施。

第二节 中成药名方的辨证分类与药效[3-5]

一、清热燥湿导滞类

细菌性痢疾湿热蕴结者典型症状一般为腹部疼痛、里急后重、痢下赤白有脓血、黏稠如胶冻、肛门灼热、小便短赤、舌苔黄腻、脉滑数。

细菌性痢疾湿热蕴结者的病理变化主要为肠黏膜炎症浸润、渗出及假膜形成，炎症反应导致黏膜上皮细胞坏死及溃疡形成。

清热燥湿导滞类药物有抗菌、抗炎、解热、镇痛等作用，可改善肠黏膜炎症反应，减少溃疡的发生。

常用中成药：黄连胶囊、三黄片、葛根芩连汤（丸、片）、香连片（丸、浓缩丸、软胶囊）、芩连片、炎可宁片（胶囊）、复方黄连素片（散）等。

二、清热解毒凉血类

细菌性痢疾疫毒者起病急骤、壮热口渴、头痛烦躁、恶心呕吐、腹痛剧烈、大便频频、痢下鲜紫脓血、里急后重感强烈，甚至抽搐、惊厥、神昏或四肢厥冷等，舌质红绛、舌苔黄燥。

细菌性痢疾疫毒者的病理变化主要是以细菌毒素引起的全身微血管痉挛为主的全身中毒性反应，可引起脑组织及其他脏器的弥漫性充血水肿，甚至出现抽搐、惊厥、昏迷及呼吸衰竭。

清热解毒凉血类药具有抗菌、抗炎、解热、抗惊厥和保护脑损伤等作用，能降低全身炎症反应，减轻脑损伤，缓解惊厥、休克等症状。

常用中成药：穿心莲片（胶囊）、紫金锭（散）、安宫牛黄丸等。

三、温中散寒化湿止痢类

细菌性痢疾寒湿者表现为腹痛拘急，痢下赤白黏冻或为纯白冻、里急后重、脘胀腹满、舌淡苔白腻、口淡乏味、头身困重。

细菌性痢疾寒湿者的病理变化主要是炎症以纤维素样渗出为主，肠黏膜水肿增厚，形成大小不等、形状不一的溃疡，可致肠腔狭窄。

温中散寒化湿止痢类药可抗菌、抗炎、保护胃肠黏膜，调节胃肠动力，消除相关诸症。

常用中成药：藿香正气水（口服液、胶囊、丸、滴丸）等。

参 考 文 献

[1] 李兰娟, 任红. 传染病学[M]. 北京：人民卫生出版社，2018：182-186.
[2] 王宇明, 李梦东. 实用传染病学[M]. 北京：人民卫生出版社，2017：904-1912.
[3] 王永炎, 晁恩祥, 王贵强. 中成药临床应用指南——感染性疾病分册[M]. 北京：中国中医药出版社，2015.
[4] 张国欣. 细菌性痢疾的中医辨治[J]. 中国医药导报，2008，5（27）：67-68.
[5] 高春芳, 王仰坤. 消化系统疾病诊疗学[M]. 北京：人民军医出版社，2016：1550-1552.

（贵州中医药大学　钱海兵，袁青青；西安交通大学　米燕妮）

第三节　中成药名方

一、清热燥湿导滞类

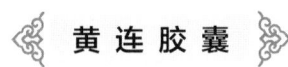
黄 连 胶 囊

【药物组成】　黄连。

【处方来源】　研制方。《中国药典》（2020年版）。

【功能与主治】　清热燥湿，泻火解毒。用于湿热蕴毒所致的痢疾、黄疸，症见发热、黄疸、吐泻、纳呆、尿黄如茶、目赤吞酸、牙龈肿痛或大便脓血。

【药效】　主要药效如下。

1. 抗菌　细菌性痢疾主要是痢疾杆菌侵入机体而致病。黄连及其主要成分小檗碱（黄连素）有很强的抗菌作用，能够抑制和杀灭痢疾杆菌[1-3]。黄连的抗菌谱广，对革兰阳性和阴性细菌及流感病毒、真菌均有抑制作用，尤其是对胃肠道致病菌包括霍乱弧菌、大肠杆菌、金黄色葡萄球菌、痢疾杆菌、幽门螺杆菌等抑制作用强[1-3]。黄连可能通过多靶点作用发挥抗菌活性。小檗碱能抑制DNA拓扑异构酶、革兰阳性菌的stortase酶、大肠杆菌的FtsZ蛋白等多种酶（蛋白）活性，产生抗菌作用[4-6]。小檗碱与细胞膜蛋白结合，破坏细菌细胞膜结构，抑制蛋白质和DNA的合成，抑制细菌活性[7-8]。小檗碱通过干扰糖类代谢，产生抗菌作用[9]。小檗碱还有拮抗细菌肠毒素、抑制细菌黏附的作用，可降低病原体感染力[10-11]。

2. 抗炎　肠黏膜的炎症反应是细菌性痢疾的主要病理变化之一。黄连具有较强的抗炎作用，能抑制二甲苯诱导的小鼠耳廓肿胀，降低乙酸导致的小鼠腹腔毛细血管通透性增强，抑制角叉菜胶诱导的小鼠足肿胀，减少组织炎症细胞浸润。其机制与抑制丝裂原活化蛋白激酶、信号转导与转录激活因子及核因子-κB等信号通路，降低炎症细胞因子肿瘤坏死因子α和白介素-1β、白介素-6、白介素-17 和干扰素 γ 水平,增加抗炎细胞因子白介素-10 的分泌,下调环氧化酶-2 和诱导型一氧化氮合酶的表达,进而减少前列腺素 E_2 和一氧化氮的含量等有关[12-14]。

3. 抗溃疡　溃疡形成也是细菌性痢疾病变进展的主要病理变化之一。小檗碱及其肠道代谢产物氧化小檗碱均具有抗溃疡作用,能改善葡聚糖硫酸钠所致的溃疡性结肠炎模型小鼠体重减轻、稀便、血便、结肠缩短及结肠组织上皮屏障破坏和炎性浸润等情况,同时降低疾病活动评分。其机制与增加黏蛋白 mucin-1 和 mucin-2 表达、增加紧密连接蛋白表达、保护肠黏膜屏障功能、减轻葡聚糖硫酸钠诱导的结肠组织上皮屏障破坏有关[12]。另外,黄连可通过对抗肠道炎症反应减少溃疡的发生。

4. 解热　痢疾杆菌释放的内毒素可引起机体发热。小檗碱可降低脂多糖诱导的发热模型大鼠的肛温,有解热作用[15]。

5. 免疫调节　小檗碱可增加树突细胞内白介素-12 和肿瘤坏死因子 α 的水平,提高 CD54、CD80、CD86 的表达,促进细胞成熟,增强树突细胞的抗原提升能力,促进免疫激活功能的发挥,调节免疫[16]。

黄连胶囊治疗痢疾的机制见图 13-1。

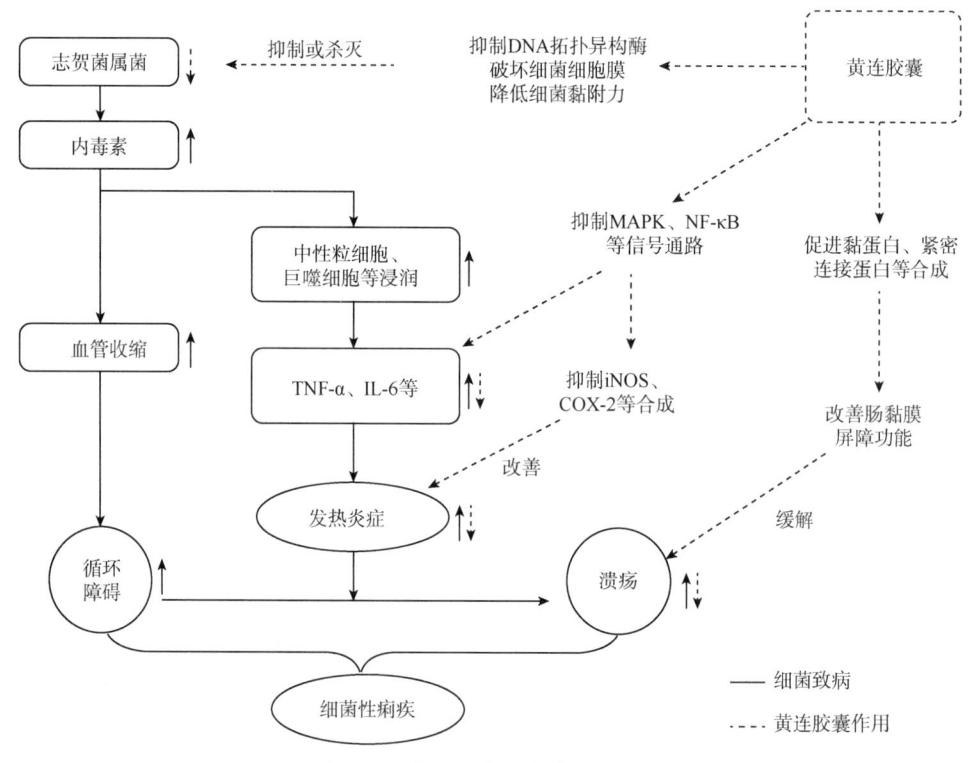

图 13-1　黄连胶囊治疗痢疾的机制

TNF-α:肿瘤坏死因子 α;IL-6:白介素-6;MAPK:丝裂原活化蛋白激酶;COX-2:环氧化酶-2;iNOS:诱导型一氧化氮合酶;NF-κB:核因子-κB

【临床应用】　主要临床应用如下。

1. 细菌性痢疾　黄连胶囊常用于治疗小儿急性细菌性痢疾,能抑制痢疾杆菌,使大便细菌培养痢疾杆菌转阴,有抗炎、抗溃疡及解热作用,能够消除细菌性痢疾患者的腹泻、排脓血便、腹痛、发热等症状,效果良好[17,18]。

2. 溃疡性结肠炎　黄连能够缓解溃疡性结肠炎患者的脓血便和里急后重等症状,降低粪便中肠道炎性标志物钙卫蛋白和乳铁蛋白水平,治疗溃疡性结肠炎效果良好[19]。

【不良反应】　尚未见报道。

【使用注意】　①脾胃虚寒者慎用。②忌辛辣、油腻、黏滑及不易消化食物。

【用法与用量】　口服,一次2~6粒,一日3次。

参 考 文 献

[1] 杨勇,雷志英,吴方评. 小檗碱的抗菌作用研究进展[J]. 现代生物医学进展,2012,40(6):1783-1785.
[2] 周小楠,董群. 金银花等6种中草药对痢疾杆菌体外抑菌效果研究[J]. 安徽农业科学,2010,10(9):3278-3279.
[3] 王荣. 不同炮制方法对黄连主成分含量及抗菌活性的影响[J]. 中国医药导报,2012,9(1):59-60.
[4] Krishnan P, Bastow K F. The 9-position in berberine analogs is an important determinant of DNA topoisomerase Ⅱ inhibition[J]. Anti-Cancer Drug Design,2000,15(4):255-264.
[5] Paterson G K, Mitchell T J. The biology of Gram-positive sortase enzymes[J]. Trends in Microbiology,2004,12(2):89-95.
[6] Domadia P N, Bhunia A, Sivaraman J, et al. Berberine targets assembly of Escherichia coli cell division protein FtsZ[J]. Biochem,2008,47(10):3225-3234.
[7] 杨勇,张保顺,叶小利,等.8-烷基小檗碱同系物对蛋白荧光的淬灭作用与其抗菌作用的关系[J]. 第四军医大学学报,2009,30(2):2363-2365.
[8] Peng L C, Kang S, Yin Z Q, et al. Antibacterial activity and mechanism of berberine against Streptococcus agalactiae[J]. International Journal of Clinical and Experimental Pathology,2015,8(5):5217-5223.
[9] Du G F, Le Y J, Sun X S, et al. Proteomic investigation into the action mechanism of berberine against Streptococcus pyogenes[J]. Journal of Proteomics,2020,215:103666.
[10] Sun D, Courtney H S, Beachey E H. Berberine sulfate blocks adherence of Streptococcus pyogenes to epithelial cells, fibronectin, and hexadecane[J]. Antimicrobial Agents and Chemotherapy,1988,32(9):1370-1374.
[11] Sack R B, Froehlich J L. Berberine inhibits intestinal secretory response of Vibrio cholerae and Escherichia coli enterotoxins[J]. Infection and Immunity,1982,35(2):471-475.
[12] 李彩兰. 小檗碱肠道氧化代谢物抗炎及抗溃疡性结肠炎的机制研究[D]. 广州:广州中医药大学,2019.
[13] 李红枚,党万太,杨小红. 小檗碱抗炎机制的研究进展[J]. 中国医药导报,2017,14(33):31-34.
[14] 陈宇. 黄连抗炎作用机理及其与黄柏、附子、干姜的比较研究[D]. 杭州:浙江中医药大学,2018.
[15] 王丽. 黄连碱对内毒素发热大鼠解热、抗炎作用的PK-PD模型研究[D]. 成都:成都中医药大学,2018.
[16] 陈稚,王东明,叶晓梅. 黄连素调节树突状细胞的表型和吞噬功能研究[J]. 新中医,2020,52(16):1-3.
[17] 陈秀荣,石新涛. 黄连煎剂灌肠辅助治疗小儿急性细菌性痢疾[J]. 现代中西医结合杂志,2010,19(8):950-951.
[18] 金содн文,陈世鄂,查人俊. 160例细菌性痢疾黄连试验治疗分析[J]. 人民军医,1956,(9):41-45.
[19] 张春阳. 黄连煎剂对溃疡性结肠炎患者粪中性粒细胞衍生蛋白影响[J]. 辽宁中医药大学学报,2017,19(3):184-186.

(西安交通大学　米燕妮;贵州中医药大学　钱海兵,李　媛)

三 黄 片

【药物组成】　大黄、盐酸小檗碱、黄芩浸膏。

【处方来源】　东汉·张仲景《金匮要略》。《中国药典》(2020年版)。

【功能与主治】　清热解毒,泻火通便。用于三焦热盛所致的目赤肿痛、口鼻生疮、咽喉肿痛、牙龈肿痛、心烦口渴、尿黄、便秘,亦用于急性肠胃炎、痢疾。

【药效】　主要药效如下。

1. 抗菌　三黄片能抑制痢疾杆菌,对金黄色葡萄球菌、大肠杆菌、白喉杆菌、铜绿假单胞菌、枯草杆菌、伤寒杆菌、乙型链球菌、甲型链球菌和幽门螺杆菌等也有抑制作用[1,2]。三黄片中所含药物成分大黄素、大黄酸和小檗碱均具有抗菌作用[3]。

2. 抗炎 三黄片具有显著的抗炎作用，能抑制二甲苯诱发的小鼠耳肿胀、乙酸所致的小鼠腹腔毛细血管通透性增加、角叉莱胶诱发的大鼠后足跖肿胀和皮内色素渗出，以及大鼠棉球肉芽肿所引起的炎症[3,4]。三黄片所含药物成分大黄酸、大黄素、黄芩苷及盐酸小檗碱均具有抗炎作用[5]。

3. 解热 三黄片能够显著降低酵母混悬液皮下注射所致的发热模型大鼠的体温，具有良好的解热作用[1]。

4. 镇痛 痢疾杆菌释放的内毒素可引起肠黏膜血管收缩、缺血、坏死与溃疡等，引起腹痛。三黄片能够抑制冰乙酸所致的小鼠扭体反应，具有镇痛作用[6]。

【临床应用】 主要用于细菌性痢疾、胃肠炎。

1. 细菌性痢疾 三黄片治疗细菌性痢疾，可抑制痢疾杆菌的活性，使粪便细菌培养由阳性转阴，减轻肠黏膜的炎症反应，改善痢疾患者的发热和腹痛等症状，效果良好。三黄片合用穿心莲内酯治疗细菌性痢疾，可减少患者大便次数，使大便细菌培养转阴，消除脓血便、腹胀和里急后重感等症状，效果显著[7]。

2. 胃肠炎 三黄片抗菌谱广，对幽门螺杆菌和大肠杆菌等均有抗菌作用，并且能够促进胃肠运动、降低毛细血管通透性、对抗炎症反应，可用于胃肠炎的治疗。三黄片和奥美拉唑用于治疗幽门螺杆菌感染相关性慢性胃炎，可改善患者胃脘痛、反酸、饱胀等症状，使幽门螺杆菌检测由阳性转为阴性，效果良好[8]。

【不良反应】 ①有报道称服用本品可导致血尿，停药后逐渐消失[9]。②长期服用会引起肠易激综合征[10]。

【使用注意】 妊娠期妇女慎服。

【用法与用量】 口服，小片一次4片，大片一次2片，一日2次；小儿酌减。

参 考 文 献

[1] 王秀，王永利. 三黄胶囊与片剂的药理作用比较[J]. 河北中医，1993，15（6）：37.
[2] 王林，郭胜典，李迎春，等. 三黄片对胃肠运动、抗炎抑菌作用的研究[J]. 中成药，1992，14（6）：31.
[3] 杨勇，雷志英，吴方评. 小檗碱的抗菌作用研究进展[J]. 现代生物医学进展，2012，40（6）：1783-1785.
[4] 佟继铭，刘玉玲，陈光辉. 三黄片抗炎药理作用实验研究[J]. 中国药物评价，2012，29（1）：18-20，24.
[5] 王芳玲，田凤胜. 三黄片及其组分"抗炎"作用研究进展[J]. 辽宁中医药大学学报，2011，13（9）：214-216.
[6] 潘海邦，易华，吴国泰，等. 三黄片不同调和物外抗炎、镇痛作用的实验研究[J]. 中国中医药科技，2015，22（5）：502-503.
[7] 袁立根，廖国生. 中药三黄片并穿心莲内酯治疗细菌性痢疾疗效分析[J]. 宜春医专学报，2001，13（2）：201.
[8] 施光亚，林瑜，陈朝元. 三黄片和奥美拉唑治疗幽门螺杆菌感染相关性慢性胃炎33例[C]. 第九届国际治疗内镜和消化疾病学术会议论文汇编，2008：1.
[9] 崔文刚. 服三黄片致血尿一例[J]. 中国中药杂志，1990，15（2）：54.
[10] 郭龙. 长期服用三黄片引起肠易激综合征2例[J]. 中国中西医结合脾胃杂志，1997，5（1）：13.

（贵州中医药大学 钱海兵，袁青青；西安交通大学 米燕妮）

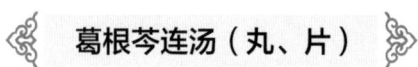

葛根芩连汤（丸、片）

【药物组成】 葛根、黄芩、黄连、炙甘草。

【处方来源】　东汉·张仲景《伤寒论》。《中国药典》（2020年版）。

【功能与主治】　解肌清热，止泻止痢。用于湿热蕴结所致的泄泻、痢疾，症见身热烦渴、下痢臭秽、腹痛不适。

【药效】　主要药效作用如下。

1. 抗菌[1-3]　葛根芩连片对志贺痢疾杆菌、福氏痢疾杆菌、伤寒杆菌、副伤寒杆菌（甲型）、大肠杆菌、溶血性链球菌及金黄色葡萄球菌等均有抑制作用。葛根芩连汤对痢疾杆菌感染的小鼠、家兔，实验性细菌性痢疾及大肠杆菌感染的大肠湿热证模型大鼠均有保护作用，可抑制后者血清中白介素-1、白介素-2和白介素-6的升高。

2. 止泻[4]　葛根芩连汤能够抑制小鼠小肠的推进作用，减轻乳糖和番泻叶所致小鼠腹泻的严重程度，具有止泻作用。

3. 抗溃疡[5-7]　葛根芩连汤能够改善2，4，6-三硝基苯磺酸联合乙醇诱导的溃疡性结肠炎模型大鼠结肠组织的损伤指数，减轻充血和中性粒细胞浸润，降低疾病活动评分。其抗溃疡作用与其能够降低血浆中促炎因子过氧化物酶、过氧化氢、一氧化氮、丙二醛、P-选择素、白介素-18的表达，以及提高血浆超氧化物歧化酶、白介素-4的表达，增强机体抗氧化作用有关。另外，在硫酸葡聚糖钠诱导的急慢性溃疡性结肠炎模型中，葛根芩连汤可通过双向调节Notch信号通路，维持黏膜稳态，从而恢复结肠上皮。

4. 抗炎[7-9]　葛根芩连汤能够抑制角叉菜胶诱导的大鼠足跖肿胀，减少组织炎症细胞浸润，具有抗炎作用。葛根芩连汤能降低溃疡性结肠炎模型小鼠血清炎症因子干扰素γ和肿瘤坏死因子α的水平。葛根芩连汤还能降低非酒精性脂肪性肝炎模型大鼠的肿瘤坏死因子α和白介素-6的表达，起到抗炎作用。

5. 解热[8,10]　葛根芩连汤能够降低角叉菜胶诱导的发热模型大鼠的肛温，也能降低灭活细菌悬液所致发热大鼠的体温，具有解热作用。

【临床应用】　主要临床应用如下。

1. 细菌性痢疾　葛根芩连片及其口服液治疗细菌性痢疾，对痢疾杆菌具有抑制作用，能够使患者大便培养痢疾杆菌转阴，改善患者腹泻、腹痛、发热等症状[11]。

2. 溃疡性结肠炎　葛根芩连汤联合美沙拉嗪用于溃疡性结肠炎，能够降低血浆炎症因子白介素-8、白介素-6和肿瘤坏死因子α水平，改善肠道充血情况，使溃疡修复，缓解便血、腹痛、腹泻等症状[12]。葛根芩连汤联合柳氮磺胺吡啶能够有效改善患者的炎症反应，治疗溃疡性结肠炎有效[13]。葛根芩连汤联合益生菌治疗溃疡性结肠炎有效[14]。

3. 小儿轮状病毒肠炎　葛根芩连汤用于治疗小儿轮状病毒肠炎，能够有效改善患者呕吐、发热、腹泻等临床症状，缩短治疗周期[15]。

4. 放射性肠炎　放射性肠炎继发于恶性肿瘤放疗后，主要表现为腹痛、腹泻、便血。葛根芩连汤治疗肠道湿热型放射性肠炎有效[16]。

【不良反应】　尚未见报道。

【使用注意】　①泄泻腹部凉痛者忌服。②高血压、心脏病、肾病、浮肿的患者，妊娠期、哺乳期妇女或正在接受其他治疗的患者，应在医师指导下服用。

【用法与用量】　丸剂：口服，一次3袋，小儿一次1袋，一日3次。片剂：口服，一次3～4片，一日3次。

参 考 文 献

[1] 谭毓治，胡因铭，赵诗云，等. 葛根芩连灌肠液药理作用研究[J]. 江西中医学院学报，1991，3（2）：39-41.
[2] 余林中，伍杰勇，罗佳波，等. 葛根芩连汤配伍对实验性菌痢药效比较研究[J]. 第一军医大学学报，2005，25（9）：1132-1134.
[3] 李学，魏连波，罗炳德，等. 葛根芩连汤对中医大肠湿热证模型大鼠血清 IL-1、IL-2 和 IL-6 的影响[J]. 武警医学，2004，15（8）：586-588.
[4] 余林中，伍杰勇，罗佳波，等. 葛根芩连汤配伍抗腹泻药效实验研究[J]. 中成药，2005，27（3）：56-60.
[5] 赵益，赖小东，叶争荣，等. 葛根芩连汤对溃疡性结肠炎模型大鼠抗氧化及抗炎的作用机制[J]. 中华中医药杂志，2016，31（5）：1741-1745.
[6] Zhao Y X, Luan H F, Gao H, et al. Gegen Qinlian decoction maintains colonic mucosal homeostasis in acute/chronic ulcerative colitis via bidirectionally modulating dysregulated Notch signaling[J]. Phytomedicine, 2020, 68：153182.
[7] Zhang C H, Xiao Q, Sheng J Q, et al. Gegen Qinlian Decoction abates nonalcoholic steatohepatitis associated liver injuries via anti-oxidative stress and anti-inflammatory response involved inhibition of toll-like receptor 4 signaling pathways[J]. Biomedicine & Pharmacotherapy, 2020, 126：110076.
[8] 毛莹，张贵君，彭慧，等. 葛根芩连汤药效组分解热抗炎药效学研究[J]. 辽宁中医药大学学报，2014，16（1）：30-32.
[9] 高威，李杰，任延明，等. 葛根芩连汤干预 DSS 模型小鼠血清炎症因子的实验研究[J]. 中国高原医学与生物学杂志，2018，39（4）：263-266.
[10] 余林中，伍杰勇，罗佳波，等. 葛根芩连汤配伍与解热药效关系研究[J]. 中国中药杂志，2004，29（7）：57-60.
[11] 王成华，李旭. 葛根芩连方治疗细菌性痢疾临床观察[J]. 中国中西医结合脾胃杂志，1996，4（3）：181-182.
[12] 高东，邵喜风. 葛根芩连汤治疗溃疡性结肠炎的疗效及对患者炎性反应和免疫功能的影响[J]. 解放军医药杂志，2018，30（10）：89-92.
[13] 王传颂. 葛根芩连汤联合柳氮磺胺吡啶对溃疡性结肠炎患者炎症反应的影响[J]. 光明中医，2018，33（10）：1465-1467.
[14] 龚文亮. 葛根芩连汤联合益生菌治疗溃疡性结肠炎的疗效及睡眠状态的影响[J]. 世界睡眠医学杂志，2019，6（7）：906-907.
[15] 黄玉克. 葛根芩连汤治疗小儿轮状病毒肠炎的临床疗效分析[J]. 首都食品与医药，2019，26（14）：197.
[16] 王栾秋，程晓磊，李新，等. 葛根芩连汤治疗肠道湿热型急性放射性直肠炎的临床研究[J]. 辽宁中医杂志，2014，41（2）：267-268.

（西安交通大学　米燕妮；贵州中医药大学　钱海兵，袁青青）

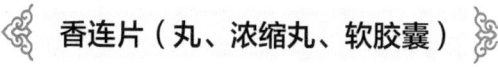

香连片（丸、浓缩丸、软胶囊）

【药物组成】　萸黄连、木香。

【处方来源】　宋·太平惠民和剂局《太平惠民和剂局方》。《中国药典》（2020 年版）。

【功能与主治】　清热化湿，行气止痛。用于大肠湿热所致的痢疾，症见大便脓血、里急后重、发热腹痛；肠炎、细菌性痢疾见上述证候者。

【药效】　主要药效如下。

1. 抗菌　香连丸对志贺痢疾杆菌和福氏痢疾杆菌具有较强的抗菌作用[1,2]。香连软胶囊具有体内抗菌作用，可以降低痢疾杆菌感染小鼠的死亡率[2]。香连丸对金黄色葡萄球菌、表皮葡萄球菌、大肠杆菌、伤寒杆菌、乙型溶血性链球菌、丙型链球菌、伤寒杆菌、肠炎杆菌、变形杆菌、铜绿假单胞菌、肺炎克雷伯菌、白色链球菌等亦有抑制作用，抗菌谱广，抗菌作用强[1-3]。香连丸中萸黄连与木香的定量交互作用对痢疾杆菌呈现协同或相加作用，其抗菌作用是治疗感染性腹泻的重要机制之一。

2. 抗溃疡　香连丸能够消除葡聚糖硫酸钠和 2，4，6-三硝基苯磺酸所致的溃疡性结肠炎模型动物肠黏膜溃疡及小脓肿、慢性炎症细胞浸润、腺体增生和杯状细胞减少等病理表现，具有抗溃疡作用[4]。香连丸能显著下调结肠组织丙二醛和自噬相关蛋白 LC3 的表达，增加活性氧和谷胱甘肽超氧化物酶的活性及自噬相关蛋白 Beclin-1、LC3l、p62 的表达，明显降低氧化应激反应，促进细胞自噬，减轻肠道炎性损伤，促进组织修复[5]。香连丸对机械性因素所致的溃疡、应激性溃疡和损伤性溃疡也具有显著的治疗和预防作用。其能够缩小幽门结扎型、乙酸涂抹型和应激性溃疡模型大鼠的溃疡面积、降低溃疡程度、减小溃疡指数、减少胃液量、降低胃液酸度、调整胃蛋白酶活性、抑制促胃液素分泌。作用机制与抑制 H^+-K^+-ATP 酶活性、增加一氧化氮含量、减少促胃液素和胃酸的产生、促进前列腺素 E_2 的产生和释放、增加胃黏膜血流量、保护胃黏膜有关[6]。

3. 抗炎　香连丸和香连片能抑制二甲苯引起的小鼠耳廓肿胀、抑制乙酸所致的小鼠毛细血管通透性增高，还能减轻大鼠蛋清性足肿胀、抑制白细胞游走，具有抗炎作用[2,4,7]。其机制可能与降低血清或组织白介素-6 的水平、抑制下游信号传导蛋白和转录激活物 3 信号通路、促进炎症细胞凋亡、抑制炎症反应有关[8]。

4. 止泻　香连丸能减少蓖麻油或番泻叶所致的小鼠腹泻次数，抑制正常小鼠的小肠推进作用，具有止泻作用[3,7,9]。

5. 镇痛　香连丸能减少乙酸所致的小鼠扭体反应次数，提高热板法小鼠的痛阈，具有镇痛作用[7]。

【临床应用】　主要临床应用如下。

1. 急性细菌性痢疾　香连片能使志贺菌属感染引起的发热患者体温恢复正常，腹痛、里急后重等症状消失，大便次数和大便恢复正常，使粪便镜检正常，志贺菌细菌培养转为阴性，治疗急性细菌性痢疾效果良好[10-12]。

2. 急性肠炎　香连片对于粪便细菌培养阴性的急性肠炎患者也具有治疗作用，能改善患者腹痛、腹泻等临床症状，效果良好[12]。

3. 溃疡性结肠炎　香连丸联合美沙拉嗪用于溃疡性结肠炎，能降低患者炎症相关指标红细胞沉降率、C 反应蛋白及血浆肿瘤坏死因子 α 水平，升高白介素-2、白介素-4 及白介素-10 水平，减轻溃疡性结肠炎患者的炎症反应，使患者腹泻、腹痛、黏液血便等症状消失，效果良好[13-14]。

4. 消化性溃疡　香连丸联合三联方案能更有效地改善患者的上腹痛、反酸、上腹烧灼感等症状，提高幽门螺杆菌的根除率，治疗消化性溃疡有效[15-16]。

5. 慢性非萎缩性胃炎　香连片或丸可较好地缓解脾胃湿热型非萎缩性胃炎患者上腹胀满、胃脘痛、反酸、口苦、恶心呕吐等症状，效果良好。可能通过抑制促炎因子肿瘤坏死因子 α、白介素-1 的产生，促进抑炎因子白介素-2 的分泌，提高机体的抗炎能力，从而起到治疗作用[17]。

6. 肠易激综合征[18-20]　香连片能改善腹泻型肠易激综合征患者的腹痛、腹泻症状，效果显著。香连片与西药马来酸曲美布汀合用能有效改善患者的腹痛及排便异常等临床症状。

【不良反应】　服药期间可出现恶心、胃部嘈杂，或上腹部不适表现。

【使用注意】　①妊娠期妇女慎用。②小儿、哺乳期妇女及年老体虚者应在医师指导下服用。

【用法与用量】　片剂：口服，一次 5 片（大片），一日 3 次；小儿一次 2～3 片（小片），一日 3 次。丸剂：口服，一次 3～6g，一日 2～3 次；小儿酌减。浓缩丸：口服，一次 6～12 丸，一日 2～3 次；小儿酌减。胶囊剂：一次 2～3 次，一日 2 次。

参 考 文 献

[1] 常明向，严劲松，刘小平，等. 香连丸组方抗菌作用研究[J]. 时珍国医国药，1999，10（1）：12-13.
[2] 林蕊，吴清和，梁若，等. 香连软胶囊抗感染作用的研究[J]. 中药药理与临床，2001，17（3）：3.
[3] 邱赛红，黄雪梅，吴红绢，等. 香连丸与肠康片止泻、抑菌作用的比较研究[J]. 中成药，2002，24（12）：80-81.
[4] 张雪燕. 香连丸治疗溃疡性结肠炎的实验研究及其组方配伍探讨[D]. 济南：山东中医药大学，2001.
[5] 韩莹，蔡庆宇，张岩，等. 香连丸对急性溃疡性结肠炎小鼠氧化应激介导的细胞自噬的影响研究[J]. 中国中医急症，2019，28（5）：851-853.
[6] 刘环清. 香连丸抗消化性溃疡（胃脘痛）及其作用机理的实验研究[D]. 哈尔滨：黑龙江中医药大学，2008.
[7] 谭晓梅，龙群. 香连丸有效部位镇痛、止泻、抗炎及小肠推进的药效学研究[J]. 南方医科大学学报，2008，28（3）：499-500.
[8] 董艳，曹永清，陆金根. IL-6/STAT3 信号通路在溃疡性结肠炎发病中的机制及香连丸对其的干预作用[J]. 上海中医药杂志，2016，27（6）：75-79.
[9] 陈宝忠，许峰，肖洪彬. 香连丸抗小鼠腹泻作用的实验研究[J]. 中医药信息，2010，27（4）：43-44.
[10] 严纯，向远彩. 香连片治疗急性细菌性痢疾 53 例[J]. 中国中医急症，2005，14（6）：9.
[11] 朱起贵. 香连片（浓缩）治疗急性菌痢急性肠炎临床观察[J]. 湖北中医杂志，1990，（2）：9-11.
[12] 张家兴. 香连丸治疗 38 例杆菌性痢疾[J]. 中医杂志，1955，（8）：20-21.
[13] 朱怀平，谢彬. 联用美沙拉嗪与香连丸治疗溃疡性结肠炎的效果研讨[J]. 当代医药论丛，2017，15（23）：127-128.
[14] 郑强. 美沙拉嗪联合香连丸对溃疡性结肠炎患者细胞因子及免疫细胞的影响[J]. 中国生化药物杂志，2016,36（6）：148-150.
[15] 郭传勇，伍建业，刘珺，等. 香连片联合三联疗法根除十二指肠溃疡患者幽门螺杆菌感染的临床比较研究[J]. 现代生物医学进展，2009，9（3）：505-507.
[16] 张霖. 香连丸联合三联方案治疗幽门螺杆菌相关消化性溃疡的临床研究[J]. 陕西中医，2015，36（3）：296-297.
[17] 黄林，杨洪伟，邓树忠，等. 香连片治疗脾胃湿热型慢性非萎缩性胃炎的临床疗效及作用机制研究[J]. 现代生物医学进展，2020，20（5）：988-991.
[18] 关丽愉，胡华华. 香连片治疗腹泻型肠易激综合征的随机、双盲、安慰剂对照临床研究[J]. 健康之路，2017，16（1）：213-214.
[19] 吴松华，刘荣辉. 马来酸曲美布汀联合香连片治疗腹泻型肠易激综合征临床疗效观察[J]. 中国社区医师，2018，34（16）：97-99.
[20] 罗莹. 痛泻要方合香连丸治疗腹泻型肠易激综合征的临床研究[D]. 武汉：湖北中医药大学，2015.

（西安交通大学　米燕妮；贵州中医药大学　钱海兵，袁青青）

芩 连 片

【药物组成】　黄连、黄芩、黄柏、连翘、赤芍、甘草。

【处方来源】　东汉·张仲景《金匮要略》三黄泻心汤之化裁方。《中国药典》（2020年版）。

【功能与主治】　清热解毒，消肿止痛。用于脏腑蕴热，头痛目赤，口鼻生疮，热痢腹痛，湿热带下，疮疖肿痛。

【药效】　主要药效如下[1-2]。

1. 抗菌　芩连片对不同抗原分型的志贺菌属均具有抗菌作用，包括福氏志贺菌Ⅱ型、痢疾志贺菌Ⅰ型、痢疾志贺菌Ⅱ型、鲍氏志贺菌Ⅰ型和宋氏志贺菌。另外，芩连片对金黄色葡萄球菌和铜绿假单胞菌等也有抗菌作用。

2. 镇痛　芩连片可以抑制冰乙酸腹腔注射所致的小鼠扭体反应、升高热板实验中小鼠痛阈，具有镇痛作用。

3. 解热　芩连片可降低由吸附性百日咳、白喉、破伤风类毒素混合剂所致的家兔体温升高和由 2,4-二硝基苯酚致大鼠体温升高,具有解热作用。

4. 抗炎　芩连片可以减轻二甲苯或复方巴豆油所致的小鼠耳肿胀、蛋清所致的大鼠足肿胀和大鼠棉球肉芽肿,具有抗炎作用。另外,芩连片能够抑制乙酸所致的小鼠腹腔毛细血管通透性增加,改善炎症。

【临床应用】　主要用于细菌性痢疾。

1. 细菌性痢疾　芩连片用于治疗细菌性痢疾,能够抑制痢疾杆菌的活性,减轻炎症反应,缓解患者腹痛和发热等症状。

2. 其他　芩连片可用于痤疮的治疗。痤疮是一种毛囊皮脂腺的慢性炎症性疾病。口服芩连片联合外用克痤隐酮凝胶对轻中度痤疮有良好的疗效[3]。

【不良反应】　尚未见报道。

【使用注意】　①不宜在服药期间同时服用滋补性中药。②有高血压、心脏病、肝病、糖尿病、肾病等慢性病严重者应在医师指导下服用。③服药后大便次数增多且不成形者,应酌情减量。

【用法与用量】　口服,一次 4 片,一日 2～3 次。

参 考 文 献

[1] 于立佐. 芩连片的体外抗菌活性试验[J]. 中国基层医药,2003,10（9）：80-81.
[2] 邵陆. 超微粉碎对芩连胶囊药效学的影响[J]. 中成药,2005,27（8）：976-978.
[3] 曾佳,王燕,吕锡旌,等. 克痤隐酮凝胶联合芩连片治疗轻中度痤 46 例疗效观察[J]. 中国皮肤性病学杂志,2014,28（12）：1307-1308.

（西安交通大学　米燕妮；贵州中医药大学　钱海兵,李　梦）

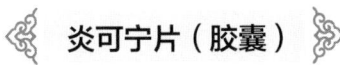 炎可宁片（胶囊）

【药物组成】　黄柏、大黄、黄芩、板蓝根、黄连。

【处方来源】　东汉·张仲景《金匮要略》三黄泻心汤之化裁方。国药准字 Z20044200。

【功能与主治】　清热泻火,消炎止痢。用于急性扁桃体炎、细菌性肺炎、急性结膜炎、中耳炎、疖痈瘰疬、急性乳腺炎、肠炎、细菌性痢疾及急性尿道感染。

【药效】　主要药效如下[1-4]。

1. 抗菌　炎可宁对志贺菌属等多种细菌具有抗菌作用。炎可宁可对抗福氏志贺菌的活性,对铜绿假单胞菌和金黄色葡萄球菌也具有抑制作用,对大肠杆菌的抑制作用次之,对肺炎链球菌也有一定的抑制作用。

2. 抗炎　炎可宁片能有效降低急性化脓性中耳炎患者炎症因子肿瘤坏死因子 α 和白介素-6 水平,有抗炎作用。

【临床应用】　主要临床应用如下。

1. 细菌性痢疾[2]　炎可宁片治疗细菌性痢疾,能够使细菌培养转阴,减少腹泻次数,使腹泻停止、大便正常,疗效良好。

2. 感染性腹泻[2]　是各种病原体包括细菌、病毒、寄生虫和真菌等感染而引起的腹泻。炎可宁对甲型链球菌、金黄色葡萄球菌、肺炎球菌、大肠杆菌、肠道轮状病毒等引起的急性感染性腹泻有效。

3. 其他[3-4]　炎可宁片联合氧氟沙星滴耳液能减少患者耳道内分泌物量，增加病原菌的清除率。

【不良反应】　尚不明确。

【使用注意】　妊娠期妇女禁服。

【用法与用量】　片剂：口服，一次 3～4 片，一日 3 次。胶囊剂：口服，一次 3～4 粒，一日 3 次。

参 考 文 献

[1] 管宁. 炎可宁胶囊体外抗菌活性研究[J]. 亚太传统医药, 2016, 12（3）: 26-27.
[2] 刘鹏飞. 炎可宁治疗急性感染性腹泻 200 例[J]. 湖南中医药导报, 2000, 6（5）: 30-31.
[3] 李朝阳. 氧氟沙星滴耳液联合炎可宁片治疗急性化脓性中耳炎疗效观察[J]. 药学研究, 2020, 33（4）: 566-568.
[4] 苏日格, 郑艳秋. 炎可宁片联合氧氟沙星滴耳液治疗急性化脓性中耳炎的临床研究[J]. 现代药物与临床, 2017, 32（3）: 468-471.

（西安交通大学　米燕妮；贵州中医药大学　钱海兵，李　梦）

复方黄连素片

【药物组成】　盐酸小檗碱、木香、吴茱萸、白芍。

【处方来源】　研制方。《中国药典》（2020 年版）。

【功能与主治】　清热燥湿，行气止痛，止痢止泻。用于大肠湿热，赤白下痢，里急后重或暴注下泻，肛门灼热，以及肠炎、痢疾见上述证候者。

【药效】　主要药效如下。

1. 抑菌　本品对多种细菌（如痢疾杆菌、结核杆菌、肺炎球菌、伤寒杆菌及白喉杆菌等）有抑制作用，其中对痢疾杆菌作用最强。

2. 调节代谢酶的活性[1-2]　CYP_3A_4 是肝脏和肠道重要的代谢酶，是药物代谢的主角，复方黄连素片对 CYP_3A_4 活性表现为抑制作用。

【临床应用】

1. 急性细菌性痢疾[3]　左氧氟沙星联合复方黄连素片治疗细菌性痢疾总有效率高于单用左氧氟沙星对照组，能改善腹泻及粪常规检测指标，不良反应（如恶心、呕吐、头晕、嗜睡等）发生率低于对照组。

2. 老年人非酒精性脂肪肝[4]　复方黄连素片联合多烯磷脂酰胆碱可减轻老年人非酒精性脂肪肝患者的细胞炎症反应，改善肝纤维化、心脏舒张功能和血脂紊乱，可以有效改善健康状况，加快患者恢复。

3. 肝癌[5]　复方黄连素片联合索拉菲尼能够提高肝癌患者的临床疗效，降低患者血清中血管内皮生长因子的含量及术后不良反应的发生率，改善患者的生存质量。

4. 口腔溃疡[6]　本品用于复发性口腔溃疡，可减小溃疡面积，缓解局部疼痛、肿胀等症状。

5. 肠易激综合征[7]　本品用于治疗肠易激综合征肝郁脾虚型患者，可缓解腹痛、腹泻、肠鸣等症状。

6. 慢性萎缩性胃炎[8-9]　本品联合养胃舒胶囊用于脾胃湿热型慢性萎缩性胃炎，能显著提高临床疗效,改善中医证候、胃功能相关指标水平及氧化应激状态,降低炎症因子水平,且安全性良好,能有效降低复发率。

【不良反应】 尚不明确。

【使用注意】 ①服药期间忌食辛辣厚味。②肠炎或痢疾属虚证或寒证者禁用。③如与其他药物同时使用可能会发生药物相互作用,详情请咨询医师或药师。

【用法与用量】 口服,一次4片,一日3次。

参 考 文 献

[1] 刘建平, 李高. 生物药剂学与药物动力学[M]. 4版. 北京:人民卫生出版社, 2008: 130-156.
[2] 周国坚, 叶董婷, 邓旭杏. 板蓝根颗粒、茵栀黄颗粒和复方黄连素片对药物代谢酶CYP_3A_4活性的影响[J]. 中医药导报, 2017, 23 (3): 72-74.
[3] 张巧云, 拓占斌. 左氧氟沙星联合复方黄连素片治疗急性细菌性痢疾的临床疗效[J]. 临床合理用药杂志, 2015, 8 (30): 48-49.
[4] 李晶晶, 邓中民. 复方黄连素片联合多烯磷脂酰胆碱对老年非酒精性脂肪肝患者的影响[J]. 中国老年学杂志, 2018, 38 (21): 5224-5227.
[5] 潘静洁, 刘堂营, 黄晋, 等. 肝动脉化疗栓塞术联合索拉菲尼及复方黄连素片治疗中晚期肝癌的临床观察[J]. 中医肿瘤学杂志, 2019, 1 (4): 38-44.
[6] 田凯. 复方黄连素片治疗复发性口腔溃疡临床体会[J]. 新疆中医药, 2009, 27 (4): 21-22.
[7] 彭慕斌, 田英. 复方黄连素片治疗肝郁脾虚型肠易激综合征48例[J]. 职业与健康, 2005, 21 (12): 174-175.
[8] 王水琴, 王岩花, 王菲. 慢性萎缩性胃炎的中医辨证论治[J]. 中国药业, 2015, 24 (12): 125-127.
[9] 陶英杰. 养胃舒胶囊联合复方黄连素片治疗脾胃湿热型慢性萎缩性胃炎临床评价[J]. 中国药业, 2018, 27 (1): 58-61.

(广州中医药大学 李燕舞 杜群)

二、清热解毒凉血类

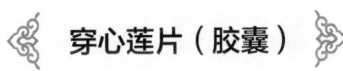

穿心莲片(胶囊)

【药物组成】 穿心莲。

【处方来源】 研制方。《中国药典》(2020年版)。

【功能与主治】 清热解毒,凉血消肿。用于邪毒内盛,感冒发热,咽喉肿痛,口舌生疮,顿咳劳嗽,泄泻痢疾,热淋涩痛,痈肿疮疡,毒蛇咬伤。

【药效】 主要药效如下。

1. **抗菌** 穿心莲的主要有效成分穿心莲内酯类化合物对革兰阳性菌和革兰阴性菌表现出不同程度的敏感性。穿心莲能使痢疾杆菌生长代谢的时间延长、生长速率常数减小,对痢疾杆菌具有一定的抑制作用[1-2]。穿心莲内酯对痢疾杆菌、大肠杆菌、金黄色葡萄球菌、铜绿假单胞菌均具有体外抑制作用[3]。穿心莲内酯能降低感染金黄色葡萄球菌小鼠的死亡率[3]。穿心莲次生代谢物穿心莲素能够抑制铜绿假单胞菌生物膜的形成,产生抑菌作用[4]。

2. **抗炎** 穿心莲及其主要有效成分穿心莲内酯类化合物具有较强的抗炎作用。穿心莲或穿心莲内酯能抑制二甲苯所致的小鼠耳肿胀、乙酸或冰乙酸所致的小鼠腹腔毛细血管通透性增加、鸡蛋清或角叉菜胶所致的大鼠足跖肿胀及棉球所致的肉芽肿增生等[5-9]。穿心莲内酯可以抑制脂多糖诱导的乳腺炎模型小鼠乳腺组织的病理损伤,抑制促炎因子肿瘤坏死因子α、白介素-6和白介素-1α的分泌及其mRNA的表达[9]。穿心莲内酯能改善完全弗氏佐剂诱导的关节炎模型大鼠足跖水肿[10]。其抗炎机制可能与抑制丝裂原活化蛋白激酶和核因子-κB信号通路，继而抑制促炎因子环氧化酶-2、肿瘤坏死因子α和白介素-6等的表达有关[6,7,9,10]。

3. 解热　穿心莲提取物对酵母菌所致的大鼠发热有明显的对抗作用，且作用持久[8]。穿心莲能显著抑制脂多糖诱导的发热模型家兔体温升高，其解热作用机制可能与下调下丘脑和脑脊液中环磷酸腺苷、上调下丘脑中5-羟色胺的含量有关[11]。

4. 镇痛　穿心莲内酯能显著减少乙酸所致的小鼠扭体次数，延长小鼠热板试验所致的痛反应时间，具有镇痛作用[5]。

5. 脑损伤的保护作用　穿心莲内酯能够减轻创伤性脑损伤模型大鼠的神经元变性和脑水肿情况，通过抑制核因子-κB和丝裂原活化蛋白激酶信号通路抑制脑外伤后小胶质细胞的激活和促炎症细胞因子的表达，减少脑组织凋亡，起到保护脑损伤的作用[12]。

6. 抗病毒　穿心莲内酯类化合物对单纯疱疹病毒、艾滋病病毒、乙型肝炎病毒等具有抑制作用[13]。穿心莲内酯能够干扰单纯疱疹病毒血凝素，阻止其与细胞受体结合，起到抗病毒的作用[14]。穿心莲内酯通过抑制艾滋病病毒gp-120介导的细胞融合，起到抗病毒的作用[15]。穿心莲内酯及其衍生物能抑制乙型肝炎病毒DNA复制，起到抗病毒的作用[16]。

7. 其他　穿心莲内酯还具有抗肿瘤、抗动脉粥样硬化和保肝等作用[13]。

【临床应用】　主要临床应用如下。

1. 急性细菌性痢疾　穿心莲片用于治疗急性细菌性痢疾，能有效改善患者的发热、腹痛、里急后重、脓血便等症状，使大便次数和大便外观恢复正常，大便细菌培养转为阴性，治疗效果好[17-18]。穿心莲注射液具有保护脑损伤的作用，可用于中毒性细菌性痢疾。穿心莲合用三黄片能显著提高细菌性痢疾的治疗效果[18]。

2. 轮状病毒性肠炎　穿心莲灌肠治疗小儿轮状病毒感染引起的急性肠炎，退热、止吐、止泻快，大便次数和外观很快恢复正常，效果显著[19]。穿心莲也可联合山莨菪碱用于治疗小儿轮状病毒性肠炎，效果良好[20]。

3. 其他　穿心莲还可用于治疗急性上呼吸道感染，能改善患者的发热、咳嗽、流涕、鼻塞、头痛、咽痛等症状，疗效显著[21]。

【不良反应】　①过敏性休克：可出现瘙痒性红色皮疹、气急、胸闷、心慌、头昏、恶心、呕吐、神志不清、血压下降等症状。②药疹：发疹距服药的时间最快者半小时，最慢者3天，可表现为荨麻疹型药疹、口唇黏膜疱疹及全身皮肤瘙痒等。③过敏性心肌损伤：表现为头晕、胸闷、心悸、全身荨麻疹、心尖部闻及Ⅱ级收缩期吹风样杂音、心律不齐、期前收缩。④胃肠道反应：可出现上腹部持续性隐痛不适、食欲减退等。⑤毒性反应：可表现为眼花、视物不清、昏昏欲睡、手足麻木等[22-23]。

【使用注意】　①不宜在服药期间同时服用滋补性中药。②有高血压、心脏病、肝病、糖尿病、肾病等慢性病严重者应在医师指导下服用。③儿童、妊娠期妇女、哺乳期妇女、年老体弱者、脾虚便溏者应在医师指导下服用。

【用法与用量】　片剂：口服，一次2～3片（小片），一日3～4次；或一次1～2片（大片），一日3次。胶囊剂：口服，一次2～3粒，一日3～4次。

参 考 文 献

[1] 王艳辉，王伽伯，郝庆秀，等. 不同产地穿心莲的含量测定、化学指纹图谱及抑菌活性评价[J]. 中国实验方剂学杂志，2014，20（9）：77-82.

[2] 周小楠，董群. 金银花等6种中草药对痢疾杆菌体外抑菌效果研究[J]. 安徽农业科学，2010，10（9）：3278-3279.

[3] Wen L, Xia N, Chen X H, et al. Activity of antibacterial, antiviral, anti-inflammatory in compounds andrographolide salt[J]. European Journal of Pharmacology, 2014, 740: 421-427.

[4] Moumita M, Amit D, Ritobrata G, et al. In vitro and in silico studies on the structural and biochemical insight of anti-biofilm activity of andrograpanin from Andrographis paniculata against Pseudomonas aeruginosa[J]. World Journal of Microbiology and Biotechnology, 2020, 36（10）: 291-301.

[5] 夏东利，徐志立，张莹，等. 穿心莲内酯对小鼠镇痛抗炎作用的实验研究[J]. 儿科药学杂志，2013，19（4）：1-4.

[6] Zhang B, Guan S P, Cheng C, et al. A novel antiinflammatory role for andrographolide in asthma via inhibition of the nuclear factor-kappaB pathway[J]. American Journal of Respiratory and Critical Care Medicine, 2009, 179（8）: 657-665.

[7] Xia Y F, Ye B Q, Li Y D, et al. Andrographolide attenuates inflammation by inhibition of NF-kappa B activation through covalent modification of reduced cysteine 62 of p50[J]. The Journal of Immunology, 2004, 173（6）: 4207-4217.

[8] 李春英，梁爱华，薛宝云，等. 穿心莲提取物的药效学研究[J]. 中国实验方剂学杂志，2009，15（10）：94-98.

[9] 贺胜男. 穿心莲内酯对LPS诱导的炎性反应的抗炎作用及其机制研究[D]. 合肥：安徽农业大学，2017.

[10] Gupta S, Mishra K P, Kumar B, et al. Andrographolide attenuates complete freund's adjuvant induced arthritis via suppression of inflammatory mediators and pro-inflammatory cytokines[J]. Journal of Ethnopharmacology, 2020, 261: 113022.

[11] 徐志勇，李晓波，张红英，等. 穿心莲软胶囊对脂多糖发热模型家兔解热作用及其机制研究[J]. 中药新药与临床药理，2019，30（6）：692-694.

[12] Tao L, Zhang L, Gao R, et al. Andrographolide alleviates acute brain injury in a rat model of traumatic brain injury: possible involvement of inflammatory signaling[J]. Frontiers in Neuroscience, 2018, 12: 657.

[13] Kandanur S G S, Tamang N, Golakoti N R, et al. Andrographolide: A natural product template for the generation of structurally and biologically diverse diterpenes[J]. European Journal of Medicinal Chemistry, 2019, 176: 513-533.

[14] Reddy V L, Reddy S M, Ravikanth V, et al. A new bis-andrographolide ether from Andrographis paniculata nees and evaluation of anti-HIV activity[J]. Natural Product Research, 2005, 19（3）: 223-230.

[15] Wiart C, Kumar K, Yusof M Y, et al. Antiviral properties of ent-labdene diterpenes of Andrographis paniculata nees, inhibitors of herpes simplex virus type 1[J]. Phytotherapy Research, 2005, 19（12）: 1069-1070.

[16] Chen H, Ma Y B, Huang X Y, et al. Synthesis, structure–activity relationships and biological evaluation of dehydro andrographolide and andrographolide derivatives as novel anti-hepatitis B virus agents[J]. Bioorganic & Medicinal Chemistry Letters, 2014, 24（10）: 2353-2359.

[17] 顾选文. 中医药治疗急性细菌性痢疾800例临床总结[J]. 上海中医药杂志，1984，（1）：14-16.

[18] 袁立根，廖国生. 中药三黄片并穿心莲内服治疗细菌性痢疾疗效分析[J]. 宜春医专学报，2001，13（2）：201.

[19] 刘俊峰，余永平，黄军华. 喜炎平灌肠治疗小儿腹泻病85例临床疗效观察[J]. 中国医药导报，2008，5（8）：60.

[20] 刘幸华. 喜炎平注射液联合山莨菪碱治疗小儿秋季腹泻疗效观察[J]. 实用中西医结合临床，2004，4（3）：49.

[21] 庞剑. 喜炎平注射液联合西药治疗急性上呼吸道感染152例[J]. 实用中医内科杂志，2011，25（12）：30-31.

[22] 胡明灿，华晓娟. 穿心莲片（胶丸）的不良反应及其探讨[J]. 光明中医，1998，13（1）：50-51.

[23] 吴惠妃. 穿心莲制剂的不良反应[J]. 中国药业，2001，10（8）：62-63.

（西安交通大学　米燕妮；贵州中医药大学　钱海兵，袁青青）

紫金锭（散）

【药物组成】 山慈菇、红大戟、千金子霜、五倍子、人工麝香、朱砂、雄黄。

【处方来源】 宋·王璆《百一选方》。《中国药典》（2020年版）。

【功能与主治】 辟瘟解毒，消肿止痛。用于中暑、脘腹胀痛、恶心呕吐、痢疾泄泻、小儿痰厥，以及外治疗疮疖肿、痄腮、丹毒、喉风。

【药效】 主要药效如下[1-4]。

1. 抗菌 紫金锭对大肠杆菌、沙门氏菌、金黄色葡萄球菌、铜绿假单胞菌均有不同程度的抑制作用。

2. 抗炎 紫金锭能降低乙酸诱导的增高的小鼠毛细血管通透性,具有抗炎作用。

3. 镇痛 紫金锭能减少腹腔注射乙酸所致的小鼠扭体次数,具有镇痛作用。

4. 解痉 紫金锭能降低离体兔肠的自主舒缩运动、乙酰胆碱刺激离体兔肠及氯化钡刺激离体兔肠的舒缩运动频率,缓解病理性肠道平滑肌痉挛,但不影响正常蠕动。

5. 抗惊厥、抗癫痫 紫金锭还有抗惊厥、抗癫痫作用。

【临床应用】 主要临床应用如下[4-8]。

1. 细菌性痢疾 紫金锭用于治疗小儿细菌性痢疾,能有效改善腹痛、大便脓血、里急后重、恶心呕吐等症状。另外,紫金锭有镇静、抗惊厥作用,能缓解小儿躁动不安等症状。

2. 癫痫 紫金锭对癫痫大发作、精神运动性发作的效果良好;对癫痫小发作的疗效则较差。

3. 其他 紫金锭外用可治疗皮肤及软组织急性化脓性感染、浅表性静脉炎和带状疱疹等。

【不良反应】 ①紫金锭服用偶见恶心或腹泻。②外用可出现局部皮肤红肿、丘疹及破溃[9]。

【使用注意】 ①妊娠期妇女忌服。②肝肾功能不全者慎用。③本品含有毒成分,不宜过量、久用。

【用法与用量】 锭剂:口服,一次 0.6~1.5g,一日 2 次;外用,醋磨调敷患处。散剂:口服,一次 1.5g,一日 2 次;外用,醋磨调敷患处。

参 考 文 献

[1] 魏雪芳,林丽英. 外用紫金锭抑菌试验的研究[J]. 中药材,2004,27(10):761-762.
[2] 袁劲松,汤翠娥. 紫金胶囊的药效学研究[J]. 中药药理与临床,2001,17(4):6-8.
[3] 贺菊乔,朱晓明,曹晖,等. 紫金胶囊治疗大鼠细菌性前列腺炎的实验研究[J]. 中国中医药科技,2000,7(2):72-73,63-64.
[4] 王焕庭. 紫金锭与紫参片治疗儿童癫痫105例报告[J]. 中医杂志,1983,(1):48-50.
[5] 范若莉,张庆伟. 紫金锭的临床应用[J]. 中成药,1991,13(11):22-23.
[6] 陈荣. 紫金锭临床应用进展[J]. 江西中医药,1990,21(4):61-62.
[7] 张若芬. 紫金锭治疗小儿菌痢50例[J]. 吉林中医药,1991,(1):37.
[8] 葛尾彰. 紫金锭治疗皮肤及软组织急性化脓性感染186例分析[J]. 中医杂志,1961,6(7):20.
[9] 钟裕. 紫金锭引起过敏反应1例[J]. 海峡药学,1995,7(4):49-50.

(西安交通大学 米燕妮;贵州中医药大学 钱海兵,李 梦)

安宫牛黄丸

【药物组成】 牛黄、水牛角浓缩粉、麝香或人工麝香、珍珠、朱砂、雄黄、黄连、黄芩、栀子、郁金、冰片。

【处方来源】 清·吴鞠通《温病条辨》。《中国药典》(2020年版)。

【功能与主治】 清热解毒,镇惊开窍。用于热病,邪入心包,高热惊厥,神昏谵语,以及中风昏迷及脑炎、脑膜炎、中毒性脑病、脑出血、败血症见上述证候者。

【药效】 主要药效如下[1-5]。

1. 抗炎　安宫牛黄丸能够降低百日咳菌和酵母菌感染所致的发热模型大鼠血清中的白介素-1β、白介素-6和肿瘤坏死因子α水平，具有抗炎作用。安宫牛黄丸还能够减轻高脂肪饮食诱导的动脉粥样硬化模型小鼠的早期血管炎症，通过降低促炎因子白介素-6和升高抗炎因子转化生长因子水平，起到抗炎作用。

2. 解热　安宫牛黄丸能够降低伤寒菌、百日咳菌和酵母菌感染所致的发热模型动物的体温，具有解热作用。

3. 保护脑损伤　安宫牛黄丸能够降低缺血性脑卒中模型大鼠的梗死面积，保护血脑屏障的完整性，对脑缺血再灌注损伤具有保护神经的作用。其作用机制可能与抑制氧化/硝化应激介导的金属蛋白酶激活性、保护缺血脑的紧密连接蛋白有关。安宫牛黄丸还能减轻闭合性脑损伤模型大鼠的血脑屏障损伤及脑水肿情况，保护血脑屏障，降低毛细血管通透性，提高脑组织对缺血、缺氧的耐受性，从而保护脑组织。

4. 镇静　安宫牛黄丸能减少小鼠的自主活动，并显著增强戊巴比妥钠或硫喷妥钠对中枢神经系统的抑制作用，明显延长小鼠的睡眠时间，对中枢神经系统具有明显的镇静作用。

5. 抗惊厥　安宫牛黄丸可对抗苯丙胺所致的小鼠兴奋，并能延缓小鼠戊氮性阵挛发作，降低死亡率，具有抗惊厥作用。

【临床应用】 主要临床应用如下[6-11]。

1. 中毒性细菌性痢疾　急性中毒性细菌性痢疾患者可出现谵妄、昏迷和惊厥等，严重者可在数小时内发生休克或呼吸衰竭。安宫牛黄丸可改善中毒性细菌性痢疾患者的高热、惊厥抽搐、四肢厥冷、昏迷等症状，使患者神志清醒。

2. 脑血管疾病　安宫牛黄丸可用于长期高血压和脑动脉硬化等引起的脑出血、急性脑梗死、脑损伤、病毒性脑炎和肝性脑病等。

【不良反应】 ①使用不当可致体温过低[12]。②可引起汞毒性肾病[13]。③偶有过敏[14]。

【使用注意】 妊娠期妇女慎用。

【用法与用量】 口服，一次2丸或一次1丸，一日1次；小儿3岁以内一次1/4丸，4～6岁一次1/2丸，一日1次；或遵医嘱。

参 考 文 献

[1] 汤毅珊，王宁生，张银卿. 雄黄及含雄黄复方对炎症介质IL-1β、IL-6、TNF-α和NO的影响[J]. 中药药理与临床，2007，23（5）：107-110.

[2] 叶祖光，王金华，梁爱华，等. 安宫牛黄丸及其简化方的药效学比较研究[J]. 中国中药杂志，2003，28（7）：53-56.

[3] Tsoi B, Chen X, Gao C, et al. Neuroprotective effects and hepatorenal toxicity of angong niuhuang wan against ischemia-reperfusion brain injury in rats[J]. Frontiers in Pharmacology, 2019, 10: 593.

[4] Chai Y, Yin Z, Fan Q, et al. Protective effects of angong niuhuang pill on early atherosclerosis in ApoE-/-mice by reducing the inflammatory response[J]. Evidence-Based Complementary and Alternative Medicine, 2019, 20: 9747212.

[5] 谢裕华，朱文锐. 安宫牛黄丸对脑外伤后血脑屏障损伤及脑水肿作用机制的研究[J]. 国际医药卫生导报，2010（17）：2077-2080.

[6] 李大宽. 10例小儿中毒性痢疾辨证治疗[J]. 江苏中医，1965，（7）：39-40.

[7] 付杰. 安宫牛黄丸对重型脑损伤患者降温止抽和促醒作用的临床观察[J]. 中药药理与临床，2016，32（3）：162-164.

[8] 刘静. 安宫牛黄丸的临床应用进展[J]. 现代中医药, 2019, 39（4）：142-146.
[9] 谢丽. 安宫牛黄丸治疗高血压脑出血的临床效果分析[J]. 中国医药指南, 2017, 15（7）：181-182.
[10] 韩芳, 王辉, 孙仁华, 等. 血液净化联合安宫牛黄丸治疗 ARDS 的脑血管病患者临床研究[J]. 中华急诊医学杂志, 2015, 24（2）：203-205.
[11] 张海军, 董晓蕾. 安宫牛黄丸在治疗儿童病毒性脑炎中的作用[J]. 中国中西医结合儿科学, 2014, 6（4）：326-328.
[12] 何立荣, 何刚. 不当使用安宫牛黄丸致体温过低 3 例[J]. 中国中药杂志, 2003, 28（1）：97.
[13] 王长印, 盛日新, 王晓君. 服用安宫丸造成"汞毒性肾病"的报告[J]. 吉林中医药, 1981, 39（2）：65.
[14] 臧青运. 安宫牛黄丸致过敏反应 1 例[J]. 中国中药杂志, 1991, 16（11）：692.

（西安交通大学　米燕妮；贵州中医药大学　钱海兵，袁青青）

三、温中散寒化湿止痢类

藿香正气水（口服液、胶囊丸、滴丸）

【药物组成】 苍术、陈皮、厚朴（姜制）、白芷、茯苓、大腹皮、生半夏、甘草浸膏、广藿香油、紫苏叶油。

【处方来源】 宋·太平惠民和剂局《太平惠民和剂局方》。《中国药典》（2020 年版）。

【功能与主治】 解表化湿，理气和中。用于外感风寒、内伤湿滞或夏伤暑湿所致的感冒，症见头痛昏重、胸膈痞闷、脘腹胀痛、呕吐泄泻，以及胃肠型感冒见上述证候者。

【药效】 主要药效如下。

1. **抗菌** 藿香正气水能抑制痢疾杆菌、金黄色葡萄球菌、副溶血弧菌、大肠杆菌、枯草芽胞杆菌和产气杆菌，对金黄色葡萄球菌作用最强[1-3]。其抑菌成分主要包括厚朴酚和甘草苷[1-2]。

2. **改善胃肠运动** 藿香正气方对胃肠运动有双向调节作用，其能抑制新斯的明引起的小肠兴奋，也能对抗阿托品引起的小肠抑制[4]。藿香正气方能减缓卡红溶液在小鼠胃肠的推进，有抑制胃肠推进的功能[3]。

3. **解痉** 藿香正气水能够抑制氯化钡、氯化钾、乙酰胆碱和磷酸组胺诱导的家兔和大鼠离体肠道平滑肌收缩，具有解痉作用[3,5]。药效成分包括橘皮素、川陈皮素、厚朴酚、甘草苷、异甘草素和甘草素等，均有解痉作用[5]。

4. **保护胃肠黏膜** 藿香正气制剂能够修复乙酸灌肠诱导的肠黏膜损伤，修复受损的肠黏膜上皮细胞的超微结构，促进结肠黏膜紧密连接蛋白和闭锁蛋白的表达，进而降低肠道的通透性，保护肠黏膜机械屏障。藿香正气口服液还可降低急性腹泻大鼠的环磷酸腺苷水平，减轻肠黏膜损伤[6]。藿香正气制剂能够降低胃平滑肌细胞内一氧化氮的含量，抑制环磷酸鸟苷/蛋白激酶 G 和环磷酸腺苷/蛋白激酶 A 信号的转导通路,继而抑制胃平滑肌舒张，调节胃动力障碍[7]。藿香正气制剂还能够升高血清褪黑素、谷胱甘肽过氧化物酶水平，提高表皮生长因子受体的表达，降低大鼠血清丙二醛的含量，通过提高抗氧化能力，减少自由基的生成和胃酸的分泌，起到保护胃黏膜的作用[7]。

5. **抗炎** 藿香正气液能改善乙酸灌肠诱导的大鼠结肠急性炎症反应，通过抑制核因子-κB/p65 和 p38/丝裂原活化蛋白激酶信号通路，降低细胞因子白介素-1β 和白介素-10 的表达，起到抗炎作用[6]。

6. 镇痛　藿香正气水能减少乙酸所致的小鼠扭体次数，能提高热板法小鼠的痛阈，具有镇痛作用[3,8]。

7. 镇吐　藿香正气制剂能够延长家鸽呕吐反应的呕吐潜伏期、减少呕吐次数，具有镇吐作用[3,8]。

8. 其他　藿香正气提取物可提高肠易激综合征模型大鼠的胸腺、脾脏指数，通过促进血清免疫球蛋白分泌，降低白介素-1β和白介素-10水平，提高白介素-2水平，起调节免疫功能的作用[6,9]。

【临床应用】　主要临床应用如下。

1. 细菌性痢疾[10-11]　藿香正气液用于治疗小儿细菌性痢疾，能改善患儿发热、腹痛、腹泻、恶心、呕吐等症状，治疗有效。藿香正气液联合小檗碱保留灌肠治疗小儿细菌性痢疾，效果更佳。藿香正气液联合诺氟沙星治疗细菌性痢疾，能使患者发热、腹痛腹泻、里急后重、黏液便或脓血便等症状消失，大便镜检正常，细菌培养结果转为阴性，治疗效果良好。

2. 急性胃肠炎[12-13]　是胃肠黏膜的急性炎症。藿香正气丸联合常规治疗或诺氟沙星片用于治疗急性胃肠炎，能有效改善患者呕吐、腹泻、腹痛和发热等症状。

3. 胃肠型感冒　是由流感病毒引起的呼吸道传染病，以感冒和消化道症状为主要表现。藿香正气口服液可改善胃肠型暑湿证患者的头痛昏重、腹胀、发热、腹泻、食欲低下等临床症状，缩短病程，且安全性良好[14]。

4. 功能性消化不良　藿香正气制剂治疗功能性消化不良，可改善患者的腹胀、早饱、食欲不振等症状，恢复正常的胃电节律，促进胃排空，解除胃动力障碍，效果良好[7,15,16]。

5. 病毒性肠炎[17-18]　主要是由轮状病毒感染导致的消化道炎症性疾病。藿香正气滴丸用于治疗小儿病毒性肠炎，能改善患儿发热、呕吐、腹泻等症状，效果显著，并且止吐、退热和止泻时间均短于抗病毒药利巴韦林。

【不良反应】　文献报道本品有药疹、紫癜、休克等过敏反应及肠梗阻、上消化道出血、小儿低血糖[19-21]等不良反应。

【使用注意】　①不宜同时服用滋补性中药。②有高血压、心脏病、肝病、糖尿病、肾病等慢性病严重者应在医师指导下服用。③儿童、妊娠期妇女、哺乳期妇女、年老体弱者应在医师指导下服用。

【用法与用量】　水剂：口服，一次5～10ml，一日2次。口服液：口服，一次5～10ml，一日2次。胶囊剂：口服，一次2～4粒，一日2次。丸剂：口服，一次8丸，一日3次。滴丸：口服，一次1～2袋，一日2次。

参 考 文 献

[1] 张洪坤. 中药藿香正气水抑菌药效物质及其质量控制研究[D]. 广州：广东药学院，2013.
[2] 刘永贵，游敏微. 不同剂型及厂家藿香正气系列产品抑菌作用比较[J]. 亚太传统医药，2017，13（1）：43-48.
[3] 田文艺，兰芳，肖永新，等. 藿香正气胶囊和藿香正气水药理作用的比较[J]. 中成药，1990，12（4）：31-32.
[4] 付丽娜，张启堂，庞榕. 藿香正气四种制剂的药效学和毒理学研究[J]. 广东化工，2014，41（14）：35-37.
[5] 吴韶辉. 中药藿香正气水肠道解痉药效物质及其质量控制研究[D]. 广州：广东药学院，2012.
[6] 刘瑶. 藿香正气液对感染后肠易激综合征大鼠肠黏膜屏障保护与调节作用的研究[D]. 广州：南方医科大学，2014.

[7] 唐方. 藿香正气提取物改善胃动力障碍的临床与基础研究[D]. 天津：天津医科大学，2005.
[8] 魏云，映红，吉兰，等. 藿香正气颗粒剂与丸剂药理作用比较研究[J]. 湖南中医杂志，1992，39（5）：46-47.
[9] 李丹，吕妍，唐方. 藿香正气提取物对腹泻型肠易激综合征大鼠免疫功能的调节作用[J]. 中草药，2009，40（3）：440-442.
[10] 夏小健. 藿香正气液治疗细菌性痢疾40例疗效观察[J]. 北方药学，2012，9（4）：12-13.
[11] 段辉彦. 研究中西医结合治疗小儿细菌型痢疾的疗效[J]. 中西医结合心血管病电子杂志，2015，3（5）：35，37.
[12] 于丹丹，廖星，谢雁鸣，等. 藿香正气丸联合西药治疗急性胃肠炎的系统评价和Meta分析[J]. 中国中药杂志，2019，44（14）：2914-2925.
[13] 陈垚，张瑾. 藿香正气丸联合诺氟沙星治疗急性胃肠炎的Meta分析[J]. 中国民族民间医药，2017，26（16）：52-55，58.
[14] 张声生，吴咏冬，冯培民，等. 藿香正气口服液治疗胃肠型感冒暑湿证的多中心、双盲随机对照临床研究[J]. 中医杂志，2020，61（11）：964-970.
[15] 苑珍珍. 藿香正气软胶囊治疗功能性消化不良的临床疗效观察[D]. 天津：天津医科大学，2011.
[16] 单振顺，刘辉，张庆来. 藿香正气软胶囊治疗功能性消化不良的疗效观察[J]. 中国中药杂志，2004，29（12）：73-75.
[17] 潘玉梅. 藿香正气散中药配方颗粒加减治疗轮状病毒性肠炎疗效观察[J]. 辽宁中医药大学学报，2011，13（9）：154-155.
[18] 李丽. 藿香正气滴丸治疗小儿病毒性肠炎的临床效果观察[J]. 中国医药指南，2017，15（24）：172-173.
[19] 雷光远，雷招宝. 藿香正气水致不良反应/不良事件101例分析[J]. 中成药，2012，34（11）：2268-2270.
[20] 李远辉. 藿香正气水致上消化道出血1例[J]. 江西中医药，1996，27（5）：32.
[21] 刘绍俊，杨清丽. 藿香正气水致不良反应/不良事件80例研究分析[J]. 当代医学，2014，20（7）：133-134.

（西安交通大学　米燕妮；贵州中医药大学　钱海兵，李　梦）

第十四章

阑尾炎中成药名方

第一节 概 述

一、概 念[1-5]

阑尾炎（appendicitis）是阑尾的炎性病变，属常见的外科急腹症，按病程可分为急性阑尾炎（acute appendicitis）和慢性阑尾炎（chronic appendicitis），临床以急性阑尾炎较为常见。临床病理分型为急性单纯性阑尾炎（acute simple appendicitis）、急性化脓性阑尾炎（acute suppurative appendicitis）、坏疽及穿孔性阑尾炎（perforated appendicitis）和阑尾周围脓肿（periappendiceal abscess）四型。阑尾炎以青年最为多见，男性多于女性。

阑尾炎属中医学"肠痈"范畴。

二、病因及发病机制

（一）病因

管腔阻塞和细菌感染是阑尾炎的主要病因。阻塞的原因有淋巴滤泡增生、肠石、异物、炎性狭窄、食物残渣、寄生虫、肿瘤等。当阑尾腔被阻塞，阑尾黏膜血运障碍，屏障功能降低时，细菌易于入侵，致病菌多为肠道内的各种革兰阴性菌和厌氧菌。细菌分泌内毒素和外毒素，黏膜上皮出现坏死及溃疡，导致阑尾炎。其他原因如阑尾过长、过度扭曲、管腔细小，以及腹泻、饮食等引起的胃肠道功能紊乱，反射性引起阑尾环形肌和阑尾动脉痉挛，阑尾血供障碍，导致黏膜面受损，有利于细菌入侵，促使阑尾炎的发生。

（二）发病机制

阑尾是一盲管，仅一端与盲肠相通。阑尾腔被阻塞后，阑尾黏膜分泌的黏液不能排出，分泌物积存、腔内压力增高，压迫阑尾壁阻碍血运，造成局部组织缺血坏死。阑尾黏膜血运障碍，屏障功能降低，易致肠内的革兰阴性杆菌和厌氧菌入侵。细菌产生的毒素，损伤黏膜上皮，黏膜出现坏死及溃疡。损伤的黏膜和溃疡更有利于细菌侵入，大量繁殖的细菌逐渐进入阑尾肌层，引起感染。阑尾壁间压力升高，妨碍动脉血流，造成缺血，导致梗死和坏疽，引起急性阑尾炎。若急性阑尾炎发作的病灶未能彻底清除而残留感染，病情迁延不愈，阑尾壁慢性炎症细胞浸润及不同程度的纤维化，导致慢性阑尾炎。

三、临床表现

急性阑尾炎临床表现多样，有腹痛、胃肠道症状和全身反应等。典型的急性阑尾炎呈转移性腹痛，初期中上腹或脐周疼痛，数小时后转移并固定于右下腹。慢性阑尾炎腹痛特点是间断性隐痛或胀痛，部位比较固定，为右下腹部疼痛。单纯性阑尾炎的胃肠道症状并不突出，恶心、呕吐是阑尾炎的常见早期症状，伴有厌食、便秘、腹泻等其他消化道症状。早期的全身症状一般只有低热、乏力。当炎症加重出现阑尾化脓、坏疽、穿孔或并发腹膜炎时，可出现寒战、高热、心率快等临床表现。麦氏点压痛是急性阑尾炎最重要的体征，反跳痛、腹肌紧张、肠鸣音减弱是腹膜炎症刺激的防卫性反应。慢性阑尾炎脓肿可在右下腹扪及肿块。病程较长者可出现消瘦、体重下降。

四、诊　　断

本病诊断主要依据病史、临床症状、体征和实验室检查结果。转移性右下腹痛对急性阑尾炎的诊断价值较大。加上右下腹固定性明显压痛、反跳痛、腹肌紧张、肠鸣音减弱、发热，临床即可诊断。血常规示白细胞计数和中性粒细胞比例升高，钡剂灌肠X线检查示阑尾不充盈或充盈不全，阑尾腔不规则，72小时有钡剂残留，B超检查可显示阑尾肿大或脓肿，即可诊断慢性阑尾炎。

五、治　　疗

（一）常用化学药物及现代技术

抗菌药：喹诺酮类如左氧氟沙星，广谱青霉素类如氨苄西林，头孢类如头孢西林和氨基糖苷类等，能抑制或杀灭细菌。除黏膜水肿型可经保守治疗痊愈外，应采用阑尾切除手术。慢性阑尾炎确诊后，应及时手术。

现代医学治疗阑尾炎除黏膜水肿型用抗菌药物保守治疗外，多以手术治疗为主，术后大量、广泛应用抗菌药。抗菌药物治疗费用高，副作用大，而且诸如肠粘连等并发症也时有发生。中药治疗不仅可以改善临床症状、提高人体免疫力，还能大大减少抗菌药的应用机会和数量，有效地避免了滥用抗生素带来的不良后果。

（二）中成药名方治疗

中医药治疗阑尾炎有很大优势，可减少抗菌药治疗后的反复发作，也可减少手术治疗引起的肠粘连等并发症。中药作用于多靶点、多环节，治疗阑尾炎是标本兼治，急当治其标，缓则治其本。中医药治疗能改善临床症状和生存质量，提高患者的远期疗效，减少并发症，促进身体尽快康复。

第二节　中成药名方的辨证分类与药效[2-8]

阑尾炎主要是因为管腔阻塞和细菌感染。中药治疗阑尾炎是辨证用药，降低肠管内压，改善肠管血运和微循环，抗菌抗炎。不同类型的药物发挥治疗阑尾炎不同药效的特点。常用中成药的辨证分类及其主要药效如下。

一、清热解毒类

急性阑尾炎毒热型与脓肿型者主要症状表现为腹痛，自右下腹扩散至全腹，痛势剧烈，全腹压痛、反跳痛明显而广泛，腹肌紧张，有时可扣及痛性包块，恶心呕吐，伴身热、口渴、大便秘结、小便短赤、舌质红、苔黄少津等。

急性阑尾炎毒热型与脓肿型者病机为阑尾细菌感染，细菌毒素引起局部炎症，炎症因子分泌增多，加重炎症，引起发热和疼痛。

清热解毒类药可抗菌、抗炎、降低内毒素，解热，镇痛。

常用中成药：阑尾消炎片（丸）、阑尾灵颗粒、白花蛇舌草注射液、大黄牡丹（皮）汤等。

二、活血化瘀类

阑尾炎瘀滞型者（急性单纯性阑尾炎和化脓性阑尾炎）主要症状表现为转移性右下腹痛，伴脘胀纳呆，恶心，身热或不扬，气机不调，血运不畅，经脉受阻，瘀血久滞肠内。

阑尾炎瘀滞型者病机为血液循环障碍，气滞血瘀。

活血化瘀类药可降低血黏度，改善微循环，增强免疫功能。

常用中成药：桃核承气汤等。

参 考 文 献

[1] 陈孝平, 汪建平, 赵继宗. 外科学[M]. 9版. 北京：人民卫生出版社, 2018：370-378.
[2] 刘峰, 陈振宙, 薛立峰. 急性阑尾炎的中医证型临床诊疗标准[J]. 中医临床研究, 2018, 10（15）：85-87.
[3] 张智学. 中医药治疗阑尾炎[J]. 实用中医内科杂志, 2013, 27（11）：72-73.
[4] 王辉萍, 朱子宜. 中药在急性阑尾炎术后的应用[J]. 中国中医急症, 2013, 22（6）：1043-1044.
[5] 田振涛, 张恒. 中医药治疗慢性阑尾炎研究进展[J]. 山西中医, 2015, 31（3）：58-60.
[6] 李世忠, 张广生, 王勤, 等. 阑尾炎中医辨证分型与病理变化的关系（附200例分析）[J]. 中级医刊, 1983,（10）：63-64.
[7] 王辉. 中西医结合护理对小儿阑尾炎术后伤口愈合的影响分析[J]. 中国医药指南, 2020, 18（16）：36-38.
[8] 王少辉, 王鹏利, 王力, 等. 中药联合腹腔镜手术治疗急性重症阑尾炎70例[J]. 现代中医药, 2019, 39（3）：79-82.

（山西医科大学　刘　宇；西安交通大学　曹　蕾, 曹永孝）

第三节 中成药名方

一、清热解毒类

阑尾消炎片(丸)

【药物组成】 金银花、大青叶、败酱草、蒲公英、大(鸡)血藤、川楝子、大黄、木香、冬瓜子、桃仁、赤芍、黄芩。

【处方来源】 研制方。国药准字 Z22021638。

【功能与主治】 清热解毒,散瘀消肿。用于急、慢性阑尾炎。

【药效】 主要药效如下[1-3]。

1. 抗炎 阑尾消炎片有抗炎、消肿作用,能抑制巴豆油所致的小鼠急性耳肿胀,能降低毛细血管的通透性。

2. 促进循化 阑尾消炎片可改善阑尾壁及回盲部的血液循环,解除阑尾腔梗阻,增加阑尾腔内分泌,促进排出阑尾腔内细小粪块,促进炎性渗液的排出等。

3. 调节免疫功能 阑尾消炎片可增强机体非特异性和特异性免疫功能,使机体免疫功能得到保护和调节。

4. 抗病原微生物 阑尾消炎片具有抗病原微生物、促进毒素排泄的作用。

【临床应用】 主要用于治疗阑尾炎[4]。

1. 急性阑尾炎 阑尾消炎片治疗急性阑尾炎,可明显缓解红肿热痛、舌红苔黄等症状。阑尾消炎片联合抗生素治疗急性阑尾炎,能使麦氏点压痛等症状消失,效果良好。

2. 慢性阑尾炎 阑尾消炎片治疗慢性阑尾炎,有抗炎消肿作用。阑尾消炎片联合抗生素治疗慢性阑尾炎,治疗效果显著,预后良好。

阑尾消炎片(丸)治疗阑尾炎的机制见图 14-1。

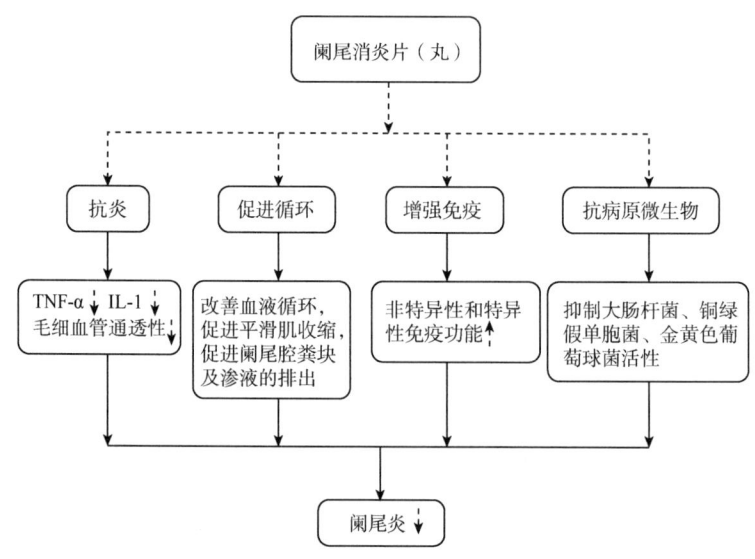

图 14-1 阑尾消炎片(丸)治疗阑尾炎的机制

TNF-α:肿瘤坏死因子 α;IL:白介素

【不良反应】 尚未见报道。

【使用注意】 本品性偏寒凉，阴证疮疡者慎用。

【用法与用量】 片剂：口服，一次 10～15 片，一日 3 次。丸剂：口服，一次 6g，一日 3 次，温开水送服。

参 考 文 献

[1] 杨爱淑, 冯文军. 阑尾消炎丸的含量测定[J]. 科技与企业, 2013, (16): 358.
[2] 龙金媛. 阑尾消炎片中三种主药的定性鉴别研究[J]. 中国现代药物应用, 2010, 4 (11): 27-28.
[3] 曹瑞祥, 王志勇, 赵奋青. 阑尾消炎片的抗炎实验研究[J]. 山东医药工业, 1999, 18 (4): 45-46.
[4] 王树地. 阑尾消炎片联合抗生素治疗急、慢性阑尾炎 96 例临床体会[J]. 中国继续医学教育, 2015, 7 (2): 188-189.

（山西医科大学　刘　宇；西安交通大学　曹　蕾）

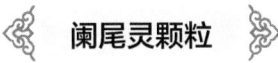

阑尾灵颗粒

【药物组成】 金银花、蒲公英、败酱草、牡丹皮、赤芍、川楝子、大黄、桃仁、木香。

【处方来源】 研制方。国药准字 Z23022033。

【功能与主治】 清热解毒，泻下通便，破瘀散结，理气止痛。用于治疗急性阑尾炎。

【药效】 主要药效如下[1]。

1. 抗炎　阑尾灵颗粒能抑制二甲苯所致的小鼠耳廓炎症，能抑制大鼠蛋清性关节炎，表明阑尾灵颗粒有抗炎作用。

2. 镇痛　阑尾灵颗粒能升高热板法所致的小鼠痛阈，表明阑尾灵颗粒对实验致痛小鼠有镇痛作用。

3. 退热　阑尾灵颗粒能抑制三联菌引起的家兔发热反应，表明阑尾灵颗粒具有退热作用。

【临床应用】

阑尾炎[2]　阑尾灵颗粒联合西药治疗慢性阑尾炎患者 45 例，痊愈 20 例，好转 21 例。阑尾灵颗粒使慢性阑尾炎患者腹痛及全身中毒症状消失，体温恢复正常，效果显著。

【不良反应】 尚未见报道。

【使用注意】 ①阑尾炎穿孔、腹膜炎者，妊娠期妇女慎用。②用药后一日腹泻 6 次以上者减量服用。

【用法与用量】 开水冲服，一次 12g，一日 3～4 次；或遵医嘱。

参 考 文 献

[1] 吴连滨, 李吉良. 阑尾灵颗粒主要药效学实验研究[J]. 黑龙江中医药, 2002, (4): 54-56.
[2] 徐卫星, 郑恺, 赵奇. 阑尾灵颗粒联合西药综合治疗慢性阑尾炎临床研究[J]. 新中医, 2019, 51 (1): 122-124.

（山西医科大学　刘　宇，宋奇颖；西安交通大学　曹　蕾）

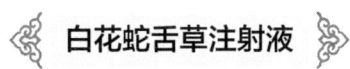

白花蛇舌草注射液

【药物组成】 白花蛇舌草。

【处方来源】 研制方。国药准字 Z22024750。

【功能与主治】 清热解毒，利湿消肿。用于湿热蕴毒所致的呼吸道感染，扁桃体炎、肺炎、胆囊炎、阑尾炎、痈疖脓肿及手术后感染，亦可用于癌症的辅助治疗。

【药效】 主要药效如下[1-6]。

1. 抗炎 白花蛇舌草注射液由外因通过内因发挥抗炎作用，首先动员机体的防御机制，刺激网状内皮系统增生，加强吞噬细胞的功能，促进抗体形成，同时提高小鼠肝脾网状内皮系统的吞噬功能。白花蛇舌草总黄酮对二甲苯诱导的小鼠耳肿胀和乙酸所致的小鼠毛细血管通透性增高有抑制作用，也对大鼠松节油气囊肉芽增生和新鲜蛋清诱导的大鼠足肿胀有抑制作用。

2. 增强免疫 白花蛇舌草注射液中的白花蛇舌草总黄酮能促进免疫功能低下小鼠伴刀豆球蛋白 A（ConA）或脂多糖诱导的脾淋巴细胞的增殖反应，提高小鼠血清白介素-2 和干扰素 γ 的含量；促进免疫功能低下小鼠脾脏 IgM 抗体的形成，升高抗肿瘤药物所致的小鼠白细胞减少；提高网状内皮系统的吞噬功能，刺激网状内皮细胞增生，增强吞噬细胞的活力，提示白花蛇舌草总黄酮有增强机体特异性免疫功能和非特异性免疫功能的作用。白花蛇舌草水煎液也可增强小鼠骨髓细胞增殖反应和白介素-2 的产生，促进小鼠抗体形成细胞分泌抗体，促进淋巴细胞增殖，促进人外周血单个核细胞增殖，可改善环磷酰胺所致的免疫器官萎缩和造血系统的损伤。

3. 抗菌 白花蛇舌草能抑制大肠杆菌、铜绿假单胞菌、金黄色葡萄球菌。白花蛇舌草的不同提取物（沸水、乙醇和丙酮）对金黄色葡萄球菌、大肠杆菌、铜绿假单胞菌、白念珠菌均有抑杀作用，其中对金黄色葡萄球菌、铜绿假单胞菌和大肠杆菌的抑杀效果以乙醇提取为最好，丙酮次之，水提取差；而对于白念珠菌的抑杀效果则以水提取为最好。白花蛇舌草总黄酮对球菌和杆菌均具有不同程度的抑菌和杀菌作用，且对球菌的作用优于杆菌。

4. 保肝利胆 白花蛇舌草注射液能显著抑制四氯化碳引起的谷丙转氨酶升高，加速肝细胞损伤的恢复；也能增加胆汁流量、降低胆汁中固型物。

【临床应用】 主要用于阑尾炎等疾病。

1. 阑尾炎[5-7] 对于急性单纯性阑尾炎、化脓性阑尾炎并局限性腹膜炎及症状较轻的阑尾脓肿，用白花蛇舌草治疗后，症状消失，体温、血象、触痛先后恢复正常，疗效确切。白花蛇舌草治疗慢性阑尾炎效果满意。白花蛇舌草通过刺激网状内皮系统增生、加强吞噬细胞的功能、促进抗体形成、消炎抗菌发挥作用。

2. 溃疡性结肠炎[8] 以白花蛇舌草为主的组方治疗慢性非特异性溃疡性结肠炎，可使患者大便成形，无黏液，左下腹痛症状消失，效果良好。

3. 胆囊炎[9] 白花蛇舌草注射液治疗胆囊炎有效。

【不良反应】 尚未见报道。

【使用注意】 中药治疗癌症显效较慢，可在化疗用药时辅助使用白花蛇舌草注射液。

【用法与用量】 肌内注射，一次 2～4ml，一日 2 次。

参 考 文 献

[1] 李波. 白花蛇舌草的化学成分和药理作用研究进展[J]. 天津药学，2016，28（5）：75-78.

[2] 车景超, 辛宁, 丰杰. 白花蛇舌草药理研究进展[J]. 安徽农业科学, 2007, 35（20）: 6162-6167.
[3] 陈秀珍, 朱大诚, 王艳辉. 白花蛇舌草药理作用及临床应用研究新进展[J]. 中药材, 2009, 32（1）: 157-161.
[4] 王宇翎, 张艳, 方明, 等. 白花蛇舌草总黄酮的抗炎及抗菌作用[J]. 中国药理学通报, 2005, 21（3）: 348-350.
[5] 姚育修. 白花蛇舌草治疗急性阑尾炎 211 例[J]. 中西医结合杂志, 1983, 3（5）: 284.
[6] 严桂兰. 白花蛇舌草注射液治疗感染性疾病 304 例[J]. 实用中医内科杂志, 1998, 12（2）: 3-5.
[7] 朱淑琴. 白花蛇舌草治疗慢性阑尾炎[J]. 中医杂志, 2008, 49（5）: 442-443.
[8] 黄时浩. 白花蛇舌草治疗慢性非特异性溃疡性结肠炎[J]. 中医杂志, 2007, 48（6）: 535.
[9] 王昶之. 白花蛇舌草治疗胆囊炎[J]. 中医杂志, 2007, 48（3）: 249.

（西安交通大学　曹　蕾, 曹永孝; 山西医科大学　刘　宇, 宋奇颖）

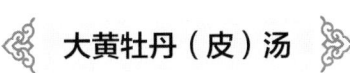

大黄牡丹（皮）汤

【药物组成】　大黄、牡丹皮、桃仁、冬瓜仁、芒硝。

【处方来源】　东汉·张仲景《金匮要略》。

【功能与主治】　清热解毒, 泻热破瘀, 散结消肿。主要用于治疗急性阑尾炎。

【药效】　主要药效如下[1-3]。

1. 抗炎　大黄牡丹皮汤能够调节全身炎症反应综合征中炎性反应和抗炎性反应间的平衡紊乱。创伤后全身炎症反应综合征患者血中肿瘤坏死因子 α、白介素-4、白介素-6 和白介素-10 水平升高, 经大黄牡丹皮汤治疗后细胞因子水平下降、症状评分降低。大黄牡丹皮汤可抑制炎症细胞因子, 有抗炎作用。2,4,6-三硝基苯磺酸可诱导小鼠实验性结肠炎, 使结肠结构破坏, 大量炎症细胞浸润, 大黄牡丹汤治疗后其炎症明显改善, 模型小鼠血清肿瘤坏死因子 α 和白介素-1 水平降低。

2. 增强免疫　大黄牡丹汤能够改善溃疡性结肠炎模型小鼠的炎症症状, 提高机体固有免疫功能, 对溃疡性结肠炎的细胞免疫功能亢进有抑制作用。

3. 降低内毒素　大黄牡丹汤结合西药能明显降低急腹症患者外周血内毒素的含量, 减少内毒素血症的产生, 改善预后。

4. 促进肠运动　术前用大黄牡丹汤可促进肠运动, 起到肠道预洁作用, 可减少术后肠道水肿与炎症介质的分泌, 促进组织的修复。大黄牡丹汤也能促进手术后肠道蠕动, 改善肠道血液循环, 减少术后并发症, 促进吻合口早日愈合。

5. 影响肠道菌群[4]　大黄牡丹汤可抑制条件致病菌拟杆菌属和脆弱拟杆菌属, 可增加乳杆菌属、乳球菌属、变形菌属, 而减少埃希菌属, 说明大黄牡丹汤可能通过改变肠道菌群发挥作用。

【临床应用】　常用于急性阑尾炎等疾病。

1. 阑尾炎[5-7]　大黄牡丹汤联合抗感染治疗急性阑尾炎, 患者肠鸣音恢复时间比单纯抗感染组平均缩短 6.2 小时, 术后通气时间平均缩短 12.5 小时, 排便时间平均缩短 15.7 小时, 切口感染发生率降低, 治疗效果更佳。大黄牡丹汤治疗阑尾炎早期, 退热时间、疼痛缓解时间及住院时间均明显优于对照组。

2. 急性胰腺炎　急性水肿性胰腺炎在常规治疗的基础上加用大黄牡丹汤后治愈率更高, 血、尿淀粉酶 7 天恢复例数增多, 腹痛缓解时间、住院时间均更短。

3. 胆囊炎　大黄牡丹皮汤治疗急性胆囊炎患者 44 例, 治愈 30 例, 效果好。

4. 溃疡性结肠炎　大黄牡丹皮汤治疗溃疡性结肠炎患者34例，临床症状和体征消失，纤维结肠镜复查肠黏膜病变恢复率高。

5. 急性肠功能障碍　大黄牡丹汤可改善危重症患者的急性肠功能障碍，能降低胃肠功能障碍评分，显著降低血清中超敏C反应蛋白、肠脂肪酸结合蛋白、乳酸、可溶性髓样细胞触发受体1水平，升高血清中瓜氨酸水平。常规治疗组与大黄牡丹汤联用，对危重症患者急性肠功能损伤改善更显著[8]。

【不良反应】　尚未见报道。

【使用注意】　凡肠痈溃后及老年人、妊娠期妇女、产后或体质过于虚弱者均应慎用或忌用，防止利下过度，伤及正气。

【用法与用量】　水煎，芒硝溶服。

参 考 文 献

[1] 张保国，刘庆芳. 大黄牡丹汤现代药效学研究与临床应用[J]. 中国药学杂志，2009，44（21）：1601-1604.
[2] 王青，周成梅，周联，等. 大黄牡丹汤对实验性结肠炎小鼠血清细胞因子的影响[J]. 现代生物医学进展，2007，7（12）：1791-1793.
[3] 胡宗德，张雅萍，贺卫，等. 大黄牡丹皮汤对创伤后全身炎症反应综合征的治疗作用[J]. 上海中医药杂志，2006，40（12）：20-22.
[4] 郑彦懿，温如燕，罗霞，等. 大黄牡丹汤对肠道菌群的体外作用[J]. 广州中医药大学学报，2016，33（3）：357-361.
[5] 邓芳芳，曹淼，张文兴. 大黄牡丹汤恢复急性阑尾炎术后肠功能的Meta分析[J]. 中国中西医结合外科杂志，2015，21（2）：124-127.
[6] 王伟. 大黄牡丹汤治疗肠痈32例[J]. 中国中医药现代远程教育，2014，12（12）：50-51.
[7] 杨军，张刚领，杨朔，等. 大黄牡丹汤加味联合西医疗法治疗急性阑尾炎108例效果观察[J]. 当代医学，2011，17（35）：145-146.
[8] 孙月雯，关云艳，沈丽娟，等. 大黄牡丹汤对危重症病人急性肠功能障碍的临床观察[J]. 中成药，2018，40（10）：2349-2351.

（西安交通大学　曹　蕾，曹永孝；山西医科大学　刘　宇）

二、活血化瘀类

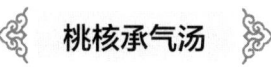

桃核承气汤

【药物组成】　桃仁、大黄、桂枝、甘草、芒硝。

【处方来源】　东汉·张仲景《金匮要略》。

【功能与主治】　活血散痈，逐瘀泻热。主治下焦蓄血证，少腹急结，小便自利，神志如狂，甚则烦躁谵语，至夜发热，以及血瘀经闭、痛经、脉沉实而涩者。

【药效】　主要药效如下[1-4]。

1. 抗炎　桃核承气汤能显著抑制肠缺血再灌注损伤模型大鼠的促炎细胞因子白介素-6、肿瘤坏死因子α的释放，促进抗炎因子白介素-4、白介素-10的释放，从而减轻炎症反应。

2. 增强免疫　桃核承气汤对热郁血瘀型盆腔炎大鼠有提高盆腔炎大鼠局部免疫的作用。桃核承气汤也可全面增强免疫低下模型鼠的免疫功能，其可增加T淋巴细胞数量，提高$CD4^+$细胞比例，增强机体体液免疫和细胞免疫功能；可促进$CD8^+$细胞的活化和白介素-2的分泌，增强免疫效应，可发挥Th细胞及白介素-2的免疫调节作用，上调低下的免疫状态。

3. 降低血黏度　桃核承气汤能明显改善血液黏度的血瘀证指标，能降低全血黏度、血浆黏度、血细胞比容和全血还原黏度等指标，有效改善血液流体力学状态，从而改善血液高凝聚与高黏度的病理状态，具有活血化瘀的作用。

4. 抗凝　桃核承气汤对大鼠血栓模型具有抑制血小板聚集与血栓形成的作用，大黄酸是桃核承气汤在体内产生活血化瘀作用的重要物质。

5. 保护血管　桃核承气汤能增强瘀血证模型大鼠的超氧化物歧化酶的活性，抑制一氧化氮合酶基因的表达，增强抗氧化作用，降低一氧化氮浓度，具有保护血管内皮细胞的作用。

【临床应用】　用于治疗阑尾炎等[5]。

1. 阑尾炎　桃核承气汤加减联合头孢西丁钠治疗化脓性阑尾炎，能显著减轻炎症反应，增强阑尾炎局部免疫，提高治疗效率，缩短胃肠功能恢复所需时间。

2. 肠梗阻　肠梗阻导管联合中药桃核承气汤治疗粘连性肠梗阻，患者腹胀、腹痛等症状缓解迅速，中转手术的比率降低，C反应蛋白、白细胞计数、肿瘤坏死因子α水平下降，疗效显著。

3. 急性胰腺炎　桃核承气汤治疗重症急性胰腺炎，患者的生化指标、炎症因子水平、疗效与并发症等明显改善。

【不良反应】　尚未见报道。

【使用注意】　①表证未解者，先当解表，而后用本方。②妊娠期妇女禁用。

【用法与用量】　口服，作汤剂，水煎前四味，芒硝冲服。

参　考　文　献

[1] 程梦琳，邱明义，陶春晖，等. 桃核承气汤对大鼠肠缺血再灌注损伤血清IL-4、IL-6、IL-10及TNF-α的影响[J]. 湖北中医杂志，2007，29（5）：10-12.

[2] 王雅贤，孙洪，李建志，等. 桃核承气汤对免疫低下模型鼠免疫调节作用的实验研究[J]. 中医药学报，2001，29（6）：54-55.

[3] 孙文斌，徐莉，何赛萍. 桃核承气汤对蓄血证大鼠血管MMP-2、TIMP-2基因表达的影响[J]. 浙江中医药大学学报，2008，32（1）：38-40.

[4] 王历，李秀丽. 桃核承气汤治疗热郁血瘀型盆腔炎大鼠的实验研究[J]. 中医药学报，2007，35（5）：30-31.

[5] 周冉冉，付春梅，李冉，等. 桃核承气汤的临床应用研究进展[J]. 现代中医临床，2020，27（1）：71-76.

（山西医科大学　刘　宇，宋奇颖）

第十五章

消化道出血中成药名方

第一节 概 述

一、概 念

消化道出血（gastrointestinal bleeding）是从食管到肛门之间的消化道血管破裂，血液进入胃肠腔。按照出血部位分为上消化道出血、中消化道出血、下消化道出血。上消化道出血（upper gastrointestinal bleeding）包括食管、胃、十二指肠、胆管和胰管病变引起的出血。中消化道出血（mid gastrointestinal bleeding）指十二指肠悬韧带[又称屈氏韧带（ligament of Treitz）]至回盲部之间的小肠出血。下消化道出血（lower gastrointestinal bleeding）为回盲部以远的结肠、直肠出血。60%～70%的消化道出血源于上消化道。重者伴有血容量减少、休克，甚至危及生命。

消化道出血属中医学"呕血"、"便血"范畴。

二、病因及发病机制[1-5]

（一）病因

消化道出血的病因包括消化道局部病因和全身性疾病，而以消化性溃疡、急性胃黏膜损害、食管胃底静脉曲张和胃癌常见。上消化道出血常见病因有消化性溃疡、食管胃底静脉曲张破裂、急性糜烂性出血性胃炎和肿瘤。中消化道出血常见病因有小肠血管畸形、小肠憩室、克罗恩病、药物损伤和肿瘤等。下消化道出血常见病因有肠息肉、肿瘤、炎症性疾病、肠道血管畸形和憩室等。引起消化道出血的全身性疾病主要有白血病、出血性疾病和系统性红斑狼疮等。

（二）发病机制

消化道出血是由于各种病因导致的血管破裂或凝血功能障碍引起的消化道出血。消化性溃疡引起黏膜破损，胃酸、胃蛋白酶消化血管；小肠结肠溃疡破坏血管；胃肠道恶性肿瘤侵蚀血管，破裂引起出血；食管胃底静脉曲张，管壁变薄，在硬物刺激下，易破裂出血；急性糜烂性黏膜损害，损伤血管；血管畸形、小肠憩室、炎症性疾病、药物损伤等均有可能损伤血管，引起破裂出血。

全身性疾病如血管性疾病、凝血功能障碍性疾病、血液病等，引起全身出血趋向，不具特异性地累及部分消化道，也可弥散全消化道。

三、临 床 表 现

消化道出血的临床表现依出血量、速度、部位及性质而不同。呕血，是上消化道出血的特征性表现。黑粪，多见于上消化道出血、高位小肠乃至右半结肠出血。便血，多为中、下消化道出血的表现。急性大量失血可导致头晕、心悸、面色苍白、心率增快、血压降低等周围循环衰竭征象，严重者可发生休克，甚至危及生命。

大量出血影响体温调节中枢，可出现低热。血液蛋白质的消化产物在肠道被吸收后，产生肠源性氮质血症。同时，失血后均有贫血表现：疲乏困倦、皮肤黏膜及甲床苍白、眩晕或活动后心悸、头晕、直立性低血压等。

四、诊　　断

根据呕血、黑粪、血便和失血性周围循环衰竭的临床表现，呕吐物或黑粪隐血试验呈强阳性，血红蛋白浓度、红细胞计数及血细胞比容下降的实验室证据，可诊断消化道出血，但须除外消化道以外的出血因素。胃镜、肠镜、胶囊内镜、影像学检查可辅助病因诊断。

五、治　　疗

（一）常用化学药物及现代技术

（1）补充血容量：生理盐水、平衡液、全血，血浆代用品。

（2）血管活性药物：生长抑素、奥曲肽、垂体加压素等，可收缩内脏血管，降低门静脉血流量。肾上腺素盐水、高渗钠-肾上腺素溶液可收缩血管，减少出血。

（3）抑酸药物：质子泵抑制剂和 H_2 受体拮抗剂，可提高胃内 pH，促进血小板聚集和纤维蛋白凝块的形成，避免血凝块溶解，利于止血和预防再出血。

（4）糖皮质激素及 5-氨基水杨酸类：用于克罗恩病引起的小肠溃疡出血。

化学药物止血特点是起效快，作用强。化学药物适用于急性出血的短期治疗，药效多以止血为主。消化道大出血，病情急、变化快，止血、抗休克、补充血容量是治疗的关键。再出血风险高的患者需内镜下止血治疗。如止血不成功，可通过血管介入栓塞出血动脉，必要时可手术治疗。

（二）中成药名方治疗

中医药治疗消化道出血不同于化学药物的单靶点治疗，可通过多靶点、多环节发挥全面调节作用而止血。消化道出血的病机包括热盛迫血妄行、血热迫血妄行或瘀血阻络等。中医药治疗消化道出血是标本兼治。急则治标，即在明确病机的基础上加强止血；缓则治本，即治其出血的病因。中医药治疗采用泻火止血、凉血止血及活血止血等治法。中医药在治疗非急性消化道出血的原发病及其并发症方面有作用。对急性消化道大出血，中成药可作为辅助治疗方法。

第二节　中成药名方的辨证分类与药效

消化道出血的共同病理基础是血管因病变破裂出血，导致的急性循环功能衰竭和慢性失血后贫血。中药治疗消化道出血通过多靶点、多环节发挥全面的止血作用，改善失血引起的并发症。用于消化道出血的常见中成药名方的辨证分类及其主要药效如下。

一、泻火止血类

消化道出血，热盛迫血妄行者，表现为血液或血液随食物而出（呕血），或随便出（便血），或由齿龈而出（齿衄）。吐血紫暗如咖啡色，或吐血鲜红；大便色黑如漆。口干，口臭，喜冷饮，或胃胀闷灼痛，或心烦失眠，口苦目赤，心烦易怒，失眠多梦，或有黄疸，胁痛宿疾，或见蛛丝赤缕，痞块癥积，便秘；舌质红或红绛，苔黄或灰黑干燥，脉数或滑数或弦数。

消化道出血，热盛迫血妄行者的主要病理变化是消化道炎症损伤、小血管破裂和（或）凝血障碍等。

泻火止血药可减轻消化道炎性病变及黏膜损害，减轻消化道小血管损伤或促进愈合，改善凝血功能等。

常用中成药：一清胶囊（颗粒）、精黄片。

二、凉血止血类

消化道出血，血热迫血妄行者为血分有热或热入血分，血得热行，妄行则出血。主要表现：血色红或紫暗，身热心烦，或狂躁，或神昏，或抽搐，口干，舌质红绛或深绛，或光红如镜，舌苔黄或灰、干燥或无苔，脉数或虚数或细促。

消化道出血血热妄行证的主要病理变化是血容量相对不足、血黏度增高、血流减缓、凝血功能障碍、电解质紊乱等。

凉血止血类药可减少凝血因子的消耗，改善凝血功能。

常用中成药：十灰散（丸）。

三、活血止血类

消化道出血瘀血阻络证者，血不循经而外溢。主要表现：血色紫暗或有凝块，痛处不移，刺痛，拒按，紫绀，肿块，肌肤甲错，舌质暗或有瘀斑，脉细涩。症状随瘀阻部位而异，如瘀阻胃肠，则呕吐便血；瘀阻于肝，则胁痛痞块。

消化道出血瘀血阻络证的主要病理变化是血流缓慢瘀滞、微循环不畅、凝血功能障碍等。活血止血类中成药可改善微循环、减少凝血因子的消耗、改善凝血功能等。

常用中成药：三七血伤宁胶囊、云南白药（胶囊）、景天三七糖浆、致康胶囊。

参 考 文 献

[1] Khamaysi I, Gralnek I M. Acute upper gastrointestinal bleeding（UGIB）-initial evaluation and management[J]. Best Pract Res Clin Gastroenterol，2013，27（5）：633-638.
[2] 葛均波，徐永健，王辰. 内科学[M]. 北京：人民卫生出版社，2018：450-453.
[3] Tripathi D，Stanley A J，Hayes P C，et al. UK guidelines on the management of variceal haemorrhage in cirrhotic patients[J]. Gut，2015，64（11）：1680-1704.
[4] 中国医师协会急诊医师分会. 急性上消化道出血急诊诊治流程专家共识[J]. 中国急救医学，2015，35（10）：865-873.
[5] 陈奇，张伯礼. 中药药效研究方法学[M]. 北京：人民卫生出版社，2016：234-244.

（天津医科大学　方步武；西安交通大学　陈敬国，曹永孝）

第三节　中成药名方

一、泻火止血类

一清胶囊（颗粒）

【药物组成】　黄连、大黄、黄芩。

【处方来源】　东汉·张仲景《金匮要略》之三黄泻心汤。《中国药典》（2020年版）。

【功能与主治】　清热泻火解毒，化瘀凉血止血。用于火毒血热所致的身热烦躁、目赤口疮、牙龈咽喉肿痛、大便秘结、吐血、衄血、咯血、痔血，以及咽炎、扁桃体炎、牙龈炎见上述证候者。

【药效】　主要药效作用如下。

1. 止血　一清胶囊可增加血浆比黏度、血细胞比容，缩短出血时间，收缩出血灶局部小血管，促进止血[1-3]。

2. 抗菌、抗病毒　一清胶囊可抑制痤疮丙酸杆菌及表皮葡萄球菌的生长[4]，抑制甲型H1N1流感病毒，可降低病毒感染小鼠的肺脏指数和死亡率[5]。

3. 其他　一清胶囊可加速肠道运动，促进排泄，降血压，降血脂[6]。

【临床应用】　主要用于胃及十二指肠溃疡出血、咯血、鼻出血等。

1. 消化道出血[1,2,7]　便后出血是肛肠疾病（痔、肛裂、直肠溃疡等）的临床常见症状，血从大便而下，或在大便前后下血，或单纯下血。一清胶囊治疗痔疮出血、肛裂出血和直肠出血，能缩短出血时间，促进止血；改善便时肛门不适，伴坠痛、疼痛、出血、滴血或射血等大便出血。肠镜检查见痔、直肠黏膜恢复正常或肛裂裂口愈合。一清胶囊治疗便后出血、火毒血热灼伤胃络所致的胃及十二指肠溃疡出血的效果显著。

2. 咯血　一清胶囊（颗粒）用于治疗热盛迫血所致的咯血，可减少咯血量，减轻出血伴随症状，降低红细胞沉降率[3]。

3. 老年鼻出血　一清胶囊对老年鼻出血是一种有效的辅助治疗方法，可缩短出血停止时间[8]。

4. 过敏性紫癜　一清胶囊联合复方甘草酸苷，可治疗单纯性过敏性紫癜[9]。

【不良反应】　可见皮疹和消化道症状，如轻度恶心、胃及腹部不适、大便稀软或轻度腹泻等。

【使用注意】　出现腹泻时，酌情减量。

【用法与用量】　胶囊剂：口服，一次 2 粒，一日 3 次。颗粒剂：开水冲服，一次 1 袋，一日 3～4 次。

参 考 文 献

[1] 郭颂铭. 一清胶囊治疗出血性肛肠疾病的临床疗效评估[J]. 四川医学，2002，23（9）：935-936.
[2] 郭颂铭. 一清胶囊治疗出血性肛肠疾病的临床疗效评估，附：308 例病例报告[J]. 成都中医药大学学报，2003，26（2）：15-17.
[3] 丁红，刘松山，何玲，等. 一清胶囊治疗热盛迫血所致咯血（支气管扩张）的临床观察[J]. 中药药理与临床，2001，17（4）：41-43.
[4] 蒋献，何燕，李利. 一清胶囊对痤疮丙酸杆菌及表皮葡萄球菌的体外抑菌作用研究[J]. 中国药房，2009，20（33）：2573-2574.
[5] 徐雄良，岳韵，刘小均，等. 一清胶囊抗甲型 H1N1 流感病毒作用[J]. 中国现代应用药学，2015，32（9）：1056-1058.
[6] 程雅君，程子书. 松龄血脉康胶囊配合一清胶囊防治原发性高血压[J]. 华西药学杂志，2002，17（3）：240.
[7] 国家药典委员会. 中华人民共和国药典临床用药须知——中药成方制剂卷[M]. 北京：中国医药科技出版社，2015：102-103.
[8] 黄锦葵，吴达才，赵云峰，等. 一清胶囊对老年鼻出血治疗临床分析[J]. 中国实用医药，2008，3（16）：67-68.
[9] 路金瑞，席子明，郭爱叶，等. 一清胶囊治疗过敏性紫癜的疗效观察[J]. 中国医学创新，2012，9（14）：27-28.

（天津医科大学　方步武；西安交通大学　陈敬国）

精 黄 片

【药物组成】　大黄、氯化钙。

【处方来源】　研制方。国药准字 Z20023380。

【功能与主治】　祛瘀，泻火，止血。用于胃热壅盛引起的脘腹胀闷或胀痛，呕血吐血，色红或紫暗，口臭，便秘或大便色黑，舌红，苔黄腻，脉滑数，以及胃及十二指肠溃疡出血见上述证候者。

【药效】　精黄片的主要药效物质源于大黄，其作用如下。

1. 止血[1-5]　精黄片有止血作用：①收缩血管。大黄粗提液能增强血管收缩，有助于血管闭合及血栓形成；大黄富含的鞣质，能降低毛细血管的通透性，减少创面体液外渗。②促进血小板黏附、聚集。大黄含有的鞣质能激活凝血因子Ⅻ，启动凝血过程，使凝血时间缩短。③促进凝血、抑制纤维蛋白溶解（简称纤溶）。通过降低抗凝血中活性最强的生理性抗凝物质（抗凝血酶Ⅲ）的活性、激活凝血酶、提高 α_2-巨球蛋白的含量，大黄中的没食子酸能抑制纤溶酶和（或）纤溶酶原活化素的活力，降低纤溶活性，发挥抑制纤溶的作用，促进血液凝固。④抑制胃蛋白酶。胃酸和胃蛋白酶的消化作用是溃疡形成和发展的重要因素。大黄通过吸附或结合胃蛋白酶，抑制胃蛋白酶。

2. 保护肠屏障[6-10]　肠源性感染是创伤诱发感染的重要因素。严重应激可损坏胃肠黏膜屏障功能，防治肠黏膜屏障破坏是防止并发症的关键。大黄对乙醇和吲哚美辛引起的胃黏膜损伤有保护作用，可加强胃黏膜屏障功能。大黄能提高正常大鼠胃肠黏膜的血流量。对于内毒素和低血容量性休克破坏的肠黏膜屏障有保护作用，能抑制肠道内毒素的吸收，降低肠黏膜及肠毛细血管的通透性。对于大鼠失血性休克模型，大黄能促进肠黏膜内杯状细胞增生，增加肠腔内黏液的分泌，保护肠黏膜。对于小鼠内毒素损伤模型，大黄能清除肠、肝、血浆中的氧自由基，减轻脂质过氧化损伤。对于肠缺氧大鼠模型，大黄能减轻组织病理损伤，降低丙二醛和肿瘤坏死因子 α 水平。对大鼠肠缺血再灌注损伤，大黄可减少肠组织超氧化物歧化酶的耗损，降低血栓烷 A_2 水平，改善脏器功能指标，提高生存率。

3. 抗菌抗炎[11]　大黄能抑制多种革兰阳性和革兰阴性细菌，较敏感者有葡萄球菌、溶血性链球菌、淋球菌、白喉杆菌、枯草杆菌、炭疽杆菌、伤寒杆菌和痢疾杆菌等。精黄片可抑制福氏痢疾杆菌和宋氏痢疾杆菌。其主要抑菌成分为游离蒽醌衍生物（大黄酸、大黄素和芦荟大黄素）。其抑菌机制主要是抑制菌体糖和糖代谢中间产物的氧化和脱氢，并与 DNA 结合，干扰其模板功能，抑制核酸和蛋白质的合成。精黄片还能清除幽门螺杆菌。大黄能降低炎症因子肿瘤坏死因子α及白介素-6 水平；大黄素也可抑制大鼠腹腔巨噬细胞的脂氧酶，使白三烯 B4 和 5-羟基二十碳四烯酸的合成及释放减少，发挥抗炎作用。

4. 其他[12]　大黄具有保肝利胆，促进胰液排泌，抑制胰激肽释放酶、胰蛋白酶及胰脂肪酶活性的作用。

精黄片治疗消化道出血的机制见图 15-1。

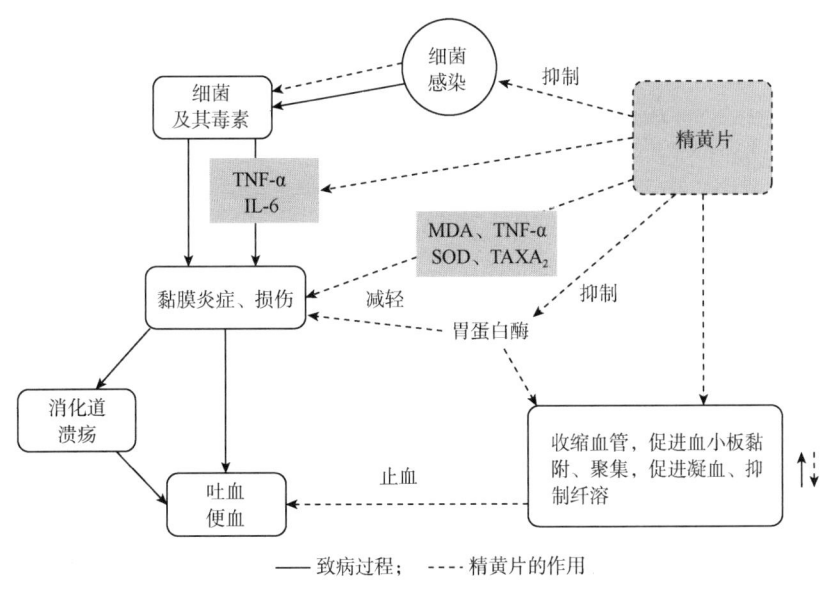

―― 致病过程；---- 精黄片的作用

图 15-1　精黄片治疗消化道出血的机制

TNF-α：肿瘤坏死因子 α；IL：白介素；MDA：丙二醛；SOD：超氧化物歧化酶；$TAXA_2$：血栓烷 A_2

【临床应用】　主要用于胃及十二指肠溃疡引起的出血，也用于痢疾、便秘、胆囊炎等。

1. 上消化道出血[9,10]　大黄片治疗溃疡病及胃炎合并出血，止血显效率高，止血时间短，止血速度快，能减少输液或输血量，加速康复。大黄片对非肝硬化上消化道出血有止血作用，可促进血小板黏附和聚集，缩短止血时间。

2. 消化性溃疡[8]　精黄片可用于胃及十二指肠溃疡，可根除幽门螺杆菌，降低溃疡的复发率。

3. 急性细菌性痢疾[11]　精黄片治疗急性细菌性痢疾疗效较好，其治疗有效率、大便常规恢复正常时间、大便细菌培养转阴性时间与复方磺胺甲噁唑、吡哌酸、庆大霉素相似。

4. 急性胆囊炎[12]　精黄片治疗急性胆囊炎，患者发热、腹痛的消失时间快于氨苄西林或头孢氨苄。

5. 其他[13]　精黄片也可用于单纯肥胖症、防治应激性溃疡、中毒性肠麻痹及多器官功能障碍综合征。

【不良反应】　个别患者出现皮肤荨麻疹（停药后消失），少数患者大便次数稍增加。部分患者大便时有脐下疼痛，排便后消失。

【使用注意】　出血量大且速度快，伴有全身症状者不宜使用。

【用法与用量】　口服，一日3次，一次3片；或遵医嘱。

参 考 文 献

[1] 王鸿利，焦东海，刘训初，等. 大黄有效单体止凝血机理的临床研究[J]. 中西医结合杂志，1985，5（9）：555-557.
[2] 杜上鑑，戴克逊，李东园，等. 大黄止血有效成分的研究[J]. 中成药研究，1983，（7）：29-30.
[3] 陈德昌，杨兴易，姜兴禄，等. 大黄对胃肠道血流灌注影响的临床与实验研究[J]. 中国中西医结合杂志，2000，20（7）：515-518.
[4] 陈德昌，杨兴易，景炳文，等. 大黄对危重病患者应激性胃粘膜病变的治疗作用及其机制的研究[J]. 中国危重病急救医学，1996，8（7）：395-398.
[5] 陈德昌，杨建东，景炳文，等. 大黄对大鼠肠粘膜及肠血管通透性的影响[J]. 中国危重病急救医学，1997，9（7）：385.
[6] 陈德昌，景炳文，杨兴易，等. 大黄对肠粘膜屏障保护作用的机制探讨[J]. 中国危重病急救医学，1996，8（8）：449-451.
[7] 陈德昌，李红江，乔林，等. 大黄对创伤后脓毒症大鼠肝细胞线粒体功能的影响[J]. 中国中西医结合急救杂志，2002，9（1）：9-11.
[8] 宋希仁，焦东海，张伯明. 精黄片治疗消化性溃疡104例疗效观察[J]. 中国中西医结合杂志，1995，15（12）：737-738.
[9] 焦东海，朱长民，马玉华，等. 单味大黄治疗上消化道出血监护指标的探讨——附1000例分析[J]. 陕西中医，1983，4（6）：9-11.
[10] 周方园. 中西医结合治疗上消化道出血60例[J]. 中医研究，2018，31（10）：22-24.
[11] 钱尚统，焦东海，王文凤，等. 精黄片治疗急性菌痢的临床观察与实验研究[J]. 上海中医药杂志，2001，13（10）：26-27.
[12] 沈学敏，高雅萍，焦东海. "精黄片"治疗急性胆囊炎的临床观察[J]. 上海中医药杂志，1998，（4）：31.
[13] 焦东海，陈敏先，钱耀贤，等. 精制大黄片治疗单纯性肥胖症的临床观察[J]. 中医杂志，1990，（5）：25-26.

（天津医科大学　方步武；西安交通大学　陈敬国，曹永孝）

二、凉血止血类

十灰散（丸）

【药物组成】　大蓟（炒炭）、小蓟（炒炭）、茜草（炒炭）、栀子（炒炭）、牡丹皮（炒炭）、棕榈（炒炭）、侧柏叶（炒炭）、白茅根（炒炭）、大黄（炒炭）、荷叶（炒炭）。

【处方来源】　元·葛可久《十药神书》。国药准字Z12020216。

【功能与主治】 清热泻火，凉血止血。用于血热妄行的吐血（如消化道溃疡出血）、咯血、衄血、血崩及一切出血不止诸症。

【药效】 主要药效如下。

1. 调节凝血功能 十灰散可缩短凝血酶原时间、凝血酶时间和血浆复钙时间，促进凝血酶原激活，加速凝血酶原的利用，具有促进内、外源性凝血系统的作用，可激活多种凝血因子，缩短凝血时间；促进血小板功能，增加血小板数量，有利于血小板形成血栓，加强其凝血作用。炭药中的鞣质具有收敛止血的作用；炒炭后钙离子增多，钙离子对内、外源性凝血系统和血小板有激活作用，能使纤维蛋白原变为纤维蛋白，使血小板聚集，促进止血和凝血；炭药有激活内、外源性凝血系统中的多种凝血因子的作用[1]。同时，十灰散还能调节抗凝血酶Ⅲ、纤溶酶原活性，发挥抗凝作用[2]。

2. 降低炎症介质水平 十灰散能有效降低血清内毒素和肿瘤坏死因子水平，从而提高急性肝衰竭大鼠的生存率[3]。

【临床应用】 主要用于血热妄行型消化性溃疡出血等出血诸证。

1. 上消化道出血 十灰散治疗急性非静脉曲张性上消化道出血，可缩短止血时间，缓解患者倦怠乏力、烦躁、头晕、心悸、胸闷、肠鸣、口干、畏寒等症状，缩短患者康复时间[4]。

2. 下消化道出血 十灰散可缩短凝血酶时间和血浆复钙时间，激活凝血因子，缩短凝血时间；促进血小板功能，加强凝血作用，可用于治疗内痔便血、混合痔出血等[5-7]。

3. 应激性消化道出血 对于急性脑出血或脑梗死后呕血或柏油样黑粪患者，十灰散合泮托拉唑的疗效优于泮托拉唑，可使止血时间和住院时间缩短[8]。

4. 其他 十灰散还可用于血热妄行之咯血、衄血、血崩、玻璃体积血、视网膜中央静脉阻塞等出血不止诸症，重症肝炎等[9-12]。

【不良反应】 便秘等。

【使用注意】 ①虚寒证出血者忌用。②本方为治标制剂，不宜多服久服，止血后应审其病因随证调理。③本品全由炭药组成，含鞣质，不宜与酶制剂（胃蛋白酶、胰酶、淀粉酶等）、生物碱类（利血平、麻黄碱、士的宁等）、乙酰螺旋霉素等同用。④本品钙含量高。

【用法与用量】 散剂：温开水冲服，一次 3～9g，一日 1～2 次。水丸：口服，一次 3～9g，一日 1～2 次。也可外用作为局部止血。

参 考 文 献

[1] 崔箭. 十灰散止血、凝血作用机制研究[J]. 山东中医药大学学报，2004，28（6）：463-466.
[2] 吴烈，桑子瑾，唐棠，等. 凉血止血法与活血通络法调节 RVO 兔模型凝血因子及微循环作用机制的研究[J]. 中国中医眼科杂志，2013，23（1）：2-6.
[3] 欧阳钦，王晓东. 加减十灰散对急性肝功能衰竭大鼠血清内毒素和肿瘤坏死因子水平的影响[J]. 浙江中医杂志，2007，42（5）：302-303.
[4] 庞嘉言，陈航. 急性非静脉曲张性上消化道出血应用十灰散治疗临床疗效观察[J]. 辽宁中医药大学学报，2016，18（8）：205-207.
[5] 王东升，陆庆革，李小海，等. 十灰散辨证加减治疗早期内痔便血临床观察[J]. 河北中医，2016，38（1）：95-97.
[6] 刘海云，李春耕. 十灰散加味预防混合痔 PPH 术后吻合口出血 150 例[J]. 河南中医，2015，35（10）：2467-2468.
[7] 李小海，陆庆革，刘越军，等. 十灰散加味治疗内痔出血 92 例[J]. 河北中医，2014，36（6）：847-848.
[8] 李冲，李玉芹，王艳芳，等. 泮托拉唑联合十灰散治疗卒中后应激性消化道出血 100 例临床观察[J]. 中医药导报，2013，

19（1）：49-50.

[9] 孙启炳，郑亦资. 中药治疗肺结核咯血 27 例疗效观察初步报告[J]. 福建中医药，1958，3（6）：6-8.
[10] 党运田. 中医辨证分期治疗玻璃体积血 97 例分析[J]. 医药世界，2009，11（8）：431-432.
[11] 欧阳钦，曹家麟. 加减十灰散对亚急性重型肝炎内毒素血症的影响[J]. 江西中医药，2006，37（5）：24-25.
[12] 欧阳钦. 加减十灰散联合血浆置换治疗慢加急性肝功能衰竭 30 例[J]. 浙江中医杂志，2010，45（11）：796-797.

（天津医科大学　方步武；西安交通大学　李睿萍）

三、活血止血类

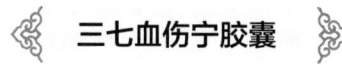
三七血伤宁胶囊

【药物组成】　三七、重楼、制草乌、大叶紫珠、山药、黑紫藜芦、冰片、朱砂。

【处方来源】　研制方。国药准字 Z45020612。

【功能与主治】　止血镇痛，祛瘀生新。主治瘀血阻滞、血不归经之各种血证及瘀血肿痛，如胃及十二指肠溃疡出血，支气管扩张出血，肺结核咯血，功能性子宫出血，外伤及痔疮出血，妇女月经不调、经痛、经闭及月经血量过多等。

【药效】　主要药效如下[1]。

1. 止血　三七血伤宁胶囊能缩短出血时间和凝血时间，止血疗效显著，止血而不留瘀，促进瘀血吸收。

2. 止痛　三七血伤宁可提高小鼠的痛阈。

【临床应用】

1. 消化道出血　三七血伤宁胶囊可用于治疗胃及十二指肠溃疡出血、痔疮出血等[1]。
2. 异常子宫出血　三七血伤宁胶囊可用于治疗妇女月经不调、月经过多及崩漏等[2]。
3. 其他出血症　三七血伤宁胶囊广泛用于瘀血阻滞，血不归经所致的多种出血症，如支气管扩张出血、肺结核咯血等；跌打损伤或急性扭挫伤造成的瘀血肿痛[1]。

【不良反应】　尚不明确。

【使用注意】　轻伤及其他病症患者忌服保险子；服药期间忌食蚕豆，鱼类和酸冷食物；孕妇忌服。遵医嘱使用。

【用法用量】　口服，一次 1 粒（重症 2 粒），一日 3 次；2～5 岁每一岁 1/10 粒，5 岁以上一次 1/5 粒。跌打损伤较重者，可先用酒送服 1 粒保险子。瘀血肿痛者，用酒调和药粉，外擦患处。

参 考 文 献

[1] 高学敏，肖艳萍. 三七血伤宁胶囊的药理分析[J]. 首都医药，2004，11（4）：51.
[2] 阮祥燕. 三七血伤宁胶囊治疗功血的临床观察[J]. 首都医药，2004，11（6）：29.

（西安交通大学　闫萍萍，陈敬国）

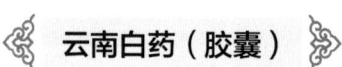
云南白药（胶囊）

【药物组成】　三七、重楼、冰片、麝香等（保密方）。

【处方来源】 清·云南民间医生曲焕章于1902年研制成。《中国药典》(2020年版)。

【功能与主治】 化瘀止血，活血止痛，解毒消肿。用于跌打损伤，瘀血肿痛，吐血，咳血，便血，痔血，崩漏下血，手术出血，疮疡肿毒及软组织挫伤，闭合性骨折，支气管扩张及肺结核咳血，溃疡病出血，以及皮肤感染性疾病。

【药效】 主要药效作用如下[1]。

1. 止血　云南白药能在无血浆协同因子作用的情况下促进血小板释放，缩短凝血时间，进而发挥止血作用。

2. 抗炎抗菌　云南白药能促进糖皮质激素分泌，能抑制炎症介质的释放，能抑制细胞游走结缔组织增生，还可增加创面局部血流量，改善局部微循环和炎症的吸收。云南白药对金黄色葡萄球菌、铜绿假单胞菌、大肠杆菌等均有抑制作用。

3. 增强免疫　云南白药还可增强细胞吞噬功能，增强免疫功能。

【临床应用】

1. 消化道出血[1-3]　云南白药治疗消化道出血，止血效果显著。云南白药联合质子泵抑制剂或 H_2 受体拮抗剂治疗消化性溃疡出血，可明显缩短止血时间，降低药物不良反应的发生率。

2. 克罗恩病[4]　云南白药联合小剂量沙利度胺组合方案治疗克罗恩病，疾病活动指数下降，且C反应蛋白值和血沉值均显著降低，黏膜愈合率明显升高。联合沙利度胺的临床效果优于单用沙利度胺。

3. 溃疡性结肠炎[5]　云南白药对溃疡性结肠炎有较好的疗效。随机对照试验的 Meta 分析结果显示，云南白药组治疗溃疡性结肠炎的有效率、治愈率均高于对照组，不良反应的发生率则低于对照组，提示云南白药组治疗溃疡性结肠炎有一定优势。

4 其他　云南白药也可治疗慢性胃炎、肺结核、口疮、痔疮、肋骨炎、带状疱疹、荨麻疹及妇科慢性炎症、月经过多过频、刮宫后子宫出血、子宫肌瘤所致的异常出血等。

【不良反应】 偶有过敏反应。

【使用注意】 ①妊娠期妇女忌用。②服药 24 小时内忌食蚕豆、鱼类及酸冷食物。

【用法与用量】 刀、枪、跌打诸伤，无论轻重，出血者用温开水送服；瘀血肿痛与未流血者用酒送服；妇科诸症，用酒送服；但月经过多、红崩，用温水送服。毒疮初起，服 0.25g，另取药粉，用酒调匀，敷患处，如已化脓，只需内服。其他内出血各症均可内服。口服，一次 0.25～0.5g，一日 4 次（2～5 岁按 1/4 剂量服用；5～12 岁按 1/2 剂量服用）。凡遇较重的跌打损伤可先服保险子 1 粒，轻伤及其他病症不必服。

参 考 文 献

[1] 王婷安，禹正杨. 云南白药临床应用新进展[J]. 现代医药卫生，2012，28（9）：1358-1359.
[2] 杨龙菊，朱松涛. 用奥美拉唑联合云南白药治疗消化性溃疡出血的效果研究[J]. 当代医药论丛，2018，16（9）：150-151.
[3] 申昌明，孙丽英. 云南白药联合阿莫西林及甲氰咪胍治疗消化性溃疡的临床效果观察[J]. 临床合理用药，2016，9（7C）：73-74.
[4] 刘木先，崔舒丹，刁娜，等. 云南白药联合小剂量沙利度胺组合方案治疗克罗恩病的临床观察[J]. 时珍国医国药，2018，29（5）：1119-1121.
[5] 黄仲彪，李秀娟，姚萍，等. 云南白药治疗溃疡性结肠炎的 Meta 分析[J]. 中国中西医结合消化杂志，2014，22（4）：199-203.

（西安交通大学　曹蕾，陈敬国）

景天三七糖浆

【药物组成】 景天三七。

【处方来源】 清·傅山《青囊秘传》。《中国药典》（2020年版）。

【功能与主治】 止血。用于各种出血病症。

【药效】 主要药效如下。

1. 止血作用[1-3] 景天三七可提高血小板的数量及血小板聚集和释放的能力，降低血小板活化因子水平。

2. 抗菌抗炎[4,5] 景天三七对金黄色葡萄球菌、铜绿假单胞菌感染均有较强的抗菌抗炎作用。景天三七醇提物有体外抗菌作用，对金黄色葡萄球菌、表皮葡萄球菌、微球菌有抑制作用。景天三七乙酸乙酯提取物的抗炎作用可能是通过抑制一氧化氮、肿瘤坏死因子α和白介素-6的产生而达到的。

【临床应用】

1. 消化道出血[5-7] 景天三七糖浆用于因热灼血脉，瘀血阻络，导致血不循经，溢于脉外而导致的消化道出血，如吐血、便血等。治疗溃疡病合并消化道出血使用景天三七糖浆，大便隐血可转为阴性。

2. 非消化道出血性疾病[5,7] 景天三七糖浆可用于多种出血性疾病，如白血病、再生障碍性贫血、过敏性或血小板减少性紫癜、咯血、血尿、月经过多、齿龈出血等。

【不良反应】 尚未报道。

【使用注意】 出血量大者，应立即采取综合急救措施。

【用法与用量】 口服，一次15～25 ml，一日3次。

参 考 文 献

[1] Lin Z，Fang Y，Huang A，et al. Chemical constituents from Sedum aizoon and their hemostatic activity[J]. Pharm Biol，2014，52（11）：1429-1434.
[2] 白以琳，孙涛，王颖娴，等. 景天三七对阿司匹林所致胃出血大鼠血小板及血管壁功能的影响[J]. 检验医学，2016，31（2）：131-134.
[3] 许智超，温燕华，李美娟，等. 景天三七对阿司匹林大鼠的止血活血功效及作用机制研究[J]. 时珍国医国药，2016，27（1）：84-85.
[4] 谭波，何席呈，李婷，等. 景天三七化学成分及药理作用研究进展[J]. 中国民族民间医药，2018，27（17）：49-52.
[5] 刘艳杰，陈曦，张晶. 景天三七的化学成分和药理作用研究进展[J]. 内蒙古中医药，2016，35（4）：114.
[6] 江苏南通中成药厂. 草药景天三七止血功效的临床观察[J]. 新医学，1971，（3）：14-15.
[7] 国家药典委员会. 中华人民共和国药典临床用药须知——中药成方制剂卷[M]. 北京：中国医药科技出版社，2015：537.

（西安市胸科医院 谢 君；西安交通大学 陈敬国）

致 康 胶 囊

【药物组成】 大黄、黄连、三七、白芷、阿胶、龙骨（煅）、白及、醋没药、海螵蛸、茜草、龙血竭、甘草、珍珠、冰片。

【处方来源】 研制方。《中国药典》（2020年版）。

【功能与主治】 清热凉血止血，化瘀生肌定痛。用于创伤性出血，崩漏、呕血及便血等。

【药效】 主要药效如下。

1. 促进伤口愈合[1-2] 致康胶囊能够增强伤口组织转化生长因子β基因的表达，促进大鼠伤口愈合；对动物伤肢肿胀均有治疗作用，并具有化瘀止血功能，促进机体对炎症组织的吸收，以及使凝血状态下血液流变学指标趋于正常，从而对机体软组织损伤起到改善和修复作用。致康胶囊能降低血液黏度，促进创面肉芽组织生长，促进细胞增殖，促使毛细血管再生分化，改善微循环，帮助修复黏膜。

2. 保护胃黏膜[3] 致康胶囊有防治应激性胃溃疡的作用，可明显减轻水浸应激性胃溃疡模型大鼠胃黏膜的损伤程度，减轻胃黏膜充血、水肿、糜烂等，光镜下形态学改变亦可证实其对急性胃黏膜损伤具有保护作用，同时可明显增加应激性胃溃疡动物的胃黏膜血流量，调节胃黏膜血流分布状况，通过增加胃黏膜血流量，有效保护胃黏膜。

3. 止血 致康胶囊能够收缩十二指肠血管，从而减少血管出血，还可增加血小板数量，缩短凝血酶原时间，达到治疗消化道出血的目的。

4. 镇痛[4] 致康胶囊具有镇痛作用。

5. 抗炎[5] 致康胶囊能通过调节肿瘤坏死因子、白介素-6及C反应蛋白等炎性因子水平，降低血小板及纤维蛋白原的含量，改善血液高凝状态，进而调节炎性反应。

【临床应用】

1. 消化道出血 致康胶囊加兰索拉唑治疗十二指肠溃疡出血，总有效率高于兰索拉唑，其止血时间及腹痛消失时间均短于兰索拉唑。致康胶囊治疗十二指肠溃疡出血可加快止血，提高疗效[6]。致康胶囊加马应龙麝香痔疮膏治疗痔疮出血，总有效率、痔疮出血及疼痛消失时间、排便恢复正常时间、镜检结果阴性时间均优于马应龙麝香痔疮膏单一治疗组，马应龙麝香痔疮膏加致康胶囊治疗痔疮出血效果理想[7]。致康胶囊联合三联疗法可治疗幽门螺杆菌相关性胃炎及消化性溃疡[8]。

2. 溃疡性结肠炎[9] 致康胶囊联用美沙拉嗪治疗轻中度溃疡性结肠炎，可发挥协同作用，增强抗炎效果，有效修复肠道黏膜，改善肠道屏障功能，提升治疗效果。

3. 手术后创面[10-16] 在宫颈息肉传统摘除术后创面治疗中，外敷致康胶囊和阴道填塞止血疗效明显；在桡骨远端骨折患者术后恢复中，致康胶囊能改善患者术后患肢疼痛、肿胀症状，尽快恢复腕关节的正常活动功能；对人工流产术后持续性阴道出血患者实施米非司酮联合致康胶囊辅助治疗，可减少术后阴道出血量、缩短子宫功能恢复时间，并降低宫腔残留发生率；致康胶囊亦可用于胚胎停止发育人工流产手术后，可以减少术后出血、缩短出血时间，镇痛，促进子宫内膜修复；致康胶囊用于骨科术后创面感染患者，可促进组织再生，加快创面愈合；致康胶囊治疗混合痔术后创面，在减轻患者术后痛苦的同时，有利于患者的术后恢复；致康胶囊对治疗取卵术后出血的疗效显著，能有效缩短患者住院时间，缓解疼痛。

4. 其他出血病症[17-19] 致康胶囊联合戊酸雌二醇辅助治疗青春期功能失调性子宫出血，可迅速有效地控制出血，改善机体血液流变学，提高患者生活质量，减少复发；应用致康胶囊治疗高凝合并出血风险患者，可以起到良好的止血效果，并且没有不良反应。

此外，致康胶囊还可用于骨质疏松症腰腿痛[20]、慢性宫颈炎[21]、子宫颈上皮内瘤变[22]、老年性阴道炎等病[23,24]。

【不良反应】 尚未见报道。

【使用注意】 妊娠期妇女禁服；过敏体质者慎用。

【用法与用量】 口服，一次2～4粒，一日3次；或遵医嘱。

参 考 文 献

[1] 王志刚, 窦科峰, 李海民, 等. 致康胶囊促进大鼠伤口愈合及与转化生长因子-β表达的关系[J]. 中华实验外科杂志, 2004, 21（10）: 46-47.

[2] 沈欣, 赵宗平, 李德凤, 等. 致康胶囊对大鼠急性软组织损伤及外伤致血瘀的药效学研究[J]. 中国中医基础医学杂志, 2014, 20（5）: 599-601, 610.

[3] 沈欣, 赵宗平, 李德凤, 等. 致康胶囊对大鼠应激性胃溃疡的药效学研究[J]. 中国中医基础医学杂志, 2014, 20（2）: 183-184, 189.

[4] 黄利明, 祝启亮, 林阳妹. 骨肽注射液联合致康胶囊治疗骨质疏松症腰腿痛临床观察[J]. 实用中医药杂志, 2017, 33（4）: 396-397.

[5] 李雯, 訾铁营, 吴娟, 等. 致康胶囊对溃疡性结肠炎患者血清TNF-α、IL-6及CRP的影响[J]. 世界中医药, 2017, 12（6）: 1317-1319.

[6] 贾丹丹. 致康胶囊联合兰索拉唑对十二指肠溃疡出血的治疗效果[J]. 中国医药指南, 2019, 17（24）: 186-187.

[7] 梁幸鹏, 雒东民, 杨琼. 致康胶囊治疗痔疮出血的有效性分析[J]. 心理月刊, 2019, 14（9）: 17-18.

[8] 麦日耶木姑丽·艾山, 陈志芬. 致康胶囊联合PPI三联疗法治疗幽门螺杆菌相关性胃炎及消化性溃疡的临床研究[J]. 中国中西医结合消化杂志, 2019, 27（10）: 764-767, 771.

[9] 邓松华, 陈赛. 致康胶囊联合美沙拉嗪治疗轻中度溃疡性结肠炎疗效观察[J]. 临床医药文献电子杂志, 2020, 7（34）: 51-52.

[10] 汪颖. 宫颈息肉摘除术后创面外敷致康胶囊止血的疗效观察[J]. 临床医药文献电子杂志, 2020, 7（17）: 73-74.

[11] 孙静涛. 致康胶囊对桡骨远端骨折患者术后患肢疼痛、肿胀的影响分析[J]. 药品评价, 2019, 16（19）: 60-61.

[12] 朱莉. 致康胶囊联合米非司酮在人工流产术后持续阴道出血患者中的应用[J]. 临床医药文献电子杂志, 2020, 7（34）: 90, 92.

[13] 何君梅, 潘雨露, 任兴业. 致康胶囊在胚胎停止发育人工流产术后疗效的观察[J]. 临床医药文献电子杂志, 2020, 7（17）: 15-17.

[14] 刘勇. 致康胶囊治疗骨科术后创面感染66例临床分析[J]. 临床医药文献电子杂志, 2020, 7（34）: 71-72.

[15] 孙嘉伟. 致康胶囊治疗混合痔术后创面的疗效[J]. 临床医药文献电子杂志, 2020, 7（34）: 74.

[16] 刘文霞, 刘曼曼, 杨恒, 等. 致康胶囊治疗取卵术后出血的临床疗效观察[J]. 深圳中西医结合杂志, 2020, 30（7）: 34-35.

[17] 刘驰. 挫伤性眼内出血病例经致康胶囊治疗的效果观察[J]. 临床医药文献电子杂志, 2020, 7（34）: 65, 68.

[18] 刘燕. 致康胶囊联合戊酸雌二醇治疗青春期功能失调性子宫出血的疗效观察[J]. 现代药物与临床, 2019, 34（7）: 2087-2092.

[19] 顾小慧, 赵凤晓, 尹斌荣, 等. 致康胶囊在高凝又合并出血风险患者中的运用[J]. 中外医疗, 2019, 38（31）: 104-106.

[20] 黄利明, 祝启亮, 林阳妹. 骨肽注射液联合致康胶囊治疗骨质疏松症腰腿痛临床观察[J]. 实用中医药杂志, 2017, 33（4）: 396-397.

[21] 杨英, 殷秀芹. LEEP联合致康胶囊治疗慢性子宫颈炎疗效观察[J]. 山西职工医学院学报, 2016, 26（6）: 32-34.

[22] 李宏杰. 宫颈环形电切术（LEEP）联合致康胶囊治疗子宫颈上皮内瘤变的临床观察[J]. 临床医药文献电子杂志, 2020, 7（34）: 59, 61.

[23] 李伟, 时文波, 曹国平, 等. 致康胶囊联合雌激素治疗老年性阴道炎24例疗效观察[J]. 国医论坛, 2018, 33（4）: 49-50.

[24] 李莉, 祁璘, 琪美格. 致康胶囊联合甲硝唑栓治疗老年性阴道炎的疗效观察[J]. 现代药物与临床, 2018, 33（7）: 1759-1762.

（西安市胸科医院　谢　君；西安交通大学　陈敬国；广州中医药大学　杜　群）

第十六章

消化不良中成药名方

第一节 概 述[1-3]

一、概 念

消化不良（dyspepsia）是一种临床症候群，是由胃动力障碍所引起的疾病。消化不良主要分为功能性消化不良（functional dyspepsia）和器质性消化不良（organic dyspepsia）。功能性消化不良是指由胃和十二指肠功能紊乱引起的餐后饱胀感、早饱、中上腹痛及中上腹灼烧感等症状，而无器质性疾病的一组临床综合征。功能性消化不良是临床上最常见的一种功能性胃肠病，占我国胃肠病专科门诊患者的50%左右。普通人群中消化不良症状者占19%～41%。本章主要介绍功能性消化不良中成药名方。

功能性消化不良属于中医学"脘痞"、"胃痛"、"嘈杂"等范畴。

二、病因及发病机制

（一）病因

消化不良是由胃动力障碍及胃酸分泌异常引起的疾病。病因可能与下列因素有关：胃肠动力障碍，包括胃排空延迟、胃及十二指肠运动协调失常；内脏感觉过敏；胃对食物的容受性舒张功能下降；胃酸分泌增加和胃及十二指肠对扩张、酸、其他腔内刺激的高敏感性；幽门螺杆菌感染；精神和社会因素。

（二）发病机制

空腹及餐后胃窦、幽门、十二指肠协调运动明显减少，使胃排空延迟，引起消化不良，或胃酸分泌过多刺激十二指肠内的感受器引起幽门闭合，阻止胃内容物排入十二指肠，导致胃排空障碍。内脏感觉过敏可能与外周感受器传入神经、中枢神经系统的调制异常有关；胃容受性受损使胃内食物分布异常、近端胃储存能力下降，胃窦部存留食糜；幽门螺杆菌感染可引起胃及十二指肠黏膜炎症，影响消化。精神应激、环境因素导致内脏感觉过敏，使胃感觉容量和舒张容量降低，出现早饱症状。消化道激素分泌和比例失调也可引起胃运动功能障碍，影响消化，引起消化不良。

三、临床表现

消化不良的临床表现主要包括餐后饱胀、早饱、中上腹胀痛、中上腹灼热感、嗳气、食欲缺乏和恶心等。消化不良起病缓慢，呈持续性或反复发作。中上腹痛为常见症状，常与进食有关，表现为餐后痛，部分患者表现为中上腹灼热感。餐后饱胀和早饱常与进食密切相关。不少患者同时伴有失眠、焦虑、抑郁、头痛和注意力不集中等精神症状。

四、诊　　断

临床症状有餐后饱胀不适、早饱、中上腹痛、中上腹灼烧感中的一项或多项，近三个月持续或反复发作，同时存在上腹胀、嗳气、食欲不振、恶心等症状。通过基本的实验室检查及胃镜、消化道 X 线、腹部 B 超、CT、活组织病理等排除器质性病变，并与消化性溃疡、胃癌、胃食管反流病和肠易激综合征等相鉴别。

五、治　　疗

（一）常用化学药物及现代技术

促胃动力类药物，如多潘立酮、莫沙必利、伊托必利等，促进胃肠蠕动。助消化类药物，如复方阿嗪米特肠溶片、胰酶肠溶胶囊和多酶片等，促进消化。抑酸类药物，如奥美拉唑、泮托拉唑和兰索拉唑等，抑制胃酸分泌，减少胃肠刺激。抗抑郁类，如阿米替林、多虑平和帕罗西汀等，改善患者的抑郁或焦虑情绪。抗幽门螺杆菌类，如阿莫西林、克拉霉素、甲硝唑等抗菌药物，枸橼酸铋钾等铋剂，抗幽门螺杆菌。另外，也包括黏膜保护剂，如硫糖铝、铝碳酸镁和铋剂等。

化学药物治疗消化不良主要是通过促进胃肠道动力、助消化、抑制胃酸分泌、抗抑郁、保护胃肠黏膜等，迅速缓解症状，去除诱因，恢复胃肠道正常生理功能，提高患者生活质量，并预防疾病的复发。对于需要进行精神心理治疗的患者，除药物治疗外，也可采用行为、认知及心理干预等治疗措施。

（二）中成药名方治疗

中医药防治功能性消化不良不同于化学药物的单靶点单一治疗。中医药具有多靶点、多环节、多种途径作用的特点，可发挥综合调节作用。不少中药具有促进胃肠动力、增强胃蛋白酶活性，促进胃蛋白酶、胰酶分泌，抗幽门螺杆菌和抗炎等作用，对消化不良有较好的临床疗效。

第二节 中成药名方的辨证分类与药效[4-6]

功能性消化不良是由胃肠功能紊乱及胃酸分泌异常引起的疾病，精神应激、饮食因素、幽门螺杆菌感染和胃肠激素等也是其影响因素。中医药治疗功能性消化不良的基本作用是促进胃肠运动、抑制幽门螺杆菌、抗炎镇痛及提高免疫力。不同中药通过不同的药效治疗消化不良，常用中成药名方的辨证分类及其主要药效如下。

一、消食导滞类

消化不良痰食阻滞证者表现为脘腹胀痛痞满，疼痛拒按，厌食、恶心、干呕、反酸、打饱嗝，气味酸臭，苔腻或苔黄腻，脉滑或滑实。

消化不良痰食阻滞证者主要病理变化是胃蛋白酶活性下降，胃肠蠕动减弱。

消食导滞药能增强胃蛋白酶活性，调节胃肠道功能。

常用中成药：保和丸、大山楂丸（颗粒、冲剂、咀嚼片）、健胃消食片、槟榔四消丸等。

二、祛湿健脾类

消化不良湿浊中阻证者表现为胃脘部隐痛，餐后饱胀，易疲倦，身体困重，苔厚或腻。

消化不良湿浊中阻证者主要病理变化是胃肠道蠕动减弱，伴有细菌感染等。

祛湿健脾药可增强胃肠道蠕动，调节胃肠道功能，具有抗菌抗炎作用。

常用中成药：木香顺气汤（丸、颗粒）、枫蓼肠胃康胶囊（片、颗粒）等。

三、平调湿热类

消化不良寒热错杂证者表现为胃脘部痞满或胀痛不适，胃有凉感、嘈杂、嗳气反酸、恶心呕吐，肠鸣腹胀，不思饮食，倦怠乏力，舌淡苔腻或微黄，脉弦或细。

消化不良寒热错杂证者主要病理变化是胃酸过度分泌或胃蛋白酶活性增强。

平调湿热类药可抑制胃酸分泌，降低胃蛋白酶活性，改善胃肠功能。

常用中成药：藿香清胃片（胶囊）、枳实消痞丸、胃痛宁片（胶囊）等。

四、疏肝和胃类

消化不良肝郁脾虚证者表现为胃脘部胀痛，甚则累及两胁，可因情志不遂而加重，食欲差，喜叹气，夜寐差，多梦，苔薄白，脉弦滑。

消化不良肝郁脾虚证者主要病理变化为胃酸过度分泌或伴有幽门螺杆菌感染。

疏肝和胃类药可抑制胃酸分泌、降低胃蛋白酶活性、抑制幽门螺杆菌，缓解消化不良。

常用中成药：沉香化气丸、香砂六君汤（丸、颗粒、片）、左金丸（胶囊）、越鞠丸等[左金丸（胶囊）和越鞠丸见第九章反流性食管炎中成药名方]。

五、健脾益气类

消化不良脾胃虚弱证者表现为胃脘部隐痛或嘈杂不适,时轻时重,口淡无味,餐后饱胀,易疲倦,大便溏烂或先硬后烂,舌淡,苔薄白,脉细沉或细弱。

消化不良脾胃虚弱证者主要病理变化是免疫功能低下,精神抑郁,胃酸分泌过多或是胃肠蠕动功能失调。

健脾益气药可调节中枢神经,增强免疫,调节胃肠道运动,改善消化不良症状。

常用中成药:六君子汤(丸)、枳术汤(丸、颗粒)、人参健脾汤(丸)、开胃健脾丸、养胃舒胶囊(颗粒)(见第十章胃炎中成药名方)、健脾丸(糖浆、颗粒)(见第十一章胃下垂中成药名方)、香砂枳术丸(见第十一章胃下垂中成药名方)。

六、温阳化气类

消化不良脾阳不振者表现为上腹部隐痛,纳差,嗳气,餐后胀闷,舌淡,苔薄白,脉细或细弦。

消化不良脾阳不振者主要病理变化是胃酸分泌不足,胃蛋白酶活性不足或是伴有幽门螺杆菌感染。

温阳化气类药可促进胃酸分泌,增强胃蛋白酶活性,抑制幽门螺杆菌,改善消化不良。

常用中成药:香砂养胃颗粒、理中汤(丸)、附子理中汤(丸、片)(见第十八章胃肠道功能紊乱中成药名方)等。

参 考 文 献

[1] 葛均波, 徐永健, 王辰. 内科学[M]. 9版. 北京: 人民卫生出版社, 2018: 384-387.
[2] 中华中医药学会脾胃病分会. 功能性消化不良中医诊疗专家共识意见(2017)[J]. 中华中医药杂志, 2017, 32(6): 2595-2598.
[3] 中华中医药学会脾胃病分会. 消化系统常见病功能性消化不良中医诊疗指南(基层医生版)[J]. 中华中医药杂志, 2019, 34(8): 3619-3625.
[4] 刘阳, 姜巍, 李玉峰. 功能性消化不良中西医研究进展[J]. 实用中医内科杂志, 2020, 34(6): 1-5.
[5] 胡丽萍. 中医药治疗功能性消化不良的研究进展[J]. 内蒙古中医药, 2020, 39(1): 165-166.
[6] 陈奇, 张伯礼. 中药药效研究方法学[M]. 北京: 人民卫生出版社, 2016: 234-244.

(贵州中医药大学　钱海兵,李　媛;西安医学院　龙丽辉)

第三节　中成药名方

一、消食导滞类

保和丸

【药物组成】　焦山楂、六神曲(炒)、半夏(制)、茯苓、陈皮、连翘、炒莱菔子、炒麦芽。

【处方来源】　元·朱震亨《丹溪心法》。《中国药典》(2020年版)。

【功能与主治】 消食，导滞，和胃。用于食积停滞，脘腹胀满，嗳腐吞酸，不欲饮食。

【药效】 主要药效如下[1-8]。

1. 调节胃肠分泌 保和丸能减少大鼠胃液分泌量和总酸排出量，提高胃蛋白酶的活性和排出量。保和丸还能提高促胃液素、血浆胃动素的含量。另外，保和丸能增加胰液分泌量，提高胰蛋白酶的浓度和分泌量。

2. 调节胃肠道运动 保和丸能促进顺铂所致的胃肠功能紊乱模型小鼠胃排空和小肠推进；对大鼠和家兔回肠自发运动具有显著的抑制作用；能拮抗乙酰胆碱、氯化钡和组胺引起的回肠痉挛，可部分解除肾上腺素对肠管的抑制，促进胃排空和小肠推进。保和丸对胃肠动力具有显著的双向调节作用，其机制可能是通过调节相关胃肠激素分泌水平和相关介导的M胆碱受体、钙离子、多巴胺受体、肾上腺素α受体，也可能是对肠管的直接作用。

【临床应用】

1. 功能性消化不良 保和丸治疗功能性消化不良，能有效改善患者上腹胀满、嗳气反酸等症状，效果良好[9]。保和丸与多潘立酮联用治疗功能性消化不良，能显著改善多潘立酮的临床治疗效果，提高治愈率[10-12]。

2. 厌食症 保和丸用于脾胃虚弱所致的厌食症，能有效改善恶心呕吐、嗳腐吞酸、不欲饮食、大便不调等症状[13]。保和口服液（超微饮片）治疗小儿厌食症，证候评分显著降低，体重增加[14]。

3. 腹泻 保和丸治疗食滞胃肠型急性腹泻，能促进胃肠运动，消食导滞，显著减轻腹痛，减少腹泻、恶心呕吐次数及发热次数，治疗有效[15]。

4. 其他 保和丸对儿科常见发热、咳嗽和呕吐等疾病有良好的治疗效果[16]。

【不良反应】 尚未见报道。

【使用注意】 ①湿热中阻、肝胃火郁胃痛、痞满者慎用。②忌食生硬、黏腻、难消化食物。③妊娠期妇女慎用。

【用法与用量】 口服，小蜜丸一次9~18g，大蜜丸一次1~2丸，一日2次；小儿酌减。

参 考 文 献

[1] 王汝俊，傅定中，邵庭荫，等. 保和丸的消化药理研究[J]. 中药药理与临床，1991，7（4）：1.
[2] 宋必卫，陈志武，岑德意，等. 保和无糖颗粒剂助消化作用的研究[J]. 安徽医科大学学报，1996，31（3）：165.
[3] 刘欣，郅敏，雷莉，等. 复方中药健脾丸和保和丸对小鼠胃肠运动的影响[J]. 世界华人消化杂志，2003，11（1）：54.
[4] 孔晓伟，李清. 保和丸对小鼠胃排空和小肠推进的影响[J]. 河北医科大学学报，2005，26（6）：700-701.
[5] 陈建峰，唐铭翔，周知午，等. 保和对大鼠血液中胃泌素及胃动素含量的影响[J]. 湖南中医杂志，2008，24（4）：89-90.
[6] 郑师碧，唐平，俞征宙，等. 保和汤（丸）对胃电图参数的影响[J]. 福建中医药，1993，24（4）：18-19.
[7] 郑师碧，唐平，俞征宙，等. 保和丸对功能性消化不良儿童胃电图的作用[J]. 中国民族民间医药，2010，19（12）：93.
[8] 郝菲菲. 连翘及其在保和丸中对胃肠动力作用的实验研究[D]. 济南：山东中医药大学，2018.
[9] 任翔麟. 保和丸汤剂治疗功能性消化不良的疗效分析[J]. 深圳中西医结合杂志，2017，27（14）：90-91.
[10] 宣志红，周芳. 保济丸联合多潘立酮治疗小儿功能性消化不良的疗效观察[J]. 中国药房，2011，22（28）：2640-2641.
[11] 王素娟. 保和丸联合多潘立酮治疗老年功能性消化不良疗效分析[J]. 辽宁中医药大学学报，2014，16（12）：22-23.
[12] 吴晶. 保和汤剂治疗功能性消化不良的疗效分析[J]. 心理月刊，2018，13（3）：232.
[13] 阴永辉，赵家军，张风霞. 中医临床实习手册内分泌科[M]. 北京：中国医药科技出版社，2013：51-55.
[14] 马喜军. 超微饮片与传统饮片保和治疗小儿厌食症效果对比研究[J]. 社区医学杂志，2014，12（2）：11-13.
[15] 姜丹，莫恩君，卢文国. 保和丸治疗食滞胃肠型急性腹泻临床研究[J]. 新中医，2019，51（5）：86-89.

[16] 杨周赟. 保和丸在儿科临床中的应用[J]. 中国卫生产业, 2013, 33（2）: 177.

（贵州中医药大学　钱海兵；西安医学院　龙丽辉；西安交通大学第一附属医院　姚鸿萍）

大山楂丸（颗粒、冲剂、咀嚼片）

【药物组成】　山楂、六神曲（麸炒）、麦芽（炒）。

【处方来源】　元·朱震亨《丹溪心法》。《中国药典》（2020年版）。

【功能与主治】　开胃消食。用于食积内停所致的食欲不振、消化不良、脘腹胀闷。

【药效】　主要药效如下[1-6]。

1. 增加消化酶的活性　大山楂丸能增加大鼠胃蛋白酶和胰脂肪酶的活性。大山楂丸治疗犬胃食滞症，能促进其食欲及二便恢复。

2. 促进小肠运动　大山楂丸能促进正常小鼠的肠推进，并且能够对抗硫酸阿托品对小鼠小肠运动的抑制，能明显促进胃肠蠕动。大山楂丸通过促进食积型小鼠胃排空和胃肠蠕动起消胀作用，降低小鼠腹围，其效果优于复方消化酶。

3. 降血脂　大山楂丸能降低肥胖高脂血症大鼠血中的总胆固醇、三酰甘油、低密度脂蛋白的含量，增加高密度脂蛋白的含量。

【临床应用】

1. 功能性消化不良　大山楂丸治疗功能性消化不良，能改善患者的纳呆厌食、脘腹胀痛等症状，疗效显著，不良反应少[7]。大山楂口服液治疗成人消化不良疗效显著[8]。

2. 小儿厌食症　大山楂颗粒治疗小儿厌食症效果显著，能增加患儿进食量，加快进食速度，增加体重和血红蛋白[9]。大山楂口服液治疗小儿积滞证，可缓解纳呆厌食、腹部胀满、大便不调症状，增加体重和升高血红蛋白，疗效显著[10]。

【不良反应】　尚未见报道。

【使用注意】　①脾胃虚弱，无积滞而食欲不振者不适用。②对本品过敏者禁用，过敏体质者慎用。

【用法与用量】　丸剂：口服，一次1~2丸，一日1~3次；小儿酌减。冲剂：开水冲服，一次15g，一日1~3次；小儿酌减。颗粒剂：开水冲服，一次1袋，一日3次。咀嚼片：嚼服，一次4~8片，一日1~3次。

参 考 文 献

[1] 周异群, 殷明辉, 李楠, 等. 大山楂口服液的基础研究[J]. 江西中医学院学报, 1996, 8（2）: 31.
[2] 谭毓治, 彭丹明, 胡因铭, 等. 大山楂丸对消化系统的药理作用[J]. 中药药理与临床, 1990, 6（2）: 8.
[3] 白丽, 李梅荣, 王秋生. 大山楂丸咀嚼片的药理实验研究[J]. 同济医科大学学报, 2000, 29（6）: 605.
[4] 赵清莲, 白银航, 王岐山, 等. 大山楂丸治疗犬胃食滞[J]. 中兽医学杂志, 2006, 133（6）: 31.
[5] 罗绍驹, 吴佳铭, 张旭涛, 等. 大山楂丸与复方消化酶对促进胃肠消化功能的比较研究[J]. 光明中医, 2015, 30（12）: 2552-2554.
[6] 孙波. 山楂的现代药理与临床应用分析[J]. 中国医药指南, 2009, 7（12）: 122-123.
[7] 杨颂. 中医辨证治疗功能性消化不良的临床疗效观察[J]. 中国医药指南, 2014, 12（20）: 299.
[8] 周异群, 邹瑞凌, 殷明辉. 大山楂口服液治疗成人消化不良症的疗效观察[J]. 江西中医学院学报, 1995, 7（3）: 5.
[9] 许家骝, 林小洁, 钟力. 大山楂颗粒剂治疗小儿厌食症的临床观察[J]. 中药药理与临床, 1995, 11（2）: 46-47.
[10] 周异群, 邹瑞凌, 殷明辉, 等. 大山楂口服液治疗小儿积滞证的疗效观察[J]. 江西中医学院学报, 1998, 10（1）: 3-5.

（贵州中医药大学　钱海兵，李　媛；西安医学院　龙丽辉）

健胃消食片

【药物组成】 太子参、陈皮、山药、麦芽（炒）、山楂。

【处方来源】 研制方。《中国药典》（2020年版）。

【功能与主治】 健胃消食。用于脾胃虚弱所致的食积，症见不思饮食、嗳腐酸臭、脘腹胀满，以及消化不良见上述证候者。

【药效】 主要药效如下[1-4]。

1. 调节胃酸分泌和消化酶的活性　健胃消食片能促进大鼠胃液分泌、提高胃液总酸度，增加胃蛋白酶的活性，能提高生大黄和利血平所致的脾虚小鼠血清淀粉酶的活性，通过提高消化酶的活性促进消化。健胃消食片治疗脾胃虚弱所致的消化不良的病犬后，消化不良症状消失，精神状态、饮欲食欲、排便次数、排便量和外观状态恢复正常，胃功能指标恢复正常。

2. 促进胃肠运动　健胃消食片能改善生大黄和利血平所致的脾虚小鼠的胃排空和小肠推进运动，促进胃肠运动，能够增加兔离体小肠平滑肌的收缩幅度，促进肠运动。

3. 提高免疫力　健胃消食片能提高脾虚小鼠的胸腺指数，增加体质量，增加小鼠腹腔吞噬细胞的吞噬指数和吞噬百分比，能提高脾虚小鼠的耐疲劳、耐缺氧能力和免疫功能。

【临床应用】

1. 消化不良　健胃消食片治疗脾胃虚弱所引起的功能性消化不良，能改善患者脘腹胀满、食欲减退、食后腹胀、神疲懒言、肢体倦怠等症状，使患者舌淡转红、舌体变小、齿印消失，脉由弱变强，显著降低利兹消化不良问卷（Leeds量表）评分，疗效确切[3,5]。健胃消食片还能增强患者唾液淀粉酶的活性，增加木糖吸收，表明其有促消化酶分泌、改善肠道吸收功能的作用。健胃消食片可改善患者的机体营养状态，增加血红蛋白、血小板、网织红细胞的数量[3]。健胃消食片能提高多潘立酮治疗小儿消化不良的有效率[6-11]。

2. 小儿厌食症　患儿长期厌恶进食，食欲减退或消失，食量减少。健胃消食片治疗小儿厌食症，能增强患儿食欲，恢复食量，改善消化道功能紊乱症状[11]。

【不良反应】 尚未见报道。

【使用注意】 对本品过敏者禁用，过敏体质者慎用。

【用法与用量】 口服或咀嚼，每片0.8g：一次3片，一日3次；小儿酌减。每片0.5g：成人一次4～6片；儿童2～4岁一次2片；5～8岁一次3片；9～14岁一次4片，一日3次。

参 考 文 献

[1] 刘旭海, 季巧遇, 彭旦明. 健胃消食口崩片药效学研究[J]. 药物评价研究, 2002, 25 (4): 280.
[2] 杨继成, 华新农, 徐惠琴, 等. 健胃消食片的药理实验研究[J]. 南京中医药大学学报, 2001, 17 (2): 104.
[3] 陈奇, 廖正根, 兰南山, 等. 健胃消食片的药理及临床[J]. 中国实验方剂学杂志, 1998, 4 (1): 48.
[4] 马小康. 健胃消食片对犬的安全性试验及临床疗效的研究[D]. 保定: 河北农业大学, 2019.
[5] 周静, 尧梅香. 健胃消食片治疗功能性消化不良的临床研究[J]. 实用中西医结合临床, 2016, 16 (8): 39-40.
[6] 孙红霞. 健胃消食片用于小儿消化不良治疗中的临床效果[J]. 中西医结合心血管病电子杂志, 2018, 6 (14): 171, 173.
[7] 蒋焕香. 观察健胃消食片治疗小儿消化不良的疗效[J]. 世界最新医学信息文摘, 2015, 15 (27): 97.
[8] 刘春莲. 健胃消食片治疗小儿消化不良的效果探析[J]. 中国社区医师, 2014, 30 (33): 108, 110.
[9] 林秋波, 林宇彪, 潘俊泰. 健胃消食片联合西药治疗功能性消化不良的疗效观察[J]. 现代医药卫生, 2010, 26 (17): 2581-2582.

[10] 何灿英. 健胃消食片辅助西药治疗功能性消化不良的效果分析[J]. 临床医学研究与实践, 2016, 1（7）: 48.
[11] 张建伟. 异功散加减与小儿健胃消食片治疗小儿厌食症疗效对比[J]. 临床医药文献电子杂志, 2015, 2（14）: 2804.

（贵州中医药大学　钱海兵，李　媛；西安医学院　龙丽辉）

槟榔四消丸

【药物组成】　槟榔、酒大黄、炒牵牛子、猪牙皂（炒）、醋香附、五灵脂（醋炙）。

【处方来源】　研制方。《中国药典》（2020年版）。

【功能与主治】　消食导滞，行气泻水。用于食积痰饮，消化不良，脘腹胀满，嗳气吞酸，大便秘结。

【药效】　主要药效如下[1-2]。

1. 促进胃肠蠕动　槟榔四消丸可升高血浆中的胃动素水平，降低血管活性肠肽水平，增强胃肠平滑肌张力，促进胃肠蠕动，解除肠壁内源性运动活性的神经性抑制。

2. 促进肠道分泌　槟榔四消丸能促进肠道分泌，加快肠道毒素排出。

3. 根除幽门螺杆菌　槟榔四消丸有杀灭幽门螺杆菌的作用，同时可促进病变组织的修复。

【临床应用】

1. 消化不良　槟榔四消丸主要用于食积痰饮，消化不良，脘腹胀满，嗳气吞酸和大便秘结[3]。

2. 幽门螺杆菌相关性胃病　以槟榔四消丸为主治疗幽门螺杆菌所致的胃部疾病，疗效显著[2]。槟榔四消丸加四联疗法治疗幽门螺杆菌相关性胃病，有显著疗效[4]。

【不良反应】　尚未见报道。

【使用注意】　①虚寒胃痛、小腹冷痛、大便秘结者忌服。②儿童、妊娠期妇女忌用。③因所含的牵牛子、猪牙皂有毒，不宜过量、久服，肝肾功能不全者忌用。

【用法与用量】　口服，大蜜丸一次1丸，一日2次；水丸一次6g，一日2次。

参 考 文 献

[1] 伊玉萍, 王东雁, 陶泽民, 等. 针灸与槟榔四消丸联用治疗剖宫产术后肠麻痹[J]. 中国临床研究, 2014, 27（11）: 1415-1417.
[2] 朱文举. 槟榔四消丸为主治疗幽门螺杆菌感染性胃部疾患57例观察[J]. 中国中西医结合杂志, 1995, 15（3）: 181-182.
[3] 柏茗, 李欣荣, 杨晓云, 等. 槟榔四消丸质量控制方法探讨[J]. 中国药学杂志, 1955, 30（1）: 42-43.
[4] 王明春, 翟乃会. 中西医结合治疗幽门螺杆菌相关性胃病61例[J]. 实用中医内科杂志, 2008, 22（3）: 51-52.

（贵州中医药大学　钱海兵，李　媛；西安医学院　龙丽辉）

二、祛湿健脾类

木香顺气汤（丸、颗粒）

【药物组成】　木香、砂仁、醋香附、槟榔、甘草、陈皮、厚朴、枳壳（炒）、苍术（炒）、青皮（炒）、生姜。

【处方来源】　明·叶文龄《医学统旨》。《中国药典》（2020年版）。

【功能与主治】 行气化湿,健脾和胃。用于湿浊中阻,脾胃不和所致的胸膈痞闷、脘腹胀痛、呕吐恶心、嗳气纳呆。

【药效】 主要药效如下。

1. 促进胃分泌 木香顺气丸能增加胃酸中游离酸及总酸的分泌量[1]。木香顺气丸能增加血清促胃液素水平,促胃液素由胃窦和十二指肠的G细胞分泌,可以促进胃酸、胃蛋白酶和内因子的分泌,营养胃黏膜,增加胃黏膜血流量,并广泛影响消化系统运动,促进消化[2,3]。

2. 促进胃肠蠕动 木香顺气丸能促进小鼠肠道的推进速度,增强豚鼠回肠收缩幅度。木香顺气丸能增加血清促胃液素和胃动素的含量,兴奋胃肠运动,增加细胞内环鸟苷酸（cGMP）水平,升高 Ca^{2+} 浓度,从而引起胃肠道收缩和蠕动,加速胃排空[3]。一氧化氮是胃肠道非肾上腺能非胆碱能神经引起松弛反应的主要神经递质,介导胃容受性舒张的反射活动,还有对抗乙酰胆碱和胃动素对胃的收缩作用,影响胃缩张、蠕动和排空。一氧化氮含量与功能性消化不良患者胃排空延迟关系密切,胃排空延迟的运动障碍型消化不良患者血清一氧化氮含量高。木香顺气丸促进胃排空的机制也可能与其能降低血清中一氧化氮的含量有关[4]。

木香顺气丸治疗消化不良的作用机制见图 16-1。

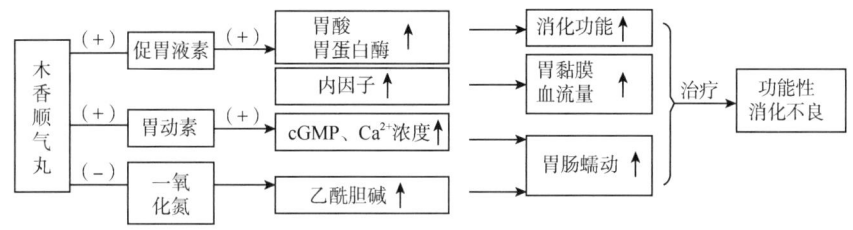

图 16-1 木香顺气丸治疗消化不良的作用机制

【临床应用】

1. 消化不良 木香顺气丸治疗肝胃不和型功能性消化不良,能改善胃排空,降低一氧化氮的含量,缓解临床症状[4]。木香顺气丸治疗功能性消化不良,能改善腹胀、早饱、嗳气、恶心等主要临床表现,总疗效指数高[5]。木香顺气丸治疗运动障碍型功能性消化不良,效果良好[6]。木香顺气汤治疗功能性消化不良,通过调节胃肠运动,增加消化酶,改善消化不良症状,作用持久[7]。

2. 反流性食管炎 木香顺气丸联合奥美拉唑治疗反流性食管炎,作用迅速、有效率高、安全[8-9]。

3. 肠胀气 木香顺气丸治疗原发性肝癌术后肠胀气有效,能缩短排气时间,改善临床证候[10-11]。

【不良反应】 尚未见报道。

【使用注意】 妊娠期妇女慎用。

【用法与用量】 丸剂:口服,一次 6~9g,一日 2~3 次。颗粒剂:开水冲服,一次 15g,一日 2 次,3 天为一疗程;或遵医嘱。

参 考 文 献

[1] 鲍梦周,胡香杰,刘红,等.木香顺气冲剂对消化功能影响的实验研究[J].中药药理与临床,1994,10(4):28.
[2] 蔡威,陈文莉,付会玲.木香顺气丸对尿毒症前期患者消化功能紊乱的影响及机制研究[J].中国中西医结合杂志,2017,37(1):34-38.
[3] 郑雄,李健,陈秋夏,等.消化性溃疡患者血浆促胃液素及胃动素浓度和胃肌电节律的改变[J].中国中西医结合消化杂志,2007,15(5):324-325.
[4] 弭艳旭,弭艳红,王印宝,等.舒胃方治疗肝胃不和型功能性消化不良临床观察[J].广西中医药,2014,37(5):30-32.
[5] 朴基万,柴俊田.木香顺气散治疗功能性消化不良的临床观察[J].中医药学报,2003,31(2):36.
[6] 林景松.木香顺气散治疗运动障碍型功能性消化不良的临床疗效观察[J].黑龙江中医药,2002,41(6):11-12.
[7] 段春朝.木香顺气汤治疗功能性消化不良40例[J].中国冶金工业医学杂志,2003,20(1):47-48.
[8] 安永亮.奥美拉唑联合木香顺气丸治疗反流性食管炎疗效观察[J].临床合理用药杂志,2009,2(20):44.
[9] 范吉兴,刘晶.木香顺气丸辅助治疗反流性食管炎69例[J].中国社区医师(医学专业半月刊),2008,10(24):133.
[10] 张丽贤,袁双珍,陈玉梅,等.中西医结合治疗对胃食管反流病食道动力及酸反流的影响[J].中国实验方剂学杂志,2014,20(23):205-208.
[11] 黄建东,农田泉.木香顺气丸治疗原发性肝癌术后肠胀气疗效观察[J].现代中西医结合杂志,2011,20(24):3046-3047.

(西安医学院 龙丽辉;西安交通大学 米燕妮,曹永孝)

枫蓼肠胃康胶囊(片、颗粒)

【药物组成】 牛耳枫、辣蓼。

【处方来源】 研制方。国药准字Z10980060。

【功能与主治】 理气健胃,除湿化滞。用于中运不健、气滞湿困而致的急性胃肠炎及其所引起的腹胀、腹痛和腹泻等消化不良症状。

【药效】 主要药效如下。

1. 抑制肠蠕动及解痉[1-2] 枫蓼肠胃康胶囊可明显提高抗腹泻指数,抑制正常小鼠的小肠推进运动,减少腹泻大鼠的肠腔积液体积,并松弛胃肠道平滑肌,起到解痉作用。

2. 抗炎镇痛[3-6] 枫蓼肠胃康胶囊对急慢性炎症均有良好的抑制效果,能抑制小鼠腹腔内毛细血管通透性增高,减少渗出;减轻乙酸所致的小鼠扭体次数;升高幼龄大鼠胃液pH、降低胃液总酸度和1小时总酸排出量,降低小鼠腹腔中伊文思蓝的含量和乙酸致痛模型小鼠15分钟内的扭体次数。

3. 抗溃疡[7-8] 枫蓼肠胃康颗粒可以降低炎症过程中脂质的过氧化反应,具有抗溃疡形成和促溃疡恢复的作用;拮抗超氧化物歧化酶(SOD)活性降低和丙二醛(MDA)升高;升高血中活性E-玫瑰花环形成率和总E-玫瑰花环形成率,抑制体重减轻和溃疡的发生,减少溃疡个数,减小溃疡和水肿面积。

4. 抗菌[9] 枫蓼肠胃康胶囊能使慢性胃炎幽门螺杆菌的根除率明显升高。

5. 促进胃黏膜恢复[10] 枫蓼肠胃康合剂可显著抑制胃黏膜损伤,改善胃黏膜的组织病理形态,促进胃黏膜的修复。

【临床应用】

1. 功能性消化不良[11] 枫蓼肠胃康胶囊可用于治疗功能性消化不良食滞证候,有效改善胃及十二指肠功能紊乱引起的腹痛、腹胀、灼热感、嗳气、食欲不振、恶心、呕吐等症状。

2. 急性肠胃炎[12-16]　枫蓼肠胃康可用于治疗因饮食不当、暴饮暴食，或食入生冷腐馊、秽浊不洁的食物引起的恶心、呕吐、腹痛、腹泻、发热之急性肠胃炎，可改善腹泻与水、电解质失衡等症状，用于缓解小儿急性肠胃炎腹痛症状。枫蓼肠胃康合剂联合抗生素治疗婴幼儿急性细菌性肠炎较单用抗生素疗效更高，病情好转更快。

3. 肠易激综合征[17-18]　枫蓼肠胃康可用于治疗肠易激综合征，能有效改善持续或间歇发作的以腹痛、腹胀、排便习惯和大便性状异常等为主的临床症状。

4. 结肠炎[19]　枫蓼肠胃康可用于治疗由多种原因引起的结肠炎症性病变，疗效显著，无明显不良反应；联合美沙拉嗪对反复发作型溃疡性结肠炎的临床疗效显著优于单用美沙拉嗪，且能降低美沙拉嗪的副作用。

5. 小儿肠系膜淋巴结炎[20]　枫蓼肠胃康胶囊可用于治疗发热、腹痛、恶心、呕吐、腹泻、便秘之小儿肠系膜淋巴结炎，疗效稳定而持久，无副作用。

【不良反应】　尚不明确。

【使用注意】　如与其他药物同时使用可能会发生药物相互作用，请咨询医师或药师。

【用法与用量】　胶囊剂：口服，一次2粒，一日3次。片剂：口服，一次4～6片，一日3次。颗粒剂：开水冲服，一次3g（1袋），一日3次。浅表性胃炎15天为一疗程。

参 考 文 献

[1] 任守忠, 陈峰, 杨卫丽, 等. 肠胃康提取物对急性胃肠炎作用的实验研究[J]. 中华中医药学刊, 2008, 26（1）: 137-138.
[2] 卢丽珠, 俞进. 枫蓼肠胃康胶囊抗腹泻作用的实验研究[J]. 中国中医药科技, 2014, 21（5）: 499-500.
[3] 陈小霞, 蔡越冬. 枫蓼肠胃康片对急性炎症作用的影响[J]. 广东药学, 2003, 13（2）: 36-37.
[4] 罗海燕, 崔妮, 张俊清. 复方肠胃康治疗急性胃肠炎有效部位的研究[J]. 时珍国医国药, 2010, 21（12）: 3089-3091.
[5] 任守忠, 陈峰, 刘明生, 等. 肠胃康体内成分对急性胃肠炎作用的实验研究[J]. 西北药学杂志, 2010, 25（4）: 277-278.
[6] 茹丽, 刘静, 张志兰, 等. 黎药枫蓼肠胃康颗粒对幼龄大/小鼠的抗炎、镇痛、保护胃黏膜及解痉作用研究[J]. 中国药房, 2017, 28（1）: 67-71.
[7] 枫蓼肠胃康颗粒对非特异性和脾虚型溃疡性结肠炎的作用研究[J]. 海南大学学报: 自然科学版, 2001, 19（4）: 366-369.
[8] 符健, 邝少轶, 李佩琼, 等. 枫蓼肠胃康颗粒对细胞免疫反应性结肠炎中SOD、MDA的影响[J]. 中国药理学通报, 2003, 19（1）: 110-112.
[9] 吉茜茜. 枫蓼肠胃康胶囊辅助治疗幽门螺杆菌阳性慢性胃炎的疗效和体会[J]. 中西医结合心血管病电子杂志, 2018, 6（17）: 177-180.
[10] 张永杰, 吴小翠, 谢红丹. 枫蓼肠胃康合剂治疗慢性浅表性胃炎的临床观察[J]. 中国热带医学, 2013, 13（4）: 476-477.
[11] 苗建红, 李艳. 枫蓼肠胃康胶囊治疗功能性消化不良食滞证的中医证候疗效观察[J]. 河北中医, 2011, 33（11）: 1704-1705.
[12] 曹和琴, 宣海仙. 肠胃康冲剂治疗急性胃肠炎200例[J]. 淮海医药, 2002, 20（1）: 77-78.
[13] 张丽青. 枫蓼肠胃康片治疗急性胃肠炎140例[J]. 中国中医急症, 2011, 20（9）: 1492.
[14] 周军英. 枫蓼肠胃康颗粒联合常规疗法治疗小儿秋季腹泻临床研究[J]. 新中医, 2014, 46（9）: 126-127.
[15] 侯允孝. 枫蓼肠胃康颗粒治疗儿童急性肠炎所致腹痛1080例[J]. 江苏中医药, 2004, 25（4）: 33-34.
[16] 顾建华. 枫蓼肠胃康合剂佐治婴幼儿细菌性肠炎[J]. 中国妇幼保健, 2012, 27（13）: 2077-2078.
[17] 穆桂荣. 肠胃康颗粒治疗腹泻型肠易激综合征疗效观察[J]. 中国中西医结合消化杂志, 2012, 20（8）: 356-358.
[18] 钟华玉, 梁健, 范元. 枫蓼肠胃康胶囊治疗肠激惹综合征临床观察[J]. 黑龙江医药科学, 2013, 36（1）: 43-44.
[19] 张达荣, 顾伟奇, 刘敏, 等. 肠胃康冲剂治疗慢性结肠炎疗效观察[J]. 上海医药, 1998, 19（2）: 17-18.
[20] 司徒桦, 王克华. 枫蓼肠胃康颗粒治疗小儿急性病毒性肠系膜淋巴结炎75例[J]. 中国中医急症, 2008, 17（3）: 392-393.

（广州中医药大学　李燕舞，杜　群）

三、平调湿热类

藿香清胃片（胶囊）

【**药物组成**】 广藿香、栀子、防风、南山楂、六神曲、石膏、甘草。

【**处方来源**】 研制方。国药准字 Z22022704。

【**功能与主治**】 清热化湿，醒脾消滞。用于消化不良，脘腹胀满，不思饮食，口苦口臭。

【**药效**】 藿香清胃片能调节人体肠道功能，清洁肠道，促进有益菌群的增殖，抑制有害细菌，保持肠道通畅。

【**临床应用**】 主要用于功能性消化不良。藿香清胃片治疗饮食积滞型功能性消化不良，能改善患者的脘腹胀满、不思饮食、嗳腐吞酸、恶心呕吐、大便不调、腹满拒按等症状[1-3]。

【**不良反应**】 尚未见报道。

【**使用注意**】 ①忌食生冷油腻不易消化食物。②不适用于口干、舌红、手足心热者。③小儿用法用量，请咨询医师或药师。④服药三天症状无改善，或出现其他症状时，应立即停用并到医院诊治。⑤对本品过敏者禁用，过敏体质者慎用。⑥本品性状发生改变时禁止使用。⑦儿童必须在成人监护下使用。⑧请将本品放在儿童不能接触的地方。⑨如正在使用其他药品，使用本品前请咨询医师或药师。

【**用法与用量**】 片剂：口服，一次 3 片，一日 3 次。胶囊剂：口服。一次 3 粒，一日 3 次。

参 考 文 献

[1] 黄亚鹏. 藿香清胃片治疗饮食积滞型功能性消化不良 40 例疗效观察[J]. 湖北科技学院学报(医学版),2013,27(4):318-320.
[2] 虞冬生, 陈早树, 何赛荻. 平胃片合藿香清胃胶囊治疗湿热蕴脾证体会[J]. 实用中医药杂志, 2008, 24（5）: 317.
[3] 林琳. 藿香清胃片治疗功能性消化不良的临床研究[D]. 北京：北京中医药大学, 2012.

（贵州中医药大学　钱海兵；西安医学院　龙丽辉）

枳实消痞丸

【**药物组成**】 枳实（炒）、白术（炒）、法半夏、黄连、党参、甘草（制）、茯苓、厚朴（制）、麦芽（炒）、干姜。

【**处方来源**】 元·李杲《兰室秘藏》之枳实消痞汤。国药准字 Z22023401。

【**功能与主治**】 化湿热，消痞满。用于湿热交蒸，胸腹痞痛。

【**药效**】 主要药效如下[1-7]。

1. 调节胃肠运动　枳实消痞汤能促进环磷酰胺所致的化疗性胃肠功能障碍模型大鼠的胃排空和肠蠕动。枳实消痞丸通过增强胆碱能神经功能和提高血浆胃动素水平，促进胃排空。枳实消痞丸水煎液对家兔离体十二指肠有兴奋作用。

2. 抑制胆囊收缩素　枳实消痞汤能降低胃及十二指肠黏膜胆囊收缩素及胆囊、胃底、胃窦肌肉组织中胆囊收缩素受体的表达，从而促进胃排空，改善早饱、餐后饱胀、厌食等症状。

3. 调节胃肠分泌　枳实消痞颗粒能提高四氧嘧啶所致的糖尿病模型血浆中的胃动素

水平、胃组织中促胃液素和胃动素水平，从而改善其胃肠功能。枳实消痞汤能促进环磷酰胺所致的化疗性胃肠功能障碍模型大鼠的胃蛋白酶、胰蛋白酶和胰淀粉酶的分泌。

4. 抑制幽门螺杆菌　枳实消痞丸配合西药三联疗法能抑制幽门螺杆菌感染小鼠的胃黏膜上皮细胞 Fas 蛋白的表达，提高治疗幽门螺杆菌感染相关性胃炎的疗效。

【临床应用】

1. 功能性消化不良[8-13]　枳实消痞方治疗功能性消化不良，有效率高，临床疗效显著。枳实消痞方治疗功能性消化不良气滞湿阻证，能纠正胃电节律紊乱、提高血浆中的胃动素水平，改善患者脘腹胀满、胃脘胀痛、早饱、食少纳呆、嗳气呃逆、情绪低落等症状，效果确切，并且安全性好，复发率低。枳实消痞汤可有效减轻脾虚气滞型功能性消化不良患者的焦虑症状，缓解临床症状，效果良好。枳实消痞丸联合复方阿嗪米特治疗功能性消化不良，疗效优于单用阿嗪米特。

2. 胃炎　枳实消痞丸治疗慢性萎缩性胃炎，可明显改善患者肠上皮化生及胃黏膜萎缩，疗效确切[14]。枳实消痞丸治疗胆汁反流性胃炎，能缓解腹胀、胃灼热、呕吐、嗳气、反酸等症状[12]。

3. 便秘　枳实消痞丸治疗便秘，能使患者大便正常，疗效确切[15]。枳实消痞丸联合枸橼酸西沙必利治疗慢传输型便秘，疗效显著[16]。

【不良反应】　尚未见报道。

【使用注意】　请遵医嘱。

【用法与用量】　口服，一次 6g，一日 3 次，4 周为一疗程。

参 考 文 献

[1] 弓淑珍, 陈宝田, 谢炜, 等. 枳实消痞汤防治化疗性胃肠功能障碍作用研究[J]. 中药药理与临床, 2006, 22（1）: 14-15.
[2] 张声生, 钦丹萍, 周强, 等. 消化系统常见病功能性消化不良中医诊疗指南（基层医生版）[J]. 中华中医药杂志, 2019, 34（8）: 3619-3625.
[3] 窦丹波, 黄英武, 王松坡, 等. 枳实消痞丸对大鼠上消化道 CCK 及 CCK-A 受体 mRNA 表达的影响[J]. 世界华人消化杂志, 2020, 10（8）: 927-930.
[4] 孙英英, 刘景超, 李伟, 等. 枳实消痞丸配合西药对幽门螺杆菌感染小鼠胃黏膜上皮细胞 Fas 蛋白表达的影响[J]. 中国实验方剂学杂志, 2012, 18（17）: 237-240.
[5] 林江, 唐静芬, 蔡淦. 枳实消痞丸对大鼠胃排空影响的实验研究[J]. 中华消化杂志, 1999, 19（1）: 45-47.
[6] 黄妙珍. 枳实消痞颗粒对糖尿病大鼠血浆和胃组织中胃肠激素的影响[J]. 世界华人消化杂志, 2005, 13（6）: 790-793.
[7] 曾嵘, 陈祥瑞, 贺卫和, 等. 枳实消痞丸对动物胃肠运动的影响[J]. 中药药理与临床, 2008, 24（1）: 3-4.
[8] 牟丽environmental. 消痞导滞汤治疗功能性消化不良气滞湿阻证的临床疗效研究[D]. 南宁: 广西中医药大学, 2018.
[9] 寇东升. 枳实消痞汤治疗脾虚气滞证功能性消化不良 80 例[J]. 现代中医药, 2019, 39（3）: 46-49.
[10] 张峰. 枳实消痞汤治疗功能性消化不良的临床观察[J]. 首都医药, 2014, 21（8）: 48-49.
[11] 迟伟, 牟宇红. 枳实消痞汤治疗功能性消化不良 35 例[J]. 光明中医, 2017, 32（16）: 2353-2355.
[12] 王韶康, 殷世鹏, 王典, 等. 枳实消痞丸在消化系统疾病中的运用[J]. 湖北中医杂志, 2018, 40（10）: 58-62.
[13] 孟庆顺, 杨村, 董向. 枳实消痞丸联合复方阿嗪米特治疗功能性消化不良的临床研究[J]. 现代药物与临床, 2018, 33（1）: 148-151.
[14] 徐广鑫. 枳实消痞丸治疗慢性萎缩性胃炎 46 例临床研究[J]. 亚太传统医药, 2016, 12（10）: 138-139.
[15] 李敏, 梁超. 枳实消痞丸为主治疗便秘 70 例疗效观察[J]. 四川中医, 2007, 25（2）: 60-61.
[16] 张慧玲. 枳实消痞丸联合枸橼酸西沙必利治疗慢传输型便秘的疗效观察[J]. 中国中西医结合消化杂志, 2011, 19（4）: 249-251.

（西安交通大学　米燕妮；西安医学院　龙丽辉）

胃痛宁片（胶囊）

【药物组成】 蒲公英、龙胆粉、甘草、小茴香油、天仙子、氢氧化铝。

【处方来源】 研制方。国药准字 Z21021805。

【功能与主治】 清热燥湿，理气和胃，制酸止痛。用于湿热互结所致的胃脘疼痛，胃酸过多，脘闷嗳气，泛酸嘈杂，食欲不振，大便秘结，小便短赤。

【药效】 主要药效如下[1-5]。

1. 抗溃疡　胃痛宁片可降低利血平药物诱发性、乙酸灼烧性、水浸应激性胃溃疡模型大鼠的溃疡指数，具有抗溃疡的作用。胃痛宁能改善冰乙酸所致的胃溃疡模型大鼠的胃黏膜充血和坏死等病理变化，其机制可能与降低血清一氧化氮水平、内皮素和血小板活化因子，提高溃疡瘢痕周围组织表皮生长因子水平有关。

2. 抑制胃酸分泌　胃痛宁片可提高幽门结扎型胃溃疡模型大鼠的胃液 pH，降低总酸度，抑制胃蛋白酶活性，减少胃酸分泌，降低溃疡等级。

3. 镇痛　胃痛宁可抑制乙酸所致的小鼠扭体次数，有镇痛作用。

【临床应用】

1. 功能性消化不良　胃痛宁治疗功能性消化性不良，可有效改善腹痛、灼热、胀满等症状，缩短胃内液体半排空时间，促进胃排空，效果良好[6]。加味舒肝健胃汤联合胃痛宁胶囊治疗功能消化性不良，可改善患者症状，提高血清中促胃液素、胃动素水平[7]。

2. 胃痛　胃痛宁片治疗急慢性胃炎、胃十二指肠溃疡和胃神经官能症等所致的胃脘痛，可改善患者胃黏膜充血和水肿情况，缓解胃脘部疼痛、脘腹胀满、嗳气吞酸、不思饮食等症状，疗效确切[8]。

3. 消化性溃疡　胃痛宁片治疗消化性溃疡，可有效缓解患者上腹部疼痛、嗳气反酸等症状，胃镜下溃疡消失或缩小，疗效稳固[9]。

【不良反应】 ①消化系统：恶心、呕吐、腹泻、便秘、口干、腹痛等。②皮肤及其附件：皮疹、瘙痒等。③精神神经系统：头晕、头痛、精神障碍、嗜睡、失眠等。④全身性反应：过敏样反应等。⑤其他：心悸等。⑥肾功能不全患者长期应用可能会有铝蓄积中毒，出现精神症状。

【使用注意】 ①不宜同时服用滋补性中药。②胃寒痛者不适用。儿童、妊娠期妇女、哺乳期妇女、高血压、心脏病、心动过速、青光眼、肝肾功能不全、阑尾炎或急腹症患者禁服。③本品含氢氧化铝，能妨碍磷的吸收，长期服用能引起低磷血症。④低磷血症患者慎用。骨折患者不宜服用。⑤本品有便秘作用，便秘者慎用。⑥本品含天仙子，应严格按用法用量服用。

【用法与用量】 片剂：口服，一次 3 片，一日 2～3 次。胶囊剂：口服，一次 4～6 粒，一日 3 次。

参 考 文 献

[1] 张莉, 钟代华, 蒋渝, 等. 胃痛宁的药理研究[J]. 重庆中草药研究, 1999, (1): 38-39.
[2] 李佃贵, 李瑞东, 王静, 等. 胃痛宁胶囊对胃溃疡大鼠胃组织形态及血清 NO、血浆 ET、PAF 含量的影响[J]. 中成药, 2006, 28 (2): 270-272.

[3] 郑学刚, 张建军, 黄云春, 等. 胃痛宁对胃溃疡大鼠胃组织表皮生长因子及一氧化氮含量的影响[J]. 中国中西医结合杂志, 2004, 24（6）: 549-551.
[4] 凌树森, 陈小铭, 倪立, 等. 胃痛宁的药效学研究[J]. 时珍国药研究, 1993, 4（4）: 16-17.
[5] 马光敦, 袁祥萍, 焦玉坤, 等. 胃安合剂对实验性大鼠溃疡的作用观察[J]. 中国药师, 2010, 13（10）: 1439-1441.
[6] 赵军艳, 白亚萍, 吕金仓. 胃痛宁胶囊治疗功能性消化不良 60 例临床观察[J]. 中医杂志, 2005, 46（6）: 436-437.
[7] 段士攀. 加味舒肝健胃汤联合胃痛宁胶囊对功能消化性不良患者症状改善及血清 GAS、MOT 水平变化的影响[J]. 现代医用影像学, 2018, 27（4）: 1353-1354.
[8] 张汝开, 夏欣祺. 胃痛宁治疗胃脘痛 96 例临床观察[J]. 新中医, 1998, 30（2）: 3-5.
[9] 许树旭, 王文信, 陆辉明. 复方胃痛宁片治疗消化性溃疡疗效观察[J]. 综合临床医学, 1997, 13（4）: 370.

（南京中医药大学苏州附属医院　张露蓉；西安交通大学　米燕妮）

四、疏肝和胃类

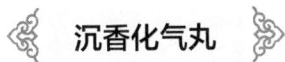

沉香化气丸

【药物组成】　沉香、香附（醋制）、木香、陈皮、六神曲（炒）、麦芽（炒）、广藿香、砂仁、莪术（醋制）、甘草。

【处方来源】　元·许国祯《御药院方》。《中国药典》（2020年版）。

【功能与主治】　理气疏肝，消积和胃。用于肝胃气滞，脘腹胀痛，胸膈痞满，不思饮食，嗳气泛酸。

【药效】　主要药效如下。

1. 促进消化[1-3]　沉香化气丸有促进肠蠕动、排出肠内气体、促进消化液分泌与消化的功能。沉香化气丸能缓解肠道气体潴留、腹胀症状，能改善糖尿病大鼠的肠动力障碍。

2. 抗实验性胃溃疡　沉香化气丸对大鼠水浸应激性、乙酸刺激性、幽门结扎型胃溃疡及利血平所致的小鼠胃黏膜损伤均有保护作用，能缩小溃疡面积，降低溃疡指数；也能减少小鼠无水乙醇胃溃疡的溃疡指数。沉香化气丸能抑制胃液、胃蛋白酶分泌，降低胃蛋白酶活性，有抗实验性胃溃疡的作用[4]。

3. 镇痛　沉香化气丸方能延长小鼠热刺激的痛阈时间，减少乙酸引起的扭体次数，具有镇痛作用。

【临床应用】　主要用于厌食症。

1. 消化不良　沉香化气胶囊能改善功能性消化不良患者的胃脘胀痛、食滞等症状[4-6]。

2. 厌食症　本品用于肝胃气滞所致的厌食症，能缓解患者的胸胁胀满，心烦易怒，饮食减少，恶心呕吐等症状[7]。

3. 便秘　沉香化气丸联合麻仁软胶囊治疗老年功能性便秘，能使大便次数及形状恢复正常，减少排便不尽、直肠阻塞感，减轻腹胀、腹痛及食欲减退的症状[8]。

4. 肠易激综合征　沉香化气胶囊能减少便秘型肠易激综合征患者肠道气体潴留，有效缓解肠气相关腹痛及腹胀等症状[9]。

5. 其他　沉香化气丸（片）可用于急慢性胃炎、胃及十二指肠溃疡、慢性胆囊炎的治疗[10]。

【不良反应】　尚未见报道。

【使用注意】　①脾胃阴虚、气虚体弱者慎用。②哺乳期妇女慎用[6]。

【用法与用量】 口服，一次 3~6g，一日 2 次。

参 考 文 献

[1] 邹节明，张家铨. 中成药的药理与应用[M]. 上海：复旦大学出版社，2003：595-596.
[2] 陈凤琴. 沉香化气胶囊促肠动力机制研究[D]. 合肥：安徽医科大学，2013.
[3] 曹红霞，梁改琴，贾有福，等. 沉香在消化系统疾病的临床应用概况[J]. 中国临床研究，2013，26（10）：1116，1120.
[4] 厉兰娜，戴蕾，朱惠芳，等. 沉香化气胶囊治疗功能性消化不良的临床研究——附 40 例临床疗效观察[J]. 浙江中医杂志，2002，（10）：42-43.
[5] 蔡振寨，王建嶂，曹曙光，等. 沉香化气胶囊对功能性消化不良患者肠道气体的治疗作用[J]. 实用医学杂志，2010，26（6）：1036-1037.
[6] 吕琪新. 沉香化气丸加多潘立酮治疗功能性消化不良餐后不适综合征 37 例[J]. 中国中西医结合消化杂志，2012，20（11）：517-518.
[7] 钦丹萍，钟继红，高景华. 胃肠病健康百事通[M]. 杭州：浙江科学技术出版社，2013：225.
[8] 唐黎群. 麻仁软胶囊联合沉香化气胶囊治疗老年功能性便秘 80 例疗效分析[J]. 中国中医药科技，2012，19（5）：460-461.
[9] 蔡振寨，曹曙光，王建嶂，等. 沉香化气胶囊对便秘型肠易激综合征肠道气体的治疗作用[J]. 海峡药学，2010，22（3）：99-100.
[10] 戴德银. 新编简明中成药手册[M]. 4 版. 郑州：河南科学技术出版社，2017：226.

（西安交通大学　王　瑾；四川省中医药科学院　贺黎铭；西安交通大学第一附属医院　姚鸿萍）

香砂六君汤（丸、颗粒、片）

【药物组成】 木香、砂仁、党参、炒白术、茯苓、炙甘草、陈皮、姜半夏。

【处方来源】 清·罗美《古今名医方论》.《中国药典》(2020 年版)。

【功能与主治】 益气健脾，和胃。用于脾虚气滞，消化不良，嗳气食少，脘腹胀满，大便溏泻。

【药效】 主要药效如下[1-9]。

1. **调节胃肠运动** 香砂六君丸能缩短胃排空时间，降低胃残留率、小肠推进比，升高胃肠激素水平，调节胃肠运动。香砂六君汤合半夏泻心汤对糖尿病胃轻瘫大鼠胃排空有一定的促进作用，其作用机制可能与调节胃肠激素紊乱和改善胃平滑肌病变等相关，或与调节氨基酸代谢有关。

2. **抗溃疡** 香砂六君颗粒能缩小乙酸性胃溃疡大鼠的溃疡面积，降低血清超氧化物歧化酶活性，增加一氧化氮水平，起到保护胃黏膜的作用；降低大鼠吲哚美辛性、利血平性及乙酸性胃溃疡的溃疡指数，具有抗溃疡作用。

3. **抑制胃液和胃蛋白酶** 胃酸和胃蛋白酶引起黏膜自身消化是导致溃疡的因素。香砂六君冲剂可减少大鼠的胃液分泌量，提示其对胃酸过多的消化性溃疡有治疗作用。香砂六君颗粒可升高家兔胃酸 pH，降低胃蛋白酶的活性，缓解大鼠吲哚美辛性、利血平性及乙酸性胃溃疡，提示其可抑制溃疡的形成，对实验性胃溃疡有较好的防治作用。

4. **抗炎镇痛** 香砂六君颗粒能抑制二甲苯致小鼠耳廓肿和蛋清致大鼠关节肿，具有一定的抗炎作用。香砂六君颗粒能明显延长小鼠热刺激的舔足潜伏期，提高痛阈；减少乙酸所致的小鼠疼痛扭体次数，具有镇痛作用。

5. **抑制氧自由基损伤** 胃溃疡的形成与氧自由基所致的细胞损伤密切相关。香砂六君汤可提高大鼠胃组织中超氧化物歧化酶和过氧化氢酶的活性，降低脂质过氧化产物丙二醛水平；对脾虚胃溃疡模型大鼠，可提高胃组织中超氧化物歧化酶的活性，降低丙二醛水平，表明其可通过抑制体内脂质过氧化和减少氧自由基对胃黏膜的损伤发挥抗溃疡作用。同时其对无水乙醇所致的大鼠胃黏膜损伤有保护作用。

6. 抑制幽门螺杆菌　香砂六君汤对幽门螺杆菌相关性胃炎大鼠，能抑制幽门螺杆菌，防治消化性溃疡。

【临床应用】

1. 功能性消化不良　香砂六君汤治疗功能性消化不良，患者早饱、腹胀、泛酸等症状消失时间显著缩短，治疗效果理想[10]。香砂六君汤加味治疗功能性消化不良，可改善病情，安全性高[11]。香砂六君子汤治疗脾虚气滞型功能性消化不良患者，疗效良好[12]。

2. 慢性胃炎　香砂六君汤加味治疗脾胃虚寒型慢性萎缩性胃炎，可提高胃黏膜细胞能量代谢相关酶的活性，且可改善胃黏膜分泌功能，疗效显著[13]。加减香砂六君汤联合西药治疗老年慢性胃炎，可降低C反应蛋白水平，疗效显著，安全性高[14]。

3. 消化性溃疡　在奥美拉唑、克拉霉素、阿莫西林治疗的基础上，加用香砂六君汤治疗胃溃疡，能提高治疗效果[15]。对胃溃疡患者采用香砂六君丸联合克拉霉素治疗，能有效提高疗效，提高幽门螺杆菌的根除率，降低不良反应的发生率[16]。

4. 肠易激综合征[17-19]　香砂六君汤治疗70例肠易激综合征患者，腹痛、腹泻症状明显改善。对于小儿腹泻型肠易激综合征，奥美拉唑、多潘立酮等基础治疗加香砂六君汤，可明显改善患儿的腹痛、恶心、肠鸣音、腹胀、腹泻、便秘等症状。

5. 胃下垂　香砂六君汤加减治疗胃下垂患者，能有效缓解症状[20-21]。

6. 糖尿病胃轻瘫　香砂六君丸治疗脾胃虚弱型糖尿病胃轻瘫，可改善患者饱胀、食欲减退、嗳气等症状，提高胃排空率，治疗有效[22]。

7. 腹泻　以香砂六君汤为主治疗小儿腹泻，疗效显著[23]。

【不良反应】　尚未见报道。

【使用注意】　阴虚内热胃痛及湿热痞满泄泻者慎用。服药期间，忌食生冷、油腻、不易消化及刺激性食物，戒烟酒。

【用法与用量】　丸剂：口服，一次6～9g，一日2～3次。颗粒剂：口服，一次10～20g，一日3次。片剂：口服，一次4～6片，一日2～3次。

参 考 文 献

[1] 李志，肖国辉，徐州，等. 香砂六君颗粒对脾虚患者及大鼠胃肠运动的调节作用[J]. 世界华人消化杂志，2009，17（5）：512-515.

[2] 李建荣，林娜，朱江，等. 香砂六君冲剂的药效学研究[J]. 中国实验方剂学杂志，1997，3（1）：9-11.

[3] 冯小可，刘佳苾，王岚，等. 香砂六君丸对糖尿病胃轻瘫大鼠的血清代谢组学研究[J]. 中国实验方剂学杂志，2015，21（23）：87-91.

[4] 李晓冰，李万平，徐州，等. 香砂六君颗粒对乙酸性胃溃疡大鼠血液NO和NOS的影响[J]. 中成药，2006，28（3）：426-427.

[5] 胡明财，顾立，刘剑，等. 香砂六君颗粒的抗炎、镇痛及抗实验性胃溃疡作用[J]. 泸州医学院学报，2006，29（6）：499-502.

[6] 李晓冰，李万平，肖顺汉，等. 香砂六君颗粒抗实验性胃溃疡作用研究[J]. 中药药理与临床，2005，21（6）：5-6.

[7] 向爱民，周德瑞，徐州. 香砂六君合剂对大鼠胃黏膜屏障的保护作用[J]. 世界华人消化杂志，1999，7（7）：600-601.

[8] 张洁，尹笑丹，程小柯. 香砂六君子汤对脾虚型胃溃疡大鼠SOD、CAT及MDA的影响[J]. 国医论坛，2013，28（5）：48-49.

[9] 林志强，王大璇，洪珊珊，等. 香砂六君子汤对菌致慢性萎缩性胃炎TLR信号通路的影响[J]. 中国中药杂志，2016，41（16）：3078-3083.

[10] 侯献君. 香砂六君子汤对功能性消化不良的治疗作用研究[J]. 心理月刊, 2019, 14（8）: 131.
[11] 马军, 付艳玲. 观察香砂六君子汤加味治疗功能性消化不良的临床疗效[J]. 智慧健康, 2018, 4（7）: 103-104.
[12] 周军峰, 刘水章. 香砂六君子汤治疗功能性消化不良78例[J]. 临床医药文献电子杂志, 2014, 1（12）: 2107-2108.
[13] 赖婵, 洪柱君. 香砂六君子汤加味治疗脾胃虚寒型慢性萎缩性胃炎的作用机制及疗效分析[J]. 中西医结合心血管病电子杂志, 2020, 23（8）: 139, 162.
[14] 朱昕, 钟青云. 加减香砂六君子汤联合西药治疗老年慢性胃炎的临床疗效观察[J]. 基层医学论坛, 2020, 24（23）: 3352-3353.
[15] 潘娜. 香砂六君子汤治疗胃溃疡116例临床疗效观察[J]. 中国民康医学, 2017, 29（20）: 63-65.
[16] 梁金春. 香砂六君子丸联合克拉霉素治疗胃溃疡的临床疗效分析[J]. 中医临床研究, 2017, 36（9）: 50-52.
[17] 曾光, 肖超秀, 黄延芳, 等. 香砂六君子汤联合隔物灸治疗腹泻型肠易激综合征55例[J]. 江西中医药, 2019, 50（7）: 48-50.
[18] 郭耀晨. 四逆散合香砂六君子汤治疗腹泻型肠易激综合征肝郁脾虚证的临床疗效观察[D]. 南京: 南京中医药大学, 2013.
[19] 徐佳萍. 香砂六君子汤治疗肠易激综合征的效果观察[J]. 人人健康, 2018, (2): 141.
[20] 李学军. 香砂六君子汤治疗胃下垂36例[J]. 中医药临床杂志, 2006（3）: 300.
[21] 陈旭红, 日洋姑. 香砂六君子汤治疗胃下垂患者74例[J]. 新疆中医药, 2014, 32（6）: 21-22.
[22] 范尧夫, 谢立群. 香砂六君子丸治疗脾胃虚弱型糖尿病胃轻瘫疗效观察[J]. 辽宁中医药大学学报, 2013, 15（12）: 137-139.
[23] 陈奇. 中成药名方药理与临床[M]. 北京: 人民卫生出版社, 1998: 648-649.

（西安交通大学　米燕妮, 曹　蕾; 西安医学院　龙丽辉）

五、健脾益气

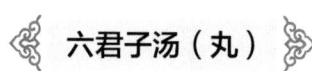

六君子汤（丸）

【药物组成】 党参、麸炒白术、茯苓、姜半夏、陈皮、炙甘草。

【处方来源】 明·薛己《校注妇人良方》。《中国药典》（2020年版）。

【功能与主治】 补脾益气, 燥湿化痰。用于脾胃虚弱, 食量不多, 气虚痰多, 腹胀便溏。

【药效】 主要药效如下[1-9]。

1. **调节胃肠运动**　六君子汤能抑制家兔离体十二指肠的自发活动, 调节乙酰胆碱引起的离体十二指肠痉挛性收缩和肾上腺素引起的肠管运动。六君子汤能升高游泳、饮食控制所致的脾虚证大鼠的胃动素、生长抑素和促胃液素, 降低血管活性肠肽, 改善脾虚证大鼠的胃肠激素异常水平；能够影响重症急性胰腺炎患者胃肠激素、胃动素和胆囊收缩素的分泌和释放, 促进胃肠道功能的恢复。

2. **保护胃黏膜**　六君子汤能降低胃黏膜血小板活化因子和髓过氧化物酶, 增加胃黏膜血流量, 抑制自由基的产生, 保护胃黏膜。

3. **抗炎抗溃疡**　六君子汤能抑制中性粒细胞弹性蛋白酶和活性氧的释放, 其机制可能与抑制细胞内Ca^{2+}和cAMP上升有关。六君子汤能通过影响哮喘小鼠肺泡灌洗液中白介素-17、白介素-10和转化生长因子β1的含量, 减轻气道炎症。六君子汤能通过提高胃黏膜组织中表皮生长因子和转化生长因子α的含量, 缩小胃溃疡模型大鼠的溃疡面积, 具有抗溃疡作用。

4. **调节免疫**　六君子汤可全面提高正常小鼠及免疫低下小鼠的免疫功能, 对免疫低下小鼠的作用更为明显。

5. **抑制幽门螺杆菌**　六君子汤可以通过扶植胃内正常菌群、改善胃内微生态环境, 有效阻止幽门螺杆菌在小鼠胃内定居或增殖。

【临床应用】

1. 功能性消化不良　六君子丸合胃力康颗粒可以治疗肝郁脾虚型功能性消化不良，能有效改善腹胀痛、纳差早饱、大便溏软、泛酸烧心、乏力等症状[10]。六君子汤治疗脾虚型功能性消化不良，患者上腹痛、早饱、呕吐、恶心等症状消失或改善，症状积分下降，治疗效果理想[11]。

2. 幽门螺杆菌感染　六君子丸联合现代医学辅助辨治脾胃虚弱型幽门螺杆菌感染，幽门螺杆菌清除率高，症状显著改善[12]。脾胃虚弱型幽门螺杆菌感染患者接受四联疗法治疗失败之后，再次给予四联疗法联合六君子丸，可明显提高幽门螺杆菌的清除率[13]。

3. 慢性胃炎　六君子汤治疗慢性萎缩性胃炎，能改善患者胃部隐痛、胃脘胸胁胀满等症状，减轻黏膜慢性炎症和腺体萎缩、异性增生及肠上皮化生等病理变化，疗效确切[14]。

4. 重症急性胰腺炎[8,15]　胃肠动力障碍是重症急性胰腺炎的常见合并症，主要表现为腹胀、呕吐及麻痹性肠梗阻等，恢复肠道动力，保护肠道屏障功能是改善重症急性胰腺炎患者病程及预后的关键之一，六君子汤能够影响重症急性胰腺炎患者胃肠激素胃动素和胆囊收缩素的分泌、释放，起到缓解消化道平滑肌痉挛的作用，并改善患者胃肠动力障碍。

5. 肠易激综合征[16,17]　六君子汤治疗肠易激综合征，能明显改善腹痛、恶心、肠鸣音、腹胀、腹泻、便秘等症状。

【不良反应】　尚未见报道。

【使用注意】　①忌食生冷油腻不易消化食物。②不适用于脾胃阴虚，主要表现为口干、舌红少津、大便干。

【用法与用量】　口服，一次 9g，一日 2 次。

参 考 文 献

[1] 林安素. 六君子汤对家兔离体十二指肠运动的影响[J]. 南京中医药大学学报, 1989, (1): 36.
[2] 三浦总一郎. 六君子汤对胃黏膜损害保护作用的实验研究[J]. 汉方医学, 1997, 21 (4): 13.
[3] 王长宏, 刘明晖, 王璞, 等. 六君子汤对胃溃疡大鼠胃组织中 EGF、TGF-α 的影响[J]. 长春中医药大学学报, 2015, 31 (3): 448-450.
[4] 村上和宪. 六君子汤对白细胞活化的抑制作用[J]. 汉方医学, 1999, 23 (5): 14.
[5] 戴玲颖. 六君子汤对支气管哮喘乳鼠气道炎症的影响及临床疗效的观察[D]. 广州: 广州中医药大学, 2015.
[6] 王平, 田维毅, 何光志, 等. 六君子汤对幽门螺杆菌感染小鼠胃内微生态环境的影响[J]. 时珍国医国药, 2011, 22 (2): 379-380.
[7] 张仲林, 臧志和, 钟玲, 等. 六君子汤对脾虚证大鼠胃肠激素影响的实验研究[J]. 中成药, 2010, 32 (4): 659-661.
[8] 孙小娟, 李彬, 黄耀星, 等. 六君子汤对重症急性胰腺炎患者胃肠激素的影响及机制研究[J]. 实用中西医结合临床, 2017, 17 (6): 58-59.
[9] 张晓莉, 唐小云, 宋宝辉, 等. 六君子汤上调小鼠免疫功能的机制[J]. 实细胞与分子免疫学杂志, 2005, 21 (6): 784-785.
[10] 刘秀健. 六君子丸合胃力康颗粒治疗肝郁脾虚型功能性消化不良[J]. 中国医药指南, 2013, 11 (17): 45-46.
[11] 王秋伟. 六君子汤治疗脾虚型功能性消化不良的疗效探讨[J]. 中国社区医师, 2019, 35 (13): 116-117.
[12] 平丽红, 曾令涛. 六君子丸辅助辨治脾胃虚弱型 Hp 感染的临床研究[J]. 中国中医基础医学杂志, 2015, 21 (3): 319-320.
[13] 朱婷婷. 六君子丸联合四联疗法提高脾胃虚弱型 Hp 感染者根除率的研究[D]. 北京: 北京中医药大学, 2013.
[14] 闫东升. 六君子汤治疗慢性萎缩性胃炎临床观察[J]. 世界最新医学信息文摘, 2017, 17 (16): 72, 79.
[15] 陈奇. 中成药名方药理与临床[M]. 北京: 人民卫生出版社, 1998: 429-431.
[16] 李文艳, 马舒冰, 汪鑫, 等. 日本汉方六君子汤研究进展[J]. 中成药, 2020, 42 (8): 2129-2132.
[17] 王文德. 六君子汤合痛泻要方治疗腹泻型肠易激综合征 46 例临床观察[J]. 现代诊断与治疗, 2013, 24 (14): 3176-3177.

（西安医学院　龙丽辉；江西中医药大学　陈兰英；西安交通大学　赵　铭）

枳术汤（丸、颗粒）

【药物组成】 枳实、白术。

【处方来源】 金·李东垣《内外伤辨惑论》。《中国药典》（2020年版）。

【功能与主治】 健脾消食，行气化湿。主治脾胃虚弱，食少不化，脘腹痞满。

【药效】 主要药效如下。

1. 促进胃肠运动 枳术丸可增加小鼠胃容受和食物储存功能，延长食物在小肠的停留时间。对新斯的明引起的胃痉挛小鼠，枳术丸可延缓胃排空和小肠推进。对阿托品造成的小鼠胃松弛、胃肠功能减弱，枳术丸可促进胃排空和小肠推进[1-2]。对饮食失节致脾虚小鼠，枳术丸可增强小鼠胃排空和促进肠平滑肌的推进性蠕动，增加食量[3]。对胃肠运动障碍小鼠模型，枳术丸可增加饮食量和体质量，降低胃内残留，促进小肠推进，升高血清中胃动素和促胃液素的含量，显示其可通过调节胃肠激素以促进胃肠运动[4]。枳术丸促进胃动力的机制可能与上调生长激素促分泌素受体蛋白表达有关[5]。枳术丸可提高大鼠血及肠组织P物质的含量，P物质对胃肠道的兴奋作用表现为对胃肠纵行肌和环形肌有双重的收缩效应，促进胃肠运动作用，调节胃肠功能，使肠运动平稳[6]。

2. 助消化 枳术丸能促进小鼠唾液分泌和胃酸分泌，提高胃蛋白酶活性，有帮助消化的作用[7]；枳术丸具有健脾消食的功效，对脾虚食积小鼠模型，能提高脾虚食积小鼠的肠推进率及胃排空速率，提高促胃液素的分泌，降低生长抑素和一氧化氮的分泌[8]。对脾阳虚模型犬，枳术丸可增加食量，恢复体重，改善血虚证指标。对胃酸分泌量和胃蛋白酶活性的影响可能为其健脾的作用机制[9]。

3. 通便 枳术丸可使正常小鼠及饥饱失常加过度疲劳多因素所致的脾虚小鼠排便时间缩短，排便粒数增加。

4. 降低血糖 枳术丸可增加正常小鼠肝糖原含量，降低血糖含量。

【临床应用】 主要用于胃下垂、功能性消化不良。

1. 胃下垂 枳术汤/丸及其加减方治疗胃下垂有效[10-13]。用枳术丸合补中益气汤联合伊托必利片治疗胃下垂，效果更加明显[14]。芒针配合加味枳术散治疗胃下垂，临床综合疗效较好，消化道钡剂造影复查胃位置恢复，有效率高[15]。

2. 功能性消化不良 枳术丸、超微枳术丸或颗粒治疗脾虚气滞型功能性消化不良，能有效地改善患者的胃排空功能及脘腹胀满、纳呆、早饱等症状，效果良好[16-17]。

3. 术后胃肠功能恢复 腹部手术后促进胃肠功能恢复是防止腹腔内粘连形成的重要措施。枳术丸可以促进肠蠕动，使术后肠功能恢复时间缩短；减少粘连性肠梗阻术后的复发[18]。

4. 便秘 枳术丸可用于治疗功能性便秘。枳术丸能恢复Cajal间质细胞的数量及分布，调节肠神经系统内神经递质的分泌，调控水通道蛋白的表达，促进胃肠运动[19]。

5. 反流性食管病 枳术丸治疗胃食管反流病，可明显改善症状积分、食管压力、血胃动素水平[20]。

【不良反应】 尚未见报道。

【使用注意】 不宜在服药期间同时服用滋补性中药。

【用法与用量】 丸剂：口服，一次6g，一日2次。颗粒剂：开水冲服，一次1袋（6g），一日3次；或遵医嘱。1周为一疗程。

参 考 文 献

[1] 邓亚平，吴德峰，张英，等. 名中医张圣德运用补中益气汤的临证经验[J]. 中医临床研究，2017，9（30）：106-107.
[2] 鄢顺琴，凤良元，黄德武，等. 枳术丸对胃排空肠推进作用的影响[J]. 中成药，1996，18（4）：30-32，54.
[3] 徐小平. 枳术丸的药效学研究[J]. 陕西中医学院学报，2000，23（2）：43-44.
[4] 刘富林，易健，刘柏炎，等. 超微枳术丸对功能性消化不良小鼠胃肠运动及MTL、GAS的影响[J]. 中国中医急症，2011，20（4）：594-595，604.
[5] 李晓玲，张声生，杨成，等. 枳术丸对功能性消化不良大鼠胃平滑肌收缩反应及胃促生长素受体蛋白表达的影响[J]. 中国中西医结合杂志，2016，36（2）：210-215.
[6] 麻晓慧，缪红，程建军. 枳术丸煎剂与枳术汤对大鼠P物质的影响[J]. 时珍国医国药，2007，18（7）：1605.
[7] 梅学仁. 枳术丸对胃肠道功能的影响[J]. 中国药科大学学报，2002，33（增刊）：112-114.
[8] 吴慧，赵文龙，单国顺，等. 生、熟白术之枳术丸对脾虚食积模型鼠作用的比较研究[J]. 中成药，2013，35（10）：2093-2097.
[9] 靳茹文，白飞，吴赛春，等. 枳术丸水煎液对幼犬脾阳虚模型治疗作用研究[J]. 中兽医医药杂志，2009，28（4）：5-7.
[10] 卢英. 常用中成药治疗胃下垂[J]. 中国社区医师（综合版），2005，7（107）：42.
[11] 沈艳婷，阙任烨，林柳兵，等. 枳术丸的临床应用[J]. 长春中医药大学学报，2016，32（5）：926-928.
[12] 刘敏，丁霞，李россий红，等. 枳术丸加减治疗胃下垂临床观察[J]. 中国中医药信息杂志，2008，15（11）：65-66.
[13] 吴东昆，郭娟. 枳术丸合补中益气汤平衡升降治疗胃下垂31例[J]. 中医药临床杂志，2012，24（7）：641-642.
[14] 李晓红. 枳术丸加减治疗胃下垂的临床疗效观察[D]. 北京：北京中医药大学，2009.
[15] 韦爱华，张炉高. 枳术汤治疗胃下垂52例观察[J]. 实用中医药杂志，2005，21（3）：146-147.
[16] 刘富林，谷井文，易健，等. 枳术丸超微颗粒与传统汤剂治疗脾虚气滞型功能性消化不良的比较研究[J]. 湖南中医药大学学报，2010，30（5）：52-54.
[17] 李睿. 枳术丸超微颗粒与传统汤剂治疗脾虚气滞型功能性消化不良的比较分析[J]. 内蒙古中医药，2017，36（11）：14-15.
[18] 刘旭海. "枳术丸"合剂对腹部术后胃肠功能的影响[J]. 黑龙江医药科学，2000，23（4）：16-17.
[19] 袁玥，朱星，陈云志，等. 枳术散临床应用概况[J]. 光明中医，2019，34（4）：652-654.
[20] 刘旭海. 枳术丸合剂对腹部术后肠功能的影响[J]. 黑龙江医药科学，2000，23（4）：16-17.

（西安交通大学　史小莲；西安医学院　龙丽辉）

人参健脾汤（丸）

【药物组成】　人参、白术、茯苓、山药、陈皮、木香、砂仁、炙黄芪、当归、酸枣仁（炒）、远志（制）。

【处方来源】　明·王肯堂《证治准绳》。《中国药典》（2020年版）。

【功能与主治】　健脾益气，和胃止泻。用于脾胃虚弱所致的饮食不化、胸闷嘈杂、恶心呕吐、腹痛便溏、不思饮食、体弱倦怠。

【药效】　主要药效如下[1-2]。

1. 促进胃肠运动　人参健脾丸能提高胃排空率、小肠推进比、P物质和胃动素水平，有效促进胃肠动力。

2. 抗应激　人参健脾丸能提高小鼠常压下的耐缺氧时间和能力，延长小鼠负重游泳时间。

【临床应用】

1. 功能性消化不良　采用针灸与人参健脾丸治疗脾胃气虚型功能性消化不良，疗效显著[3]。

2. 慢性腹泻　人参健脾丸联合乳酸菌素片治疗慢性腹泻，效果显著[4]。人参健脾丸联合乳酶生片用于治疗慢性腹泻，效果显著[5]。

3. 溃疡性结肠炎　人参健脾汤治疗溃疡性结肠炎，能有效改善临床症状，明显降低肠镜积分，疗效确切[6]。

【不良反应】 尚未见报道。

【使用注意】 ①妊娠期妇女忌服。②口干、舌少津，或有手足心热，食欲不振，脘腹作胀，大便干者不宜使用。

【用法与用量】 口服，水蜜丸一次 8g，大蜜丸一次 2 丸，一日 2 次。

参 考 文 献

[1] 秦彩玲, 刘婷, 刘君英, 等. 人参健脾丸的药理及毒性研究[J]. 中国中西医结合杂志, 1995（S1）: 310-312.
[2] 张轶伦, 段大航, 刘立民. 人参健脾丸对小白鼠抗应激抗疲劳作用的初步研究[J]. 社区医学杂志, 2007, 5（3）: 20.
[3] 于素甫江, 苏来曼, 王娟. 针灸与人参健脾丸治疗脾胃气虚型功能性消化不良的临床观察[J]. 内蒙古中医药, 2014, 33（26）: 50.
[4] 刘江. 人参健脾丸联合乳酸菌素片治疗慢性腹泻 60 例临床观察[J]. 内蒙古中医药, 2014, 33（27）: 54-55.
[5] 郝连欣. 人参健脾丸联合乳酶生片治疗慢性腹泻的疗效观察[J]. 临床合理用药杂志, 2017, 10（14）: 55-56.
[6] 李长安. 人参健脾汤治疗溃疡性结肠炎脾胃虚弱证 33 例[J]. 世界中医药, 2012, 7（2）: 128-129.

（贵州中医药大学　钱海兵，丁永芳；西安医学院　龙丽辉）

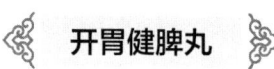

开胃健脾丸

【药物组成】 白术、党参、茯苓、木香、黄连、六神曲（炒）、陈皮、砂仁、麦芽（炒）、山楂、山药、肉豆蔻（煨）、甘草（蜜炙）。

【处方来源】 研制方。《中国药典》（2020 年版）。

【功能与主治】 健脾和胃。用于脾胃虚弱、中气不和所致的泄泻、痞满，症见食欲不振、嗳气吞酸、腹胀泄泻，消化不良见上述证候者。

【药效】 主要药效如下[1]。

促进胃动力 本品能明显升高功能性消化不良大鼠的胃排空率、小肠推进比、P 物质和胃动素水平，从而对功能性消化不良起效。

【临床应用】 主要临床应用如下。

1. 消化不良 开胃健脾丸可用于治疗脾胃不和，消化不良，食欲不振，嗳气吞酸。
2. 小儿厌食症 开胃健脾方口服联合推拿疗法治疗小儿厌食症，可升高血清中的 Zn^{2+}、Fe^{2+}、Ca^{2+} 水平，疗效显著[2]。

【不良反应】 尚不明确。

【使用注意】 尚不明确。

【用法与用量】 口服，一次 6～9g，一日 2 次。

参 考 文 献

[1] 彭英. 开胃健脾丸对功能性消化不良大鼠 P 物质和胃动素的影响[J]. 药学与临床, 2014, 8（9）: 141.
[2] 曹玉霞, 刘涛. 开胃健脾方口服联合推拿疗法治疗小儿厌食症 60 例[J]. 中医研究, 2020, 33（7）: 10-12.

（贵州中医药大学　钱海兵，丁永芳；西安医学院　龙丽辉）

六、温阳化气类

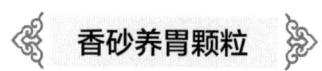

香砂养胃颗粒

【药物组成】 木香、砂仁、白术、陈皮、茯苓、姜半夏、醋香附、枳实（炒）、豆蔻

（去壳）、姜厚朴、广藿香、甘草。

【处方来源】　清·沈金鳌《杂病源流犀烛》。《中国药典》(2020年版)。

【功能与主治】　温中和胃。用于胃阳不足、湿阻气滞所致的胃痛、痞满，症见胃痛隐隐、脘闷不舒、呕吐酸水、嘈杂不适、不思饮食、四肢倦怠。

【药效】　主要药效如下[1-3]。

1. 促进胃液分泌　香砂养胃颗粒有开胃化食的作用，能促进大鼠胃液分泌，提高胃液游离酸度和总酸度。

2. 促进肠蠕动　香砂养胃颗粒能促进小鼠的小肠推进，缩短小鼠排便时间及增加小鼠排便次数。

3. 促进溃疡愈合　香砂养胃颗粒对溃疡的形成有抑制作用，能显著减少由水浸法、幽门结扎及乙酸浸渍导致的小鼠溃疡的发生率，减轻溃疡组织炎症反应。

4. 解痉镇痛　香砂养胃颗粒有解痉镇痛的功效。香砂养胃颗粒能明显减少乙酸所致的小鼠扭体次数，能拮抗乙酰胆碱、组胺和氯化钡引起的离体肠强直性收缩。

【临床应用】

1. 功能消化不良　香砂养胃颗粒能提高功能性消化不良的治愈率，能改善胃脘胀满、脘腹疼痛、恶心呕吐、纳少等症状[4]。香砂养胃颗粒联合多潘立酮能提高疗效，促进胃肠运动[5-6]。

2. 慢性胃炎　香砂养胃颗粒治疗幽门螺杆菌阴性慢性萎缩性胃炎，能降低炎症因子白介素-8、白介素-11及肿瘤坏死因子α水平，提高治愈率[7]。其治疗慢性胃炎，能抑制胃黏膜慢性炎症，减轻肠化生或异型增生[8]。香砂养胃颗粒联合常规西药治疗慢性胃炎较单独西药治疗复发率显著下降[9]。

3. 消化性溃疡　香砂养胃颗粒治疗消化性溃疡，能缓解胃脘痛、腹胀、反酸、嗳气、纳差及恶心的症状，促进胃黏膜恢复正常，提高治愈率[10-11]。

【不良反应】　尚未见报道。

【使用注意】　①胃痛症见胃部灼热，隐隐作痛，口干舌燥者不宜服用本药。②过敏体质者慎用。

【用法与用量】　开水冲服，一次1袋，一日2次。

参 考 文 献

[1] 安婧. 香砂养胃颗粒的药理作用研究[J]. 黑龙江科技信息，2013，36：44.
[2] 李宗铎，宋建伟，高月明，等. 香砂养胃冲剂的药理作用[J]. 河南中医药学刊，1994，9(3)：5-8.
[3] 王和平，王兴才，张彦文，等. 香砂养胃颗粒镇痛解痉作用的实验研究[J]. 中医药学报，1999，27(2)：72.
[4] 张顺花，金贤国，李泰峰，等. 香砂养胃汤治疗少阴人功能性消化不良112例临床观察[J]. 延边大学医学学报，2018，41(3)：199-200.
[5] 牛秀环，郭冬梅. 香砂养胃丸与吗丁啉合用治疗非溃疡性消化不良疗效观察[J]. 中国社区医师，2002，18(17)：39.
[6] 陈清亮. 香砂养胃丸加多潘立酮治疗功能性消化不良62例[J]. 中医研究，2002，15(3)：46.
[7] 孔莉. 香砂养胃丸应用于慢性萎缩性胃炎治疗中的效果[J]. 临床医学研究与实践，2018，3(15)：118-119.
[8] 刘畅，张良廷，王振富. 香砂养胃颗粒治疗慢性胃炎180例疗效观察[J]. 黑龙江医学，2001，25(2)：129.
[9] 张泽丹，刘岠，吕健，等. 香砂养胃丸治疗慢性胃炎的疗效及安全性的系统评价与Meta分析[J]. 中国中药杂志，2020，45(11)：2668-2676.

[10] 王学成. 香砂养胃丸治疗消化性溃疡临床分析[J]. 中国医学创新，2010，7（14）：73-74.
[11] 袁喜梅. 香砂养胃丸治疗消化性溃疡106例[J]. 中医杂志，2006，47（2）：120.

（西安医学院　龙丽辉；西安交通大学　王　瑾）

理中汤（丸）

【药物组成】　炮姜、党参、土白术、炙甘草。

【处方来源】　东汉·张仲景《伤寒论》。《中国药典》（2020年版）。

【功能与主治】　温中散寒，健胃。用于脾胃虚寒，呕吐泄泻，胸满腹痛，消化不良。

【药效】　主要药效作用如下[1-5]。

1. 调节胃肠运动　理中汤可增加正常小鼠胃内残留率，抑制胃排空。理中汤可抑制大黄水煎液灌胃所致的脾虚小鼠的小肠推进运动，增加小鼠小肠$BaSO_4$的输送能力，降低大肠$BaSO_4$的移动时间。

2. 镇痛　理中汤可降低小鼠腹腔注射乙酸所引起的扭曲频度，具有镇痛作用。

3. 止泻　理中汤对番泻叶所致的小鼠泄泻具有止泻作用，可降低模型小鼠的湿便数量。

4. 抗溃疡　理中汤可降低幽门结扎和吲哚美辛所致的大鼠溃疡模型的溃疡指数。理中丸对吲哚美辛性、水浸应激性、幽门结扎型和乙酸性大鼠胃溃疡寒证模型具有治疗或预防作用，其机制可能与大鼠胃组织前列腺素E_2含量升高、血清中一氧化氮含量升高、血清中内皮素含量降低等有关。

5. 抗痉挛　理中汤可推迟以士的宁、印防己毒素和咖啡因所造成的强直性痉挛的发生时间和致死时间。

6. 抑制促胃液素及促胰液素分泌　理中汤可降低小鼠血清促胃液素的水平，升高血清促胰液素水平。

7. 抗炎调节免疫　理中丸能促进脾T淋巴细胞增殖，上调血清干扰素γ、肿瘤坏死因子α及白介素-1水平，增强机体免疫[3]。

8. 抗寒、抗疲劳　理中丸可延长小鼠游泳时间，增强小鼠耐寒能力，减少动物死亡率。理中丸可增加小鼠脾细胞数和白介素-2，增强脾脏功能。

【临床应用】

1. 功能性消化不良[6-7]　理中汤用于治疗功能性消化不良，能改善泛酸、嗳气、呕吐等症状，效果良好。

2. 胃肠功能紊乱[7-8]　理中丸可用于治疗胃肠功能紊乱，减轻恶心呕吐、口淡乏味、纳少脘胀、大便溏薄、畏寒肢冷、倦怠乏力、舌淡苔白等症状。理中丸加味可用于术后胃肠功能紊乱。

3. 胃溃疡[9]　理中丸联合西药治疗胃溃疡，可提高临床治疗总有效率且不增加不良反应，可有效降低患者血清白介素-8和肿瘤坏死因子α的含量。

4. 慢性胃炎[10-11]　理中丸（汤）加味可用于治疗各类型慢性胃炎，可有效改善由浅表性胃炎引起的脘腹胀痛、恶心口吐、嗳气泛酸等症状，改善慢性萎缩性胃炎胃黏膜萎缩性改变。

5. 肠易激综合征[12-13]　理中丸联合西药可提高腹泻型肠易激综合征的治疗有效率，理中汤加味治疗肠易激综合征的近期和远期疗效均优于西药。

6. 腹泻[14-15] 理中丸联合西药可缩短虚寒性秋季腹泻的平均止泻时间。理中汤加减可用于治疗婴幼儿慢性腹泻。

7. 其他[7] 理中丸（汤）可用于治疗功能性消化不良、顽固性呃逆、慢性支气管炎等疾病。

【不良反应】

【使用注意】 ①湿热中阻所致的胃痛、呕吐、泄泻者慎用。②忌食生冷、油腻、不易消化的食物。

【用法与用量】 口服，一次 1 丸，一日 2 次。

参 考 文 献

[1] 胡昌江, 李兴华, 杨婷, 等. 理中汤配方颗粒与汤剂的药效学比较[J]. 中国药业, 2006, 15（8）: 5-6.
[2] 柳逢夏. 理中汤效能的实验研究[J]. 山东中医药大学学报, 1998, 22（4）: 3-5.
[3] 赵宁, 贾红伟, 张皖东, 等. 理中丸对利血平所致脾虚大鼠血清中细胞因子的影响[J]. 中国中医基础医学杂志, 2007, 13（8）: 588-589.
[4] 李晓琳, 洪心, 王楷. 理中丸增强机体抗寒与抗疲劳能力的实验研究[J]. 哈尔滨体育学院学报, 2013, 31（6）: 20-22.
[5] 左军. 大黄黄连泻心汤、理中丸（汤）对束缚水浸应激胃溃疡模型大鼠的药效学及作用机理研究[D]. 哈尔滨: 黑龙江中医药大学, 2009.
[6] 刘爱萍. 理中汤治疗功能性消化不良疗效观察[J]. 中国现代药物应用, 2016, 10（12）: 272.
[7] 张保国, 刘庆芳. 理中丸（汤）现代药效学研究与临床应用[J]. 中成药, 2010, 32（11）: 1957-1960.
[8] 杨建刚. 理中丸加味治疗腹部手术后胃肠道功能紊乱 26 例[J]. 医学理论与实践, 1997, 10（1）: 29-30.
[9] 贺东黎, 张旖旎, 曲青山. 埃索美拉唑肠溶片联合理中丸治疗胃溃疡的临床研究[J]. 中国临床药理学杂志, 2017, 33（10）: 870-872.
[10] 赵联社, 胡锡琴, 董金凤. 理中丸加味冲剂治疗浅表性胃炎 60 例临床观察[J]. 陕西中医学院学报, 2001, 24（2）: 18-19.
[11] 温桂荣. 理中汤加减治疗疑难杂症[J]. 河南中医, 2002, 22（6）: 4-5.
[12] 张卓. 理中丸联合得舒特治疗腹泻型肠易激综合征临床疗效观察[J]. 湖南中医药大学学报, 2013, 33（6）: 31-32.
[13] 程卫军, 胡秋炎. 理中汤加味治疗肠易激综合征 108 例临床观察[J]. 山东中医杂志, 2000, 19（4）: 207.
[14] 潘明提. 理中丸加味治疗虚寒型秋季腹泻 36 例[J]. 时珍国医国药, 2006, 17（9）: 1771.
[15] 李谱智. 加味理中汤[J]. 广西中医药, 2007, 30（1）: 39.

（西安医学院 王 荣；西安交通大学 王 瑾）

第十七章

厌食症中成药名方

第一节 概 述

一、概 念

厌食症，即神经性厌食（anorexia nervosa），是指有意节制饮食，导致体重降低的一种进食障碍。本病多见于青少年女性。症状表现兼具生理和心理两个方面，生理异常主要为限制或拒绝进食，极度消瘦；心理上表现为对肥胖的极度恐惧，情绪抑郁，行为退缩，人际交往减少等[1]。

厌食症属中医学"郁症"、"纳呆"范畴。

二、病因及发病机制

（一）病因

厌食症的病因不十分清楚，可能与生物学、心理和社会文化因素有关。生物学因素体现在厌食症的发生具有家族性，单卵双生子的同病率高于双卵双生子。心理因素体现在发病前有诱发事件，使患者感到失控性恐慌或紧张，对体重的控制使患者找到了心理转移点。社会因素主要是青少年女性在青春期存在"瘦"的文化压力，以瘦为美的观念，以及完美主义和自我强迫症的人格特点，致使出现病态心理，对食物和体重有强烈的错误认知，采取节食、禁食等方法控制体重，继而出现厌食的表现[1]。

（二）发病机制

厌食症的发病机制不明。在厌食症急性期，大脑神经递质尤其是去甲肾上腺素、5-羟色胺和某些神经肽类物质出现代谢紊乱，引起控制食欲的摄食和饱食两大中枢功能的异常和不协调，导致厌食[2]。下丘脑-垂体-性腺轴功能紊乱，女性出现闭经，男性性兴趣丧失或性功能低下[2]。

三、临床表现

患者对肥胖的恐惧和对形体的过分关注,主动限制进食,对进食持有特殊的态度和行为。随着病情的发展和体重下降,出现失眠、注意力和记忆力减退、决策困难、焦虑、抑郁、个性改变等。体重下降可出现生理功能改变,如皮肤苍白、干燥、指甲易碎、毛发干枯、脱落等;心悸、直立性低血压;饱胀、胀气、便秘、腹泻和恶心等消化道症状;女性闭经,青春期发育停滞等。

四、诊 断

根据患者不进食,故意减轻体重(自行引吐、导泻、过度运动、服食欲抑制剂等),有特异的精神病理形式的体象扭曲,患者强加给自己低的体重标准,内分泌障碍(女性闭经,男性性欲减退及阳痿),青春期发育放慢甚至停滞;排除躯体疾病所致的体重减轻,即可诊断。

五、治 疗

(一)常用化学药物及现代技术

抗抑郁药:如氟西汀、西酞普兰、阿米替林等,能抑制突触前膜对去甲肾上腺素和(或)5-羟色胺再摄取,产生抗抑郁作用。抗精神病药:如奥氮平、氟哌啶醇、舒必利等,能拮抗多巴胺 D_2、5-羟色胺和(或)胆碱受体,增加食欲,产生抗抑郁、抗焦虑和抗强迫等精神症状。激素类:如生长激素、睾酮等,可增加饮食。除药物治疗外,厌食症的治疗还有心理治疗、行为认知治疗、家庭治疗和手术治疗(脑深部电刺激、立体定向下射频毁损术)等[3-6]。

(二)中成药名方治疗

中医药治疗厌食症不同于化学药物的单靶点单一治疗。中医药具有多靶点、多环节、多种途径的作用特点,发挥整体调节作用。在临床应用中,中成药能调节中枢神经系统,调节胃液分泌,调节肠胃运动,改善消化吸收功能,增强体质,综合治疗厌食症。

第二节 中成药名方的辨证分类与药效[1-11]

厌食症与生物学、心理及社会文化因素等有关。因此中药治疗多采用健脾益气、健脾疏肝、健脾养心、消食导滞等进行辨证治疗。中成药名方的常见辨证分类及其主要药效如下。

一、健脾益气类

厌食症脾胃虚弱证者的症状主要是厌食日见加剧,肢体消瘦,面色萎黄,头晕神疲,恶心或食后呕吐，四肢不温，闭经，大便秘结而数日一次，舌质淡，苔薄少津，脉细缓。

厌食症脾胃虚弱证者的主要病理变化是胃液、胃蛋白酶分泌不足，胃肠动力障碍等。

健脾益气类中成药可以调节胃液分泌，调节肠胃运动，改善消化吸收功能，增强机体功能，从而治疗厌食症。

常用中成药：参苓白术散（丸、片、颗粒、口服液）、人参健脾丸（片）、资生丸、开胃健脾丸等。

二、健脾疏肝类

厌食症肝郁气滞证者的症状主要是食欲减弱，食则嗳气恶心频作，脘腹胀满不舒，精神抑郁，胸胁胀闷，喜叹气，夜寐不安，否认有病，讳疾忌医，舌淡，苔薄白，脉弦滑。

厌食症肝郁气滞证者的主要病理变化是情绪抑郁、胃肠动力障碍等。

健脾疏肝类中成药可以抗抑郁和抗焦虑，促进胃肠动力，促进胃酸分泌。

常用中成药：木香顺气丸（颗粒）、沉香化气丸（见第十六章消化不良中成药名方）、逍遥散（丸、浓缩丸、颗粒、片、胶囊）（见第十一章胃下垂中成药名方）、丹栀逍遥散（丸、胶囊）（见第十章胃炎中成药名方）等。

三、健脾养心类

厌食症心脾两虚证者的症状主要是身体羸弱，虽骨瘦如柴，但仍不思饮食，卧床不起，面色无华，毛发脱落，形寒怯冷，皮肤粗糙，心悸气短，闭经，舌质淡苔薄，脉细弱无力。

厌食症心脾两虚证者的主要病理变化是营养不良、身体羸弱、免疫功能不足等。

健脾养心类药可以增进饮食，改善营养状态，提高免疫功能。

常用中成药：归脾汤（浓缩丸、丸、合剂、颗粒）、天王补心丸（片）等。

四、消食导滞类

厌食症脾虚食积证者的症状主要是长期厌食，纳少，食后脘腹痞胀，恶心嗳腐，腹大而胀，便溏不爽或有腐臭气，舌淡，苔腐或腻，脉弦缓。

厌食症脾虚食积证者的主要病理变化是消化不良，胃排空障碍等。

消食导滞类药可以提高胃肠道中消化酶的活性，促进胃肠激素分泌，调节胃肠运动。

常用中成药：加味保和丸、保和丸、大山楂丸（颗粒、口服液、咀嚼片）等（保和丸和大山楂丸见第十六章消化不良中成药名方）。

参 考 文 献

[1] 郝伟，于欣. 精神病学[M]. 7版. 北京：人民卫生出版社，2017：147-149.

[2] 李凌江，陆林. 精神病学[M]. 3版. 北京：人民卫生出版社，2015：390-394.

[3] 陈晓鸥. 神经性厌食症的治疗进展[J]. 四川精神卫生，2017，30（1）：93-96.

[4] Aminoff M J，Boller F，Swaab D F，Handbook of Clinical Neuroligy [J]．Neuor-Oncology，2012,104：2-450.

[5] 张小小, 孙伯民. 神经性厌食症的治疗进展[J]. 国际精神病学杂志, 2013, 40（3）: 182-185.
[6] 贾秀珍, 陈珏. 神经性厌食药物治疗新进展[J]. 临床精神医学杂志, 2012, 22（4）: 275-277.
[7] 陈奇, 张伯礼. 中药药效研究方法学[M]. 北京: 人民卫生出版社, 2016: 266-267.
[8] 刘松林, 薛芳芳. 中医内科诊治要诀[M]. 太原: 山西科学技术出版社, 2001: 356-359.
[9] 阴永辉, 赵家军, 张风霞. 中医临床实习手册内分泌科[M]. 北京: 中国医药科技出版社, 2013: 51-55.
[10] 彭勃. 中西医临床消化病学[M]. 北京: 中国中医药出版社, 1997: 220-224.
[11] 蔡永敏. 现代中西医临床内分泌病学[M]. 北京: 中国中医药出版社, 2001: 199-203.

（四川省中医药科学院　贺黎铭；西安交通大学第一附属医院　姚鸿萍，曹永孝）

第三节　中成药名方

一、健脾益气类

参苓白术散（丸、片、颗粒、口服液）

【药物组成】　人参、白术（麸炒）、茯苓、山药、莲子、白扁豆（炒）、薏苡仁（炒）、砂仁、桔梗、甘草。

【处方来源】　宋·太平惠民和剂局《太平惠民和剂局方》。《中国药典》（2020年版）。

【功能与主治】　补脾胃，益肺气。用于脾胃虚弱，食少便溏，气短咳嗽，肢倦乏力。

【药效】　主要药效如下。

1. 调节胃肠运动　厌食症常出现胃肠功能紊乱，进食后饱胀、胃部不适、呕吐等与胃排空功能异常有关。参苓白术散对胃肠运动具有双向调节功能：小剂量能轻度兴奋胃肠运动，使肠管的张力、收缩幅度加大；大剂量则有明显的解痉作用，其解痉机制在于对平滑肌的直接作用和抗胆碱作用，通过恢复胃肠的正常功能，达到治疗目的。参苓白术散能促进小鼠胃排空，而对正常小鼠和糖尿病小鼠的小肠推进运动有抑制作用[1-2]。

2. 保护胃肠黏膜　参苓白术散可增强抗氧化剂的活性及抑制脂质过氧化和氧化损伤，对吲哚美辛所致的胃黏膜损伤有保护作用[3]。参苓白术散可改善功能性腹泻大鼠模型大便的含水量，增加体重及进食；降低模型大鼠血清中二胺氧化酶水平及结肠组织肿瘤坏死因子α的含量；上调模型大鼠肠黏膜 ZO-1、Claudin-1、Occludin 基因及蛋白的表达，促进肠黏膜屏障的修复[4]。

3. 调节肠道菌群　参苓白术散对大黄所致的脾虚模型大鼠的细菌菌群和真菌菌群有调节作用，对潜在的致病性酵母菌有抑制作用[5-6]。

4. 增强免疫功能　参苓白术散能提高小鼠腹腔巨噬细胞的吞噬功能，促进小鼠血清溶血素的形成，抑制 2,4-二硝基氯苯诱导的小鼠迟发型变态反应，能对抗环磷酰胺所致的小鼠免疫抑制，增加脾脏、胸腺的重量[7-8]。

5. 抗疲劳　参苓白术散可提高正常小鼠和乙酸致脾虚小鼠的抗疲劳能力。参苓白术丸、口服液和颗粒可延长小鼠常压缺氧的存活时间，增强脾虚小鼠耐寒和耐高温的能力，可延长小鼠负重游泳的时间，降低运动后血乳酸的含量，提高肝糖原的含量[9]。

6. 抑制溃疡性结肠炎　参苓白术散对硫酸葡聚糖钠诱导的小鼠溃疡性结肠炎有治疗

作用,其作用可能与其调节 TLR4/NF-κB 通路及相关炎症因子,从而减轻肠道炎症反应,缓解肠黏膜损伤有关[10-11]。

参苓白术散(丸)治疗厌食症的作用机制见图 17-1。

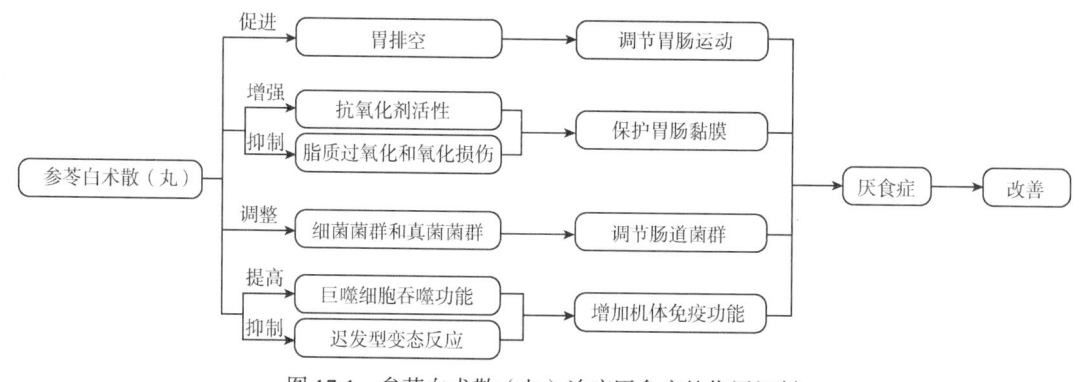

图 17-1 参苓白术散(丸)治疗厌食症的作用机制

【临床应用】

1. **厌食症** 参苓白术散用于脾胃虚弱所致的厌食症,尤其适用于病程较长,临床表现为面色萎黄、情绪抑郁、神疲倦怠、少气懒言、肌肉消瘦无力等的患者[12-13]。

2. **溃疡性结肠炎** 参苓白术散治疗溃疡性结肠炎疗效确切,在参苓白术散的干预作用下,可以调节溃疡性结肠炎机体的炎症因子、基因蛋白的表达[14]。参苓白术散联合美沙拉嗪治疗溃疡性结肠炎可有效缓解患者症状,提高临床有效率,促进 Th17/Treg 免疫平衡的恢复可能是其重要的作用机制[15]。苓白术散联合美沙拉嗪肠溶片治疗脾虚湿阻型溃疡性结肠炎的临床疗效显著,中医症状改善明显,结肠镜下表现及化验指标红细胞沉降率、C 反应蛋白、粪便钙卫蛋白均有明显改善[16]。

3. **胃肠道功能紊乱** 参苓白术散对胃肠功能具有双向调节作用:小剂量参苓白术散具有胃肠道兴奋作用,缓解胃胀;大剂量参苓白术散对胃肠道平滑肌具有解痉作用,对肠道痉挛引起的呕吐、恶心有良好疗效[17-18]。

4. **消化不良** 消化不良小儿多有腹泻。西医多用多酶片治疗,常出现胃肠道菌群的迁移,引起内源性感染而出现腹泻,且停药后复发率高。参苓白术散可调节胃肠运动功能,对肠平滑肌有双向调节作用,能提高胃蛋白酶的活性,能促进消化吸收功能,治疗小儿消化性不良性腹泻。参苓白术散用于功能性消化不良脾胃气虚证,改善腹胀、嗳气、早饱、恶心等症状,疗效优于常规西药,联合西药治疗优于单纯西药[19-20]。

5. **肠易激综合征**[21-23] 参苓白术散用于治疗腹泻型肠易激综合征,可有效缓解腹痛、腹胀、腹泻、食欲不振、乏力等症状,疗效优于双歧杆菌三联活菌或蒙脱石对照组。参苓白术丸联合马来酸曲美布汀治疗肠易激综合征,有一定的辅助治疗和改善临床症状的效果。

6. **腹泻**[24-27] 参苓白术散用于小儿非感染性腹泻,联合益生菌治疗具有调节机体炎症反应、增强免疫力的作用;用于抗生素相关小儿腹泻,在止泻、补液等常规治疗的基础上联合参苓白术颗粒,可显著改善腹泻症状,降低外周血细菌内毒素、二胺氧化酶、D-乳酸水平,增加 $CD8^+$ 细胞水平及 IgA、IgM、IgG 水平;用于功能性腹泻患者,可有效改善腹泻、肠鸣、腹痛、食欲不振、乏力等症状。

7. 难治性克罗恩病[28]　参苓白术丸联合甲氨蝶呤辅助治疗难治性克罗恩病，可一定程度上辅助改善患者的腹痛腹泻、脓血便、舌苔脉象等中医证候，同时可在一定程度上帮助改善红细胞沉降率、C反应蛋白等反映病情活动度的指标，对帮助稳定患者病情有一定的作用，具有用药安全性较高的优点。

【不良反应】　尚未见报道。

【使用注意】　①湿热内蕴所致的泄泻、厌食、水肿及痰火咳嗽者慎用。②饭前使用为佳。

【用法与用量】　散剂：口服，一次6～9g，一日2～3次。丸剂：口服，一次6g，一日3次。片剂：口服，一次6～12片，一日2次；小儿酌减。颗粒剂：开水冲服，一次1袋，一日3次。口服液：一次10ml，一日2～3次。

参 考 文 献

[1] 王光明，王志高. 参苓白术散配方颗粒与汤剂对脾虚糖尿病小鼠小肠推进运动的影响[J]. 中国药业，2008，17（16）：25-26.
[2] 刘传珍，周丽华，水正. 胃肠病脾气虚证三方的临床研究[J]. 山东中医学院学报，1995，19（2）：111-113.
[3] Heung Mook Shin，仝小林，王红. 加味参苓白术散对吲哚美辛所致大鼠胃粘膜损伤的保护作用[J]. 国外医学（中医中药分册），2000，22（5）：279-281.
[4] 李晶，王垂杰，李玉峰，等. 参苓白术颗粒对功能性腹泻大鼠结肠黏膜紧密连接蛋白表达的作用[J]. 中国实验方剂学杂志，2016，22（12）：102-107.
[5] 丁维俊，周邦靖，冯立秀，等. 脾虚造模及参苓白术散的真菌菌群调整功能[J]. 成都中医药大学学报，2004，27（1）：24-25.
[6] 吴红娟，郭昱，肖锦仁，等. 参苓白术散不同剂型药效学比较研究[J]. 中成药，2002，24（10）：65-67.
[7] 吴红娟，肖锦仁，黄雪梅，等. 参苓白术散颗粒剂与煎剂对小鼠免疫功能的比较研究[J]. 中药材，2002，25（11）：811-812.
[8] 刘慧杰，何军. 参苓白术散[M]. 北京：中国医药科技出版社，2009：346-348.
[9] 邓子煜，高建. 参苓白术丸抗疲劳作用实验研究[J]. 中国实验方剂学杂志，2009，15（3）：69-70.
[10] 孙娟，葛雨竹，李姿慧，等. 参苓白术散通过TLR4/NF-κB通路对溃疡性结肠炎小鼠的抑制作用研究[J]. 中国免疫学杂志，2020，36（3）：294-298，304.
[11] 姜旭光，王成文，梁新婧，等. 参苓白术颗粒对溃疡性结肠炎模型小鼠的保护作用[J]. 中国实验方剂学杂志，2016，22（23）：144-148.
[12] 国家药典委员会. 中华人民共和国药典临床用药须知——中药成方制剂卷[M]. 北京：中国医药科技出版社，2015：91-92.
[13] 戴德银. 常见病诊断与用药[M]. 北京：化学工业出版社，2008：472-473.
[14] 崔国宁，刘喜平，曾庆涛. 参苓白术散治疗溃疡性结肠炎研究进展[J]. 中华中医药学刊，2018，36（2）：391-395.
[15] 赵文娟，侯新. 参苓白术散联合美沙拉嗪肠溶片治疗脾虚湿阻型溃疡性结肠炎临床观察[J]. 中医临床研究，2020，12（19）：78-80.
[16] 梁想，王梅青. 参苓白术散联合美沙拉嗪治疗溃疡性结肠炎疗效研究[J]. 陕西中医，2020，41（9）：1251-1253.
[17] 罗亨通. 参苓白术散在治疗术后胃肠功能紊乱中的运用[J]. 中国民族民间医药，2017，27（2）：86.
[18] 季晓亮，高玉林. 参苓白术散对危重症患者肠胃功能障碍恢复作用的影响[J]. 中国中医急症，2012，21（6）：983.
[19] 俞晶，刘朝晖，蔡晓曼，等. 参苓白术颗粒治疗63例功能性消化不良的效果观察[J]. 中国校医，2016，30（5）：379-380.
[20] 王梅，于漫，王淳，等. 参苓白术散治疗功能性消化不良的Meta分析[J]. 中国卫生统计，2014，31（6）：939-942.
[21] 崔海龙. 参苓白术颗粒治疗肠易激综合征30例临床疗效观察[J]. 河北北方学院学报（自然科学版），2017，33（4）：31-32.
[22] 蒋琳. 马来酸曲美布汀联合参苓白术丸治疗肠易激综合征的疗效观察[J]. 蚌埠医学院学报，2016，41（5）：638-639.
[23] 李倩，蒋军林. 参苓白术颗粒治疗腹泻型肠易激综合征80例临床观察[J]. 中医药导报，2013，19（5）：41-42.
[24] 孟雁秋. 参苓白术丸联合益生菌治疗小儿非感染性腹泻的临床观察[J]. 中国民间疗法，2018，26（12）：59-60.
[25] 王富海，曾彩贤，张栋武，等. 参苓白术颗粒对患儿抗生素相关性腹泻肠屏障功能及免疫功能的影响[J]. 今日药学，2020，30（7）：489-492.
[26] 张朝民. 参苓白术丸防治小儿急性支气管肺炎抗生素相关性腹泻疗效观察[J]. 现代中西医结合杂志，2016，25（8）：837-839.

[27] 王伟明. 参苓白术颗粒治疗功能性腹泻剂量与疗效关系研究[J]. 中国中医基础医学杂志, 2017, 23（3）: 362-364.
[28] 郑小兰, 蔡梅香, 黄荔美. 甲氨蝶呤联合参苓白术丸治疗难治性克罗恩病疗效观察[J]. 现代中西医结合杂志, 2015, 24（31）: 3458-3460.

（西安医学院　王　荣；四川省中医药科学院　贺黎铭；广州中医药大学　李燕舞）

人参健脾丸（片）

【药物组成】　人参、白术（麸炒）、茯苓、山药、陈皮、木香、砂仁、黄芪（蜜炙）、当归、酸枣仁（炒）、远志（制）。

【处方来源】　明·王肯堂《证治准绳》。《中国药典》（2020年版）。

【功能与主治】　健脾益气，和胃止泻。用于脾胃虚弱所致的饮食不化、脘闷嘈杂、恶心呕吐、腹痛便溏、不思饮食、体弱倦怠。

【药效】　主要药效如下。

1. 促进消化　人参健脾丸能剂量依赖性地增加大鼠胃蛋白酶的活性。人参健脾丸对利血平所致的小鼠肠蠕动亢进有抑制作用。人参健脾丸能改善大黄所致的脾虚模型小鼠厌食和体重减轻的情况，有明显止泻作用[1-2]。

2. 增强免疫　人参健脾丸具有增强可的松所致的小鼠腹腔巨噬细胞吞噬功能低下的作用[1]。

3. 促进代谢　人参健脾丸能促进代谢，兴奋下丘脑-垂体-肾上腺皮质轴及下丘脑-垂体-甲状腺轴，促进糖、脂质、蛋白质及核酸代谢，增强机体功能。人参健脾丸能延长小鼠的游泳时间，提高小鼠耐缺氧的时间和耐寒冷的能力，延长小鼠负重游泳的时间[1,3-4]。

【临床应用】　主要用于厌食症。

1. 厌食症　人参健脾丸用于脾胃虚弱所致的厌食症，尤其适用于厌食日久而严重、身弱体瘦、神疲气短、恶心或食后呕吐的患者[4-8]。

2. 慢性腹泻　人参健脾丸联合乳酸菌素片治疗慢性腹泻，效果显著，能改善大便次数、排便不适感、大便常规检查，总有效率高于单纯使用乳酸菌素片[9-10]。

3. 消化不良　脾胃气虚型功能性消化不良患者用针灸与人参健脾丸治疗，可提高治疗有效率[11]。

4. 肠易激综合征　人参健脾丸随证加减治疗腹泻型肠易激综合征，疗效显著，腹胀肠鸣、大便质稀、腹痛晨重、腹痛则泄、泄后腹痛消失等症状减轻或消失[12]。

【不良反应】　未见报道。

【使用注意】　①湿热积滞泄泻、痞满、纳呆者不宜使用。②忌恼怒、忧郁、劳累过度，保持心情舒畅。③感冒发热患者不宜服用。

【用法与用量】　丸剂：口服，水蜜丸一次8g，大蜜丸一次2丸，一日2次。片剂：口服，一次2片，一日2次。

参 考 文 献

[1] 秦彩玲, 刘婷, 刘君英, 等. 人参健脾丸的药理及毒性研究[J]. 中国中西医结合杂志, 1995,（S）: 310-312.
[2] 邹节明, 张家铨. 中成药的药理与应用[M]. 上海: 复旦大学出版社, 2003: 595-596.
[3] 张轶伦, 段大航, 刘立民. 人参健脾丸对小白鼠抗应激抗疲劳作用的初步研究[J]. 社区医学杂志, 2007, 5（3）: 20.

[4] 本刊编辑. 人参健脾丸临床应用解析[J]. 中国社区医师, 2010, 26（7）: 15.
[5] 刘松林, 薛芳芳. 中医内科诊治要诀[M]. 太原: 山西科学技术出版社, 2001: 356-359.
[6] 阴永辉, 赵家军, 张风霞. 中医临床实习手册内分泌科[M]. 北京: 中国医药科技出版社, 2013: 51-55.
[7] 彭勃. 中西医临床消化病学[M]. 北京: 中国中医药出版社, 1997: 220-224.
[8] 国家药典委员会. 中华人民共和国药典临床用药须知——中药成方制剂卷[M]. 北京: 中国医药科技出版社, 2015: 552.
[9] 刘江. 人参健脾丸联合乳酸菌素片治疗慢性腹泻60例临床观察[J]. 内蒙古中医药, 2014, 33（27）: 54-55.
[10] 郝连欣. 人参健脾丸联合乳酶生片治疗慢性腹泻的疗效观察[J]. 临床合理用药杂志, 2017, 10（14）: 55-56.
[11] 于素甫江, 苏来曼, 王娟. 针灸与人参健脾丸治疗脾胃气虚型功能性消化不良的临床观察[J]. 内蒙古中医药, 2014, 33（26）: 50.
[12] 李晶. 用人参健脾丸（加减）治疗腹泻型肠易激综合征的体会[J]. 求医问药（下半月）, 2012, 10（3）: 487.

（四川省中医药科学院　贺黎铭；西安交通大学第一附属医院　姚鸿萍；广州中医药大学　杜　群）

资 生 丸

【药物组成】 党参（炒）、茯苓、甘草（制）、山药、白术（炒）、白扁豆（炒）、芡实、莲子、山楂（炭）、六神曲、麦芽（焦）、薏苡仁、陈皮、黄连、泽泻、豆蔻、广藿香、桔梗。

【处方来源】 明·缪希雍《先醒斋医学广笔记》。国药准字Z32020885。

【功能与主治】 健脾开胃，消食止泻。用于脾虚不适，胃虚不纳，神倦力乏，腹满泄泻。

【药效】 主要药效如下。

1. 促进消化　资生丸中所含的四君子汤方剂有调节神经系统的作用，可使患者的胃肠道功能恢复正常，能促进消化功能[1]。

2. 抗炎　资生丸治疗脓毒症合并胃肠功能障碍，能降低全身炎症反应综合征评分，降低炎症因子（肿瘤坏死因子α、白介素-1、白介素-2、白介素-6、C反应蛋白）和内毒素的水平[1]。

3. 其他　资生丸能降低大鼠因幽门结扎致胃溃疡的发生率，降低胃液的pH，增强胃黏膜的防御功能[2]。

【临床应用】 主要用于厌食症。

1. 厌食症　资生丸治疗神经性厌食症，能改善患者的厌食、少食、拒食主食，以及烦躁、焦虑不安和易激惹等情绪障碍，使体重恢复，进食正常，月经来潮[3]。资生丸治疗小儿厌食症，效果显著，患儿不思饮食、面色萎黄、形体消瘦症状消失或好转[4-5]。

2. 萎缩性胃炎　资生丸加减治疗慢性萎缩性胃炎，能显著改善患者的胃黏膜萎缩、肠化生及异型增生等症状[6-7]。

3. 其他　资生丸还可用于治疗溃疡性结肠炎、功能性消化不良、糖尿病性胃轻瘫、腹泻型肠易激综合征、脓毒症合并胃肠功能障碍和肝硬化腹水等[1,5]。

【不良反应】 尚未见报道。

【使用注意】 ①哺乳期妇女慎用。②慢性结肠炎、溃疡性结肠炎便脓血等慢性病史者应在医师指导下使用。

【用法与用量】 口服，一次10丸，一日3次。

参 考 文 献

[1] 高锡坤, 顾勤. 用资生丸治疗脓毒症合并胃肠功能障碍的疗效观察[J]. 当代医药论丛, 2015, 13（5）: 25-27.

[2] 周军杰. 资生丸治疗脾阴亏虚之探讨[J]. 内蒙古中医药, 2012, 31（18）：19.
[3] 刘西跃, 邓观卿. 资生丸治疗神经性厌食症[J]. 山东中医杂志, 2000, 19（3）：159-160.
[4] 侯勤兴, 刘宁霞, 冶少维. 资生丸治疗小儿厌食症体会[J]. 内蒙古中医药, 2010, 29（10）：6.
[5] 冯玉娥, 熊秀萍. 缪希雍资生丸临床应用概述[J]. 国际中医中药杂志, 2016, 38（1）：92-94.
[6] 薛峰, 傅昌格, 卢义明. 资生丸加减治疗慢性萎缩性胃炎临床研究[J]. 湖北中医药杂志, 2011, 33（1）：15-16.
[7] 潘星宇, 王小宁. 资生丸治疗慢性萎缩性胃炎110例体会[J]. 中医药临床杂志, 2006, 18（1）：68.

（四川省中医药科学院　贺黎铭；西安交通大学第一附属医院　姚鸿萍，曹永孝）

开胃健脾丸

【药物组成】　白术、党参、茯苓、木香、黄连、六神曲（炒）、陈皮、砂仁、麦芽（炒）、山楂、山药、肉豆蔻（煨）、甘草（蜜炙）。

【处方来源】　研制方。《中国药典》（2020年版）。

【功能与主治】　健脾和胃。用于脾胃虚弱、中气不和所致的泄泻、痞满，症见食欲不振、嗳气吞酸、腹胀泄泻，消化不良见上述证候者。

【药效】　主要药效如下[1]。

促进胃动力　开胃健脾丸可升高功能性消化不良大鼠的胃排空率、小肠推进比，增加P物质和胃动素水平，从而治疗功能性消化不良。

【临床应用】　主要临床应用如下。

1. 小儿厌食症　开胃健脾方口服联合推拿疗法治疗小儿厌食症，可升高血清Zn^{2+}、Fe^{2+}、Ca^{2+}的水平[2]。

2. 阿奇霉素的胃肠道反应　开胃健脾饮可显著降低静脉滴注阿奇霉素患者的胃肠道不良反应的发生率[3]。

【不良反应】　尚不明确。

【使用注意】　尚不明确。

【用法与用量】　口服，一次6～9g，一日2次。

参 考 文 献

[1] 彭英. 开胃健脾丸对功能性消化不良大鼠P物质和胃动素的影响[J]. 药学与临床, 2014, 8（9）：141.
[2] 曹玉霞, 刘涛. 开胃健脾方口服联合推拿疗法治疗小儿厌食症60例[J]. 中医研究, 2020, 33（7）：10-12.
[3] 全燕. 开胃健脾饮防治静滴阿奇霉素的胃肠道不良反应[J]. 中国实验方剂学杂志, 2013, 19（3）：301-303.

（西安医学院　龙丽辉）

二、健脾疏肝类

木香顺气丸（颗粒）

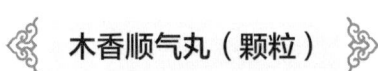

【药物组成】　木香、砂仁、香附（醋制）、槟榔、甘草、陈皮、厚朴（制）、枳壳（炒）、苍术（炒）、青皮（炒）、生姜。

【处方来源】　明·王肯堂《证治准绳》。《中国药典》（2020年版）。

【功能与主治】　行气化湿，健脾和胃。用于湿浊中阻、脾胃不和所致的胸膈痞闷、脘腹胀痛、呕吐恶心、嗳气纳呆。

【药效】 主要药效如下。

1. 促进小肠蠕动[1-2] 木香顺气丸可增加小鼠的小肠推进率，增加豚鼠在体回肠的收缩幅度，增加豚鼠离体回肠收缩力和收缩幅度。木香顺气丸能提高胃肠动力障碍模型小鼠小肠推进率，降低小鼠胃内残留率；增加功能性消化不良患者的胃排空率，增加患者血清中的胃动素含量，降低一氧化氮水平，恢复患者的胃肠功能。

2. 促进胃酸分泌[3-4] 木香顺气丸能增加大鼠胃酸、游离酸及总酸的分泌量。

【临床应用】 主要用于厌食症。

1. 厌食症[5-6] 本品用于脾虚气滞所致的厌食症，能改善患者的胸膈痞闷、饮食减少、体重减轻、极度消瘦等症状。

2. 肠易激综合征[5,7] 木香顺气汤治疗便秘型肠易激综合征疗效好，副作用少。

3. 胃肠功能紊乱 木香顺气丸通过促进胃肠动力，调控血清胃肠激素，改善尿毒症前期患者的消化功能紊乱。与莫沙必利合用可改善胃肠功能[8-9]。

4. 小儿功能性腹痛 木香顺气散可缓解胃肠胀气所致的腹痛，有利于肠运动的恢复[10]。

5. 慢性胃炎 木香顺气丸联合西药治疗慢性胃炎优于单纯常规西药[11]。

【不良反应】 可出现面色潮红、口干、视物模糊、心悸、烦躁不安[12]。

【使用注意】 ①妊娠期妇女慎用。②肝胃火郁胃痛、痞满者慎用。③本药由香燥之品组成，如遇口干舌燥，手心足心发热感的阴液亏损者慎用。

【用法与用量】 丸剂：口服，一次6~9g，一日2~3次。颗粒剂：开水冲服，一次15g，一日2次。

参 考 文 献

[1] 鲍梦周, 胡香杰, 刘红, 等. 木香顺气冲剂对消化功能影响的实验研究[J]. 中药药理与临床, 1994, 10（4）: 28-30.

[2] 郭金秀, 王醛恩, 刘孟安. 中药胃肠舒对阿托品致胃肠动力障碍小鼠胃肠运动的影响[J]. 时珍国医国药, 2010, 21（2）: 264-265.

[3] 弭艳红, 郭璇, 王小娟, 等. 舒胃汤对功能性消化不良大鼠胃排空、血清干细胞因子、一氧化氮的影响[J]. 中国实验方剂学杂志, 2012, 18（3）: 156-159.

[4] 弭艳红, 弭艳旭, 王印宝, 等. 舒胃方对功能性消化不良患者胃排空率、胃动素及一氧化氮的影响[J]. 河北中医, 2016, 38（2）: 191-195.

[5] 刘松林, 薛芳方. 中医内科诊治要诀[M]. 太原: 山西科学技术出版社, 2001: 356-359.

[6] 国家药典委员会. 中华人民共和国药典临床用药须知——中药成方制剂卷[M]. 北京: 中国医药科技出版社, 2015: 416.

[7] 李圣涵. 木香顺气丸联合莫沙必利治疗便秘型肠易激综合征的疗效观察[J]. 现代药物与临床, 2015, 30（8）: 999-1003.

[8] 陈相幸. 莫沙必利联合木香顺气丸调整胃肠功能紊乱患者的疗效及机制探讨[J]. 临床医药文献电子杂志, 2019, 6（54）: 143.

[9] 蔡威, 陈文莉, 付会玲. 木香顺气丸对尿毒症前期患者消化功能紊乱的影响及机制研究[J]. 中国中西医结合杂志, 2017, 37（1）: 34-38.

[10] 夏玮. 木香顺气散治疗小儿功能性腹痛56例[J]. 新中医, 2004, 36（3）: 56-57.

[11] 周艳. 头孢克洛联合参参白术颗粒、木香顺气丸治疗慢性胃炎临床研究[J]. 药物与临床, 2015, 11（18）: 106-107.

[12] 李娜, 于福文. 木香顺气丸致"阿托品样"症状3例[J]. 中国临床药学杂志, 2001, 10（1）: 51.

（西安交通大学第一附属医院　姚鸿萍；西安医学院　王　荣；

四川省中医药科学院　贺黎铭）

三、健脾养心类

归脾汤（浓缩丸、丸、合剂、颗粒）

【药物组成】 党参、白术（炒）、黄芪（蜜炙）、甘草（蜜炙）、茯苓、远志（制）、酸枣仁（炒）、龙眼肉、当归、木香、大枣（去核）。

【处方来源】 宋·严用和《济生方》。《中国药典》（2020年版）。

【功能与主治】 益气健脾，养血安神。用于心脾两虚，气短心悸，失眠多梦，头昏头晕，肢倦乏力，食欲不振，崩漏便血。

【药效】 主要药效如下。

1. 改善厌食　归脾丸能调节幼龄厌食模型大鼠的胃动素、促胃液素和β-内啡肽的分泌与释放，促进胃排空[1]。本品对运动病条件性厌食症模型大鼠有增加糖精水饮用量的作用[2]。

2. 改善学习记忆　归脾丸能改善正常小鼠的学习记忆能力[3]，可增加苯中毒小鼠水迷宫空间搜索跨台次数、目标区域游泳时间，改善神经细胞形态及数量[4]。

3. 抗胃溃疡　归脾丸能降低乙醇致胃溃疡小鼠的胃溃疡指数，提高血清和胃组织一氧化氮的含量和谷胱甘肽过氧化物酶的含量[5]。

4. 促进造血功能　归脾丸可促进苯中毒小鼠骨髓造血细胞增殖，使有核细胞计数增加，并改善外周血象[6]。归脾颗粒能提高失血性血虚模型小鼠的血红蛋白含量、红细胞数量[7]。

5. 提高免疫功能　归脾颗粒可对抗环磷酰胺所致的小鼠免疫低下，使特异性抗体（溶血素）达到正常水平[7]。

【临床应用】 主要用于厌食症。

1. 厌食症　归脾丸用于心脾两虚所致的厌食症，临床表现为身体羸弱、形寒怯冷、心悸气短、不思饮食等的患者[8-9]。六君子汤与加味归脾汤可改善神经性厌食症患者全身倦怠、上腹部不适等自觉症状[10]。

2. 其他　归脾丸对功能性消化不良伴抑郁症[11]、妇科恶性肿瘤术后并发抑郁[12]、失眠症等有作用[13]。

【不良反应】 ①有个别患者出现口干、鼻燥、便秘等不良反应。②长期服用偶有一过性消化道症状、皮肤干燥及肝功能异常，停药后可恢复。

【使用注意】 阴虚火旺者慎用。

【用法与用量】 浓缩丸：口服，一次8～10丸，一日3次。丸剂：用温开水或生姜汤送服，水蜜丸一次6g，小蜜丸一次9g，大蜜丸一次1丸，一日3次。合剂：口服，一次10～20ml，一日3次，用时摇匀。颗粒剂：开水冲服，一次1袋，一日3次。

参 考 文 献

[1] 吴海英, 邓金明, 徐智雷, 等. 归脾颗粒对厌食大鼠的改善作用及机制研究[J]. 中成药, 2017, 27（6）: 411-414.
[2] 陈丽平, 李晋奇, 刘兴隆. 归脾丸对大鼠运动病条件性厌食症模型的实验研究[J]. 河南中医, 2007, 39（2）: 25-26.
[3] 侯志峰, 徐国存. 归脾丸对小鼠学习记忆作用的影响[J]. 北京中医, 2006, 25（12）: 754-755.
[4] 俞晓英, 徐厚谦, 刘立, 等. 归脾丸溶液对苯染毒小鼠学习记忆及海马形态学的影响[J]. 环境与职业医学, 2011, 28（3）:

149-153.

[5] 杨冬雪，徐赫男，商捷，等. 归脾丸对乙醇致胃溃疡作用研究[J]. 辽宁中医药大学学报，2011，13（9）：203-205.
[6] 刘立，王树飞，许瑞，等. 归脾丸对苯中毒小鼠骨髓细胞周期的影响[J]. 中国中西医结合杂志，2013，33（3）：380-384.
[7] 戴诗文，张伟敏，王绪平，等. 归脾颗粒剂的药效学研究[J]. 中药新药与临床药理，1999，10（3）：175-176.
[8] 危北海. 中医脾胃学说应用研究[M]. 北京：北京出版社，1993：260-264.
[9] 刘松林，薛芳芳. 中医内科诊治要诀[M]. 太原：山西科学技术出版社，2001：356-359.
[10] 张志军. 六君子汤加加味归脾汤治疗神经性厌食症[J]. 国外医学（中医中药分册），1994，16（3）：25-26.
[11] 郑嘉岗，龚雨萍，周圆，等. 归脾合剂治疗功能性消化不良伴抑郁症的临床观察[J]. 上海中医药杂志，2007，41（8）：33-34.
[12] 朱政. 归脾丸干预妇科恶性肿瘤术后并发抑郁症状的效果[J]. 中药材，2014，37（9）：1711-1712.
[13] 滑宏巨，王志红，李建龙. 归脾合剂治疗失眠症86例[J]. 陕西中医，2010，31（2）：165-166.

（四川省中医药科学院　贺黎铭；西安交通大学第一附属医院　姚鸿萍）

天王补心丸（片）

【药物组成】　丹参、当归、石菖蒲、党参、茯苓、五味子、麦冬、天冬、地黄、玄参、远志（制）、酸枣仁（炒）、柏子仁、桔梗、甘草、朱砂。

【处方来源】　明·洪基《摄生秘剖》。《中国药典》（2020年版）。

【功能与主治】　滋阴养血，补心安神。用于心阴不足，心悸健忘，失眠多梦，大便干燥。

【药效】　主要药效如下。

1. 镇静　天王补心丸能减少阴虚模型小鼠的自主活动次数，对戊巴比妥钠所致的睡眠有协同作用，可缩短小鼠睡眠潜伏期，延长小鼠睡眠时间[1]，减少电刺激诱导的失眠大鼠觉醒时间，延长睡眠总时间[2]，有明显的镇静作用。

2. 改善记忆功能　天王补心丸对东莨菪碱、亚硝酸钠、乙醇所致的小鼠记忆障碍、记忆巩固障碍有明显的改善作用[3]；能改善记忆巩固障碍模型小鼠记忆功能并降低阴虚模型小鼠脑内儿茶酚胺类递质去甲肾上腺素和多巴胺的含量[4]。

3. 其他　天王补心丸可增加失血性血虚模型及化学损伤性血虚模型小鼠的血细胞数[5]。

【临床应用】　主要用于厌食症。

1. 厌食症[6]　天王补心丸用于心脾两虚所致的厌食症，临床表现为由失眠严重导致的不思饮食、神疲倦怠、健忘、烦躁等。

2. 失眠症[7]　睡前服用天王补心丸，可明显改善失眠症患者的睡眠质量，疗效显著。

【不良反应】　个别患者服用后有消化不良或心下痞满，或轻度腹泻等不良反应[8]。

【使用注意】　①本品含朱砂，不宜长期服用，不可与溴化物、碘化物同用。②睡前不宜饮用浓茶、咖啡等刺激性饮品。③严重心律失常者需急诊观察治疗。

【用法与用量】　丸剂：口服，水蜜丸一次6g，小蜜丸一次9g，大蜜丸一次1丸，一日2次；浓缩丸一次8丸，一日3次。片剂：口服，一次4～6片，一日2次。

参 考 文 献

[1] 李雪梅，金翠英，周建平，等. 天王补心丸镇静安神作用的研究[J]. 中国实验方剂学杂志，2011，17（19）：213.
[2] 李廷利，孙春宇，黄莉莉. 天王补心丸对失眠大鼠睡眠时相的影响[J]. 中药药理与临床，2007，23（1）：5-7.
[3] 李东腾，叶明远，孙晓明. 天王补心丹对记忆能力影响的实验研究[J]. 中成药，2001，23（4）：64-65.

[4] 李雪梅,金翠英,周建平,等. 天王补心丸对记忆障碍动物行为学的作用和脑内儿茶酚胺类递质含量的研究[J]. 中药药理与临床,2012,28(5):7.
[5] 李雪梅,胡宇驰,曹春然. 天王补心丸对血虚小鼠的补血作用[J]. 中药药理与临床,2014,30(4):14.
[6] 彭勃. 中西医临床消化病学[M]. 北京:中国中医药出版社,1997:220-224.
[7] 宁朝霞. 天王补心丸治疗失眠症患者的临床疗效观察[J]. 中国保健营养,2019,29(24):254.
[8] 邹节明,张家铨. 中成药的药理与应用[M]. 上海:复旦大学出版社,2003:314-316.

(四川省中医药科学院 贺黎铭;西安交通大学第一附属医院 姚鸿萍)

四、消食导滞类

加味保和丸

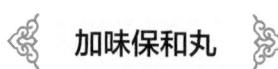

【药物组成】 白术(麸炒)、茯苓、陈皮、厚朴(姜炙)、枳实、枳壳(麸炒)、香附(醋炙)、山楂(炒)、六神曲(麸炒)、麦芽(炒)、法半夏。

【处方来源】 元·朱震亨《丹溪心法》。国药准字 Z13020650。

【功能与主治】 健胃消食。用于饮食积滞,消化不良。

【药效】 主要药效如下[1-4]。

1. 促进胃肠蠕动　加味保和丸可以促进胃排空,促进小肠内容物推进,增强胃肠蠕动功能。

2. 增加胃肠酶的释放和活性　加味保和丸能增加胃蛋白酶的分泌,升高胃蛋白酶的活性;轻度促进大鼠胰液、胆汁分泌,增加胰蛋白酶的排出量,但大剂量能减少胃酸分泌量和总酸排出量。

3. 抗胃黏膜损伤　加味保和丸可以降低应激性胃溃疡模型大鼠的溃疡指数,增加溃疡抑制率,发挥保护胃黏膜的作用。

【临床应用】 主要临床应用如下。

1. 小儿厌食　加味保和丸用于治疗小儿厌食症,可提高患儿的食欲,增加食量和体重[5]。

2. 小儿便秘　加味保和丸治疗小儿便秘,可增加排便频次,使粪便变稀变软,并可改善患儿腹胀、口渴心烦、夜寐不安、舌苔白腻等症状[6]。

【不良反应】 尚不明确。

【使用注意】 ①妊娠期妇女慎服。②炒麦芽回奶,哺乳期妇女慎用。

【用法与用量】 口服,一次6g,一日2次。

参 考 文 献

[1] 黄利,李利民,宁楠,等. 加味保和丸消食导滞功效的研究[J]. 中药药理与临床,2012,28(4):9-11.
[2] 金翠英,周建平,王焕秀. 加味保和丸主要药理作用研究[J]. 中国实验方剂学杂志,2006,12(7):53-57.
[3] 敏保世. 夏令小儿腹泻513例初步总结[J]. 江西中医药,1959,(6):28.
[4] 顾海鸥,闫晓东,高玉刚. 加味保和冲剂药效学实验研究[J]. 首都医药,1998,5(10):33-34.
[5] 咏梅. 加味保和丸治疗小儿厌食症疗效观察[J]. 医药论坛杂志,2011,32(22):178-179.
[6] 杨永芳. 保和丸加减治疗小儿便秘35例[J]. 湖南中医杂志,1992,8(5):43.

(贵州中医药大学 钱海兵,李 媛;西安医学院 龙丽辉)

第十八章
胃肠道功能紊乱中成药名方

第一节 概 述

一、概 念

胃肠道功能紊乱（functional disturbances of gastrointestinal tract）又称胃肠神经官能症或胃肠神经症（gastrointestinal neurosis），是因神经功能紊乱引起的胃肠分泌和运动功能障碍，是一组胃肠综合征的总称。本病起病多缓慢，病程多缠绵日久，症状复杂，呈持续性或反复发作性，病情轻重可因精神情绪而增减。本病临床多表现为进食与排泄等方面症状，以及其他神经官能症状，如失眠、焦虑、注意力不集中、健忘等，无器质性病变基础，因此不包括其他继发性的胃肠道功能紊乱。

胃肠道功能紊乱属于中医学"胃脘痛"、"腹痛"、"泄泻"范畴。

二、病因及发病机制

（一）病因

胃肠道功能紊乱与精神情绪因素和饮食不当有关。精神情绪可影响下丘脑腹外侧区的"摄食中枢"和腹内侧核的"饱中枢"，通过迷走神经引起胃肠运动的兴奋或抑制。不良饮食（如寒凉、高脂饮食）可减慢胃肠蠕动，抑制消化液分泌；而辛辣刺激性饮食可增加促胃液素等肠激素的分泌，刺激胃酸分泌。长期伏案或缺乏锻炼也可减慢胃肠蠕动[1]。

（二）发病机制

本病的发病机制尚未阐明。精神因素在本病的发生和发展中起重要作用，如过度劳累、情绪紧张等，均可干扰高级神经正常活动，影响自主神经功能，进而引起胃肠道功能障碍。另外，饮食不规律也可导致胃蠕动功能紊乱，促进胃液分泌，久而久之可导致胃炎、胃溃疡、急性胃肠炎等疾病。

三、临 床 表 现[2]

胃肠道功能紊乱大多起病缓慢，病程长，且呈持续性、反复性发作，表现以胃肠道症状为主，如反酸、嗳气、厌食、恶心、呕吐、腹痛、腹胀、肠鸣、腹泻和便秘等。本病可局限于咽、食管或胃，但以肠道症状最为常见，也可同时伴有神经官能症的其他常见症状。胃肠道功能紊乱包括胃神经官能症：①神经性呕吐，多见于女性，往往在进食后突然呕吐，量不多，常在呕吐后即可进食。②神经性嗳气，反复发作的连续性嗳气，企图解除自认为是胃肠充气所造成的腹部饱胀和不适，常伴有癔症色彩。③神经性厌食，伴体重下降，患者多自我感觉良好，行动活泼敏捷，但有时又自相矛盾地贪食饱餐，而后又偷偷呕掉，重者可见贫血及内分泌失调表现。肠神经官能症或肠易激综合征，以肠道症状为主，常有腹痛、腹胀、肠鸣、腹泻和便秘，左下腹痛时可扪及条索状肿物，腹痛常因进食或冷饮而加重，在排便、排气、灌肠后减轻。

四、诊　　断

根据不同情况使用 X 线和内镜检查、胃液分析、粪便化验等手段。胃肠道 X 线检查显示整个胃肠道的运动加速，结肠袋加深，张力增加，有时因结肠痉挛，降结肠以下呈线样阴影。必要时应用超声显像、CT 等检查以排除肝、胆、胰等疾病。

神经性呕吐需与慢性胃病、妊娠期呕吐、尿毒症等相鉴别，还应着重与颅内占位性病变，特别是脑瘤相鉴别。

五、治　　疗[2-4]

（一）常用化学药物及现代技术

胃肠道功能紊乱的治疗遵循个体化用药原则。对胃肠动力障碍者使用胃肠动力相关药物，如多巴胺 2 受体拮抗剂多潘立酮。对胃食管反流者使用抑酸药物。抗胆碱药，如双环维林等，可减轻痉挛性腹痛的肠易激综合征患者餐后腹痛和便意窘迫。钙拮抗剂，如匹维溴铵等，可减少餐后峰电位活动的增加。薄荷油饭前服用，可松弛平滑肌，对腹痛有一定的缓解作用。生长抑素及其类似物，如奥曲肽等，可抑制胃肠激素的释放，减轻对胃肠运动的刺激，提高痛阈。胃肠道功能紊乱者可出现胃肠道菌群失调，微生态制剂（如双歧杆菌等）可作为肠道菌群的主要菌属从而抑制其他致病菌的生长。对神经性呕吐，可使用维生素 B_6。胃肠道功能紊乱可通过调节神经功能，改善睡眠，解除精神因素的影响。如三环类抗抑郁药，可用于明显的精神症状患者。

西医治疗胃肠道功能紊乱主要是对症治疗。先解除精神因素的影响，恢复神经对胃肠的调节功能，再结合药物治疗。

（二）中成药名方治疗

中医药防治胃肠道功能紊乱不同于化学药物的对症单靶点单一治疗。中医药具有多靶点、多环节、多种途径的作用特点，可发挥综合调节作用。通过调节神经内分泌系统，解除患者的精神抑郁，增加消化酶的分泌，促进胃肠道运动等多方面的作用，治疗胃肠道功能紊乱。

第二节　中成药名方的辨证分类与药效

中药治疗胃肠道功能紊乱是辨证用药。中成药名方的常见辨证分类及其主要药效如下[5-7]。

一、温中散寒类

胃肠道功能紊乱脾胃阳虚者的主要症状是脘腹隐痛、喜温喜按、得热则缓、遇冷则重、空腹痛重、得食痛减、食后腹胀、舌质淡边有齿印、苔薄白、脉沉细或迟。

胃肠道功能紊乱脾胃阳虚者的主要病理变化是脾胃功能减弱，代谢异常。

温中散寒药具有镇痛、调节肠道运动、增强机体免疫力的功效。

常用中成药：附子理中汤（丸、片）、半夏泻心汤、理中汤（丸）（见第十六章消化不良中成药名方）等。

二、消食导滞类

胃肠道功能紊乱脾胃虚弱者的主要症状是脘腹胀满、食入难化、恶心呕吐、胸脘痞闷、大便不畅、舌苔白腻、脉弦。

胃肠道功能紊乱脾胃虚弱者的主要病理变化是脾胃运化功能失调。

消食导滞药具有消食、健脾、助消化、通便的功效。

常用中成药：枳实导滞汤（丸）等。

三、疏肝解郁类

胃肠道功能紊乱肝气郁结者的主要症状是精神抑郁、情志不畅，或急躁易怒，肝失疏泄，气机郁滞，腹胀纳呆，胸胁胀痛，痛无定处，舌苔薄白，脉弦。

胃肠道功能紊乱肝气郁结者的主要病理变化是胃肠运动功能障碍，排空减慢、消化吸收不良。

疏肝解郁药主要促进胃肠运动，促进胃排空，促进胃酸、胃蛋白酶分泌，帮助消化。

常用中成药：木香顺气丸（颗粒）（见第十七章厌食症消化不良中成药名方）、越鞠丸（见第九章反流性食管炎中成药名方）等。

四、健脾渗湿类

胃肠道功能紊乱脾虚湿盛者的主要症状是饮食不化、胸脘痞闷、肠鸣泄泻、四肢乏力、形体消瘦、面色萎黄、舌淡苔白腻、脉虚缓。

胃肠道功能紊乱脾虚湿盛者的主要病理变化是胃肠动力异常,消化功能紊乱,肠鸣泄泻。健脾渗湿药具有镇痛、调节胃肠运动、保护胃黏膜、止泻的功效。

常用中成药:参苓白术散(丸、片、颗粒、口服液)(见第十七章厌食症消化不良中成药名方)。

参 考 文 献

[1] 仲高明. 胃肠道功能紊乱亚临床期的防治思路[J]. 实用中医内科杂志, 2006, 20(1): 9-10.
[2] 华景军. 浅谈胃肠功能紊乱的临床症状及治疗[J]. 中国民族民间医药, 2010, 19(7): 131.
[3] 姒健敏. 消化病研究现状与发展[J]. 浙江医学, 2008, 30(9): 912-919.
[4] 李乾构. 实用中医消化病学[M]. 北京: 人民卫生出版社, 2001: 527-547.
[5] 刘萍. 实用西医师中成药手册[M]. 北京: 中国中医药出版社, 2012: 32-33.
[6] 张伯礼. 中成药临床合理使用[M]. 北京: 中医古籍出版社, 2011: 194-205.
[7] 国家药典委员会. 中华人民共和国药典临床用药须知——中药成方制剂卷[M]. 北京: 中国医药科技出版社, 2010: 343-348.

(黑龙江中医药大学　葛鹏玲,黄启晶;西安医学院　王　荣)

第三节　中成药名方

一、温中散寒类

 附子理中汤(丸、片)

【药物组成】　制附子、党参、炒白术、干姜、甘草。

【处方来源】　宋·太平惠民和剂局《太平惠民和剂局方》。《中国药典》(2020年版)。

【功能与主治】　温中健脾。用于脾胃虚寒,脘腹冷痛,呕吐腹泻,手足不温。

【药效】　主要药效作用如下[1-7]。

1. 镇痛　附子理中丸对乙酸引起的小鼠腹痛有明显的抑制作用,可显著减少小鼠扭体次数,具有镇痛作用。

2. 调节肠道运动　附子理中丸对十二指肠的自发活动稍有抑制作用,可明显拮抗肾上腺素引起的回肠运动抑制和乙酰胆碱引起的回肠痉挛,对离体肠管的运动呈现出双向调节效应。

3. 增强耐受力　附子理中丸可增强小鼠的耐寒能力。附子理中丸可延长脾虚小鼠模型的游泳时间,增强脾虚动物的体力和抗寒能力。附子理中丸抗寒兼顾了长效累积和短效应激两类机制。长效累积机制主要通过提高机体的基础代谢率,增强御寒潜能,维持机体"小寒安泰"的生理热稳态;短效应激机制则通过提高机体产热适应的幅度,增强病时抗寒效应,动员机体"大寒平渡"的病理热稳态,实现温中散寒之功效。

4. 调节胃肠功能　附子理中方能调节胃肠激素,升高促胃液素和胃动素,降低血管活性肠肽水平;能调节免疫细胞因子,降低白介素-1、白介素-6、肿瘤坏死因子α和干扰素的作用,降低大鼠稀便率,抵抗胃肠液分泌,保护胃黏膜,减轻炎症反应。

5. 抗炎　附子理中汤能降低大鼠血清、肿瘤坏死因子α水平,提高大鼠血清白介素-10水平,调整促炎因子与抗炎因子平衡,从而发挥抗炎效果。

附子理中丸调节胃肠功能的作用机制见图18-1。

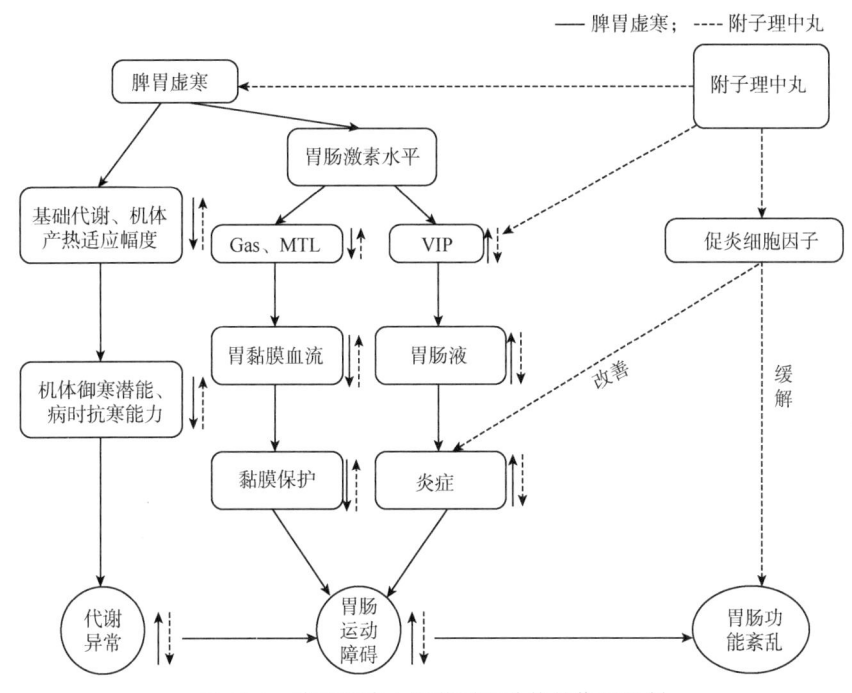

图 18-1　附子理中丸调节胃肠功能的作用机制
VIP：血管活性肠肽；MTL：胃动素；Gas：促胃液素

【临床应用】　主要临床应用如下[8-17]。

1. 胃肠功能紊乱　附子理中丸可改善脾肾阳虚所致的胃肠道功能紊乱,改善腹痛、腹胀、腹泻清稀及便次多等症状,改善吃冷食或腹部受凉所致的胃肠道功能紊乱的现象[8-10]。

2. 胃炎　附子理中丸治疗慢性浅表性胃炎,能显著缓解上腹部疼痛、反酸、灼烧感。附子理中丸治疗脾胃虚寒型胃炎,能提高患者生活质量,减缓腹胀、出血及嗳气等症状,改善舌淡苔白、脉迟缓虚弱的表现[11-12]。

3. 溃疡性结肠炎　附子理中丸用于治疗溃疡性结肠炎,联合美沙拉嗪治疗脾肾阳虚证溃疡性结肠炎可降低患者的炎症水平,缓解临床症状[13]。慢性腹泻患者在口服抗生素的基础上加用附子理中丸,能提高远期治疗效果。

4. 消化性溃疡　附子理中丸可用于缓解急慢性胃炎、胃溃疡所致的上腹部胀痛、反酸、烧灼感等症状。附子理中丸联合黄芪建中汤治疗脾胃虚寒型胃溃疡,能调节胃肠激素和脑肠肽水平,刺激胃黏膜细胞增殖,抑制生长抑素释放,促进胃溃疡愈合,缓解纳差、腹痛、乏力、便溏和嗳气的症状[14]。

5. 消化不良　附子理中丸治疗功能性消化不良,能改善纳差、胃脘痛、舌淡苔白、脉迟缓虚弱,X线平片显示其可减轻胃肠胀气的程度[15]。

6. 腹泻　附子理中丸可用于治疗肠炎腹泻,配合人参健脾丸治疗无致病菌生长性腹泻患者可取得较满意的效果[16]。附子理中丸敷脐治疗婴幼儿腹泻具有疗效显著、缩短疗程、安全性好的特点[17]。

7. 胃下垂　附子理中汤加补中益气汤治疗胃下垂，能改善患者上腹饱胀、恶心、呕吐等症状，效果良好[18]。

【不良反应】　附子中毒主要由乌头碱引起。以神经、消化、循环系统症状为主，表现为口唇、舌、四肢麻木，恶心，呕吐，心悸不安，视物模糊，语言不清，甚而引起中毒性心律失常。乌头碱在消化道很容易被吸收，其不良反应主要是兴奋交感神经，以及对各种神经末梢先兴奋而后麻痹。对中枢神经亦先兴奋后抑制，继而发生各种麻痹作用。

【使用注意】　①本方药性偏于温燥，不适用于急性肠胃炎大便不畅，肛门灼热者。②本品中含有附子，服药后如有血压增高、头痛、心悸等症状，应立即停药。③高血压、心脏病、肾病、咳喘、浮肿患者或正在接受其他药物治疗者应在医师指导下服用。④妊娠期妇女慎用。

【用法与用量】　丸剂：口服，水蜜丸一次6g，小蜜丸一次9g，大蜜丸一次1丸，一日2~3次。片剂：口服，一次6~8片，一日1~3次。

参 考 文 献

[1] 刘萍. 实用西医师中成药手册[M]. 北京：中国中医药出版社，2012：147-148.
[2] 周海平. 常用方剂药理与临床应用[M]. 赤峰：内蒙古科学技术出版社，2003：482-483.
[3] 张文通，唐汉庆，王勇，等. 附子理中丸增强脾阳虚证大鼠适应性产热[J]. 中国药师，2010，13（7）：920-921.
[4] 王铭慧，李玉华，曹晓焕，等. 溃疡性结肠炎的研究发展[J]. 中国中医药现代远程教育，2011，9（24）：170-173.
[5] 石金凤，江茂源，林夏，等. 基于因子分析的附子理中丸对脾虚泄泻的治疗作用及关键因子研究[J]. 中医药理与临床，2019，35（2）：22-26.
[6] 黄友，杨莎莎，林夏，等. 基于网络药理-分子对接研究附子理中丸治疗溃疡性结肠炎的作用机制[J]. 药学学报，2020，55（8）：1812-1822.
[7] 谢文娟，张志敏，武志娟. 附子理中汤对D-IBS大鼠血清TNF-α、IL-10的影响[J]. 中国中医急症，2013，22（8）：1287-1288，1316.
[8] 汪秀琴. 胃肠道功能紊乱的中医药治疗概况[J]. 南通医学院学报，2003，23（2）：232-233.
[9] 武红娜. 附子理中丸基本信息及临床应用进展[J]. 临床合理用药，2020，13（1A）：179-180.
[10] 李群. 附子理中丸（汤）现代研究进展[J]. 齐鲁药事，2012，31（1）：40-43.
[11] 黄炼巧，陈娜. 两种用药方案治疗慢性浅表性胃炎的疗效比较[J]. 中国药物经济学，2015，10（S2）：96-97.
[12] 林漫婷，李智俐，郭阳青. 加减附子理中丸在脾胃虚寒型慢性胃炎患者中的应用分析[J]. 临床医药文献电子杂志，2020，7（50）：144-145.
[13] 卢本银，史仁杰. 美沙拉嗪联合附子理中丸治疗脾肾阳虚证溃疡性结肠炎的效果及对血清HIF-1α、SOCS-3水平的影响[J]. 中国现代医生，2019，57（16）：30-33.
[14] 雷军. 黄芪建中汤联合附子理中丸治疗脾胃虚寒型胃溃疡观察[J]. 实用中西医结合临床，2019，19（3）：17-18.
[15] 李燕. 附子理中丸治疗功能性消化不良50例[J]. 光明中医，2010，25（5）：794-795.
[16] 李桂芝，范玫，郭菊. 30例无致病菌生长性腹泻患者中成药治疗分析[J]. 中国临床保健杂志，2004，7（2）：136.
[17] 王有芝. 敷脐治疗婴幼儿秋季腹泻150例[J]. 外治杂志，2007，16（1）：29.
[18] 陈奋伟，颜春悦. 补中益气汤加附子理中汤治疗胃下垂临床研究[J]. 实用中医内科杂志，2012，26（7）：81-82.

（黑龙江中医药大学　葛鹏玲，李嘉欣；西安医学院　王　荣）

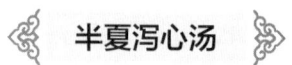
半夏泻心汤

【药物组成】　半夏、干姜、黄连、黄芩、炙甘草、人参、大枣。

【处方来源】 东汉·张仲景《伤寒杂病论》。

【功能与主治】 平调寒热，辛开苦降，和胃降逆，消痞散结。用于寒热交错、邪犯肠胃而呕吐泄泻，舌苔滑腻或白或黄。

【药效】 主要药效作用如下。

1. 对胃肠运动功能的影响[1-2]　半夏泻心汤可抑制正常大鼠的肠运动功能，对偏抑或偏亢状态下的胃肠运动具有双向调节作用，其调节的部位和侧重点与剂量大小有关。随着剂量的增大，其调节胃肠道的部位由胃肠近端到胃肠远端，调节侧重点从外周调节到中枢调节，从调节促进胃肠运动的胃动素逐渐转变为抑制胃肠运动的生长抑素。

2. 保护胃黏膜[3]　半夏泻心汤对胃肠道黏膜有保护作用。机制与其调控的信号通路具有多样性有关。半夏泻心汤可对抗应激性胃黏膜损伤，其机制是通过上调胃黏膜 B 淋巴细胞瘤-2 mRNA 的表达，下调活化的半胱氨酸蛋白酶的表达，从而抑制胃黏膜上皮细胞的过度凋亡，发挥抗损伤作用。半夏泻心汤对胃癌前病变大鼠黏膜病理有逆转作用，半夏泻心汤通过影响胃癌前病变大鼠胃黏膜组织微环境变化的 3 个关键环节，即 PI3K/Akt/mTOR 信号通路中的启动子、调控器及效应子，影响并阻断胃癌前病变的发生发展。半夏泻心汤可能通过降低丙二醛、髓过氧化物酶和 8-氧代黄嘌呤，增加超氧化物歧化酶的活性和 Nrf2 的表达，从而对硫酸葡聚糖钠诱导的慢性溃疡性结肠炎有保护作用。半夏泻心汤能改善束缚水浸应激模型大鼠的胃黏膜损伤，上调胃黏膜上皮细胞 B 淋巴细胞瘤-2 基因的表达，下调活化的半胱氨酸蛋白酶的表达。

3. 抑制幽门螺杆菌[4-5]　半夏泻心汤对幽门螺杆菌耐药菌株具有抑菌作用。半夏泻心汤能抑制幽门螺杆菌主要毒力基因型细胞毒素相关基因 A、空泡毒素和 γ-谷氨酰转肽酶的表达。

4. 调节肠道菌群[3]　半夏泻心汤能改善肠道微生态环境，促进益生菌的增殖，减少致病菌水平，调控肠道黏膜的免疫应答。半夏泻心汤能调节番泻叶构建脾虚便秘小鼠紊乱的肠道菌群，改善炎症，恢复小肠绒毛的完整性，使黏膜隐窝深度变浅。

5. 调节免疫[6-7]　半夏泻心汤可调节幽门螺杆菌所致的小鼠胃黏膜 T 细胞群失调，促进 T 细胞亚群 $CD8^+$ 和 $CD4^+$ 的表达，降低 $CD4^+/CD8^+$。半夏泻心汤可抑制巨噬细胞分泌白介素-8、白介素-18、肿瘤坏死因子 α 等炎症因子，抵抗胃黏膜上皮细胞的炎性损伤。

【临床应用】

1. 胃肠道功能紊乱[8]　半夏泻心汤对脾胃虚弱、寒热错杂、升降失常所致的胃肠道功能紊乱具有治疗效果，能使患者恶心、呕吐、嗳气、肠鸣、泄泻、胃脘不舒、吞酸嘈杂等症状改善或消失，二便恢复正常。半夏泻心汤用于寒热错杂型功能性消化不良，可改善患者呕吐、腹胀等症状。

2. 胃炎及胃溃疡[9-11]　半夏泻心汤加减治疗慢性胃炎能改善患者胃镜下的炎症状态，提高肠化生和细胞异性消失的发生率。半夏泻心汤联合常规西药及三联疗法可通过改善患者主要症状，保护胃及十二指肠黏膜，治疗幽门螺杆菌相关的消化性溃疡。

3. 反流性食管炎[12-13]　半夏泻心汤与奥美拉唑联合治疗寒热错杂型反流性食管炎的疗效优于单纯西药。半夏泻心汤化裁联合雷贝拉唑钠治疗反流性食管炎有提高患者睡眠质量，缓解焦虑，保护食管黏膜和提高食管下括约肌张力的效果。

4. 其他　半夏泻心汤可用于缓解恶性肿瘤放疗所产生的消化道反应。

【不良反应】 尚未见报道。

【使用注意】 服药期间忌食辛辣、油腻、腥膻及不易消化的饮食。

【用法与用量】 去滓,再煎,温服一升,一日3次。

参 考 文 献

[1] 王雨秋,陈德兴. 半夏泻心汤对大鼠肠外运动的影响[J]. 中国中西医结合消化杂志,2007,15(7):7-10.
[2] 陈德兴,王雨秋,沈芸,等. 半夏泻心汤对肝郁脾虚大鼠生长抑素和胃动素的影响[J]. 上海中医药杂志,2006,40(6):56-58.
[3] 彭林佳,刁建新,王琳琳. 半夏泻心汤药理作用研究进展[J]. 中国医药导报,2019,16(36):37-39,45.
[4] 曲智威,温春阳,于明俊,等. 半夏泻心汤及7种单味中药对幽门螺杆菌耐药菌株的体外抑菌实验研究[J]. 中国中西医结合消化杂志,2015,23(8):543-546.
[5] 赵梁,谭达全,尹抗抗,等. 半夏泻心汤对幽门螺杆菌毒力因子影响的实验研究[J]. 湖南中医杂志,2014,30(3):114-116.
[6] 莫莉,皮明钧,伍参荣,等. 半夏泻心汤及其拆方对幽门螺杆菌感染小鼠胃黏膜$CD4^+$、$CD8^+$表达的影响[J]. 湖南中医学院学报,2006,26(1):8-15.
[7] 杨贵珍,郑月娟,姜昕,等. 半夏泻心汤抑制巨噬细胞分泌促炎因子抗胃炎机制研究[J]. 中国中西医结合消化杂志,2015,23(3):160-164.
[8] 杨从容. 探讨半夏泻心汤对胃肠功能紊乱临床疗效观察[J]. 北方药学,2011,8(1):80.
[9] 武梅,魏振,王业梅. 半夏泻心汤加减治疗慢性胃炎临床观察[J]. 中医药临床杂志,2014,26(6):584-585.
[10] 李思颖. 半夏泻心汤治疗慢性萎缩性胃炎临床研究[J]. 河南中医,2015,35(1):26-27.
[11] 彭国强,商建飞,杜杰,等. 半夏泻心汤加减治疗Hp相关消化性溃疡的临床分析[J]. 中国实验方剂学杂志,2016,22(5):197-201.
[12] 罗琴,张纯,李志俭,等. 半夏泻心汤联合奥美拉唑治疗寒热错杂型反流性食管炎的疗效分析[J]. 现代诊断与治疗,2020,31(3):350-352.
[13] 王华. 半夏泻心汤化裁联合雷贝拉唑钠肠溶片改善反流性食管炎患者睡眠、焦虑的疗效及对胃肠激素和食管粘膜NOS、VIP表达的影响[J]. 国际医药卫生导报,2019,25(6):890-894.

(西安医学院 王 荣)

二、消食导滞类

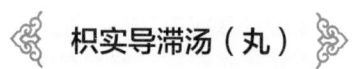

枳实导滞汤(丸)

【药物组成】 炒枳实、炒白术、大黄、姜汁炙黄连、黄芩、炒六神曲、茯苓、泽泻。

【处方来源】 金·李杲《内外伤辨惑论》。《中国药典》(2020年版)。

【功能与主治】 消积导滞,清利湿热。用于饮食积滞、湿热内阻所致的脘腹胀痛、不思饮食、大便秘结、痢疾里急后重。

【药效】 主要药效如下:

促进胃排空和小肠推进[1] 枳实导滞丸可促进阿托品所致的小鼠胃肠运动抑制,降低小鼠胃内残留率,提高小肠推进率。枳实导滞丸方中炒枳实、炒六神曲、大黄、炒白术均有调节胃肠动力的作用。炒枳实能增加胃窦平滑肌细胞的Ca^{2+}浓度,增加平滑肌张力,可增加胃窦组织P物质和胃动素的分布,减少血管活性肠肽,增加大鼠胃肠电活动。

【临床应用】

1. 胃肠道功能紊乱[2-3] 枳实导滞丸可用于治疗腹部术后胃肠道功能紊乱。

2. 便秘[4-5]　枳实导滞丸加减可用于治疗慢性传输型便秘，能减少肠道球菌和杆菌，增加双歧杆菌和乳酸杆菌。枳实导滞丸可提高患者胃动素、P 物质和促胃液素水平，降低血管活性肠肽水平，增加自发完全排便次数。

3. 肠炎[6]　枳实导滞丸治疗儿童轮状病毒性肠炎有效，腹泻治愈时间短。

4. 其他[2-3]　枳实导滞丸对化疗后顽固性呃逆、肠梗阻、小儿积滞有治疗效果。

【不良反应】　尚未见报道。

【使用注意】　①虚寒痢疾者慎用。②年老体弱者慎用。③妊娠期妇女慎用。④服药期间忌食辛辣、生冷食物，忌暴饮暴食、偏食。

【用法与用量】　口服，一次 6~9g，一日 2 次。

参 考 文 献

[1] 李媛，董乃娥，郭玉成. 枳实导滞丸对小鼠胃排空和小肠推进的影响[J]. 承德医学院学报，2008，25（2）：212-213.

[2] 张良，潘祥宾. 枳实导滞丸临床应用综述[J]. 世界最新医学信息文摘，2015，5（32）：32-33.

[3] 张石头. 枳实导滞汤加减治疗腹部术后胃肠功能紊乱 32 例[J]. 中国民族医药杂志，2005，24：130.

[4] 刘芳，魏先鹏，唐学贵. 枳实导滞丸加减治疗慢传输型便秘热积秘证的临床观察[J]. 中国实验方剂学杂志，2020，2（26）：92-97.

[5] 周建扬，钟一堂. 枳实导滞丸治疗慢性便秘临床观察[J]. 浙江中医学院学报，1996，20（2）：28.

[6] 刘宇. 枳实导滞丸加减治疗儿童轮状病毒性肠炎 80 例观察[J]. 四川中医，2004，22（10）：74-75.

（西安医学院　王　荣）

第十九章

肠易激综合征中成药名方

第一节 概　　述

一、概　　念[1-3]

肠易激综合征（irritable bowel syndrome，IBS）指持续或反复发作的以腹痛伴排便习惯和大便性状改变为特征，而无器质性病变的功能性肠病。本病为消化科门诊的主要疾病之一，分为腹泻型（diarrhea-predominant IBS，IBS-D）、便秘型（constipation-predominant IBS，IBS-C）、混合型（mixed-type IBS，IBS-M）和不定型（unsubtyped IBS，IBS-U）四种类型，其中以腹泻型最常见，发病率高，影响面广。

肠易激综合征属于中医学"泄泻"、"便秘"、"腹痛"、"肠郁"范畴。

二、病因及发病机制[2-4]

（一）病因

肠易激综合征是多因素起源，遗传因素、饮食因素、胃肠道动力异常、内脏高敏感、脑-肠轴调节异常、肠道感染和免疫因素、精神心理因素等均可诱发肠易激综合征，肠道微生物是发病的重要因素。

（二）发病机制

肠易激综合征的发病机制尚未完全阐明，其病理生理学基础主要是胃肠动力障碍和内脏感知异常。肠易激综合征的发病机制主要涉及肠道动力学紊乱、内脏感觉异常、精神心理因素、脑-肠轴调节异常、肠道感染与炎症反应等。胃肠动力学异常和内脏的高敏感性可能是发病的核心机制。胃肠道动力异常主要表现在小肠、结肠、直肠、肛门动力异常，内脏高敏感使生理刺激引起的肠内痛觉增加。中枢神经系统的感觉异常和调节异常，使肠道对生理性和非生理性刺激（如进食、肠腔扩张、肠内容物及胃肠激素）的反应性过强，5-羟色胺、胆囊收缩素、生长抑素、胃动素等胃肠激素可能在肠动力和感觉调节中发挥作用。肠道感染和肠道微生态失衡也与肠易激有关。基因多态性与肠易激综合征相关，饮食因素包括食物过敏和食物不耐受。

三、临床表现[1,5]

肠易激综合征发病较隐匿，无特异性症状，但具有反复发作、间歇发作、病程长等特点。其主要的临床表现有腹痛或腹部不适、腹泻、排便习惯及粪便性状改变等。腹痛是肠易激综合征最常见的症状，程度不等，部位不定，多呈现餐后及便前呈阵发性左、中、右下腹或左上腹绞痛，或为胀痛、钝痛，部分排便后缓解。肠易激综合征常出现排便习惯及大便性状改变，表现为便秘、腹泻及便秘与腹泻交替三种情况。便秘表现为大便干结，量少，带有较多黏液。腹泻呈持续性或间歇性，一般每日 3～5 次，严重者可达十数次，粪量少，稀糊状，黏液质多。此外，肠易激综合征患者还可能出现排便不尽感，直肠坠胀感，排便窘迫感，部分患者轻度头痛或胸痛，部分患者有消化不良症状。

四、诊　　断[1,5]

肠易激综合征的诊断属于排除性诊断，是在排除可引起腹痛、腹泻、便秘的各种器质性疾病的基础上做出的诊断。推荐的诊断标准：反复发作的腹痛，近 3 个月内平均发作至少每周 1 日，伴有以下两项或者两项以上：①与排便相关；②伴有排便频率改变；③伴有大便性状（外观）改变。

典型肠易激综合征症状者，便常规为必要检查。结肠镜检查可排除器质性疾病，其他辅助检查包括全血细胞计数、便隐血及镜检、粪便培养、肝肾功能、红细胞沉降率等生化检查、腹部超声检查和消化系统肿瘤标志物检测，必要时行腹部 CT 扫描。

五、治　　疗

（一）常用化学药物及现代技术[1-6]

解痉药：钙通道阻滞剂，如硝苯地平、匹维溴铵等，可缓解胃肠痉挛腹痛。抗胆碱能药，如阿托品、莨菪碱类等，可阻断毒蕈碱型胆碱受体，减轻肠平滑肌痉挛，缓解疼痛。导泻药：容积性泻剂如甲基纤维素，渗透性轻泻剂如聚乙二醇、乳果糖等，可促进便秘型肠易激综合征肠内容物的排泄。止泻药：如洛哌丁胺、复方地芬诺酯，可激动腹泻型肠易激综合征肠道阿片受体，抑制肠道平滑肌收缩，减少肠蠕动；蒙脱石散可吸附肠内有害物质。促胃肠动力药：如莫沙必利、西沙必利、伊托必利等，可促进肠肌层神经丛节释放乙酰胆碱，促进肠蠕动。肠菌群调节药：如双歧杆菌、乳酸杆菌、洛酸菌、双歧杆菌三联活菌（培菲康）等，可纠正肠道菌群失调。

化学药物治疗肠易激综合征的特点在于纠正病理生理改变，缓解症状，减少复发，但长期使用副作用明显，远期疗效不理想。

（二）中成药名方治疗[6-10]

中医并无肠易激综合征的记载，但肠易激综合征的临床症状契合中医学对"泄泻"、"腹痛"、"便秘"等症状的描述。中医对肠易激综合征采用辨证论治的方法进行治疗。肝郁脾虚者，疏肝健脾；脾气虚弱者，健脾益气；脾肾阳虚者，温补脾肾。中医药对肠易激综合征的治疗积累了丰富经验，具有多靶点、多环节、多种途径的特点，发挥综合调节作用，改善肠易激综合征的胃肠动力学异常，降低内脏的高敏感性，治疗效果好。

第二节　中成药名方的辨证分类与药效[6-10]

肠易激综合征的核心机制是胃肠动力学异常和内脏的高敏感性。中药治疗肠易激综合征是辨证用药，以调节胃肠动力学、降低内脏的高反应性为原则。常用中成药名方的辨证分类及其主要药效如下。

一、疏肝健脾类

肠易激综合征肝郁脾虚者的主要症状是腹痛即泻、泻后痛减或大便干结、腹痛腹胀，两胁胀满、胃纳减少，发作常和情绪有关，急躁易怒。

肠易激综合征肝郁脾虚者的主要病理变化是血中环磷酸鸟苷水平降低，前列腺素 E_2 水平升高，炎症因子表达增高，胃动素、促胃液素含量低。

疏肝健脾药具有镇痛、抗炎、抑制肠道平滑肌痉挛、增强免疫、调节肠道菌群紊乱、保护胃肠黏膜和调节中枢及脑-肠轴等作用。

常用中成药：痛泻宁颗粒、腹可安（片、分散片）、逍遥散（丸、浓缩丸、颗粒、片、胶囊）（见第十一章胃下垂中成药名方）、气滞胃痛颗粒（片）（第九章反流性食管炎中成药名方）、健胃愈疡片（颗粒、胶囊）（见第十二章消化性溃疡中成药名方）等。

二、健脾益气类

肠易激综合征脾气虚弱者的症状主要是晨起腹痛即泻，腹部冷痛、得温痛减，形寒肢冷，腰膝酸软、体倦乏力、神疲懒言，不思饮食，舌质淡，苔薄白。

肠易激综合征脾气虚弱者的主要病理变化是血中环磷酸腺苷偏高，环磷酸鸟苷偏低，血浆中降钙素基因相关肽及内皮素含量降低，胃肠运动减弱，消化功能降低。

健脾益气药具有抗炎、促进消化功能、调节胃肠动力、改善肠道菌群、提高肠道免疫、增强肠道功能及屏障等作用。

常用中成药：参苓白术散（丸）、启脾丸（口服液）、人参健脾汤（丸）、六君子汤、香砂六君汤（丸、颗粒、片、冲剂）[人参健脾汤（丸）见第十七章厌食症中成药名方，六君子汤和香砂六君汤（丸、颗粒、片、冲剂）见第十六章消化不良中成药名方]。

三、温补脾肾类

肠易激综合征脾肾阳虚者的症状主要是腹部冷痛，久泻久痢，或完谷不化，畏冷肢凉。

肠易激综合征脾肾阳虚者的主要病理变化是血清致炎因子升高，巨噬细胞活化，胃肠道屏障受损，肠道平滑肌敏感性增加，肠黏膜 5-羟色胺水平增高。

温补脾肾类药具有抗炎、调节免疫、改善胃肠道屏障结构和功能、降低肠道/内脏敏感性、调节肠道菌群异常和恢复胃肠功能等作用。

常用中成药：固肠胶囊、固肠止泻胶囊（丸）、四神丸、乌梅丸、补脾益肠丸（见第二十章溃疡性结肠炎中成药名方）等。

参 考 文 献

[1] 葛均波，徐永健，王辰. 内科学[M]. 9 版. 北京：人民卫生出版社，2018：384-387.
[2] 王淼蕾，刘俊宏，赵丽，等. 肠易激综合征相关肠道通透性的中西医研究进展[J]. 中医研究，2020，33（9）：63-66.
[3] 孟煜凡. 肠易激综合征发病机制的最新研究进展[J]. 临床医药文献电子杂志，2020，7（52）：197-198.
[4] 杨芳，严晶，刘丽娜，等. 肠易激综合征病因及发病机制研究的新进展[J]. 河北医科大学学报，2020，41（8）：987-992.
[5] 唐旭东，卞兆祥. 肠易激综合征的基础与临床[M]. 北京：科学技术文献出版社，2015：218-229.
[6] 谭晓慧，王滨，刘晓辉. 浅析肠易激综合征的病因病机及治疗原则[J]. 内蒙古医科大学学报，2015，37（S1）：103-106.
[7] 赵兴然，芦永福. 罗马Ⅳ标准在便秘型肠易激综合征的制定及肠易激综合征的治疗研究进展[J]. 临床医药文献电子杂志，2017，4（55）：10879-10880.
[8] 戴宁，邹多武. 从罗马Ⅳ标准角度分析肠易激综合征的药物治疗现状[J]. 中华消化杂志，2016，36（12）：855-857.
[9] 黄妙珊. 浅论肠易激综合征的中医病因及疗法[J]. 当代医药论丛，2014，12（21）：28-29.
[10] 霍本栋，李娟. 肠易激综合征的微观辨证研究进展[J]. 中国医药导报，2008，5（9）：33.

（黑龙江中医药大学　葛鹏玲，于鹏洋；西安交通大学　赵　铭）

第三节　中成药名方

一、疏肝健脾类

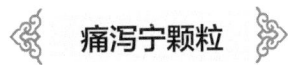

痛泻宁颗粒

【药物组成】　白芍、青皮、薤白、白术。

【处方来源】　研制方。《中国药典》（2020 年版）。

【功能与主治】　柔肝缓急，疏肝行气，理脾运湿。用于肝气犯脾所致的腹痛、腹泻、腹胀、腹部不适等症，肠易激综合征（腹泻型）等见上述证候者。

【药效】　主要药效如下[1-3]。

1. 抑制肠道平滑肌　胃肠动力异常为腹泻型肠易激综合征的主要发病机制。痛泻宁颗粒可抑制细胞外 Ca^{2+} 内流；激动肾上腺素受体，舒张肠道平滑肌；促进 K^+ 内流，上调一氧化氮合酶，改善肠道平滑肌异常收缩。痛泻宁颗粒对番泻叶所致的小鼠泄泻有止泻作用，可缓解新斯的明所致的小肠推进功能亢进，对离体家兔回肠有显著解痉作用，能抑制肠道平滑肌收缩。

2. 镇痛　腹痛为肠易激综合征的典型症状，痛泻宁颗粒对乙酸引起的小鼠腹痛有明显镇痛作用，并可抑制热刺激引起的大鼠疼痛反应。

3. 抗炎　肠易激综合征患者存在血浆细胞因子失衡，促炎因子白介素-18 的含量明显升高，抑炎因子白介素-10 的含量明显降低。痛泻宁颗粒治疗后，肠易激综合征患者血浆促炎因子白介素-18 的含量较治疗前明显降低，而抑炎因子白介素-10 的含量较治疗前明显升高，细胞因子失衡恢复。

【临床应用】

1. 肠易激综合征[4-14]　痛泻宁颗粒通过抑制肠道平滑肌收缩及镇痛的作用，可有效治疗腹泻型肠易激综合征，改善患者腹痛、腹胀、泄泻等症状。痛泻宁颗粒可改善患者腹痛、腹泻，对腹泻的复发时间或加重程度均有改善。痛泻宁颗粒对腹泻型肠易激综合征患者腹痛、腹泻的疗效和综合疗效高。肠道菌群失调是诱发腹泻的主要因素，痛泻宁颗粒与改善肠道微环境的药物联合使用，对腹痛、腹泻具有更好的治疗效果。精神心理因素是影响肠易激综合征复发的关键，痛泻宁颗粒与抗抑郁、焦虑药物氟哌噻吨美利曲辛片、氟西汀等药物联用，临床疗效更好，同时可改善患者心理状态，提高心身健康，延长疾病复发时间，提高治疗总效率。痛泻宁颗粒与中药茯苓安神丸合用，通过调节神经系统，缓解肠道解痉，改善肠管运动，合用会显现更好的治疗效果。

2. 慢性肠炎[15]　痛泻宁颗粒治疗慢性肠炎可以有效地缓解慢性肠炎患者的腹痛、腹泻，降低躯体疼痛。

【不良反应】　偶见轻度恶心。

【使用注意】　忌酒、辛辣、生冷、油腻食物。

【用法与用量】　开水冲服，一次 1～2 袋，一日 3 次。

参 考 文 献

[1] 殷鹏飞, 贺永锋. 痛泻宁颗粒治疗腹泻型肠易激综合征疗效及对血清 IL-18 及 IL-10 的影响[J]. 现代中西医结合杂志, 2014, 23（22）: 2447-2448.

[2] 罗冰. 痛泻宁颗粒对肠道动力的影响及其作用机制探究[D]. 北京: 北京中医药大学, 2016.

[3] 田树英, 郑国启, 魏思忱, 等. 痛泻宁颗粒对 D-肠易激综合征患者外周血清 IL-18/IL-10 的影响[J]. 重庆医学, 2013, 42（10）: 1084-1085.

[4] 张玉山, 李宝辉, 左春芳, 等. 痛泻宁颗粒联合氟哌噻吨美利曲辛片治疗腹泻型肠易激综合征 70 例[J]. 实用医药杂志, 2019, 36（10）: 902-904.

[5] 王刚, 李廷谦, 王蕾, 等. 痛泻宁颗粒治疗腹泻型肠易激综合征（肝气乘脾证）的随机双盲安慰剂对照试验[J]. 中国循证医学杂志, 2006, 6（2）: 84-89.

[6] 痛泻宁颗粒研究协作组, 陈东风. 痛泻宁颗粒治疗腹泻型肠易激综合征的随机、双盲、安慰剂对照多中心临床试验[J]. 中华消化杂志, 2010, 30（5）: 327-330.

[7] 田树英, 郑国启, 魏思忱, 等. 痛泻宁颗粒治疗腹泻型肠易激综合征 74 例[J]. 中国药业, 2013, 22（2）: 78-79.

[8] 朱长利, 朱美丽. 痛泻宁颗粒联合氟西汀、培菲康治疗腹泻型肠易激综合征的效果观察[J]. 中国当代医药, 2013, 20（23）: 128-129.

[9] 魏旭凤. 痛泻宁颗粒合茯苓安神丸治疗腹泻型肠易激综合征[J]. 光明中医, 2013, 28（12）: 2546-2547.

[10] 蒋波涛, 李桂红, 王林, 等. 痛泻宁颗粒治疗肠易激综合征随机对照试验的 Meta 分析[J]. 中药新药与临床药理, 2015, 26（1）: 124-127.

[11] 刘红凌. 痛泻宁颗粒联合抗抑郁药物治疗 77 例腹泻型肠易激综合征疗效观察[J]. 现代诊断与治疗, 2015, 26（12）: 2667-2668.
[12] 赵庆卫, 吕道仙. 痛泻宁颗粒联合金双歧治疗腹泻型肠易激综合征随机对照研究[J]. 中国医学创新, 2015, 12（26）: 68-71.
[13] 占学兵, 吴佳红. 用培菲康联合痛泻宁颗粒治疗肠易激综合征的效果探析[J]. 当代医药论丛, 2015, 13（22）: 154-155.
[14] 刘贤平. 痛泻宁颗粒联合培菲康治疗感染后肠易激综合征的疗效观察[J]. 江西医药, 2018, 53（1）: 71-72.
[15] 刘万福, 蒋琳. 痛泻宁颗粒治疗慢性肠炎的临床观察[J]. 中国医药指南, 2017, 15（16）: 207-208.

（黑龙江中医药大学　葛鹏玲，李嘉欣；西安交通大学　赵　铭）

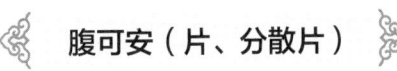

腹可安（片、分散片）

【药物组成】　扭肚藤、火炭母、车前草、救必应、石榴皮。

【处方来源】　研制方。国药准字 Z44020716。

【功能与主治】　清热利湿，收敛止痛。用于急性胃肠炎、消化不良引起的腹痛，腹泻，呕吐。

【药效】　主要药效如下[1]。

1. 止泻　腹可安片可减少番泻叶和大黄致泻小鼠模型的排便点数，延长模型小鼠粪便中炭末出现时间，具有止泻作用。

2. 抑制小肠运动　腹可安能显著抑制番泻叶致泻模型小鼠的小肠炭末推进百分率；抑制正常离体兔肠和乙酰胆碱致痉模型的平滑肌张力，且对痉挛状态的平滑肌拮抗作用比正常时作用更强；对抗乙酰胆碱所致的肠蠕动加速。

【临床应用】

肠易激综合征[2]　腹可安分散片联合四磨汤口服液治疗肠易激综合征，能有效改善腹痛、腹胀、排便习惯改变的症状，疗效优于单用四磨汤口服液治疗组。

【不良反应】　尚不明确。

【使用注意】　①饮食宜清淡，忌烟、酒及辛辣、生冷、油腻食物。②不宜在服药期间同时服用滋补性中药。③有慢性结肠炎、溃疡性结肠炎便脓血等慢性病史者，患泄泻时应去医院就诊。④有高血压、心脏病、肝病、糖尿病、肾病等慢性病严重者慎服。

【用法与用量】　片剂：口服，一次 4 片，一日 3 次。分散片：可直接用水吞服，也可分散于水中服用，一次 4 片，一日 3 次。

参 考 文 献

[1] 周玖瑶, 李锐, 叶木荣, 等. 腹可安片的胃肠道药理作用[J]. 中药材, 1999, 22（9）: 3-5.
[2] 唐光义. 腹可安分散片联合四磨汤口服液治疗肠易激综合征 76 例疗效分析[J]. 求医问药（下半月）, 2012, 10（6）: 686-687.

（广州中医药大学　李燕舞，杜　群）

二、健脾益气类

参苓白术散（丸）

【药物组成】　人参、茯苓、白术（炒）、山药、白扁豆（炒）、莲子、薏苡仁（炒）、砂仁、桔梗、甘草。

【处方来源】 宋·太平惠民和剂局《太平惠民和剂局方》。《中国药典》（2020年版）。

【功能与主治】 补脾胃，益肺气。用于脾胃虚弱，食少便溏，气短咳嗽，肢倦乏力。

【药效】 主要药效如下。

1. 调节肠道菌群[1-2] 肠道感染和菌群失调是肠易激综合征的病因，参苓白术散能显著提高肠道双歧杆菌的含量，对益生菌起到扶植作用；降低肠球菌、大肠杆菌的数量，间接抑制条件致病菌及病原菌；调节紊乱的肠道菌群，促进肠道菌群的恢复。

2. 调节肠道免疫[3] 参苓白术散能使大鼠肠道中的淋巴细胞 $CD4^+$、$Foxp3^+$、$CD25^+$、T 细胞数值显著上升，对肠黏膜免疫功能的提高起调节作用。

3. 增强结肠屏障[4] 肠易激综合征模型大鼠绒毛缩短，杯状细胞减少。参苓白术散对模型大鼠肠道组织绒毛损伤具有一定的改善作用。参苓白术散能显著改善模型大鼠黏蛋白 2 的核酸表达，上调肠道组织紧密连接蛋白分子的核酸和蛋白表达量。

4. 抗炎[5-9] 参苓白术散可以影响大鼠肠道黏膜血清白介素-6、肿瘤坏死因子 α、白介素-8 的浓度及核因子-κB p65 蛋白的表达水平，减轻炎症反应，加快肠组织恢复。

5. 调节胃肠运动[10-11] 参苓白术散能明显加快正常小鼠的胃排空速率，并且可以明显地减少脾虚大鼠腹泻次数及腹泻量，具有双向调节胃肠作用。小剂量兴奋肠管，能解除肾上腺素对肠管的部分抑制；大剂量可产生抑制作用，缓解胃肠道痉挛，通过提高消化道对水、钠的吸收，达到止泻作用。参苓白术散可能通过抑制核因子-κB，减少肌球蛋白轻链激酶的转录与翻译，或通过抑制肌球蛋白轻链激酶/肌球蛋白轻链的信号通路，维持肠道黏膜紧密连接的完整性，调节结肠黏膜生理功能。

【临床应用】

1. 肠易激综合征[12-14] 参苓白术散治疗腹泻型肠易激综合征，能降低患者中医证候积分值、汉密尔顿焦虑量表评分和汉密尔顿抑郁量表评分幅度，总有效率高，复发率低，临床疗效显著，安全性好，可以改善患者的焦虑状态和抑郁状态，并能够提高远期疗效。1133 例患者，14 项随机对照试验研究显示，参苓白术散联合西药在临床治疗肠易激综合征方面总有效率优于单独西药组。与匹维溴铵片合用可有效缓解腹泻型肠易激综合征患者的腹胀、腹痛及腹泻等临床症状，降低血清 5-羟色胺、血管活性肠肽及 P 物质水平，改善直肠功能，不良反应少，临床疗效显著。与复方谷氨酰胺肠溶胶囊合用可改善肠黏膜屏障功能及 5-羟色胺、干扰素 γ、白介素-8 水平，减轻炎症反应。参苓白术散治疗肠易激综合征的 87 篇文献结果显示，参苓白术散治疗肠易激综合征有优势，尤其在安全性方面表现突出。

2. 慢性萎缩性胃炎[15] 参苓白术散可用于慢性萎缩性胃炎的治疗。

3. 溃疡性结肠炎[5] 参苓白术散可以保护溃疡性结肠炎患者的肠黏膜，起到抗炎、镇痛、止泻的效果，可促进肠黏膜损伤的修复，降低复发率。

4. 功能性消化不良[16] 参苓白术散是治疗功能性消化不良的典型方剂，可降低患者血浆中胃动素的含量，增加血管活性肠肽水平，而促进胃肠运动。

5. 克罗恩病 参苓白术丸对克罗恩病有良好的治疗效果。参苓白术丸联合甲氨蝶呤治疗难治性克罗恩病效果好，既可有效改善难治性克罗恩病患者的腹痛腹泻、脓血便、舌苔脉象等中医证候，同时也可改善红细胞沉降率、C 反应蛋白等反映病情活动度的指标，对稳定患者病情有明显作用，且安全性高[17]。

6. 厌食症　参苓白术散用于脾胃虚弱所致的厌食症，尤其适用于病程较长，临床表现为面色萎黄、情绪抑郁、神疲倦怠、少气懒言、肌肉消瘦无力等的患者[18-19]。

7. 胃肠道功能紊乱　参苓白术散对胃肠功能具有双向调节作用。小剂量参苓白术散具有胃肠道兴奋作用，可缓解胃胀；大剂量参苓白术散对胃肠道平滑肌具有解痉作用，对肠道痉挛引起的呕吐、恶心有良好疗效[20-21]。

【不良反应】　尚未见报道。

【使用注意】　①泄泻兼有大便不通畅，肛门有下坠感者忌服。②不宜与藜芦、五灵脂、皂荚或其制剂同时服用。③不宜喝茶和吃萝卜以免影响药效。④不宜与感冒药合用。⑤高血压、心脏病、肾病、糖尿病患者及妊娠期妇女在医师指导下服用。⑥服药 2 周后症状未改善，应去医院就医。

【用法与用量】　散剂：口服，一次 6～9g，一日 2～3 次。丸剂：口服，一次 6g，一日 3 次。

参 考 文 献

[1] 丁维俊，周邦靖，翟慕东，等. 参苓白术散对小鼠脾虚模型肠道菌群的影响[J]. 北京中医药大学学报，2006，29（8）：530-533.

[2] 孙娟，王键，胡建鹏，等. 参苓白术散对脾虚湿困证溃疡性结肠炎大鼠结肠菌群的影响[J]. 云南中医学院学报，2013，36（4）：1-4.

[3] 李晓冰，崔利宏，陈玉龙，等. 参苓白术散对溃疡性结肠炎小鼠肠道调节性 T 细胞免疫调节作用[J]. 中成药，2014，36（6）：1295-1297.

[4] 申中美. 参苓白术散对腹泻型肠易激综合征的临床疗效系统评价及作用机制研究[D]. 南京：南京中医药大学，2020.

[5] 李姿慧，蔡荣林，孙娟，等. 参苓白术散对脾虚湿困型溃疡性结肠炎大鼠结肠组织 NF-κB p65，IκBα，IκKβ 蛋白及 mRNA 表达的影响[J]. 中国实验方剂学杂志，2020，26（19）：108-113.

[6] 李姿慧，王键，蔡荣林，等. 参苓白术散对脾虚湿困型溃疡性结肠炎大鼠结肠组织 ERK、p38 MAPK 蛋白表达的影响[J]. 云南中医学院学报，2013，36（6）：7-10.

[7] 李姿慧，王键，蔡荣林，等. 参苓白术散对脾虚湿困型溃疡性结肠炎大鼠结肠组织 AQP4 蛋白及 mRNA 表达的影响[J]. 世界华人消化杂志，2014，22（12）：1688-1693.

[8] 毕殿勇. 参苓白术散对脾虚湿困型溃疡性结肠炎大鼠结肠组织 IL-4、IL-1β 及 p38 MAPK 基因蛋白表达的影响[D]. 兰州：甘肃中医药大学，2016.

[9] 刘翠英，施家希，黄娟，等. 参苓白术散对溃疡性结肠炎小鼠紧密连接及 MLCK/MLC 通路的影响[J]. 中药材，2018，41（9）：2180-2184.

[10] 万国靖，张守堂，车丽萍. 参苓白术散对腹泻小鼠胃肠运动功能的影响及机制探讨[J]. 山东医药，2012，52（48）：48-50.

[11] 张仲林，钟玲，臧志和，等. 参苓白术散对动物胃肠动力影响的实验研究[J]. 时珍国医国药，2009，20（12）：3151-3152.

[12] 赵玉洁，曹志群. 参苓白术散联合匹维溴铵片治疗腹泻型肠易激综合征的临床疗效及安全性评价[J]. 世界中医药，2019，14（5）：1278-1281.

[13] 谢燕东，张静瑜，樊晴伶，等. 参苓白术散联合复方谷氨酰胺肠溶胶囊对肠易激综合征患者的肠黏膜屏障功能及 5-HT、IFN-γ、IL-8 水平的影响[J]. 现代生物医学进展，2019，19（22）：4269-4272.

[14] 徐芳，龚文倩，李婷园，等. 参苓白术散治疗肠易激综合征疗效质量分析研究[J]. 浙江中西医结合杂志，2016，26（8）：765-766.

[15] 许敏芳，圣洪平，徐俊良. 加味参苓白术散治疗脾胃虚弱型慢性萎缩性胃炎临床观察[J]. 中西医结合心血管病电子杂志，2018，6（34）：160-161.

[16] 林琼，陈朝元. 参苓白术散对脾虚湿困型功能性消化不良患者 MTL 及 VIP 的影响[J]. 中国中医急症，2010，19（12）：2035-2036.

[17] 郑小兰，蔡梅香，黄荔美. 甲氨蝶呤联合参苓白术丸治疗难治性克罗恩病疗效观察[J]. 现代中西医结合杂志，2015，24（31）：3458-3460.
[18] 国家药典委员会. 中华人民共和国药典临床用药须知——中药成方制剂卷[M]. 北京：中国医药科技出版社，2015：91-92.
[19] 戴德银. 常见病诊断与用药[M]. 北京：化学工业出版社，2008：472-473.
[20] 罗亨通. 参苓白术散在治疗术后胃肠功能紊乱中的运用[J]. 中国民族民间医药，2017，27（2）：86.
[21] 季晓亮，高玉林. 参苓白术散对危重症患者肠胃功能障碍恢复作用的影响[J]. 中国中医急症，2012，21（6）：983.

（西安交通大学　赵　铭，曹　蕾；西安医学院　王　荣）

启脾丸（口服液）

【**药物组成**】　人参、麸炒白术、茯苓、甘草、陈皮、山药、莲子（炒）、炒山楂、六神曲（炒）、炒麦芽、泽泻。

【**处方来源**】　明·龚信《古今医鉴》。《中国药典》（2020年版）。

【**功能与主治**】　健脾和胃。用于脾胃虚弱，消化不良，腹胀便溏。

【**药效**】　主要药效如下。

1. 调节肠道平滑肌[1-2]　启脾丸可增加脾虚小鼠促胃液素的分泌，加快胃排空。启脾丸可双向调节大鼠平滑肌，舒张收缩状态的平滑肌，收缩松弛状态的平滑肌，使其活动加强。启脾丸可拮抗乙酰胆碱引起的胃肠平滑肌的强烈收缩，又能对抗阿托品引起的肠平滑肌的舒张。启脾丸可降低脾虚小鼠的小肠推进速率和血管活性肽的水平。

2. 促进消化　启脾丸可促进消化酶分泌，加强胃脂肪酶、蛋白酶的活性，帮助消化。

3. 抑菌[1]　启脾丸可抑制金黄色葡萄球菌、大肠杆菌及变形菌，对消化不良、肠内异常发酵所致的肠道感染，有良好防治作用。

【**临床应用**】

1. 肠易激综合征[3]　启脾口服液联合酪酸梭菌活菌胶囊治疗脾胃虚弱导致的儿童腹泻型肠易激综合征，可显著改善患儿的临床症状，恢复肠道免疫功能。启脾丸有健脾和胃、消食止泻的功效。

2. 小儿久泻[4-5]　属小儿泄泻中的虚寒证型，消化功能障碍，脾胃升降失常，清浊混淆，导致恶心、呕吐、排便次数增多、解水样便或黄色清稀便等积食不化症状。启脾丸润肠通便，不仅可以治疗小儿久泻，也可用来治疗便秘，具有双向调节作用。

3. 小儿厌食症[6]　主要表现为食欲减退或消失、食量减少，对生长发育、营养状况有极大的影响。启脾丸具有促进消化的功效，与葡萄糖酸锌联合治疗小儿厌食症具有协同作用，能有效地增进食欲，迅速改善症状，促进各种营养成分的吸收，增强体质，促进生长发育，疗效肯定。

【**不良反应**】　尚未见报道。

【**使用注意**】　①温热泄泻、虚寒冷泻者不宜单用本品。②服药期间忌食生冷、油腻等不易消化的食品。建立良好的饮食习惯，谨防偏食。③感冒时不宜服用。④对本品过敏者禁用，过敏体质者慎用。

【**用法与用量**】　丸剂：口服，小蜜丸一次3g（15丸），大蜜丸一次1丸，一日2～3次；3岁以内儿童酌减。口服液：口服，一次10ml，一日2～3次；儿童酌减。

参 考 文 献

[1] 沈映君. 中药药理学[M]. 北京：人民卫生出版社，2000：506-819.
[2] 李凤金，张玉昆，刘泓涛，等. 健脾口服液对脾虚证小鼠胃肠运动功能及胃肠激素分泌的影响[J]. 中国实验方剂学杂志，2012，18（8）：212-215.
[3] 朱倩，龚向英. 启脾口服液联合酪酸梭菌活菌胶囊治疗儿童肠易激综合征脾胃虚弱型 42 例临床观察[J]. 中医儿科杂志，2019，15（2）：49-52.
[4] 李若萍. 升阳除湿汤治疗小儿久泻 28 例[J]. 光明中医，2007，22（9）：75.
[5] 陈在威，刘志香. 启脾丸在儿科疾病中的运用[J]. 青岛医药卫生，1996，28（3）：46.
[6] 张国莹，张金. 启脾丸加葡萄糖酸锌治疗小儿厌食症的临床疗效观察[J]. 中国医药指南，2016，14（13）：186-187.

（黑龙江中医药大学　葛鹏玲，李嘉欣；西安交通大学　赵　铭）

三、温补脾肾类

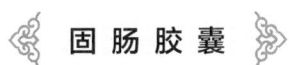

固 肠 胶 囊

【药物组成】　赤石脂（煅）、黄连、黄柏、诃子（去核）、肉豆蔻（煨）、厚朴（炙）、建曲、吴茱萸（制）、肉桂、干姜、花椒、川芎、牡蛎（煅）、五倍子、乌梅（去核）。

【处方来源】　元·朱震亨《丹溪心法》。国药准字 Z20010168。

【功能与主治】　散寒清热，调和气血，涩肠止泻。用于寒热错杂、虚实互见之久泻者。症见大便清稀或夹有少许白黏冻，或完谷不化，甚则滑脱不禁，腹痛肠鸣，畏寒肢冷，腰膝酸软。

【药效】　主要药效如下。

1. 抗炎[1-3]　固肠胶囊可对抗炎症反应，提高机体免疫功能，改善微循环和血液流变学状态。研究发现固肠胶囊可通过抑制血清肿瘤坏死因子 α、白介素-6 和白介素-8 水平，提高白介素-10 水平，抑制炎症进展，发挥调节免疫平衡作用，也可通过抑制 NF-κB 信号通路降低脂多糖诱导的巨噬细胞活化。固肠胶囊可明显减轻结肠黏膜病变、减少溃疡面积和溃疡个数、促进炎症造成的黏膜损伤愈合、降低棉球肉芽的质量，以达到抗炎目的。

2. 调节肠道菌群[4-5]　肠道菌群失衡是造成腹泻的原因之一，固肠胶囊能显著改善肠道大肠杆菌、肠球菌、双歧杆菌、乳杆菌及酵母样真菌菌落数量及血清中肠黏膜屏障功能相关因子 D-乳酸、肿瘤坏死因子 α 及乳脂球表皮生长因子-8 的含量，从而调节肠道菌群、增强肠黏膜屏障功能，改善腹泻。16sRNA 的实验结果显示，健脾固肠方可能通过提高短链脂肪酸产生菌的丰度，进而加速菌群毒素的排泄和加快脂肪酸的生物合成，最终缓解肠道炎症反应。

3. 保护肠道[1,6]　固肠方可对抗氟尿嘧啶诱发的小鼠肠黏膜屏障损伤，显著改善回肠、结肠组织的病理变化，恢复肠绒毛的结构。固肠胶囊有类似阿托品抑制小肠推进的作用，可缩短瑞士种小鼠炭末溶液在肠道推进的相对长度。

【临床应用】

1. 腹泻型肠易激综合征[7]　固肠胶囊用于治疗大便清稀，腹痛肠鸣，畏寒肢冷之腹泻型肠易激综合征，泄泻、腹胀、腹痛、便溏、纳差、乏力等症状明显改善，各项症状改善率平均为 92.07%；对照使用匹维溴铵，大便频率评分、Bristol 评分和肠易激综合征主要症状评分均降低，有效改善了患者的临床症状，提高了患者的生存质量。

2. 溃疡性结肠炎[8-9] 溃疡性结肠炎表现为腹泻、腹痛等症状。固肠胶囊对本病的临床有效率为 98.0%。本品具有解痉止痛、消炎、提高机体免疫功能、改善微循环和血流液变学指标、促进慢性炎症愈合的作用。

【不良反应】 尚未见报道。

【使用注意】 ①妊娠期妇女慎用。②忌食生冷、辛辣、油腻之物。

【用法与用量】 胶囊剂：口服，一次 4 粒，一日 3 次，4 周为一疗程。

参 考 文 献

[1] 孙晓萍，唐方. 固肠胶囊对慢性溃疡性结肠炎大鼠炎症介质及结肠黏膜的影响[J]. 天津中医药大学学报，2015，34（1）：30-33.

[2] 陈芙蓉，刘彤，商丹丹，等. 固肠胶囊治疗动物慢性溃疡性结肠炎及其机制研究[J]. 现代药物与临床，2014，29（12）：1350-1356.

[3] Liu B S, Liu T Wang X, et al. Effects of Guchang Capsule on Dextran Sulphate Sodium-Induced Experimental Ulcerative Colitis in Mice[J]. Evidence-Based Complementary and Alternative Medicine，2016，2016（3150651）：1-12.

[4] 周张杰，蒋海燕，钟蕙，等. 健脾固肠方通过提高短链脂肪酸产生菌的丰度减轻肠癌小鼠化疗后肠道炎症反应的机制探讨[J]. 中国中医基础医学杂志，2020，26（5）：618-621.

[5] 叶娟娟，赵梦. 固肠胶囊联合双歧杆菌四联活菌片治疗 IBS-D 疗效及对患者肠道菌群、肠黏膜屏障功能的影响[J]. 药物流行病学杂志，2019，28（5）：293-297.

[6] 付晓伶，王文海，周荣耀. 固肠方对氟尿嘧啶致小鼠肠黏膜屏障损害的保护作用[J]. 上海中医药大学学报，2012，26（4）：62-66.

[7] 王红，陈德友，李莉，等. 固肠胶囊联合匹维溴铵治疗老年腹泻型肠易激综合征临床观察[J]. 河南中医，2017，37（12）：2148-2150.

[8] 葛文津，甘毓麟，陈瑜，等. 固肠胶囊治疗慢性非特异性溃疡性结肠炎临床与实验研究[J]. 中医杂志，1994，35（2）：92-93，68.

[9] 孙晓萍，唐方. 固肠胶囊对慢性溃疡性结肠炎大鼠炎症介质及结肠黏膜的影响[J]. 天津中医药大学学报，2015，34（1）：30-33.

（黑龙江中医药大学　葛鹏玲，刘凯新；西安交通大学　赵　铭）

固肠止泻胶囊（丸）

【药物组成】 乌梅、黄连、干姜、木香、延胡索、罂粟壳。

【处方来源】 研制方。《中国药典》（2020 年版）。

【功能与主治】 调和肝脾，涩肠止痛。用于肝脾不和，泻痢腹痛，慢性非特异性溃疡性结肠炎见上述证候者。

【药效】 主要药效如下。

1. 抗炎[1-2] 固肠止泻丸干预可以有效减轻 2,4,6-三硝基苯磺酸诱发的大鼠溃疡性结肠炎炎症因子（肿瘤坏死因子 α 及白介素-10）的浓度，减少结肠中嗜铬细胞（EC 细胞）及色氨酸羟化酶（TPH）的表达量，减少 5-羟色胺的含量，是减轻溃疡性结肠炎模型大鼠炎症的原因。

2. 降低内脏痛觉高敏感[3-4] 本品可显著降低 2,4,6-三硝基苯磺酸诱导的肠易激综合征大鼠的内脏痛觉敏感度、结肠嗜铬细胞数目，且有效调控结肠组织内色氨酸羟化酶、5-羟色胺，人淋巴组织中细胞炎症因子肿瘤坏死因子-α、干扰素 γ、白介素-6、白介素-10 的表达，5-羟色胺转运蛋白表达量无显著变化，认为固肠止泻丸的药效分子可能主要通过调节 5-羟色胺信号通路发挥药效，并主要作用于以上 6 个核心靶标。

【临床应用】

1. 肠易激综合征[5-9]　应用固肠止泻丸对 34 例腹泻型肠易激综合征患者进行治疗，结果显示治愈或好转 31 例，总有效率为 91.18%，患者的腹痛、腹胀、腹泻等肠易激综合征的典型症状明显好转，肠道功能恢复正常，并且随访 3 个月无复发者。固肠止泻丸与调节肠道菌群药物双歧杆菌乳杆菌三联活菌片合用具有较好的疗效，可缩短患者病程，改善腹痛、腹泻、纳呆、排便不尽感及情绪抑郁或烦躁、身倦乏力、两胁胀闷，改善患者的生活质量；与治疗腹泻的药物蒙脱石（思密达）合用，能够减轻腹泻型肠易激综合征患者的典型症状，且疗效优于固肠止泻丸或蒙脱石单一用药。固肠止泻丸与抗焦虑药、抗抑郁药氟哌噻吨美利曲辛（黛力新）合用，能快速有效地消除和改善肠易激综合征患者的腹痛、腹胀、腹泻及焦虑紧张、烦躁易怒及抑郁症状，其作用可能是通过脑-肠轴机制，调节肠神经系统，促进胃肠动力紊乱和内脏感知异常的修复。此外，固肠止泻丸与内脏平滑肌解痉药奥替溴铵合用，对腹泻、便秘交替型肠易激综合征患者有明显的作用，在减少患者结肠一过性痉挛的同时不影响其自发性收缩，对结肠规律性动力推进有促进作用，从而提高固肠止泻丸的显效率。

2. 溃疡性结肠炎[10]　对溃疡性结肠炎患者进行临床观察，固肠止泻丸组治疗总有效率达 100.0%，明显高于对照组的 82.4%，且治疗后观察组结肠炎疾病活动指数明显低于对照组，炎症因子肿瘤坏死因子 α 和白介素-8 水平明显低于对照组，说明固肠止泻丸联合复方谷氨酰胺肠溶胶囊对溃疡性结肠炎有显著疗效，可减轻炎症反应，改善疾病程度。

【不良反应】　尚未见报道。

【使用注意】　①儿童禁用。②本品易成瘾，不宜常服。③忌食生冷、辛辣、油腻等刺激性食物。

【用法与用量】　胶囊剂：口服，一次 6 粒，一日 3 次。丸剂：口服，浓缩丸一次 4g，水丸一次 5g，一日 3 次。

参 考 文 献

[1] 杨勇，朱先伟，关建军，等. 固肠止泻丸治疗溃疡性结肠炎的作用机理研究[J]. 西部中医药，2019，32（9）：9-13.
[2] Jean E G, Nan L, Huaqing W, et al. Serotonin Has a Key Role in Pathogenesis of Experimental Colitis[J]. Gastroenterology, 2009, 137（5）：1649-1660.
[3] 史海龙，冯雪松，马晓军，等. 基于网络药理学的固肠止泻丸治疗肠易激综合征作用机制研究[J]. 药学学报，2019，54（3）：482-493.
[4] 史海龙，冯雪松，马晓军，等. 基于网络药理学并辅以生物学验证探讨固肠止泻丸治疗炎症后肠易激综合征内脏痛敏的分子机制[J]. 中药新药与临床药理，2019，30（3）：327-338.
[5] 古远明. 固肠止泻丸治疗肠易激综合征 34 例[J]. 中国中医药科技，2005，12（3）：196.
[6] 郭凯. 固肠止泻丸联合金双歧治疗腹泻型肠易激综合征的临床研究[D]. 武汉：湖北中医药大学，2019.
[7] 武豪，樊振，叶苗青. 固肠止泻丸联合黛力新治疗腹泻型肠易激综合征的临床观察[J]. 内蒙古中医药，2016，35（2）：86-87.
[8] 吴绵勇，方毅，黄小刚，等. 奥替溴铵联合固肠止泻治疗腹泻型肠易激综合征疗效观察[J]. 中国初级卫生保健，2011，

25（9）：86-87.
[9] 黄惠风, 季顺祥. 固肠止泻丸联合思密达治疗腹泻型肠易激综合征疗效观察[J]. 实用中西医结合临床, 2006, 6（6）：11-12.
[10] 杨颖. 固肠止泻丸联合复方谷氨酰胺肠溶胶囊治疗溃疡性结肠炎的价值[J]. 北方药学, 2018, 15（3）：35-36.

（西安交通大学 赵 铭）

四 神 丸

【药物组成】 肉豆蔻（煨）、补骨脂（盐炒）、五味子（醋制）、吴茱萸（制）、大枣（去核）。

【处方来源】 明·王肯堂《证治准绳》。《中国药典》（2020年版）。

【功能与主治】 温肾散寒，涩肠止泻。用于肾阳不足所致的泄泻，症见肠鸣腹胀、五更溏泻、食少不化、久泻不止、面黄肢冷。

【药效】 主要药效如下。

1. 抑制小肠推进[1-2] 四神丸可抑制家兔离体小肠的自发活动，通过阻滞抗胆碱酯酶与胆碱酯酶结合或直接作用于胃肠道平滑肌抑制小肠推进速率，从而降低肠管紧张性，减小收缩幅度，减慢频率，并对乙酰胆碱引起的回肠痉挛性收缩均有明显的对抗作用。

2. 改善小肠吸收[1-2] 四神丸通过调节小肠细胞酶的活性，改善小肠组织能量代谢，以提高小肠上皮细胞对营养物质的吸收。通过调节血中胃肠激素的含量和影响十二指肠黏膜内分泌功能，抑制胃肠道收缩和蠕动，提高小肠对营养物质的吸收，对肠道有保护作用。

3. 改善肠道黏膜屏障[3] 四神丸可有效减轻炎症细胞浸润、腺管扭曲，减小黏膜溃疡和出血而保护肠道黏膜屏障；还可通过抑制肿瘤坏死因子 α、白介素-8、NF-κB 蛋白，促进转化生长因子 $β_1$、表皮生长因子等蛋白调节的结肠上皮细胞过度凋亡和增殖，起到肠道黏膜修复的作用。

4. 调节肠道菌群[4] 采用 16SrRNA 检测肠易激综合征大鼠粪便肠道菌群的丰度，结果显示四神丸组变形菌门和支原体属显著减少，梭菌属、Turicibacter 和 Romboutsia 显著增加，表明四神丸可能是部分通过调节肠道菌群的结构而发挥治疗肠易激综合征的作用。

【临床应用】

1. 腹泻型肠易激综合征[5-7] 对 50 例肾阳虚腹泻型肠易激综合征患者进行治疗，结果显示服用四神丸 1 周后，患者的总排便次数、大便性状及临床焦虑自评量评分、抑郁自评量评分、患者生活质量等均显著改善，且血清血管活性肠肽、P 物质（SP）、5-羟色胺受体 3 水平降低。四神丸是治疗泄泻的经典方剂，临床多以四神丸为基本方，加以相应的中、西药物以达到更好的疗效，常用于配伍的药物有参苓白术散、附子理中汤、乌梅丸或复合乳酸菌胶囊、小檗碱粉、马来酸曲美布汀等药物。Meta 分析结果显示，联合四神丸用于治疗肠易激综合征显现的作用均高于该类药单独使用。

2. 慢性腹泻[8-10] 四神丸用于治疗脾肾阳虚型泄泻，可抑制胃肠道运动，减慢小肠推进速度，以促进食物在小肠内充分被消化和吸收，延缓食物残渣向大肠推送的时间，从而达到涩肠止泻的目的，兼具有肠道保护的功能。临床研究显示对于小儿迁延性、慢性腹泻疗效显著，可明显改善患儿大便次数和性状，降低粪便中黏液、脂肪滴和白细胞数，总有效率高于 90%。

3. **慢性结肠炎**[11] 是一种非特异性结肠病,主要临床表现有腹泻、腹胀痛、里急后重及脓血便等。四神丸君药补骨脂可通命门、暖丹田,发挥补肾散寒、固精缩尿的功效;臣药吴茱萸可温中散寒、止血镇痛,肉豆蔻可涩肠行气、止泻散寒;佐以五味子诸药,共奏温肾散寒、涩肠止泻之功。

【不良反应】 偶有巅顶头痛,其他尚未见报道。

【使用注意】 ①本品不宜与滋阴类中成药同用。②本品不宜与清热祛湿类中成药合用。③湿热痢疾、湿热泄泻者忌用。④服药期间宜清淡饮食,忌食生冷、油腻之品。⑤本方以温涩为主,对肠胃积滞患者不宜使用。

【用法与用量】 口服,一次9g,一日1~2次。

参 考 文 献

[1] 蔺晓源,张倩倩,刘富林. 四神丸治疗肠道疾病的实验研究进展[J]. 中医药学报,2016,44(3):115-117.
[2] 高长玉. 四神丸方源考析及止泻作用的药效与机理研究[D]. 哈尔滨:黑龙江中医药大学,2005.
[3] 金晶,蒋青青,吴甜甜,等. 四神丸对肠道黏膜屏障作用机制的研究进展[J]. 中药新药与临床药理,2020,31(7):874-878.
[4] 刘佳星,王彦礼,李彧,等. 四神丸对腹泻型肠易激综合征大鼠肠道菌群影响的实验研究[J]. 药学学报,2019,54(4):670-677.
[5] 李玉洁,邓娜,蔺晓源. 四神丸治疗腹泻型肠易激综合征的 Meta 分析[J]. 中国中医急症,2018,27(2):215-218.
[6] 何群芳,廖亮英. 四神丸对肾阳虚腹泻型肠易激综合征患者血清 VIP、SP、5-HT3R 水平的影响[J]. 中国中西医结合消化杂志,2017,25(4):261-264.
[7] 宋石林,顾志敏,许扬,等. 以四神丸为基本方治疗肠易激综合征临床疗效的系统评价[J]. 临床合理用药杂志,2019,12(4):84-86.
[8] 歧红阳,王云溪,董志超,等. 四神丸联合复方嗜酸乳杆菌片治疗慢性腹泻的疗效观察[J]. 现代药物与临床,2018,33(9):2369-2371.
[9] 马爱萍. 加味四神丸治疗小儿慢性腹泻41例[J]. 陕西中医,2009,30(9):1176-1177.
[10] 林武. 四神丸治疗84例小儿迁延性、慢性腹泻疗效观察[J]. 中国医药学报,2003,18(8):510-511.
[11] 周大蕴. 分析四神丸在治疗慢性结肠炎中的作用[J]. 世界最新医学信息文摘,2016,16(81):139-147.

(黑龙江中医药大学 葛鹏玲,于鹏洋;西安交通大学 赵 铭)

乌 梅 丸

【药物组成】 乌梅肉、花椒、细辛、黄连、黄柏、干姜、附子(制)、桂枝、人参、当归。

【处方来源】 东汉·张仲景《伤寒杂病论·厥阴病》。《中国药典》(2020年版)。

【功能与主治】 缓肝调中,清上温下。用于蛔厥,久痢,厥阴头痛,症见腹痛下痢、巅顶头痛、时发时止、躁烦呕吐、手足厥冷。

【药效】 主要药效如下。

1. **抗炎**[1-4] 乌梅丸可以上调抗炎细胞因子、下调促炎细胞因子,减轻炎症损害、抑制肠道炎症反应,还可以降低结肠组织前列腺素 E_2 的含量,减少细胞间黏附分子-1的表达。

2. **调节免疫**[5-7] 乌梅丸能抑制 toll 样受体4/核因子-κB 信号通路的传导,可降低大鼠结肠上皮细胞 Notch-1、Hes-1 mRNA 的表达,升高 Math-1 mRNA 的表达,通过多种信号通路调节机体免疫,发挥治疗作用。

3. **促进胃肠功能恢复**[8] 乌梅丸能抑制肠黏膜血管活性肠肽的表达,促进 SP 表达,降低胃残留率，提高小肠推进率。

4. 调节肠道菌群[9-10]　乌梅丸可用于治疗幽门螺杆菌感染致慢性非萎缩性胃炎患者。且可以提高大鼠粪便双歧杆菌/肠杆菌值，降低大鼠血清促炎因子肿瘤坏死因子α和白介素-6的含量。

5. 修复黏膜屏障[11]　乌梅丸可剂量依赖性地修复溃疡性结肠炎大鼠结肠黏膜屏障，其机制可能与促进杯状细胞分泌黏蛋白2和三叶因子3（TFF3）有关。

【临床应用】

1. 肠易激综合征[12-14]　临床观察发现单纯采用乌梅丸或乌梅丸联合西药马来酸曲美布汀片及地衣芽孢杆菌活菌均可改善腹泻型肠易激综合征患者的临床病证，并降低患者血清中神经肽Y和P物质水平。对乌梅丸治疗肠易激综合征的临床观察文献进行Meta分析，结果显示与常规西药组比较，以乌梅丸（汤）为基本方的中药单用或联合常规西药能提高肠易激综合征患者的临床疗效，降低复发率，说明以乌梅丸为基本方治疗肠易激综合征有明显疗效。

2. 溃疡性结肠炎[15-16]　对1979～2012年8月国内外公开发表的乌梅丸加减治疗溃疡性结肠炎的随机对照试验进行了系统评价及Meta分析，结果显示乌梅丸加减方治疗溃疡性结肠炎与对照组相比，在治愈率及总有效率、复发率方面均有一定的优势，且无不良反应。乌梅丸可以通过调节体内的炎症因子含量、基因蛋白表达、信号通路等达到治疗溃疡性结肠炎的目的；乌梅丸治疗溃疡性结肠炎疗效确切，其以多种形式被应用于临床，且联合用药疗效优于单方治疗。

3. 功能性消化不良[17]　对120例功能性消化不良患者给予乌梅丸进行治疗，结果观察组临床治疗有效率达90%，患者临床症状显著改善，且效果优于多潘立酮对照组，说明乌梅丸在治疗功能性消化不良上具有显著疗效。

4. 克罗恩病[18]　乌梅丸治疗克罗恩病，治疗后患者自觉症状好转，临床有效率提高，提示乌梅丸煎剂治疗克罗恩病疗效满意，效果肯定。

5. 其他消化系统疾病[19-20]　乌梅丸可治疗14种消化系统疾病，还有胆道蛔虫病、慢性结肠炎等，乌梅丸治疗慢性萎缩性胃炎有明确疗效，可升高前列腺素Ⅰ（PGⅠ）水平，降低前列腺素Ⅱ（PGⅡ）水平，可能具有改善胃黏膜病变的作用。

【不良反应】　尚未见报道。

【使用注意】　①本品含有马兜铃科植物细辛，应在医生指导下使用，定期复查肾功能。②肾脏病患者、妊娠期妇女、新生儿禁用。

【用法与用量】　口服，水丸一次3g，大蜜丸一次2丸，一日2～3次。

参 考 文 献

[1] 丁晓洁，董正平. 乌梅丸的实验研究进展[J]. 中国医药导报，2017，14（12）：52-55.
[2] 余欣，邱明义，刘建军. 乌梅丸对溃疡性结肠炎大鼠结肠组织白细胞介素8及13含量的影响[J]. 中国中西医结合消化杂志，2012，20（9）：409-411.
[3] 张新杰，马宗华. 乌梅丸对溃疡性结肠炎实验大鼠血清IL-6和IL-10水平的影响[J]. 中医学报，2015，30（1）：74-76.
[4] Tao M, Wang X, Wang A, et al. Effect of Jiaweiwumei decoction on regulatory T cells and interleukin-10 in a rat model of ulcerative colitis[J]. Journal of Traditional Chinese Medicine, 2015, 35（3）: 312-315.

[5] 闫曙光. 乌梅丸及其拆方对溃疡性结肠炎大鼠细胞因子、炎性介质及 TLR4/NF-κB 信号通路影响的实验研究[D]. 成都: 成都中医药大学, 2012.
[6] 惠毅, 闫曙光. 乌梅丸拆方对 UC 大鼠结肠上皮细胞 Notch 信号通路的影响[J]. 中国实验方剂学杂志, 2015, 21(7): 114-117.
[7] 闫曙光, 惠毅. 乌梅丸对溃疡性结肠炎大鼠结肠上皮细胞 Notch 信号通路的影响[J]. 时珍国医国药, 2015, 26(2): 320-322.
[8] 惠毅, 闫曙光, 周永学. 乌梅丸及其拆方对溃疡性结肠炎大鼠胃肠功能影响的实验研究[J]. 陕西中医, 2013, 34(11): 1556-1558.
[9] 王帅. 乌梅丸加减治疗幽门螺杆菌感染慢性非萎缩性胃炎的效果[J]. 河南医学研究, 2020, 29(21): 3967-3969.
[10] 丁晓洁, 孙喜灵, 于晓飞, 等. 乌梅丸对腹泻型肠易激综合征模型大鼠肠道菌群和炎症因子的影响[J]. 辽宁中医杂志, 2019, 46(6): 1296-1299.
[11] 惠毅, 闫曙光, 李京涛. 乌梅丸对溃疡性结肠炎大鼠结肠上皮组织 MUC2 和 TFF3 的影响[J]. 陕西中医, 2015, 36(9): 1268-1269.
[12] 吴巧珑, 涂云. 乌梅丸治疗腹泻型肠易激综合征临床疗效评价[J]. 中医临床研究, 2020, 12(13): 116-118.
[13] 陈秒旬, 郑耿东, 陈瑞芳. 乌梅丸为基本方治疗肠易激综合征的 Meta 分析[J]. 广州中医药大学学报, 2019, 36(5): 758-765.
[14] 丁晓洁, 杨毅, 于东林, 等. 以乌梅丸为主的干预措施治疗腹泻型肠易激综合征的 Meta 分析[J]. 世界科学技术——中医药现代化, 2019, 21(4): 596-602.
[15] 苏良伟, 郑欢, 黄马养, 等. 乌梅丸治疗腹泻型肠易激综合征的 Meta 分析[J]. 中国中医急症, 2019, 28(9): 1554-1558.
[16] 崔国宁, 刘喜平. 乌梅丸治疗溃疡性结肠炎研究进展[J]. 山东中医杂志, 2018, 37(2): 170-173.
[17] 和媛媛. 乌梅丸治疗功能性消化不良 120 例[J]. 中国中医现代远程教育, 2015, 13(6): 49-51.
[18] 刘亮. 乌梅丸煎剂治疗克罗恩病 42 例的体会[J]. 现代中医药, 2011, 31(1): 19-20.
[19] 吉跃进, 李红晓, 陆为民. 基于现代文献分析乌梅丸的临床应用[J]. 山东中医杂志, 2019, 38(3): 216-220.
[20] 朱子奇, 聂平平, 陈亮, 等. "乌梅丸"治疗慢性萎缩性胃炎以及对血清 PGⅠ、PGⅡ水平的影响[J]. 海峡药学, 2017, 29(2): 201-203.

(西安交通大学　赵　铭，曹　蕾；广州中医药大学　杜　群，李燕舞)

第二十章

溃疡性结肠炎中成药名方

第一节 概 述

一、概 念[1-2]

溃疡性结肠炎（ulcerative colitis，UC）是一种原因不明、反复发作的结直肠慢性非特异性炎症，病变主要限于结直肠黏膜及黏膜下层，呈连续性非节段性分布，以直肠和乙状结肠较为多见，偶见涉及回肠末段。溃疡性结肠炎的临床类型有初发型和慢性复发型；疾病分期分为活动期和缓解期；病变范围分为直肠炎、左半结肠炎及广泛结肠炎。溃疡性结肠炎与克罗恩病统称为炎症性肠病。

溃疡性结肠炎属于中医学"肠澼"、"泄泻"、"痢疾"等范畴。

二、病因及发病机制

（一）病因

溃疡性结肠炎的病因尚未完全明确。目前认为本病是多因素、多环节综合作用的结果，如免疫因素、遗传因素、精神因素、饮食结构、感染因素、过敏因素等。其中免疫因素是发病的重要因素，因此被归为自身免疫性疾病范畴。

（二）发病机制

溃疡性结肠炎的发病机制尚未完全明确。基因决定机体的遗传易感性（内因），通过人体的自身免疫反应机制导致疾病的发生、发展。溃疡性结肠炎患者的肠黏膜可能存在原发性黏膜免疫功能缺陷，从而降低黏膜屏障功能，促进肠道局部的炎症及全身性免疫反应，在外界致病因素（外因）的诱导和促使作用下，最终导致肠上皮和组织细胞的持久损伤。

三、临床表现

溃疡性结肠炎一般起病缓慢，病情轻重不一，呈反复发作慢性病程，难以根除，严重影响患者的身体健康和生活质量。腹泻和脓血便是溃疡性结肠炎活动期最重要的临床表现，腹泻次数和便血程度与病情程度相关。本病常伴有阵发性结肠痉挛性疼痛，并里急后重，排便后可获缓解，可有腹胀、食欲不振、恶心、呕吐等症状。患者左下腹压痛，可触及痉挛的结肠。出现中毒性巨结肠、肠穿孔则出现腹肌紧张、反跳痛、肠鸣音减弱。全身反应可见发热和营养不良。肠外表现有外周关节炎、结节性红斑等[1]。

四、诊　断

溃疡性结肠炎迄今为止仍然缺乏特异性的诊断标准。根据持续或慢性反复发作的腹泻和黏液脓血便、腹痛、里急后重，伴或不伴全身症状，在排除其他结肠炎疾病的基础上，结肠镜检查重要改变中至少有一项及黏膜活检组织学所见可以诊断。内镜下黏膜改变有：①黏膜血管纹理模糊、紊乱或消失、充血、水肿出血及脓性分泌物；②见弥漫性糜烂和多发性溃疡；③慢性病变见黏膜粗糙，结肠变形缩短、结肠袋浅顿或消失[1]。显微镜下特征概况为：隐窝结构异常（隐窝分支增多、扭曲、萎缩，表面不规则等），上皮细胞异常（黏蛋白耗损，潘氏细胞化生），炎性浸润（基底层浆细胞和淋巴细胞数目增多，固有层中性粒细胞及嗜酸性粒细胞数目增多等）[3]。

五、治　疗

（一）常用化学药物及现代技术

氨基水杨酸酸制剂：如 5-氨基水杨酸、柳氮磺吡啶等，能抑制肠道黏膜的炎症反应，也有抗菌作用。肾上腺皮质激素类：如泼尼松、布地奈德等，有显著抑制炎症、抑制免疫反应、减轻中毒症状的作用。免疫抑制剂：如环孢素等，能抑制 T 淋巴细胞；硫唑嘌呤、巯嘌呤，能抑制 T、B 淋巴细胞及自然杀伤细胞，而抑制免疫功能。使用氨基水杨酸、肾上腺皮质激素无效者可改用或加用此类药物。在持续使用皮质激素的基础上使用免疫抑制剂，可减少两者剂量，以降低副作用。生物制剂：TNF-α 单克隆抗体药物如英夫利昔单抗（infliximab），可有效缓解肠道炎症，促进黏膜愈合；乌司奴单抗（ustekinumab）能阻滞白介素-12 和白介素-23 的 p40 亚基，阻止其介导的免疫反应及下游炎症因子激活[4]。JAK1/3 抑制剂托法替尼，具有抑制肠道病理性免疫反应的作用[5]。整合素 α4β7 单克隆抗体维多珠单抗（vedolizumab），可调节白细胞与内皮细胞结合，缓解溃疡性结肠炎症状[6]。肠道微生态制剂：如双歧三联活菌胶囊，可促进肠道正常菌生长繁殖，抑制有害菌及条件致病菌生长，维持肠道微生态平衡，减轻肠道炎症。

（二）中成药名方治疗

与西药主要抑制过度免疫和炎症反应损伤不同，中医认为，溃疡性结肠炎的病位在于脾胃和大小肠，与肝、肾密切相关，治疗上多从调理脾胃、肝、肾、大小肠等多方面着手辨证论治。针对溃疡性结肠炎本虚标实、证候错综、反复发作的病机特点，采用相应的治法及给药途径。

第二节　中成药名方的辨证分类与药效

中药治疗溃疡性结肠炎是辨证用药，中成药名方的常见辨证分类及其主要药效如下[7-10]。

一、健脾化湿类

溃疡性结肠炎脾虚湿蕴证者的症状主要是腹泻、便溏，有黏液或少量脓血，纳差食少，肢体倦怠，舌质淡胖或有齿痕，苔薄白。

溃疡性结肠炎脾虚湿蕴证者主要病理变化是机体免疫功能下降，炎症因子及血管活性物质释放，结肠黏膜水肿，溃疡较轻，伴少量脓性分泌物。

健脾化湿类中成药可调节机体免疫功能，抑制局部炎症介质的释放，清除氧自由基，降低肠黏膜的炎症反应，缓解胃肠平滑肌痉挛，调节肠道菌群平衡。

常用中成药：健脾理肠片、补脾益肠丸、参苓白术散（丸、片、颗粒、口服液）（见第十七章厌食症中成药名方）等。

二、温补脾肾类

脾肾阳虚型溃疡性结肠炎者的症状主要是久痢迁延，脐腹冷痛，喜温喜按，腰膝酸软，形寒肢冷，舌质淡胖，苔白润或有齿痕。

脾肾阳虚型溃疡性结肠炎者主要病理变化是免疫功能低下，肠道功能紊乱，部分黏膜充血水肿，见散在糜烂或溃疡。

温补脾肾类中成药可增强机体免疫功能，调节肠道平滑肌活动，降低小肠推进率，调节细胞因子平衡，抑制炎症细胞的浸润，促进结肠黏膜的愈合。

常用中成药：固本益肠片、附子理中汤（丸、片）、四神丸（见第二十一章腹泻中成药名方）等。

三、益气活血类

溃疡性结肠炎血瘀证的主要类型是气虚血瘀、血瘀化毒、阳虚血瘀、血虚血瘀。

溃疡性结肠炎血瘀证者主要病理变化是血瘀肠络，血液处于高凝状态，微循环灌注量降低，血小板、纤维蛋白原、凝血因子等物质增多或活性增强，产生微循环障碍，肠黏膜血流量减少，细胞缺血缺氧，甚至坏死。

益气活血类中药可改善黏膜微循环，减少凝血因子等物质的释放，增加黏膜血流量，抑制黏膜损伤及促进修复。

常用中成药：血府逐瘀口服液（丸、胶囊）、结肠宁、康复新液等。

四、清热利湿类

溃疡性结肠炎湿热内蕴证者的症状主要是腹泻，黏液脓血便，腹痛或里急后重，肛门灼痛，舌苔黄厚或腻。

溃疡性结肠炎湿热内蕴证者主要病理变化是结肠黏膜色红，固有层粒细胞浸润，黏膜充血水肿，点片状溃疡，炎症细胞因子分泌增多等结肠黏膜典型炎症性病变。

清热利湿药可抑制促炎细胞因子的表达，促进抗炎因子的分泌，减轻结肠黏膜炎性病变，促进结肠黏膜的修复。

常用中成药：虎地肠溶胶囊、致康胶囊、香连片（丸、浓缩丸、软胶囊）、肠康片、肠炎宁片等[致康胶囊见第十五章消化道出血中成药名方，香连片（丸、浓缩丸、软胶囊）见第十三章细菌性痢疾中成药名方，肠康片和肠炎宁片见第二十一章腹泻中成药名方]。

五、其 他 类

溃疡性结肠炎病机复杂，临床尚有其他证型，根据不同症状选用相应中成药。

常用中成药：固肠止泻胶囊（丸）、百令胶囊、锡类散、乌梅丸（见第十九章肠易激综合征中成药名方）、补中益气丸（合剂）、固肠胶囊（丸）（见第十九章肠易激综合征中成药名方）。

参 考 文 献

[1] 葛均波，徐永健，王辰. 内科学[M]. 9版. 北京：人民卫生出版社，2019：373-378.
[2] 陈奇，张伯礼. 中药药效研究方法学[M]. 北京：人民卫生出版社，2016.
[3] 郭倩，唐志鹏，王立娟. 溃疡性结肠炎组织病理学诊断的研究进展[J]. 世界华人消化杂志，2014，22（2）：190-196.
[4] 孙培君，谢梦凡，王蕾. 生物制剂和小分子药物治疗炎症性肠病的研究进展[J]. 内科理论与实践，2020，15（2）：124-130.
[5] Ghosh S，Panaccione R. Review：Anti-adhesion moleculetherapy for inflammatory bowel disease[J]. Therap Adva Gastroenterol，2010，3（4）：239-258.
[6] Feagan B G，Greenberg G R，Wild G，et al. Treatment ofulcerative colitis with a humanized antibody to the α4β7integrin[J]. N Engl J Med，2005，352（24）：2499-2507.
[7] 姜桂宁. 溃疡性结肠炎病因病机探讨[J]. 山东中医杂志，2008，27（4）：219-220，223.
[8] 旋静. 中医药疗法治疗溃疡性结肠炎的研究现状[J]. 中国医药指南，2015，13（18）：36.
[9] 陈治水，王新月. 溃疡性结肠炎中西医结合诊疗共识[J]. 中国中西医结合消化杂志，2010，18（6）：416-419.
[10] 赵晓霞，龙致贤，韩长柏. 中医药治疗慢性非特异性溃疡性结肠炎[J]. 世界华人消化杂志，1998，6（1）：86-87.

（广州中医药大学　杜　群，李燕舞；华南理工大学　李艳红）

第三节　中成药名方

一、健脾化湿类

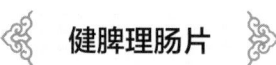
健脾理肠片

【药物组成】　黄芪、党参、当归、干姜、升麻等。

【处方来源】　研制方。国药准字 Z44023716。

【功能与主治】　健脾益气，温和止泻，行气消胀。主要用于脾虚腹泻、腹痛、纳差、乏力。

【药效】　主要药效如下。

1. 抗炎[1-2]　健脾理肠片能明显抑制巴豆油引起的小鼠耳肿胀、抑制大鼠棉球肉芽肿的形成，改善肠黏膜充血、水肿、颗粒样炎性病变，减少大便中白细胞和脓细胞数量。

2. 调节免疫[3]　健脾理肠片能明显降低 E-玫瑰花试验、活性玫瑰花试验、淋巴细胞转化率、IgG、IgA、IgM、补体 C3，提高腹腔吞噬细胞吞噬百分率、吞噬指数，对吞噬功能有激活作用。其既能增强非特异性免疫功能，又能调节细胞和体液免疫的功能紊乱。

3. 止泻[4]　健脾理肠片对腹泻潜伏期、发生率、稀便程度、稀便数与总便数之比都有明显改善。

4. 镇痛[1,4]　健脾理肠片能明显减少乙酸所致的小鼠扭体次数、提高热板法小鼠的痛阈。

5. 解痉[1,5]　健脾理肠片能对抗乙酰胆碱 M 受体的激动作用、抑制肠管平滑肌收缩，抑制氯化钡所致的肠管痉挛。

【临床应用】

1. 溃疡性结肠炎[6-8]　健脾理肠片治疗脾虚型慢性非特异性溃疡性结肠炎，症见腹痛腹泻、里急后重、纳差、肠鸣、神疲乏力等，能明显改善肠黏膜充血水肿、溃疡和颗粒性炎变，治愈率高，复发率低。

2. 慢性腹泻[9]　健脾理肠片治疗慢性腹泻，明显改善腹痛、黏液稀便、纳差、腹胀、乏力、腹部压痛等症状，治愈率高，复发率低。

【不良反应】　尚不明确。

【使用注意】　①泄泻时腹部热、胀、痛者忌服。②服药期间忌食生冷、辛辣、油腻之物。③感冒发热者慎用。④服药 3 日症状未改善，或症状加重，或出现新的症状者，应立即停药并去医院就诊。⑤有慢性结肠炎、溃疡性结肠炎便脓血等慢性病史者，患泄泻后应在医师指导下使用。⑥小儿用法用量，请咨询医师或药师。⑦对本品过敏者禁用，过敏体质者慎用。

【用法与用量】　饭后 1 小时温开水送服，一次 4~6 片，一日 3 次，腹泻症状控制后一次服用量减至 2~4 片。

参 考 文 献

[1] 田维君, 方守淼, 吴光星, 等. 健脾理肠片的药理研究[J]. 中药药理与临床, 1989, 5 (4): 17-20.
[2] 周燕萍. 健脾理肠片抗炎作用的临床与实验研究[J]. 中国药业, 2005, 14 (4): 33-34.
[3] 田维君, 郭华, 陈古荣. 健脾理肠片免疫调节作用研究[J]. 中国现代医学杂志, 2003, 13 (10): 56-57.
[4] 田维君. 健脾理肠片的药效学研究[J]. 武警医学, 2004, 15 (5): 375-377.
[5] 周燕萍, 田维君. 健脾理肠片治疗慢性溃疡性结肠炎药理作用的实验研究[J]. 武警医学, 2003, 14 (3): 179-180.
[6] 田维君. 健脾理肠片治疗脾虚型慢性结肠炎临床研究[J]. 临床军医杂志, 2000, 28 (1): 31-33.
[7] 田维君, 郭华, 孙春林. 健脾理肠片治疗脾虚型慢性非特异性溃疡性结肠炎的临床观察[J]. 中国现代医学杂志, 2003, 13 (18): 128-129.
[8] 田维君, 方守淼, 徐复霖, 等. 健脾理肠片治疗慢性结肠炎、溃疡性结肠炎的临床研究[J]. 中药药理与临床, 1989, 5 (4): 42-44.
[9] 田维君. 健脾理肠片治疗慢性腹泻的临床观察[J]. 武警医学, 2002, 13 (12): 745-746.

(广州中医药大学　杜　群, 李燕舞)

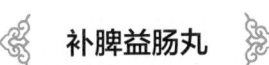

补脾益肠丸

【药物组成】　黄芪、米炒党参、砂仁、白芍、当归（土炒）、白术（土炒）、肉桂、醋延胡索、荔枝核、炮姜、炙甘草、防风、木香、盐补骨脂、煅赤石脂。

【处方来源】　研制方。《中国药典》（2020年版）。

【功能与主治】　益气养血, 温阳行气, 涩肠止泻。用于脾虚气滞所致的泄泻, 症见腹胀疼痛、肠鸣泄泻、黏液便血, 以及慢性结肠炎、溃疡性结肠炎、过敏性结肠炎见上述证候者。

【药效】　主要药效如下。

1. 降低肠道高敏感性[1-2]　补脾益肠丸可降低母子分离内脏高敏模型大鼠肠道敏感性, 减少避水应激所致的排便数量, 降低模型大鼠结肠及脑组织 5-羟色胺的含量, 降低模型大鼠肠黏膜胃动素（MTL）含量, 增高血管活性肽（VIP）含量。

2. 止泻[1]　本品能减少番泻叶所致的腹泻小鼠模型的排便数量, 减少蓖麻油所致的小鼠腹泻次数。补脾益肠丸有助于提高肠道对谷氨酰胺的吸收能力, 更有利于促进肠黏膜的修复, 有肠屏障保护作用。

3. 调节免疫[3]　研究发现, 溃疡性结肠炎患者经补脾益肠丸治疗后 $CD4^+$ 较治疗前下降, $CD8^+$ 较治疗前上升, 提示补脾益肠丸有抑制 $CD4^+$ 细胞的免疫亢进作用, 有助于改善患者的免疫功能, 其对溃疡性结肠炎的治疗效果可能是通过调节免疫对肠黏膜的损伤产生抑制, 阻滞病情反复, 从而修复受损的溃疡面。

【临床应用】

1. 溃疡性结肠炎[4-9]　补脾益肠丸可扩张微血管, 改善组织营养供给, 有利于炎症的消退和溃疡组织的修复。补脾益肠丸用于溃疡性结肠炎, 可改善腹痛、腹泻、腹胀、黏液便等症状, 改善粪便隐血及肠黏膜病变。联合氨基水杨酸制剂疗效优于单用西药, 且能降低复发率和不良反应。黄芩汤加减联合补脾益肠丸可抑制溃疡性结肠炎患者 Toll 样受体 4/髓样分化因子 88（TLR4/MyD88）的信号通路, 调节免疫球蛋白水平。联合猴头菌提取物颗粒治疗溃疡性结肠炎可有效改善患者的临床症状, 缓解机体炎症反应, 促进肠黏膜的修复。联合美沙拉嗪缓释颗粒剂可改善患者的临床症状，缓解结肠黏膜病变。采用温针疗法联合补脾益肠丸可改善脾肾阳虚型溃疡性结肠炎患者的疗效。

2. **慢性结肠炎**[10]　本品治疗慢性结肠炎，可减轻临床症状，改善大便性状及肠镜下黏膜病变。补脾益肠丸用于辅助治疗慢性结肠炎，与西药联合应用可提高临床疗效，且在腹痛、腹泻及黏膜水肿等临床症状的缓解方面有一定的效果。

3. **肠易激综合征**[11-15]　本品治疗腹泻型肠易激综合征有良好的临床疗效和安全性，可缓解腹痛、腹泻，改善便质及生活质量；联合常规西药治疗腹泻型肠易激综合征疗效优于单用西药组；联合奥替溴铵片可缓解肠易激综合征的临床症状，降低血清炎症因子和生化指标水平；联合复方谷氨酰胺肠溶胶囊可减轻患者症状，降低内脏敏感性，调节胃肠激素分泌，改善生活质量。连续用补脾益肠丸1个月，能减少肠易激综合征的复发。

4. **腹泻**[16-17]　补脾益肠丸还可用于食管癌术后腹泻、糖尿病肾病腹泻等病的治疗。

【不良反应】　尚不明确。

【使用注意】　①妊娠期妇女禁用。②泄泻时腹部热、胀、痛者忌服。③忌食生冷、辛辣、油腻之物。④感冒发热者慎用。⑤服药3日症状未改善或症状加重，或出现新的症状，应立即停药并去医院就诊。⑥有慢性结肠炎、溃疡性结肠炎脓血便等慢性病史者，应在医师指导下使用。⑦对本品过敏者禁用，过敏体质慎用。

【用法与用量】　口服，一次6g，一日3次；儿童酌减；重症加量或遵医嘱。30日为一疗程，一般连服2~3个疗程。

参 考 文 献

[1] 邹娟, 郭珍, 刘梓峰, 等. 补脾益肠丸对腹泻型肠易激综合征动物模型的影响[J]. 深圳中西医结合杂志, 2013, 23（5）: 288-291.
[2] 莫国强, 郭钟慧, 何凤雷, 等. 补脾益肠丸对肠易激综合征内脏高敏模型大鼠的影响[J]. 中药药理与临床, 2013, 292（2）: 138-140.
[3] 王立荣. 补脾益肠丸治疗溃疡性结肠炎的研究[D]. 青岛: 青岛大学, 2017.
[4] 吴建华, 陈晓敏. 补脾益肠丸联合猴头菌提取物颗粒治疗溃疡性结肠炎的临床研究[J]. 现代药物与临床, 2019, 34（3）: 682-685.
[5] 张博. 补脾益肠丸联合美沙拉嗪缓释颗粒剂治疗溃疡性结肠炎临床观察[J]. 光明中医, 2019, 34（22）: 3485-3487.
[6] 李广庆. 温针疗法联合补脾益肠丸治疗脾肾阳虚型溃疡性结肠炎的疗效观察[J]. 当代医药论丛, 2017, 15（8）: 23-25.
[7] 首汉蓉, 唐建, 黄泽林, 等. 黄芩汤加减联合补脾益肠丸对溃疡性结肠炎患者Toll样受体4/髓样分化因子88信号通路的影响[J]. 陕西中医, 2020, 41（6）: 750-753.
[8] 王立荣. 补脾益肠丸治疗溃疡性结肠炎的临床效果观察[J]. 临床医学研究与实践, 2016, 1（14）: 112.
[9] 崔德军, 黄博, 安邦权, 等. 中药补脾益肠丸辅助治疗溃疡性结肠炎的Meta分析[J]. 世界华人消化杂志, 2012, 20（28）: 2737-2741.
[10] 崔雪丽. 补脾益肠丸辅助治疗慢性结肠炎的效果体会[J]. 黑龙江医药科学, 2016, 39（3）: 98-99.
[11] 杨会, 乔昭君, 刘艳利, 等. 补脾益肠丸联合奥替溴铵治疗肠易激综合征的临床研究[J]. 现代药物与临床, 2019, 34（10）: 3127-3131.
[12] 张志亮, 常廷民. 补脾益肠丸联合复方谷氨酰胺治疗腹泻型肠易激综合征的临床研究[J]. 现代药物与临床, 2019, 34（4）: 1059-1064.
[13] 张远翠. 补脾益肠丸为主治疗腹泻型肠易激综合征疗效观察[J]. 中国社区医师, 2011, 27（3）: 18.
[14] 张声生, 赵鲁卿, 侯晓华, 等. 补脾益肠丸治疗腹泻型肠易激综合征的临床随机对照研究[J]. 中国中西医结合消化杂志, 2018, 26（3）: 233-237.
[15] 袁继云, 潘立华, 曹家玮. 补脾益肠丸治疗腹泻型肠易激综合征临床疗效观察[J]. 内蒙古中医药, 2017, 36（5）: 12-13.
[16] 蒋志华, 李峰, 徐新华. 补脾益肠丸治疗食管癌术后腹泻的临床研究[J]. 中国临床研究, 2014, 27（12）: 1506-1507.

[17] 史耀勋. 补脾益肠丸治疗糖尿病肾病腹泻疗效观察[J]. 中国社区医师, 2011, 27（4）: 18.

（广州中医药大学　李燕舞，杜　群；西安交通大学　赵　铭）

二、温补脾肾类

固本益肠片

【药物组成】　黄芪、党参、麸炒山药、补骨脂、煅赤石脂、炮姜、酒当归、地榆炭、麸炒白术、炒白芍、醋延胡索、煨木香、儿茶、炙甘草。

【处方来源】　研制方。《中国药典》（2020年版）。

【功能与主治】　健脾温肾，涩肠止泻。用于脾肾阳虚所致的泄泻，症见腹痛绵绵、大便清稀或有黏液及黏液血便，食少腹胀，腰酸乏力，形寒肢冷，舌淡苔白，脉虚，以及慢性肠炎见上述证候者。

【药效】

1. 抗炎、镇痛[1]　固本益肠片能明显抑制二甲苯所致的小白鼠耳肿胀和冰乙酸所致的小白鼠扭体反应，有抗炎、镇痛作用。

2. 抗溃疡[2]　固本益肠片对实验性豚鼠脾虚型溃疡性肠炎模型具有改善症状、减少结肠溃疡和水肿面积，促进溃疡修复的作用。

3. 抑制肠管蠕动[3]　小鼠胃肠道炭末推进试验证明，固本益肠片能明显抑制炭末推进的百分率，对在体肠蠕动有抑制作用；家兔离体肠蠕动试验证明，固本益肠片能明显抑制兔离体十二指肠和回肠的自发运动；对乙酰胆碱和氯化钡所致的肠管痉挛亦有明显的抑制作用。

【临床应用】

1. 溃疡性结肠炎[4]　固本益肠片能用于治疗溃疡性结肠炎，联合西药柳氮磺胺吡啶治疗有良好的效果，能明显改善黏液脓血便、腹痛、腹泻、里急后重等症状，且无毒副作用。通过临床观察合用固本益肠片后柳氮磺胺吡啶的用量可减少，并可以此药作为长期维持治疗，以提高治愈率、降低复发率。

2. 功能性腹泻[5]　固本益肠片能用于治疗功能性腹泻，可显著改善患者排便次数及大便性状，改善患者的焦虑、抑郁情绪，无不良反应。

3. 肠易激综合征（腹泻型）[6]　固本益肠片联合复方谷氨酰胺和曲美布汀治疗肠易激综合征效果显著，可明显改善患者的临床症状及生活质量（腹痛程度、腹痛天数、腹胀程度、排便满意度、生活干扰度）。

【不良反应】　尚不明确。

【使用注意】　①服药期间忌食生冷、辛辣、油腻食物，湿热下痢亦非本方所宜。②服药3日症状未改善，或症状加重，或出现新的症状者，应立即停药并去医院就诊。③有慢性结肠炎、溃疡性结肠炎便脓血等慢性病史者，患泄泻后应在医师指导下使用。④小儿用法用量，请咨询医师或药师。⑤对本品过敏者禁用，过敏体质者慎用。

【用法与用量】　口服，小片一次8片（每片0.32g），大片一次4片（每片0.6g），一日3次。

参 考 文 献

[1] 李显华，张宏，王玉良，等. 固本益肠片对小白鼠脾虚模型的影响及抗炎镇痛作用初步研究[J]. 中成药，1993，15（11）：45.
[2] 王玉良，谢杰，李显华，等. 固本益肠片治疗实验性豚鼠脾虚型溃疡性结肠炎的研究[J]. 中国中西医结合杂志，1995，15（2）：98-100.
[3] 张宏，李显华，王玉良，等. 固本益肠片对肠管活动的影响实验研究[J]. 中成药，1994，16（11）：36-37.
[4] 李媛. 固本益肠片等治疗溃疡性结肠炎30例临床观察[J]. 现代中西医结合杂志，2000，9（14）：1341-1342.
[5] 林仙花. 固本益肠片治疗功能性腹泻的临床观察[J]. 中国中医药现代远程教育，2018，16（4）：108-109.
[6] 李锦伟，丁志钦，金立，等. 固本益肠片联合复方谷氨酰胺和曲美布汀治疗肠易激综合征的临床研究[J]. 现代药物与临床，2017，32（1）：63-66.

（广州中医药大学　杜　群，李燕舞；华南理工大学　李艳红）

附子理中汤（丸、片）

【药物组成】　附子（制）、党参、炒白术、干姜、甘草。

【处方来源】　宋·阎孝忠《阎氏小儿方论》。《中国药典》（2020年版）。

【功能与主治】　温中健脾。用于脾胃虚寒，脘腹冷痛，呕吐泄泻，手足不温。

【药效】

1. 抗炎[1-2]　附子理中汤能降低大鼠血清肿瘤坏死因子α水平，提高大鼠血清白介素-10水平，调整促炎因子与抗炎因子之间的平衡，从而发挥其抗炎效果。与美沙拉嗪联合使用，可降低缺氧诱导因子（HIF）-1α水平，上调细胞因子信号传送阻抑物（SOCS）-3水平，提高预后，作用优于单用美沙拉嗪。

2. 镇痛[3]　附子理中汤能显著抑制无特定病原（SPF）小鼠耳肿胀度，明显减少小鼠扭体次数，提高痛阈，有较好的镇痛作用。

【临床应用】

1. 溃疡性结肠炎[2]　附子理中丸可用于治疗溃疡性结肠炎，联合美沙拉嗪治疗脾肾阳虚型溃疡性结肠炎可降低患者的炎症水平，缓解临床症状。

2. 肠炎腹泻[4-5]　附子理中丸可用于治疗肠炎腹泻，配合人参健脾丸治疗无致病菌生长性腹泻患者可取得较满意的效果。附子理中丸敷脐治疗婴幼儿腹泻具有疗效显著、缩短疗程、安全性好的特点。

3. 慢性胃炎[6]　附子理中丸配合针灸治疗慢性胃炎疗效显著。

4. 其他[7-8]　附子理中汤还用于治疗头痛、期前收缩、口疮、痹证、头痛和皮痹，均取得满意疗效。

【不良反应】　尚不明确。

【使用注意】　①忌不易消化食物。②感冒发热患者不宜服用。③有高血压、心脏病、肝病、糖尿病、肾病等慢性病严重者应在医师指导下服用。④妊娠期妇女慎用，哺乳期妇女、儿童应在医师指导下服用。⑤不宜长期服用。⑥对本品过敏者禁用，过敏体质者慎用。

【用法与用量】　丸剂：口服，水蜜丸一次6g，小蜜丸一次9g，大蜜丸一次1丸，一日2～3次。片剂：口服，一次6～8片，一日1～3次。

参 考 文 献

[1] 谢文娟,张志敏,武志娟.附子理中汤对D-IBS大鼠血清肿瘤坏死因子-α、白介素-10的影响[J].中国中医急症,2013,22(8):1287-1288,1316.
[2] 卢本银,史仁杰.美沙拉嗪联合附子理中丸治疗脾肾阳虚证溃疡性结肠炎的效果及对血清HIF-1α、SOCS-3水平的影响[J].中国现代医生,2019,57(16):30-33.
[3] 张艳晓,张怡,姬陪震,等.附子理中汤抗炎镇痛作用的实验研究[J].中医学报,2015,30(4):542-544.
[4] 李桂芝,范玫,郭菊.30例无致病菌生长性腹泻患者中成药治疗分析[J].中国临床保健杂志,2004,7(2):136.
[5] 王有芝.敷脐治疗婴幼儿秋季腹泻150例[J].外治杂志,2007,16(1):29.
[6] 赵珩,张建功.附子理中丸合针灸治疗慢性胃炎75例分析[J].中国误诊学杂志,2007,7(23):5666-5667.
[7] 王维澎.附子理中丸治验3则[J].新中医,2001,33(2):63-64.
[8] 王彩华.附子理中汤临证应用举隅[J].新中医,2000,32(5):52.

(广州中医药大学 杜 群,李燕舞)

三、益气活血类

血府逐瘀口服液(丸、胶囊)

【药物组成】 柴胡、当归、地黄、赤芍、红花、桃仁、麸炒枳壳、甘草、川芎、牛膝、桔梗。

【处方来源】 清·王清任《医林改错》。《中国药典》(2020年版)。

【功能与主治】 活血祛瘀,行气止痛。用于气滞血瘀所致的胸痹、头痛日久、痛如针刺而有定处、内热烦闷、心悸失眠、急躁易怒。

【药效】 主要药效如下。

1. 抗炎[1]　血府逐瘀胶囊对急性炎症具有抗炎作用,对炎症的多个环节如体内的炎性介质释放、毛细血管通透性的增加、组织肿胀及炎性渗出及炎症增殖期的肉芽组织增生,均有抑制作用。

2. 改善血液流变学[2]　血府逐瘀软胶囊能明显降低肾上腺素加冷刺激所致的急性血瘀模型大鼠的全血黏度、红细胞电泳时间、卡松黏度及红细胞聚集,具有改善血液流变学的作用。

3. 改善微循环,抗凝血[1]　本品能加快小鼠耳廓毛细血管的血流速度,延长小鼠的出血与凝血时间,具有改善微循环、抗凝血作用。血府逐瘀汤可改善黏膜微循环,减少凝血因子等物质的释放,增加黏膜血流量,抑制黏膜损伤及促进修复。

4. 抗溃疡性结肠炎[3]　本品可降低溃疡性结肠炎大鼠模型结肠组织的损伤指数、血小板黏附率和聚集率、血清中的血栓烷B_2(TXB_2)、单克隆酶联吸附法检测血管性假血友病因子相关抗原、细胞内黏附因子1等。

血府逐瘀胶囊抗溃疡性结肠炎的作用机制见图20-1。

5. 镇痛[2]　血府逐瘀口服液灌胃对热板法、乙酸扭体法等疼痛模型小鼠均有明显的镇痛作用。

6. 调节免疫功能[3]　血府逐瘀汤可增加小鼠胸腺和脾指数,能够增加小鼠巨噬细胞的吞噬功能;对垂体后叶素引起的大鼠急性心肌缺血有一定的保护作用,可以抑制ST段的升高和 T 波的下移。

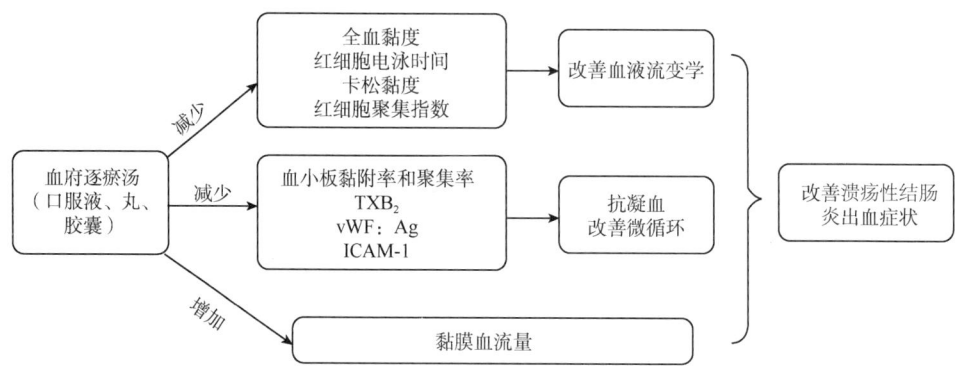

图 20-1　血府逐瘀汤（口服液、丸、胶囊）抗溃疡性结肠炎的作用机制
vWF：Ag：血友病因子抗原；ICAM：细胞间黏附分子

【临床应用】

1. 溃疡性结肠炎[4-5]　血府逐瘀汤可用于治疗慢性溃疡性结肠炎，能明显改善症状，疗效显著，复发率较少。血瘀肠络贯穿于溃疡性结肠炎的始终，患者往往处于血液高凝状态，多表现为微循环灌注量降低，血小板、纤维蛋白原、凝血因子等物质增多或活性增强，产生微循环障碍，肠黏膜血量减少，细胞缺血缺氧，甚至坏死。本方具有活血化瘀而不伤正的特点，可使瘀血去而新血生、腐肉去而新肌生，能加快溃疡的愈合。

2. 冠心病等　其他治疗作用详见心血管神经精神卷。

【不良反应】　个别患者服药后出现胃脘不适、面部烘热潮红。

【使用注意】　忌食辛冷食物；妊娠期妇女慎用。

【用法与用量】　口服液：空腹服，一次 20ml，一日 3 次。丸剂：空腹时用红糖水送服，一次 1～2 丸，一日 2 次。胶囊剂：一次 6 粒，一日 2 次。1 个月为一疗程。

参 考 文 献

[1] 李显华，向绍杰，杜佳林，等. 血府逐瘀软胶囊药效学试验研究[J]. 中药药理与临床，2005，21（4）：7-9.
[2] 张力群，谢娟，蔡吕化. "血府逐瘀口服液"抗炎及退黄的药效实验观察[C]. 中国中西医结合学会活血化瘀专业委员会. 第六次全国中西医结合血瘀证及活血化瘀研究学术大会论文汇编，2005：245.
[3] 王炳芳，姜文霞，王晓蕾，等. 血府逐瘀汤对大鼠溃疡性结肠炎模型的治疗作用及其机制研究[C]. 中国中西医结合学会消化系统疾病专业委员会. 中国中西医结合学会第十六次全国消化系统疾病学术研讨会论文汇编，2004：203.
[4] 陈奇，张伯礼. 中药药效研究方法学[M]. 北京：人民卫生出版社，2016.
[5] 陆川，黎兆宏，邵丽川. 血府逐瘀汤加味治疗慢性溃疡性结肠炎 40 例[J]. 陕西中医，2011，32（7）：858-859.

（广州中医药大学　杜　群，李燕舞）

结 肠 宁

【药物组成】　蒲香、丁香蓼。

【处方来源】　研制方。国药准字 Z10890022。

【功能与主治】　活血化瘀，清肠止泻。用于慢性结肠炎性腹泻（慢性细菌性痢疾、慢性结肠炎、溃疡性结肠炎）。

【药效】 主要药效如下。

1. 调节肠道菌群[1-2] 结肠宁具有恢复肠道菌群平衡及促进益生菌增殖的作用，治疗后肠球菌、消化球菌、双歧杆菌和真杆菌等多个菌落，数量均恢复平衡，特别是双歧杆菌较治疗前显著增加。结肠宁在一定范围内对痢疾杆菌、白念珠菌有抑制作用。

2. 降低血管通透性[2] 结肠宁对实验烧伤的家兔模型，具有降低血管通透性的作用。

3. 减轻肠道内炎症[3] 结肠宁能改善葡聚糖硫酸钠所致的实验性溃疡性结肠炎大鼠模型的炎症反应，可能通过上调大鼠血清和组织内白介素-10水平，下调干扰素（IFN-γ）水平而起作用，保持Th1/Th2细胞间平衡，改善免疫功能，减轻肠道内炎症，达到治疗及预防作用。

结肠宁灌肠剂治疗溃疡性结肠炎的作用机制见图20-2。

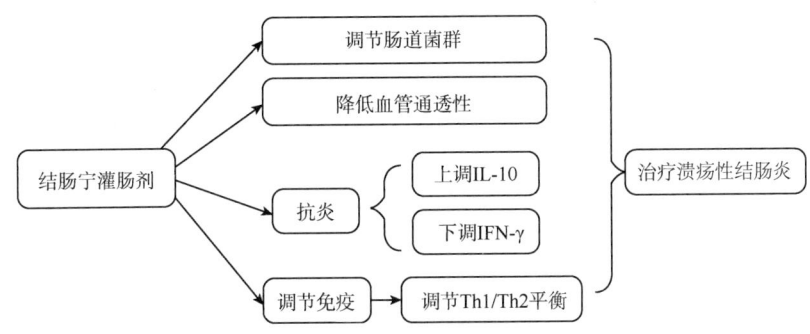

图20-2 结肠宁灌肠剂治疗溃疡性结肠炎的作用机制

【临床应用】

溃疡性结肠炎[2-4] 结肠宁灌肠剂对溃疡性结肠炎的临床症状（腹痛、腹泻、大便稀薄或有黏液）的改善、直观肠壁炎变的消退及溃疡的愈合等均具有较好的疗效，且副作用轻微。结肠宁灌肠对湿热内蕴型溃疡性结肠炎的疗效确切。

【不良反应】 尚不明确。

【使用注意】 尚不明确。

【用法与用量】 灌肠用，取药膏5g，溶于50～80ml温开水中，放冷至约36℃时保留灌肠，每日大便后一次，4周为一疗程。

参 考 文 献

[1] 王振疆，陈渝萍，黄剑迎，等. 结肠宁对溃疡性结肠炎患者肠道微生态的影响[J]. 广东医学，2016，37（13）：2033-2035.
[2] 刘立群，李芳荣，朱晓薇，等. 结肠宁治疗慢性结肠炎性腹泻的实验研究及临床观察[J]. 中成药，1990，12（3）：31-33.
[3] 彭小青. Th1/Th2细胞炎性因子在大鼠溃疡性结肠炎治疗模型中的表达研究[D]. 长沙：中南大学，2012.
[4] 李国庆，王云，刘晶，等. 结肠宁颗粒抗结肠炎作用实验研究[J]. 中华中医药学刊，2014，32（1）：176-177.

（广州中医药大学 杜群，李燕舞）

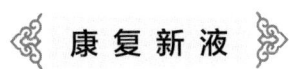

【药物组成】 美洲大蠊提取物。

【处方来源】 研制方。国药准字Z53020054。

【功能与主治】 通利血脉，养阴生肌。内服：用于瘀血阻滞，胃痛出血，胃、十二指肠溃疡，以及阴虚肺痨、肺结核的辅助治疗。外用：用于金疮、外伤、溃疡、瘘管、烧伤、烫伤、复创之创面。

【药效】 主要药效如下。

1. 抗炎[1-2] 康复新液能迅速消除炎症水肿，并且显著增加 NK 细胞和巨噬细胞对病原物质的吞噬作用。大鼠乙酸造模后，配合灌胃康复新液，不仅可减少炎症细胞浸润，还能够加速黏液及黏膜屏障的重建。

2. 调节免疫功能[3-4] 康复新液通过降低外周血中 $CD3^+$、$CD4^+$ 细胞数和 $CD3^+/CD4^+$，升高 $CD8^+$ 细胞数，提高免疫功能；可显著提高低免疫小鼠的体液免疫、细胞免疫和非特异性免疫，并且可改善老龄鼠脾脏组织的老化症状和脑组织的氧化损伤。

3. 促进创面修复[2,5] 康复新液用于促进组织修复，外用对烧伤、烫伤、压疮等修复效果显著；内服对腔道内黏膜不仅可以起到修复的作用，还有助于重建黏膜下组织结构，恢复黏膜的防御能力。

4. 修复骨缺损[6] 康复新液对兔膝骨性关节炎软骨缺损模型兔的软骨损伤具有明显的修复作用。

5. 减轻肺纤维化[7] 康复新液可减轻博来霉素诱导的大鼠肺纤维化，其作用与其下调肺组织层粘连蛋白（LN）、纤维连接蛋白（FN）及 α 平滑肌肌动蛋白（α-SMA）蛋白的表达有关。康复新液还可改善由转化生长因子 $β_1$ 诱导人胚肺成纤维细胞（MRC-5）纤维化的表型。

【临床应用】

1. 溃疡性结肠炎[8] 康复新液可用于治疗溃疡性结肠炎，与美沙拉嗪联合使用，疗效确切，安全性较高；与单用美沙拉嗪相比，可在提高临床疗效的同时，降低复发率。

2. 胃溃疡[9] 康复新液联合雷贝拉唑三联疗法治疗幽门螺杆菌阳性胃肠溃疡，可提高幽门螺杆菌的根除率，促进溃疡愈合，降低血清转化生长因子 $β_1$ 和高敏 C 反应蛋白水平，提高疗效及改善患者的生活质量，且不良反应发生率及复发率均较低。

3. 肛周脓肿[10] 康复新液纱条联合挂线术可有效缩短肛周脓肿切口愈合及感染创面愈合的时间并降低复发率，其疗效较引流术及单纯挂线术更佳。

【不良反应】 尚不明确。

【使用注意】 尚不明确。

【用法与用量】 口服，一次 10ml，一日 3 次。外用：用医用纱布浸透药液后敷于患处，感染创面先清创后再用本品冲洗，并用浸透本品的纱布填塞或敷用。

参 考 文 献

[1] 张汉超，王朋川，刘衡，等.康复新液缓解三硝基苯磺酸致大鼠溃疡性结肠炎及其机制研究[J]. 中国药理学通报，2018，34（4）：496-501.

[2] 陈继兰，刘童婷，黄秀深，等.康复新液对促进实验性胃溃疡愈合过程中病理变化的影响[J]. 现代中医药，2015，3（5）：172-176.

[3] 谭巧云，满红霞，那凯歌，等.美洲大蠊提取物对口腔溃疡大鼠模型的作用[J]. 中国临床药理学杂志，2016，32（11）：1014-1016.

[4] 杨雯，王陆陆，向虹宇，等.康复新液对小鼠的免疫调节作用[J]. 华西药学杂志，2011，26（6）：543-546.

[5] 丁子文, 陈茜茜, 连燚沛, 等. 碱性成纤维细胞生长因子促进皮肤创伤修复机制的研究进展[J]. 健康周刊, 2017, 11 (29): 11-14.
[6] 王涛, 郭英, 殷红, 等. 康复新液对兔膝关节炎软骨缺损模型的修复作用及机制研究[J]. 中国药房, 2019, 30 (2): 197-201.
[7] 徐秋颖, 刘伟伟, 王宝家, 等. 康复新液对转化生长因子-β1诱导人胚肺成纤维细胞MRC-5纤维化模型的干预作用[J]. 厦门大学学报, 2018, 57 (3): 434-437.
[8] 王少华, 钟礼顺, 王崇文, 等. 康复新液联合美沙拉嗪治疗溃疡性结肠炎对疗效和C反应蛋白及复发率的影响[J]. 当代医学, 2020, 26 (19): 35-36.
[9] 陈光华, 袁聪, 李文东, 等. 康复新液联合雷贝拉唑三联疗法治疗幽门螺杆菌阳性胃肠溃疡疗效观察[J]. 中国药业, 2019, 28 (5): 61-63.
[10] 朱建富, 刘荣, 黄媛莉. 康复新液纱条联合挂线术对肛周脓肿切口愈合及感染创面愈合的影响[J]. 中医杂志, 2019, 60 (5): 405-409.

（广州中医药大学　杜　群，李燕舞）

四、清热利湿类

虎地肠溶胶囊

【**药物组成**】　朱砂七、虎杖、白花蛇舌草、北败酱、二色补血草、地榆（炭）、白及、甘草。

【**处方来源**】　研制方。国药准字Z20020035。

【**功能与主治**】　清热，利湿，凉血。用于非特异性溃疡性结肠炎、慢性细菌性痢疾温热蕴结证，症见腹痛，下痢脓血，里急后重。

【**药效**】　虎地肠溶胶囊能防护小鼠放射性诱导的肠道损伤，提高小鼠生存率、增加D-木糖吸收、提高小肠微血管密度，降低小鼠内皮凋亡率和小肠NO含量，减轻放射所致的小肠绒毛和隐窝结构改变，减轻炎症[1]。

【**临床应用**】

1. 溃疡性结肠炎[2-4]　虎地肠溶胶囊联合西药能改善溃疡性结肠炎患者的腹痛、腹泻、脓血便、里急后重、肛门灼热等症状；降低血清白介素-6、白介素-8、白介素-17、肿瘤坏死因子α等促炎因子及结肠黏膜诱导型一氧化氮合酶（iNOS）水平，并提高白介素-10、白介素-13等抗炎因子水平；缩小结肠溃疡面积，改善溃疡面发红、水肿症状。

虎地肠溶胶囊治疗溃疡性结肠炎的作用机制见图20-3。

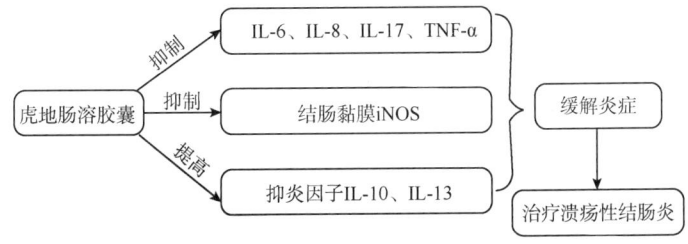

图20-3　虎地肠溶胶囊治疗溃疡性结肠炎的作用机制

2. 放射性肠道损伤[5]　虎地肠溶胶囊可有效延缓宫颈癌患者放射治疗后的放射性肠损伤，改善放射治疗后肠壁的水肿状态，提高患者的生活质量。

【不良反应】 尚不明确。
【使用注意】 妊娠期妇女慎用。
【用法与用量】 口服，一次4粒，一日3次，4~6周为一疗程。

参 考 文 献

[1] 汪浩. 虎地肠溶胶囊对放射性诱导肠道损伤的防护作用[D]. 合肥：安徽医科大学，2017.
[2] 庄伟，马永刚. 虎地肠溶胶囊结合二丙酸倍氯米松灌肠治疗活动期溃疡性结肠炎的疗效及机制分析[J]. 世界华人消化杂志，2020，28（13）：532-537.
[3] 林崖，杨维忠，王秋雁，等. 虎地肠溶胶囊联合美沙拉嗪治疗溃疡性结肠炎的临床研究[J]. 现代药物与临床，2019，34（9）：2778-2781.
[4] 王凯. 虎地胶囊治疗慢性溃疡性结肠炎120例[J]. 中医研究，2004，17（3）：23-24.
[5] 汪浩，张明霞，蒋俊，等. 虎地肠溶胶囊对宫颈癌放射治疗致急性肠损伤的防护作用[J]. 安徽中医药大学学报，2019，38（4）：20-24.

（广州中医药大学 杜 群，李燕舞）

五、其 他 类

固肠止泻胶囊（丸）

【药物组成】 乌梅、黄连、干姜、木香、罂粟壳、延胡索。
【处方来源】 研制方。《中国药典》（2020年版）。
【功能与主治】 调和肝脾，涩肠止痛。用于肝脾不和，泻痢腹痛，慢性非特异性溃疡性结肠炎见上述证候者。
【药效】 主要药效如下。

1. 抗炎、调节免疫[1-3] 固肠止泻丸能显著降低患者和大鼠克罗恩病疾病活动指数评分、红细胞沉降率及C反应蛋白、肿瘤坏死因子α水平，降低髓过氧化物酶活性及肿瘤坏死因子α、5-HT的含量，增加白介素-10的含量，减少结肠中上皮细胞及色氨酸羟化酶的表达量，从而起到抗炎和调节免疫的作用。

2. 抗溃疡[4] 固肠止泻丸能明显减少溃疡个数、减小溃疡面积，改善结肠黏膜及黏膜下层充血、水肿，以及淋巴细胞、浆细胞及中性粒细胞、嗜酸性粒细胞浸润症状，促进溃疡愈合。

3. 抗菌[5] 固肠止泻丸有明显的抗大肠杆菌、痢疾杆菌作用。

4. 镇痛[5] 固肠止泻丸能减少乙酸引起的小鼠扭体反应次数，有镇痛作用。

【临床应用】

1. 溃疡性结肠炎[6-9] 固肠止泻丸用于治疗溃疡性结肠炎，能明显改善临床症状，减少大便次数、减轻溃疡面出血水肿、缩小溃疡面积，促进黏膜愈合，减轻炎症反应，降低复发率，且无不良反应。临床研究发现，联合使用固肠止泻丸比单独使用柳氮磺吡啶疗效更好，能降低Baron内镜评分、缩短愈合时间、改善凝血指标，临床疗效显著。

2. 腹泻型肠易激综合征[10-11] 固肠止泻丸可用于治疗脾虚型肠易激综合征，症见腹部不适或疼痛，腹胀，排便习惯改变（腹泻或便秘），粪便性状异常（稀便、黏液便或硬结便）。固肠止泻丸可改善大便的次数和性状、黏液便、腹痛腹胀等临床症状，空腹服用，药物溶解、吸收较慢，直达结肠部位而起作用，对腹泻型 IBS 作用较好，对便秘型 IBS 患者有加重便秘的可能性，与蒙脱石单用治疗相比，联合固肠止泻丸治疗腹泻型肠易激综合征效果确切，能够显著改善临床症状，缩短病程。

3. 克罗恩病[1]　固肠止泻丸可用于治疗克罗恩病，症见腹痛、腹泻、腹部包块、体质量下降、瘘管、肛周病变、肠梗阻等，联合使用固肠止泻丸的临床有效率、中医证候疗效均明显提高。

【不良反应】　固肠止泻丸致严重肝损伤一例[12]，其他不良反应尚不明确。

【使用注意】　①儿童禁用。②本品易成瘾，不宜常服。③忌食生冷、辛辣、油腻等刺激性食物。

【用法与用量】　胶囊剂：口服，一次 6 粒，一日 3 次。丸剂：口服，一次 4g（浓缩丸）或一次 5g（水丸），一日 3 次。

参 考 文 献

[1] 郭艳，魏小娟，王云溪. 固肠止泻丸联合美沙拉嗪对轻度活动期克罗恩病患者的临床疗效[J]. 中成药，2019，41（8）：1844-1847.
[2] 杨勇，朱先伟，关建军，等. 固肠止泻丸治疗溃疡性结肠炎的作用机理研究[J]. 西部中医药，2019，32（9）：9-13.
[3] 杨勇，周源，赵娟，等. 固肠止泻丸干预溃疡性结肠炎模型大鼠的实验研究[J]. 世界最新医学信息文摘，2018，18（65）：3-5.
[4] 张小丽，范引科，姜姗姗，等. 固肠止泻丸治疗免疫及醋酸致豚鼠溃疡性结肠炎的实验研究[J]. 西北药学杂志，2010，25（3）：198-199.
[5] 徐小平，刘世军，李新莉. 固肠止泻丸的药效学研究[J]. 西北药学杂志，2001，16（6）：258-260.
[6] 郭学亮，王子宽，郭艳，等. 中药固肠止泻丸治疗溃疡性结肠炎 896 例临床观察[J]. 陕西中医学院学报，2000，23（5）：19-23.
[7] 贾英. 固肠止泻丸治疗慢性溃疡性结肠炎 30 例[J]. 陕西中医学院学报，2008，31（4）：36-37.
[8] 李莉，王淑燕. 固肠止泻丸治疗慢性溃疡性结肠炎 38 例[J]. 陕西中医，2002，23（1）：41.
[9] 吴光辉，郭兰洁. 固肠止泻丸联合柳氮磺吡啶治疗溃疡性结肠炎的临床研究[J]. 现代药物与临床，2018，33（6）：1410-1414.
[10] 古远明. 固肠止泻丸治疗肠易激综合征 34 例[J]. 中国中医药科技，2005，12（3）：196.
[11] 袁文泽. 固肠止泻丸治疗腹泻型肠道易激综合症临床研究[J]. 中医临床研究，2013，5（17）：62-63.
[12] 吕静. 固肠止泻丸致严重肝损伤一例[J]. 中国医院用药评价与分析，2018，18（1）：144.

（广州中医药大学　杜　群，李燕舞）

百 令 胶 囊

【药物组成】　发酵冬虫夏草菌粉。

【处方来源】　研制方。《中国药典》（2020 年版）。

【功能与主治】　补肺肾，益精气。用于肺肾两虚引起的咳嗽、气喘、咯血、腰背酸痛、面目虚浮、夜尿清长，以及慢性支气管炎、慢性肾功能不全的辅助治疗。

【药效】　主要药效如下。

1. 减轻排异反应，保护移植的肝肾功能[1]　百令胶囊可提高大鼠肝移植后超氧化物歧化酶以清除肝脏移植术自由基的产生，抑制脂质过氧化反应，减轻排异反应及肝、肾缺血再灌注对肝肾功能的损害，促进肝肾功能的恢复，对移植肝脏有一定的保护作用。

2. 抗心肌纤维化[2]　百令胶囊可通过调控病毒性心肌炎小鼠心肌 AngⅡ及转化生长因子 β1/Smad 的信号通路，发挥抗心肌纤维化的作用。

3. 调节炎症因子的表达[3]　百令胶囊可降低糖尿病肾病模型大鼠的血糖、减少蛋白尿、减轻血清炎症因子的表达等，能够改善病理组织，下调单核细胞趋化蛋白（MCP）-1 的表达。

4. 调节免疫功能[4]　百令胶囊对环孢素 A（CsA）所致的肾病大鼠免疫失调及低下具有调节和促进作用，大剂量百令胶囊作用更明显。

5. 改善肾功能及血液高凝状态[5]　羊膜间充质干细胞移植联合百令胶囊能够改善肾病综合征大鼠的肾功能及血液高凝状态，减轻蛋白尿程度，改善组织病理的损伤程度，减少肾组织细胞凋亡。

【临床应用】

1. 溃疡性结肠炎[6-8]　百令胶囊联合美沙拉嗪辅助治疗活动期溃疡性结肠炎能改善患者的肠道黏膜病变，提升患者血清 IL-35 水平，阻滞和抑制炎症的发生，调节机体免疫功能。表明百令胶囊与美沙拉嗪联合应用较后者单独应用能提高溃疡性结肠炎的治疗效果，能明显改善轻中度溃疡性结肠炎的炎症，减少中性粒细胞浸润，促进黏膜炎症的愈合。另外，百令胶囊联合穴位贴敷治疗溃疡性结肠炎亦有一定的疗效，能够在一定程度上改善症状和体征。

2. 其他　百令胶囊还可用于慢性阻塞性肺疾病[9]、格雷夫斯病[10]、慢性肾小球肾炎[11-13]、慢性肾衰竭[14]、狼疮性肾炎[15]、儿童原发性肾病综合征（PNS）[16]等病。

【不良反应】　个别患者咽部不适。

【使用注意】　忌辛辣、生冷、油腻食物。

【用法与用量】　口服，一次 5~15 粒（每粒装 0.2g）或 2~6 粒（每粒装 0.5g），一日 3 次，8 周为一疗程。

参 考 文 献

[1] 李龙珠, 刘家军, 郭俐宏, 等. 百令胶囊对大鼠肝移植后肝肾功能影响的实验研究[J]. 世界中医药, 2016, 11（1）: 127-130.
[2] 吴岚, 吕欣桐, 孙景辉, 等. 百令胶囊对抗病毒性心肌炎小鼠抗心肌纤维化作用及机制[J]. 中国老年学杂志, 2018, 38（14）: 3458-3461.
[3] 俞仲贤, 金仲达, 张文军, 等. 百令胶囊干预糖尿病肾病模型大鼠炎症因子表达的实验研究[J]. 湖南中医杂志, 2018, 34（11）: 132-134.
[4] 田晓, 冯晓明. 不同剂量百令胶囊对环孢素 A 致肾病大鼠免疫功能的影响[J]. 中国现代应用药学, 2014, 31（6）: 686-689.
[5] 郭志伯, 张晨洁, 马李娜, 等. 人羊膜间充质干细胞移植联合百令胶囊改善大鼠肾功能及血液高凝状态[J]. 中国组织工程研究, 2017, 21（1）: 133-139.
[6] 张漫, 唐庆, 刘星星, 等. 百令胶囊联合美沙拉嗪治疗溃疡性结肠炎疗效及对患者血清白细胞介素 35 的影响[J]. 中国药师, 2018, 21（12）: 2161-2162.
[7] 刘谦, 许晓芳, 夏兴洲. 百令胶囊联合美沙拉嗪治疗溃疡性结肠炎疗效观察[J]. 药物流行病学杂志, 2012, 21（9）: 425-426.
[8] 张艳, 廖南生, 黄慧峰, 等. 百令胶囊联合穴位贴敷治疗溃疡性结肠炎对 CXCL12/CXCR4 信号轴的影响[J]. 海峡药学, 2020, 32（2）: 94-97.
[9] 张晓玲. 百令胶囊联合呼吸康复训练治疗慢阻肺的疗效及对患者肺功能的影响[J]. 光明中医, 2020, 35（6）: 859-861.
[10] 彭红军. 百令胶囊联合甲巯咪唑治疗 Graves 病患者的疗效分析[J]. 首都食品与医药, 2020, 27（8）: 57.
[11] 杨红. 百令胶囊联合厄贝沙坦治疗慢性肾小球肾炎的临床效果[J]. 中西医结合心血管病电子杂志, 2020, 8（17）: 188, 193.
[12] 付文涛. 补肾清利活血汤联合百令胶囊及肾炎康复片治疗慢性肾小球肾炎疗效分析[J]. 实用中医药杂志, 2020, 36（6）: 698-699.
[13] 李素文. 肾衰宁片联合百令胶囊治疗慢性肾功能衰竭疗效观察[J]. 慢性病学杂志, 2020, 21（6）: 947-948.
[14] 杨爱梅, 李冬玲. 百令胶囊联合肾康注射液在慢性肾衰竭非透析患者治疗中的临床疗效观察[J]. 中西医结合心血管病电子

[15] 黄珊. 评价百令胶囊联合环磷酰胺治疗狼疮性肾炎的临床效果[J]. 临床医药文献电子杂志, 2020, 7 (37): 147-148.
[16] 郑志方, 陈国利, 孙鹏, 等. 百令胶囊联合他克莫司治疗儿童原发性肾病综合征的疗效及安全性评价[J]. 中华中医药学刊, 2020, 38 (5): 203-206.

（广州中医药大学　杜　群，李燕舞）

锡类散

【药物组成】　象牙屑、青黛、壁钱炭、人指甲（滑石粉制）、珍珠、冰片、牛黄。

【处方来源】　清·尤怡《金匮翼》。国药准字 Z32020726。

【功能与主治】　解毒化腐。用于咽喉糜烂肿痛。

【药效】　主要药效如下。

1. 保护肠黏膜屏障[1]　锡类散联合糜蛋白酶保留灌肠对溃疡性结肠炎患者的肠黏膜屏障有明显的保护作用。

2. 调节肠道菌群[2]　锡类散联合糜蛋白酶保留灌肠治疗溃疡性结肠炎，可使患者大肠杆菌的数量明显下降，双歧杆菌、乳酸杆菌数量明显上升，一定程度上纠正溃疡性结肠炎患者的肠道菌群紊乱，调节肠道菌群。

3. 抗炎、调节免疫功能[2-3]　锡类散联合糜蛋白酶保留灌肠治疗溃疡性结肠炎，可使患者的外周血血清红细胞沉降率、C反应蛋白、肿瘤坏死因子α、白介素-6 表达值下降，恢复促炎因子与抗炎因子之间的平衡，能在一定程度上减轻溃疡性结肠炎患者的炎症反应，调节免疫功能。

【临床应用】

1. 溃疡性结肠炎[4-5]　锡类散联合激素、蒙脱石保留灌肠治疗活动期溃疡性结肠炎，可更好地改善肠黏膜病变，降低疾病的严重程度和活动指数，且不良反应轻微。另外，锡类散联合美沙拉嗪肠溶片保留灌肠是治疗直肠型溃疡性结肠炎的一种重要方法，能使高浓度药物直达患处，提高肠内局部血药浓度，具有一定的疗效，无明显不良反应，具有一定的好转率。

2. 慢性结肠炎[6]　锡类散具有清热解毒、消炎、去腐生肌的作用，中西药联合保留灌肠治疗慢性结肠炎能在一定程度上提高疗效，并且缩短疗程。

3. 放射性直肠炎[7]　锡类散联合美沙拉嗪灌肠辅助治疗放射性直肠炎与使用锡类散联合地塞米松灌肠治疗放射性直肠炎均有较显著的效果。

4. 口腔溃疡[8-9]　过氧化氢及丁卡因凝胶联合锡类散喷剂辅助治疗口腔溃疡，能在一定程度上提高治疗效果，且无不适感及其他不良反应。在治疗复发性口腔溃疡的过程中，采用中药联合锡类散能在一定程度上降低口腔溃疡的复发。

此外，锡类散还可用于胃溃疡[10]、下肢慢性溃疡[11]、肛周脓肿术后创面愈合[12]、湿热下注型高位单纯性肛瘘术后创面愈合[13]等病。

【不良反应】　尚不明确。

【使用注意】　尚不明确。

【用法与用量】　每用少许，吹敷患处，一日 1~2 次。

参 考 文 献

[1] 宋东旭，何洪芹，张文岭，等. 糜蛋白酶联合锡类散对溃疡性结肠炎肠黏膜屏障的影响及机制研究[J]. 中国中西医结合消化杂志，2019，27（3）：179-185.
[2] 宋东旭，何洪芹，张文玲，等. 糜蛋白酶联合锡类散对溃疡性结肠炎患者肠道菌群和细胞因子的影响[J]. 现代中西医结合杂志，2019，28（34）：3828-3832.
[3] 宋东旭，何洪芹，张文岭，等. 糜蛋白酶联合锡类散灌肠治疗溃疡性结肠炎的疗效及对患者炎症反应和免疫功能的影响[J]. 中国中西医结合外科杂志，2019，25（6）：968-972.
[4] 朱琪麟，史肖华. 锡类散联合激素和蒙脱石散灌肠治疗活动期溃疡性结肠炎临床疗效与安全性[J]. 中国处方药，2017，15（1）：84-85.
[5] 孟亚平. 锡类散联合美沙拉嗪肠溶片保留灌肠治疗直肠型溃疡性结肠炎的疗效评估[J]. 山西医药杂志，2017，46（5）：590-592.
[6] 周晓莹. 中草药结合锡类散保留灌肠治疗慢性结肠炎的护理体会[J]. 淮北职业技术学院学报，2013，12（6）：143-144.
[7] 张娟. 锡类散联合美沙拉嗪与锡类散联合地塞米松灌肠治疗放射性直肠炎效果对比分析[J]. 临床医药文献电子杂志，2020，7（30）：163.
[8] 胥阳. 锡类散在治疗糖尿病患者口腔溃疡中与其他药物联合应用的效果观察[J]. 河北医学，2019，25（12）：2032-2035.
[9] 刘霞. 中药联合锡类散治疗复发性口腔溃疡疗效观察[J]. 全科口腔医学电子杂志，2019，6（35）：7-8.
[10] 刘英彩，张景春. 生肌愈疡汤合锡类散治疗胃溃疡30例[J]. 中国民间疗法，2002，10（5）：43-44.
[11] 刘小路，刘晨，王爱华. 锡类散合康复新液外治下肢瘘性溃疡1例[J]. 临床医药文献电子杂志，2017，4（68）：13437.
[12] 姜华，岳水娴. 锡类散治疗肛周脓肿术后创面愈合效果分析[J]. 海南医学，2019，30（23）：3050-3052.
[13] 岳水娴，刘宏，武珊，等. 氧气驱动锡类散治疗湿热下注型高位单纯性肛瘘术后创面疗效观察[J]. 现代中医药，2019，39（6）：109-111.

（广州中医药大学　杜　群，李燕舞）

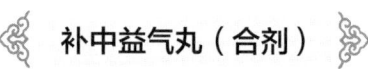

补中益气丸（合剂）

【药物组成】　炙黄芪、党参、炙甘草、炒白术、当归、升麻、柴胡、陈皮。

【处方来源】　金·李东垣《脾胃论》。《中国药典》（2020年版）。

【功能与主治】　补中益气，升阳举陷。用于脾胃虚弱、中气下陷所致的泄泻、脱肛、阴挺，症见体倦乏力、食少腹胀、便溏久泻、肛门下坠或脱肛、子宫脱垂。

【药效】　主要药效如下。

1. 调节胃肠功能[1-2]　补中益气丸可以降低大鼠经促胃液素刺激后的胃液总酸度，通过与胃壁促胃液素受体竞争性结合，可降低亲和力，并能使脾虚大鼠胃黏膜组织中 NO_3^-、iNOS 及 $ONOO^-$ 恢复至正常水平，能促进小鼠正常的胃肠运动，拮抗番泻叶所致的小鼠肠运动亢进。

2. 调节免疫[3]　补中益气丸能明显提高环磷酰胺所致的免疫抑制小鼠的 T、B 淋巴细胞增殖能力和 NK 细胞活性。

3. 抗炎[2]　补中益气丸对二甲苯所致的小鼠耳廓肿胀具有明显的抗炎作用。

【临床应用】

1. 溃疡性结肠炎[4]　补中益气丸可用于治疗溃疡性结肠炎，与参苓白术散合用可以治疗溃疡性结肠炎，改善临床症状（如血便、便中黏液及肠黏膜的糜烂或溃疡等）消失时间，具有较好的临床效果，且无明显的不良反应。

2. 气虚型便秘[5]　补中益气丸可以用于治疗气虚型便秘，临床疗效显著。

3. **胃下垂**[6]　补中益气丸可用于治疗胃下垂，联合莫沙必利治疗胃下垂比单用后者更有效，可显著改善胃下垂症状。

【不良反应】　尚不明确。

【使用注意】　①忌不易消化食物。②感冒发热患者不宜服用。③有高血压、心脏病、肝病、糖尿病、肾病等慢性病严重者慎服。

【用法与用量】　丸剂：口服，小蜜丸一次9g，大蜜丸一次1丸，一日2～3次。水丸：口服，一次6g，一日2～3次。合剂：口服，一次10～15ml，一日3次。

参 考 文 献

[1] 许琦，王建华，王汝俊，等. 补中益气汤对脾虚大鼠胃泌素受体结合作用的影响及其对胃粘膜损伤的保护机制[J]. 广州中医药大学学报，2003，20（1）：51-56.
[2] 李岩，吴春明，李雪，等. 补中益气汤对小鼠胃肠运动双向调节作用和抗炎作用的研究[J]. 医药论坛杂志，2011，32（22）：18-19，22.
[3] 高璟春，张金超，陈瑶，等. 补中益气汤的LC-MS分析及其对免疫抑制小鼠的调节作用[J]. 中草药，2006，37（8）：1134-1137.
[4] 蒋柏松. 参苓白术散合补中益气汤治疗溃疡性结肠炎的疗效观察[J]. 中国现代医生，2011，49（27）：104-105.
[5] 赵海，张青春，赵青. 补中益气丸治疗气虚型便秘临床疗效分析[J]. 中国农村卫生，2016，(2)：28.
[6] 刘鹏，黄美松. 莫沙比利与补中益气丸联合治疗胃下垂疗效评价[J]. 环球中医药，2015，8（S2）：56-57.

（广州中医药大学　杜　群，李燕舞）

第二十一章

腹泻中成药名方

第一节 概 述

一、概 念

腹泻（diarrhea）是指排便次数增多，或粪便量增加，或粪便稀薄，甚至泻出如水样。本病一年四季均可发生，以夏秋两季多见。腹泻作为临床常见病，既是一种独立的疾病，又是多种疾病病理进程中的一种症状，各年龄段人群皆可能发生。临床上根据起病急缓分为急性腹泻和慢性腹泻两类；根据病因分为感染性腹泻（infectious diarrhea）和非感染性腹泻（non-infectious diarrhea）；根据病理特点又分为渗透性腹泻、分泌性腹泻、渗出性腹泻和动力异常性腹泻[1-3]。

腹泻属中医学"泄泻"范畴。

二、病因及发病机制

（一）病因

急性腹泻与病原体感染（如细菌、病毒和寄生虫感染）、食物中毒、环境（过劳、精神过度紧张、气候变化）及不良饮食习惯（饮食寒凉）、个体体质遗传（消化不良）有关。慢性腹泻病因更加复杂，包括肠道感染性疾病、肠道非感染性炎症、肿瘤、小肠吸收不良、药物等因素。

（二）发病机制

肠腔内存在大量不吸收的高渗性的食物或药物，导致肠腔内渗透压升高，体液大量进入肠腔，导致肠蠕动加快，引起渗透性腹泻。肠黏膜受到刺激，导致肠腔内水、电解质过度分泌，来不及吸收，导致分泌、吸收失衡，引起分泌性腹泻。肠黏膜炎症、溃疡，大量体液渗出到肠腔，导致病理性渗出性腹泻。肠道运动功能失调，肠蠕动过快，肠内容物快速通过肠腔，导致动力异常性腹泻[2]。

三、临床表现

急性腹泻起病急，病程 2～3 周，可分为水样泻和痢疾样泻。前者粪便不含血液或脓液，可不伴里急后重，腹痛较轻；后者有脓血便，常伴里急后重和腹部绞痛。感染性腹泻常伴有腹痛、恶心、呕吐及发热，小肠感染常为水样泻，大肠感染常含血性便。慢性腹泻大便次数增多，每日排便在 3 次以上，便稀或不成形，有时伴黏液、脓血，持续 2 个月以上，或间歇期在 2～4 周的复发性腹泻。病变位于直肠和（或）乙状结肠的患者多有里急后重感，每次排便量少，有时只排出少量气体和黏液，多呈黏冻状，可混杂血液，伴腹部两侧或下腹不适。小肠病变引起腹泻的特点是脐周不适，餐后或便前加剧，无里急后重感，粪便不成形，可成水状，色较淡，量较多。慢性胰腺炎和小肠吸收不良者，粪便中可见油滴，多泡沫，含食物残渣，有恶臭。血吸虫病、慢性痢疾、直肠癌、溃疡性结肠炎等病引起的腹泻，粪便常带脓血。肠易激综合征和肠结核常有腹泻和便秘交替现象。腹泻因病因不同可伴有腹痛、发热、消瘦、腹部包块等不同症状。

四、诊　　断

腹泻的诊断关键是对原发疾病或病因的诊断。急性腹泻应根据病史、发病季节、伴随的全身症状等，鉴别是由病毒、细菌、寄生虫等引起的感染性腹泻，还是由食物中毒、药物或其他疾病引起的腹泻。致病菌的明确有赖于粪便培养或肠黏膜活检。慢性腹泻可通过病史、体检、肛门指检、大便常规培养、大便脂肪测定、消化道内镜和活检等来明确诊断。小肠性腹泻需进一步做钡剂检查、小肠镜和其他实验室检查，以确定是器质性抑或功能性。结肠性腹泻通过结肠镜检查，观察有无肿瘤、溃疡性结肠炎、克罗恩病等。

五、治　　疗

（一）常用化学药物及现代技术

腹泻化学药物治疗的目的是缓解症状，减少腹泻次数。抗菌药物：如小檗碱、头孢菌素、庆大霉素、诺氟沙星和甲硝唑等，可通过抑杀病原微生物，降低肠道的炎症反应。消化酶：如胰酶等，可帮助消化。黏膜保护剂：如蒙脱石、硫糖铝等，通过吸附病原体和毒素，维持肠细胞的吸收和分泌功能，并且与肠道黏膜糖蛋白相互作用可增强其屏障功能，阻止病原微生物的攻击。微生态制剂：如双歧杆菌、乳酸杆菌、粪链球菌制剂，有助于恢复肠道正常菌群的生态平衡，重建肠道天然生物屏障保护作用，抑制病原菌的繁殖和侵袭，控制腹泻。止泻剂：如地芬诺酯、洛哌丁胺、阿片酊，可使肠道平滑肌张力提高，推进性蠕动减弱，发挥止泻作用。钙调蛋白抑制剂：如氯丙嗪、三氯哌嗪，可抑制 cAMP，阻止细胞内游离钙的释放，促进回肠和结肠对 Na^+ 和 Cl^- 的吸收，减少胃肠道分泌。其他：如 α

受体激动剂、生长抑素、钙离子拮抗剂，能抑制胃肠道蠕动，可减轻腹泻症状。

（二）中成药名方治疗

与西药采用单靶点针对性治疗机制不同，中医治疗腹泻以脾虚为本，湿盛为标，采用急则治其标（止泻），缓则治其本（健脾）的基本治则。采用"病证结合"，利用中药多组分、多靶点、多环节、多途径的药效特点，如抗病原微生物，抑制肠道蠕动，调节机体水电解质平衡，调节情志，抗氧化，阻止炎症发生发展等，发挥中药复方整体调控优势。

第二节 中成药名方的辨证分类与药效

中药治疗腹泻是辨证用药。中成药名方的常见辨证分类及其主要药效如下[3-7]。

一、清利湿热类

湿热泄泻症状多见泄泻腹痛，泻下急迫，或泻而不爽，粪色黄褐，气味臭秽，肛门灼热，或身热口渴，小便短黄，舌苔黄腻，脉滑数或濡数。

感受外邪致腹泻主要是水积肠腔，肠蠕动亢进，致水丢失、机体水电解质失衡；粪检可见致病生物。主要病理变化是小肠绒毛断裂，绒毛上皮细胞肿胀、坏死、脱落，黏膜下层充血水肿，炎症细胞浸润，杯状细胞数量增多等。

清利湿热类中成药主要具有抗菌，抗病毒，抗寄生虫，解痉，抑制胃肠运动，减少腹泻次数及粪便含水量，提高血浆 Na^+、K^+ 浓度，降低血浆 Cl^-、cAMP 浓度，促使机体水电解质平衡，保护肠黏膜，从而降低机体炎症反应等作用。

常用中成药：葛根芩连丸（片）、肠炎宁片（颗粒、糖浆、胶囊）、克痢痧胶囊、肠康片（胶囊），泻痢消胶囊（片）、苍苓止泻口服液、健脾止泻宁颗粒等。

二、解暑祛湿类

暑湿泄泻症状主要为泄泻清稀，甚至如水样，腹痛肠鸣，脘闷食少，苔白腻，脉濡缓。或兼外感风寒，见恶寒发热头痛，肢体酸痛，苔薄白，脉浮。

解暑祛湿类中成药主要有解痉、镇痛、调节胃肠运动及免疫功能、抑菌等作用。

常用中成药：保济丸（口服液）、藿香正气丸水（口服液、胶囊、丸、滴丸）、六一散等。

三、温补肾阳类

脾肾阳虚型腹泻症状主要是久泻不止，缠绵不愈，大便清稀，无味，下利清谷，或见脱肛，形寒肢冷，面色苍白，食欲不振，腹软喜按，精神萎靡，或有睡时露睛，舌质淡，苔薄白。

脾肾阳虚型腹泻主要病理变化多见慢性非特异性结肠炎或肠功能紊乱，表现为肠黏膜上皮细胞及其表面黏膜层的完整性破坏，SIgA 分泌减少，局部抗感染能力下降，导致肠道菌群失调和促炎症因子分泌增加。

温补肾阳类中成药可保护肠黏膜和促进修复肠黏膜的完整性，促进 SIgA 分泌增加，阻止病原微生物黏附定植，调节肠道抑炎因子与促炎因子的平衡。

常用中成药：四神丸等。

四、消食导滞类

饮食积滞腹泻症状主要是脘腹饱胀，胀痛拒按，嗳腐吞酸，纳呆食少，恶心欲吐，大便矢气酸臭，泻下稀便，臭如败卵，伴有不消化食物，泻后痛减，不思饮食，舌苔厚腻，脉弦滑。

消食导滞类中药主要作用有提高消化酶活力，促进消化液（酶）分泌，促进小肠排空和大肠蠕动，调节胃肠运动功能。

常用中成药：香苏正胃丸等。

五、健脾祛湿类

脾虚腹泻患者症状主要表现为病程较长，泄泻时轻时重或时发时止，大便稀溏，色淡无臭味，夹有不消化食物残渣，食后易泻，兼见食欲不振，面色萎黄，神疲倦怠，形体瘦弱，舌质淡，苔薄白。

脾虚腹泻患者主要病理变化是胃肠运动功能亢进，胃肠排空率升高，小肠吸收功能下降，消化酶分泌减少或活性降低，胃肠激素分泌异常，胃酸分泌减少，胃动素分泌偏离正常范围等，肠副交感神经亢进等。

健脾祛湿类中药可双向调节肠道运动，提高消化酶活性，使血清促胃液素和胃酸、胃动素等恢复正常水平，提高机体内源性超氧化物歧化酶（SOD）、谷胱甘肽过氧化物酶活性，清除氧自由基对机体的损伤。

常用中成药：人参健脾丸（分散片）（见第十七章厌食症中成药名方）、参苓白术散（丸、片、颗粒、口服液）（见第九章厌食症中成药名方）、补脾益肠丸（见第二十章溃疡性结肠炎中成药名方）、香砂六君汤（丸、颗粒、片、冲剂）（见第十六章消化不良中成药名方）。

参 考 文 献

[1] 陈奇. 中成药名方药理与临床[M]. 北京：人民卫生出版社，1998.
[2] 葛均波，徐永健，王辰. 内科学[M]. 9 版. 北京：人民卫生出版社，2019：445-447.
[3] 陈奇，张伯礼. 中药药效研究方法学[M]. 北京：人民卫生出版社，2016.
[4] 中华中医药医学会. 中医内科常见病诊疗指南·中医病证部分[M]. 北京：中国中医药出版社，2008.
[5] 陆文峰. 小儿腹泻的发病机制与临床治疗措施研究进展[J]. 中国医药科学，2013，3（18）：47-48.
[6] 傅宝玉. 腹泻的病因和发病机制[J]. 辽宁医学杂志，2003，17（4）：169-171.

[7] 黄可. 浅谈小儿腹泻的病因和治疗方法[J]. 求医问药（下半月），2011，9（7）：63，65.

（广州中医药大学　李燕舞，杜　群；华南理工大学　李艳红）

第三节　中成药名方

一、清利湿热类

葛根芩连丸（片）

【药物组成】　葛根、黄芩、黄连、炙甘草。

【处方来源】　东汉·张仲景《伤寒杂病论》。《中国药典》（2020年版）。

【功能与主治】　解肌透表，清热解毒，利湿利泄。用于湿热蕴结所致的泄泻腹痛、便黄而黏、肛门灼热，以及风热感冒所致的发热恶风、头痛身痛。

【药效】

1. 止泻抑菌[1]　葛根芩连微丸可显著抑制正常小鼠的小肠推进运动，拮抗新斯的明所致的小鼠小肠推进功能亢进，抑制蓖麻油所致的小鼠腹泻，抑制正常大鼠离体回肠运动，拮抗乙酰胆碱引起的大鼠离体回肠痉挛性收缩。降低痢疾杆菌感染小鼠的死亡率，对痢疾杆菌、大肠杆菌、铜绿假单胞菌、金黄色葡萄球菌、表皮葡萄球菌均有不同程度的体外抑制作用。

2. 抗病毒及病毒性腹泻[2-3]　葛根芩连微丸对轮状病毒（A组G3型709株）吸附宿主细胞有一定的干预作用，能抑制轮状病毒在恒河猴胚胎肾细胞内的生物合成过程。葛根芩连丸可改善湿热证小鼠及湿热证轮状病毒模型小鼠的肠黏膜屏障功能，降低模型小鼠大肠及肺组织中 SIgA、白介素-1β、白介素-2、白介素-6、白介素-8 及肿瘤坏死因子 α 的含量，改善模型小鼠肠道急性炎症反应，减少黏膜下层淋巴细胞浸润。

3. 解热抗炎[4]　葛根芩连微丸可明显抑制二甲苯所致的小鼠耳肿胀，抑制蛋清所致的大鼠组织肿胀，降低细菌内毒素所致的大鼠发热模型的体温。

【临床应用】

1. 急性腹泻[5]　本品治疗急性感染性腹泻，可明显减少腹泻次数，改善粪便性状，恢复体温，缓解腹痛、里急后重等症状，疗效与对照组左氧氟沙星无显著差异。葛根芩连丸联合整肠生胶囊治疗急性腹泻疗效优于单用整肠生，可明显改善临床症状，具有抗炎、退热、解痉、调节肠道功能的作用。

2. 肠易激综合征[6]　葛根芩连微丸治疗肠易激综合征腹泻型，可减轻腹泻、腹痛或腹胀等症状，疗效优于对照组硝苯地平。

【不良反应】　尚不明确。

【使用注意】　①高血压、心脏病、肾病、浮肿的患者慎服。②妊娠期妇女、哺乳期妇女慎服。③本品治疗因滥用抗生素造成的菌群紊乱患者疗效欠佳。

【用法与用量】　丸剂：口服，一次3g，小儿一次1g，一日3次；或遵医嘱。片剂：

口服，一次3~4片，一日3次。

参 考 文 献

[1] 何飞，刘元，韦焕英，等. 葛根芩连微丸止泻止痢药效学实验研究[J]. 中国实验方剂学杂志，2003，9（5）：48-50.
[2] 杨蒙蒙，张琰，陈文，等. 葛根芩连微丸体外抗轮状病毒作用实验研究[J]. 中华中医药学刊，2010，28（9）：1981-1983.
[3] 徐荫荫，叶青艳，顾熙东，等. 葛根芩连丸对湿热型轮状病毒腹泻小鼠模型影响的实验研究[J]. 上海中医药杂志，2017，51（9）：94-98.
[4] 李翠联，马琛，曹彬. 葛根芩连丸治疗成人急性感染性腹泻的研究[J]. 湖南中医药大学学报，2013，33（4）：22-23.
[5] 李杰，戚团结，刘汶，等. 葛根芩连丸联合整肠生胶囊治疗急性腹62例[J]. 辽宁中医杂志，2014，41（7）：1421-1422.
[6] 刘清，林亚，徐丽涛. 葛根芩连微丸与硝苯吡啶治疗肠易激综合征临床研究[J]. 实用中西医结合临床，2003，3（2）：9.

（广州中医药大学　李燕舞，杜　群）

肠炎宁片（颗粒、糖浆、胶囊）

【药物组成】　地锦草、金毛耳草、樟树根、香薷、枫香树叶。

【处方来源】　研制方。《中国药典》（2020年版）。

【功能与主治】　清热利湿，行气。用于大肠湿热所致的泄泻、痢疾，症见大便泄泻，或大便脓血、里急后重、腹痛腹胀，以及急慢性肠胃炎、腹泻、细菌性痢疾、小儿消化不良见上述证候者。

【药效】　主要药效如下[1]。

1. 抗菌抑菌　抑菌试验证明，本品对志贺痢疾杆菌、大肠杆菌、铜绿假单胞菌、金黄色葡萄球菌、八叠球菌、伤寒杆菌、福氏痢疾杆菌均有抑制作用。

2. 松弛肠平滑肌　本品具有拮抗乙酰胆碱和类似阿托品的作用，对肠类腹泻伴随轻微腹痛有缓解作用，对家兔离体肠平滑肌有明显的松弛作用。

【临床应用】

1. 小儿消化不良[2]　肠炎宁颗粒联合酪酸梭菌活菌散可提高小儿消化不良的治疗有效率，还可以缩短患儿的临床症状好转时间。

2. 感染性腹泻[3]　肠炎宁胶囊可改善急性感染性腹泻（脾胃湿热证）患者的腹痛、腹泻等症状，平均止痛、止泻所用时间均短于盐酸小檗碱片。

3. 病毒性肠炎[4]　肠炎宁片联合消旋卡多曲颗粒治疗小儿病毒性肠炎能有效改善患儿的症状、体征，控制炎症反应，临床疗效优于单纯使用消旋卡多曲颗粒。

【不良反应】　尚不明确。

【使用注意】　①饮食宜清淡，忌食辛辣、生冷、油腻食物。②不宜在服药期间同时服用滋补性中药。③有慢性结肠炎、溃疡性结肠炎便脓血等慢性病史者，患泄泻后应去医院就诊。④有高血压、心脏病、糖尿病、肝病、肾病等慢性病严重者慎用。

【用法与用量】　片剂：口服，一次4~6片（每片0.28g）或一次3~4片（每片0.42g）或一次2~3片（每片0.58g），一日3~4次；小儿酌减。颗粒剂：口服，一次10g，一日3~4次；小儿酌减。糖浆剂：口服，一次10ml，一日3~4次；小儿酌减。胶囊剂：口服，一次10g，一日3~4次；小儿酌减。

参 考 文 献

[1] 肠炎宁药理组.肠炎宁药理研究.江西弋阳制药厂申请二级保护申报资料,1993.
[2] 赵荷.肠炎宁颗粒联合西药治疗小儿消化不良的临床观察[J].光明中医,2018,33(21):3230-3231.
[3] 刘瑛琦,王燕南,齐建新.肠炎宁胶囊治疗急性感染性腹泻100例临床观察[J].川北医学院学报,2018,33(1):53-55.
[4] 李晔,林海鹰,叶灵超.肠炎宁片联合消旋卡多曲颗粒治疗小儿病毒性肠炎临床观察[J].新中医,2017,49(2):101-103.

(广州中医药大学 李燕舞,杜 群;华南理工大学 李艳红)

克痢痧胶囊

【药物组成】 白芷、苍术、石菖蒲、细辛、荜茇、鹅不食草、猪牙皂、雄黄粉、丁香、硝石、枯矾、冰片。

【处方来源】 研制方。《中国药典》(2020年版)。

【功能与主治】 解毒辟秽,理气止泻。用于泄泻、痢疾和痧气(中暑)。

【药效】 主要药效如下。

1. 抗结肠炎[1] 本品能改善乙酸性结肠炎大鼠模型结肠黏膜炎症,降低血清白介素-1β、白介素-6、肿瘤坏死因子α的含量,增加血清表皮生长因子的含量。

2. 解热解毒[2] 克痢痧胶囊可降低牛乳所致的豚鼠发热模型的体温,降低大肠杆菌内毒素引起的小鼠死亡率。

3. 镇静[2] 克痢痧胶囊可降低小鼠氧耗,对抗士的宁所致的小鼠惊厥及死亡率,降低家兔大脑皮层电活动。

4. 抑菌作用[3-4] 克痢痧胶囊体外对痢疾杆菌的和大肠杆菌有较强的抑制效果,特别是对痢疾杆菌的抑制效果更优于对大肠杆菌的抑制效果;对志贺菌耐庆大霉素质粒R及耐氨苄西林R质粒有较好的消除作用。

【临床应用】

腹泻[5-7] 克痢痧胶囊用于治疗感染性腹泻,包括急性痢疾、急性胃肠炎等,可退热,缓解恶心呕吐、腹痛、腹泻、里急后重等症状,改善大便培养转阴率,用于治疗小儿急性腹泻,能缓解腹痛、腹泻等症状,提高大便转阴率。克痢痧脐敷联合双歧杆菌活菌治疗小儿腹泻可以缩短病程,提高疗效,且没有明显不良反应。

【不良反应】 尚不明确。

【使用注意】 ①妊娠期妇女禁用。②饮食宜清淡,忌食辛辣、生冷、油腻食物。③不宜在服药期间同时服用滋补性中药。④有慢性结肠炎、溃疡性结肠炎便脓血等慢性病史者,患泄泻后应去医院就诊。⑤有高血压、心脏病、糖尿病等慢性病严重者慎用。

【用法与用量】 口服,一次2粒,一日3~4次;儿童酌减。

参 考 文 献

[1] 金艳,钦丹萍,杨新艳,等.克痢痧胶囊抑制大鼠乙酸性结肠炎[J].中成药,2017,39(9):1789-1794.
[2] 王道生,陈星织,孙云,等.克痢痧的药理研究[J].浙江药学,1985,2(2):2-4.
[3] 李蔚辉,黄莉华,廖华.克痢痧胶囊体外抑菌实验研究[J].实用中西医结合临床,2007,7(4):84.
[4] 林平,边保生,汪旭明,等.克痢痧对志贺菌耐药性质粒消除作用的实验研究[J].时珍国医国药,2005,16(5):372-373.
[5] 王家驹.克痢痧胶囊治疗感染性腹泻453例临床疗效观察[J].中成药研究,1987,9(6):20-21.

[6] 薛祖娟. 克痢痧胶囊佐治小儿腹泻病 48 例临床观察[J]. 现代中西医结合杂志, 2001, 10（4）: 313-314.
[7] 蔡华芳. 克痢痧胶囊脐敷联合双歧杆菌活菌治疗小儿腹泻的效果观察[J]. 医学信息, 2015, 28（41）: 106.

（广州中医药大学　李燕舞，杜　群）

肠康片（胶囊）

【药物组成】　盐酸小檗碱、木香、制吴茱萸。

【处方来源】　研制方。《中国药典》（2020年版）。

【功能与主治】　清热燥湿，理气止痛。用于大肠湿热所致的泄泻、痢疾，症见腹痛泄泻，或里急后重、大便脓血。

【药效】

1. 止泻[1-2]　本品能明显减少大黄所致的大鼠排稀便次数及湿粪点数，拮抗新斯的明负荷小鼠的小肠运动亢进。

2. 抗菌[2-3]　本品对大肠杆菌、福氏志贺菌、金黄色葡萄球菌、伤寒沙门菌和奇异变形杆菌等均有不同程度的抑制作用，能降低痢疾杆菌感染小鼠的死亡率。

3. 镇痛[2]　本品能减少冰乙酸所致的小鼠扭体反应次数。

【临床应用】

感染性腹泻[4]　肠康片用于治疗急性感染性腹泻湿热证，可明显改善大便溏泻、便次增多、大便脓血、发热、腹胀等症状。

【不良反应】　偶有恶心、呕吐、皮疹和药物热，停药后即消失。

【使用注意】　①饮食宜清淡，忌食辛辣、生冷、油腻食物。②不宜在服药期间同时服用滋补性中药。③有慢性结肠炎、溃疡性结肠炎便脓血等慢性病史者，患泄泻后应去医院就诊。④有高血压、心脏病、糖尿病、肝病、肾病等慢性病严重者慎用。

【用法与用量】　片剂：口服，一次 2～4 片，一日 2 次。胶囊剂：口服，一次 4 粒，一日 2 次。

参 考 文 献

[1] 陈奇. 中药药理研究方法学[M]. 北京：人民卫生出版社, 1993: 277-278, 436.
[2] 首弟武, 孙兆泉, 刘礼意, 等. 肠康胶囊有关药理作用的实验研究[J]. 湖南中医药导报, 1999, 5（9）: 3-5.
[3] 邱赛红, 黄雪梅, 吴红娟, 等. 香连丸与肠康片止泻、抑菌作用的比较研究[J]. 中成药, 2002, 24（12）: 982-983.
[4] 谭电波, 韩育明, 朱克俭. 肠康片治疗急性感染性腹泻 300 例总结[J]. 湖南中医杂志, 2004, 20（3）: 14-15.

（广州中医药大学　李燕舞，杜　群）

泻痢消胶囊（片）

【药物组成】　酒黄连、苍术（炒）、姜厚朴、白芍（酒炙）、木香、盐吴茱萸、槟榔、枳壳（炒）、茯苓、陈皮、泽泻、甘草。

【处方来源】　研制方。《中国药典》（2020年版）。

【功能与主治】　清热燥湿，行气止痛。用于大肠湿热所致的腹痛泄泻、大便不爽、下痢脓血、肛门灼热、里急后重、心烦、口渴、小便黄赤、舌质红、苔薄黄或黄腻、脉濡数，以及急性肠炎、结肠炎、痢疾等见上述证候者。

【药效】

抗结肠炎[1]　泻痢消片可减轻实验性结肠炎肠道炎症，降低实验性结肠炎大鼠的疾病活动指数，降低结肠组织中核因子-κB p65 的表达和髓过氧化物酶（MPO）水平。

【临床应用】

湿热泄泻[2]　症见泻下急迫或泻下不爽、大便色黄臭秽、腹痛、舌苔黄腻者，本品可明显缓解腹泻腹痛、肠鸣、食欲不振等症状，未发现不良反应。

【不良反应】　尚不明确。

【使用注意】　①妊娠期妇女慎服。②脾胃虚寒者慎用。③服药期间忌烟、酒及辛辣、生冷食物。

【用量与用法】　胶囊剂：口服，一次 3 粒，一日 3 次。片剂：口服，一次 3 片，一日 3 次。

参 考 文 献

[1] 李宜航, 路娟, 李光, 等. 泻痢消片治疗实验性结肠炎的研究[J]. 医药导报, 2013, 32（7）: 881-884.
[2] 李世辉, 朱虹江. 泻痢消胶囊治疗湿热泄泻 108 例临床观察[J]. 云南中医学院学报, 2009, 32（3）: 41-44.

（广州中医药大学　李燕舞，杜　群）

苍苓止泻口服液

【药物组成】　苍术、茯苓、金银花、柴胡、葛根、黄芩、马鞭草、金樱子、土木香、槟榔、甘草。

【处方来源】　研制方。国药准字 Z19991042。

【功能与主治】　清热除湿，运脾止泻。用于湿热所致的小儿泄泻，症见水样或蛋花样粪便，或夹有黏液，无热或发热，腹胀，舌红苔黄等，以及小儿轮状病毒性肠炎见以上症状者。

【药效】　主要药效如下。

1. 抗炎[1]　苍苓止泻口服液可以降低二甲苯所致的小鼠耳廓肿胀程度，具有一定的抗炎作用。

2. 止泻[1]　苍苓止泻口服液可以减轻番泻叶所致的小鼠腹泻次数。

3. 抑菌杀菌[1]　苍苓止泻口服液具有抑制大肠杆菌生长的作用。

4. 改善肠道免疫功能[2-3]　在研究苍苓止泻口服液联合口服锌剂辅助治疗轮状病毒性肠炎的过程中，联合治疗能促进患儿肠道 SIgA 的分泌；此外，苍苓止泻口服液联合蒙脱石治疗轮状病毒性肠炎患儿可刺激肠道 SIgA 的分泌，以此改善肠道的免疫功能。

【临床应用】

1. 轮状病毒性肠炎[2-6]　苍苓止泻口服液对轮状病毒性肠炎有一定疗效，联合口服锌剂能促进轮状病毒性肠炎患儿肠道 SIgA 的分泌，提高临床疗效，促进患儿康复；联合蒙脱石治疗轮状病毒性肠炎效果优于单纯使用蒙脱石；联合喜炎平注射液治疗轮状病毒性肠炎患儿，临床效果确切。

2. 小儿腹泻[7-14]　苍苓止泻口服液联合蒙脱石辅助治疗小儿腹泻，能有效缩短治疗时间，提高治疗效果，减轻患儿痛苦；联合双歧杆菌四联活菌片能有效缩短非感染性腹泻患儿的腹泻时间、脱水恢复时间和住院时间，降低白介素-6、白介素-17水平，增加肠道SIgA水平，减轻患儿体内炎症反应，防御病原体侵入；用于辅助治疗小儿脾虚泻，能辅助改善患儿症状，且安全可靠；用于辅助治疗小儿秋季腹泻，能在一定程度上抑制肠道常见致病菌，有效抗菌、抗病毒，控制腹泻，促进消化功能的恢复，同时还能提高机体免疫力，增强机体抗病能力。

3. **细菌性肠炎**[15] 苍苓止泻口服液联合双歧杆菌三联活菌治疗细菌性肠炎具有使用方便、疗效显著、顺应性强、安全、无毒副作用等优点。

【不良反应】 偶见呕吐。

【使用注意】 脱水及病重患儿注意补液等综合治疗。

【用法与用量】 饭前口服，6个月以下一次5ml，6个月～1岁一次5～8ml，1～4岁一次8～10ml，4岁以上一次10～20ml，一日3次，3日为一疗程；或遵医嘱。

参 考 文 献

[1] 何莎莎，宋世秀，刘明江，等. 苍苓止泻口服液药效学试验[C]. 中国畜牧兽医学会中兽医学分会. 中国畜牧兽医学会中兽医学分会2013年学术年会论文集，2013：284-288.
[2] 葛洋新，蓝斐文，王丽玲. 苍苓止泻口服液联合口服锌剂对轮状病毒性肠炎患儿肠道分泌型免疫球蛋白A水平的影响[J]. 中国医院用药评价与分析，2018，18（12）：1622-1623，1626.
[3] 刘海丽，温艳，刘漫，等. 苍苓止泻口服液联合思密达对轮状病毒肠炎患儿肠道SIgA的影响[J]. 河北医学，2016，22（3）：495-496.
[4] 刘强. 苍苓止泻口服液治疗轮状病毒肠炎[J]. 医药论坛杂志，2004，25（23）：65.
[5] 洪如华. 联用喜炎平和苍苓止泻口服液治疗轮状病毒性肠炎的效果分析[J]. 当代医药论丛，2015，13（21）：138-139.
[6] 林才. 思密达联合苍苓止泻口服液对小儿轮状病毒肠炎的效果[J]. 海峡药学，2016，28（7）：154-156.
[7] 邹颖菲. 苍苓止泻口服液辅助治疗小儿脾虚泻的临床疗效及护理措施[J]. 中医儿科杂志，2015，11（4）：73-75.
[8] 穆艳顺，刘花玲，刘萍. 苍苓止泻口服液联合蒙脱石散治疗小儿腹泻病的疗效观察[J]. 中国医学创新，2014，11（2）：96-98.
[9] 王海英. 苍苓止泻口服液联合蒙脱石散治疗小儿腹泻临床疗效观察[J]. 亚太传统医药，2014，10（17）：115-116.
[10] 王新文，刘存英. 苍苓止泻口服液联合双歧杆菌四联活菌片治疗小儿非感染性腹泻[J]. 吉林中医药，2015，35（9）：910-913.
[11] 李艳，刘阳，郑敏，等. 苍苓止泻口服液治疗儿童腹泻的系统评价[J]. 中国医院用药评价与分析，2018，18（1）：74-77，82.
[12] 黄翔. 苍苓止泻口服液治疗婴幼儿秋季腹泻疗效观察[J]. 浙江中西医结合杂志，2006，16（5）：308.
[13] 柯远碧，符文. 消旋卡多曲联合苍苓止泻口服液治疗小儿秋季腹泻38例疗效观察[J]. 广东医学院学报，2009，27（2）：187-188.
[14] 黄卓健，梁仲云. 小儿腹泻病采用苍苓止泻口服液联合蒙脱石散治疗的临床效果评价[J]. 北方药学，2014，11（7）：32-33.
[15] 金骥翔，沈丽萍. 苍苓止泻口服液合培菲康治疗细菌性肠炎的疗效观察[J]. 中国现代药物应用，2010，4（23）：102-103.

（广州中医药大学 李燕舞，杜群）

健脾止泻宁颗粒

【药物组成】 党参、白扁豆、黄芩、车前子（盐炙）、金银花、黄连、干姜、建曲、莲子、山楂。

【处方来源】 研制方。国药准字Z20026356。

【功能与主治】 清热除湿，健脾止泻。用于小儿脾虚湿热所致的腹泻。

【药效】 主要药效如下[1]。

1. **抗炎** 健脾止泻宁颗粒对番泻叶所致的小鼠小肠黏膜损伤及炎症浸润具有较好的拮抗作用。

2. 止泻　健脾止泻宁颗粒对乙酰胆碱所致的肠平滑肌强直性收缩和脾虚腹泻小鼠模型具有显著的抑制作用，并具有调节和纠正腹泻所致的血清电解质紊乱的作用。

【临床应用】

1. 腹泻[2]　健脾止泻宁颗粒治疗脾虚湿热型小儿迁延性腹泻效果明显，可有效缓解泻下急迫、便后不爽、大便黄臭、肛门灼热、烦渴引饮、胸闷不舒、口干口苦等临床症状，安全可靠。

2. 溃疡性结肠炎[3]　健脾止泻宁颗粒联合云南白药治疗溃疡性结肠炎可有效改善临床症状，预后较好，治疗效果显著。

【不良反应】　尚不明确。

【使用注意】　①糖尿病患儿禁服。②婴儿应在医师指导下服用。③感染性腹泻（如肠炎、痢疾等疾病）应立即去医院就诊。④对本品过敏者禁用，过敏体质者慎用。

【用法与用量】　开水冲服，1岁一次5g，一日6次；2岁一次10g，一日5次；3～4岁一次15g，一日4次；1岁以下酌减，4岁以上酌增；或遵医嘱。

参 考 文 献

[1] 周年华，吕姗珊，谯志文，等. 健脾止泻宁颗粒止泻作用的实验研究[J]. 世界中西医结合杂志，2016，11（2）：190-195.
[2] 丁松峰. 健脾止泻宁颗粒治疗小儿迁延性腹泻脾虚湿热证疗效观察[J]. 实用中医药杂志，2018，34（5）：616-617.
[3] 史代萌. 观察健脾止泻宁颗粒联合云南白药治疗溃疡性结肠炎的临床疗效[J]. 中国卫生标准管理，2015，6（25）：150-151.

（广州中医药大学　李燕舞，杜　群）

二、解暑祛湿类

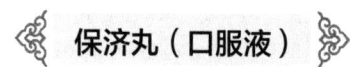

保济丸（口服液）

【药物组成】　钩藤、菊花、蒺藜、厚朴、木香、苍术、天花粉、广藿香、葛根、化橘红、白芷、薏苡仁、稻芽、薄荷、茯苓、广东神曲。

【处方来源】　研制方。《中国药典》（2020年版）。

【功能与主治】　解表，祛湿，和中。用于暑湿感冒，症见发热头痛、腹痛腹泻、恶心呕吐、肠胃不适，亦可用于晕车晕船。

【药效】　主要药效如下[1-6]。

1. 止泻　本品对番泻叶所致的小鼠腹泻模型有明显的抗腹泻作用。

2. 抑菌　本品可降低大肠杆菌感染小鼠的死亡率，在体外抗菌实验中对金黄色葡萄球菌、甲型溶血性链球菌、乙型溶血性链球菌、痢疾杆菌、伤寒杆菌等细菌有一定的抑制作用；另外，对白念珠菌、新型隐球菌、黑根霉菌等真菌有明显的抑制作用。

3. 抗炎镇痛　小鼠热板法及乙酸扭体法试验表明，保济丸有一定的镇痛作用。本品对氯乙酰胆碱引起的离体家兔回肠和磷酸组胺引起的豚鼠回肠痉挛性收缩有明显的拮抗作用。

【临床应用】　主要临床应用如下[7-8]。

1. 腹泻　本品对食滞腹胀、水土不服、肠胃不适之腹泻有效。

2. 幼儿消化不良　本品可用于母乳喂养的婴儿出现排便次数增多、排泡沫样便或蛋花样便等症状。

3. 晕车 晕车的常见症状有恶心、头晕、呕吐、胸闷等。保济丸能和中，对多数患者突发的胃肠不适症状有疗效，有晕车史者可于乘车前30分钟服用。

【不良反应】 尚未明确。

【使用注意】 ①外感燥热者不宜服用。②不宜在服药期间同时服用滋补性中药。③有高血压、心脏病、肝病、糖尿病、肾病等慢性病严重者应在医师指导下服用。④儿童、妊娠期及哺乳期妇女、年老体弱者应在医师指导下服用。⑤发热体温超过38.5℃的患者，应去医院就诊。⑥对本品过敏者禁用，过敏体质者慎用。

【用法与用量】 丸剂：口服，一次1～2丸，一日3次。口服液：口服，一次10～20ml，一日3次。

参 考 文 献

[1] 巫燕莉，李燕舞，杜群，等. 保济片的止泻镇痛及解痉作用[J]. 现代医药卫生，2010，26（3）：322-324.
[2] 吴君，韩芸，吴清和，等. 保济丸对胃肠运动功能的影响[J]. 中国实验方剂学杂志，2011，17（18）：229-231.
[3] 郭卫真，刘妮，卢东荣，等. 保济丸抗菌作用的实验研究[J]. 内蒙古中医药，2010，29（24）：48.
[4] 李润萍，朱盛山，邬威尧，等. 保济丸中化学成分与药理作用研究进展[J]. 中国实验方剂学杂志，2010，16（11）：200-203.
[5] 黄继杰. 保济丸与胃动力[J]. 中国中医药信息杂志，2004，11（5）：417.
[6] 张丹，肖柳英，陈绮文，等. 保济丸的药理作用研究[J]. 中药新药与临床药理，1998，9（4）：20-22，60.
[7] 欧明，林励，李衍文. 简明中药成分手册[M]. 北京：中国医药科技出版社，2003：63，91，119，270，370，387.
[8] 宋协国. 保济丸的妙用[N]. 上海中医药报，2016-06-10（004）.

（广州中医药大学 李燕舞，杜 群；华南理工大学 李艳红）

藿香正气水（口服液、胶囊、丸、滴丸）

【药物组成】 苍术、陈皮、厚朴（姜制）、白芷、茯苓、大腹皮、生半夏、甘草浸膏、广藿香油、紫苏叶油。

【处方来源】 宋·太平惠民和剂局《太平惠民和剂局方》.《中国药典》(2020年版)。

【功能与主治】 解表化湿，理气和中。用于外感风寒、内伤湿滞或夏伤暑湿所致的感冒，症见头痛昏重，胸膈痞闷，脘腹胀痛，呕吐泄泻，以及胃肠型感冒见上述证候者。

【药效】 主要药效作用如下。

1. 镇吐[1] 本品对硫酸铜所致的家鸽呕吐模型有作用，包括减少呕吐次数和呕吐时间，延长呕吐潜伏期。

2. 止泻[1-2] 本品可减少番泻叶所致的腹泻小鼠排便次数及湿便率，明显降低腹泻级数，拮抗甲硫酸新斯的明所致的小鼠小肠推进亢进。

3. 解痉[3-4] 本品能拮抗乙酰胆碱引起的离体兔十二指肠痉挛性收缩，拮抗卡巴胆碱和氯化钾引起的大鼠结肠平滑肌收缩；对离体豚鼠、兔十二指肠的自主收缩及对组胺、乙酰胆碱、氯化钡所致的回肠收缩均有良好的解痉作用，并可对抗垂体后叶素引起的小鼠子宫收缩。

4. 抑菌[5-6] 藿香正气水对藤黄八叠球菌等8种细菌均有抗菌作用，尤其对藤黄八叠球菌、金黄色葡萄球菌作用较强；并对甲/乙型副伤寒杆菌、红色毛癣菌、石膏样毛癣菌、絮状光皮癣菌、大脑状毛癣菌、石膏样小孢子菌、白念珠菌、新生隐球菌及皮尖芽生菌均有较强的抑制作用。

5. 调节菌群[7]　本品对抗生素引起的小鼠菌群失调模型有调节作用，可显著增加双歧杆菌和乳杆菌的数量，具有调节肠道菌群的作用。

【临床应用】　主要临床应用如下。

1. 慢性腹泻[8-9]　本品用于小儿慢性腹泻，能有效缓解腹泻、呕吐、发热等症状，与蒙脱石联合应用疗效优于单用蒙脱石。腹部理疗联合藿香正气水口服治疗小儿腹泻可显著改善腹痛、腹泻、呕吐、发热等症状。

2. 急性肠胃炎[10-11]　本品用于急性肠胃炎，可有效缓解肠痉挛，发挥镇痛、止泻及恢复胃肠功能的作用。藿香正气丸联合诺氟沙星在临床疗效及发热、腹泻等症状改善方面均优于单用诺氟沙星。

3. 功能性消化不良[12]　本品用于小儿功能性消化不良，可缓解疼痛、腹部不适、早饱、腹胀、食欲不振等症状，恢复胃肠功能。

【不良反应】　与头孢类、硝基咪唑类药物合用可引起双硫仑样反应，如气促、胸闷、心率加快、面色潮红、呕吐、无力等。临床出现的不良反应涉及全身性损害、神经和精神系统、心血管系统及皮肤损害，以过敏反应最为常见，其中严重者可致过敏性休克[13-14]。

【使用注意】　①不宜在服药期间同时服用滋补性中药。②有高血压、心脏病、肝病、糖尿病、肾病等慢性病严重者应在医师指导下服用；对本品及乙醇过敏者禁用，过敏体质者慎用。③儿童、妊娠期及哺乳期妇女、年老体弱者应在医师指导下服用。④本品含乙醇40%～50%，服药后不得驾驶机、车、船，不得从事高空作业、机械作业及操作精密仪器。

【用法与用量】　水剂：口服，一次5～10ml，一日2次。口服液：口服，一次5～10ml，一日2次，用时摇匀。胶囊剂：口服，一次2～4粒，一日2次。丸：口服，一次8丸，一日3次。滴丸：口服，一次1～2袋，一日2次。

参 考 文 献

[1] 陈芙蓉，刘彤，岳南，等. 藿香正气不同剂型产品药效比较实验[J]. 现代药物与临床，2010，25（6）：434-439.
[2] 袁晔蓉. 藿香正气水对大鼠胃肠道影响的研究[J]. 辽宁中医药大学学报，2007，9（5）：177-178.
[3] 李康，陈思亮，周文良，等. 中药藿香正气水对的大鼠结肠平滑肌收缩的机理研究[J]. 中国实验方剂学杂志，2010，16（5）：131-134.
[4] 吴韶辉. 中药藿香正气水肠道解痉药效物质及其质量控制研究[D]. 广州：广东药学院，2012.
[5] 张洪坤. 中药藿香正气水抑菌药效物质及其质量控制研究[D]. 广州：广东药学院，2013.
[6] 张洪坤，黄洋，李康，等. 藿香正气水抑菌作用药效物质基础及质量控制方法研究[J]. 中草药，2012，43（7）：1349-1354.
[7] 杨润，叶志亮，陈崇莉. 藿香正气水调节小鼠肠道菌群失调的作用研究[J]. 中国民族民间医药，2019，28（24）：34-36.
[8] 张雪萍. 思密达联合藿香正气水治疗小儿慢性腹泻临床观察[J]. 中外女性健康研究，2016，（4）：189-190.
[9] 李金鸾. 藿香正气水联合腹部理疗治疗小儿腹泻的临床效果观察[J]. 实用中西医结合临床，2018，18（6）：6-8.
[10] 辛可. 藿香正气丸在急性肠胃炎治疗中的应用价值探讨[J]. 中国实用医药，2017，12（7）：151-152.
[11] 于丹丹，廖星，谢雁鸣，等. 藿香正气丸联合西药治疗急性胃肠炎的系统评价和 Meta 分析[J]. 中国中药杂志，2019，44（14）：2914-2925.
[12] 胡芳. 藿香正气口服液治疗小儿功能性消化不良疗效分析[J]. 中国实用医药，2019，14（16）：196-197.
[13] 刘松松，谢益明. 101 例藿香正气水药品不良反应文献分析[J]. 中国药物警戒，2017，14（5）：317-320.
[14] 刘绍俊，杨清丽. 藿香正气水致不良反应/不良事件 80 例研究分析[J]. 当代医学，2014，20（7）：133-134.

（广州中医药大学　李燕舞，杜　群；华南理工大学　李艳红）

六 一 散

【药物组成】 滑石粉、甘草。

【处方来源】 金·刘完素《伤寒标本心法类萃》。《中国药典》（2020年版）。

【功能与主治】 清暑利湿。用于感受暑湿所致的发热、身倦、口渴、泄泻、小便黄少；外用治痱子。

【药效】 主要药效如下[1]。

1. 利尿　本品可显著增加小鼠尿量。本品及滑石的利尿高峰均在服药后1小时，以后逐渐下降。

2. 抑菌及保护黏膜　滑石对伤寒杆菌、副伤寒杆菌有抑制作用，对脑膜炎球菌有轻度抑制作用。滑石粉细腻光滑，可在黏膜、皮肤处形成膜，起到保护皮肤及黏膜的作用。

【临床应用】

1. 腹泻[2-4]　临床表现主要为发热、腹泻诸症，大便多为稀水样，伴口渴喜冷，小便色黄，量少，舌质红，苔薄黄或黄腻；大便镜检可见不消化物和脂肪球，红、白细胞较少或无。本品联合补液、纠酸等对症支持治疗可有效治疗婴幼儿病毒性肠炎，患儿腹泻次数显著减少，大便外观正常或成形。

2. 泌尿系结石[5]　本品可用于治疗血尿、尿痛、尿频尿急、腰部及下腹部疼痛为主要临床症状的泌尿系结石，以膀胱结石、输尿管结石与肾结石最为多见。在利尿、消炎、解痉及镇痛等治疗的基础上加服六一散可清暑利湿，加强疗效，具有副作用少、临床疗效确切等优点。

3. 湿疹及皮肤损伤[6-8]　本品可用于防治老年肛周湿疹，局部消毒后将六一散均匀扑在患处并加以保护，24～72小时后重复使用；用于老年尿失禁患者阴茎皮肤保护，将六一散均匀涂抹于阴茎局部形成保护膜，可增加患者舒适感，有效防治阴茎皮肤异样改变；用于治疗截瘫患者局部受压皮肤损害，保持局部干燥，可有效减少患者1期、2期压力性损伤的发生率，减轻患者痛苦，提高生活质量。

【不良反应】 本品中滑石粉在皮肤内、阴道内如积聚，可引起肉芽肿。

【使用注意】 阴亏、液伤者不宜使用。

【用法与用量】 调服或包煎服，一次6～9g，一日1～2次；外用，扑撒患处。

参 考 文 献

[1] 贡岳. 六一散利尿作用的实验[J]. 南京中医学院学报，1985：169.
[2] 王华伟，许慧婷. 六一散治疗婴幼儿病毒性肠炎148例[J]. 浙江中西医结合杂志，2006，16（10）：639-640.
[3] 高华. 六一散治疗小儿暑泻150例[J]. 河南中医，2005，25（3）：58.
[4] 陈泓明. 六一散结合液体疗法治疗婴幼儿秋季腹泻临床观察[J]. 河南医学研究，2014，23（9）：29-30.
[5] 刘军. 八正散加六一散治疗1000例泌尿系结石疗效观察[J]. 中国医学工程，2015，23（11）：106-107.
[6] 陈飞燕. 六一散防治老年肛周湿疹的效果分析[J]. 中国卫生标准管理，2016，7（6）：127-128.
[7] 钱新洪，楼晓霞. 六一散预防尿失禁患者使用保鲜袋接尿阴茎皮肤异样改变的效果观察[J]. 中国乡村医药，2019，26（17）：22.
[8] 郑江炬，沈凤，邓瑾瑾. 六一散对截瘫患者压力性损伤的预防应用研究[J]. 新中医，2020，52（12）：164-165.

（广州中医药大学　李燕舞，杜　群）

三、温补肾阳类

四神丸

【药物组成】 补骨脂（盐炒）、吴茱萸（制）、肉豆蔻（煨）、五味子（醋制）、大枣（去核）。

【处方来源】 明·薛己《校注妇人良方》。《中国药典》（2020年版）。

【功能与主治】 温肾散寒，涩肠止泻。用于肾阳不足所致的泄泻，症见肠鸣腹胀、五更溏泻、食少不化、久泻不止、面黄肢冷。

【药效】 主要药效如下。

1. 解痉[1] 四神丸能拮抗氯化钡引起的肠道平滑肌痉挛；四神丸及其组成药补骨脂和肉豆蔻、五味子和吴茱萸对肠管自发运动有明显抑制作用，亦能拮抗乙酰胆碱引起的肠管平滑肌收缩。

2. 止泻[1] 四神丸能显著减少番泻叶所致的小鼠刺激性腹泻次数。

3. 改善肠黏膜屏障[2] 四神丸可抑制实验性溃疡性结肠炎模型肠道 PI3K/Akt 信号途径，通过调节 Rho/ROCK 信号维持结肠黏膜屏障的完整性。

【临床应用】

1. 慢性腹泻[3] 四神丸联合复方嗜酸乳杆菌片治疗慢性腹泻，可有效改善患者的排便次数、粪便性状、腹痛、食欲不振、乏力等症状，疗效优于单用复方嗜酸乳杆菌片。

2. 肠易激综合征[4-5] 四神丸用于治疗腹泻型肠易激综合征，可改善大便次数、大便性状、大便急迫等症状。四神丸联合复合乳酸菌胶囊治疗腹泻型肠易激综合征脾肾阳虚证能有效改善患者的症状。

3. 溃疡性结肠炎[6-8] 本品治疗慢性结肠炎，能改善腹泻、里急后重、发热及脓血便等症状。四神丸联合中药灌肠可改善溃疡性结肠炎患者的临床症状及肠镜下黏膜充血、水肿、溃疡等。四神丸联合美沙拉嗪可有效改善溃疡性结肠炎患者的症状，控制炎症。

【不良反应】 尚不明确。

【使用注意】 湿热或湿滞所致的泄泻禁用。

【用法与用量】 口服，一次9g，一日1~2次。

参 考 文 献

[1] 陈奇. 中成药名方药理与临床[M]. 北京：人民卫生出版社，1998：623.
[2] 刘忆. 四神丸调控 Rho/Rock 信号通路维持肠黏膜屏障完整性治疗溃疡性结肠炎的作用机制研究[D]. 南昌：江西中医药大学，2019.
[3] 歧红阳，王云溪，董志超，等. 四神丸联合复方嗜酸乳杆菌片治疗慢性腹泻的疗效观察[J]. 现代药物与临床，2018，33（9）：2369-2371.
[4] 宋石林，顾志敏，许扬，等. 以四神丸为基本方治疗肠易激综合征临床疗效的系统评价[J]. 临床合理用药，2019，12（2A）：84-86.
[5] 陈玉娟. 四神丸联合复合乳酸菌胶囊治疗腹泻型肠易激综合征45例疗效观察[J]. 云南中医中药杂志，2017，38（6）：48-49.
[6] 周大蕴. 分析四神丸在治疗慢性结肠炎中的作用[J]. 世界最新医学信息文摘，2016，16（81）：139-140.
[7] 任日旺. 中药灌肠与内服治疗溃疡性结肠炎48例[J]. 陕西中医，2005，26（8）：786-787.

四、消食导滞类

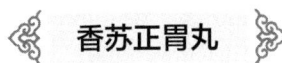

香苏正胃丸

【药物组成】 广藿香、紫苏叶、香薷、陈皮、姜厚朴、麸炒枳壳、砂仁、炒白扁豆、炒山楂、六神曲（炒）、炒麦芽、茯苓、甘草、滑石、朱砂。

【处方来源】 清·《清内廷法制丸散膏丹各药配本》。《中国药典》（2020年版）。

【功能与主治】 解表化湿，和中消食。用于小儿暑湿感冒，症见头痛发热、停食停乳、腹痛胀满、呕吐泄泻、小便不利。

【药效】 主要药效如下[1]。

1. 调节胃肠功能 山楂、六神曲、麦芽等可以促进胃酸分泌，促进消化。

2. 解热 香薷、厚朴、扁豆和藿香有解热作用。

【临床应用】

1. 腹泻[1-2] 用于较频繁的水样或蛋花样粪便的小儿腹泻。

2. 感冒[3] 用于夏季感受风寒所致的感冒，表现为发热恶寒，头疼身痛，鼻塞流涕，呃逆不食，舌苔白滑或滑腻，脉浮弦等。

【不良反应】 尚不明确。

【使用注意】 ①本品含朱砂，不宜过量久服，肝肾功能不全者慎用。②服用前应除去蜡皮、塑料球壳；本品可嚼服，也可分份吞服。

【用法与用量】 口服，一次1丸，一日1～2次；周岁以内小儿酌减。

参 考 文 献

[1] 陈奇. 中成药名方药理与临床[M]. 北京：人民卫生出版社，1998：623，301-302.
[2] 苗晋. 中成药在儿科常见病的选用[J]. 陕西中医学院学报，1985，8（2）：39-44.
[3] 张静. 感冒时可供选用的中成药[J]. 中国校医，1987，1（1）：35.

（广州中医药大学 李燕舞，杜 群）

第二十二章
便秘中成药名方

第一节 概 述

一、概 念

便秘（constipation）是指排便次数减少、粪便干硬和排便困难。排便次数减少指每周排便少于3次；排便困难包括排便费力、排出困难、排便不尽感、肛门直肠堵塞感、排便费时和需辅助排便。我国老年人有便秘症状者高达15%～20%，女性多于男性，随着年龄的增长，患病率明显增加。便秘一般可分为器质性便秘和功能性便秘。

便秘属于中医学"后不利"、"大便难"、"脾约"、"秘结"等范畴[1-3]。

二、病因及发病机制

（一）病因

便秘的病因与功能性疾病、器质性疾病、药物因素、不良生活习惯和社会、心理因素等有关。功能性疾病包括功能性便秘、功能性排便障碍和便秘型肠易激综合征等。器质性疾病包括结肠肛门疾病、神经与精神疾病、内分泌与代谢病、盆腔疾病、药源性疾病等。

（二）发病机制

功能性便秘主要由结肠、直肠肛门的神经平滑肌功能失调所致，也与饮食结构、生活习惯、心理因素等有关。器质性便秘的发病主要与原发病或所用的药物有关。

中医学认为，便秘常见嗜食辛辣及高热量食物，肠胃燥热，津液耗伤，情志影响，气机郁滞，内伤劳倦，年老体衰，气血不足等，最终导致大肠传导失司，糟粕下传不畅。

三、临床表现

每周排便少于 3 次，排便困难，每次排便时间长，排出粪便干结如羊粪且数量少，排便后仍有粪便未排尽的感觉，可伴有下腹胀痛、食欲减退、疲乏无力、头晕、烦躁、焦虑、失眠等症状。部分患者可因用力排便引起肛门疼痛、肛裂、痔疮和肛乳头炎。查体常可在左下腹乙状结肠部位触及条索状物。

四、诊断

根据排便次数减少、粪便干硬和排便困难等症状通过问诊即可确诊。《中国慢性便秘诊治指南》(2013)制定的诊断标准如下[4-5]：包括以下 2 个或 2 个以上症状，至少 25% 的排便需要努挣；至少 25% 的排便为硬粪块；至少 25% 的排便有不完全排空感；至少 25% 的排便有肛门直肠阻塞感；至少 25% 的排便需要手助排便；每周排便少于 3 次。

便秘诊断旨在寻找病因，并在排除器质性便秘的基础上诊断功能性便秘。常用的诊断与鉴别诊断手段有内镜、胃肠道 X 线、结肠传输试验、排粪造影、肛管直肠压力测定和肛门肌电图检查等。

五、治疗

(一)常用化学药物及现代技术

刺激性泻药：如大黄、番泻叶、酚酞、蓖麻油，可刺激结肠黏膜，增加黏膜通透性，使水、电解质向肠腔扩散，增大肠腔容积，反射性引起推进性肠蠕动而导泻。容积性泻药：如欧车前、聚卡波非钙、甲基纤维素和麦麸等，增加肠内容积，适用于膳食纤维缺乏的患者。渗透性泻药：如聚乙二醇、乳果糖、甘露醇、盐类泻药（硫酸镁、磷酸钠），在肠道难吸收，使肠内形成高渗透压，抑制肠内水分吸收，增加肠容积，刺激肠壁，使肠蠕动增加，加速排便。润滑性泻药：如液状石蜡，通过局部润滑并软化粪便发挥作用。促动力药物：如莫沙必利、西沙必利和伊托必利，促进胃、小肠直至直肠的运动，对慢传输性便秘有效。微生态制剂：如三歧三联活菌、乳酸菌素片等，可补充有效菌群发酵糖产生有机酸，调节肠道正常蠕动，缓解便秘。

(二)中成药名方治疗

便秘的治疗应以恢复肠腑通降为要，针对病情的寒、热、虚、实采取对应的治疗药物，实者泻之，虚者补之。积热者泻之使通，气滞者行之使通，寒凝者热之使通，气虚者补之使通，血虚者润之使通，阴虚者滋之使通，阳虚者温之使通。

第二节 中成药名方的辨证分类与药效

便秘临证首先辨别虚实，实证者多以实热为主；虚证者多以气虚、阳虚、津亏为主。

常用中成药名方的辨证分类及主要药效如下[6-8]。

一、清热导滞，润肠通便类

肠胃积热型便秘，症见大便干结，腹胀腹痛，口干口臭，面红身热，烦渴多饮，小便短赤，舌质红干，苔黄燥或焦黄起芒刺，脉滑数，或弦数。

肠胃积热型便秘的主要病理变化是肠内容物水分吸收过多，粪便干燥，不易排出。

清热导滞，润肠通便药可减少肠道水分的吸收，改善大便性状，使便质变软，容易排出。

常用中成药：麻仁滋脾丸、麻仁丸（胶囊、软胶囊）、麻仁润肠丸、大黄通便颗粒（胶囊）、润肠丸、通便灵胶囊、当归龙荟丸（片）、复方芦荟胶囊。

二、消食导滞，理气通便类

气机郁滞型便秘，症见大便不甚干结，便出不爽，腹中胀满，可伴胸胁满闷，嗳气呃逆，食欲不振，肠鸣矢气，苔薄腻，脉弦。

气机郁滞型便秘的主要病理变化是结肠运动功能减弱，蠕动无力，肠传输时间增加。

消食导滞，理气通便药可促进结肠蠕动，减少肠传输时间。

常用中成药：四磨汤口服液、六味能消胶囊。

三、补气健脾，滋阴润燥类

气血亏虚之虚秘，症见大便干或不干，有便意但不能自行排出，便后无力感，气短汗出；或大便干结，努挣难下，面白无华，伴见神疲乏力或头晕心悸，或潮热盗汗，耳鸣、腰膝酸软，舌质淡或有齿痕，苔薄白，脉细弱；或舌质红少苔，脉细或细数。治以健脾益气，养血生津，滋阴通便。

气血亏虚型便秘的主要病理变化是肠内容物水分吸收过多，粪便干燥，肠运动功能减弱，排便无力。

补气健脾，滋阴润燥药可增加肠道水分，改善粪便性状，促进结肠蠕动。

常用中成药：益气通便颗粒、苁蓉通便口服液、增液口服液、便秘通。

四、温阳通便类

阳虚便秘症见大便秘结，艰涩难出，腹中冷痛，伴见四肢不温，喜热怕冷，小便清长，舌质淡，苔薄腻，脉沉迟，或沉弦。

阳虚便秘症的主要病理变化是结肠运动功能障碍，肠传输时间增加，推送无力。

温阳通便药可促进肠蠕动，加快肠内容物传输。

常用中成药：复方锁阳口服液、便通胶囊、半硫丸。

参 考 文 献

[1] 中华医学会消化病学分会胃肠动力学组，功能性胃肠病协作组. 中国慢性便秘专家共识意见（2019，广州）[J]. 中华消化杂志，2019，39（9）：577-598.
[2] 张声生，沈洪，张露，等. 便秘中医诊疗专家共识意见（2017）[J]. 中医杂志，2017，58（15）：1345-1350.
[3] 葛均波，徐永健，王辰. 内科学[M]. 9版. 北京：人民卫生出版社，2019：448-449.
[4] 中医学会消化病学分会胃肠动力学组，中华医学会外科学分会结直肠肛门外科学组. 中国慢性便秘诊治指南（2013，武汉）[J]. 中华消化杂志，2013，33（5）：291-297.
[5] 侯晓华. 慢性便秘诊治指南对临床医师的指导意义[J]. 中华消化杂志，2013，33（5）：289-290.
[6] 柯美云，罗金燕，许国铭，等. 慢性便秘的诊治指南[J]. 中华内科杂志，2008，20（45）：68.
[7] 中国便秘联谊会，中国医师协会肛肠分会，中国民族医药学会肛肠分会，等. 2017版便秘的分度与临床策略专家共识[J]. 中华胃肠外科杂志，2018，21（3）：345-346.
[8] 王芳. 中医治疗便秘的研究进展[J]. 临床合理用药，2020，13（1A）：171-173.

（广州中医药大学　杜　群，李燕舞）

第三节　中成药名方

一、清热导滞，润肠通便类

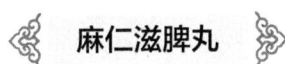

麻仁滋脾丸

【药物组成】　大黄（制）、火麻仁、当归、姜厚朴、炒苦杏仁、麸炒枳实、郁李仁、白芍。

【处方来源】　东汉·张仲景《伤寒论》。《中国药典》（2020年版）。

【功能与主治】　润肠通便，消食导滞。用于胃肠积热、肠燥津伤所致的大便秘结、胸腹胀满、饮食无味、烦躁不宁、舌红少津。

【药效】　主要药效如下[1]。

1. 通便　麻仁滋脾丸可促进小鼠排便，增加粪便中的水分含量。

2. 促进大肠运动　麻仁滋脾丸可促进大鼠大肠的推进运动。

【临床应用】

1. 便秘[2-6]　麻仁滋脾丸可用于治疗慢性功能性便秘，能改善排便费力、便质异常、排便不尽感、肛门直肠梗阻感等临床症状，改善患者的生活质量。麻仁滋脾丸与莫沙必利、金双歧等合用比后者单用疗效更好；联合穴位埋线治疗胃肠积热型便秘能够改善大便性状，增加肠道的排便次数，降低排粪残留。

2. 痔疮术后[7]　麻仁滋脾丸用于痔疮术后，可改善大便性状，减轻排便疼痛，降低不良反应的发生率；联合中药穴位贴敷治疗混合痔术后便秘效果良好，可发挥药物和穴位的双重作用，能更快地缓解症状，促进患者术后康复。

【不良反应】　尚不明确。

【使用注意】　①妊娠期妇女忌服。②服药期间忌食生冷、辛辣、油腻之物。

【用法与用量】　口服，大蜜丸一次1丸，小蜜丸一次9g（45丸），一日2次。

参 考 文 献

[1] 任晋斌, 许卫红, 宋玲, 等. 麻仁滋脾丸和益寿通便作用研究[J]. 中药药理与临床, 1995, 11（4）: 6-7.
[2] 李亚平, 曲牟文. 穴位埋线联合麻仁滋脾丸治疗胃肠积热型便秘 60 例疗效观察[J]. 河北中医, 2015, 37（7）: 1046-1048.
[3] 李洁, 刘琳, 何芳. 麻仁滋脾丸联合莫沙必利治疗中老年功能性便秘 79 例临床观察[J]. 中医药导报, 2014, 20（8）: 129-130.
[4] 孙晓丹, 杨志超, 苏新. 莫沙必利联合麻仁滋脾丸治疗慢性功能性便秘疗效观察[J]. 中外医疗, 2012, 31（10）: 86-88.
[5] 张惠广, 郜文华, 张花平, 等. 莫沙必利、金双歧及麻仁滋脾丸治疗慢性传输型便秘[J]. 中国医学创新, 2008, 5（36）: 147-148.
[6] 王立新. 麻仁滋脾丸治疗老年人便秘 300 例临床观察[J]. 张家口医学院学报, 1997, 14（1）: 119.
[7] 陈爱玉. 中药穴位贴敷法联合麻仁滋脾丸治疗混合痔术后便秘效果观察[J]. 中国乡村医药, 2015, 22（20）: 42-43.

（广州中医药大学 杜 群，李燕舞）

麻仁丸（胶囊、软胶囊）

【药物组成】 火麻仁、苦杏仁、大黄、枳实（炒）、姜厚朴、炒白芍。

【处方来源】 东汉·张仲景《伤寒论》。《中国药典》（2020 年版）。

【功能与主治】 润肠通便。用于肠热津亏所致的便秘，症见大便干结难下、腹部胀满不舒，以及习惯性便秘见上述证候者。

【药效】 主要药效如下。

1. 促进排便[1-2] 麻仁胶囊能明显增加燥结型便秘模型小鼠的排便粒数和排便重量。

2. 促进胃肠运动[2-3] 麻仁胶囊对燥结型便秘模型大鼠和小鼠的胃肠推进具有明显的增强作用，且呈量效正相关。

3. 保护肠黏膜[2] 麻仁胶囊能提高血清超氧化物歧化酶活性，有利于清除体内脂质过氧化物，保护肠黏膜。

4. 提高肠道敏感性[4] 麻仁软胶囊可增高大鼠肠道敏感性，可能与降低大鼠结肠 5-羟色胺表达、增高肠道敏感性有关。

5. 促进水和电解质转运[5] 麻仁胶囊能剂量依赖性地刺激大鼠远端结肠上皮的阴离子分泌；通过升高胞内环磷酸腺苷（cAMP）水平激活黏膜面上的囊性纤维化穿膜传导调节蛋白（CFTR）通道，共同作用于位于基底膜面的 NKCC 和 K 通道，从而促进结肠上皮的水和电解质转运。

麻仁丸治疗热结便秘的机制见图 22-1。

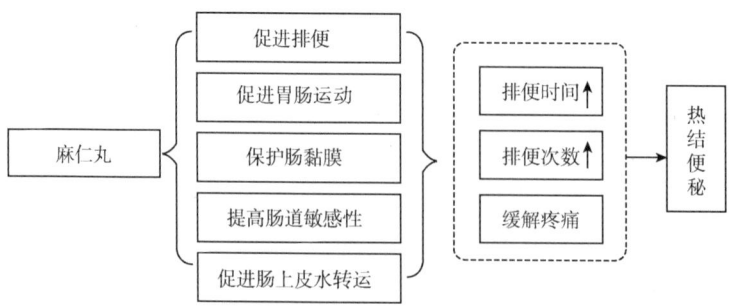

图 22-1 麻仁丸治疗热结便秘的机制

【临床应用】

1. 便秘[6-10]　麻仁丸可用于治疗功能性便秘，主要表现为大便不通或粪便坚硬、有便意而排出困难，或排便间隔时间延长，约2日以上排便一次。本品与乳果糖、西沙必利等联合使用可显著降低老年人功能性便秘的发生率，有助于形成稳定的良性排便习惯，安全性高，且能降低复发率。麻仁丸联合乳果糖对吗啡类镇痛药所致的便秘有着明显的防治效果，可使病情严重程度得到缓解，减少用药后不良反应的出现。癌痛患者在使用阿片类药物镇痛的同时预防性使用麻仁丸联合乳果糖，能有效预防阿片诱导性便秘的发生，且安全性高。

2. 肛肠、痔疮术后[11-13]　麻仁丸可用于肛肠术后，对排便时间、排便次数、排便困难程度、疼痛程度、出血和感染情况均有改善，对于预防肛肠术后便秘的发生具有良好疗效。本品联合四磨汤口服液治疗混合痔术后便秘效果显著，能有效缓解便秘症状，促进排便，减轻排便困难及排便疼痛，促进术后肛门水肿、疼痛的快速消退，加速康复进程，提升术后恢复效果。

3. 肛裂[14]　麻仁软胶囊可用于防治肛裂，明显改善便秘、疼痛、便血等症状。

【不良反应】　尚不明确。

【使用注意】　①妊娠期妇女忌服；年老体虚者不宜久服。②不宜在服药期间同时服用滋补性中药。③有高血压、心脏病、肝病、糖尿病、肾病等慢性病严重者应在医师指导下服用；儿童、妊娠期及哺乳期妇女、年老体弱者应在医师指导下服用。④对本品过敏者禁用，过敏体质者慎用。

【用法与用量】　丸剂：口服，水蜜丸一次6g，小蜜丸一次9g，大蜜丸一次1丸，一日1～2次。胶囊剂：口服，一次2～4粒，早晚各一次，或睡前服用。软胶囊剂：口服，一次3～4粒，一日2次。

参 考 文 献

[1] 吴怡, 宋风武, 张志奇, 等. 麻仁软胶囊药理和临床研究进展[J]. 中草药, 2010, 41（9）: 1575-1577.
[2] 彭志辉, 陈立峰, 蓟林宏, 等. 麻仁胶囊对燥结型便秘小鼠排便功能的影响[J]. 中医药导报, 2005, 11（5）: 73-74.
[3] 曾群, 宋玲, 杨蓉. 舒通胶囊和麻仁软胶囊对便秘大鼠大肠推进功能的影响[J]. 中医杂志, 2012, 53（6）: 510-512.
[4] 林钟宇, 张姗姗, 戴慧明, 等. 麻仁软胶囊对便秘型IBS大鼠模型肠黏膜5-HT含量的影响[J]. 现代中西医结合杂志, 2014, 23（4）: 343-346.
[5] 杨孜欢, 潘奥, 陈思亮, 等. 麻仁软胶囊在诱导大鼠结肠上皮细胞阴离子分泌中的作用[J]. 中药药理与临床, 2008, 24（4）: 1-5.
[6] 吴乾. 麻仁丸联合乳果糖防治吗啡类镇痛药所致便秘的临床观察[J]. 中国医药指南, 2019, 17（29）: 170-171.
[7] 陈灵勇, 丰银平. 麻仁丸联合乳果糖对癌痛患者阿片诱导性便秘的预防作用观察[J]. 中国现代医生, 2018, 56（34）: 124-126.
[8] 陈吉辉, 李志华. 麻仁丸与乳果糖联用治疗老年人功能性便秘64例[J]. 广西中医药大学学报, 2016, 19（2）: 26-28.
[9] 黄德荣, 谢沐初. 麻仁丸汤剂与乳果糖口服液治疗功能性便秘40例[J]. 陕西中医, 2015, 36（4）: 464-465.
[10] 陈国庆, 郭福仙. 西沙必利与麻仁丸合用治疗便秘70例临床观察[J]. 九江医学, 2003, 18（1）: 30.
[11] 王军. 四磨汤联合麻仁软胶囊治疗混合痔术后便秘临床观察[J]. 实用中医内科杂志, 2020, 34（3）: 87-89.
[12] 邵玉宝. 麻仁软胶囊联合中药坐浴对肛肠术后排便功能的影响[J]. 中医临床研究, 2016, 8（33）: 88-89.
[13] 崔金杰, 郑毅. 麻仁软胶囊防治肛肠术后便秘的临床疗效观察[J]. 中草药, 2014, 45（8）: 1126-1128.
[14] 韩文华, 杨学平. 麻仁软胶囊联合壳聚糖凝胶治疗肛裂疗效观察[J]. 新中医, 2016, 48（8）: 118-119.

（广州中医药大学　杜　群，李燕舞）

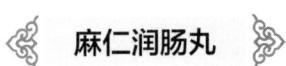

麻仁润肠丸

【药物组成】　火麻仁、炒苦杏仁、大黄、木香、陈皮、白芍。

【处方来源】 清·吴谦《医宗金鉴》。《中国药典》(2020年版)。

【功能与主治】 润肠通便。用于肠胃积热,胸腹胀满,大便秘结。

【药效】 主要药效如下[1]。

1. 促进小肠运动 本品能显著提高正常小鼠的小肠推进率。

2. 抗炎 本品有抗炎作用。

【临床应用】

1. 便秘[2-6] 麻仁润肠丸可用于老年人慢性功能性便秘。排便困难,过分用力可能诱发短暂性脑缺血或排便晕厥,甚至在原有疾病的基础上并发心肌梗死和脑血管疾病。麻仁润肠丸治疗老年人慢性功能性便秘综合疗效较好,能够改善便秘导致的全身症状,有效率高,不良反应少。麻仁润肠丸对胃肠积热型便秘、慢性便秘、习惯性便秘均有一定疗效。

2. 结肠癌术后肠梗阻[7] 麻仁润肠丸可用于治疗结肠癌术后肠梗阻,联合小半夏汤使用可明显改善结肠癌术后反复梗阻患者的胃肠功能,增加肠道蠕动次数及肠道内水分,促进肠道排气、排便,改善患者预后。

3. 术后胃肠功能恢复[8] 麻仁润肠丸可用于剖宫产术后,能明显缩短肠鸣音的恢复时间,缩短首次排气和排便时间,促进胃肠功能的恢复,调节胃肠功能紊乱。

【不良反应】 尚不明确。

【使用注意】 ①妊娠期妇女忌服。②饮食宜清淡,忌酒及辛辣食物。③不宜在服药期间同时服用滋补性中药。

【用法与用量】 口服,一次1~2丸,一日2次。

参 考 文 献

[1] 闵翅驹,黄晓星,王生,等. 润肠通便药物筛选小鼠模型的选择及药效评价研究[J]. 世界临床药物,2015,36(6):405-409,413.
[2] 张青森,胡霞,张志勇,等. 麻仁润肠丸治疗老年慢性功能性便秘78例分析[J]. 人民军医,2016,59(7):737.
[3] 陶雪梅,李涛,王泳. 麻仁润肠丸治疗老年慢性功能性便秘疗效观察[J]. 人民军医,2014,57(8):860-861.
[4] 张常波,张君锋,王振彪,等. 麻仁润肠丸与穴位埋线联合治疗胃肠积热型便秘的临床研究[J]. 现代生物医学进展,2016,16(13):2475-2477.
[5] 顾玉红. 麻仁润肠治疗老年人慢性便秘的疗效观察[J]. 中国基层医药,2008,15(10):1728-1729.
[6] 宋瑞玲. 麻仁润肠丸治疗老年习惯性便秘40例[J]. 中国民间疗法,2010,18(11):42.
[7] 韦勇占. 小半夏汤联合麻仁润肠丸对直肠癌术后反复梗阻患者胃肠功能的影响[J]. 现代中医药,2019,39(5):78-80.
[8] 李宏宁,李晓萍,沈伟. 麻仁润肠丸促进剖宫产术后胃肠功能恢复的临床研究[J]. 中华中医药学刊,2014,32(5):1153-1155.

(广州中医药大学 杜 群,李燕舞)

大黄通便颗粒(胶囊)

【药物组成】 大黄。

【处方来源】 研制方。国药准字Z10980062。

【功能与主治】 清热通便。用于实热食滞所致的便秘,食欲不振。

【药效】 主要药效如下[1]。

1. 促排便 大黄通便胶囊对燥结失水便秘模型小鼠、复方地芬诺酯便秘模型小鼠及正常小鼠均有促进排泄的作用,具有增加正常小鼠肠容积和润肠通便的作用。

2. 促进肠运动　大黄通便胶囊可促进正常小鼠小肠推进、正常大鼠大肠推进，增强肠蠕动。

【临床应用】

便秘[2]　本品可用于治疗原发性习惯性便秘、各种继发性便秘及其他便秘。对于以下症状有良好疗效：①直肠火燥，痈肿初发，热毒炽盛；②肥甘过度、胃火旺盛；③纵饮太盛、脾火过盛等引起的实热便秘。

【不良反应】　尚不明确。

【使用注意】　①妊娠期妇女禁用。②饮食宜清淡，忌烟、酒及辛辣、生冷、油腻食物。③不宜在服药期间同时服用滋补性中药。④有高血压、心脏病、肝病、糖尿病、肾病等慢性病严重者应在医师指导下服用。⑤本品不宜长期服用，服药 3 日症状未缓解，应去医院就诊。⑥严格按用法用量服用，儿童、年老体弱者应在医师指导下服用。⑦对本品过敏者禁用，过敏体质者慎用。⑧儿童必须在成人监护下使用。⑨如正在使用其他药品，使用本品前请咨询医师或药师。

【用法与用量】　颗粒剂：口服，一次 1 袋，一日 1 次，晚睡前开水冲溶。胶囊剂：口服，一次 2 粒，一日 1 次，晚睡前服用。

参 考 文 献

[1] 杜佳林，贾冬，张宏，等. 解密胶囊药效学实验研究[J]. 中国中医药信息杂志，2003，10（4）：24-26.
[2] 李宪奎，宋宝根，闵云山. 大黄通便冲剂治疗便秘 152 例[J]. 中国新药杂志，1994，3（2）：36-38.

（广州中医药大学　杜　群，李燕舞）

润 肠 丸

【药物组成】　桃仁、羌活、大黄、当归、火麻仁。

【处方来源】　研制方。国药准字 Z20023314。

【功能与主治】　润肠通便。用于实热津亏便秘。

【药效】　主要药效如下。

1. 促进排便[1-2]　润肠丸能使小鼠排黑粪的时间加快，粪质变软、膨大，数量增多，而有明显的促进排便作用。

2. 促进小肠运动[1-2]　润肠丸能显著提高小鼠的胃肠推进率，促进小肠运动。

3. 润肠[1-2]　润肠丸能明显促进小鼠肠道水分的分泌，抑制肠道水分的吸收，增加肠重量，起到润肠作用。

4. 缓解肠管收缩[2]　润肠丸对乙酰胆碱及氯化钡引起的离体兔肠管强直性收缩均有明显的拮抗作用，能拮抗肾上腺素引起的离体肠管的抑制性收缩。

【临床应用】

1. 老年慢性功能性便秘[3-4]　润肠丸用于治疗老年人慢性功能性便秘，可改善患者大便性状，增加排便次数；联合补中益气汤治疗疗效显著，且能降低复发率；联合综合护理应用在老年人功能性便秘中治疗效果可靠。

2. 慢传输型便秘[5]　润肠丸可用于治疗慢传输型便秘，能改善排便困难、大便性状、排便时间长、排便不尽感等,且作用持久,远期疗效佳。

3. 糖尿病功能性便秘[6-7]　润肠丸可用于治疗糖尿病功能性便秘,疗效肯定,副作用小,患者易于接受,且对糖尿病其他症状有一定的改善作用。

4. 恶性肿瘤使用吗啡后便秘[8]　润肠丸可用于治疗恶性肿瘤使用吗啡后便秘,疗效满意,无严重不良反应,在缩短排便时间、降低排便难度等方面有明显优势,可更快改善患者的生活质量。

【不良反应】　尚不明确。

【使用注意】　①妊娠期妇女忌服。②虚寒性便秘患者不宜服用。③严重器质性病变引起的排便困难(如结肠癌严重的肠道憩室、肠梗阻及炎症性肠病等)忌用。

【用法与用量】　宜空腹口服,一次6～9g,一日1～2次。

参 考 文 献

[1] 张红旭,杨军英. 润肠片的润肠通便作用研究[J]. 西北药学杂志,2005,20(4):159.
[2] 张荣在,欧卫平,许庆文. 润肠片通便作用的实验研究[J]. 中药新药与临床药理,2000,11(3):158-159.
[3] 李晓玲,方少虹,张育文. 综合护理配合润肠丸治疗老年人功能性便秘的疗效观察[J]. 中医临床研究,2020,12(15):79-80.
[4] 朱瑜. 用补中益气汤合润肠丸治疗老年慢性功能性便秘的效果研讨[J]. 当代医药论丛,2018,16(18):149-150.
[5] 覃作. 润肠丸方治疗慢传输型便秘(血虚证)的临床疗效观察[D]. 南宁:广西中医药大学,2019.
[6] 侯凯健,陈超,朱丹. 润肠丸治疗糖尿病功能性便秘的研究[J]. 中药药理与临床,2015,31(1):280-281.
[7] 刘晶. 口服润肠丸配合中医护理干预对糖尿病患者便秘的影响分析[J]. 糖尿病新世界,2015,12(12):217-218.
[8] 敬志敏,陈泽,郭旭. 六味地黄丸与润肠丸治疗恶性肿瘤吗啡后便秘与聚乙二醇4000散等效性随机平行对照研究[J]. 实用中医内科杂志,2017,31(2):28-30.

(广州中医药大学　杜　群,李燕舞)

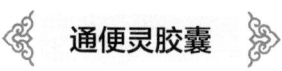

通便灵胶囊

【药物组成】　番泻叶、当归、肉苁蓉。

【处方来源】　研制方。国药准字Z14021929。

【功能与主治】　泻热导滞,润肠通便。用于热结便秘,长期卧床便秘,一时性腹胀便秘,老年习惯性便秘。

【药效】　主要药效如下。

1. 润肠通便[1]　通便灵胶囊能缩短小鼠排黑粪的时间,增加排黑粪数,有明显的润肠通便作用。

2. 抗炎[1]　通便灵胶囊能抑制乙酸所致的腹腔毛细血管通透性增高,有一定的抗炎作用。

【临床应用】

便秘[2-6]　通便灵胶囊具有泻热导滞、润肠通便的作用,可用于治疗热结便秘、长期卧床便秘、一时性腹胀便秘、老年习惯性便秘等,还可用于预防化疗后便秘,显著降低便秘的发生率,也可用于防治化疗止呕药格拉司琼、强效中枢镇痛药吗啡所致的便秘;联合增液汤能有效改善精神病药物所致的便质干结、脘腹胀满、排便费力、排便不尽感等临床症状,缩短排便间隔时间和排便时长,疗效确切。通便灵胶囊联合补中益气丸可治疗维持性腹膜透析患者功能性便秘。

【不良反应】 尚不明确。

【使用注意】 ①妊娠期妇女忌用。②服药期间忌食生冷、辛辣、油腻之物。

【用法与用量】 口服，一次5~6粒，一日1次。

参 考 文 献

[1] 杨敏, 樊小明, 姜成. 通便灵胶囊对小鼠抗炎及排便作用的影响[J]. 中国实验方剂学杂志, 2003, 9（5）: 33-34.
[2] 高艳丽, 尹冬梅, 李锦绵, 等. 麻仁软胶囊与通便灵胶囊预防化疗后便秘临床疗效的比较[J]. 中国疗养医学, 2015, 24（5）: 513-515.
[3] 胡芳琴. 增液汤联合通便灵胶囊治疗精神药物所致便秘57例[J]. 河南中医, 2015, 35（3）: 586-588.
[4] 徐惠. 补中益气丸联合通便灵胶囊治疗维持性腹透患者功能性便秘50例[J]. 浙江中医杂志, 2014, 49（3）: 233.
[5] 沈丹, 沈云. 通便灵胶囊防治格拉司琼所致便秘66例的临床观察[J]. 浙江中医杂志, 2008, 43（9）: 555.
[6] 沈丹, 陶慧娟. 通便灵胶囊治疗美菲康所致便秘[J]. 浙江中西医结合杂志, 2006, 16（11）: 702-703.

（广州中医药大学　杜　群，李燕舞）

当归龙荟丸（片）

【药物组成】 酒当归、龙胆（酒炙）、芦荟、青黛、栀子、酒黄连、酒黄芩、盐黄柏、酒大黄、木香、人工麝香。

【处方来源】 金·刘完素《黄帝素问宣明论方》。《中国药典》（2020年版）。

【功能与主治】 泻火通便。用于肝胆火旺，心烦不宁，头晕目眩，耳鸣耳聋，胁肋疼痛，脘腹胀痛，大便秘结。

【药效】 主要药效如下。

1. 通便[1]　当归龙荟丸可使正常小鼠和燥结失水型便秘模型小鼠的排便时间提早，排便总粒数增加，排黑粪粒数增加，还能有效对抗硫酸阿托品的抑制排便作用。

2. 促进小肠运动[1]　当归龙荟丸能提高小鼠的小肠推进度，增强肠蠕动。

3. 抑制大肠水分吸收[1]　当归龙荟丸对大鼠大肠水分的吸收具有明显的抑制作用，从而有效地促进粪便湿润和排出。

【临床应用】

1. 便秘[2-4]　当归龙荟丸可用于便秘（热秘），表现为大便秘结、便干质硬，或伴腹部胀满不适，舌质淡红，苔黄等，本品可使排便次数增加、便质变软、容易排出。用于习惯性便秘，可增加排便次数、改善大便性状、减轻腹胀等。联合普芦卡必利治疗慢性功能性便秘能升高血清SP、5-羟色胺水平，有效改善患者的临床症状，提高患者的生活质量。

2. 高血压[4]　当归龙荟丸可辅助治疗高血压（肝胆火旺证），表现为血压升高、头晕目眩、心中烦闷、失眠、耳鸣、尿黄、口苦等，有助于降低血压，改善症状。

3. 胆道疾病[5]　胆道疾病常由湿热郁结，肝胆气滞化火，横逆犯胃所致，当归龙荟丸可辅助治疗胆道疾病，包括胆囊炎、胆石症、胆道手术后、黄疸等，疗效好，复发少。

【不良反应】 尚不明确。

【使用注意】 ①妊娠期妇女禁用。②忌烟、酒及辛辣食物。③不宜在服药期间同时服用滋补性中药。④有高血压、心脏病、肝病、糖尿病、肾病等慢性病严重者应在医师指导下服用。⑤服药后大便次数增多且不成形者，应酌情减量。⑥对本品过敏者禁用，过敏体质者慎用。

【用法与用量】 丸剂：口服，一次6g，一日2次。片剂：口服，一次4片，一日2次。

参 考 文 献

[1] 李心. 当归龙荟丸主要药效学研究[J]. 首都医药，2002，6（2）：61-62.
[2] 兰秋平. 当归龙荟丸治疗功能性便秘疗效观察[J]. 浙江中西医结合杂志，2006，16（3）：163-164.
[3] 孙滨滨，董金华. 当归龙荟片联合普芦卡必利治疗慢性功能性便秘的临床研究[J]. 现代药物与临床，2020，35（4）：744-747.
[4] 李心. 当归龙荟丸的临床疗效观察[J]. 首都医药，2002，9（8）：68.
[5] 谢启舜. 当归龙荟丸治疗胆道疾病43例报告[J]. 中医杂志，1983，24（3）：30-31.

（广州中医药大学　杜　群，李燕舞）

复方芦荟胶囊

【药物组成】 芦荟、青黛、琥珀。

【处方来源】 研制方。国药准字Z13020306。

【功能与主治】 清肝泻热，润肠通便，宁心安神。用于心肝火盛，大便秘结，腹胀腹痛，烦躁失眠。

【药效】 主要药效如下。

1. 促进排便[1-2]　复方芦荟胶囊能够使粪便湿润、膨松、成形，增加排出湿粪颗粒数，缩短首次排出黑粪时间，提高小肠炭末推进百分率，增加小肠湿重，缩短燥结型便秘小鼠的首次排便时间，增加黑粪颗粒及黑粪重量。对失水所致的便秘小鼠和复方地芬诺酯所致的便秘小鼠的排便都有不同程度的促进作用，对阿托品所致的胃肠运动障碍模型动物也有明显的肠推进作用。

2. 镇痛[2]　复方芦荟胶囊能够使扭体反应潜伏期延长，单位时间内扭体次数减少，明显抑制乙酸所致的扭体反应。

3. 镇静[2]　复方芦荟胶囊能够抑制失水所致的便秘模型动物自主活动，使模型动物活动次数和站立次数明显减少。

【临床应用】

便秘[3-8]　复方芦荟胶囊可用于老年人功能性便秘，能明显改善患者便秘症状评分，排便困难、过度用力排便，粪便性状，排便时间长，下坠、不尽、胀感，排便频率和腹胀；对消化道肿瘤患者盐酸羟考酮缓释片所致的便秘、盐酸格拉司琼注射液所致的便秘、抗精神病药所致的便秘、海洛因依赖者便秘等均有不同程度的改善作用。

【不良反应】 报道复方芦荟胶囊所致药疹及ALT升高1例[9]，致过敏性休克1例[10]，致脑病后尿失禁1例[11]，长期服用致大肠黑变病14例[12]。

【使用注意】 ①妊娠期妇女禁用。②不宜长期服用。③哺乳期妇女及肝肾功能不全者慎用。

【用法与用量】 口服，一次1~2粒，一日1~2次。

参考文献

[1] 葛海侠, 牟孝硕, 安宁飞, 等. 复方芦荟胶囊通便作用的研究[J]. 沈阳药科大学学报, 2002, 19 (6): 430-432.
[2] 解欣然, 洪缨, 樊江波. 复方芦荟胶囊药理作用的实验研究[J]. 中国实验方剂学杂志, 2007, 13 (11): 47-49.
[3] 曹敏. 西沙必利联合复方芦荟胶囊治疗老年功能性便秘的临床观察. 广东医学院学报, 2013, 31 (1): 57-59.
[4] 裴雪峰. 复方芦荟胶囊改善老年功能性便秘患者症状评分观察[J]. 中国老年保健医学, 2013, 11 (5): 45-46.
[5] 李梅. 复方芦荟胶囊对消化道肿瘤患者盐酸羟考酮缓释片引起便秘的影响[J]. 长春中医药大学学报, 2018, 34 (2): 309-311.
[6] 马丽, 张恩旭. 针刺结合复方芦荟胶囊治疗抗精神病药致便秘30例[J]. 中国中医药现代远程教育, 2015, 13 (3): 76-77.
[7] 舒宏国, 段喜乐. 复方芦荟胶囊治疗海洛因依赖者便秘临床观察[J]. 中国药物滥用防治杂志, 2014, 20 (4): 222-223.
[8] 张俊凯, 康国强, 白秀丽, 等. 复方芦荟胶囊防治盐酸格拉司琼注射液所致便秘106例疗效观察[J]. 河北中医, 2009, 31 (10): 1506.
[9] 张琳, 马川, 方娟娟. 复方芦荟胶囊致药疹及ALT升高[J]. 药物不良反应杂志, 2002, (3): 197.
[10] 张爱霞, 纪磊. 复方芦荟胶囊致过敏性休克[J]. 药物不良反应杂志, 2004, (3): 212.
[11] 孙丽凤, 宋志芳. 复方芦荟胶囊致脑病后尿失禁1例[J]. 中医研究, 2002, 15 (4): 55.
[12] 邵伟彪, 杨国胜. 复方芦荟胶囊致大肠黑变病14例分析[J]. 华中医学杂志, 2000, 24 (4): 219.

（广州中医药大学　杜　群, 李燕舞）

二、消食导滞，理气通便类

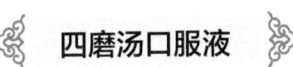

四磨汤口服液

【药物组成】　木香、枳壳、乌药、槟榔。

【处方来源】　研制方。国药准字Z20025044。

【功能与主治】　顺气降逆，消积止痛。用于婴幼儿乳食内滞证，症见腹胀、腹痛、啼哭不安、厌食纳差、腹泻或便秘，以及中老年气滞、食积证，症见脘腹胀满、腹痛、便秘。

【药效】　主要药效如下。

1. 调节胃肠运动[1-4]　四磨汤口服液对大鼠离体空肠平滑肌运动起双向调节作用（低剂量促进、高剂量抑制）；促进大鼠离体肠平滑肌运动，其机制可能与M胆碱受体、β受体有关，可能通过介导Ca^{2+}通道的开放，促进Ca^{2+}内流和（或）Ca^{2+}释放而促进肠平滑肌运动；促进胃肠运动障碍模型大鼠胃肠蠕动功能的恢复，增高胃肠功能障碍大鼠兴奋性神经递质SP的表达；促进功能性消化不良模型大鼠胃排空，其机制可能与促进血清胃动素、降低生长抑素含量，影响迷走神经的神经递质释放有关；对应激性胃肠功能紊乱具有抑制胃肠运动和抑制内源性促胃液素释放的作用，可能是其治疗亢进型胃肠功能紊乱的作用机制之一。

2. 促吸收[5]　四磨汤口服液能增加盲肠绒毛高度及其肠黏膜厚度，从而保护肠黏膜，促进营养物质的吸收。

3. 抗炎[6]　四磨汤口服液能降低大鼠盲肠组织核苷酸结合寡聚化结构域样受体样受体蛋白3（NLRP3）、Caspase-1、白介素-1β的表达量，减轻炎症，减轻肠粘连程度。

4. 止泻[7-8]　四磨汤口服液能缓解功能性消化不良幼年大鼠及幼年小型猪模型的腹泻症状，提高摄食量，促进体重增长，升高尿D-木糖排泄率，提高血清胃动素、促胃液素、淀粉酶的含量，降低血清胆囊收缩素、乳酸的含量。

5. 调节肠道菌群[9-10]　四磨汤能选择性地抑制和促进细菌的生长繁殖，调整肠道中的细菌组成比例，显著恢复小鼠肠道细菌的多样性，亦可调控肠道菌群平衡，调整肠道酶活性。

6. 保护膀胱[11]　四磨汤口服液灌胃后对糖尿病神经源性膀胱的发生起到一定的阻碍作用，能增加逼尿肌的收缩强度，进而改善糖尿病患者排尿障碍。

【临床应用】

1. 老年慢性便秘[12]　四磨汤口服液可用于治疗老年性便秘，能明显改善症状，安全性可靠。

2. 便秘型肠易激综合征[13]　四磨汤口服液可用于治疗便秘性肠易激综合征，在西药常规治疗的基础上加用可明显提高临床疗效。

3. 小儿功能性便秘[14]　四磨汤口服液可用于治疗小儿功能性便秘，与布拉酵母菌联合使用，有利于改善临床症状，降低复发率。

4. 儿童营养不良[15]　四磨汤口服液可改善营养不良患儿机体的营养状况，促进康复。

5. 新生儿胃肠功能紊乱[16]　四磨汤口服液可用于治疗新生儿胃肠功能紊乱，联合保和丸可有效提升患儿血浆胃动素（MTL）、胃泌素（GAS）水平，有助于临床症状的改善，且疗效显著。

6. 腹部术后[17-18]　四磨汤口服液可用于腹部手术后，能加快胃肠运动功能恢复，缩短肠鸣音恢复、首次排便时间，降低不良反应。

【不良反应】　尚不明确。

【使用注意】　①妊娠期妇女，肠梗阻、肠道肿瘤、消化道术后患者禁用。②一般手术患者在手术后 12 小时第一次服药，再隔 6 小时第二次服药，以后常法服用或遵医嘱。③冬天服用时，可将药瓶放置在温水中加温 5~8 分钟后服用。④药液如见有微量沉淀，属正常情况，可摇匀后服用，以保证疗效。⑤高血压、心脏病、肝病、糖尿病、肾病等慢性病严重者应在医师指导下服用。⑥年老体弱者应在医师指导下服用。⑦如腹胀腹痛或哭闹不安较重者应及时去医院就诊。

【用法与用量】　口服，成人一次 20ml，一日 3 次，疗程 1 周；新生儿一次 3~5ml，一日 3 次，疗程 2 天；幼儿一次 10ml，一日 3 次，疗程 3~5 天。

参 考 文 献

[1] 何丽英. 四磨汤口服液对大鼠离体空肠平滑肌运动的影响及其机制探讨[D]. 广州：广州中医药大学，2012.

[2] 韩棉梅，梁嘉恺，陶双友，等. 四磨汤口服液对胃肠运动功能障碍模型大鼠胃残留、小肠推进率及结肠 P 物质的影响[J]. 新中医，2011，43（12）：114-115.

[3] 黄颖. 四磨汤口服液对功能性消化不良大鼠胃排空及血浆胃肠激素的影响[D]. 广州：广州中医药大学，2011.

[4] 蔺晓源，蔡莹，谢勇，等. 四磨汤口服液对束缚-寒冷应激小鼠胃肠功能和胃泌素的影响[J]. 湖南中医药大学学报，2009，29（6）：19-21.

[5] 惠华英，李丹丹，张雪，等. 四磨汤口服液对脾虚便秘小鼠肠道黏膜厚度、隐窝深度和绒毛高度的影响[J]. 中国微生态学杂志，2018，30（1）：10-13.

[6] 范雪莲，张露，黄小亭，等. 四磨汤口服液对肠粘连大鼠盲肠 NLRP3 炎症复合体相关蛋白表达的影响[J]. 国际医药卫生导报，2018，24（11）：1610-1612.

[7] 刘成全，邓青，谭志超. 四磨汤口服液对幼年大鼠功能性消化不良腹泻的影响[J]. 中南药学，2017，15（1）：8-12.

[8] 罗永青，张凤香，杨华，等. 四磨汤口服液对幼年巴马小型猪功能性消化不良腹泻的影响[J]. 中医药导报，2019，25（21）：40-43.

[9] 李丹丹，贺璐，张雪，等. 四磨汤口服液对脾虚便秘小鼠肠道细菌多样性的影响[J]. 应用与环境生物学报，2016，22（6）：1103-1107.

[10] 李丹丹, 肖新云, 赵先平, 等. 四磨汤口服液对脾虚便秘小鼠肠道微生物及酶活性的影响[J]. 中国微生态学杂志, 2015, 27（2）: 135-138.
[11] 施龙, 丁留成, 薛珺, 等. 四磨汤口服液对糖尿病大鼠膀胱功能影响研究[J]. 陕西中医, 2018, 39（9）: 1155-1158.
[12] 朱慧琼, 左晓华, 章美元. 乳果糖联合四磨汤口服液治疗老年性便秘的回顾性研究[J]. 山西医药杂志, 2020, 49（9）: 1067-1069.
[13] 王平, 谢立群, 魏睦新. 四磨汤口服液治疗便秘型肠易激综合征的临床疗效观察[J]. 广州中医药大学学报, 2019, 36（2）: 177-180.
[14] 钟郑发. 四磨汤口服液联合布拉氏酵母菌治疗小儿功能性便秘的临床效果[J]. 医学理论与实践, 2018, 31（20）: 3104-3106.
[15] 陈凌霄. 四磨汤口服液联合酪酸梭菌活菌散辅助治疗儿童营养不良的临床观察[J]. 临床医药文献电子杂志, 2018, 5（72）: 31, 39.
[16] 方承蕙. 四磨汤口服液联合保和丸治疗新生儿胃肠功能紊乱临床研究[J]. 新中医, 2020, 52（1）: 31-33.
[17] 虞婷婷. 四磨汤口服液+专项护理促进腹部手术患者胃肠功能恢复的价值研究[J]. 中外医学研究, 2019, 17（23）: 62-63.
[18] 陈思敏, 邱伟, 吴土连. 妇科腹腔镜术后应用四磨汤口服液效果观察[J]. 实用中医药杂志, 2020, 36（6）: 727-728.

（广州中医药大学　杜　群，李燕舞）

六味能消胶囊

【药物组成】　大黄、诃子、干姜、藏木香、碱花、寒水石（平制）。

【处方来源】　研制方。国药准字 Z10980090。

【功能与主治】　宽中理气，润肠通便，调节血脂。用于胃脘胀痛、厌食、纳差及大便秘结，以及高脂血症、肥胖症。

【药效】　主要药效如下。

1. 润肠通便[1]　六味能消胶囊可明显提高正常小鼠肠推进率，增加地芬诺酯模型、失水性便秘小鼠的排便粒数和质量，缩短排黑粪时间，具有润肠通便的作用。

2. 调节血脂、抗脂质过氧化[2-3]　六味能消胶囊能明显降低高脂血症模型动物血清胆固醇（TC）、三酰甘油（TG）、低密度脂蛋白（LDL）水平及 TC/HDL，提高高密度脂蛋白（HDL）水平，具有调节血脂作用，明显降低动物血清和肝组织丙二醛（MDA）水平，提高超氧化物歧化酶水平，具有抗脂质过氧化功能，减轻血管内皮损伤，显著降低动脉粥样硬化模型家兔主动脉 TC、TG 水平和肝脏 TC 水平，也可明显减少主动脉斑块面积和泡沫细胞的形成量，对主动脉斑块厚度、冠状动脉管腔狭窄程度有减少趋势，可防治动脉粥样硬化。

3. 抗胃溃疡[4]　六味能消胶囊能显著降低幽门结扎型胃溃疡大鼠的溃疡指数、胃液总酸度、胃蛋白酶活性，减少胃液量，明显提高胃组织中 NO、超氧化物歧化酶水平，减少 MDA 水平，具有一定的抗胃溃疡作用，可能是通过抑制损伤因子与增强防御因子实现的。

【临床应用】

1. 便秘[5-11]　六味能消胶囊可用于治疗小儿顽固性功能性便秘、青少年及青年功能性便秘，效果显著；用于治疗老年人功能性便秘，能增加排便次数，改变大便性状，加快胃肠传输，耐受性良好；用于混合痔术后，能改善患者排便障碍，提高术后生活质量；可改善脑卒中患者大便次数减少，粪便干燥坚硬、脘闷嗳气、食欲不振及腹部胀痛等症状。

2. 胃痛[12-14]　六味能消胶囊用于治疗胃脘胀痛，能明显改善胃脘胀痛、胃脘痞满及便秘症状，且对气滞、食积、实热等证型均有改善作用。

3. 功能性消化不良[15]　六味能消胶囊可用于治疗功能性消化不良，能明显改善腹胀、腹痛、嗳气、恶心呕吐等症状，疗效确切。

4. 胃食管反流病[16-18]　六味能消胶囊可用于治疗反流性食管炎，联合兰索拉唑和莫沙必利治疗反流性食管炎，有效率明显优于单用西药；联合达喜、莫沙必利等治疗胆汁反流性胃炎的临床疗效较高，能明显减轻或阻止胆汁反流，改善胃肠功能，加快胃排空；联合胃苏颗粒治疗老年非糜烂胃食管反流病，能明显改善反酸、烧心及胸痛等症状。

5. 慢性胃炎[19-20]　六味能消胶囊可用于治疗慢性胃炎（肝郁胃热型），效果显著，作用安全。

6. 肠易激综合征[21]　六味能消胶囊可用于治疗便秘型肠易激综合征，能降低血清生长抑素、血管活性肠肽水平，有效改善患者腹胀、腹痛、粪便性质及排便频率等，安全性高。

7. 其他　六味能消胶囊还可用于治疗高脂血症[22-23]、肥胖症[24]、老年餐后高血糖和胰岛素抵抗[25]、混合痔术后[26]等，疗效显著。

【不良反应】　尚不明确。

【使用注意】　妊娠期及哺乳期妇女忌用。

【用法与用量】　口服，便秘、胃脘胀痛者一次 2 粒，一日 3 次；高脂血症者一次 1 粒，一日 3 次；老年人及儿童遵医嘱。

参 考 文 献

[1] 曾锐, 高宇明. 藏药六味能消胶囊润肠通便作用的实验研究[J]. 西南大学学报（自然科学版）, 2009, 31（3）: 104-107.
[2] 李巧云. 六味能消胶囊对实验兔高脂血症及动脉粥样硬化的影响[J]. 四川省卫生管理干部学院学报, 2004, 23（2）: 81-82.
[3] 曾锐, 袁海英, 高宇明. 六味能消胶囊对豚鼠实验性高脂血症的影响[J]. 中国中医急症, 2009, 18（2）: 250, 268.
[4] 成差群, 魏燕华, 谭秀芬, 等. 六味能消胶囊抗大鼠胃溃疡的研究[J]. 华西药学杂志, 2010, 25（3）: 355-356.
[5] 穆莉芳, 黄慧桃, 郭红, 等. 六味能消胶囊治疗小儿顽固性功能性便秘[J]. 现代中西医结合杂志, 2007, 16（36）: 5443-5444.
[6] 陈成龙, 陈光兰, 汪望月, 等. 六味能消胶囊辅助治疗青少年功能性便秘 50 例[J]. 医药导报, 2013, 32（5）: 621-622.
[7] 张欣, 欧阳建东. 六味能消胶囊治疗中青年功能性便秘 30 例[J]. 光明中医, 2016, 31（9）: 1246-1247.
[8] 王惠敏, 吴秀君. 藏药六味能消胶囊治疗脑卒中后便秘 85 例[J]. 中国民族医药杂志, 2005,（2）: 6-7.
[9] 李晟, 林振文, 詹绍江, 等. 六味能消胶囊在气滞型慢性胆囊炎并慢性便秘患者中的运用[J]. 海峡药学, 2017, 29（9）: 112-113.
[10] 孙燕. 六味能消胶囊治疗环状混合痔吻合器手术后患者排便障碍疗效观察[J]. 陕西中医, 2014, 35（4）: 416-418.
[11] 何彬, 李俊. 六味能消胶囊配合普济痔疮栓治疗混合痔术后排便困难的临床观察[J]. 内蒙古中医药, 2017, 36（16）: 35.
[12] 顾萍, 刘奇志. 六味能消胶囊治疗胃脘痛 80 例临床观察[J]. 现代中西医结合杂志, 2003, 12（1）: 25-26.
[13] 田代华. 实用中药辞典（上册）[M]. 北京: 人民卫生出版社, 2002: 91-108.
[14] 陈小花. 六味能消胶囊治疗实热型胃脘痛 60 例[J]. 中国中医药信息杂志, 2002, 9（4）: 70.
[15] 金向东. 六味能消胶囊治疗功能性消化不良的临床效果分析[J]. 中国继续医学教育, 2017, 9（26）: 122-123.
[16] 王光明. 六味能消胶囊联合兰索拉唑、莫沙必利治疗反流性食管炎的临床效果研究[J]. 中国卫生标准管理, 2016, 7（9）: 146-148.
[17] 陈妍. 六味能消胶囊合莫沙比利、达喜治疗胆汁反流性胃炎的临床观察[D]. 福州: 福建中医学院, 2008.
[18] 张莉, 顾清, 张璐, 等. 胃苏颗粒联合六味能消胶囊治疗老年非糜烂胃食管反流病的研究[J]. 医学理论与实践, 2018, 31（8）: 1117-1118, 1130.
[19] 何勤泉. 六味能消胶囊治疗慢性胃炎 130 例[J]. 中国中医药信息杂志, 2001, 8（10）: 78.
[20] 宁红建, 黄振宁, 唐星火. 六味能消胶囊治疗腹胀患者血浆胃动素水平的变化[J]. 中国中医药信息杂志, 2002, 9（5）: 75-76.
[21] 郭婉薇, 贾林, 许鸣, 等. 六味能消胶囊联合西药治疗便秘型肠易激综合征的临床观察[J]. 湖南中医药大学学报, 2018, 38（9）: 1058-1061.
[22] 胡金梅, 张书宁, 李少燕. 六味能消胶囊对高脂血症患者的降血脂作用研究[J]. 中国药房, 2010, 21（36）: 3388-3389.

[23] 高永义. 六味能消胶囊治疗高脂血症患者中医症状临床效果评价[J]. 中医临床研究，2017，9（17）：105-106.
[24] 胡金梅，李敏，张书宁. 六味能消胶囊治疗单纯性肥胖症患者中医单项症状的疗效观察[J]. 中国药房，2014，25（16）：1456-1458.
[25] 于文，高燕燕，张栩. 阿卡波糖合用六味能消胶囊改善老年餐后高血糖和胰岛素敏感性的临床观察[J]. 中国中西医结合杂志医，2004，24（5）：396-399.
[26] 吴文凯，何晓蓉，宋建. 六味能消胶囊预防混合痔术后肛缘水肿的临床疗效[J]. 西部医学，2013，25（7）：1055-1056.

（广州中医药大学　杜　群，李燕舞）

三、补气健脾，滋阴润燥类

益气通便颗粒

【药物组成】　何首乌、白术、炙黄芪、肉苁蓉等。

【处方来源】　研制方。国药准字 Z20090908。

【功能与主治】　益气养阴，润肠通便。用于功能性便秘，中医辨证属气阴两虚、升降失常之虚秘。

【药效】　主要药效如下。

1. 促进排便[1]　益气通便颗粒可使失水模型小鼠的首次排便时间缩短，粪便点数和重量增加；使地芬诺酯模型小鼠的干粪和稀粪点数增加，并有一定的量效关系。

2. 促进肠运动[1]　益气通便颗粒能拮抗阿托品对炭末推进的抑制作用，可以显著促进家兔肠管的收缩运动，使回肠的收缩幅度和活力增加。

3. 增加肠管水分的含量[1]　益气通便颗粒可增加大鼠肠管水分的含量，使回肠内水分的含量多于结肠。

4. 增强免疫功能[2]　益气通便颗粒能使小鼠腹腔巨噬细胞吞噬鸡红细胞百分率及吞噬指数增加，使大鼠 RbcC3b 受体花环率和淋巴细胞转换率增加，提高大鼠血清 IgG 及小鼠血清溶血素水平，从而增进免疫功能。

益气通便颗粒治疗气阴两虚型便秘的机制见图 22-2。

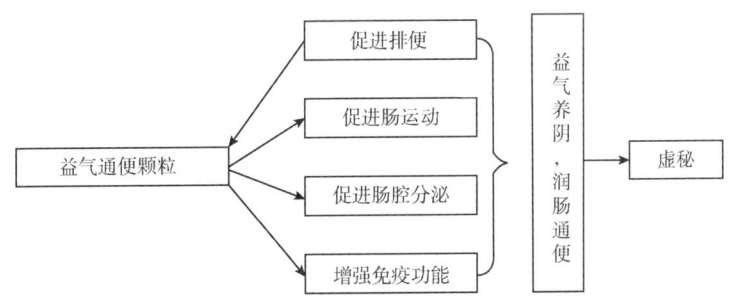

图 22-2　益气通便颗粒治疗气阴两虚型便秘的机制

【临床应用】

气阴两虚之便秘[3]　益气通便颗粒可用于治疗中老年气阴两虚，气机升降失常、肠道失润引起的便秘。临床表现为排便减少、大便干结、排便费力。益气通便颗粒治疗有效率高，能明显改善排便减少、大便干结、排便困难等，且安全性高。

【不良反应】 用药期间偶见头痛、头晕、腹痛、腹胀、腹泻、心悸、恶心、呕吐。

【使用注意】 ①妊娠期及月经期妇女禁用。②过敏体质慎用，对本品过敏者禁用。③便秘实证者禁用。④用药期间忌食生冷、辛辣、油腻之物。⑤同时服用钙通道阻滞剂或β受体阻滞剂可能会降低本品疗效。⑥临床试验中出现偶发的肝功能异常，是否由于本品导致尚无结论，肝功能不全者慎用。

【用法与用量】 开水冲服，一次2袋，一日1次，空腹服用。

参 考 文 献

[1] 刘兵，宋杜吾，王钦茂，等. 益气通便颗粒通便作用研究[J]. 中成药，2006，28（4）：541-544.
[2] 刘兵，宋社吾，王钦茂，等. 益气通便颗粒免疫增强作用研究[J]. 中药药理与临床，2005，21（3）：47-49.
[3] 李树民，张清富，张琳，等. 益气通便颗粒治疗气阴两虚证之中老年便秘的随机双盲双模拟阳性对照Ⅲ期临床试验[C]. 2007年中华中医药学会肛肠分会换届会议暨便秘专题研讨会论文集，中国辽宁沈阳：2007.

（广州中医药大学　杜　群，李燕舞）

苁蓉通便口服液

【药物组成】 肉苁蓉、何首乌、枳实（麸炒）、蜂蜜。

【处方来源】 研制方。国药准字Z10910032。

【功能与主治】 润肠通便。用于老年便秘，产后便秘。

【药效】 主要药效如下。

1. 促进肠运动[1]　苁蓉通便口服液能使阿托品抑制的家兔回肠运动频率和幅度显著增高，显著增强大鼠在体大肠内容物的推动作用。

2. 泻下[1]　苁蓉通便口服液能提高正常小鼠泻下率和延长泻下出现时间，泻下物形状以稀稠便为主，而对照组动物无泻下情况。

【临床应用】

1. 便秘[2-7]　苁蓉通便口服液可用于治疗老年功能性便秘，联合乳果糖、莫沙必利等疗效优于后者单药治疗，可明显缩短大便间隔天数、改善大便性状、减轻排便困难程度，且不良反应小，安全性好；也可用于防治化疗所致的便秘、乳腺癌患者便秘、透析患者便秘等常见便秘，明显改善大便性状，缓解便秘的严重程度，提高生活质量。

2. 痔疮术后[8]　苁蓉通便口服液可用于痔疮术后，可减轻术后肛门疼痛、出血等并发症，促进创口修复。

3. 肠镜准备[9]　苁蓉通便口服液可用于肠镜准备，使首次排便时间明显缩短，排便次数明显增加，减少粪质及不透明粪液残留。

【不良反应】 报道苁蓉通便口服液致皮疹、眼部干涩1例[10]，引起小便色黑2例[11]，引起全身抽搐1例[12]。

【使用注意】 ①妊娠期妇女慎用。②年轻体壮者便秘时不宜用本药。③服药3日后症状未改善，或出现其他症状时，应及时去医院就诊。④本药久贮后可能会出现少量沉淀，可摇匀后服用，不影响疗效。⑤对本品过敏者禁用，过敏体质者慎用。

【用法与用量】 口服，一次1～2支（10～20ml），一日1次，睡前或清晨服用。

参 考 文 献

[1] 何禄仁. 新药苁蓉通便口服液研究简介[J]. 中药新药与临床药理, 1992, 3（2）: 58-59.
[2] 武宜婷, 郭楠楠, 冯访梅, 等. 苁蓉通便口服液联合乳果糖口服液治疗乳腺癌患者便秘的临床观察[J]. 广西医学, 2019, 41（20）: 2654-2656.
[3] 顾廷, 虞阳, 张自妍, 等. 苁蓉通便口服液联合乳果糖治疗高龄功能性便秘的疗效[J]. 老年医学与保健, 2015, 21（2）: 109-111.
[4] 潘胜美. 苁蓉通便口服液预防化疗所致便秘自身交叉对照研究[J]. 浙江中西医结合杂志, 2014, 24（6）: 501-503.
[5] 潘胜美. 苁蓉通便口服液联合莫沙必利对化疗所致便秘的疗效观察[J]. 中国中西医结合消化杂志, 2014, 22（4）: 217-218.
[6] 傅苏娜. 莫沙比利联合苁蓉通便口服液治疗老年性便秘疗效和安全性观察[J]. 中国现代医生, 2012, 50（7）: 70-71.
[7] 边至慰, 谭华斌. 苁蓉通便口服液治疗老年性便秘45例[J]. 淮海医药, 2011, 29（3）: 258-259.
[8] 徐永强, 吴庆平, 孟惠芬. 苁蓉通便口服液在混合痔术后疗效观察[J]. 中医药学刊, 2006, 24（8）: 1576-1577.
[9] 何巧娜, 郑培奋, 冯玉良, 等. 苁蓉通便口服液在老年患者结肠镜检查前肠道准备的应用研究[J]. 浙江中西医结合杂志, 2017, 27（6）: 516-518.
[10] 张文, 袁海玲, 赵静, 等. 苁蓉通便口服液致皮疹、眼部干涩1例[J]. 中国现代应用药学, 2017, 34（10）: 1474-1475.
[11] 何迎春, 张如富, 管月帆, 等. 苁蓉通便口服液引起小便色黑2例报道[J]. 中成药, 2007, 29（2）: 322.
[12] 童树洪, 韩芬琴. 苁蓉通便口服液引起全身抽搐1例[J]. 基层中药杂志, 1999,（1）: 3-5.

（广州中医药大学　杜　群，李燕舞）

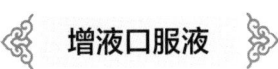

增液口服液

【**药物组成**】　玄参、山麦冬、地黄。

【**处方来源**】　清·吴鞠通《温病条辨》。国药准字 Z20184028。

【**功能与主治**】　养阴生津，增液润燥。用于高热后阴津亏损之便秘，兼见口渴咽干、口唇干燥、小便短赤、舌红少津等。

【**药效**】　主要药效如下。

1. 促进排便[1]　增液口服液对实热便秘动物模型有加快排便和增加粪便粒数的作用。

2. 抗炎[2]　增液口服液对角叉菜胶所致的炎性大鼠有明显的抑制作用，同时对腹腔毛细管通透性亦有一定的抑制作用，亦能抑制小鼠迟发型炎症反应。

3. 解热[2]　增液口服液对酵母及2,4-二硝基苯酚所致的发热大鼠有明显的解热作用，但对正常体温无影响。

4. 改善微血管[2]　增液口服液对正常小鼠耳壳微血管血流速度、流态、微动静脉管径无影响，对高分子葡萄糖造成的微血管血流流速、流态障碍有明显改善，并显著扩张微动脉管径。

5. 调节免疫[2]　增液口服液对环磷酰胺所致的小鼠白细胞下降有一定的延缓作用，对增加环磷酰胺小鼠模型的胸腺重量有一定作用，对环磷酰胺抑制血清溶血素的生成有明显的对抗作用。

6. 其他[1]　增液口服液对番泻叶引起腹泻而导致体重下降、血液黏度升高及血液电解质紊乱等有明显的改善作用。

【**临床应用**】

阴津亏损证之便秘[3]　增液口服液具有生津增液、润燥通便的良好功效，可用于治疗外感发热阴津亏损或阴津亏损所致之便秘。

【**不良反应**】　偶见头晕、腹痛、腹泻、恶心等，一般可自行缓解。

【使用注意】 妊娠期妇女及脾虚便溏者慎用。

【用法与用量】 口服，一次20ml，一日3次；或遵医嘱。

参 考 文 献

[1] 倪峰, 洪华炜, 汪碧萍, 等. 增液口服液的药效学研究[J]. 福建中医学院学报, 1995, 5 (4): 26-28.
[2] 黄建平, 李谷霞, 邢蜀林, 等. 增液口服液的药理作用[J]. 中成药, 1996, 18 (7): 29-31.
[3] 游祖生, 冯品光, 陈登丰, 等. 增液口服液治疗阴津亏损证367例的临床疗效分析[J]. 光明中医, 2004, 19 (1): 22-23.

（广州中医药大学 杜 群，李燕舞）

便 秘 通

【药物组成】 白术、肉苁蓉（淡）、枳壳。

【处方来源】 研制方。国药准字Z10920040。

【功能与主治】 健脾益气，润肠通便。适用于虚性便秘，尤其是脾虚及脾肾两虚型便秘，症见大便秘结，面色无华，腹胀，神疲气短，头晕耳鸣，腰膝酸软。

【药效】 主要药效如下。

1. 通便[1] 便秘通能明显改善复方地芬诺酯导致的小鼠便秘症状，促进小肠蠕动，缩短小鼠首粒黑粪排出时间，增加排便粒数和干重。

2. 促进胃肠运动[2-3] 便秘通对小鼠大肠炭末有明显的推进作用，而且随着剂量的增加推进作用增强，能明显增强小鼠和大鼠的大肠收缩张力，同样随着剂量的增加收缩力增强，可使家兔离体回肠的肌张力增高，收缩幅度加大，但无强直性收缩；对乙酰胆碱（Ach）和氯化钡引起的家兔离体肠肌强直性收缩有明显的对抗作用；对药物不良反应（Adr）引起的家兔离体肠肌抑制有明显的拮抗作用。

3. 促进肠道水分分泌[3] 便秘通有明显促进肠道水分分泌的作用。

【临床应用】

1. 功能性便秘[4] 便秘通可用于治疗慢性功能性便秘，能明显增加排便次数、改善大便性状和其他临床症状，提高临床疗效。

2. 药物相关便秘[5] 便秘通可用于缓解慢性非癌症疼痛患者与阿片类药物相关的便秘症状，且不促进阿片类药物戒断综合征及影响镇痛效果，能提高患者对阿片类药物的耐受性。

3. 化疗相关便秘[6] 便秘通可用于治疗化疗相关的便秘，缓解便秘效果佳，还可同时减轻腹胀腹痛、恶心呕吐等伴随症状，提高患者的生活质量。

【不良反应】 个别患者服用后有口干现象。

【使用注意】 ①服药期间忌食生冷、辛辣、油腻之物。②服药后症状无改善，或症状加重，或出现新的症状者，应立即停药并到医院就诊。③小儿及年老体弱者，应在医师指导下服用。④对本品过敏者禁用，过敏体质者慎用。

【用法与用量】 口服，一次20ml，早、晚各服1次，可加适量蜜糖冲服，1个月为一疗程。

参 考 文 献

[1] 谢元美, 樊晓靖, 郑振龙, 等. 便秘通治疗复方地芬诺酯便秘小鼠的实验研究[J]. 中华中医药学刊, 2016, 34 (10): 2542-2545.

[2] 王刚, 张丹凤, 沙延淳. 便秘通颗粒剂药理实验研究[J]. 辽宁药物与临床, 2002, 5（S1）: 8-9.
[3] 冯所安, 陈创然, 沈秀明. 便秘通通便作用的药效学研究[J]. 中草药, 1997,（5）: 290-292.
[4] 谭华梁, 肖麟. 便秘通治疗慢性功能性便秘的临床观察[J]. 中国医药指南, 2013, 11（34）: 503-504.
[5] 贾火生, 陈威龙, 陈泽刚, 等. 便秘通治疗慢性非癌性疼痛患者阿片类药物相关便秘的临床研究[J]. 中药药理与临床, 2020, 36（1）: 201-206.
[6] 陈泽刚, 赵春妮. "便秘通"治疗化疗相关便秘的临床研究[J]. 世界最新医学信息文摘, 2018, 18（68）: 161-162.

（广州中医药大学　杜　群, 李燕舞）

四、温阳通便类

复方锁阳口服液

【药物组成】　锁阳、枸杞子、五味子。

【处方来源】　研制方。国药准字 Z20043698。

【功能与主治】　补肝肾, 益精血, 强筋骨。用于腰膝痿软, 肠燥便秘。

【药效】　主要药效如下。

1. 调节激素水平[1]　复方锁阳口服液可显著提高雄性小鼠睾酮水平, 对雌性小鼠孕激素和雌二醇也有明显提高的作用。

2. 增强免疫[1]　复方锁阳口服液对小鼠抗体的产生、淋巴细胞转化及细胞杀伤功能均有明显的促进作用, 且能显著提高实验小鼠血清抗体的含量, 提高淋巴细胞增殖率, 增强细胞杀伤活性, 从而起到增强免疫的作用。

3. 强壮、抗衰老[1]　用复方锁阳口服液对小鼠进行灌胃, 用药组小鼠体格健壮程度、体重及脏器大小明显高于对照组, 提示复方锁阳口服液具有滋补、强壮、抗衰老等功效。

【临床应用】

1. 老年慢性便秘[2-3]　复方锁阳口服液具有补肝肾、益精血、强筋骨之功效, 用于治疗老年慢性便秘可明显改善便秘症状, 提高患者生活质量。

2. 小儿功能性便秘[4]　复方锁阳口服液具有补肝肾、益精血、强筋骨之功效, 用于儿童功能性便秘临床效果满意, 小儿易接受。

【不良反应】　尚不明确。

【使用注意】　①儿童禁用。②感冒发热患者不宜服用。③本品宜饭前服用。④高血压、心脏病、糖尿病、肝病、肾病等慢性病患者应在医师指导下服用。⑤妊娠期妇女应在医师指导下服用。⑥忌辛辣、生冷、油腻食物。⑦对本品过敏者禁用, 过敏体质者慎用。

【用法与用量】　口服, 一次 10ml, 一日 2～3 次。

参 考 文 献

[1] 刘如意, 刘敏, 任会励, 等. 复方锁阳口服液对小鼠性激素水平及免疫功能的影响[J]. 西安交通大学学报（医学版）, 2010, 31（6）: 760-762.
[2] 刘莹. 复方锁阳口服液治疗老年慢性便秘 42 例[J]. 陕西中医, 2011, 32（9）: 1184-1185.
[3] 张建鹏, 郭向东. 复方锁阳治疗老年性便秘 50 例疗效观察[J]. 中国社区医师（医学专业半月刊）, 2009, 11（3）: 21.
[4] 赵文远, 李志龙. 复方锁阳口服液治疗小儿便秘 38 例[J]. 陕西中医, 2007, 28（7）: 787.

（广州中医药大学　杜　群, 李燕舞）

便通胶囊

【药物组成】 白术（炒）、肉苁蓉、当归、桑椹、枳实、芦荟。

【处方来源】 研制方。国药准字 Z19990071。

【功能与主治】 健脾益肾，润肠通便。用于脾肾不足、肠腑气滞所致的便秘，症见大便秘结或排便乏力、神疲气短、头晕目眩、腰膝酸软，以及原发性习惯性便秘、肛周疾病所引起的便秘见以上证候者。

【药效】 主要药效如下。

1. 促进肠运动[1] 便通胶囊可提高小鼠肠道推进速度，提高炭末推进百分率，缩短炭末排出时间，增加豚鼠在体回肠的收缩强度和肠段活力，增加豚鼠离体回肠收缩频率和张力，并呈剂量依赖性，具有持久而温和的特点。

2. 调节免疫[1] 便通胶囊能提高小鼠淋巴细胞转化率，促进溶血素抗体生成，提高细胞活性和胸腺指数，改善细胞和体液免疫功能。

3. 抗疲劳[1] 便通胶囊能提高小鼠耐乏氧和耐疲劳的能力，增强体能和适应能力。

【临床应用】

1. 老年性便秘[2-3] 便通胶囊健脾益肾、润肠通便，重在补虚生津润燥，治疗老年性便秘、药源性便秘、原发性习惯性便秘、肛周疾病便秘、强迫性卧床便秘、虚证便秘、术后便秘都有良好的治疗效果，能明显增加排便次数、改善整体状况，且降低复发率。

2. 术后便秘[4] 便通胶囊对神经外科术后的便秘有显著治疗作用，对免疫功能有一定的调节作用，疗效显著，临床使用安全性高。

3. 药物所致的便秘[5] 便通胶囊对防治抗精神分裂症药物所致的便秘临床疗效较好，且不良反应低。

4. 急性心肌梗死 PTCA 术后便秘[6] 便通胶囊对急性心肌梗死经皮腔内冠状动脉成形术（PTCA）后便秘有预防作用，有助于降低排便时最大心肌氧耗量，降低心血管事件的发生率，安全性良好。

5. 全子宫切除术后便秘[7] 便通胶囊可用于治疗全子宫切除术后便秘的患者，起效迅速，安全性佳。

6. 胸腰椎骨折术后便秘[8] 便通胶囊可用于治疗胸腰椎骨折术后便秘的患者，起效迅速，能缩短患者住院时间且复发率低，安全性佳。

【不良反应】 偶见轻度腹痛、腹泻及皮疹。

【使用注意】 ①妊娠期妇女禁服，实热便秘者禁服。②忌食辛辣刺激性食物。③不宜在服药期间同时服用温补性中成药。④心脏病、肝病、糖尿病、肾病等慢性病严重者应在医师指导下服用。⑤肛周疾病应注意治疗原发疾病。⑥严格按用法用量服用，小儿、年老体弱患者应在医师指导下服用。⑦对本品过敏者禁用，过敏体质者慎用。

【用法与用量】 口服，一次3粒，一日2次。

参 考 文 献

[1] 谈运良, 刘汴生, 沈凯, 等. 便通胶囊健脾固本作用的研究[J]. 中国中西医结合杂志, 1998, 18（S1）, 291-293.

[2] 杨艳霞, 翟莉, 游冬阁, 等. 便通胶囊临床应用综述[J]. 世界中医药, 2016, 11 (10): 2197-2199.
[3] 林丽, 陆军, 吴国芳, 等. 便通胶囊治疗老年性便秘45例临床观察[J]. 湖南中医杂志, 2015, 31 (1): 47-48.
[4] 邹以席, 李全. 便通胶囊预防急性心肌梗死PTCA术后便秘的临床观察[J]. 世界中医药, 2018, 13 (9): 2203-2206.
[5] 王亚丽, 苏少华. 便通胶囊对比麻仁胶囊防治抗精神分裂症药物所致便秘的临床观察[J]. 世界中医药, 2019,14(3): 727-729.
[6] 邹以席, 李全. 便通胶囊预防急性心肌梗死PTCA术后便秘的临床观察[J]. 世界中医药, 2018, 13 (9): 2203-2206.
[7] 卜岚. 便通胶囊治疗全子宫切除术后便秘的临床研究[J]. 世界中医药, 2018, 13 (7): 1662-1665.
[8] 傅兰清, 胡亚俊, 翟莉. 便通胶囊防治胸腰椎骨折术后便秘的随机对照研究[J]. 世界中医药, 2017, 12 (3): 576-579.

(广州中医药大学　杜　群，李燕舞)

半 硫 丸

【药物组成】　半夏（姜制）、硫黄（制）。

【处方来源】　研制方。国药准字Z31020096。

【功能与主治】　温肾通便。用于老年阳虚便秘。

【药效】　主要药效如下。

1. 增强免疫[1]　半硫丸可以提高甲状腺功能减退症（甲减）肾阳虚型大鼠血清可溶性白介素-2受体（sIL-2R）水平，增强机体免疫力。

2. 改善甲状腺功能[2]　本品能抵抗药物所致甲状腺激素下降，升高家兔血清T_3、T_4水平。

3. 保护脑神经元[3-5]　半硫丸能显著降低甲减鼠脑SS及其mRNA的表达水平，解除其对生长激素及多种神经肽和神经递质释放的过度抑制，增加神经营养，促进神经元功能的恢复，进而改善甲减所导致的脑损伤；半硫丸可以下调甲减大鼠脑组织中Giα蛋白的表达水平，通过解除对生长锥的过度抑制，以利于神经突起和突触的改建、塑形，进而促进甲减脑神经元功能的恢复；半硫丸可通过上调甲减大鼠海马T_3核受体mRNA的表达水平，增加T_3核受体数目，改善甲减造成的脑神经损伤。

4. 抗氧化[6]　半硫丸可使甲减大鼠脑组织超氧化物歧化酶、GSH-Px活性明显上升, MDA和NO活性明显下降，通过提高清除自由基能力，抑制甲减脑组织的脂质过氧化反应。

5. 改善生殖功能[7]　半硫丸可通过调节性激素水平，改善甲减患者的生殖功能障碍。可升高血清游离三碘甲状腺原氨酸（FT_3）、游离甲状腺素（FT_4）水平，降低血清促甲状腺素（TSH）水平，改善甲状腺功能，且明显升高雄性大鼠促卵泡激素（FSH）、LH、睾酮（T）水平，升高雌性大鼠FSH、LH、E_2、孕激素（P）水平，并且其作用呈剂量依从性。

【临床应用】

便秘[8]　老年人肾阳不足，大肠传导无力，大便不能顺利排出，遂成阳虚冷秘证。半硫丸主治真阳虚衰、下元虚冷所致的虚秘、冷秘，临床上配合雷火灸疗效颇佳。

【不良反应】　尚不明确。

【使用注意】　尚不明确。

【用法与用量】　口服，一次3～6g，一日2次。

参 考 文 献

[1] 李文静, 陈如泉. 半硫丸对甲状腺机能减退肾阳虚大鼠血清SIL-2R水平影响的实验研究[J]. 辽宁中医学院学报, 2002, 4 (1): 59-61.

[2] 张宏伟,陈如泉. 半硫丸对家兔实验性甲减的治疗作用[J]. 中医药研究,1993,9(3):43-44.
[3] 方邦江,高炬,黄建华. 半硫丸对甲减大鼠海马 SS 与 SSmRNA 表达影响的实验研究[J]. 江苏中医药,2005,26(6):47-49.
[4] 方邦江,周爽,黄建华. 甲状腺功能减退大鼠海马 Gs、Gi 蛋白 α 亚基蛋白表达及半硫丸对其的调节作用[J]. 四川中医,2005,23(7):15-16.
[5] 方邦江,季学清,李炯,等. 半硫丸对"甲减"模型大鼠海马 T_3 核受体 mRNA 表达的影响[J]. 上海中医药杂志,2005,39(2):46-48.
[6] 方邦江,高炬,黄建华. 半硫丸对甲减大鼠脑组织抗氧化能力的实验研究[J]. 湖北中医杂志,2005,27(6):3-4.
[7] 方邦江,周爽,黄建华,等. 半硫丸对甲减大鼠生殖机能改善作用的实验研究[J]. 湖北中医杂志,2005,27(1):10-12.
[8] 徐守臣. 雷火灸结合半硫丸治疗阳虚便秘 39 例[J]. 中医临床研究,2015,7(34):43-44.

(广州中医药大学　杜　群,李燕舞)

第二十三章

病毒性肝炎中成药名方

第一节 概 述[1-4]

一、概 念

病毒性肝炎（viral hepatitis）多数是由各种肝炎病毒所引起的肝脏炎症。按照病毒性肝炎的病原学分型，目前已被公认的有甲型肝炎病毒（hepatitis A viral，HAV）、乙型肝炎病毒（hepatitis B viral，HBV）、丙型肝炎病毒（hepatitis C viral，HCH）、丁型肝炎病毒（hepatitis D viral，HDV）、戊型肝炎病毒（hepatitis E viral，HEV）五种肝炎病毒，除乙型肝炎病毒为 DNA 病毒外，其余均为 RNA 病毒。乙型肝炎和丙型肝炎按病程和病期又可分为急性肝炎、轻度慢性肝炎、中度慢性肝炎及重度慢性肝炎。甲型肝炎和戊型肝炎基本上表现为急性自限性，一般不会发展成慢性肝炎。丁型肝炎临床很少见，必须在 HBV 或其他嗜肝 DNA 病毒的辅助下才能复制增殖。

病毒性肝炎属于中医学"胁痛"、"痞满"、"黄疸"、"积聚"、"臌胀"、"肝着"等范畴。

二、病因及发病机制

（一）病因

病毒性肝炎主要由五种肝炎病毒（HAV、HBV、HCV、HDV 和 HEV）感染人体后，在肝内复制，引起肝损伤。

（二）发病机制

甲型肝炎病毒（HAV）首先是通过粪口途径侵入人体，附着在肠黏膜或局部淋巴结上，通过侵入完成增殖过程，当完成自我增殖过程后，转而释放进入血液，通过血液循环到达肝脏，最后在肝脏内完成一次增殖。增殖时造成肝脏损伤，使肝脏发生病理性改变。乙型肝炎病毒（HBV）的侵入过程更为简单，可直接进入人体，侵入肝脏细胞，在细胞内完成自我增殖后，转而释放进入血液，通过血液循环扩散到人体各处。在肝细胞表面留有HBV的抗原，此抗原结合于肝细胞，从而导致肝细胞表面抗原性的改变。丙型肝炎病毒（HCV）和乙型肝炎病毒相同，直接侵入，在细胞内完成自我增殖后，转而释放进入血液，通过血液循环扩散至人体各处。当人体的免疫机制杀灭病毒时，同时也会损害肝细胞。丁型肝炎病毒（HDV）的存在条件比较严格，它只能在乙肝表面抗原（HBsAg）阳性的机体内生长，乙型肝炎患者感染后会加重病情恶化。

三、临床表现

不同类型的病毒性肝炎的临床表现也是不同的，但是具有相同的临床表现，主要是消化道症状，如乏力、恶心、呕吐、厌食、厌油腻、腹胀、食欲不振等。

四、诊　　断

病毒性肝炎的诊断应根据流行病学史、临床症状、体征及血清学结果综合做出。每型肝炎都有不同的诊断依据。例如，慢性HBV感染可分为慢性HBV携带者、HBeAg阳性慢性乙型肝炎（CHB）、HBeAg阴性慢性乙型肝炎、非活动性HBsAg携带者、隐匿性慢性乙型肝炎、乙型肝炎肝硬化，都有不同的诊断特点。丙型肝炎的诊断需要综合流行病学资料、临床表现及病原学检查，并与其他疾病相鉴别。如近期HCV暴露史，临床上有急性肝炎的症状、体征、ALT升高，血清抗HCV阳性，血清HCV-RNA阳性，可诊断为急性丙型肝炎。如果HCV-RNA阳性持续半年以上，并有反复ALT异常，可诊断为慢性丙型肝炎。

五、治　　疗

（一）常用化学药物及现代技术

甲型肝炎无特殊治疗药物，以卧床休息及对症治疗为主。对于较重的急性黄疸型肝炎可以用复方甘草酸苷80～100ml或甘草酸二铵150mg静脉滴注，一日1次，同时补充维生素B、维生素C、维生素K。

乙型肝炎分为急性和慢性。成人的急性乙型肝炎一般为自限性疾病，约95%的患者可以通过充分的休息、适当的营养支持及应用一般的护肝药物治疗。对于消化道症状严重及黄疸的患者可以用复方甘草酸苷80～120ml/d或甘草酸二铵150mg/d静脉滴注。慢性乙型肝炎患者应在满足抗病毒治疗适应证的情况下抗病毒治疗，治疗药物包括干扰素治疗（包括普通IFN-α和Peg IFN-α）和核苷类似物（nucleoside analogues，NA）抗病毒药，目前包括拉米夫定、阿德福韦、替比夫定、恩替卡韦、替诺福韦、丙酚替诺福韦。根据肝功能情况酌情给予甘草酸二铵、还原型谷胱甘肽、硫普罗宁等保肝降酶治疗。

丙型肝炎分为急性和慢性，对于HCV急性感染，聚乙二醇干扰素α单药治疗12周持续病毒学应答（sustained virologic response，SVR）率＞90%，亦可直接用抗病毒药物（direct-acting antiviral agents，DAA）。对于慢性 HCV 感染者，目前在临床上 DAA 已经代替了经典的聚乙二醇干扰素联合利巴韦林方案。根据不同丙型肝炎的基因型选择不同的 DAA 药物，目前常用的有达拉他韦、阿舒瑞韦、索磷布韦、奥比帕利、达塞布韦和西美瑞韦等。

丁型肝炎目前无有效的治疗方法。干扰素 α 是唯一批准治疗丁肝的药物。

戊型肝炎临床表现与甲型肝炎类似，治疗原则也基本与甲型肝炎类似。

病毒性肝炎加重引起重症肝炎甚至肝衰竭时，可根据病情选择血液净化治疗（人工肝）或肝移植手术治疗。

（二）中成药名方治疗

辨证论治是中医药治疗病毒性肝炎的重要优势，对于不同症状及体征的病毒性肝炎患者采取不一样的措施，需要细致观察患者的相关症状，并以提高患者的生存质量为目的。治疗方法包括单味制剂、复方中药、针灸、穴位贴敷、中药灌肠等。中医药治疗慢性乙型肝炎已开展了诸多研究，可以从抗病毒、改善肝功能、调节机体免疫、提高生活质量等多方面发挥重要作用。

第二节 中成药名方的辨证分类与药效

病毒性肝炎对肝脏的损伤主要表现为肝脏炎症、肝细胞坏死及坏死后肝纤维化。病毒性肝炎的治疗包括抗病毒、免疫调节、抗炎保肝、抗纤维化和对症治疗。其中病毒性肝炎以乙型肝炎及丙型肝炎较为常见，这两型肝炎以抗病毒治疗为关键。中药治疗病毒性肝炎是辨证用药。常用中成药的辨证分类及其主要药效如下[5-10]。

一、清热利湿类

病毒性肝炎肝胆湿热证者，急性期或慢性肝炎急性发作的主要症状为恶心、厌油、纳呆、脘闷腹胀、胁痛、黄疸，舌苔腻，脉滑数。

肝胆湿热证的主要病理变化是易感染肝炎病毒、肝细胞损伤、肝胆炎症等。

清热利湿类药物具有抗病毒、抗炎、改善肝功能、保护肝脏等作用。

主要中成药有叶下珠胶囊（片、颗粒）、当飞利肝宁胶囊（片）、乙肝清热解毒颗粒（冲剂、胶囊）、鸡骨草胶囊（丸）、舒肝宁注射液、双虎清肝颗粒、八宝丹胶囊、茵栀黄口服液（颗粒）、利肝隆颗粒（片、胶囊）、复方益肝丸、鸡骨草肝炎颗粒（冲剂）、熊胆舒肝利胆胶囊、肝宁片、益肝灵片、茵芪肝复颗粒、虎驹乙肝胶囊、复方垂盆草胶囊。

二、疏肝健脾类

病毒性肝炎肝郁脾虚证者，主要症状有胁肋胀痛，情志抑郁，纳呆食少，脘痞腹胀，身倦乏力，面色萎黄，大便溏泻，舌质淡有齿痕，苔白，脉沉弦。

肝郁脾虚证的主要病理变化是消化不良、免疫功能低下、肝功能异常等。

疏肝健脾类药物可改善慢性肝炎患者的临床症状，恢复肝功能，阻断、延缓及改善肝纤维化。

主要中成药有九味肝泰胶囊、强肝胶囊、乙肝益气解郁颗粒、肝苏胶囊（颗粒）、肝爽颗粒、参柴颗粒、肝脾康胶囊。

三、滋补肝肾类

病毒性肝炎肝肾阴虚者主要症状有胁肋隐痛，遇劳加重，腰膝酸软，两目干涩，口燥咽干，失眠多梦，或五心烦热，舌红或有裂纹，少苔或无苔，脉细数。

肝肾阴虚证的主要病理变化是免疫功能低下、易感染肝炎病毒等。

滋补肝肾类药物具有抗病毒和抗肝纤维化的作用。

主要中成药有乙肝养阴活血颗粒、乙肝扶正胶囊、复方益肝灵胶囊、肝达片、慢肝养阴胶囊。

四、活血化瘀类

病毒性肝炎瘀血阻络证主要症状有面色晦暗或见赤缕红丝，肝脾大，质地较硬，肝掌，蜘蛛痣，舌质暗或有瘀斑。

瘀血阻络证的主要病理变化是肝脏血液循环障碍、肝纤维化等。

活血化瘀类药物具有改善肝脏血液循环、保护肝脏及抗纤维化的作用。

主要中成药有肝复乐、复肝康颗粒（冲剂）等。

五、温补脾肾类

脾肾阳虚证患者主要症状有胁肋隐痛，畏寒肢冷，面色无华，腰膝酸软，食少脘痞，腹胀便溏，或伴下肢浮肿，舌质暗淡，有齿痕，苔白滑，脉沉细无力。

脾肾阳虚证的主要病理变化是免疫功能低下等。

温补脾肾类药物具有增强免疫功能、提高机体抗病能力的作用。

主要中成药有朝阳丸（胶囊）。

参 考 文 献

[1] 中华中医药学会肝胆病专业委员会. 慢性乙型肝炎中医诊疗指南（2018年版）[J]. 中西医结合肝病杂志，2019，29（1）：97-102.

[2] 丁叶舟，王晖. 乙肝防治指南在我国临床应用中的现状和思考[J]. 胃肠病学和肝病学杂志，2018，27（9）：972-975.

[3] 刘露露，吕贝贝，彭岳，等. 中西医治疗慢性乙型病毒性肝炎研究新进展[J]. 辽宁中医杂志，2019，46（4）：885-889.

[4] 陈慧芳，侯英芝，张迪虎，等. 中药免疫调节作用在治疗病毒性肝炎降酶的疗效观察[J]. 中西医结合心血管病电子杂志，2018，6（20）：142-143.

[5] 李丰衣, 李秀惠, 杨华升, 等. 病毒性肝炎中医辨证标准指南[C]. 中国科学技术协会, 吉林省人民政府. 第十九届中国科协年会-分12标准引领中医药学术创新发展高峰论坛论文集 2017：1.
[6] 孙卫, 曹爽, 彭珂, 等. 中医药治疗慢性乙型肝炎的研究进展[J]. 中医临床研究, 2019, 11（29）：139-141.
[7] 张凤杰. 病毒性肝炎的中药治疗[J]. 世界最新医学信息文摘, 2016, 16（99）：164-167.
[8] 奚骏, 陈建杰, 成扬, 等. 辨证论治中药干预对慢性乙型病毒性肝炎转归影响[J]. 中国中西医结合消化杂志, 2017, 25（6）：432-435.
[9] 张庆华, 黄敏, 图娅. 中药在慢性乙型肝炎治疗中的定位思考与研究[J]. 中西医结合肝病杂志, 2016, 26（1）：56-59.
[10] 覃秀容, 陈月桥, 石清兰, 等. 慢性乙型病毒性肝炎的中医药治疗研究进展[J]. 中医药学报, 2020, 48（7）：66-71.

（天津市中西医结合医院　崔乃强，哈　良；云南中医药大学　陈文慧，林　达；

江西中医药大学　陈兰英）

第三节　中成药名方

一、清热利湿类

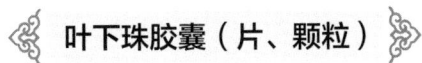

【药物组成】　叶下珠。

【处方来源】　研制方。国药准字 Z20027597。

【功能与主治】　清热解毒，祛湿利胆。可用于肝胆湿热所致的胁痛、腹胀、纳差、恶心、便溏等慢性肝炎患者。

【药效】　主要药效如下。

1. 抗 HBV[1-2]　叶下珠提取物能明显降低 HBV 感染小鼠血清中 HBsAg、HBeAg 的含量，可明显抑制急性 HBV 感染模型小鼠 HBV 的复制与表达，具有直接而明确的抗病毒作用。体内外实验结果显示，本品具有抗 HBV 作用，能够抑制 HBeAg 及 HBV-DNA，具有清除 HBsAg 的作用。总黄酮组分为其抗病毒的主要有效成分之一。

2. 保护肝脏[3-4]　叶下珠及其复方制剂对免疫性肝损伤和化学性肝损伤均具有保护作用，能降低血清谷丙转氨酶、谷草转氨酶水平，可减轻肝、脾肿胀，并明显减轻肝细胞肿胀、坏死，有较强的肝细胞保护作用；叶下珠提取物可以保护对乙酰氨基酚诱导的肝细胞损伤，其机制可能与抑制细胞色素 P450 CYP2E1 酶的活性有关。

3. 调节免疫[5]　慢性乙型肝炎患者的肝损伤被认为可能并不是病毒的侵入和复制直接导致的，而是由机体自身对 HBV 的免疫反应所引起的。慢性乙型肝炎病情反复，原因大多是因为免疫功能紊乱，不能有效清除 HBV，从而造成肝细胞的免疫损伤持续存在，引起肝炎的迁延不愈。动物实验提示叶下珠能有效地抑制脂多糖诱导的小鼠脾细胞的肿瘤坏死因子 α、IFN-γ 的过度释放，使免疫系统恢复平衡状态，从而发挥免疫系统对病毒的清除作用。

4. 抗肝肿瘤[6-8]　叶下珠药物血清能诱导肝癌细胞形态向正常分化，其机制可能与抑制该细胞系生长、抑制克隆、减少甲胎球蛋白和 γ-谷氨酰转肽酶的合成与分泌、促进白蛋白合成与分泌有关，且作用呈现一定的浓度、时间相关关系。

【临床应用】

乙型肝炎[9]　叶下珠胶囊（片、颗粒）可用于治疗慢性乙型肝炎肝胆湿热所致的胁痛、腹胀、纳差、恶心、便溏等。叶下珠长期治疗 HBeAg 阳性阴转率、HBV-DNA 阴转率提高，停药后病毒反弹率、复发率低，远期疗效好。

【不良反应】　尚未见报道。

【使用注意】　①有严重胃病者不宜服用。②月经紊乱期慎用。③定期复查肝功能。④本品为混悬型颗粒剂，溶化静置后有沉降，摇匀后服用即可。

【用法与用量】　胶囊剂：口服，一次 2～4 粒，一日 3 次。片剂：口服，一次 4～6 片，一日 3 次，治疗慢性乙型肝炎以 3 个月为一疗程。颗粒剂：开水冲服，一次 2～3 袋，一日 3 次，治疗慢性乙型肝炎以 3 个月为一疗程。

参 考 文 献

[1] 戴卫波, 肖文娟. 叶下珠药理作用研究进展[J]. 药物评价研究, 2016, 39（6）: 498-500.
[2] 张兰珍, 郭亚健, 涂光忠, 等. 叶下珠化学成分研究[J]. 中国中药杂志, 2000, 25（10）: 615-617.
[3] 李兰岚, 范适, 饶力群, 等. 叶下珠提取物对体外四氯化碳损伤肝细胞的保护作用[J]. 中国组织工程研究与临床康复, 2007, 11（25）: 4909-4912.
[4] Desmond Kwok Po Haua, Roberto Gambari, David WangFun Fong, et al. Phyllanthus urinaria extract attenuatesacetaminophen induced hepatotoxicity: Involvement ofcytochrome P450 CYP2E1[J]. Phytomedicine, 2009, 16: 751-760.
[5] 曾伟成, 黄颖, 黄恺飞. 叶下珠成分对脂多糖诱导小鼠脾细胞产生 TNF-α、IFN-γ 的影响[C]. 中国细胞生物学学会 2013 年全国学术大会论文集. 武汉, 2013.
[6] Huang S H, Wang C Y, Yang R C, et al. Phyllanthus urinaria increases apoptosis and reducestelomerase activity in human nasopharyngeal carcinoma cells[J]. Forschende Komplementärmedizin, 2009, 16（1）: 34-40.
[7] 张建军, 黄育华, 晏雪生, 等. 叶下珠药物血清对人肝癌细胞株的诱导分化作用的实验研究[J]. 中国中医药科技, 2002, 9（5）: 289-291.
[8] 黄育华, 张建军, 晏雪生, 等. 叶下珠对人 HCC 细胞株 Bel-7402 诱导分化的影响[J]. 湖北中医学院学报, 2000, 2（1）: 10.
[9] 程延安, 王顺达, 党双锁, 等. 叶下珠抗病毒治疗慢性乙型肝炎 140 例疗效分析[J]. 中西医结合肝病杂志, 2009, 19（4）: 195-197.

（天津市中西医结合医院　崔乃强，哈　良）

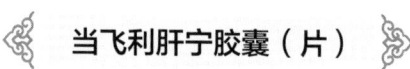 当飞利肝宁胶囊（片）

【药物组成】　水飞蓟、当归。

【处方来源】　研制方。《中国药典》（2015 年版）。

【功能与主治】　清利湿热，益肝退黄。用于湿热郁蒸而致的黄疸，急性黄疸型肝炎，传染性肝炎，慢性肝炎而见湿热证候者。另还可用于非酒精性单纯性脂肪肝湿热内蕴证者，症见脘腹痞闷、口干口苦、右胁胀痛或不适、身重困倦、恶心、大便秘结、小便黄、舌质红苔黄腻、脉滑数。

【药效】　主要药效如下。

1. 保护肝脏[1]　当飞利肝宁片能维持肝细胞膜的稳定性，提高谷胱甘肽的含量，抑制肝细胞的脂质过氧化反应，稳定溶酶体膜，减少炎症介质的释放，减轻肝细胞变性、线粒体肿胀与内质网囊泡变，促进肝细胞再生，具有保护肝脏的作用。

2. **抗脂肪肝**[2]　当飞利肝宁胶囊对复合因素、高脂饲料型及四氯化碳所致的大鼠脂肪肝模型等三类非酒精性脂肪肝模型具有一定的预防和治疗作用，能降低高脂血症及低蛋白高脂饲料所致的脂肪肝大鼠血清 ALT、TG、总胆固醇及 LDL 水平，减轻肝细胞脂肪变性及肝脏炎症反应，使脂肪肝大鼠肝细胞内脂滴减少，线粒体肿胀减轻，糖原含量增多，抑制大鼠肝损伤。

3. **抗肝细胞损伤**[2]　本品对 D-半乳糖胺和四氯化碳所致的小鼠急性肝损伤具有保护作用，可有效改善非酒精性脂肪性肝病大鼠肝细胞损伤的敏感性，降低热蛋白结构域蛋白 3（NLRP3）炎性小体相关基因的表达及 NF-κB 蛋白的表达，减轻肝脏炎性损伤、保护肝细胞。

【临床应用】　主要用于急慢性肝炎、非酒精性脂肪肝和药物性肝损伤。

1. **急、慢性肝炎**[3-6]　本品对急、慢性肝炎，特别是对急性黄疸型肝炎有显著的疗效，HBsAg 转阴率为 30%。当飞利肝宁胶囊联合恩替卡韦、阿德福韦酯、替比夫定，可改善慢性乙型肝炎患者的肝功能和肝纤维化指标。

2. **非酒精性脂肪肝**[7-9]　当飞利肝宁胶囊可治疗慢性乙型肝炎合并非酒精性脂肪肝，对湿热内蕴、痰瘀互结型非酒精性脂肪肝有显著疗效；联合二甲双胍治疗非酒精性脂肪肝患者，血脂、肝功能、肝纤维化、超声等指标均有明显改善。

3. **药物性肝损伤**[1]　长期服用抗结核、抗精神病药物可导致肝损伤，引起 AST、ALT 升高，当飞利肝宁片可预防和治疗抗结核、抗精神病药物所致的肝功能损伤。

【不良反应】　尚未见报道。

【使用注意】　忌酒及油腻食物。

【用法与用量】　口服，一次 4 粒，一日 3 次；小儿酌减；或遵医嘱。

参 考 文 献

[1] 吴伟梯,陈文斌,陈晓烨.当飞利肝宁片治疗抗精神病药物所致轻度肝功能损伤疗效观察[J].中国中西医结合杂志,2014,34（5）：43-44,50.
[2] 徐娇雅,肖铁刚,舒祥兵,等.当飞利肝宁胶囊调控炎性小体改善非酒精性脂肪肝病大鼠肝损伤敏感性[J].中华中医药杂志,2015,30（5）：1580-1584.
[3] 杨建国.阿德福韦酯联合当飞利肝宁治疗慢性乙型肝炎 80 例临床疗效观察[J].辽宁医学杂志,2015,29（3）：176-177.
[4] 季旻游,褚卫明.当飞利肝宁联合恩替卡韦治疗慢性乙型肝炎临床观察[J].现代中西医结合杂志,2014,(1)：67-68.
[5] 陈焯彬,姚钦江.当飞利肝宁胶囊联合恩替卡韦治疗慢性乙型肝炎肝纤维化 36 例[J].中西医结合肝病杂志,2015,25（1）：55-56.
[6] 沈建军.替比夫定片联合当飞利肝宁胶囊治疗 E 抗原阳性慢性乙型肝炎患者 30 例临床观察[J].中医杂志,2015,56（22）：1946-1948.
[7] 张雪,马国俊.当飞利肝宁胶囊治疗慢性乙肝合并非酒精性脂肪肝临床观察[J].新中医,2015,47（9）：91-92.
[8] 刘敏,刘汶,李杰,等.化浊降脂茶联合当飞利肝宁治疗非酒精性脂肪肝的临床观察[J].中医药通报,2015,14（4）：57-60.
[9] 林继红.当飞利肝宁胶囊联合二甲双胍治疗非酒精性脂肪性肝病的临床效果观察[J].临床合理用药杂志,2015,8（17）：14-15.

（天津市中西医结合医院　崔乃强，哈　良）

乙肝清热解毒颗粒（冲剂、胶囊）

【药物组成】　虎杖、白花蛇舌草、北豆根、拳参、茵陈、白茅根、茜草、淫羊藿、甘草、土茯苓、蚕沙、野菊花、橘红。

【处方来源】 研制方。国药准字 Z20013203。

【功能与主治】 清肝利胆，解毒逐瘟。用于肝胆湿热型急、慢性病毒性乙型肝炎初期或活动期，HBV 下。

1. 保肝降酶[1] 乙肝清热解毒冲剂对四氯化碳所致的急、慢性肝损伤小鼠的肝功能有改善作用，对肝细胞坏死有显著抑制作用，对肝组织脂肪变性、炎症细胞浸润及空胞变性等组织学指标有一定程度的改善。

2. 抗 HBV[2] 乙肝清热解毒胶囊有诱生内源性干扰素的作用，还可以抑制 HBV 病毒，提高机体免疫功能。

【临床应用】

慢性乙型肝炎[3-4] 临床报道乙肝清热解毒颗粒联合干扰素治疗 HBeAg 阳性的慢性乙型肝炎患者，可提高 6 个月的 HBeAg 转阴率，提高患者的生存质量。治疗 HBV 有效的化学药物拉米夫啶，如果发生病毒组成的 YMDD 序列变异，而出现了病毒变异株，就会使拉米夫啶而失效。乙肝清热解毒中成药，有抑制病毒组成的 YMDD 变异作用，发挥有效的治疗作用。乙肝清热解毒胶囊联合拉米夫定对肝胆湿热型活动性肝炎肝硬化疗效显著，能有效抑制 HBV 复制，且在抑制 YMDD 变异方面有一定疗效。

【不良反应】 尚未见报道。

【使用注意】 脾虚便泄者慎用或减量服用。

【用法与用量】 颗粒剂：开水冲服，一次 1 袋，一日 3 次。冲剂：开水冲服，一次 2 袋，一日 3 次。胶囊剂：口服，一次 6 粒，一日 3 次。

参 考 文 献

[1] 钱英，喻森山，车念聪. 乙肝清热解毒冲剂治疗慢性乙型肝炎 35 例的临床及实验研究[J]. 北京中医杂志，1992，1：31-33.
[2] 秦慧清. 乙肝清热解毒胶囊治疗乙型肝炎（湿热中阻证）疗效观察[J]. 中国医学创新，2009，34（6）：72-73.
[3] 刘旭华，孙凤霞，李筠. α-干扰素联合乙肝清热解毒颗粒治疗 HBeAg 阳性慢性乙型肝炎的多中心研究[J]. 实用肝脏病杂志，2010，13（3）：175-177.
[4] 徐菁，葛凤芹，黄桂芹. 乙肝清热解毒胶囊联合拉米夫定治疗活动性肝炎肝硬化 102 例分析[J]. 中国误诊学杂志，2009，9（34）：8470-8471.

（天津市中西医结合医院　崔乃强，哈　良）

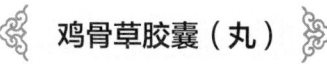

鸡骨草胶囊（丸）

【药物组成】 三七、人工牛黄、猪胆汁、牛至、毛鸡骨草、白芍、大枣、栀子、茵陈、枸杞子。

【处方来源】 研制方。国药准字 Z45021655。

【功能与主治】 疏肝利胆，清热解毒。用于急、慢性肝炎和胆囊炎属肝胆湿热证者。

【药效】 主要药效如下。

1. 保肝、抗氧化[1] 鸡骨草胶囊能降低丙二醛的含量，提高超氧化物歧化酶的含量，减轻脂质过氧化损伤，保护肝脏。

2. 抗炎、利胆[2] 鸡骨草胶囊所含药物具有抗病原微生物（能抑菌、抗病毒）、抗炎、解热、镇痛、护肝、利胆及提高免疫功能等作用，配合西药控制感染，能增强胆囊收缩功能，促进胆汁分泌与排泄，从而稀释胆汁浓度，保护受损肝脏。

【临床应用】 用于急、慢性肝炎，胆囊炎。

1. 急、慢性肝炎[3] 鸡骨草胶囊联合恩替卡韦治疗慢性乙型肝炎患者，患者异常的肝功能可快速恢复正常，在抗 HBV 方面的疗效也明显优于单用恩替卡韦，具有更好的护肝、抗 HBV 等作用。

2. 胆囊炎[2] 鸡骨草胶囊与西药合用（环丙沙星联合利胆醇胶丸）治疗慢性胆囊炎，可以优势互补，既减少了单纯使用西药容易出现的副作用，又克服了单纯使用中药治疗的局限性，并能明显提高临床疗效。

3. 肝硬化[4] 在基础治疗的基础上配合当归丸和鸡骨草丸，治疗组取得了较好疗效。

【不良反应】 尚未见报道。

【使用注意】 尚不明确。

【用法与用量】 胶囊剂：口服，一次 4 粒，一日 3 次。丸剂：口服，一次 4 粒，一日 3 次。

参 考 文 献

[1] 吴茜玉. 鸡骨草胶囊对大鼠免疫性肝纤维化的治疗作用[J]. 中国医药指南，2010，26（8）：46-48.
[2] 董小平，张弛，张鸽，等. 中西医结合治疗慢性胆囊炎 45 例[J]. 山西中医，2010，26（4）：23.
[3] 覃健，黄万金，李东发. 鸡骨草胶囊联合恩替卡韦治疗慢性乙型肝炎 24 例[J]. 中医药导报，2013，19（8）：116-117.
[4] 胡家庭，尹清溪. 当归丸和鸡骨草丸治疗慢性肝炎肝硬化 200 例疗效观察[J]. 中医临床与保健，1992，4（2）：10-11.

（天津市中西医结合医院　崔乃强，哈　良）

舒肝宁注射液

【药物组成】 茵陈提取物、栀子提取物、黄芩苷、板蓝根提取物、灵芝提取物。

【处方来源】 研制方。国药准字 Z20025660。

【功能与主治】 清热解毒，利湿退黄，益气扶正，保护肝脏。用于湿热型黄疸，症见面目俱黄，胸胁胀满，恶心呕吐，小便赤，乏力，纳差，便溏，以及急、慢性病毒性肝炎见上述证候者。

【药效】 主要药效如下[1-2]。

1. 改善肝功能 本品能降低谷丙转氨酶的作用，并且能够明显改善患者血清总胆红素和直接胆红素指标。也可以提高肝细胞的耐受力，减轻肝功能损伤，还可以阻止向肝硬化发展。

2. 抗急性肝损伤 舒肝宁注射液能明显改善急性肝损伤模型小鼠肝细胞水肿与炎症细胞浸润。

3. 增强机体免疫力 本品能提高机体细胞免疫和体液免疫功能，抑制病毒的进一步损害，其含有的灵芝多糖和黄芩苷等生物活性成分是有效的肝细胞膜保护剂，能改善肝细胞的血液循环，减轻肝细胞变性、坏死及炎症细胞浸润，可增强机体自身抵抗力，抑制或逆转肝细胞的纤维化，改善和恢复肝细胞功能。

【临床应用】 主要用于黄疸型肝炎。

1. 急、慢性黄疸型病毒性肝炎[3-4] 舒肝宁注射液能提高急、慢性黄疸型病毒性肝炎临床治疗的总有效率，改善肝功能，降低直接胆红素及谷丙转氨酶水平。

2. **淤胆型肝炎**[5-6]　主要表现为较长时期的肝内阻塞性黄疸，黄疸色较深，不易消退，自觉症状较轻，皮肤瘙痒或有灼热感，抓后有细小出血点及瘀斑，右胁胀痛，肝肿大，稍感乏力，口咽干燥，小便深黄，大便色浅或灰白。舒肝宁注射液可联合熊去氧胆酸用于淤胆型肝炎，能改善肝功能，并未发现不良反应。

3. **药物性肝损伤**[7]　化疗药物可导致肝损伤，引起 AST、ALT 升高，舒肝宁注射液可用于化疗药物导致的肝损伤，改善肝功能。

【不良反应】　偶见，以各种类型过敏反应为主，其中一般过敏反应可见皮疹、皮肤瘙痒、发热、面红等。严重过敏反应可见过敏性休克等。

【使用注意】　①用药前仔细询问患者过敏史，过敏体质者及妊娠期妇女慎用。②注射前严密观察药液性状，有浑浊、沉淀、絮状物或瓶身细微破裂时严禁使用。③严禁与其他药物混合配伍使用，否则可能出现不溶性微粒等变化，增加出现不良反应的风险。谨慎联合用药。④特殊人群，如过敏体质者、老年人、体弱者、儿童、危重患者应慎重使用，加强监测。⑤用药过程中，应密切观察用药反应，尤其在用药的 30 分钟内，如出现异常应及时停药并采取相应的处理措施。⑥严格按规定用法用量用药。⑦使用时滴注速度不宜过快，儿童以 10～20 滴/分、成年人以 40～60 滴/分为宜。

【用法与用量】　静脉滴注，一次 10～20ml，用 10%葡萄糖注射液 250～500ml 稀释后滴注，一日 1 次，症状缓解后可改用肌内注射，一日 2～4ml，一日 1 次。

参 考 文 献

[1] 邢国珍，高泽立，许沽，等. 舒肝宁治疗急性病毒性肝炎的疗效观察[J]. 中华现代内科学杂志，2005，2（5）：403-404.

[2] Dohar J E. Evolution of management approaches for otitis externa[J]. Pediatr Infect Disease Journal，2003，22（4）：299-305.

[3] 梁海雄，黎丽群. 舒肝宁注射液治疗慢性乙型病毒性肝炎临床研究 Meta 分析[J]. 世界中西医结合杂志，2016，11（8）：1057-1066.

[4] 张斌，赵巍，王立蓉. 舒肝宁注射液对慢性乙型病毒性肝炎高胆红素血症患者肝功能及胆红素的影响[J]. 中医药导报，2014，20（16）：71-73.

[5] 李娟，袁作辉，魏小果，等. 舒肝宁注射液联合熊去氧胆酸治疗淤胆型肝炎 50 例[J]. 西部中医药，2016，29（6）：90-91.

[6] 王凯，张百红，陈龙，等. 舒肝宁注射液治疗晚期胃癌患者 DCF 方案治疗所致药物性肝损伤临床疗效观察[J]. 陕西中医，2016，37（2）：7-8.

[7] 张瑾. 舒肝宁注射液对顺铂中毒小鼠肝脏损伤的保护作用[J]. 中国药房，2016，27（7）：61-63.

（天津市中西医结合医院　崔乃强，哈　良）

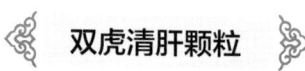

双虎清肝颗粒

【药物组成】　金银花、虎杖、黄连、白花蛇舌草、蒲公英、丹参、野菊花、紫花地丁、法半夏、甘草、瓜蒌、枳实。

【处方来源】　研制方。《中国药典》（2015 年版）。

【功能与主治】　清热利湿，化痰宽中，理气活血。用于湿热内蕴所致的胃脘痞闷，口干不欲饮，恶心厌油，食少纳差，胁肋隐痛，腹部胀满，大便黏滞或臭秽，或身目发黄，以及慢性乙型肝炎见上述证候者。

【药效】　主要药效如下[1-2]。

1. **抗病毒**[1] 双虎清肝颗粒体外试验或体内试验，对鸭 HBV 感染的鸭肝细胞 HBV-DNA 复制有一定的抑制作用。双虎清肝颗粒是以天然植物金银花、虎杖、蒲公英等组成，具有抑制血清 HBV-DNA 复制，增强 NK、T 细胞活性，使机体巨噬细胞吞噬残留病毒，激发机体的免疫功能，促进表面抗体形成的作用。

2. **保肝、退黄**[2] 双虎清肝颗粒对四氯化碳所致的动物急慢性肝损伤有保护及免疫增强作用。金银花、虎杖、黄连具有良好清热解毒、保护肝细胞膜的作用，并可减低脂肪在肝细胞中沉积；其含有多种抗肝炎的活性成分，有稳定肝细胞膜作用，可减轻肝细胞损害，并可增加肝细胞内的糖原，改善能量代谢，减少脂类代谢与沉积，促进脂质氧化及减少脂质吸收。

3. **抗纤维化** 双虎清肝颗粒能够显著改善四氯化碳所诱发的大鼠肝纤维化，具有降低大鼠血清透明质酸酶、血清Ⅳ型胶原及血清Ⅲ型前胶原的作用，并且量效关系明显。双虎清肝颗粒可抑制肝细胞间质炎症反应，减轻肝细胞的变性和坏死，保护肝细胞的正常结构与功能，防止肝纤维化。

【临床应用】 主要用于慢性肝炎。

1. **急、慢性乙型肝炎**[3] 双虎清肝颗粒联合恩替卡韦片治疗 HBeAg 阳性慢性乙型肝炎，有利于改善患者的临床症状，恢复肝功能，加快 HBeAg 转阴率及提高 HBeAg/HBeAb 的血清学转换率。

2. **黄疸型肝炎**[4] 是肝细胞发生弥漫损害产生肝炎，同时出现黄疸，肝功能显示 TBIL、DBIL 升高等异常。双虎清肝颗粒联合甘利欣治疗黄疸型肝炎，有效率高，未发现明显的毒副作用，具有较好的降酶退黄作用。

3. **肝纤维化**[5] 随着炎症的产生，出现纤维组织增生，出现肝纤维化。阿德福韦酯与双虎清肝颗粒联用能较快改善慢性乙型肝炎患者的临床症状和体征，降低肝功能和肝纤维化四项指标水平，从而改善肝纤维化状态，能在提高 HBeAg 血清学转换率的基础上，促进肝功能及肝纤维化四项指标的恢复，使肝脏炎症和纤维化明显改善。

【不良反应】 尚未见报道。

【使用注意】 ①脾虚便溏者慎用。②忌烟酒及辛辣、油腻食物。

【用法与用量】 开水冲服，一次 1~2 袋，一日 2 次；或遵医嘱。

参 考 文 献

[1] 郭晓平. 双虎清肝颗粒联合苦参素对乙型肝炎病毒感染后肝纤维化指标的干预作用[J]. 中国中医药信息杂志，2008，15(2)：71-72.

[2] 赵建学，郭海燕，陆玮婷，等. 双虎清肝颗粒对四氯化碳诱发大鼠肝纤维化的防治作用[J]. 世界华人消化杂志，2008，16(28)：100-105.

[3] 陈刚，孙晓婧. 双虎清肝颗粒联合恩替卡韦治疗 HBeAg 阳性慢性乙型肝炎 70 例[J]. 中西医结合肝病杂志，2016，26(4)：242-244.

[4] 汤玉冰，孙平. 双虎清肝颗粒联合甘利欣治疗黄疸型肝炎的临床观察[J]. 中医药临床杂志，2014，26(7)：54-55.

[5] 胡邦浩，王立军，于占国，等. 阿德福韦酯联合双虎清肝颗粒抗肝纤维化 30 例临床观察[J]. 湖南中医杂志，2015，31(8)：7-9.

（天津市中西医结合医院 崔乃强，哈 良）

八宝丹胶囊

【药物组成】 牛黄、蛇胆、羚羊角、珍珠、三七、麝香等（国家保密方）。

【处方来源】 研制方。国药准字 Z10940006。

【功能与主治】 清利湿热，活血解毒，祛毒止痛。用于湿热内蕴所致的发热、黄疸、小便黄赤、恶心呕吐、纳呆、胁痛腹胀，或湿热下注所致的尿道灼热刺痛、小腹胀痛，以及传染性病毒性肝炎、急性胆囊炎、急性泌尿系感染等见上述证候者。

【药效】 主要药效如下[1-2]。

1. 保肝　八宝丹胶囊具有保肝作用，对肝纤维化程度可明显降低，可能通过抑制 TLR4 信号通路发挥作用。

2. 防治肝性脑病　八宝丹胶囊可有效改善急性肝衰竭大鼠的肝功能，抑制肝细胞坏死、炎症细胞浸润，改善脑组织坏死和凋亡，调控炎症因子、神经递质和细胞凋亡因子的表达，对急性肝衰竭大鼠肝性脑病具有防治作用。

【临床应用】 主要用于黄疸性病毒性肝炎、慢性胆囊炎等。

1. 黄疸性病毒性肝炎[3-4]　八宝丹胶囊可用于肝胆湿热和瘀血阻络型黄疸性病毒性肝炎，可明显改善临床症状及肝功能，退黄效果佳，无毒副作用。

2. 慢性胆囊炎[5]　主要表现为胆汁排泄不畅、消化功能障碍，进食较多食物时可发生剧痛，八宝丹胶囊治疗慢性胆囊炎疗效显著，临床可作为首选药物。

3. 重型肝炎、原发性肝癌[6-7]　重型肝炎主要表现为黄疸、昏迷、出血、肝肾综合征、肾衰竭、肝肺综合征等，八宝丹胶囊作为辅助治疗有助于改善重型肝炎患者的预后。八宝丹与化疗药合用可减轻肝癌患者的痛苦，提高生活质量。另外八宝丹的清热作用可减轻化疗毒性。

【不良反应】 尚未见报道。

【使用注意】 ①妊娠期妇女忌服。②传染性病毒性肝炎、急性胆囊炎、急性泌尿系感染见症与主治不符者请遵医嘱。

【用法与用量】 口服，1～8 岁一次 0.15～0.3g，8 岁以上一次 0.6g，一日 2～3 次，温水送服。

参 考 文 献

[1] 梁磊. 八宝丹对大鼠慢性肝损伤的影响及机制研究[D]. 苏州：苏州大学，2017.
[2] 陆璐，武超，谢咲. 等. 八宝丹对急性肝衰竭大鼠肝性脑病的防治作用[J]. 临床肝胆杂志，2018，34（12）：2635-2640.
[3] 崔学军，岳静，刘世任. 八宝丹胶囊辅助治疗黄疸型病毒性肝炎 33 例[J]. 山东医药，2005，45（32）：65.
[4] 沈美蓉，裴彬，李仲平. 八宝丹胶囊治疗黄疸型病毒性肝炎临床研究[J]. 河北中医，2012，34（4）：492-494.
[5] 程小彬，邵凤珍. 八宝丹胶囊治疗慢性胆囊炎 30 例临床疗效观察[J]. 实用中西医结合临床，2012，12（2）：10-11.
[6] 沈铁瑶，周跃. 八宝丹胶囊辅助治疗重型肝炎 30 例效果观察[J]. 交通医学，2007，21（6）：678-679.
[7] 朱宪军，张学德. 八宝丹防治肿瘤化疗毒副作用的临床观察[J]. 中国民间疗法，2006，14（5）：45-46.

（天津市中西医结合医院　崔乃强，哈　良）

茵栀黄口服液（颗粒）

【药物组成】 茵陈、栀子、黄芩苷、金银花。

【处方来源】　东汉·张仲景《伤寒论》。《中国药典》(2015年版)。

【功能与主治】　清热，解毒，利湿，退黄。用于肝胆湿热，面目悉黄，胸胁胀痛，恶心呕吐，小便黄赤，以及急性、迁延性、慢性肝炎见上述证候者。

【药效】　主要药效如下[1]。

1. 促进胆红素的排泄　茵栀黄口服液能诱导大鼠肝脏葡萄糖醛酸转移酶的活性，促进胆红素的排泄，从而减少胆红素进入肠-肝循环，降低血清胆红素水平。

2. 减轻炎性和自由基肝损伤　茵栀黄口服液能降低ConA诱导的小鼠免疫性肝损伤肝内炎症介质肿瘤坏死因子、γ干扰素、白介素-4的分泌，增加调节性细胞因子白介素-10的分泌，减轻肝细胞的炎症反应。A2萘异硫氰酸酯所致的大鼠黄疸模型，茵栀黄注射液能明显减轻肝细胞变性、坏死和肝小胆管增生，同时ALT、AST、TBIL、碱性磷酸酶（ALP）、谷氨酰转肽酶（GGT）、丙二醛（MDA）的含量显著降低，超氧化物歧化酶（SOD）的含量显著升高，说明茵栀黄的抗肝损伤作用与其抑制炎症反应、加强氧化自由基的清除有关。

3. 抑菌、杀菌　茵栀黄口服液对肝炎病毒及多种细菌有抑制作用，还可增强细菌毒素的排泄作用。与青霉素合用，能加强青霉素对耐药金黄色葡萄球菌的抗菌作用。

【临床应用】　主要用于黄疸型肝炎、非酒精性脂肪肝等。

1. 黄疸型肝炎[2]　茵栀黄口服液对于急慢性黄疸型肝炎有明显的退黄效果。在常规保肝降酶的基础上，联合使用茵栀黄，能有效改善肝功能，促进胆红素下降，加快黄疸消退，迅速改善临床症状，缩短病程。

2. 非酒精性脂肪肝[3]　茵栀黄口服液适用于非酒精性脂肪肝，对ALT、AST、γ-GT、AKP、TBIL、DBIL、IBIL、CHOL、TG、LDL指标均有明显的降低作用，可显著提高HDL含量。

【不良反应】　尚未见报道。

【使用注意】　服药期间忌酒及辛辣之品。

【用法与用量】　口服液：口服，一次10ml（1支），一日3次。颗粒剂：开水冲服，一次2袋，一日3次。

参 考 文 献

[1] 沈佩芳，詹建华. 茵栀黄口服液治疗母乳性黄疸临床观察[J]. 上海中医药杂志，2012，46（3）：59-60.
[2] 郑夏梅，陈江平，池宏亮. 茵栀黄治疗急性黄疸型戊型肝炎的疗效观察[J]. 齐齐哈尔医学院学报，2016，37（4）：2678-2679.
[3] 刘进，唐少波. 茵栀黄治疗脂肪肝疗效观察[J]. 海南医学，2008，14（2）：76-78.

（天津市中西医结合医院　崔乃强，哈　良）

利肝隆颗粒（片、胶囊）

【药物组成】　郁金、板蓝根、茵陈、黄芪、当归、刺五加浸膏、五味子、甘草。

【处方来源】　研制方。《中国药典》(2015年版)。

【功能与主治】　疏肝解郁，清热解毒，益气养血。用于肝郁湿热、气血两虚所致的两胁胀痛或隐痛、乏力、尿黄，以及急、慢性肝炎见上述证候者。

【**药效**】 主要药效如下[1]。

1. 保肝 利肝隆颗粒（片、胶囊）具有保肝护肝作用。

2. 增强免疫 利肝隆有增强免疫功能的作用，能明显提高炭粒廓清指数，促进淋巴细胞特异性玫瑰花结形成。

【**临床应用**】 主要用于慢性乙型病毒性肝炎、脂肪肝及自身免疫性肝炎等。

1. 慢性乙型病毒性肝炎[2-3] 利肝隆片适用于治疗慢性肝炎，症见胁肋疼痛、脘闷腹胀、口干而苦（肝胆湿热证）和食后腹胀、神疲懒言（肝郁脾虚证）者。利肝隆片可降低转氨酶、消除黄疸、改善蛋白代谢，使血清碱性磷酸酶（ALP）、谷草转氨酶（AST）恢复正常，降低血清胆红素水平。同时甘利欣联合利肝隆冲剂治疗慢性乙型病毒性肝炎可使总胆红素（TBIL）、谷丙转氨酶（ALT）下降至正常水平。

2. 脂肪肝[4] 利肝隆胶囊适用于治疗脂肪肝，症见肝区不适、腹胀、纳差、乏力、口干、口苦、便秘等，利肝隆胶囊可降低血清胆固醇（TC）、三酰甘油（TG）及透明质酸（HA）、层粘连蛋白（LN）、Ⅳ型胶原（Ⅳ-C）水平，使肝功能基本恢复正常，起到治疗脂肪肝的作用。

3. 其他[5] 利肝隆颗粒适用于佐治自身免疫性肝炎，利肝隆片联合甘草酸二铵胶囊治疗自身免疫性肝炎可降低 ALT、AST 和 TBIL、ALP 等肝功能指标，降低血清免疫球蛋白水平，提高机体自身免疫，改善肝功能及肝纤维化。

【**不良反应**】 尚未见报道。

【**使用注意**】 ①寒湿型黄疸慎用。②肝阴不足所致的胁痛者慎用。③服药期间忌食油腻、辛辣食物，并宜戒酒。④妊娠期妇女慎用。

【**用法与用量**】 颗粒剂：开水冲服，一次 1 袋，一日 3 次；小儿酌减。片剂：口服，一次 5 片，一日 3 次，小儿酌减。胶囊剂：口服，一次 2～4 粒，每日 3 次，用温水分次送服。

参 考 文 献

[1] 陈奇. 中成药名方药理与临床[M]. 北京：人民卫生出版社，2018：252.
[2] 李晓槐，刘振龙，郑官兴，等. 利肝隆片治疗慢性肝炎的疗效观察[J]. 实用医技杂志，2007，14（17）：2350-2351.
[3] 马汉骞，周丽萍. 甘利欣联合利肝隆冲剂治疗慢性乙型病毒性肝炎 50 例临床观察[J]. 河北中医，2001，23（8）：631-632.
[4] 舒figurine云. 利肝隆胶囊治疗脂肪肝 68 例疗效观察[J]. 实用肝脏病杂志，2005，8（3）：161-162.
[5] 雷静. 利肝隆联合甘草酸二铵治疗自身免疫性肝炎患者疗效及其安全性研究[J]. 实用肝脏病杂志，2018，21（1）：108-109.

（江西中医药大学　陈兰英，马惠苗）

复方益肝丸

【**药物组成**】 茵陈、龙胆、山豆根、垂盆草、人工牛黄、车前子、土茯苓、丹参、红花、大黄、青皮、槟榔、人参、桂枝、五味子、野菊花、板蓝根、夏枯草、蒲公英、胡黄连、柴胡、枳壳、香附、苦杏仁、蝉蜕、牡丹皮、炙甘草、鸡内金。

【**处方来源**】 研制方。《中国药典》（2015 年版）。

【**功能与主治**】 清热利湿，疏肝理脾，化瘀散结。用于湿热毒蕴所致的胁肋胀痛、黄疸、口干口苦、苔黄脉弦，以及急、慢性肝炎见上述证候者。

【药效】 主要药效如下[1]。

1. 保肝　复方益肝丸对硫代乙胺、四氯化碳及 D-氨基半乳糖胺所致的小鼠肝损伤有保护作用。在鸭 HBV 模型试验中，有一定抗 DHBV-DNA 多聚酶的作用。

2. 增加免疫功能　给小鼠灌服复方益肝丸，每日 1 次，连续 5 日，能使巨噬细胞吞噬指数增加。

3. 抗 HBV　复方益肝丸可明显抑制 HBV 感染鸭血清的 DHBV-DNA。

【临床应用】 主要用于乙型肝炎、急性黄疸型肝炎等。

1. 乙型肝炎[2]　复方益肝丸可使患者血清 HBV 标志物 HBsAg、HBeAg 转阴，肝功能恢复正常。

2. 急性黄疸型肝炎[3]　复方益肝丸适用于治疗急性黄疸型肝炎，症见恶心、呕吐、乏力、尿色深赤、肝区隐痛或胀痛、肝大、脾大、巩膜、皮肤轻度黄染、腹泻、便秘。复方益肝丸可使患者恶心、欲吐症状减退，尿色明显减退，食量增加，谷丙转氨酶、谷草转氨酶和总胆红素水平基本恢复正常，起到治疗急性黄疸型肝炎的作用。

【不良反应】 空腹服用时偶见胃脘不适、恶心。

【使用注意】 ①脾胃虚寒者慎用。②服药期间忌食辛辣、油腻食物，并戒酒。③妊娠期妇女禁用。

【用法与用量】 口服，一次 4g，一日 3 次，饭后服用。

参 考 文 献

[1] 陈奇. 中成药名方药理与临床[M]. 北京：人民卫生出版社，2018：914-915.
[2] 李培英，李素云. 复方益肝丸治疗乙型肝炎病毒无症状携带者 30 例[J]. 临床荟萃，1997，13（6）：271-272.
[3] 罗新强，张志胜，于志勤. 复方益肝丸治疗急性黄疸型肝炎 60 例[J]. 陕西中医，2002，23（1）：11-12.

（江西中医药大学　陈兰英，马惠苗）

鸡骨草肝炎颗粒（冲剂）

【药物组成】 鸡骨草、茵陈、地耳草、桃金娘根、鸭脚艾、鹰不泊。

【处方来源】 研制方。国药准字 Z44023179。

【功能与主治】 舒肝，清热，利湿，祛黄。用于急性黄疸性和无黄疸性传染性肝炎。

【药效】 主要药效如下[1]。

1. 保肝　鸡骨草肝炎冲剂对 D-氨基半乳糖引起的大鼠急性肝损伤具有防治作用，能阻止动物血清转氨酶升高，减轻肝细胞变性、坏死及炎症细胞浸润。

2. 抗纤维化　鸡骨草肝炎冲剂对四氯化碳引起的大鼠肝损伤有治疗作用，能改善大鼠肝功能，减轻肝组织炎症活动度及纤维化程度。

【临床应用】

1. 肝炎　鸡骨草肝炎冲剂用于急性黄疸性和无黄疸性传染性肝炎。

2. 肝硬化[1]　鸡骨草肝炎冲剂适用于治疗肝硬化，鸡骨草肝炎颗粒联合维生素类药物使用较单独使用维生素类药物治疗肝硬化更能显著改善患者乏力、纳差、腹胀、黄疸、低热等症状，同时能降低患者 HBsAg、HbeAg 的转阴率，改善 HBV-DNA 的阴转率。

【不良反应】 尚未见报道。

【使用注意】 尚不明确。

【用法与用量】 开水冲服，一次 15g，一日 2 次。

参 考 文 献

[1] 庄海新，于兆安. 鸡骨草肝炎冲剂对肝硬化纤维化的影响[J]. 中国民族民间医药，2008，（2）：70-72.

（江西中医药大学　陈兰英，范泽萍）

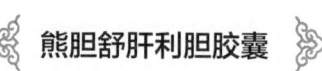

熊胆舒肝利胆胶囊

【药物组成】 熊胆粉、龙胆、茵陈、姜黄、大黄、木香、诃子。

【处方来源】 研制方。国药准字 Z20025299。

【功能与主治】 利湿热，疏肝止痛。用于肝胆湿热所致的急性病毒性肝炎。

【药效】 主要药效如下[1-4]。

1. 改善肝功能　肝炎患者发生肝细胞急性变性、坏死时，肝细胞释放大量的谷氨酰转肽酶、谷草转氨酶、谷丙转氨酶和总胆红素进入血液。熊胆舒肝利胆胶囊具有解毒疏肝的功能，能提高肝细胞的解毒能力，降低患者血清谷氨酰转肽酶、谷草转氨酶、谷丙转氨酶和总胆红素水平，进而改善患者的肝功能。

2. 调节血脂　急性病毒性肝炎患者肝功能受损，导致组织脂类物质的消化、吸收、合成及运输障碍，使得脂代谢紊乱，影响患者的血脂水平。郭振科等研究发现，熊胆舒肝利胆胶囊可以提高肝炎患者的高密度脂蛋白胆固醇水平，同时降低三酰甘油水平，具有调节血脂的作用。

【临床应用】 主要用于急性病毒性肝炎、胆结石等。

1. 急性病毒性肝炎[3-6]　熊胆舒肝利胆胶囊适用于治疗急性病毒性肝炎，急性病毒性肝炎是一种由肝炎病毒引发的全身性传染病，临床表现为极度乏力、精神萎靡、厌食、肝损害等。熊胆舒肝利胆胶囊联合甘草酸二铵胶囊等药物使用较单独使用更能显著改善患者乏力、精神萎靡、厌食、肝损害等症状。

2. 其他[7]　熊胆舒肝利胆胶囊适用于治疗胆结石。

【不良反应】 偶有肠道功能紊乱发生，通常在继续进行治疗后消失。

【使用注意】 ①对有下述情况的患者不推荐服用本药：频繁发作的胆绞痛、胆道感染、严重胰腺疾病及影响胆汁酸肠-肝循环的小肠疾病（如回肠切除、回肠造口、节段性回肠炎等）。②治疗开始前建议进行准确、细致的检查以确定胆囊功能是否正常及有无影响胆汁酸肠-肝循环。③溶解胆固醇结石需要的治疗时间取决于结石的大小，但不应短于 3～4 个月。为判断疗效，应在治疗前采用新式的 X 线对比成像仪和（或）回声深度记录仪检查结石的大小，并在治疗开始后定期检查，如每 6 个月 1 次。④对按推荐剂量治疗半年后结石大小未减小的患者，建议检查结石形成指数。⑤妊娠期妇女禁用。

【用法与用量】 口服，一次 2～3 粒，一日 3 次；或遵医嘱。

参 考 文 献

[1] 高鹏, 崔中锋. 抗病毒治疗对急性乙型病毒性肝炎肝功能、HBVDNA定量及HBV表面标志物的影响[J]. 肝脏, 2016, 21 (4): 283-285.
[2] 李萍. 熊胆舒肝利胆胶囊与护肝宁片治疗急性病毒性肝炎的疗效比较[J]. 临床合理用药杂志, 2018, 11 (2): 28-29.
[3] 郭振科, 刘宇虎, 钟灿新. 熊胆舒肝利胆胶囊对急性病毒性肝炎患者肝功能的影响[J]. 中国当代医药, 2020, 27 (22): 55-58.
[4] 任金晴, 徐亮, 张舰琼, 等. 急性病毒性肝炎患者肝功能指标与血脂的相关性研究[J]. 实用肝脏病杂志, 2017, 20 (1): 38-41.
[5] 唐雪, 胡淼阳, 王颖. 中西医结合治疗对妊娠合并病毒性肝炎患者临床疗效及凝血指标的影响[J]. 血栓与止血学, 2019, 25 (3): 395-397, 400.
[6] 张锐. 复肝汤联合恩替卡韦治疗乙型病毒性肝炎肝硬化代偿期临床研究[J]. 山东中医杂志, 2018, 37 (10): 817-820.
[7] 魏东. 金茵溶石汤联合熊去氧胆酸片与熊胆舒肝利胆胶囊治疗胆囊胆固醇结石30例[J]. 江西中医药, 2019, 8 (8): 48-50.

（江西中医药大学　陈兰英，范泽萍）

肝 宁 片

【药物组成】　斑蝥、糯米、紫草。

【处方来源】　研制方。国药准字Z22025495。

【功能与主治】　清热解毒，利湿，化瘀散结。用于治疗各种急慢性肝炎，尤其对乙型肝炎患者的肝功能异常和表面抗原阳性者有显著疗效，并可预防乙型肝炎癌变。

【药效】　主要药效如下[1-5]。

1. 减轻炎症反应，减少肝细胞坏死　病毒性肝炎是由各种肝炎病毒所致的以肝损害为主的传染病，若不及时控制，随着病情发展可转变为肝硬化，甚至肝癌。肝纤维化是肝硬化的特征之一，肝宁片可明显提高异甘草酸镁注射液对透明质酸、Ⅲ型前胶原、Ⅳ型胶原、层粘连蛋白、转化生长因子β1、巨噬细胞移动抑制因子、白介素-18和基质金属蛋白酶-13的抑制水平，有效保护肝细胞，改善机体肝纤维化程度。研究发现，肝宁片还可以降低患者体内甲胎蛋白水平，防止肝癌发生。

2. 降低转氨酶活性，改善肝功能　肝脏中谷丙转氨酶（ALT）、谷草转氨酶（AST）的异常活跃，可加速肝细胞损伤、坏死。当肝脏对游离胆红素的摄取或结合发生障碍时总胆红素（TBIL）水平增高异常。肝宁片可降低ALT、AST、TBIL水平，改善患者肝功能。

【临床应用】

慢性乙型肝炎[4, 6-7]　肝宁片与阿德福韦酯或替诺福韦酯联合使用治疗伴有甲胎蛋白升高的慢性乙型肝炎患者，可明显降低患者甲胎蛋白水平。

【不良反应】　尚未见报道。

【使用注意】　尚不明确。

【用法与用量】　口服，一次2~3片，一日3次，温开水送服。

参 考 文 献

[1] 中华医学会传染病与寄生虫病学分会, 肝病学分会. 病毒性肝炎防治方案[J]. 中华传染病杂志, 2001, 19 (1): 56-62.
[2] 许民爱, 纪民, 耿平梅. 血清肝纤维化标志物水平与肝组织炎症活动度纤维化程度的相关性分析[J]. 临床肝胆病杂志, 2005, 21 (3): 175-176.
[3] 王学祥, 刘新群, 王正茂. 肝宁片联合异甘草酸镁治疗慢性病毒性肝炎的临床研究[J]. 现代药物与临床, 2018, 33 (5): 1097-1100.

[4] 田芝奥,李慧,吴霞,等.阿德福韦酯联合肝宁片治疗甲胎蛋白升高的慢乙肝患者的疗效[J].江苏医药,2017,43(15):1082-1084.
[5] 孙蓉,杨倩,黄伟,等.肝功能相关指标在中药肝毒性损伤中作用与毒性相关程度分析[J].中药药理与临床,2008,24(6):82-84.
[6] 陆再英,钟南山.内科学[M].7版.北京:人民卫生出版社,2008:459-460.
[7] 刘炜炜,田芝奥,马陈斌,等.替诺福韦酯联合肝宁片治疗甲胎蛋白升高的CHB效果观察[J].交通医学,2020,34(4):387-391.

(江西中医药大学 陈兰英,李 安)

益肝灵片

【药物组成】 水飞蓟素。

【处方来源】 研制方。国药准字Z21021273。

【功能与主治】 保肝药。具有改善肝功能、保护肝细胞膜的作用。用于急、慢性肝炎及迁延性肝炎。

【药效】 主要药效如下。

1. 稳定肝细胞膜[1] 益肝灵片中的主要有效成分为水飞蓟素,水飞蓟素是由菊科植物水飞蓟种子提取的黄酮类化合物,其主要有效成分为水飞蓟宾,其与肝细胞膜蛋白结合后较稳定,能够稳定肝细胞膜,从而减少肝细胞坏死,起到保护肝细胞的作用。

2. 保肝降酶、抗纤维化[2-4] 益肝灵片对D-半乳糖胺所致的小鼠肝损伤具有明显的保护作用,对四氯化碳所致的大鼠慢性肝损伤具有保肝降酶作用;能显著降低患者血清指标谷丙转氨酶、谷草转氨酶、总胆红素和谷氨酰转肽酶水平和层粘连蛋白、Ⅲ型前胶原、Ⅳ型胶原及透明质酸水平,提示其具有改善肝功能和肝纤维化指标的作用。

3. 抗炎、提高免疫力[5] 益肝灵片治疗后血清中白介素-2和肿瘤坏死因子α两者水平显著降低,白介素-10水平显著升高。

【临床应用】 主要用于肝炎及药物性肝损伤。

1. 慢性乙型肝炎[1,5-6] HBV携带者组织学大多有轻微的炎症或非特异性变化,肝组织有不同程度的损害,是一组临床综合征,有慢性小叶性肝炎、慢性迁延性肝炎、慢性活动性肝炎、重症性活动性肝炎伴或不伴肝硬化等病理表现。水飞蓟素能有效改善患者纳差、腹胀症状和降低血清谷丙转氨酶、γ谷氨酰转肽酶水平;益肝灵片联合干扰素可更加有效地提高乙肝标志物转阴的概率。

2. 药物性肝损伤[5] 益肝灵片联合还原型谷胱甘肽治疗老年患者药物性肝损伤的临床疗效显著。

【不良反应】 偶见轻微腹泻。

【使用注意】 尚不明确。

【用法与用量】 口服,一次2片,一日3次。

参 考 文 献

[1] 朱长林.益肝灵联合干扰素治疗慢性乙型肝炎临床分析[J].中国社区医师(医学专业半月刊),2009,11(20):172.
[2] 张方宇,李丽.益肝灵片联合还原型谷胱甘肽治疗老年患者药物性肝损伤的疗效观察[J].湖南师范大学学报(医学版),2019,16(4):161-163.

[3] 张白嘉，刘亚欧，杨亚斯，等. 益肝灵分散片对化学性肝损伤的保护作用[J]. 中药药理与临床，2007，23（5）：166-167.
[4] 隋在云，武继彪，张贞丽，等. 水飞蓟素滴丸与片剂的保肝作用比较[J]. 中药药理与临床，2006，22（3）：45-46.
[5] 张方宇，李丽. 益肝灵片联合还原型谷胱甘肽治疗老年患者药物性肝损伤的疗效观察[J]. 湖南师范大学学报（医学版），2019，16（4）：161-163.
[6] 陈若萍，戴舜珍，王亚敏，等. 益肝灵合剂治疗乙型肝炎病毒携带者疗效观察[J]. 福建中医药，1993，24（2）：20-21.

（江西中医药大学　段文彬，陈兰英）

茵芪肝复颗粒

【药物组成】 茵陈、焦栀子、大黄、白花蛇舌草、猪苓、柴胡、当归、黄芪、党参、甘草。

【处方来源】 研制方。《中国药典》（2015年版）。

【功能与主治】 清热解毒利湿，疏肝补脾。用于慢性乙型病毒性肝炎肝胆湿热兼脾虚肝郁证，症见右胁胀满、恶心厌油、纳差食少、口淡乏味。

【药效】 主要药效如下[1-5]。

1. 保肝、抗纤维化　茵芪肝复颗粒可以有效降低谷草转氨酶、谷丙转氨酶、总胆红素等肝功能指标，也能降低层粘连蛋白、Ⅲ型前胶原、Ⅳ型胶原及透明质酸肝纤维化指标水平，显示其具有保肝、抗纤维化的作用。

2. 促进乙型肝炎转阴　茵芪肝复颗粒单独使用或者联合抗病毒药物，都对HBV有一定的抑制力，有利于提高乙型肝炎患者HBeAg及HBV-DNA的转阴率。

3. 抗炎、抗氧化　本品可有效降低血清及肝组织中的白介素-17、丙二醛、干扰素γ的表达，提高白介素-4和超氧化物歧化酶的表达，改善炎症，提高抗氧化能力。

【临床应用】 主要用于慢性乙型肝炎和肝纤维化。

1. 慢性乙型肝炎[1-2,5-6]　慢性乙型肝炎的中药治疗主要是促进肝组织修复，改善肝功能，调理脏腑和阴阳气血。茵芪肝复颗粒治疗慢性乙型肝炎联合抗病毒类药物（如阿德福韦酯及恩替卡韦）可以有效改善症状，保护肝功能作用显著，有利于提高乙型肝炎患者HBeAg及HBV-DNA的转阴率。

2. 肝硬化[3]　茵芪肝复颗粒能够明显改善乙型肝炎肝硬化患者的纤维化指标，可以用于乙型肝炎肝硬化患者的临床治疗，能改善纤维化，改善免疫功能，改善炎症反应。

【不良反应】 少数病例可出现恶心、腹泻，一般不影响继续治疗。

【使用注意】 妊娠期妇女禁服。

【用法与用量】 口服，一次1袋，一日3次。

参 考 文 献

[1] 李杰，徐春军，戚团结. 当飞利肝宁胶囊联合茵芪肝复颗粒治疗慢性乙型肝炎的临床观察[J]. 北京中医药，2013，32（12）：931-932.
[2] 李秋霞，时超玲，宋焕焕. 恩替卡韦联合茵芪肝复颗粒对慢性乙型肝炎肝硬化患者临床效果观察[J]. 延安大学学报（医学科学版），2020，18（1）：38-41.
[3] 孙波，叶丽红，吴婷婷，等. 两种药物治疗乙肝肝硬化的疗效及其对肝纤维化程度、炎症反应及免疫相关指标的影响[J]. 世界华人消化杂志，2018，26（35）：2064-2070.
[4] 王艳娇，赵云青. 茵芪肝复颗粒对胆汁淤积性肝炎大鼠的改善作用及对相关细胞和炎症因子的影响[J]. 世界华人消化杂志，

[5] 官川博, 张毅宏, 刘德强, 等. 茵芪肝复颗粒联合阿德福韦酯治疗慢性乙型肝炎肝硬化的临床研究[J]. 现代药物与临床, 2020, 35（7）：1350-1354.
[6] 朱幸仪, 卢好. 茵芪肝复颗粒联合抗病毒治疗对慢性乙型肝炎肝功能和脂代谢的影响[J]. 深圳中西医结合杂志, 2017, 27（8）：26-28.

（江西中医药大学　段文彬，陈兰英）

虎驹乙肝胶囊

【药物组成】　虎杖、蚂蚁、柴胡、茵陈、板蓝根、枸杞子、黄芪、三七、丹参、五味子、大枣。

【处方来源】　研制方。国药准字 Z19980105。

【功能与主治】　疏肝健脾，清热利湿，活血化瘀。用于慢性乙型肝炎、肝郁脾虚、湿热瘀滞证，症见胁肋胀满疼痛，脘闷腹胀，胃纳不佳，四肢倦怠，小便色黄等。

【药效】　主要药效如下。

1. 促进乙型肝炎转阴[1-7]　虎杖、茵陈、板蓝根具有抗病毒作用，对 HBV 有一定的抑制力，有利于提高乙型肝炎患者 HBeAg 及 HBV-DNA 的转阴率。

2. 保肝、抗纤维化[1,2,4-8]　肝纤维化是胶原和细胞外基质（extracellular matrix，ECM）的合成、降解失衡的疾病[4]，肝星状细胞是 ECM 合成的主要来源；转化生长因子 $β_1$ 是促进肝星状细胞内合成 ECM 的重要细胞因子，虎驹乙肝胶囊可有效抑制转化生长因子 $β_1$ 的表达；同时降低谷丙转氨酶、谷草转氨酶、总胆红素和总胆汁酸等肝功能指标，起保肝护肝作用。

3. 提高免疫[9,10]　虎驹乙肝胶囊可提高免疫，促进网状内皮系统和巨噬细胞功能，诱导干扰素生产。

4. 抗炎[8]　白介素-6 是由巨噬细胞等免疫活性细胞产生的炎症细胞因子，不仅是机体内重要的炎症介质之一，也是判断肝损伤的一个重要指标，虎驹乙肝胶囊可有效降低白介素-6 的表达，从而达到抗炎效果。

【临床应用】

慢性乙型肝炎[1-7,11-12]　主要与 HBV 复制有关，HBV 通过免疫机制而导致干细胞损伤。虎驹乙肝胶囊治疗慢性乙型肝炎可以有效地改善症状，保护肝功能作用显著，有利于提高乙型肝炎患者 HBeAg 及 HBV-DNA 的转阴率；其与抗病毒药物（如阿德福韦酯及恩替卡韦）联合较单独使用抗病毒药物效果更加显著。

【不良反应】　服药后，少数患者可出现轻度胃脘不适、腹泻及皮疹等过敏反应。

【使用注意】　①脾胃虚寒者慎用。②服药期间忌食生冷、辛辣、油腻及不易消化食物。③妊娠期妇女禁用。

【用法与用量】　饭后温开水送服，一次 5 粒，一日 3 次，3 个月为一疗程；或遵医嘱。

参 考 文 献

[1] 宋风斌, 郑健苏. 虎驹乙肝胶囊对慢性乙型肝炎肝纤维化指标的影响[J]. 现代中西医结合杂志, 2011, 20（21）：2614-2615.

[2] 朱红辉,陈红艳,韩冰.虎驹乙肝胶囊与阿德福韦酯联合治疗慢性乙型肝炎临床观察[J].中国医药导报,2012,9(18):67-68.
[3] 王兰琴,陈红波,经继生,等.虎驹乙肝胶囊治疗慢性乙肝50例疗效观察[J].镇江医学院学报,2001,11(4):482-483.
[4] 王永兵.虎驹乙肝胶囊治疗慢性乙型肝炎36例疗效观察[J].海南医学,2011,22(23):83-84.
[5] 李锡芳,刘辉林.虎驹乙肝胶囊治疗慢性乙型肝炎70例疗效观察[J].临床肝胆病杂志,2007,23(5):344-346.
[6] 孙凌月,王炜佳.虎驹乙肝胶囊治疗慢性乙型肝炎临床疗效评价[J].黑龙江医药,2013,26(1):109-110.
[7] 刘万成,刘玉芹.虎驹乙肝胶囊治疗慢性乙型肝炎临床评价[J].江苏药学与临床研究,2002,10(4):54-55.
[8] 刘琼.虎驹乙肝胶囊联合还原型谷胱甘肽治疗病毒性肝炎的临床研究[J].现代药物与临床,2017,32(12):2481-2484.
[9] 王永兵.虎驹乙肝胶囊治疗肝郁脾虚型慢性乙肝40例疗效观察[J].江苏药学与临床研究,2003,11(6):41-42.
[10] 周胜生,倪才珍,顾惠芳,等.虎驹乙肝胶囊治疗慢性乙肝临床观察[J].河北中西医结合杂志,1999,8(5):766-767.
[11] 谢群.虎驹乙肝胶囊联合阿德福韦酯调节HBeAg阳性慢性乙型肝炎患者免疫功能的临床研究[J].标记免疫分析与临床,2015,22(3):186-189.
[12] 张海燕,范晖.虎驹乙肝胶囊联合恩替卡韦治疗慢性乙型肝炎的临床研究[J].现代药物与临床,2015,30(10):1246-1250.

（江西中医药大学　段文彬,陈兰英）

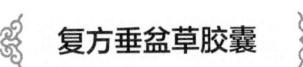

复方垂盆草胶囊

【药物组成】　垂盆草、矮地茶。

【处方来源】　研制方。国药准字Z20090135。

【功能与主治】　清热解毒,活血利湿,有降低谷丙转氨酶的作用。用于急、慢性肝炎的活动期。

【药效】　主要药效作用如下[1]。

1. 改善肝功能　复方垂盆草胶囊改善肝功能效果明确,能够明显改善患者ALT、AST、TBIL的水平。

2. 提高机体免疫力　复方垂盆草胶囊可有效增强机体体液免疫功能和细胞免疫功能。复方垂盆草胶囊能促进Th1细胞分泌白介素-2,使B细胞产生抗体,参与机体体液免疫,还能显著升高白介素-21的水平,以调节不同阶段的T、B细胞,维持病毒特异性细胞毒性T淋巴细胞（CTL）抗病毒作用,同时使白介素-17和白介素-22水平显著降低。此外,本品能显著升高机体淋巴细胞$CD3^+$、$CD4^+$及$CD4^+/CD8^+$水平,调节机体的细胞免疫功能。

3. 改善肝纤维化水平　复方垂盆草胶囊能显著降低HA、LN、PC-Ⅲ、Ⅳ-C等指标,有效降低肝纤维化程度。

【临床应用】

慢性乙型肝炎[1-2]　复方垂盆草胶囊适用于慢性病毒性肝炎的活动期,症见乏力、纳差、腹部不适等。本品联合富马酸替诺福韦二吡夫酯片治疗慢性乙型病毒性肝炎效果明确,治疗后患者ALT、AST、TBIL水平均显著改善,同时还能有效改善患者机体细胞免疫功能、体液免疫功能及肝纤维化水平;且联合用药组改善程度明显优于富马酸替诺福韦二吡夫酯片单独治疗组。

【不良反应】　尚未见报道。

【使用注意】　如与其他药物同时使用可能会发生药物相互作用,详情咨询医师或药师。

【用法与用量】 口服，一次4粒，一日2次；或遵医嘱。

参 考 文 献

[1] 吴文豪，符汉光，陈朝琴. 复方垂盆草胶囊联合替诺福韦酯治疗慢性乙型肝炎的临床研究[J]. 现代药物与临床，2018，33（7）：1715-1719.

[2] 尤本明，王志君，潘勇华，等. 复方垂盆草胶囊治疗慢性乙型肝炎的疗效及安全性[J]. 药学服务与研究，2017，17（3）：194-197.

（江西中医药大学　刘　鹏）

二、疏肝健脾类

九味肝泰胶囊

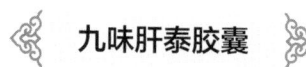

【药物组成】 三七、郁金、蜈蚣、大黄（酒制）、黄芩、山药、蒺藜、姜黄、五味子。

【处方来源】 研制方。《中国药典》（2015年版）。

【功能与主治】 疏肝健脾，保肝护肝。主治慢性乙型肝炎，用于气滞血瘀兼肝郁脾虚所致的刺痛、抑郁烦闷、食欲不振、食后腹胀脘痞、大便不调等。

【药效】 主要药效如下[1-5]。

1. 护肝降酶　九味肝泰胶囊有活血化瘀、增加肝组织血流量、改善肝组织微循环、护肝降酶的作用。在肝脏增殖时，由于其对正常肝细胞的破坏，Na^+-K^+-ATP酶活性降低，细胞内能量代谢障碍，导致细胞修复能力下降。

2. 保护肝脏　九味肝泰胶囊可显著调节非酒精性脂肪性肝病大鼠体内脂质水平，使大鼠的肝脏指数、血清FFA、AST和ALT水平和肝组织中的TC、TG、MDA水平均有不同程度的降低，血清HDL-C水平和肝组织中超氧化物歧化酶活性均有不同程度的升高，改善肝脏脂肪变性的程度，有效地清除自由基，调节和改善自由基代谢平衡，具有保肝作用，其机制可能与其提高大鼠肝脏抗氧化能力、减轻肝脏氧化损伤有关。九味肝泰胶囊对酒精性肝损伤小鼠、ConA诱导急性免疫性肝损伤小鼠和D-氨基半乳糖所致的大鼠急性肝损伤有防治作用，可能与其调节脂质代谢、抗脂质过氧化、减少肝组织促炎因子的表达有关。

3. 抗HBV及肝纤维化　九味肝泰胶囊具有鸟嘌呤核苷类结构，能选择性地拮抗HBV-DNA复制，减轻和延缓HBV-DNA对肝脏的破坏，具有防治和减缓HBV感染后肝硬化小鼠的病理进程的作用。

【临床应用】 主要用于急慢性肝炎。

1. 慢性乙型肝炎[6-7]　九味肝泰胶囊治疗慢性乙型肝炎对肝功能HBV标志物有较好的疗效；九味肝泰胶囊与恩替卡韦同用能较快改善CHB患者的症状、体征，对促进肝功能恢复、防止肝纤维化具有一定疗效。

2. 肝纤维化及肝硬化[8-14]　HBV在肝脏组织中持续复制会逐步引起肝细胞外基质成分合成及降解的紊乱，逐步发展为肝纤维化、肝硬化，最终向肝癌转变，在抗病毒治疗基础上加用九味肝泰胶囊治疗慢性乙型肝炎肝硬化，患者肝功能指标ALT、AST、TBIL均明显降低。九味肝泰胶囊联合恩替卡韦抗病毒治疗慢性乙型肝炎肝硬化，可增加肝组织血流量，改善肝组织内微循环，并可以护肝降酶恢复肝细胞代偿功能，对防治慢性乙型肝炎肝纤维化有一定疗效。

【不良反应】 目前未见文献报道。

【使用注意】 服药期间忌酒及辛辣之品。

【用法与用量】 口服，一次4粒，一日3次。

参 考 文 献

[1] 陈菲,艾国,盛柳青,等. 九味肝泰胶囊对高脂饮食诱导大鼠非酒精性脂肪肝的治疗作用[J]. 中草药,2015,46(9):1338-1342.

[2] 闫嘉茵,许海江,张晓坚,等. 九味肝泰胶囊对急性酒精性肝损伤小鼠的防护作用及其机制[J]. 中国医院药学杂志,2015,35(15):1347-1351.

[3] 周代俊,何述金,何承东,等. 九味肝泰片对D-氨基半乳糖所致大鼠急性肝损伤的保护作用[J]. 湖南中医药大学学报,2018,38(10):1125-1128.

[4] 邓卫平,郑红梅,李胜保,等. 九味肝泰对刀豆蛋白A诱导的C57BL/6J小鼠急性免疫性肝损伤的干预研究[J]. 中西医结合肝病杂志,2017,27(1):42-44.

[5] 杨增强,秦雪琴,陈悦,等. 九味肝泰对小鼠感染乙型肝炎病毒后肝硬化模型的干预研究[J]. 长春中医药大学学报,2017,33(2):198-200,204.

[6] 曾国群,林月兆,钟永红,等. 九味肝泰胶囊治疗慢性乙型肝炎临床观察[J]. 医学信息（下旬刊）,2010,23(6):167-168.

[7] 何平,黄娟. 九味肝泰胶囊联合恩替卡韦对慢性乙型肝炎的疗效及安全性分析[J]. 中西医结合心血管病电子杂志,2018,6(26):147-148.

[8] 王洁冰,唐平阳,张晓兰,等. 九味肝泰胶囊联合恩替卡韦抗病毒治疗慢性乙型肝炎肝硬化临床观察[J]. 解放军医药杂志,2020,32(7):89-92.

[9] 王欣玲,罗霞,孙建琴,等. 九味肝泰胶囊联合恩替卡韦治疗儿童慢性乙型肝炎的临床研究[J]. 现代药物与临床,2017,32(1):96-100.

[10] 秦雪琴,陈悦,吴文琴,等. 九味肝泰胶囊联合恩替卡韦治疗慢性乙型肝炎肝硬化的临床疗效观察[J]. 中西医结合肝病杂志,2016,26(6):361-363,376.

[11] 杨增强,陈悦,吴文琴,等. 九味肝泰联合恩替卡韦对慢性乙型肝炎早期肝硬化患者肝纤维化及肝功能的影响[J]. 长春中医药大学学报,2016,32(6):1191-1194.

[12] 向华,施莉,韦炜,等. 恩替卡韦联合九味肝泰胶囊治疗失代偿期乙肝肝硬化疗效观察[J]. 浙江中西医结合杂志,2014,24(7):599-601.

[13] 季雪良,常峰,金凤,等. 九味肝泰胶囊联合恩替卡韦治疗慢性乙型肝炎临床研究[J]. 中西医结合肝病杂志,2013,23(4):203-205.

[14] 邓立记. 九味肝泰胶囊与阿德福韦酯片联合治疗乙型肝炎后早期肝硬化的疗效分析[J]. 临床医学工程,2011,18(7):1022-1023.

（江西中医药大学　陈兰英；天津市中西医结合医院　崔乃强，哈　良）

强 肝 胶 囊

【药物组成】 茵陈、板蓝根、当归、白芍、丹参、郁金、黄芪、党参、泽泻、黄精、地黄、山药、山楂、六神曲、秦艽、甘草。

【处方来源】 研制方。国药准字Z10980012。

【功能与主治】 清热利湿，补脾养血，益气解郁。用于慢性肝炎、早期肝硬化、脂肪肝、中毒性肝炎等。

【药效】 主要药效如下[1-5]。

1. **抗大鼠肝纤维化** 强肝胶囊能显著抑制 CCl_4 诱导的大鼠肝纤维化,对肝脏胶原纤维沉积及对肝脏已沉积胶原的降解具有明显作用,其机制可能是下调转化生长因子β1/Smads 信号通路和血小板衍生生长因子(PDGF)-BB 的表达,从而抑制造血干细胞(HSC)激活、增殖,发挥抗纤维化作用。

2. **抑制非酒精性脂肪肝的形成** 非酒精性脂肪肝的发病机制目前认为与机体慢性、持续性炎症反应密切相关。强肝胶囊能明显降低非酒精性脂肪肝大鼠模型血脂的水平,改善脂肪变性,降低肝脏炎症反应。Egr-1 为核转录因子,通过调控肿瘤坏死因子α、白介素-6、单核细胞趋化蛋白-1 等多种炎症因子的表达参与调节机体炎症反应;强肝胶囊可以通过抑制 Egr-1 介导的白介素-8 的表达,达到改善非酒精性脂肪肝的作用;研究还发现,本品可以明显降低血清瘦素高水平状态,能改善瘦素抵抗,同时增加瘦素受体 mRNA 的表达,增加肝组织 P-JAK2/P-STAT3 蛋白的含量。

【临床应用】 主要用于慢性乙型肝炎肝纤维化、非酒精性脂肪性肝病。

1. **慢性乙型肝炎肝纤维化**[6-7] 是慢性乙型肝炎向肝硬化进展的中间环节和必经病理阶段,一旦进展到肝硬化将无法逆转,而肝纤维化是可以逆转的。如能阻断、减轻乃至逆转肝纤维化,可以很大程度上改善慢性乙型肝炎的预后,减少肝硬化及原发性肝细胞癌的发生。强肝胶囊在应用恩替卡韦的基础上,可以更好地抑制肝纤维化的发展过程;长期应用后,血清肝纤维化指标 HA、PCI-Ⅱ、Ⅳ-C 及 LN 均明显下降,可以抑制转化生长因子 β1 的产生,通过减少金属蛋白酶组织抑制物(TIMP)-1 从而使基质金属蛋白酶分解降低,升高基质金属蛋白酶(MMP)-1 水平,改变细胞外基质(ECM)的降解和沉积达到延缓肝纤维化的目的;研究采用强肝胶囊联合干扰素 α-2b 治疗慢性乙型肝炎肝纤维化,协同改善了肝功能,增强了抗病毒效果,在一定程度上改善或逆转了肝纤维化。

2. **非酒精性脂肪性肝病**[8-9] 是一种复杂的异质性疾病,其主要组织学发展阶段包括单纯肝脏脂肪变性、脂肪性肝炎、肝纤维化、终末期肝硬化四个方面,是多种肝脏疾病谱的体现。强肝胶囊治疗非酒精性脂肪性肝纤维化患者,可使其临床症状缓解、肝功能恢复,在改善谷丙转氨酶、谷草转氨酶、谷氨酰转肽酶、三酰甘油、肝脾 CT 比值的同时肝纤维化谱、肝脏 B 超、肝脏 MR 扩散加权成像及肝脏病理均显示出肝脏纤维化程度明显减轻;同时在改善患者的血脂水平、脂联素及瘦素方面效果突出。强肝胶囊可通过降低血脂、瘦素水平,改善肝功能及临床症状来改善脂肪肝,在治疗肥胖导致的非酒精性脂肪性肝病时首先应坚持基础治疗,即低糖低脂的平衡膳食、中等量有氧运动,通常需要有一定程度的 BMI、腰围下降,同时加用强肝胶囊治疗可得到较为理想的结果。

3. **药物性肝损伤**[10-11] 强肝胶囊适用于药物性肝损伤患者,症见发热、纳差、恶心、呕吐、黄疸、肝大等。临床结果显示,本品治疗后肝损伤的发生率明显降低,且不影响抗结核治疗。

【不良反应】 尚未见文献报道。

【使用注意】 有胃及十二指肠溃疡或高酸性慢性胃炎者应减量服用,妇女经期可暂停服用。请仔细阅读说明书并遵医嘱使用。

【用法与用量】 口服，一次5粒，一日2次。每服6日停1日，8周为一疗程，停1周，再进行第二个疗程。

参 考 文 献

[1] 王林，闫海江，曹曦，等. 强肝胶囊对CCl₄诱导的肝纤维化大鼠肝组织TGF-β1和PDGF-BB的影响[J]. 中西医结合肝病杂志，2020，30（4）：341-345，386.
[2] 姚欣，姚希贤，宋梅，等. 强肝胶囊对大鼠实验性肝纤维化防治作用[J]. 胃肠病学和肝病学杂志，2001，10（3）：223-226.
[3] 邢练军，马赞颂，柳涛. 强肝胶囊对非酒精性脂肪肝大鼠肝脏脂质的影响[J]. 上海中医杂志，2008，42（12）：61-63.
[4] 郝莉莉，刘小溪. 基于Egr-1调控IL-8表达研究强肝胶囊对大鼠非酒精性脂肪肝的改善作用[J]. 现代药物与临床，2018，33（2）：214-219.
[5] 郑培永，王磊，张莉，等. 强肝胶囊对非酒精性脂肪肝大鼠肝脏瘦素受体及P-JAK2和P-STAT3蛋白的影响[J]. 中国中西医结合消化杂志，2009，17（3）：141-145.
[6] 吴翠萍，孙朝霞，曹显刚. 强肝胶囊联合恩替卡韦治疗慢性乙型肝炎肝纤维化86例临床研究[J]. 中西医结合肝病杂志，2017，27（6）：340-342.
[7] 李长安，杜敬佩，王蕾，等. 强肝胶囊联合干扰素α-2b治疗慢性乙型肝炎肝纤维化疗效分析[J]. 新乡医学院学报，2016，33（9）：757-760.
[8] 柳琳琳，毛德文，吕建林，等. 强肝胶囊对非酒精性脂肪性肝病患者疗效及安全性的Meta分析[J]. 中成药，2018，40（8）：1715-1720.
[9] 何治军，王孟仙，宁敏曼. 强肝胶囊治疗非酒精性脂肪肝合并高脂血症的疗效观察[J]. 海南医学院学报，2016，22（14）：1518-1520.
[10] 刘红芬，范亚坤，张淑梅，等. 强肝胶囊治疗单纯性肥胖脂肪肝患者临床疗效及瘦素的变化特征[J]. 河北医科大学学报，2016，37（11）：1257-1259，1269.
[11] 李香兰，陈建中，王钧，等. 强肝胶囊治疗抗结核药物所致的肝损伤效果观察[J]. 现代中西医结合杂志，2013，22（32）：3615-3616.

（江西中医药大学　陈兰英；天津市中西医结合医院　崔乃强，哈　良）

乙肝益气解郁颗粒

【药物组成】 柴胡（醋炙）、枳壳、白芍、橘叶、丹参、黄芪、党参、桂枝、茯苓、刺五加、瓜蒌、法半夏、黄连、决明子、山楂、五味子。

【处方来源】 研制方。《中国药典》（2015年版）。

【功能与主治】 益气化湿，疏肝解郁。用于肝郁脾虚型慢性肝炎，症见胁痛腹胀、痞满纳呆、身倦乏力、大便溏薄、舌质淡暗、舌体肿或有齿痕、舌苔薄白或白腻、脉沉弦或沉缓等。

【药效】 主要药效如下。

抗肝纤维化[1-2]　肝纤维化是指肝细胞外基质合成增加和（或）降解减少，导致肝细胞外基质过度沉积引起的一种弥漫性病理生理改变。法振鹏等研究发现，乙肝益气解郁颗粒能减轻肝纤维化的病理程度，有效改善肝细胞外基质代谢，抑制胶原合成，促进肝细胞外基质的降解。

【临床应用】

乙型肝炎[3-4]　乙肝益气解郁颗粒适用于治疗乙型肝炎，HBV属"湿热疫毒"之邪，慢性乙型肝炎湿热内蕴证，表现为胃脘痞闷、恶心厌食、胁肋隐痛、腹部胀满、大便黏滞不爽。乙肝益气解郁冲剂联合拉米夫定、双虎清肝颗粒治疗慢性乙型肝炎可以提高

HBV-DNA 阴转率及 HBsAg 转换率，减少使用拉米夫定治疗后导致 HBV 变异的发生，并能够促进肝功能恢复，无药物不良反应。

【不良反应】 尚未见报道。

【使用注意】 肝胆湿热，邪实证者忌用。

【用法与用量】 开水冲服，一次 20g 或一次 10g（无蔗糖），一日 3 次。

参 考 文 献

[1] 法振鹏，袁梦，车念聪. 乙肝中成药治疗肝纤维化病理损伤及 ECM 代谢紊乱的实验研究[C]. 中华中医药学会第十五届内科肝胆病学术会议暨国际中医药管理局专科专病协作组（肝病组、传染病组）会论文汇编，2012：123-130.
[2] 法振鹏，车念聪，季巍巍. 乙肝系列中成药对免疫性肝纤维化大鼠肝功能和肝纤维化指标的影响[J]. 中华中医药杂志，2012，27（5）：1449-1451.
[3] 马卫国. 拉米夫定联合中药治疗慢性乙型肝炎临床研究[D]. 北京：北京中医药大学，2007.
[4] 王丽娜. 拉米夫定联合中药治疗慢性乙型肝炎的临床研究[D]. 广州：广州中医药大学，2007.

（江西中医药大学　陈兰英，刘雅慧）

肝苏胶囊（颗粒）

【药物组成】 扯根菜。

【处方来源】 研制方。国药准字 Z51020709。

【功能与主治】 降酶，保肝，退黄，健脾。用于慢性活动性肝炎、乙型肝炎，也可用于急性病毒性肝炎。

【药效】 主要药效如下。

1. 调节免疫[1-2] 现代药理研究表明，HBV 侵染宿主后，激发宿主发生过强免疫导致外周血 T 淋巴细胞亚群和 NK 细胞等活性加强，在清除病毒入侵的过程中对肝脏细胞造成损害。肝苏片与乙酰半胱氨酸联合使用较单独使用乙酰半胱氨酸治疗重型乙型肝炎能更显著改善和调节 T 淋巴细胞亚群及 NK 细胞的活性，调节重型乙型肝炎患者的免疫功能。

2. 保肝[3] 乙型肝炎所引起的黄疸属于胆汁淤积型或肝细胞性黄疸，黄疸的持续存在会进一步导致胆汁性肝硬化、肝内泥沙样结石及肝细胞坏死等病变。一般来说，病毒性肝炎所致的黄疸多由肝细胞损伤所致。肝苏片与拉夫米定片联合使用较单独使用拉米夫定片治疗乙型肝炎伴黄疸患者能更显著地降低谷丙转氨酶、总胆红素和直接胆红素水平，提示肝苏颗粒可改善肝功能、降低转氨酶水平，发挥保肝作用。

3. 抗肝纤维化[4] 肝纤维化的实质是肝细胞外基质过度沉积，发生的关键是肝星状细胞的激活。肝苏颗粒给药组可降低肝纤维化模型大鼠肝组织中金属蛋白酶抑制因子 1、透明质酸和层粘连蛋白的含量，表示肝苏颗粒可抑制肝细胞外基质的堆积。同时，肝苏颗粒可通过抑制肝组织炎症介质转化生长因子 $β_1$ 的分泌以抑制其激活肝星状细胞的作用，从而进一步减少肝星状细胞分泌 α-平滑肌肌动蛋白，减轻纤维化病变。

【临床应用】 主要用于急性病毒性肝炎。

1. 肝炎[5-6] 肝苏颗粒适用于治疗慢性乙型肝炎。慢性乙型肝炎表现为乏力、恶心、腹胀、畏食、肝区痛等。肝苏颗粒联合替比夫定片或乙酰半胱氨酸较单独使用替比夫定片治疗慢性乙型肝炎更能显著提高 HBeAg 转阴率和 HBV-DNA 转阴率，降低谷草转氨酶、谷丙转氨酶、谷氨酰转肽酶和总胆红素水平，改善患者的肝功能。

2. **脂肪肝**[7]　肝苏颗粒适用于治疗酒精性脂肪肝。酒精性脂肪肝是指因患者摄入酒精过多引起肝细胞内脂质蓄积并超过肝湿重的 5%。肝苏颗粒治疗酒精性脂肪肝可改善谷草转氨酶、谷丙转氨酶、谷氨酰转肽酶和三酰甘油等生化指标，对肝脏具有保护作用。

【不良反应】　尚未见报道。

【使用注意】　妊娠期妇女及过敏体质者慎用。

【用法与用量】　颗粒剂：口服，一次 9g，一日 3 次；小儿酌减。胶囊剂：口服，一次 3 粒，一日 3 次。

参 考 文 献

[1] 孙艳芹，李平. 乙酰半胱氨酸联合肝苏片对重型乙肝患者免疫功能的影响[J]. 河北医药，2019，41（15）：2335-2338.
[2] 尹诗，夏仁兴，陈俊西，等. 肝苏颗粒联合恩替卡韦对乙型炎肝硬化患者血清生长激素、免疫功能及临床证候影响[J]. 中西医结合肝病杂志，2020，30（3）：211-214.
[3] 高占华. 肝苏颗粒的保肝降酶及退黄作用临床效果分析[J]. 承德医学院学报，2019，36（1）：42-44.
[4] 谢君，谢晓芳，代良萍，等. 肝苏颗粒对四氯化碳致肝纤维化大鼠肝功能和病理损伤的影响[J]. 中国实验方剂学杂志，2017，23（8）：117-123.
[5] 胡淑华，冯佩璐，江雪，等. 肝苏颗粒联合替比夫定治疗慢性乙型肝炎的疗效观察[J]. 现代药物与临床，2018，33（6）：1506-1509.
[6] 刘霞，高爱华，王新丽，等. 乙酰半胱氨酸联合肝苏片在治疗重型乙肝患者的临床疗效[J]. 人人健康，2019，（9）：258.
[7] 胡祥宇，袁叶飞. 肝苏颗粒治疗酒精性脂肪肝的临床疗效观察[J]. 西南军医，2013，15（6）：647-648.

（江西中医药大学　陈兰英，刘雅慧）

肝 爽 颗 粒

【药物组成】　党参、柴胡、白芍、当归、茯苓、白术、枳壳、蒲公英、虎杖、夏枯草、丹参、桃仁、鳖甲。

【处方来源】　研制方。国药准字 Z20027671。

【功能与主治】　疏肝健脾，清热散瘀，保肝护肝，软坚散结。用于急、慢性肝炎，肝硬化，肝功能损害。

【药效】　主要药效如下[1-5]。

1. **保肝**　当肝细胞严重损伤、坏死时，谷草转氨酶从线粒体内释放入血，胆道梗阻排泄受阻或肝细胞损伤时可使总胆红素升高，肝脏胆管上皮细胞和肝细胞膜管腔面发生坏死时会导致血清中谷氨酰转肽酶升高。肝爽颗粒可用于由多种因素引起肝细胞损伤、变性、坏死等急慢性肝细胞损伤，可以降低机体谷丙转氨酶、谷草转氨酶、谷氨酰转肽酶和总胆红素的水平，保护肝脏。其作用可能与增强细胞自噬作用迅速为肝细胞提供能量，同时减少肝细胞凋亡和肝细胞脂肪变性，改善胰岛素敏感性有关。

2. **抗肝纤维化**　肝细胞损伤、坏死、凋亡及肝组织炎症反应，使细胞外基质的合成增加，降解失衡，肝内纤维结缔组织过度沉积，形成肝纤维化。肝爽颗粒可以明显抑制大鼠肝星状细胞-T6 I 型胶原、Ⅲ型前胶原基因的表达，抑制 I 型胶原、Ⅲ型前胶原、金属蛋白酶组织抑制物 1 蛋白的表达，从而可抑制 I 型胶原、Ⅲ型前胶原的合成，减弱金属蛋白酶组织抑制物1对基质金属蛋白酶的抑制作用，防止纤维化的发生。

3. **减轻肝细胞脂肪变性** 多种因素可导致过量脂质在肝细胞沉积，肝细胞内过量沉积的脂质过氧化，发生氧化应激和一些细胞因子参与的炎症反应，促进肝细胞酶活性和线粒体功能抑制，从而导致肝细胞脂肪变性。肝爽颗粒在非酒精性脂肪性肝炎大鼠实验中可减少肝细胞内脂滴浸润，升高抗氧化剂超氧化物歧化酶活性，降低脂质过氧化最终产物丙二醛水平，能通过增强体内的抗氧化剂活性，减轻脂质过氧化作用，减轻肝细胞脂肪变性损伤。

【临床应用】 主要用于慢性乙型肝炎、肝纤维化、肝硬化。

1. **慢性乙型肝炎**[6-8] 多表现为脾肾不足、痰湿未消、肝郁血滞等证候，肝爽颗粒在消除和改善症状方面作用显著，还具有降酶、退黄和改善血球蛋白比值的作用。联合用药后发现，肝爽颗粒可以显著降低患者 AST、ALT、GGT 和 TBIL 水平，患者肝功能得到改善；提高 HBV-DNA 和 HBeAg 转阴率，有效控制病情发展。

2. **肝纤维化、肝硬化**[7,9-15] 肝爽颗粒可以显著降低患者体内透明质酸、Ⅲ型前胶原、层粘连蛋白、Ⅳ型胶原水平，有效防止肝纤维化的发生；还可以显著改善慢性乙型肝炎肝纤维化患者乏力、纳差、恶心呕吐、腹胀、肝区疼痛不适、肝掌、蜘蛛痣、肝脾大的临床症状。早期肝硬化发生后，肝功能尚可代偿，当疾病继续进展，超出代偿能力时，则会进入失代偿期。失代偿期患者病情严重，常规抗病毒治疗往往效果并不理想，死亡率较高。对失代偿期患者联合使用恩替卡韦治疗，可促进 HBeAg 转阴，抑制肝纤维化，改善患者肝功能。

【不良反应】 尚未见报道。

【使用注意】 尚未见报道。

【用法与用量】 口服，一次 3g，一日 3 次。

参 考 文 献

[1] 孙海青, 王小琪, 时红波, 等. 肝爽颗粒对CCl₄诱导的慢性肝损伤小鼠模型和肝损伤细胞模型的保护作用[J]. 临床肝胆病杂志, 2015, 31（7）：1114-1119.

[2] 崔小数, 曹珊. 肝爽颗粒治疗肝病的分析总结[J]. 心理月刊, 2019, 14（22），240.

[3] 孙海青, 王小琪, 时红波, 等. 肝爽颗粒对CCl₄诱导的慢性肝损伤小鼠模型和肝损伤细胞模型的保护作用[J]. 临床肝胆病杂志, 2015, 31（7）：1114-1119.

[4] 岳兰萍, 马红, 贾继东. 肝爽颗粒对 HSC-T6 细胞 ColⅠ、ColⅢ、TIMP1 基因及蛋白表达的影响[J]. 中西医结合肝病杂志, 2007, 9（2）：85-87, 91.

[5] 杨紊贞, 许绍娴, 董蕾, 等. 肝爽颗粒对大鼠非酒精性脂肪性肝炎的治疗作用[J]. 山西医科大学学报, 2016, 47(3)：205-210.

[6] 李凤艳. 肝爽颗粒对慢性乙型肝炎的作用[J]. 中国实用医药, 2014, 9（2）：175-176.

[7] 田长印. 肝爽颗粒联合多烯磷脂酰胆碱治疗慢性乙型肝炎的临床研究[J]. 现代药物与临床, 2019, 34（9）：2761-2764.

[8] 康伟玮, 周莉, 党双锁, 等. 肝爽颗粒治疗慢性乙型肝炎的多中心临床研究[J]. 中华中医药杂志, 2017, 32（12）：5689-5693.

[9] 董晋瑛. 恩替卡韦联合肝爽颗粒治疗慢性乙型肝炎肝纤维化 62 例[J]. 中西医结合肝病杂志, 2019, 29（1）：78-80.

[10] 刘成海, 胡义扬, 徐列明, 等. 扶正化瘀方抗肝纤维化的作用和影响[J]. 中华中药杂志, 2009, 11（4）：12-22.

[11] 舒畅, 黄丽红, 李永梅. 肝爽颗粒治疗慢性肝炎肝纤维化 68 例临床观察[J]. 世界最新医学信息文摘（电子版）, 2015, 15（32）：92.

[12] 陈琳. 肝爽颗粒治疗慢性乙肝肝纤维化的临床效果和药理分析[J]. 中国现代药物应用, 2019, 13（3）：82-83.

[13] 唐蒙轩, 钟耀东, 李宏真. 恩替卡韦分散片联合肝爽颗粒治疗乙型肝炎肝硬化失代偿期的效果及可行性研究[J]. 现代诊断与治疗, 2018, 29（10）：1566-1568.

[14] 邹刚, 学智. 恩替卡韦分散片联合肝爽颗粒对失代偿期乙型肝炎肝硬化的治疗效果探究[J]. 中国农村卫生, 2020, 12（8）: 45.
[15] 王双. 恩替卡韦分散片联合肝爽颗粒对失代偿期乙型肝炎肝硬化的治疗价值分析[J]. 中国继续医学教育, 2016, 8（9）: 179-180.

（江西中医药大学　陈兰英，李　安）

参 柴 颗 粒

【药物组成】　柴胡、黄芩、半夏、人参、大枣、生姜、甘草。

【处方来源】　东汉·张仲景《伤寒论》小柴胡汤之化裁方。国药准字 Z20025861。

【功能与主治】　疏肝和胃。用于肝胃不和所致的脘胁胀痛，呕吐泛酸，烦躁口苦，神疲纳差，以及慢性肝炎、慢性肾炎见上述证候者。

【药效】　主要药效如下[1-2]。

1. 提升免疫，减少病毒表达　病毒性乙型肝炎，是由于 HBV 在肝细胞内复制形成病毒持续性感染。参柴颗粒能够诱导 T、B 淋巴细胞产生干扰素，干扰素再诱导产生蛋白激酶（即抗病毒蛋白），它能破坏 HBV-DNA 复制，导致病毒抗原表达下降，使患者免疫反应得到增强。

2. 抑制氧化酶活性，减少自由基生成，减轻炎症反应　参柴颗粒能抑制 $CYTP_{450}$ 髓过氧化酶、单胺氧化酶的活性，减少自由基和负氧离子的浓度，使局部炎症反应大大降低，从而抑制炎症介质的产生，减少肝细胞的变性坏死，起到抗肝纤维化、防止肝硬化的作用。

【临床应用】　主要用于乙型肝炎等。

1. 乙型肝炎[1-2]　参柴颗粒适用于乙型肝炎，症见肝胃不和所致的脘胁胀痛，呕吐泛酸，烦躁口苦，神疲纳差。HBV 感染往往是反复发作的慢性过程，病毒复制与肝功能损害持续发展，大多数患者经常有不同程度的消化道反应。参柴颗粒可以大大缓解患者消化道症状，提高谷丙转氨酶的复常率，可降低 HBsAg、HBeAg，改善嗳气、恶心症状。

2. 晚期消化道肿瘤化疗[3]　参柴颗粒可用于晚期消化道癌症化疗的患者，症见恶心、呕吐、食欲不振、疼痛等，参柴颗粒可明显减轻化疗后的骨髓抑制和机体免疫抑制，还可以提升晚期消化道肿瘤患者的免疫功能，改善恶心呕吐、疼痛和食欲不振的症状。

【不良反应】　尚未见报道。

【使用注意】　①饮食宜清淡，忌烟、酒及辛辣、生冷、油腻食物。②有高血压、心脏病、肝病、糖尿病、肾病等慢性病严重者应在医师指导下服用。③服药 7 日症状无缓解，应去医院就诊。④儿童、年老体弱者应在医师指导下服用。⑤对本品过敏者禁用，过敏体质者慎用。⑥本品性状发生改变时禁止使用。⑦儿童必须在成人监护下使用。⑧请将本品放在儿童不能接触的地方。⑨如正在使用其他药品，使用本品前请咨询医师或药师。

【用法与用量】　口服，一次 5g，一日 3 次；小儿酌减。

参 考 文 献

[1] 陈从新, 郭顺明, 刘波, 等. 参柴颗粒冲剂治疗慢性肝炎的疗效观察[J]. 实用肝脏病杂志, 1997, 2（1）: 46.

[2] 沈光. 参柴颗粒治疗病毒性肝炎 242 例疗效观察[J]. 安徽中医临床杂志, 1998, 10（3）: 137.
[3] 朱利群, 李晟, 仲悦娇, 等. 参柴颗粒对晚期消化道肿瘤化疗常见不良反应的影响[J]. 临床肿瘤学杂志, 2016, 21（11）: 1024-1026.

（江西中医药大学　陈兰英，李　安）

肝脾康胶囊

【**药物组成**】　柴胡、黄芪、青皮、白芍、白术、板蓝根、姜黄、茯苓、水蛭、三七、郁金、鸡内金（炒）、熊胆粉、水牛角浓缩粉。

【**处方来源**】　研制方。国药准字 Z10970074。

【**功能与主治**】　疏肝健脾，活血清热。用于肝郁脾虚，余热未清证。症见胁肋胀痛、胸脘痞闷、食少纳呆、神疲乏力、面色晦暗、胁下积块，以及慢性肝炎、早期肝硬化见上述证候者。

【**药效**】　主要药效作用如下[1]。

1. 抑制 HBV　肝脾康胶囊对感染 DHBV 的鸭血清中 DHBV-DNA 有显著的抑制作用。

2. 对肝损伤的保护作用　肝脾康胶囊对 CCl_4 所致的小鼠肝损伤有良好的保护作用，能显著降低血清谷丙转氨酶和肝脏三酰甘油的含量，增加肝糖原的含量，改善 CCl_4 所致的围绕中央静脉的小叶中心型坏死、外周肝细胞的浑浊肿胀和气球样本等病理变化。此外，肝脾康胶囊对于 CCl_4 所致的体外培养的肝细胞损伤同样具有保护作用，能够明显降低体外肝细胞谷丙转氨酶的释放及 MDA 的生成，明显增加尿素氮及铜蓝蛋白的合成，电镜下可见加入肝脾康胶囊后能够明显减轻肝细胞膜表面损伤。

3. 减轻肝硬化的病变程度　肝脾康胶囊能明显降低模型大鼠的肝硬化的形成率，降低肝纤维化程度及肝胶原蛋白和血清γ球蛋白的含量，增加尿羟脯氨酸的含量，抑制肝硬化的进程。

4. 增加胆汁流量　肝脾康胶囊给药 10～60 分钟均能明显增加家兔的胆汁流量，具有利胆作用。

5. 提高细胞免疫功能　肝脾康胶囊能够明显提高小鼠单核吞噬细胞的功能，具有增强机体免疫力的作用。

肝脾康胶囊对病毒性肝炎的作用机制见图 23-1。

【**临床应用**】

慢性乙型肝炎[2-3]　肝脾康胶囊适用于肝郁脾虚型慢性乙型肝炎，症见乏力、低热、口苦、纳差、腹胀等，肝脾康胶囊治疗慢性乙型肝炎的显效率和总有效率均明显优于护肝片治疗对照组；与干扰素的联合用药具有协同作用，能减轻干扰素的副作用，改善临床症状，提高 HBV 转阴率，增强其远期疗效。

【**不良反应**】　目前尚未见报道。

【**使用注意**】　妊娠期妇女禁止服用。

【**用法与用量**】　餐前半小时口服，一次 5 粒，一日 3 次，3 个月为一疗程；或遵医嘱。

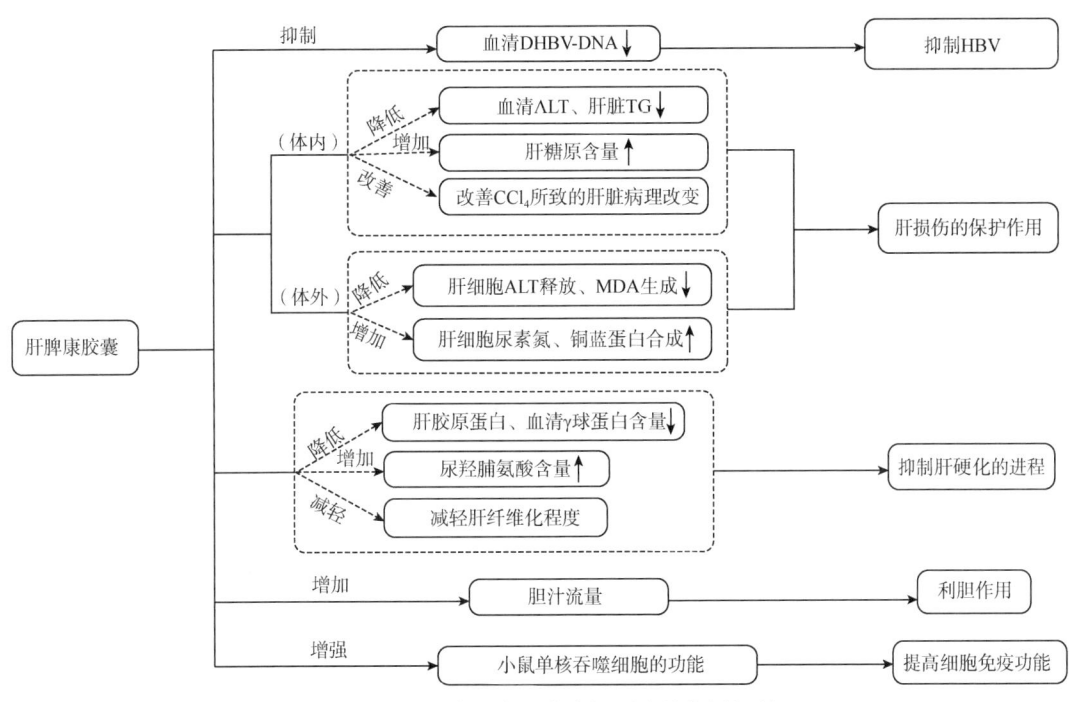

图 23-1 肝脾康胶囊对病毒性肝炎的作用机制

参 考 文 献

[1] 焦柏忠, 刘晓晶, 吕美丽, 等. 肝脾康胶囊药理作用研究[J]. 中草药, 1999, 30 (12): 3-5.
[2] 赵国根, 除瑶, 刘雁, 等. 肝脾康胶囊治疗慢性轻度乙型肝炎 54 例[J]. 浙江中医杂志, 1997, (5): 241.
[3] 郝丽萍. 干扰素加肝脾康胶囊治疗慢性乙型肝炎 30 例[J]. 中西医结合肝病杂志, 1996, 6 (3): 18-19.

（江西中医药大学　刘　鹏）

三、滋补肝肾类

乙肝养阴活血颗粒

【药物组成】　地黄、北沙参、麦冬、女贞子（酒炙）、五味子、黄芪、当归、白芍、制何首乌、阿胶珠、黄精（蒸）、泽兰、牡蛎、橘红、丹参、川楝子。

【处方来源】　研制方。《中国药典》（2015 年版）。

【功能与主治】　滋补肝肾，活血化瘀。用于肝肾阴虚型慢性肝炎。

【药效】

抗肝损伤[1]　乙肝养阴活血冲剂对 CCl_4 所致的小鼠急性肝损伤模型的谷丙转氨酶含量的升高有明显的抑制作用，对肝细胞坏死有明显的对抗作用。

【临床应用】

慢性肝炎肝纤维化[2]　肝肾阴虚，血瘀阻络是肝纤维化形成的病理学基础，乙肝养阴活血冲剂具有抑制 HBV 复制的作用，不仅能改善肝功能，而且对反映肝纤维化的指标（如人Ⅳ型胶原、层粘连蛋白、透明质酸）有较明显的降低作用，乙肝养阴活血冲剂具有抗慢性肝炎肝纤维化的作用。

【不良反应】 目前未见文献报道。

【使用注意】 ①忌烟、酒及油腻食物。②请仔细阅读说明书并遵医嘱使用。

【用法与用量】 开水冲服，一次20g或10g（无蔗糖），一日3次。

参 考 文 献

[1] 李春图，张素玉，巴信国，等. 乙肝养阴活血冲剂的药理学研究[J]. 中成药，1993，（7）：42.
[2] 张俊富，崔丽安，苑淑芳. 乙肝养阴活血冲剂抗肝纤维化的临床观察[J]. 天津中医，1996，13（3）：14-15.

（江西中医药大学　陈兰英；天津市中西医结合医院　崔乃强，哈　良）

乙肝扶正胶囊

【药物组成】 何首乌、当归、沙苑子、丹参、人参、虎杖、贯众、明矾、石榴皮、麻黄、肉桂。

【处方来源】 研制方。国药准字 Z42020338。

【功能与主治】 补肝肾，益气活血。用于乙型肝炎，辨证属于肝肾两虚证候者。临床表现为肝区隐痛不适，全身乏力，腰膝酸软，气短心悸，自汗，头晕，纳少，舌淡，脉弱。

【药效】 主要药效如下[1-2]。

1. 抗实验性肝损伤　乙肝扶正胶囊能明显降低 D-半乳糖胺所致的急性肝损伤和免疫性肝损伤模型小鼠血清中 ALT、AST 的含量。对 CCl_4 诱导的慢性肝损伤大鼠模型可降低血清中 ALT、AST 及肝羟脯氨酸的含量，提高总蛋白、白蛋白的含量，对肝损伤均有明显的修复作用。

2. 抑制 HBV　乙肝扶正胶囊对 HBV 感染鸭血清 HBV-DNA 水平的抑制效果显著，能拮抗环磷酰胺所致的体液免疫抑制，增加小鼠血清溶血素的含量。

3. 促进淋巴细胞转化　乙肝扶正胶囊能升高正常小鼠脾淋巴细胞的转化率，对小鼠脾淋巴细胞转化有明显的促进作用。

【临床应用】

慢性乙型肝炎[3-4]　乙肝扶正胶囊对慢性乙型肝炎有较好的疗效，但对肝功能损害严重的患者单独使用效果不理想。临床配合他药使用，可以增强作用，提高疗效。

【不良反应】 目前未见文献报道。

【使用注意】 ①连续使用不得超过 7 日，症状未缓解，请咨询医师或药师。②妊娠期妇女及哺乳期妇女应在医师指导下使用。③高血压、心脏病、胃肠道阻塞性疾病、甲状腺功能亢进症、溃疡性结肠炎、反流性食管炎、肾功能不全患者慎用。④低磷血症（如吸收不良综合征）患者不宜长期大量服用。⑤儿童用量请咨询医师或药师。⑥对本品过敏者禁用，过敏体质者慎用。

【用法与用量】 口服，一次4粒，一日3次；或遵医嘱。

参 考 文 献

[1] 金翠英，周建平，马豹山，等. 乙肝扶正胶囊的主要药效学研究[J]. 中国实验方剂学杂志，2007，13（10）：41-44.
[2] 韩少兰，陈家春，蔡大勇，等. 3种肝炎药物对小鼠免疫功能的影响[J]. 时珍国医国药，1999，10（1）：3-5.

[3] 谌宁生, 李佐兴. 乙肝扶正胶囊治疗慢性乙型肝炎55例临床小结[J]. 湖南中医学院学报, 1987, (2): 28-29.
[4] 王书珺. 苦参素胶囊联合乙肝扶正胶囊治疗乙肝78例临床观察[J]. 内蒙古中医药, 2006, 18(3): 22-23.

(江西中医药大学 陈兰英；天津市中西医结合医院 崔乃强, 哈 良)

复方益肝灵胶囊

【药物组成】 水飞蓟素、五味子。

【处方来源】 研制方。《中国药典》(2015年版)。

【功能与主治】 益肝滋肾, 解毒祛湿。用于肝肾阴虚, 湿毒未清所致的胁痛, 症见胁痛、纳差、腹胀、腰酸乏力、尿黄, 以及慢性肝炎见上述证候者。

【药效】 主要药效如下[1-2]。

1. 保肝　复方益肝灵胶囊能明显抵抗CCl_4及D-半乳糖胺引起的转氨酶升高, 降低化学物质对肝脏的损伤程度, 保护肝细胞膜。

2. 提高免疫功能　复方益肝灵胶囊能显著提高小鼠网状内皮系统的吞噬功能及绵羊红细胞所致的小鼠溶血素抗体的生成。

【临床应用】 主要用于病毒性肝炎、脂肪肝等。

1. 病毒性肝炎[3-6]　复方益肝灵胶囊适用于病毒性肝炎。病毒性肝炎是由多种肝炎病毒引起的以肝脏病变为主的一种传染病, 临床表现为食欲减退、恶心、上腹部不适、肝区疼、乏力。复方益肝灵对慢性乙型肝炎患者的呕吐、恶心、纳差、黄疸、脘腹痞胀的复常率及肝功能恢复、退黄等作用均优于草仙乙肝胶囊及常规保肝药, 总有效率增加。阿德福韦酯胶囊联合复方益肝灵片治疗慢性乙型肝炎, 改善肝纤维化效果优于单用阿德福韦酯。在基础治疗上联用复方益肝灵胶囊对急、慢性肝炎的肝功能恢复及促进主要症状、体征的恢复均优于单纯基础治疗。

2. 脂肪肝[7-10]　复方益肝灵胶囊适用于脂肪肝, 常见的临床症状为乏力、右上腹不适、肝区隐痛。在保肝、降酶、降脂药物治疗的基础上给予复方益肝灵片治疗脂肪肝, 显效率和总有效率明显提高, 患者血总胆固醇和三酰甘油水平均低于治疗前。脂必妥加服复方益肝灵片对中、重度脂肪肝患者疗效显著, 治疗2个月后可见B超显示有效率、血脂疗效有效率提高, 肝功能异常率降低。复方益肝灵片联合血脂康或五酯胶囊能明显改善脂肪肝患者的症状, 降低血脂, 恢复肝功能, 降低患者的血清谷丙转氨酶、谷草转氨酶及总胆红素水平。

3. 其他[11-12]　复方益肝灵胶囊还可用于治疗抗结核药物或阿托伐他汀等引起的肝损伤。

【不良反应】 报道曾出现轻微恶心[6]。

【使用注意】 ①肝郁脾虚所致的胁痛者慎用。②服药期间忌食辛辣、油腻食物, 忌饮酒。③忌恚怒、忧郁、劳碌。

【用法与用量】 口服, 一次4粒(规格1), 一次3粒(规格2), 一次2粒(规格3), 一次1粒(规格4), 一日3次, 饭后服用。

参 考 文 献

[1] 贾俊清, 贾俊英. 复方益肝灵片对小鼠急性肝损伤保护作用的量效关系[J]. 齐齐哈尔医学院学报, 2006, 27(7): 784-785.
[2] 周丹, 韩大庆, 齐伟, 等. 复方益肝灵片的保肝作用研究[J]. 长春中医学院学报, 2002, 18(1): 39-40.
[3] 路洪艳. 复方益肝灵治疗慢性乙型肝炎疗效观察[J]. 长春中医药大学学报, 2009, 25(5): 710-711.

[4] 赵文生,郭辉. 复方益肝灵片治疗慢性乙型肝炎 72 例[J]. 实用中医内科杂志,2005,19(5):468-469.
[5] 王小涛,刘再伏,郭强,等. 阿德福韦脂联合复方益肝灵片治疗慢性乙型肝炎肝纤维化指标变化[J]. 中国现代药物应用,2009,3(19):111.
[6] 卢善亮. 复方益肝灵治疗病毒性肝炎及肝硬化 146 例疗效观察[J]. 药学实践杂志,1996,14(4):211-213.
[7] 侯朝阳. 五酯胶囊联合复方益肝灵片对脂肪肝患者肝功能的保护作用[J]. 中国药业,2016,25(4):65-67.
[8] 南素红,张丽霞. 复方益肝灵片治疗脂肪肝疗效观察[J]. 临床合理用药杂志,2014,7(20):72-73.
[9] 张瑞峰. 复方益肝灵治疗脂肪肝的临床观察[J]. 中国误诊学杂志,2008,8(27):6615-6616.
[10] 徐俊林,王立颖,张春铭. 复方益肝灵联合血脂康治疗脂肪肝 120 例[J]. 中国中西医结合消化杂志,2005,13(4):274-275.
[11] 黄文福. 复方益肝灵对抗结核药物治疗患者致肝功能损伤的保护作用评价[J]. 抗感染药学,2019,16(7):1222-1224.
[12] 吴坚,肖林林,王丽芳,等. 复方益肝灵片治疗阿托伐他汀片用药引起的肝损伤临床研究[J]. 亚太传统医药,2015,11(5):119-120.

(江西中医药大学 陈兰英,赖潇筱)

肝达片

【药物组成】 山茱萸、酸枣仁、蒺藜、黄芪、太子参、丹参、忍冬藤、制何首乌。

【处方来源】 研制方。国药准字 Z20054182。

【功能与主治】 滋补肝肾,健脾活血。用于慢性迁延性及慢性活动性乙型肝炎见肝肾亏损、脾虚夹瘀证候者,症见胁肋疼痛、腹胀纳差、倦怠乏力、头晕目涩、五心烦热、腰膝酸软等。

【药效】

保肝 肝达片对 CCl_4 所致的大鼠、小鼠的肝损害有保护作用,能使正常小鼠肝糖原及蛋白含量提高;对 HBV 模型鸭有治疗作用。

【临床应用】

慢性乙型病毒性肝炎[1] 肝达片联合抗乙肝免疫核糖核酸、双嘧达莫治疗慢性乙型肝炎,总有效率明显提高,血清 HBV-DNA 复制指标阴转率显著升高。

【不良反应】 偶见腹胀、腹泻,一般可自行缓解。

【使用注意】 妊娠期妇女慎服。

【用法与用量】 口服,一次 5 片,一日 3 次,疗程 3 个月;或遵医嘱。

参 考 文 献

[1] 李光,刘舜贤,余拉结,等. 肝达片联合治疗慢性乙型肝炎疗效观察[J]. 中国现代医生,2008,46(20):73-74.

(江西中医药大学 陈兰英,赖潇筱)

慢肝养阴胶囊

【药物组成】 地黄、枸杞子、北沙参、麦冬、人参、党参、五味子、当归、川楝子、桂枝。

【处方来源】 研制方。国药准字 Z22021144。

【功能与主治】 滋补肝肾,养阴清热。用于肝肾阴虚所致的胁痛、癥积,症见胁痛、乏力、腰酸、目涩,以及慢性肝炎见上述证候者。

【药效】 主要药效如下[1-2]:

1. 保肝　慢肝养阴胶囊可通过降低血清中谷丙转氨酶、谷草转氨酶、碱性磷酸酶、总蛋白、白蛋白水平，改善肝组织病理学改变，保护CCl_4导致的肝损伤大鼠，亦可明显降低D-半乳糖铵盐胺引起的急性肝损伤小鼠血清中谷丙转氨酶、谷草转氨酶的含量。慢肝养阴胶囊对由CCl_4引起的肝郁脾虚型小鼠的三酰甘油、胆固醇具有明显的降低作用，并且能够增强脾虚小鼠的抗疲劳作用，缓解CCl_4对肝脏的损伤，起到保肝作用。

2. 改善免疫功能　慢肝养阴胶囊对因注射环磷酰胺造成的免疫功能低下小鼠的网状内皮系统血液中炭粒的吞噬、廓清能力有一定的增强作用。

【临床应用】　主要用于慢性乙型肝炎。

1. 慢性乙型肝炎[3-8]　慢肝养阴胶囊适用于慢性乙型肝炎，主要症状为胁痛、乏力、纳呆厌油、大便不爽、五心烦热等。慢性乙型肝炎患者经慢肝养阴胶囊治疗后，胁痛腰酸、口干苦而燥、手足心热等临床症状有明显改善，病情明显好转，异常的舌象与脉象恢复正常，血清中乙肝标志物中 HBsAg 及 HBeAg 转阴。慢肝养阴胶囊联合替比夫定治疗慢性乙型肝炎，HBV-DNA 水平及中医证候积分明显低于治疗前，HBeAg 阴转率及 HBsAg 阴转率明显高于单独使用替比夫定。

2. 其他[9]　慢肝养阴胶囊还可用于防治服用抗结核药物所致肝功能损害。

【不良反应】　尚未见报道。

【使用注意】　尚不明确。

【用法与用量】　口服，一次 4 粒，一日 3 次。

参 考 文 献

[1] 周建平，王志斌，刘红艳．慢肝养阴胶囊对肝损伤模型保护作用的实验研究[J]．中国实验方剂学杂志，2004，10（5）：35-37.
[2] 王丽新，万永奇，柯雪红，等．慢肝养阴胶囊对大鼠四氯化碳肝损害的保护作用[J]．时珍国医国药，2001，12（9）：788-789.
[3] 房荣，马小勇．慢肝养阴胶囊联合替比夫定治疗慢性乙型肝炎的临床效果[J]．临床医学研究与实践，2018，3（12）：43-44.
[4] 王晓岩，艾宇．慢肝养阴胶囊治疗病毒性肝炎 90 例临床观察总结[J]．中国社区医师（综合版），2004，6（18）：49-50.
[5] 陈海波，庄巍．慢肝养阴胶囊治疗乙型肝炎 80 例临床观察[J]．齐齐哈尔医学院学报，2000，21（1）：38.
[6] 吴生荣．慢肝养阴胶囊治疗慢性乙型肝炎 58 例[J]．浙江中医杂志，1999，（2）：3-5.
[7] 王胜圣，王晓岩，张广智，等．慢肝养阴胶囊治疗病毒性肝炎 90 例临床观察总结[J]．长春中医学院学报，1998，14（72）：3-5.
[8] 房荣，马小勇．慢肝养阴胶囊联合替比夫定治疗慢性乙型肝炎的临床效果[J]．临床医学研究与实践，2018，3（12）：43-44.
[9] 刘琰．慢肝养阴胶囊预防抗结核药物肝损害疗效观察[J]．吉林医学，2010，31（28）：4941-4942.

（江西中医药大学　陈兰英，赖满筱）

四、活血化瘀类

肝 复 乐

【药物组成】　党参、鳖甲（醋制）、重楼、白术（炒）、黄芪、陈皮、土鳖虫、大黄、桃仁、半枝莲、败酱草、茯苓、薏苡仁、郁金、苏木、牡蛎、茵陈、川木通、香附（制）、沉香、柴胡。

【处方来源】　研制方。国药准字 Z20050817。

【功能与主治】　健脾理气，化瘀软坚，清热解毒。用于以肝郁脾虚为主证的原发性肝癌,症见上腹肿块、胁肋疼痛、神疲乏力、食少纳呆、脘腹胀满、心烦易怒、口苦咽干等。

【药效】 主要药效如下[1-2]。

1. 抗肝硬化 大鼠反复腹腔注射 CCl_4 诱发肝脏代谢紊乱,脂质沉积,代偿性地使肝内弥漫性纤维增生,肝脏假小叶形成,肝组织中 L-羟脯氨酸含量增加,形成肝硬化,并可见血清谷丙转氨酶活性升高,总蛋白与白蛋白减少。肝复乐能降低 CCl_4 肝硬化大鼠模型血清和肝组织中总胆固醇和甲状腺球蛋白的含量,升高血清总蛋白与白蛋白水平,降低谷丙转氨酶活性,降低肝组织中 L-羟脯氨酸的含量。

2. 保护免疫性肝损伤 利用异种动物肝组织提取物作免疫佐剂制备小鼠免疫性肝损伤模型,血清谷丙转氨酶与乳酸脱氢酶活性升高,循环免疫复合物增加,肝组织出现炎症细胞浸润,肝细胞浊肿坏死,肝细胞超微结构明显异常。肝复乐能使免疫性肝损伤小鼠模型血清谷丙转氨酶与乳酸脱氢酶活性恢复至正常水平,循环免疫复合物含量明显下降,肝组织病理变化与肝细胞超微结构的变化明显减轻,说明肝复乐对免疫性肝损伤具有明显的保护作用。

【临床应用】

慢性乙型肝炎肝硬化[3] 肝复乐适用于慢性乙型肝炎肝硬化,症见胁肋疼痛、脘腹胀满、恶心嗳气、食欲不振、倦怠乏力、便溏、蜘蛛痣、肝掌,治疗后患者胁肋疼痛、脘腹胀满、恶心嗳气、食欲不振、倦怠乏力、便溏及腹水等均较治疗前有明显改善,肝脾大也有一定缩小,肝复乐治疗乙型肝炎肝硬化具有一定疗效。

【不良反应】 少数患者开始服药出现腹泻,一般不影响继续治疗,多可自行缓解。

【使用注意】 有明显出血倾向者慎服。

【用法与用量】 口服,一次6片,一日3次。

参 考 文 献

[1] 陈立峰,徐琳本,陈莉萍. 肝复乐对实验性肝硬化大鼠模型的保护作用[J]. 中药药理与临床,2000,16(6):31-33.
[2] 陈莉萍,陈立峰,徐琳本. 肝复乐对小鼠异种免疫性肝损伤的保护作用[J]. 中药药理与临床,2000,16(1):25-27.
[3] 潘博,朱克俭,潘敏求. 肝复乐片治疗肝硬化60例临床观察[J]. 湖南中医杂志,2005,21(2):1-2.

(江西中药大学 陈兰英,程林辉)

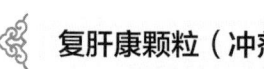

复肝康颗粒(冲剂)

【药物组成】 柴胡、香附(醋制)、黄芪、红花、桃仁(燀)、当归、赤芍、白芍(炒)、川芎、牡丹皮、地黄。

【处方来源】 研制方。国药准字 Z20054225。

【功能与主治】 理气疏肝,益脾解毒。主治肝郁不疏、气滞血瘀所致的情志失和,胁肋胀满作痛,痛有定处,腹满,纳呆,乏力等症。

【药效】 主要药效如下[1]。

1. 抗病毒 肝炎病毒侵袭肝以后,进入肝细胞,在胞质及细胞核内进行病毒复制,病毒持续增殖,导致肝细胞变性、坏死及炎症细胞浸润和间质反应增生,从而引起肝功能损害。复肝康冲剂可通过多种多糖协同抑制 HBsAg 和诱导肝细胞产生干扰素,从而抑制 HBV

增殖，达到抗病毒的目的。

2. 抗肝损伤　复肝康冲剂对 CCl_4 所致的小鼠肝损伤具有明显的修复作用，并对瘀血状况有明显的改善作用。复肝康冲剂对 B 型单胺氧化酶有很强的抑制作用，能显著降低线粒体中单胺氧化酶的活性，对肝损伤具有一定的保护作用。

3. 免疫调节　肝炎患者往往伴随免疫功能异常，复肝康冲剂通过增强宿主免疫机制可抵抗细菌、病毒的侵袭，还可促进淋巴细胞的转化，能显著增强动物腹腔巨噬细胞的吞噬功能。

【临床应用】

慢性乙型肝炎[2]　乙型肝炎的发病机制除病毒侵袭外，宿主的免疫异常起着重要作用，症见乏力、纳差、腹胀、肝区痛及肝脾大等。复肝康冲剂可改善肝及周围血微循环，增加肝脏血流量和营养供给，抗纤维化及抑制脂质过氧化和清除具有肝细胞毒性的自由基。服用复肝康冲剂后患者主要症状改善，体征好转，肝区无明显压痛及叩击痛，肝功能指标好转，说明复肝康冲剂治疗慢性乙型肝炎有较好的疗效。

【不良反应】　尚不明确。

【使用注意】　妊娠期妇女忌用。

【用法与用量】　颗粒剂：开水冲服，一次 10g，一日 3 次。冲剂：口服，一次 1 包，一日 3 次。

参 考 文 献

[1] 耿喜臣，田凤云，薛云丽. 复肝康冲剂药理作用探讨[J]. 中成药，1994，16（2）：29.
[2] 牟克，弘薛冬. 复肝康冲剂治疗乙型肝炎疗效观察[J]. 贵州医药，1993，17（2）：104-106.

（江西中药大学　陈兰英，程林辉）

五、温补脾肾类

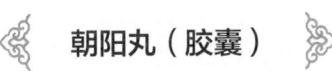

朝阳丸（胶囊）

【药物组成】　黄芪、鹿茸粉、硫黄（豆腐炙）、鹿角霜、干姜、核桃仁、石膏、铜绿、大黄、青皮、大枣、绿矾、川楝子、黄芩、甘草、薄荷、冰片、玄参、木香。

【处方来源】　研制方。国药准字 Z10940018。

【功能与主治】　温肾健脾，疏肝散郁，化湿解毒。主要用于面色晦暗或黄白，神疲乏力，纳呆，腹胀，胁肋隐痛，腰酸脚软，面颈血痣或见肝掌，舌体胖大，舌色暗淡，舌苔白或腻，脉弦而濡，或沉弦、细弦。

【药效】　主要药效如下[1]。

1. 抗实验性肝损伤　朝阳丸能降低肝损伤小鼠血清中谷丙转氨酶和谷草转氨酶水平，降低白蛋白/球蛋白，对肝组织有不同程度的恢复，肝细胞变性程度较轻；朝阳丸能降低"脾虚"型小鼠血清中谷丙转氨酶，对"脾虚"型肝功能障碍有一定的保护作用。

2. 提高免疫功能　朝阳丸能激活小鼠体内的巨噬细胞，使吞噬能力显著增强，同时朝阳丸也具有调节体液免疫的作用，使脾虚型小鼠血清中 IgM 抗体生成增加。故而使肝炎患者抗病能力增强，临床症状改善。

3. 抗 HBV　朝阳丸可使 HBeAg 转阴，且作用有明显的剂量反应关系，对 HBsAg 分泌抑制不明显。

【临床应用】　主要用于慢性肝炎及慢性乙型肝炎肝纤维化。

1. 慢性肝炎[2-4]　本品适用于慢性肝炎。朝阳丸所含的减毒铜绿可与体内蛋白质结合生成铜蛋白化合物，对肝炎病毒有抑制作用，且能诱导机体产生干扰素。朝阳丸可不同程度地恢复乙型肝炎患者的肝功能及免疫指标，治疗后 HBV 阴转率与干扰素相当。

2. 慢性乙型肝炎肝纤维化[5-6]　朝阳胶囊治疗慢性乙型肝炎肝纤维化，可明显改善临床症状，减轻肝损伤，对慢性乙型肝炎肝纤维化及早期肝硬化具有显著的治疗及逆转作用。

【不良反应】　偶见消化道刺激，呈轻度不适。

【使用注意】　①忌生、冷、酒、蒜。②不宜食油腻食品。③黄疸者（属阳黄）不宜服用。④肝肾阴虚及湿热甚者慎用，或遵医嘱服用。

【用法与用量】　丸剂：口服，成人一次 1 丸，一日 1 次；或遵医嘱。胶囊剂：口服，一次 4 粒，一日 1 次，或遵医嘱。

参 考 文 献

[1] 邵燕，宋景梅，卢亚利，等. 朝阳丸的主要药效学研究[C]. 中华中医药学会、北京中医药学会. 全国中成药学术研讨会论文汇编，1994：4.
[2] 张翠萍，张琪，戴素美，等. 中药朝阳丸对慢性乙型肝炎、肝硬化疗效观察[J]. 临床肝胆病杂志，2004，20（1）：53.
[3] 张翠萍，刘希双，赵清喜，等. 朝阳丸治疗慢性乙型肝炎与肝硬化效果分析[J]. 青岛大学医学院学报，2002，38（3）：49-51.
[4] 王彤光. 朝阳丸治疗慢性乙型肝炎 112 例临床观察[J]. 黑龙江中医药，1998，(2)：3-5.
[5] 刘振义，刘勇，桂义，等. 朝阳胶囊治疗慢性乙型肝炎肝纤维化的临床观察[J]. 北京中医药，2016，35（3）：258-260.
[6] 田谧，王景琦，吴军. 朝阳胶囊治疗慢性乙型肝炎肝纤维化疗效观察[J]. 北京中医药，2016，35（2）：170-172.

（天津市中西医结合医院　崔乃强，哈　良；江西中医药大学　陈兰英）

第二十四章

肝纤维化与肝硬化中成药名方

第一节 概 述

一、概 念[1-2]

　　肝纤维化（hepatic fibrosis）是存在于大多数慢性肝脏疾病过程中的病理变化，主要表现为肝组织内细胞外基质过度增生与沉积，从而导致肝脏组织结构异常改变，并影响肝脏正常生理功能。其本质是慢性肝病过程中一种可逆的肝组织损伤过度修复反应。肝纤维化的持续存在，伴随正常肝实质细胞的坏死和凋亡，而细胞外基质不断累积，肝实质逐步被细胞外基质形成的瘢痕组织取代，最终形成肝硬化（hepatic sclerosis）。

　　肝纤维化及肝硬化属中医学"臌胀"、"胁痛"、"肝着"、"积聚"等病证范畴。

二、病因及发病机制

（一）病因

　　慢性肝病包括肝炎病毒、乙醇、药物与毒物、寄生虫、代谢和遗传、胆汁淤积、免疫异常等病因所致的病程超过半年的各种肝病。因长期病因刺激、异常代谢及免疫炎症反应，可导致肝实质细胞损伤，启动肝纤维化。故肝纤维化可见于大多数慢性肝脏疾病，进一步发展，可形成肝硬化。

（二）发病机制

　　肝纤维化的发生和发展机制较复杂，在肝纤维化的过程中，活化的肝星状细胞是生成纤维组织的关键细胞。不同的病因刺激可以造成肝脏慢性损伤，肝细胞发生凋亡、坏死或坏死性凋亡，导致肝脏炎症。肝细胞、肝巨噬细胞、肝窦内皮细胞和淋巴细胞可以通过释放细胞内容物、细胞因子和活性氧簇等，刺激位于狄氏间隙内的静止期肝星状细胞，使之活化成为肌成纤维细胞，产生大量细胞外基质，形成纤维间隔和肝窦的毛细血管化，造成肝纤维化，并伴有纤维间隔内的血管增生。另外，慢性肝损伤时自由基的活化导致肝内氧化应激和抗过氧化防御机制效能降低，参与了组织重构和肝纤维化的发生。此外，肠道微生物作用、形成厌氧促炎环境的组织缺氧作用、肝纤维化进展调控的后天修饰作用和肝纤维化发展过程中组织硬度等也都影响着肝纤维化的进展。

三、临床表现

肝纤维化患者的临床表现多为原发慢性肝病的临床表现，差异较大。常见的临床表现有疲倦乏力、食欲不振、大便异常、肝区不适或胀或痛、睡眠障碍、舌质暗红或暗淡、舌下静脉曲张、脉弦细等。肝硬化患者还可有面色晦暗、蜘蛛痣、肝掌、脾大、舌有瘀斑等体征。部分患者可无明显症状与体征，或可表现为伴发于原发慢性肝病的其他临床表现。

四、诊断

由于肝纤维化的临床表现缺乏特异性，诊断主要依赖于病理学、影像学和实验室检查。肝纤维化诊断方面可采用肝脏硬度值与血清标志物等无创方法，通过超声直接观察肝脏的实质回声形态、肝包膜、肝边缘角、肝静脉壁的改变，直接判断肝纤维化的程度。此外，可以通过超声观察胆囊、脾脏及血流动力学改变，辅助肝纤维化程度的判断，从而进行间接诊断。

五、治疗

（一）常用化学药物及现代技术

肝纤维化和肝硬化的基本治疗策略是病因治疗联合抗肝纤维化治疗。截至目前，尚无明确的可用于临床的抗纤维化化学或生物药物，根据肝纤维化的发病机制，临床中可选用如下化学或生物药物抑制肝纤维化的发展。抗氧化剂包括维生素 E、水飞蓟宾、硫腺苷甲硫氨酸等。水飞蓟宾具有细胞保护和抑制肝吞噬细胞活性、减少肝损伤的作用。硫腺苷甲硫氨酸是谷氨酰胺合成的底物，具有肝脏保护作用和抗氧化特性，可以缓解乙醇、胆管阻塞及 CCl_4 所致的肝硬化。熊去氧胆酸、多烯磷脂酰胆碱、前列腺素 E 等药物，在各种慢性肝病中保护肝细胞并且抑制其凋亡。秋水仙碱能直接抑制肝细胞内微管的形成，干扰胶原分泌，促进胶原降解，从而抑制肝脏细胞外基质（ECM）的合成与分泌。尿激酶类能够激活纤溶酶，促进 ECM 降解，改善肝功能，减轻肝细胞坏死。

（二）中成药名方治疗

中医药治疗肝纤维化有其明确的优势，不仅单方面治疗肝纤维化，还兼顾保护脾、肾等器官，注重整体调理，辨证论治，已有多种注册适应证为肝纤维化的中成药上市，也有较多文献报道能用于治疗肝纤维化的中成药及经验方，遵从病证结合，可根据相应中医证候病机应用。

第二节 中成药名方的辨证分类与药效[3-5]

中药治疗肝纤维化是辨证用药。常用中成药的辨证分类及其主要药效如下。

一、疏肝健脾类

肝纤维化肝郁脾虚证者的症状主要是胁肋胀满疼痛、胸闷善太息、精神抑郁或性情急躁、纳食减少、脘腹痞闷、神疲乏力、面色萎黄、大便不实或溏泻、舌质淡有齿痕、苔白、脉沉弦。

肝纤维化肝郁脾虚证者主要的病理变化是胃肠运动和消化功能降低，肝细胞损伤等。

疏肝健脾药具有调节胃肠运动、分泌消化液、抗溃疡、促进胆汁分泌、松弛支气管平滑肌的作用，对肝脏还具有抗氧化、抑制炎症、保护等作用。

常用中成药：慢肝解郁胶囊、四逆散、肝达康片（胶囊、颗粒）、五灵丸、安络化纤丸、中华肝灵胶囊。

二、活血化瘀类

肝纤维化气滞血瘀证者的症状主要是疲倦乏力、食欲不振、肝区不适或胀或痛、大便异常、舌质暗红、舌下静脉曲张、脉弦细等，严重者还可有面色晦暗、蜘蛛痣、肝掌、脾大、舌有瘀斑等。

肝纤维化气滞血瘀证者主要的病理变化是肝实质细胞数量减少，肝功能衰退，肝窦壁损伤，肝脏 ECM 的过度沉积及肝窦的毛细血管化。

活血化瘀药具有减轻肝血窦阻力、增加肝血流、促进肝细胞分化增殖和损伤肝细胞的恢复、保护肝脏、改善肝功能的作用。

常用中成药：鳖甲煎丸、桂枝茯苓丸、复方鳖甲软肝片、扶正化瘀胶囊（片）、和络舒肝胶囊、大黄䗪虫丸（胶囊）。

三、清热祛湿类

肝纤维化肝胆湿热证者的症状主要是口干苦或口臭、胁胀或痛、纳呆、胃脘胀闷、倦怠乏力、巩膜皮肤黄染、大便黏滞秽臭或干结、舌质红、苔黄腻、脉弦数或弦滑数。

肝纤维化肝胆湿热证者主要的病理变化是肝功能衰减，肝脏形质损伤。

清热祛湿药可减少肝脏中的脂质成分，激活抗氧化酶来预防氧化应激，从而改善肝功能，起到保护肝脏的作用。

常用中成药：二十五味松石丸。

四、行气逐水类

肝纤维化湿热蕴结证者的症状主要是腹大坚满、脘腹胀急、烦热口苦、渴不欲饮、大便秘结或溏垢、舌边尖红、苔黄腻或兼灰黑。次症为面目皮肤发黄、小便赤涩、脉弦数。

肝纤维化气滞血瘀证者主要的病理变化是肝小叶结构破坏，肝脏硬化，门静脉压力增加，毛细血管静脉压升高，促进腹水渗入组织间隙。

行气逐水药具有促进腹水的消退和肝功能恢复的作用。

常用中成药：中满分消丸、舟车丸。

参 考 文 献

[1] 陈艳，杨永平. 中医药阻断逆转肝纤维化的现状、希望与挑战[J]. 临床肝胆病杂志，2018，34（4）：689-693.
[2] 刘成海，赵志敏，吕靖. 中医对肝纤维化逆转的认识与治疗[J]. 临床肝胆病杂志，2019，35（4）：728-733.
[3] 赵志敏，刘成海. 中医药治疗肝纤维化研究进展[J]. 实用肝脏病杂志，2016，19（1）：12-15.
[4] 皇甫炎林，吴辉坤. 中医药治疗肝硬化研究进展[J]. 辽宁中医药大学学报，2019，21（7）：221-224.
[5] 谢玉宝，萧焕明，施梅姐，等. 肝纤维化的中医药治疗进展[J]. 时珍国医国药，2016，27（3）：703-706.

（南京中医药大学　郑仕中，张　峰；江西中医药大学　张　妮，陈兰英）

第三节　中成药名方

一、疏肝健脾类

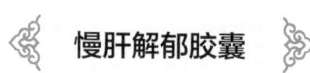

慢肝解郁胶囊

【药物组成】　当归、柴胡、甘草、麦芽、延胡索、白芍、茯苓、薄荷、香橼、三棱、白术、丹参、川楝子。

【处方来源】　研制方。《中国药典》（2015年版）。

【功能与主治】　疏肝解郁，健脾养血。用于慢性肝炎，症见肝区胀痛，胸闷不舒，食欲不振，腹胀便溏者。

【药效】　主要药效如下。

1. 抗炎　慢肝解郁胶囊具有一定的抗炎作用。

2. 调节免疫　慢肝解郁胶囊具有调节免疫作用。

【临床应用】　主要用于慢性乙型肝炎、代偿期肝硬化。

1. 慢性乙型肝炎[1]　慢肝解郁胶囊适用于治疗慢性乙型肝炎。慢性乙型肝炎临床表现为乏力、畏食、恶心、腹胀、肝区疼、蜘蛛痣等。慢肝解郁胶囊可改善肝功能。基础治疗（甘利欣注射液、凯西莱注射液、维生素类、白蛋白等）联合慢肝解郁胶囊治疗慢性肝炎，患者临床症状很快消失，肝功能指标谷丙转氨酶、血清总胆红素和血清总蛋白均显著改善，且优于常规基础治疗。

2. 代偿期肝硬化[2-3]　慢肝解郁胶囊适用于代偿期肝硬化。代偿期肝硬化常见的临床症状为乏力、腹胀及纳差等。本品可改善肝功能和减轻肝纤维化程度。在保肝抗病毒治疗的基础上给予复方鳖甲软肝片联合慢肝解郁胶囊对代偿期肝硬化进行治疗，疗效显著。患者经治疗后临床症状明显缓解，肝纤维化指标血清透明质酸（HA）、Ⅳ型胶原（CⅣ）、Ⅲ型前胶原（PCⅢ）和层粘连蛋白（LN）均低于单纯基础治疗，肝功能指标谷丙转氨酶、谷草转氨酶及总胆红素等均显著降低。

【不良反应】 尚未见报道。

【使用注意】 尚不明确。

【用法与用量】 口服，一次4粒，一日3次。

参 考 文 献

[1] 丁继霞. 慢肝解郁胶囊治疗慢性肝炎34例[J]. 吉林中医药，2007, 27（2）: 69.
[2] 吴军伟. 复方鳖甲软肝片与慢肝解郁胶囊治疗肝炎后肝硬化的临床评价[J]. 中国实验方剂学杂志，2013, 19（5）: 327-329.
[3] 屠红辉，纪礽斌. 复方鳖甲软肝片联合慢肝解郁胶囊对肝硬化代偿期患者的疗效及安全性观察[J]. 辽宁中医杂志，2014, 41（6）: 1163-1165.

（江西中医药大学　赖潇筱）

四 逆 散

【药物组成】 柴胡、枳壳、白芍、甘草。

【处方来源】 东汉·张仲景《伤寒论》。国药准字Z35020282。

【功能与主治】 透解郁热，疏肝理脾。用于热厥手足不温，脘腹胁痛，泻痢下重。

【药效】 主要药效如下。

1. 抗炎[1-6] 四逆散可通过调节胰腺组织丙二醛（MDA）和超氧化物歧化酶（SOD）的活性水平来防治二氯二丁基酯联合乙醇所致的慢性胰腺炎小鼠的胰腺纤维化；四逆散可能通过抑制结肠组织中巨噬细胞移动抑制因子及对应的受体CD74基因表达和核因子抑制蛋白-κB的磷酸化，抑制白介素-1β由外周血单核细胞向炎症肠黏膜的移行，进而抑制核因子-κB的活化及纠正促炎因子和抗炎因子之间的平衡来干预实验性溃疡性结肠炎；四逆散可保护脂多糖诱导的小鼠单核巨噬细胞炎症，该作用可能与其抑制丝裂原活化蛋白激酶（MAPK）/NF-κB通路磷酸化及调控巨噬细胞M1/M2表型极化平衡相关。

2. 保护肝脏[6-8] 肝纤维化为肝组织内细胞外基质过度增生与沉积，从而导致肝脏组织结构异常改变，并影响肝脏的正常生理功能。本品能降低小鼠血清谷丙转氨酶（ALT）、谷草转氨酶（AST）、谷胱甘肽（GSH）、超氧化物歧化酶、丙二醛水平，并且能降低Bax蛋白的表达，使肝损害小鼠肝组织病理变化程度明显减轻，肝细胞的凋亡减少，从而保护肝组织。骨形态发生蛋白参与肝脏胚胎发育、肝脏形成、肝细胞增殖及分化、肝损伤、肝纤维化等肝脏生理病理过程，在肝损伤中起着非常重要的作用。四逆散能够抑制骨形成蛋白（BMP4）表达，抑制肝星状细胞增殖、活化、诱导凋亡，从而达到防治肝脏疾病的效果。

【临床应用】 主要用于肝纤维化、肝硬化和脂肪肝等。

1. 肝纤维化、肝硬化[6,9-10] 四逆散适用于肝郁脾虚血瘀型慢性乙型肝炎纤维化，联合恩替卡韦治疗能更有效地促使胶原蛋白降解，减少胶原蛋白的沉积，逆转肝纤维化状态，有效改善肝功能，调节炎症因子的表达，提高 HBV-DNA 转阴率及临床疗效，效果优于单一应用抗病毒药。

肝纤维化患者在患病早期，通常表现为腹泻、恶心、食欲不振、腹部胀痛等，病情进展至晚期，可表现为黄疸、贫血、腹水、体重明显减轻等。四逆散加味能改善食欲减退、疲乏无力、反酸、嗳气、肝区疼痛、腹胀等症状，并能降低肝纤维化和肝功能指标。

2. 脂肪肝[11]　四逆散适用于脂肪肝，临床联合苇茎汤治疗后血、尿、便常规及心电图、肾功能（BUN、Cr）检测结果均在正常范围，生化检测指标有明显改善，肝脏影像学检查显示明显好转，观察未见明显不良反应。

3. 慢性胰腺炎[12]　四逆散适用于慢性胰腺炎，其临床特征是反复发作的上腹部疼痛伴不同程度的胰腺内、外分泌功能减退或丧失，多以腹痛合并胰腺外分泌功能不全为主要表现，间或合并其他症状，如体重下降、胰腺钙化或囊肿形成、糖尿病和脂肪泻。四逆散合四君子汤组成的疏肝健脾方治疗慢性胰腺炎，不仅在改善腹痛、腹泻等临床症状上作用明显，而且在改善血、尿淀粉酶水平上也具有明显的疗效。

4. 溃疡性结肠炎[13]　四逆散适用于肝郁脾虚型溃疡性结肠炎，症见腹痛泻下多因情绪紧张而发作，每遇精神刺激加重，腹痛则泻或排便不畅，夹脓血便，泻后痛减；胸胁胀闷，嗳气食少，急躁易怒。左金丸合四逆散对肝郁脾虚型溃疡性结肠炎患者具有较好的治疗作用，总有效率高于柳氮磺吡啶片，且血清中诱导型一氧化氮合酶、一氧化氮、肿瘤坏死因子α、白介素-1β 和白介素-6 水平均比治疗前显著降低。

5. 其他　四逆散还可用于治疗反流性食管炎[14]、慢性胃炎[15]、肠易激综合征[16]等。

【不良反应】　尚未见报道。

【使用注意】　尚不明确。

【用法与用量】　开水冲泡或炖服，一次9g（1袋），一日2次。

参 考 文 献

[1] 史迎莉，许小凡，刘芳，等. 四逆散对慢性胰腺炎模型小鼠 MDA 和 SOD 表达水平的影响[J]. 陕西中医，2016，37（9）：1259-1260.

[2] 易文，覃慧林，石孟琼，等. 四逆散对溃疡性结肠炎小鼠 NF-κB 激活及 MIF 和细胞因子表达的影响[J]. 中药材，2015，38（7）：1476-1480.

[3] 卢健，马骥，王丽娜，等. 四逆散对实验性溃疡性结肠炎大鼠 IL-1β 的影响[J]. 中国实验方剂学杂志，2011，17（1）：103-105.

[4] 范慧婕，谭章斌，赵晓山，等. 四逆散通过 MAPKs/NF-κB 途径保护脂多糖致 Raw264.7 的细胞炎症[J]. 暨南大学学报（自然科学与医学版），2019，40（1）：10-18.

[5] 范慧婕，谭章斌，梁红峰. 四逆散对脂多糖诱导的 RAW264.7 细胞极化的影响[J]. 中国实验方剂学杂志，2019，25（13）：9-14.

[6] 贾子尧，林瑞超，马志强，等. 四逆散药理作用和临床应用文献研究[J]. 辽宁中医药大学学报，2017，19（6）：159-162.

[7] 王晓曈. 四逆散疏肝解郁防治肝纤维化作用与骨形态发生蛋白4的关联机制研究[D]. 北京：北京中医药大学，2013.

[8] 王东强. 四逆散的保肝作用及机制研究[D]. 天津：天津中医药大学，2005.

[9] 洪昱钤，于洪涛，阮清发，等. 四逆散加味联合恩替卡韦治疗肝郁脾虚血瘀型慢性乙型肝炎纤维化临床效果[J]. 慢性病学杂志，2019，20（10）：1537-1539.

[10] 王超. 四逆散加味治疗肝纤维化临床分析[J]. 亚太传统医药，2014，10（14）：94.

[11] 刘建平，邢伟鸽. 四逆散合苇茎汤化裁治疗脂肪肝 60 例体会[J]. 中医临床研究，2017，9（2）：46-47.

[12] 张靓，朱勋，吴祎. 疏肝健脾法治疗慢性胰腺炎 27 例临床观察[J]. 浙江中医杂志，2013，48（2）：96-97.
[13] 易文，覃鹏飞，石孟琼，等. 左金丸合四逆散治疗肝郁脾虚型溃疡性结肠炎疗效及其对血清促炎因子和抗炎因子水平的影响[J]. 中药药理与临床，2017，33（2）：165-167.
[14] 高成芬，郭学梅. 四逆散治疗反流性食管炎 63 例疗效观察[J]. 四川中医，2002，20（12）：29-30.
[15] 陆芳芳，李莉. 四逆散治疗肝胃不和型慢性胃炎的临床研究[J]. 辽宁中医杂志，2015，42（1）：91-93.
[16] 李力强，张贵锋，曾艺文，等. 左金丸合四逆散辨证治疗腹泻型肠易激综合征 72 例临床观察[J]. 中医杂志，2016，57（14）：1214-1217.

（江西中医药大学　陈兰英，程林辉）

肝达康片（胶囊、颗粒）

【药物组成】 柴胡、白芍、当归、茜草、白术、茯苓、鳖甲、湘曲、党参、白茅根、枳实、青皮、砂仁、地龙、甘草。

【处方来源】 研制方。国药准字 Z10940056。

【功能与主治】 疏肝健脾，化瘀通络。用于肝郁脾虚血瘀所致的胁痛腹胀，胁下痞块，疲乏纳差，大便溏稀，以及慢性乙型肝炎见上述证候者。

【药效】 主要药效如下[1-2]。

1. 保护肝功能　谷丙转氨酶来自肝细胞浆，谷草转氨酶来自肝细胞内线粒体，二者同时增高只有在肝细胞损伤严重的情况下才显示出来。肝达康能降低 CCl_4 所致的大鼠急性肝损伤模型血清中谷丙转氨酶的作用，具有一定的保肝作用。

2. 抗纤维化　肝纤维化为肝组织内细胞外基质过度增生与沉积，从而导致肝脏组织结构异常改变。肝达康能降低二甲基亚硝胺（DMN）所致的肝损伤模型大鼠血清透明质酸、Ⅲ型前胶原、层粘连蛋白及肝组织羟脯氨酸水平，有抗纤维化的作用。

【临床应用】

慢性乙型肝炎肝纤维化[3-4]　肝达康片（胶囊、颗粒）适用于治疗慢性乙型肝炎及肝纤维化患者，症见胁痛腹胀、胁下痞块、疲乏纳差、大便溏稀。肝达康片可保护肝组织，抑制纤维化进程。肝达康片联合阿德福韦酯胶囊治疗慢性乙型肝炎可有效改善患者的肝功能，降低机体炎症反应，促进 HBV-DNA 和 HBeAg 转阴，利于提高患者生活质量。黄芪汤联合肝达康治疗慢性乙型肝炎肝纤维化随机平行对照研究结果表明，黄芪汤联合肝达康治疗慢性乙型肝炎肝纤维化疗效较好，能够提高血清蛋白水平，抑制纤维化进程，同时改善肝硬化的症状。

【不良反应】 偶见服药后腹胀、恶心，停药后症状可消失。

【使用注意】 ①妊娠期妇女在医生指导下使用。②请仔细阅读说明书并遵医嘱使用。

【用法与用量】 片剂：口服，一次 8~10 片，一日 3 次，1 个月为一疗程，可连续使用 3 个疗程。胶囊剂：口服，一次 8~10 粒，一日 3 次，一个月为一疗程，可连续使用 3 个疗程。颗粒剂：口服，一次 1 袋，一日 3 次，1 个月为一疗程，可连续使用 3 个疗程。

参 考 文 献

[1] 柳成刚，王晓丽，姜德友. 等. 肝达康对 DMN 致大鼠肝损伤血清 ALT、AST、TBIL、TP 及 ALB 的影响[J]. 中医药信息，2012，29（4）：74-76.

[2] 柳成刚，王小丽，姜德友，等. 肝达康对DMN致肝损伤大鼠血清透明质酸、Ⅲ型前胶原、层粘连蛋白及肝组织羟脯氨酸水平的影响[J]. 中医药报，2012，40（4）：36-38.
[3] 王文华，彭期兵，夏平. 等. 肝达康片联合阿德福韦酯治疗慢性乙型肝炎的临床研究[J]，现代药物与临床，2019，34（9）：2756-2760.
[4] 吴亚玲. 黄芪汤联合肝达康治疗慢性乙型肝炎肝纤维化随机平行对照研究[J]. 实用中医内科杂志，2013，27（13）：94-96.

（江西中医药大学 张 妮）

五 灵 丸

【药物组成】 柴胡、灵芝、丹参、五味子。

【处方来源】 研制方。国药准字Z19990016。

【功能与主治】 疏肝益脾活血。用于乙型慢性活动性及迁延性肝炎，肝郁脾虚夹瘀证，症见纳呆，腹胀嗳气，胸胁胀痛，疲乏无力。

【药效】 主要药效如下[1-7]。

1. 促进肝细胞修复 对乙酰氨基酚中毒机制是在肝内经P-450代谢生成半醌类毒性产物蓄积，使肝细胞坏死，五灵丸能使对乙酰氨基酚中毒家兔胆固醇、三酰甘油显著下降，保护肝细胞贮脂体，防止脂质过氧化物对肝细胞进一步损害，使肝细胞坏死区RNA恢复，颗粒变大，糖原增多。另外，五灵丸能降低CCl_4中毒家兔ALT、AST活性，显示五灵丸有促进肝细胞修复的作用。

2. 降胆酸及改善肝功能 肝内胆汁淤积症妊娠期妇女血液及羊水中高浓度的胆酸刺激胎盘绒毛膜血管收缩，使含氧血流量下降，导致胎儿缺氧，胆酸也可通过胎盘进入胎儿体内，损伤胎儿组织器官，五灵丸可显著降低模型母鼠血及胎鼠血、羊水中甘胆酸（CGA）水平，并能促进胆汁的排泄，稀释胆汁中的CGA，也能降低胆红素水平，改善肝功能指标。

3. 清除慢性肝炎自由基 肝炎病毒长期对肝组织的侵袭引起的炎症反应中产生大量自由基，过多的自由基对酶类有消耗和抑制作用，超氧化物歧化酶（SOD）、谷胱甘肽过氧化物酶（GSH-Px）在肝脏生成减少，五灵丸通过抑制氧自由基的生成，并提高体内抗氧化酶的活力等清除自由基。

【临床应用】

慢性乙型肝炎[8] 五灵丸适用于慢性乙型肝炎，症见肝脾大、肝区明显压痛和叩痛等，五灵丸治疗慢性乙型肝炎具有一定疗效，能改善肝区压痛和叩痛等主要症状，使患者肝脾大回缩及肝功能恢复。

【不良反应】 偶见轻度恶心、上腹不适等消化道反应。

【使用注意】 ①妊娠期妇女慎用。②有溃疡病史者请在医生指导下服用。

【用法与用量】 口服，一次9g（以瓶盖作为量杯，将药丸倒至与盖口平齐），一日3次，饭后半小时服用，1月为一疗程；或遵医嘱。

参 考 文 献

[1] 王胜春，方坤泉. 五灵丸对兔和大小鼠肝损伤保护作用的实验研究[J]. 第四军医大学学报，1993，14（5）：372-375.
[2] 李燕，刘耕陶. 五味子素和联苯双酯对大鼠肝脏滑面内质网和粗面内质网酶活性的影响[J]，中国药理学报，1987，8（6）：560-562.
[3] 师丽，叶维法. 肝病病人血清脂蛋白的变化[J]. 临床肝胆病杂志，1990，6（1）：21-22.

[4] Serrano M A, Brites D, Larena M G, et al. Beneficial effects of ursodeoxy cholic acid on alterations induced by cholestasis of pregnancy inbile acid transport across the human placenta[J]. J Hepato L, 1998, 28 (5): 829-839.
[5] Ceryak S, Bouscarel B, Malavolti M, et al. Extrahepatic depo-sition and cytotoxicity of lithocholic acid: Studies in two ham-ster models of hepatic failure and incultured human fibrob-lasts[J]. Hepatology, 1998, 27 (2): 546-556.
[6] 史佃云, 陈华. 五灵丸治疗妊娠肝内胆汁淤积症的临床及实验研究[J]. 中国中西医结合杂志, 2006, 26 (2): 114-118.
[7] 李庚元, 闫荣, 周永兴. 五灵丸清除慢性肝炎自由基临床研究[J]. 中国中西医结合杂志, 1994, (1): 222-223.
[8] 林述龙, 陈硕, 王晓华. 五灵丸治疗慢性乙型肝炎68例疗效观察[J]. 新中医, 2005, 37 (7): 45-46.

（江西中医药大学　陈兰英，程林辉）

安络化纤丸

【药物组成】　地黄、三七、水蛭、僵蚕、地龙、白术、郁金、牛黄、瓦楞子、牡丹皮、大黄、生麦芽、鸡内金、水牛角浓缩粉。

【处方来源】　研制方。国药准字 Z20010098。

【功能与主治】　健脾养肝，凉血活血，软坚散结。用于慢性乙型肝炎、乙型肝炎后早中期肝硬化，表现为肝脾两虚、瘀热互结证候者，症见胁肋胀痛、脘腹胀满、神疲乏力、口干咽燥、纳食减少、便溏不爽、小便黄等。

【药效】　主要药效如下。

1. 抗肝纤维化[1]　肝纤维化为肝组织内细胞外基质过度增生与沉积，从而导致肝脏组织结构异常改变。安络化纤丸对 CCl_4 诱导的肝纤维化大鼠可抑制肝星状细胞激活、增强 MMP-13 表达、抑制 MMP-2 和 TIMP-1/2 表达，促进肝纤维化降解与吸收，促进肝细胞再生，改善肝功能，减轻肝损伤，具有抗肝纤维化的作用。

2. 提高免疫功能[2-3]　慢性肝炎患者免疫功能低下，机体的免疫状态与肝炎的发病、发展及预后有着密切的关系。安络化纤丸可使地塞米松所致的免疫功能低下小鼠的巨噬细胞的吞噬功能增强，促进血清溶血素的生成；本品可显著提高伴刀豆球蛋白 A（ConA）诱导的小鼠脾脏 T 淋巴细胞增殖功能，能显著提高小鼠的免疫功能，增强机体抵抗力。

安络化纤丸改善肝纤维化的机制见图24-1。

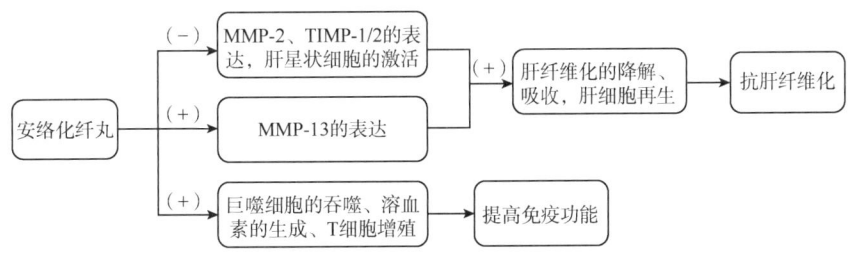

图24-1　安络化纤丸改善肝纤维化的机制

【临床应用】　主要用于乙型肝炎肝纤维化及肝硬化。

1. 乙型肝炎肝纤维化及肝硬化[4-5]　安络化纤丸适用于乙型肝炎肝纤维化及肝硬化，症见胁肋疼痛、脘腹胀满、神疲乏力、口干咽燥、纳食减少、便溏不爽、小便黄等。在恩替卡韦治疗的基础上选择安络化纤丸治疗，结果显示肝功能指标、病毒转阴定量情况、层粘连蛋白（LN）、血清透明质酸（HA）、Ⅲ型前胶原（PCⅢ）、患者肝胰脾的门静脉内径有一定改善,恩替卡韦联合安络化纤丸治疗慢性乙型肝炎肝纤维化的效果优于单纯应用恩替卡韦。乙型肝炎后肝硬化患者选择应用安络化纤丸进行治疗,可以改善或是延缓其肝纤维化的情况,降低不良反应。

2. 非酒精性脂肪性肝病[6] 在口服复方甘草酸苷片治疗的基础上,加服安络化纤丸,治疗非酒精性脂肪性肝炎,肝功能指标(ALT、AST 和 GGT)、血脂指标(TG)和肝/脾 CT 均有明显改善,安络化纤丸联合复方甘草酸苷片治疗非酒精性脂肪性肝病可消除临床症状、改善肝功能及血脂。

【不良反应】 尚未见报道。

【使用注意】 忌酒、辣椒,月经期减量。

【用法与用量】 口服,一次 6g,一日 2 次,3 个月为一疗程;或遵医嘱。

参 考 文 献

[1] 王林,卢玮,高玉华,等. 安络化纤丸对肝纤维化大鼠肝组织基质金属蛋白酶及其抑制物表达的影响[J]. 中华肝脏病杂志,2019,(4):267-273.
[2] 魏欣冰,张岫美,张斌,等. 安络化纤丸对免疫功能的影响[J]. 中国生化药物杂志,2002,23(3):137-139.
[3] 陈国忠,毛德文,李桂贤,等. 安络化纤丸对慢性肝病肝纤维化指标的影响[J]. 中国中西医结合消化杂志,2005,(2):109-111.
[4] 单凤喜. 安络化纤丸治疗乙型肝炎后肝硬化疗效观察[J]. 深圳中西医结合杂志,2019,29(22):29-30.
[5] 王佳. 恩替卡韦联合安络化纤丸治疗慢性乙型肝炎肝纤维化的效果观察[J]. 中国民康医学,2019,31(17):9-10,23.
[6] 田发勋,于彦如,师会杰,等. 安络化纤丸治疗非酒精性脂肪性肝炎的疗效观察[J]. 中西医结合肝病杂志,2016,26(1):45-46.

(江西中医药大学　张　妮,陈兰英)

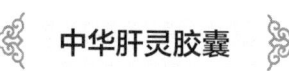

中华肝灵胶囊

【药物组成】 柴胡、鳖甲、木香、香附、青皮、三七、当归、郁金、川芎、枳实、厚朴、糖参。

【处方来源】 研制方。国药准字 Z22021395。

【功能与主治】 疏肝理气,化瘀散结。用于肝郁气滞血阻,两胁胀痛,食少便溏,积聚不消,舌有瘀斑,脉沉涩无力。

【药效】 主要药效作用如下。

1. 抗纤维化　本品具有一定的抗纤维化作用。
2. 抗炎　本品具有抗炎作用。

【临床应用】

慢性肝炎肝纤维化[1]　中华肝灵胶囊适用于治疗慢性肝炎肝纤维化,症见疲乏无力,食欲减退,慢性消化不良,出血等。慢性肝炎患者血清中透明质酸(HA)、层粘连蛋白(LN)、Ⅳ型胶原(CⅣ)水平异常,中华肝灵胶囊可降低 HA、LN 水平,促进白蛋白合成和降低 γ 球蛋白含量,从而用于治疗慢性肝炎和肝硬化,阻止肝纤维化的进展并促进肝内增生的纤维组织降解。

【不良反应】 尚未见报道。

【使用注意】 ①肝胆湿热蕴结所致胁痛者不宜使用。②妊娠期妇女慎用。③服药期间饮食宜清淡、易消化，忌酒，忌食辛辣食物。

【用法与用量】 口服，一次7~8粒，一日3次。

参 考 文 献

[1] 陈凯红，钱兴南，张波，等. 中华肝灵胶囊对慢性肝炎肝纤维化指标的影响[J]. 河北中医，2000，22（12）：946.

（江西中医药大学　马惠苗）

二、活血化瘀类

鳖甲煎丸

【药物组成】 鳖甲胶、阿胶、蜂房、鼠妇虫、土鳖虫、蜣螂、硝石、柴胡、黄芩、半夏、党参、干姜、厚朴、桂枝、白芍、射干、桃仁、牡丹皮、大黄、凌霄花、葶苈子、石韦、瞿麦。

【处方来源】 东汉·张仲景《金匮要略》。国药准字 Z42020772。

【功能与主治】 活血化瘀，软坚散结。用于胁下癥块。

【药效】 主要药效如下[1-3]。

1. 抑制肝纤维化　肝纤维化是多种原因引起的慢性肝损害所致的病理改变，表现为肝内细胞外间质过度异常沉积，并影响肝脏的功能。星状细胞（HSC）的激活是肝纤维化发生的中心部位，肝星状细胞激活最终转化为肌成纤维细胞和成纤维细胞。鳖甲煎丸可抑制肝星状细胞增殖和迁移，改善肝纤维组织增生和肝纤维化的程度，减缓肝纤维化的进展，有明显的抗纤维化作用。

2. 抗癌　鳖甲煎丸能抑制肿瘤的病理进程，阻止肝癌细胞过度增殖，改善肝癌细胞微环境，促进肝癌细胞凋亡，增强肿瘤组织的乏氧状态，对肝癌皮下转移瘤具有促使血管结构和功能正常化的作用，抑制肿瘤生长繁殖。

【临床应用】 主要用于慢性乙型肝炎、脂肪肝[4-6]。

1. 慢性乙型肝炎　鳖甲煎丸适用于慢性乙型肝炎，能使慢性乙型肝炎合并肝硬化患者的炎症因子明显好转，能减轻肝脏炎症和纤维化，继而降低并发症的发生率与癌变的发生率，在治疗慢性乙型肝炎肝纤维化方面有确切疗效。

2. 脂肪肝　鳖甲煎丸适用于脂肪肝，症见胁痛如刺、痛处不移和倦怠乏力等，鳖甲煎丸能明显减轻患者疼痛，改善倦怠乏力的症状，治疗脂肪肝具有一定疗效。

【不良反应】 尚未见报道。

【使用注意】 妊娠期妇女禁用。

【用法与用量】 口服，一次3g（约半瓶盖），一日2~3次。

参 考 文 献

[1] 李园园，史立军. 肝纤维化发病机制相关因素的研究进展[J]. 医学综述，2012，11（18）：1636-1638.
[2] 李晓亚，卜夏威，曹晓倩，等. 鳖甲煎口服液对肝纤维化大鼠 ACE-AngⅡ-AT1R 轴的影响[J]. 浙江中医药大学学报，2016，40（4）：270-311.

[3] 樊尔艳,贺松其,文彬,等.鳖甲煎丸对大鼠肝星状细胞增殖与凋亡的影响[J].中国中西医结合杂志,2016,36(8):960-966.
[4] 黄鸿娜,黄晶晶,毛德文,等.鳖甲煎丸对大鼠肝癌癌前病变血管生成和微环境的机制探讨[J].时珍国医国药,2016,27(11):2570-2572.
[5] 田发勋,党志博.鳖甲煎丸合水飞蓟宾胶囊治疗非酒精性脂肪性肝炎66例[J].中医研究,2016,28(9):30-31.
[6] 姜挺,郑丹,李晖,等.联合鳖甲煎丸治疗非酒精性脂肪性肝病肝纤维化的疗效观察[J].世界临床药物,2016,36(10):690-701.

(江西中医药大学 陈兰英,程林辉)

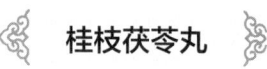

桂枝茯苓丸

【药物组成】 桂枝、茯苓、牡丹皮、赤芍、桃仁。

【处方来源】 东汉·张仲景《金匮要略》。《中国药典》(2015年版)。

【功能与主治】 活血,化瘀,消癥。用于妇人宿有癥块,或血瘀经闭,行经腹痛,产后恶露不尽。

【药效】 主要药效如下[1-5]。

1. 抗纤维化　肝纤维化的实质是肝内以胶原为主的肝脏细胞外基质(ECM)各成分合成增多,降解相对不足,致使ECM在肝内过多沉积。桂枝茯苓丸通过抑制ECM合成的相关基因,如平滑肌α肌动蛋白(α-SMA)、转化生长因子、结缔组织生长因子(CTGF)、Ⅰ型胶原和Ⅲ型胶原在肝脏中的表达,从而减少ECM累积,逆转肝纤维化,阻断其进展。

2. 抗炎　慢性增生性炎症是肝纤维化的重要诱发因素之一。桂枝茯苓丸有明显的抗炎作用,能抑制组胺、5-羟色胺等所致的毛细血管通透性增高,抑制蛋清、甲醛等所致的大鼠足部水肿,抑制慢性肉芽组织增生。

3. 改善微循环　桂枝茯苓丸可通过改善血液流变学和肝脏的血液循环,促进营养物质的供给和有毒物质的清除,从而减轻肝细胞的变性、坏死。

4. 调节免疫　桂枝茯苓丸对环磷酰胺诱导的免疫功能低下小鼠具有免疫刺激和免疫调节作用,能够增加T淋巴细胞总数,并能对T淋巴细胞亚群紊乱进行调整,提升IL-2的水平。

【临床应用】 主要用于肝纤维化、肝硬化、肝囊肿等。

1. 肝纤维化[6]　桂枝茯苓丸适用于治疗肝纤维化,肝纤维化是肝细胞发生坏死及炎症刺激时,肝内纤维结缔组织增生的病理过程。临床研究证明,桂枝茯苓丸加味能有效地改善乙肝肝纤维化(瘀血阻络型)患者的肝功能、脾脏厚度、血清Ⅳ型胶原指标。

2. 肝硬化[7]　桂枝茯苓丸适用于治疗肝硬化,肝硬化是一种常见的慢性进行性肝病,临床表现为胁痛、腹胀、乏力等。桂枝茯苓丸能显著改善患者胁痛、腹胀、乏力等症状。桂枝茯苓丸联合维生素C等药物能显著改善患者的肝功能,同时,还能有效降低患者脾脏的厚度。

3. 肝囊肿[8]　桂枝茯苓丸适用于治疗肝囊肿,肝囊肿是目前较为多见的肝脏良性占位性病变,临床表现为胸胁疼痛、腹部胀痛、食欲不振等。桂枝茯苓丸能显著改善患者胸胁疼痛、腹部胀痛、食欲不振等症状。B超复查显示,患者使用桂枝茯苓丸加味方后胆囊明显缩小,胆囊肿大现象得到显著改善。

4. 其他[9] 桂枝茯苓丸适用于治疗子宫肌瘤、卵巢囊肿等妇科疾病。

【不良反应】 偶见药后胃脘疼痛、隐痛，停药后可自行消失。

【使用注意】 妊娠期妇女忌用，或遵医嘱；经期停服。

【用法与用量】 口服，一次 1 丸，一日 1～2 次。

参 考 文 献

[1] 李季，叶军，薛冬英. 桂枝茯苓丸抗大鼠肝纤维化作用及其机制研究[J]. 中国实验方剂学杂志，2011，17（24）：171-175.
[2] 张晓丽. 桂枝茯苓丸防治肝纤维化的实验研究[J]. 湖北中医学院学报，2005，7（1）：16-18.
[3] 周小祝，莫志贤. 桂枝茯苓丸的药理作用研究进展[J]. 医药导报，2006，25（2）：142-143.
[4] 侯瑞莉. 桂枝茯苓丸的药理实验研究[J]. 河北中医，1997，19（6）：45-46.
[5] 于晓红，郑瑞茂，王雅贤. 桂枝茯苓丸对小鼠免疫功能的影响[J]. 中医药信息，2001，18（2）：52-53.
[6] 张瑜. 桂枝茯苓丸加味治疗乙肝肝纤维化（瘀血阻络型）的临床观察[D]. 郑州：河南中医药大学，2016.
[7] 赵玉瑶，侯留法，高天旭. 经方桂枝茯苓丸治疗肝硬化32例[J]. 中国中西医结合脾胃杂志，1998，6（3）：3-5.
[8] 曹福凯，钱峻，金小晶. 桂枝茯苓丸加味治疗肝囊肿37例[J]. 福建中医药，2003，34（15）：28-29.
[9] 王强，陈曦. 桂枝茯苓丸临床应用概况[J]. 甘肃中医学院学报，2007，(1)：42-45.

（江西中医药大学　陈兰英，范泽萍）

复方鳖甲软肝片

【药物组成】 鳖甲、莪术、赤芍、当归、三七、党参、黄芪、紫河车、冬虫夏草、板蓝根、连翘。

【处方来源】 研制方。国药准字 Z19991011。

【功能与主治】 软坚散结，化瘀解毒，益气养血。用于慢性乙型肝炎肝纤维化，以及早期肝硬化属瘀血阻络、气血亏虚兼热毒未尽证，症见胁肋隐痛或胁下痞块、面色晦暗、脘腹胀满、纳差便溏、神疲乏力、口干且苦、赤缕红丝等。

【药效】 主要药效作用如下[1-3]。

1. 抗肝纤维化　肝纤维化（HF）是指肝组织内细胞外基质（ECM）因合成增加、降解相对不足而在肝内异常沉积所导致肝脏结构和（或）功能发生异常的一种病理变化。本品对肝纤维化大鼠肝功能具有显著的保护作用，并可有效延缓肝纤维化疾病的进程，并能够抑制贮脂细胞增殖，减少胶原蛋白合成，降低胶原蛋白在窦周间隙腔过量沉积及溶解。复方鳖甲软肝片也可降低 CCl_4 所致的肝纤维化大鼠肝损伤指标 ALT、AST、TBIl 水平和纤维化指标 HA、CⅣ、LN 水平，其机制可能与抑制肝组织 COX-2、α-SMA 蛋白的表达有关，具有抑制肝脏巨噬细胞活化的作用，并可能通过抑制其分泌转化生长因子 β 而发挥抗肝纤维化的作用。

2. 抗脂质过氧化　脂质过氧化是指在自由基的攻击下，不饱和脂肪酸发生过氧化反应，从而生成一系列活性氧的复杂过程，脂质过氧化物质可以通过影响胶原代谢导致肝纤维化的形成。复方鳖甲软肝片具有抗脂质过氧化的作用，能降低肝纤维化大鼠肝组织中 CAT、GSH-Px、超氧化物歧化酶及 MDA 等脂质过氧化指标。

【临床应用】 主要用于乙型肝炎肝硬化、原发性胆汁性肝硬化。

1. 乙型肝炎肝硬化[4-5]　复方鳖甲软肝片可以明显提高临床总有效率，提高患者的生活质量。在乙型肝炎肝硬化代偿期患者的治疗中应用恩替卡韦联合复方鳖甲软肝片，可以对患者的炎性症状和肝纤维化进行良好的缓解，治疗效果十分显著，治疗预后改善明显。

2. **原发性胆汁性肝硬化**[6] 复方鳖甲软肝片适用于原发性胆汁性肝硬化，症见体重下降、食欲不振，临床多表现为肝细胞纤维化、坏死等，最终发展为肝衰竭。在原发性胆汁性肝硬化患者的治疗中，使用复方鳖甲软肝片能快速降低肝组织损伤和肝纤维化指标，可降低谷丙转氨酶（ALT）、谷草转氨酶（AST）等水平。

3. **慢性丙型肝炎**[7] 丙型肝炎属于流行性传染病，慢性感染患者可致肝脏慢性炎症、纤维化、坏死，逐步成为肝硬化及肝癌。复方鳖甲软肝片可降低丙型肝炎患者ALT、AST水平，以及血清HA、CⅣ、PCⅢ水平，改善肝功能，抑制肝纤维化，安全性高。

4. **肝硬化张力性腹水**[8] 是临床上常见的静脉高压症，是肝脏纤维化、肝硬化形成后由静脉高压引起腹水的疾病。复方鳖甲软肝片结合腹腔穿刺大量排液治疗肝硬化张力性腹水的临床疗效良好，能够显著缓解患者病情，降低并发症的发生率，缩短患者的住院时间。

【不良反应】 偶见轻度消化道反应，一般可自行缓解。

【使用注意】 妊娠期妇女禁用。

【用法与用量】 口服，一次4片，一日3次，6个月为一疗程；或遵医嘱。

参 考 文 献

[1] 孙振亮，吴哲，贵襄平，等. 复方鳖甲软肝片对肝纤维化大鼠的保护作用及其机制[J]. 云南中医学院学报，2019，42（1）：30-32，58.

[2] 杨宇，赵月涵，庄海，等. 复方鳖甲软肝片防治大鼠肝纤维化作用及机制[J]. 贵州医科大学学报，2018，43（12）：1380-1385.

[3] 陈国中，朱飞叶，俞忠明. 化瘀行瘀汤对肝纤维化大鼠治疗作用及对脂质过氧化的影响研究[J]. 浙江中医药大学学报，2019，43（9）：935-939，944.

[4] 陈琳. 复方鳖甲软肝片治疗乙肝肝硬化的疗效分析和药理研究[J]. 中国现代药物应用，2019，13（4）：139-141.

[5] 耿英. 复方鳖甲软肝片对乙肝肝硬化代偿期患者的临床研究[J]. 世界复合医学，2020，6（1）：142-144.

[6] 陈梅梅，段晓燕，曹海霞，等. 复方鳖甲软肝片治疗原发性胆汁性肝硬化患者疗效分析[J]. 实用肝脏病杂志，2019，22（6）：880-883.

[7] 卓光伟，李得祥. 复方鳖甲软肝片治疗慢性丙型肝炎的效果观察[J]. 现代诊断与治疗，2020，31（14）：2197-2198.

[8] 刘丽红，咸洪伟，吴彩花，等. 复方鳖甲软肝片结合腹腔穿刺大量排液治疗肝硬变张力性腹水[J]. 河南中医，2018，38（7）：1041-1043.

（南京中医药大学　郑仕中，张　峰；江西中医药大学　张　妮）

扶正化瘀胶囊（片）

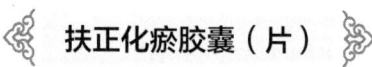

【药物组成】 丹参、发酵虫草菌粉、桃仁、松花粉、绞股蓝、五味子。

【处方来源】 研制方。国药准字Z20020073。

【功能与主治】 活血祛瘀，益精养肝。用于乙型肝炎肝纤维化属瘀血阻络，肝肾不足证者，症见胁下痞块，胁肋疼痛，面色晦暗，或见赤缕红斑，腰膝酸软，疲倦乏力，头晕目涩，舌质暗红或有瘀斑，苔薄或微黄，脉弦细。

【药效】 主要药效作用如下[1-7]。

1. **抗肝纤维化** 在肝纤维化形成过程中，肝细胞、肝巨噬细胞、肝窦内皮细胞和淋巴细胞可以通过释放细胞内容物、细胞因子和活性氧簇等，刺激位于狄氏间隙内的静止期肝星状细胞，使之活化成为肌成纤维细胞，产生大量的细胞外基质，形成纤维间隔和肝窦的毛细血管化，造成肝纤维化，并伴有纤维间隔内的血管增生。扶正化瘀胶囊主要通过抑制炎症反应、抑制肝星状细胞活化、减少肝细胞损伤及凋亡、降低细胞外基质沉积、抑制肝窦血管生成等方面起抗纤维化的作用。扶正化瘀胶囊可改善肝炎后肝硬化患者的肝功能、调整异常免疫功能和降低血清肝纤维化标志物水平等，逆转乙肝肝纤维化的组织学逆转，且肝组织炎症活动度也有明显改善。其主要机制包括对活化肝星状细胞（HSC）的抑制作用、抗脂质过氧化、抑制细胞转化生长因子β1（TGFβ1）蛋白及其基因的表达，抑制胶原合成与分泌。扶正化瘀胶囊能抑制促纤维化因子MMP-2及MMP-9的活性，减少缺氧诱导因子-1α及其受体血管内皮生长因子（VEGF）的表达，抑制肝窦毛细血管化而发挥抗肝纤维化的作用，减轻肝纤维化程度。

2. 减轻脂质过氧化　氧自由基及脂质过氧化在乙型肝炎后肝硬化的发展过程中发挥重要作用。扶正化瘀胶囊可以升高超氧化物歧化酶水平，降低MDA、血清晚期蛋白氧化产物（AOPPs）水平，其机制可能与减轻脂质过氧化损伤有关。

【临床应用】　主要用于乙型肝炎肝硬化、原发性胆汁性肝硬化、慢性血吸虫病肝纤维化。

1. 乙型肝炎肝硬化[8]　扶正化瘀胶囊适用于肝硬化属瘀血阻络、肝肾不足证，症见胁下痞块、胁肋疼痛、面色晦暗，或见赤缕红斑，腰膝酸软，疲倦乏力，头晕目涩者。扶正化瘀胶囊可有效改善肝炎后肝硬化患者的肝功能、肝纤维化程度、凝血指标值、门静脉高压状态、生存质量和两年生存率，而不良反应很少。临床上采用扶正化瘀胶囊联合核苷类抗病毒药物治疗HBV感染失代偿期肝硬化患者，可降低肝损伤指标ALT、AST，降低肝纤维化指标TBIL、HA、LN、PCⅢ、CⅣ，降低门静脉内径、脾静脉内径、脾脏厚度、阻力指数，同时降低BUN、Cr、白介素-6、白介素-8、hs-CRP、肿瘤坏死因子α、TLR-4、TGF-β1、AST/PLT指数（APRI）。

2. 原发性胆汁性肝硬化[9]　属于临床发病率较高的一种自身免疫性疾病，主要特征为胆汁淤积。扶正化瘀胶囊适用于原发性胆汁性肝硬化患者，可降低肝功能指标总胆汁酸（TBA）、TBIL、GGT、ALP、AST、ALT水平，降低免疫功能指标IgM、IgG水平。

3. 慢性血吸虫病肝纤维化[10]　扶正化瘀胶囊可用于治疗慢性血吸虫病肝纤维化，可改善临床症状、肝活检病理组织和降低胶原酶活性。

【不良反应】　偶见服后胃中有不适感。

【使用注意】　湿热盛者慎用，妊娠期妇女忌用。

【用法与用量】　胶囊剂：口服，一次5粒，一日3次，24周为一疗程。片剂：口服，一次4片，一日3次，24周为一疗程。

参 考 文 献

[1] Liu C, Hu Y, Xu L, et al. Effect of Fuzheng Huayu formula and its actions against liver fibrosis[J]. Chinese Medicine, 2009, 4（1）: 1-11.

[2] Liu P, Hu Y Y, Liu C, et al. Clinical observation of salvianolicacid B in treatment of liver fibrosis in chronic hepatitis B[J]. World

J Gastroenterol, 2002, 8 (4): 679-685.
[3] 刘成海, 刘平, 胡义扬, 等. 丹酚酸 B 盐对转化生长因子-β1 刺激肝星状细胞活化与胞内信号转导的作用[J]. 中华医学杂志, 2002, 82 (18): 1267-1272.
[4] Chen J M, Hu Y H, Chen L, et al. The effect and mechanisms of Fuzheng Huayu formula against chronic liver diseases[J]. Biomed Pharmacother, 2019, 114: 108846.
[5] 王楠. 富马酸替诺福韦二吡呋酯片联合扶正化瘀胶囊对乙型肝炎患者肝功能的影响[J]. 中国药物经济学, 2020, 15 (6): 111-114.
[6] 董胜肖, 刘惠敏, 刘文格, 等. 扶正化瘀胶囊联合恩替卡韦片治疗乙型肝炎后肝硬化合并全身炎症反应综合征疗效观察[J]. 现代中西医结合杂志, 2018, 27 (33): 3671-3674.
[7] 欧阳媛, 徐渴阳, 苏晓倩, 等. 扶正化瘀胶囊对气虚血瘀型肝纤维化大鼠 Nrf2-Keap1-Are 信号通路的影响[J]. 中西医结合肝病杂志, 2020, 30 (4): 333-336, 386.
[8] 张海玲, 梅冬雪, 王珊, 等. 扶正化瘀胶囊联合核苷类抗病毒药物对 HBV 感染失代偿期肝硬化患者肝肾功能、血清炎性因子、TLR-4、TGF-β1 及谷草转氨酶-血小板比值指数的影响[J]. 海南医学院学报, 2020, 26 (4): 290-294.
[9] 刘浩. 扶正化瘀胶囊对原发性胆汁性肝硬化患者肝功能与免疫功能的影响[J]. 光明中医, 2020, 35 (3): 304-306.
[10] 李洁, 司勤, 严光俊. 扶正化瘀胶囊治疗慢性血吸虫病肝纤维化临床研究[J]. 中医临床研究, 2019, 11 (36): 62-64.

（南京中医药大学　郑仕中，张　峰；江西中医药大学　张　妮）

和络舒肝胶囊

【药物组成】　柴胡、郁金、香附、木瓜、鳖甲、海藻、昆布、土鳖虫、蜣螂、桃仁、红花、三棱、莪术、凌霄花、五灵脂、大黄、虎杖、茵陈、半边莲、黑豆、地黄、玄参、白术、当归、白芍、制何首乌、熟地黄。

【处方来源】　研制方。国药准字 Z32021247。

【功能与主治】　疏肝和络，活血化瘀，清热化湿，滋养肝肾。用于慢性迁延性肝炎、慢性活动性肝炎及早期肝硬化。

【药效】

抗肝纤维化[1-4]　肝纤维化是慢性肝炎向肝硬化发展的必经阶段，在此过程中，肝细胞变性坏死，细胞外基质沉积，纤维组织增生。和络舒肝胶囊可显著改善 CCl₄ 造成的大鼠肝纤维化损伤，降低大鼠血清中透明质酸（HA）、层粘连蛋白（LN）、Ⅳ型前胶原肽（PP）和Ⅲ型胶原水平，减少肝脏胶原纤维的产生，改善组织病理学，使肝内炎性活动减轻，纤维化程度减轻。和络舒肝胶囊可能通过调节肝纤维化大鼠肝内的乙酰胆碱受体，减少肝星状细胞（HSC）的活化，并可阻断 MAPK 信号通路，抑制 HSC 分裂和增殖，发挥抗肝纤维化作用。

【临床应用】

乙型肝炎肝纤维化等[5-11]　和络舒肝胶囊适用于治疗慢性乙型肝炎肝纤维化，症见腹胀、肝区疼痛、肝大、脾大、慢性肝病面容等，和络舒肝胶囊治疗后可明显改善患者的消化道症状，降低血清中转氨酶和血清透明质酸（HA）、层粘连蛋白（LN）、Ⅲ型前胶原（CPⅢ）、Ⅳ型胶原（CⅣ）水平，减轻肝脏炎症，起到抗肝纤维化的作用，抑制肝组织中转化生长因子 β1 表达，从而减轻肝纤维化程度。和络舒肝胶囊联合恩替卡韦治疗乙型肝炎肝硬化，治疗 6、12 个月后，血清谷丙转氨酶、谷草转氨酶、总胆红素（TBIL）和谷氨酰转肽酶（GGT）及 PCⅢ、CⅣ、LN 和 HA 水平均显著降低，肝功能得到改善，进而抑制早期肝硬化的进程。

【不良反应】 尚未见报道。

【使用注意】 ①服药期间饮食宜清淡，忌食辛辣食物，戒酒。②本品适用于早期肝硬化，对于失代偿期肝硬化患者应结合具体情况配合其他治疗。③妊娠期妇女禁用。

【用法与用量】 饭后温开水送服，一次5粒，一日3次；小儿酌减；或遵医嘱。

参 考 文 献

[1] 郭燕，高啸，晏维，等. 和络舒肝胶囊对肝纤维化肝组织中乙酰胆碱受体的影响[J]. 中国组织化学与细胞化学杂志，2007，16（2）：154-158.
[2] 唐望先，张芳杰，晏维，等. 和络舒肝胶囊对肝纤维化肝组织中去甲肾上腺素和多巴胺的影响[C]. 中华医学会肝病学分会，中华肝脏病杂志编辑委员会. 第五届全国肝脏疾病临床暨中华肝脏病杂志成立十周年学术会议论文汇编，2006：343.
[3] 王天才，张国，王波. 和络舒肝胶囊对大鼠慢性肝损伤的保护作用及分子机制研究[J]. 华中科技大学学报（医学版），2002，31（2）：171-173，177-222.
[4] 童巧霞，周柏华，喻佛定. 和络舒肝胶囊对大鼠肝星状细胞丝裂原活化蛋白激酶的影响[J]. 中西医结合肝病杂志，2010，20（2）：98-99，112.
[5] 张敏，李长春. 和络舒肝胶囊治疗慢性乙型肝炎肝纤维化56例[J]. 中西医结合肝病杂志，2006，16（3）：176-177.
[6] 黄克杰，徐媛媛. 和络舒肝胶囊抗肝纤维化作用200例临床观察[J]. 中原医刊，2002，29（12）：50-51.
[7] 朱越，索艾生. 和络舒肝胶囊治疗慢性肝炎临床研究[J]. 中西医结合肝病杂志，2002，12（4）：207-208.
[8] 崔建军，许诚，王松，等. 和络舒肝胶囊抗肝纤维化的疗效观察[J]. 实用肝脏病志，2003，6（3）：161-162.
[9] 夏红，徐萍. 和络舒肝胶囊联合恩替卡韦治疗乙型肝炎肝硬化的临床研究[J]. 现代药与临床，2019，34（4）：1207-1211.
[10] 崔莹春. 恩替卡韦联合和络舒肝胶囊治疗对乙型肝炎肝纤维化的临床疗效探讨[J]. 世界最新医学信息文摘，2016，16（77）：112.
[11] 易爱芬. 恩替卡韦联合和络舒肝胶囊治疗代偿期乙型肝炎肝硬化临床疗效观察[J]. 实用中西医结合临床，2013，13（2）：23-24.

（江西中医药大学　马惠苗）

大黄䗪虫丸（胶囊）

【药物组成】 熟大黄、土鳖虫、水蛭、桃仁、虻虫、蛴螬、干漆、苦杏仁、黄芩、生地黄、白芍、甘草。

【处方来源】 东汉·张仲景《金匮要略》。国药准字Z20054915。

【功能与主治】 活血破瘀，通经消癥。用于瘀血内停所致的痛经、闭经，症见腹部肿块，肌肤甲错，面色暗黑，潮热羸瘦，经闭不行。

【药效】 主要药效如下[1-6]。

1. 抗肝纤维化　肝纤维化是由各类慢性肝病最终发展为肝硬化及肝癌的必经病理学过程，而肝星状细胞（HSC）在肝纤维化中发挥重要作用，细胞凋亡是肝星状细胞失活或死亡的抑制机制之一。大黄䗪虫丸可以降低大鼠的肝脏指数、炎症活动度、纤维化和胶原纤维面积及密度，可能通过抑制肝细胞凋亡来减轻大鼠肝纤维化程度，其机制可能与抑制肝细胞凋亡有关。大黄䗪虫丸也可抑制活化的HSC增殖和细胞因子TGF-β1的表达，抑制金属蛋白酶组织抑制物（TIMP）生成和促进基质金属蛋白酶（MMP）合成，促进肝纤维化病变的修复。大黄䗪虫丸通过调节炎症因子的水平，减少Ⅰ型胶原蛋白的沉淀，抑制肝细胞的凋亡，从而对小鼠酒精性肝纤维化损伤产生保护作用。

2. 抗肿瘤　大黄䗪虫丸通过抑制细胞增殖、诱导细胞凋亡、调节免疫功能、抑制肿瘤血管生成、影响肿瘤细胞转移、逆转细胞耐药等途径实现抗肿瘤作用。

3. 抑制血栓　大黄䗪虫丸具有显著的抑制血小板聚集和体内、外血栓形成，并可保护血管内皮，具有防治下肢深静脉血栓形成和保护血管内皮细胞的作用。

【临床应用】 主要用于肝纤维化、肺纤维化和肝癌。

1. 肝纤维化[7-8] 大黄䗪虫丸适用于肝纤维化，症见乏力、纳差、腹胀、尿黄、便溏等，表现为肝病面容、肝掌、蜘蛛痣、肝脾大。合用大黄䗪虫丸与单纯西药组比较，能明显降低透明质酸、Ⅲ型前胶原、Ⅳ型胶原水平，具有明显抗肝纤维化的作用。

2. 肺纤维化[9] 大黄䗪虫丸具有明显的抗肺纤维化作用，同时还能提高大鼠的细胞免疫功能。

3. 肝癌[10] 大黄䗪虫丸适用于原发性肝癌，症见乏力，胁肋部刺痛，身目黄染，腹部膨隆，肌肤甲错，消瘦，舌质暗红或舌边瘀斑，脉弦。大黄䗪虫丸联合肝动脉化疗栓塞术治疗原发性肝癌（瘀血阻络型）有助于提高机体免疫力，可降低血浆血管内皮生长因子（VEGF）、转化生长因子β1（TGF-β1）、基质金属蛋白酶-2（MMP-2）水平，保护肝功能，降低转移风险，降低化疗不良反应的发生率。

【不良反应】 大黄䗪虫胶囊有过敏反应的报道。其过敏反应主要是由于方中多种药物成分可作为过敏原而引起机体过敏反应，尤其是虫类药物含有的蛋白质在体内会激发某些敏感抗体引起过敏。

【使用注意】 妊娠期妇女禁用；皮肤过敏者停服。

【用法与用量】 丸剂：口服，一次1～2丸，一日1～2次。胶囊剂：口服，一次4粒，一日2次；或遵医嘱。

参 考 文 献

[1] 于亚男，钟俊，刘晓雨，等. 大黄䗪虫丸对实验性肝纤维化大鼠肝组织病理学及其细胞凋亡的影响[J]. 现代药物与临床，2020，35（2）：197-201.
[2] 成家茂，潘志恒，谢瑶，等. 大黄䗪虫丸经旁分泌途径对早期肝纤维化的干预作用[J]. 时珍国医国药，2010，21（2）：296-299.
[3] 潘志恒，成家茂，李永伟，等. 大黄䗪虫丸对大鼠肝星状细胞活化增殖的影响[J]. 中山大学学报：医学科学版，2009，30（3）：250-254，274.
[4] 钟伟超，周楚莹，高磊，等. 大黄䗪虫丸对小鼠酒精性肝纤维化损伤的保护作用[J]. 中成药，2017，39（12）：2475-2480.
[5] 郑文利，郑祎，李慧杰，等. 大黄䗪虫丸抗肿瘤作用机制及临床应用研究进展[J]. 国际中医中药杂志，2020，42（6）：609-611.
[6] 回雪颖，郭伟光，滕林，等. 大黄䗪虫丸对大鼠深静脉血栓形成模型 TNOS、iNOS 及超微结构的影响[J]. 中医药信息，2018，35（2）：47-50.
[7] 王德莉. 大黄䗪虫丸治疗乙肝纤维化疗效的系统评价[D]. 成都：成都中医药大学，2009.
[8] 李文琍，吴诗品. 大黄䗪虫丸治疗慢性肝炎肝纤维化的临床疗效观察[J]. 中国药房，2008，（21）：1658-1660.
[9] 邓利君，麻文菁，周小龙，等. 大黄䗪虫丸治疗肺间质纤维化之我见[J]. 云南中医中药杂志，2016，37（11）：13-14.
[10] 戴朝明，靳松，张济周. 大黄䗪虫丸联合 TACE 术对原发性肝癌患者（瘀血阻络型）VEGF，MMP-2，TGF-β1 及免疫功能的影响[J]. 中国中药杂志，2020，9：1-9.

（江西中医药大学 陈兰英，张 妮）

三、清热祛湿类

二十五味松石丸

【药物组成】 松石、铁屑、小伞虎耳草、檀香、广木香、绿绒蒿、唐古特乌头、西红花、麝香、牛黄、珊瑚、石灰华、木棉花、天竺黄、肉豆蔻、木香马兜铃、珍珠、朱砂、丁香、五灵脂膏、降香、鸭嘴花、毛诃子、余甘子、诃子肉。

【处方来源】 藏药。《中国药典》（2015 年版）。

【功能与主治】 清热解毒，疏肝利胆，化瘀。用于肝郁气滞，血瘀，肝中毒，肝痛，肝硬化，肝渗水及各种急、慢性肝炎和胆囊炎。

【药效】 主要药效作用如下[1-4]。

1. 保肝　不同的病因刺激可以造成肝脏慢性损伤，肝细胞发生凋亡、坏死或坏死性凋亡，导致肝脏炎症。二十五味松石丸能显著降低对 α-萘异硫氰酸酯所致的大鼠胆汁淤积型肝损伤模型组大鼠血清中碱性磷酸酶（ALP）、谷丙转氨酶（ALT）、谷草转氨酶（AST）、直接胆红素、总胆红素（TBIL）、总胆汁酸（TBA）的含量，对胆汁淤积型肝损伤具有明显的保护作用，其作用机制可能与 FXR 信号通路介导的胆汁酸代谢相关；本品也能升高急、慢性肝损伤小鼠肝脏中超氧化物歧化酶的含量，降低小鼠血清中 AST 的含量，减少肝脏组织的炎症细胞，从而保护肝脏。

2. 抗肝纤维化　肝纤维化为肝组织内细胞外基质过度增生与沉积，导致肝脏组织结构异常改变。本品可以降低 CCl_4 所致的慢性肝纤维化大鼠血清中转化生长因子 β1(TGF-β1)、透明质酸（HA）、层粘连蛋白（LN）和羟脯氨酸（HYP）水平，减少大鼠肝纤维化的面积。

【临床应用】 主要用于乙型肝炎、肝硬化等。

1. 乙型肝炎[5-6]　慢性乙型肝炎是指 HBV 感染，且病程超过半年的乙型肝炎，其主要临床体征包括肝区疼痛、乏力、恶心、腹胀等。二十五味松石丸联合恩替卡韦治疗慢性乙型肝炎，可降低转化生长因子 β1（TGF-β1）、透明质酸（HA）和Ⅳ型胶原（CⅣ）血清水平，升高患者的 HBV-DNA 转阴率、ALT 复常率及持续应答率。

2. 肝硬化[7]　其中医病机为湿热毒邪侵犯肝脏，内伏血分，或久病气血失调，血脉失养，阴阳亏损，成痞结之症。二十五味松石丸治疗肝硬化，能改善显效率、有效率、腹水消退时间、症状改善情况及血清白蛋白与球蛋白的变化情况，并能降低血清胆酸和透明质酸。

3. 慢性胆囊炎[8]　二十五味松石丸可用于慢性胆囊炎，临床表现为右上腹隐痛，可伴有腹胀乏力、恶心、嗳气等消化道症状。二十五味松石丸联合治疗慢性胆囊炎，可改善胆囊炎上腹隐痛、腹胀、恶心、口苦苔腻、大便不畅等症状。

【不良反应】 长期服用本品后偶见头晕、乏力、纳差、浮肿、腰部酸痛等肾功能不全、肾性贫血等症状。

【使用注意】 ①服用本品期间，应定期进行肾功能检查。②本品所含剧毒药物朱砂、马兜铃、唐古特乌头等，长期服用可导致肾功能损害，不宜过量服用或久服。③妊娠期妇女禁用，肾功能不全者忌用。

【用法与用量】 开水泡服，一次 1 丸，一日 1 次。

参 考 文 献

[1] 李彦希,李晓朋,顾健,等. 基于 FXR 信号通路研究藏族药二十五味松石丸对胆汁淤积型肝损伤大鼠的保护作用机制[J]. 中国中药杂志, 2020: 1-9.

[2] 巴珂, 马西灿, 顾健, 等. 减方二十五味松石丸对小鼠急、慢性肝损伤的保护作用研究[J]. 中药药理与临床, 2018, 34（1）: 142-147.
[3] 张洁, 熊万里, 刘沂, 等. 二十五味松石丸对家兔内毒素性肝损伤的影响及形态学观察[J]. 中国实验方剂学杂志, 2016, 22（19）: 116-120.
[4] 次仁巴珍, 石晏丞, 马妮, 等. 藏药二十五味松石丸减方对大鼠慢性肝纤维化的防治作用研究[J]. 中药药理与临床, 2019, 35（1）: 18-22.
[5] 东知才让. 藏药二十五味松石丸治疗乙型肝炎 60 例[J]. 中国民族医药杂志, 2017, 23（2）: 28.
[6] 张健维, 高建军, 刘德林, 等. 二十五味松石丸联合恩替卡韦治疗慢性乙型肝炎的临床研究[J]. 现代药物与临床, 2019, 34（1）: 205-209.
[7] 张长法, 潘雪飞, 邱蔚蔚, 等. 二十五味松石丸治疗肝硬化疗效分析[J]. 安徽中医临床杂志, 1999, 11（3）: 147-148.
[8] 张成玉, 莫庆智. 藏药二十五味松石丸治疗慢性胆囊炎60例临床疗效观察[J]. 中国民族医药杂志, 2016, 22（1）: 17-18.

（南京中医药大学　郑仕中，张　峰；江西中医药大学　张　妮）

四、行气逐水类

中满分消丸

【药物组成】　党参、白术、茯苓、甘草、陈皮、半夏、砂仁、枳实、厚朴、猪苓、泽泻、黄芩、黄连、知母、姜黄。

【处方来源】　金·李杲《兰室秘藏》。国药准字 Z11020648。

【功能与主治】　健脾行气，利湿清热。用于脾虚气滞、湿热郁结所致的食积，症见脘腹胀痛，烦热口苦，倒饱嘈杂，二便不利。

【药效】　主要药效如下[1]。

1. 抗炎　肠道在遭受打击后，屏障功能受损，细菌和内毒素经门静脉系统大量进入肝脏，激活肝内巨噬细胞等，释放一系列炎症因子。中满分消丸可能通过改善肠道功能，保护肠黏膜屏障，降低肠道通透性，降低肝内巨噬细胞的活性，从而减少炎症因子的释放，起到抗炎作用。

2. 保肝　肠-肝轴，即肠道与肝脏有共同的胚胎学起源——前肠，二者在结构和功能上存在着密切联系。中满分消丸可能通过改善肠道功能，保护肠黏膜屏障，恢复肠道内稳态，从而起到保肝作用。

【临床应用】　主要用于肝硬化腹水等。

1. 肝硬化腹水[2-7]　中满分消丸适用于肝硬化腹水，症见腹大坚满，脘腹胀急，身目发黄，烦热口苦，渴不欲饮，小便赤涩，大便秘结或溏垢，舌边尖红、苔黄腻或兼灰黑，脉弦数。中满分消丸联合还原型谷胱甘肽钠较单独使用中满分消丸治疗肝硬化腹水，更能消退腹水，改善腹大坚满，脘腹胀急，身目发黄，烦热口苦，渴不欲饮，小便赤涩，大便秘结或溏垢等中医症状，同时还能更显著地改善患者肝功能。

2. 糖尿病胃轻瘫[8]　中满分消丸适用于糖尿病胃轻瘫，临床表现主要为早饱、恶心、腹胀、呕吐等。中满分消丸能改善糖尿病胃轻瘫患者痞满胀呕等症状。

3. 其他[9]　本品还可用于治疗膜性肾病。

【不良反应】　尚未见报道。

【使用注意】　寒湿困脾所致臌胀者慎用。

【用法与用量】 口服，一次6g，一日2次。

参 考 文 献

[1] 李亚楠，梁得稳，高望. 从肠-肝轴角度浅析中满分消丸对NAFLD的调节作用[J]. 湖南中医杂志，2019，35（8）：107-108.
[2] 陈禄，谢辉，张坚勇，等. 中满分消丸加减治疗肝硬化腹水的临床分析[J]. 当代医学，2017，23（30）：34-36.
[3] 彭小艳，陆定波. 中满分消丸加减治疗肝硬化腹水的临床研究[J]. 湖北中医杂志，2012，34（2）：12-13.
[4] 赵侠. 中满分消丸（汤剂）加减治疗肝硬化腹水（湿热蕴结证）的临床观察[D]. 长春：长春中医药大学，2013.
[5] 彭小艳. 中满分消丸治疗湿热蕴结型肝硬化失代偿期并腹水的临床观察[D]. 武汉：湖北中医药大学，2012.
[6] 刘永秀. 中满分消丸治疗湿热蕴结型腹水40例临床报道[J]. 甘肃中医，1997，10（5）：21-22.
[7] 翟洪. 中满分消丸（改汤剂）治疗肝硬化腹水1例[J]. 实用医学杂志，1994，10（2）：118.
[8] 周育平，张振鹏. 中满分消丸治疗糖尿病胃轻瘫体会[J]. 长春中医药大学学报，2011，27（1）：61-62.
[9] 武亚丹，程锦国. 程锦国运用中满分消丸治疗膜性肾病经验介绍[J]. 新中医，2018，50（1）：188-190.

（江西中医药大学　陈兰英，刘雅慧）

舟 车 丸

【药物组成】 牵牛子、大黄、甘遂、红大戟、芫花、青皮、陈皮、木香、轻粉。

【处方来源】 清·汪昂《医方集解》。国药准字Z11020839。

【功能与主治】 行气利水。用于蓄水腹胀，四肢浮肿，胸腹胀满，停饮喘急，大便秘结，小便短少。

【药效】 主要药效如下[1]。

1. 利尿　舟车丸可以通过利尿的作用缓解水肿症。
2. 抗炎　舟车丸具有一定的抗炎作用。

【临床应用】 主要用于肝硬化腹水、水肿。

1. 肝硬化腹水[2-3]　舟车丸适用于肝硬化腹水。临床表现为腹部肿胀、疼痛难忍。舟车丸联合软肝汤治疗肝硬化腹水能显著改善患者的腹部肿胀、疼痛症状，同时还能改善患者的肝功能。

2. 水肿[1,4]　舟车丸适用于治疗水肿。临床表现主要为腹部水肿、下肢水肿。舟车丸联合利尿药物（如五苓散等）治疗水肿能显著降低水肿患者的腹围，改善全身水肿症状。

【不良反应】 偶见药后胃脘疼痛、隐痛，停药后可自行消失。

【使用注意】 妊娠期妇女忌用，或遵医嘱；经期停服。

【用法与用量】 口服，一次1丸，一日1～2次。

参 考 文 献

[1] 殷德慂，张志雄. 应用逐水方药治疗肝、肾病水肿症的临床观察[J]. 上海中医药杂志，1963，(6)：14-16.
[2] 陈庆文. 化淤利水法治疗肝硬化腹水的体会[J]. 广西中医药，6（1）：32-43.
[3] 段红梅，马占学，张浩军. 舟车丸加软肝汤治疗肝硬化腹水29例疗效观察[J]. 光明中医，2006，21（5）：39-40.
[4] 孟德玉，夏晓鹏. 舟车丸治疗水肿两则[J]. 中国中医急症，2006，15（4）：434.

（江西中医药大学　陈兰英，范泽萍）

第二十五章

胆囊炎中成药名方

第一节 概　　述

一、概　　念[1]

胆囊炎（cholecystitis）是指胆囊壁的急慢性炎症反应，是消化道的常见病、多发病。根据疾病的发病急缓和发病经过可以分为急性胆囊炎和慢性胆囊炎；根据是否伴有胆囊结石可分为结石性胆囊炎和非结石性胆囊炎。急性胆囊炎多为突发右上腹持续性剧烈疼痛伴阵发性加重，可向右肩胛部放射，伴恶心、呕吐、发热等；慢性胆囊炎表现为持续性右上腹钝痛或不适感，伴有右肩胛区疼痛、恶心、嗳气等。

急性胆囊炎可归于中医学"胁痛"范畴，慢性胆囊炎归属于"胆胀"范畴。

二、病因及发病机制[1,2]

（一）病因

结石引起的胆管梗阻及细菌感染（以革兰阴性杆菌、厌氧菌常见）是导致胆囊炎发病的主要因素，胆囊腔内淤积的胰液、胃液或浓缩胆汁也会引起急性炎症发生。此外，极少数胆囊炎也可由严重创伤、烧伤、手术、病毒、寄生虫感染，或长期饥饿、暴饮暴食、营养过剩等因素引起，由于炎症、结石等的反复刺激引起慢性胆囊炎的发生。

（二）发病机制

急性结石性胆囊炎的发病机制比较明确，常因结石阻塞胆囊管或胆囊颈，阻塞的结石可以直接损伤受压部位的黏膜引起炎症，胆囊阻塞后使胆汁潴留，胆汁浓缩，刺激黏膜，引起黏膜的炎症、充血、水肿，甚至坏死。另外，细菌可通过胆道逆行侵入胆囊，或经血液循环或淋巴途径进入胆囊引起炎症。急性非结石性胆囊炎的发病机制可能是多因素共同作用的结果。慢性结石性胆囊炎主要由于胆囊和括约肌功能障碍引起胆囊炎。慢性非结石性胆囊炎由于胆囊管异常造成胆囊管部分梗阻、胆囊排空障碍、胆汁滞留、浓缩胆汁对黏膜产生刺激、细菌感染而形成炎症；或者由于胰液进入胆管反流至胆囊，由于胰蛋白酶的使用使胆囊黏膜受到损害，形成炎症；或由于胆囊与胆管口括约肌的运动不协调，造成胆囊排空障碍、胆汁滞留、细菌感染而形成炎症。

三、临床表现[1,2]

急性胆囊炎多见突发右上腹阵发性绞痛，常在饱餐、进油腻食物后，或夜间发作，疼痛常放射至右肩部、肩胛部和背部，伴恶心、呕吐、发热、厌食等；体格检查可以出现右上腹压痛，反跳痛，肌紧张，墨菲征阳性；慢性胆囊炎则是急性胆囊炎反复发作的结果，症状常不典型，多数患者有胆绞痛病史，饭后有厌油腻、腹胀、嗳气等消化道症状，伴有右上腹部和肩背部隐痛，胆囊区有轻压痛或不适感，墨菲征可呈阳性。

四、诊　　断[1,2]

根据典型临床表现，结合实验室检查及影像学检查一般可做出诊断。其中超声检查是最常用、最有价值的检查。急性胆囊炎实验室检查可出现轻度白细胞升高，或见血清转氨酶升高，血清淀粉酶升高；B超可见胆囊增大，胆囊壁增厚甚至有"双边"征或者胆囊内结石光团。慢性胆囊炎B超可见胆囊体积缩小，胆囊壁增厚，排空功能减退或消失，70%～95%可见结石影；双剂量法胆囊造影仍不明显，则可明确诊断。

五、治　　疗[1,2]

（一）常用化学药物及现代技术

胆囊炎的治疗包括非手术治疗和手术治疗。非手术治疗主要包括选用相应的抗生素（如甲硝唑加三代头孢菌素）、解痉药（如硫酸镁）、溶石药（如熊去氧胆酸）等药物来缓解症状，手术治疗主要根据患者的情况进行胆囊切除术或胆囊造口术。对于急性胆囊炎行胆囊切除术是最为有效的治疗手段。一般来说，发病在48～72小时，经非手术治疗无效或病情恶化、合并有急性弥漫性腹膜炎、并发急性化脓性胆管炎等并发症者建议行手术治疗。慢性胆囊炎患者在明确诊断后，可根据患者症状行择期腹腔镜胆囊切除术。

（二）中成药名方治疗

西医的非手术治疗，效果不够理想，手术治疗很容易产生一系列并发症。中医药治疗本病从整体出发，辨证论治，临床远期疗效显著，在治愈率、总有效率、疼痛积分和缩短住院时间方面可能存在优势，对控制胆囊炎的发生发展起到重要作用。

第二节 中成药名方的辨证分类与药效

治疗胆囊炎的中成药名方的常见辨证分类及主要药效如下[2-5]。

一、疏肝利胆类

胆囊炎肝郁气滞型主要临床表现为右胁胀痛或窜痛，心烦易怒，厌油腻，时有恶心，饭后呕吐，脘腹满闷，嗳气，舌质淡红，舌苔薄白或腻，脉弦。

胆囊炎肝郁气滞类主要的病理变化是由结石或其他原因引起胆囊壁炎症细胞浸润、囊壁增厚、与周围组织粘连等慢性炎症表现。

此类中成药具有抗炎、镇痛、利胆、溶石、排石等作用。

常用中成药：胆舒胶囊（软胶囊）、金龙舒胆颗粒、胆益宁片、利胆止痛片、胆胃康胶囊、胆宁片、胆清胶囊。

二、清热利湿类

胆囊炎湿热内蕴型主要表现为胁脘胀痛或持续性绞痛，胁痛可呈阵发性加剧，甚至痛引肩背，晨起口苦，口干欲饮，时有恶心，饭后呕吐，身目发黄，身重困倦，大便不爽或秘结，小便黄赤，舌质红，苔黄腻，脉弦滑数。

胆囊炎湿热内蕴型主要的病理变化是胆管梗阻，胆囊肿大，黏膜充血水肿，渗出增加，胆囊壁增厚等。

此类中成药具有抗炎、利胆、排石、溶石等作用。

常用中成药：舒胆片、胆清片、金胆片、清肝利胆口服液（胶囊）、十五味赛尔斗丸。

三、通腑泻热类

胆囊炎热毒炽盛者主要表现为持续高热，右胁疼痛剧烈；胁痛拒按，或伴身目发黄，黄色鲜明，大便秘结，小便短赤，烦躁不安，舌质红绛，舌苔黄燥，脉弦数。本型多见于胆道感染合并中毒性休克，治宜清热解毒、排脓。

胆囊炎热毒炽盛型主要的病理变化除胆囊壁增厚、黏膜充血水肿外，还有浆膜面常有纤维素和脓性渗出物，伴细菌感染、发热等。

此类中成药具有抗菌、利胆、抗炎镇痛等作用。

常用中成药：消炎利胆片（胶囊、颗粒、滴丸）、利胆片、大黄利胆胶囊、大柴胡颗粒、复方胆通片（胶囊）。

四、活血止痛类

胆囊炎气滞血瘀者主要表现为右胁疼痛，胀痛或刺痛，口苦咽干，伴有胸闷，善太息，右胁疼痛夜间加重，大便不爽或秘结，舌质紫暗，苔厚腻，脉弦或弦涩。

胆囊炎气滞血瘀型主要的病理变化是胆囊内压力升高，胆囊壁张力增高，血管受压导致血供障碍，引起胆囊缺血坏疽、穿孔。

此类中成药具有抗炎镇痛、扩张血管、松弛平滑肌等作用。

常用中成药：血府逐瘀汤（胶囊、口服液、丸剂）。

参 考 文 献

[1] 葛均波. 内科学[M]. 9版. 北京：人民卫生出版社，2018：422-425.
[2] 中华中医药学会脾胃病分会. 胆囊炎中医诊疗规范专家共识意见[J]. 北京中医药，2012，31（12）：944-948.
[3] 中国中西医结合学会消化系统疾病专业委员会. 急性胆囊炎中西医结合诊疗共识意见[J]. 中国中西医结合消化杂志，2018，26（10）：805-811.
[4] 郝济源，吕瑞民. 简述慢性胆囊炎的中医药治疗近况[J]. 江西中医药，2013，44（9）：79-80.
[5] 中华中医药学会脾胃病分会，时昭红，任顺平，等. 消化系统常见病急慢性胆囊炎、胆石症中医诊疗指南（基层医生版）[J]. 中华中医药杂志，2020，35（2）：793-800.

（江西中医药大学　罗颖颖，陈兰英）

第三节　中成药名方

一、疏肝利胆类

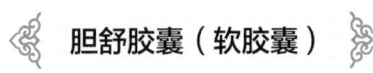

胆舒胶囊（软胶囊）

【**药物组成**】　薄荷油。

【**处方来源**】　研制方。国药准字Z20026078。

【**功能与主治**】　疏肝理气，利胆。主要用于慢性结石性胆囊炎、慢性胆囊炎及胆结石之肝胆郁结、湿热胃滞证。

【**药效**】　主要药效如下[1-3]。

1. 抗炎镇痛　通过二甲苯所致的小鼠耳廓肿胀实验及角叉菜胶所致的大鼠足肿胀实验观察胆舒胶囊的抗炎作用，通过小鼠乙酸扭体实验观察胆舒胶囊的镇痛作用，结果显示：胆舒胶囊可明显降低二甲苯所致的小鼠耳廓肿胀度，可明显降低角叉菜胶所致的大鼠足肿胀度，表明有抗炎作用；可明显减轻乙酸所致的小鼠扭体反应，表明有镇痛作用。

2. 利胆，防止结石形成　内源性胆固醇约80%在肝脏内合成，进一步酯化为胆固醇酯或氧化成胆汁酸，胆汁酸是胆固醇的主要代谢终产物，胆固醇与胆汁酸的比例增加是形成胆固醇结石的最基本原因。胆舒胶囊能显著增加大鼠的胆汁分泌量，且有一定的剂量相关性，表明胆舒胶囊有明显的利胆作用。胆舒胶囊在增加胆汁分泌的同时，还能增加胆汁中胆汁酸的浓度，降低胆固醇的浓度，有利于防治胆固醇结石。

3. 抑制平滑肌收缩活动　胆舒胶囊能抑制豚鼠离体回肠的收缩活动，并能浓度依赖性地拮抗组胺或乙酰胆碱所致的肠管痉挛。由此推理胆舒胶囊可以抑制胆囊及胆管平滑肌痉挛，从而有止痛作用。

4. 溶石 胆舒胶囊由薄荷油组成。混合型胆结石能在薄荷油中溶解，薄荷油不仅能溶解胆固醇层，也能作用于色素层，薄荷醇能有效提高 10～12mm 胆结石完全溶解的效率。

【临床应用】 主要用于慢性结石性胆囊炎、慢性胆囊炎及胆石症等。

1. 慢性结石性胆囊炎[4-5] 胆舒胶囊可用于慢性结石性胆囊炎，症见右上腹疼痛、满闷、腹胀、嗳气等。同时，由于胆汁排泄障碍，患者多表现为厌油腻食物；当夜间患者变换体位时，容易导致结石堵塞于胆囊管处引起暂时梗阻而发生右上腹和上腹疼痛，因此常表现为夜间腹痛，疼痛剧烈，甚者会导致严重的并发症。胆舒胶囊以薄荷油为主要成分，对于慢性结石性胆囊炎所致的疼痛、呕吐、满闷等症状均具有很好的缓解和治疗作用。胆舒胶囊用于慢性结石性胆囊炎，患者腹胀、嗳气等症状减轻，胆囊壁变光滑，泥沙样结石减少。

2. 慢性胆囊炎[6-8] 采用随机、双盲、多中心试验，将 328 例慢性胆囊炎（肝胆郁结、湿热胃滞证）患者按 3∶1 比例随机分为试验组 246 例和对照组 82 例，试验组患者口服胆舒胶囊，对照组患者给予胆乐胶囊。试验组的显效率和总有效率显著高于对照组，两组疼痛持续时间较治疗前显著改善。胆舒胶囊联合消炎利胆片及胆舒胶囊联合左氧氟沙星片治疗慢性胆囊炎的临床疗效比单用效果更优。

3. 胆石症[9] 我国以胆固醇为主的混合结石最多见。部分胆石症患者可出现腹痛、腹胀、恶心、呕吐等症状。胆舒胶囊用于治疗胆石症，具有较好的溶石及排石作用，且能明显降低血清谷丙转氨酶水平，具有改善肝功能的作用。

4. 胆囊切除术后综合征[10] 用胆舒胶囊治疗胆囊切除术后综合征，能明显改善右上腹胀闷不适及肝功能，且能有效解决胆囊切除术后胆道功能障碍问题。

【不良反应】 可能会引起高龄老人睡眠障碍[11]。可能会引起高热、头痛的过敏反应[12]；消化道不良反应（如上腹部不适、嗳气）[11]；口渴、便秘、腹泻[13]。

【使用注意】 ①禁烟酒，宜进食低脂肪低胆固醇类食物。②老年人及曾有睡眠障碍病史的患者，在使用口服薄荷醇制剂治疗胆囊炎、胆囊结石时，应注意观察，避免不良反应的发生[11]。

【用法与用量】 胶囊剂：口服。一次 1～2 粒，一日 3 次；或遵医嘱。软胶囊：口服。一次 1～2 粒，一日 3 次。

参 考 文 献

[1] 李习雄，胡冠英，苗维纳. 胆舒胶囊抗炎镇痛作用的实验研究[J]. 湖南中医杂志，2016，32（4）：163-165.
[2] 陈光亮，姚道云，汪远金，等. 胆舒胶囊主要药效学实验研究[J]. 中国中医药科技，2001，8（2）：86-87.
[3] 龚义火. 胆舒胶囊中薄荷主要有效成分、药理作用的分析[J]. 海峡药学，2012，24（10）：2011-2012.
[4] 陈敏瑜. 105 例胆舒胶囊治疗慢性结石性胆囊炎疗效及安全性分析[J]. 医学理论与实践，2014，27（7）：908-910.
[5] 柯常旺. 胆舒胶囊治疗慢性结石性胆囊炎疗效评价[J]. 浙江中医药大学学报，2012，36（7）：790-791.
[6] 时建华，李艳，张磊. 胆舒胶囊治疗慢性胆囊炎 246 例[J]. 中国药业，2015，24（20）：126-127.
[7] 肖丹宇，吴娜，施宾宾，等. 胆舒胶囊联合消炎利胆片治疗肝胆湿热型慢性胆囊炎的疗效观察[J]. 中华中医药学刊，2015，33（11）：32-33.
[8] 许彩红. 胆舒胶囊联合左氧氟沙星片治疗慢性胆囊炎的临床疗效分析[J]. 海峡药学，2015，27（10）：170-171.
[9] 黄欣，张哲永，曹大春，等. 胆舒胶囊治疗胆石症的疗效观察[J]. 中国全科医学，2005，8（1）：55-56.
[10] 胡冠英，张三印，杨苗. 适于胆舒胶囊治疗的疾病及其临床疗效总结[J]. 内蒙古中医药，2014，33（5）：122.

[11] 许军飞, 于刚. 胆舒胶囊致高龄老人睡眠障碍 1 例[J]. 人民军医, 2013, 56（5）: 495.
[12] 杜旭. 胆舒胶囊引发高热和头痛的报告[J]. 中国中医药科技, 2010, 17（6）: 538.
[13] 洪志军. 胆舒胶囊治疗急、慢性胆囊炎的疗效观察[J]. 中国医药指南, 2008, 6（20）: 82.

（江西中医药大学　罗颖颖，陈兰英）

金龙舒胆颗粒

【药物组成】　金钱草、龙胆、茵陈、柴胡、黄芩、木香、大黄、硝石、滑石、莪术、青皮、丹参。

【处方来源】　研制方。国药准字 Z10950028。

【功能与主治】　清热利胆，疏肝理气。适用于湿热型、湿热兼气滞型急慢性胆囊炎，并具有消炎、镇痛、溶石、排石、保肝、护肝作用。

【药效】　主要药效如下[1-2]。

1. 解热镇痛　金龙舒胆颗粒能明显改善疼痛、缓解发热等症。

2. 利胆　胆汁的酸碱度改变、胆汁瘀滞、胆囊功能异常是慢性胆囊炎最主要并且是相互影响的致病因素。金龙舒胆颗粒能促进胆汁分泌，具有溶石、排石作用，可预防结石再生。

3. 抗菌消炎　急性胆囊炎多存在细菌感染，需要合理使用抗感染药物。金龙舒胆颗粒能明显抑制金黄色葡萄球菌、β 溶血性链球菌、变形杆菌、铜绿假单胞菌、白念珠球菌等，可有效消除和控制胆系感染。

【临床应用】　主要用于胆囊炎[2]、胆道感染、胆囊结石、胆道结石、胆道手术后综合征及预防结石再生。金龙舒胆颗粒用于治疗胆囊炎，可明显改善临床症状，B 超显示对胆囊恢复也有较好疗效。此外，金龙舒胆颗粒用于结石性胆囊炎患者后，B 超显示结石消失，有一定的排石作用。

【不良反应】　少数患者服用后大便次数增多，停药后即可消除。

【使用注意】　①饮食宜清淡，忌辛辣、油腻食物。②年老体弱者、儿童慎用。③中病即止，不可过量、久服。④妊娠期妇女禁服。

【用法与用量】　颗粒剂：开水冲服，一次 1 袋，一日 3 次，2 周为一疗程，可连服 1～2 个疗程。

参 考 文 献

[1] 徐章荫. 金龙舒胆颗粒[J]. 中国新药杂志, 1997, 6（4）: 263.
[2] 满念祖. 金龙舒胆颗粒治疗胆囊炎临床实验观察[J]. 湖北中医杂志, 1997, 19（6）: 22-24.

（江西中医药大学　陈兰英，崔亚茹）

胆益宁片

【药物组成】　梅根、胆酸钠。

【处方来源】　研制方。国药准字 Z20073089。

【功能与主治】　疏肝止痛，清热利胆。主要用于急慢性胆囊炎、胆管感染、胆囊和胆管结石。

【药效】 主要药效如下。

1. 解热 胆益宁片具有解热作用。

2. 镇痛 胆益宁片具有止痛作用。

【临床应用】

急慢性胆囊炎[1-2] 胆益宁片用于慢性胆囊炎。胆益宁片联合茴三硫胶囊对慢性胆囊炎患者胁胀痛、上腹部闷胀、纳食减少等症状有明显的改善作用。此外，本品还能下调慢性胆囊炎患者血浆肿瘤坏死因子α水平，改善炎症；上调对慢性胆囊炎患者机体多种免疫细胞有双向调节作用的 β-EP 水平；上调患者血浆中超氧化物歧化酶水平，提高患者清除氧自由基的能力。

【不良反应】 尚未见报道。

【使用注意】 妊娠期妇女慎用。

【用法与用量】 口服，一次 4～6 片，一日 3 次。胆石症连服 2～3 个月，胆囊炎半个月为一疗程。

参 考 文 献

[1] 苏提. 茴三硫胶囊联合胆益宁片治疗慢性胆囊炎的临床效果观察[J]. 国际医药卫生导报，2018，24（13）：2029-2031.
[2] 孙鑫荣，黄三雄，秦连进. 胆益宁对慢性胆囊炎 TNF-α、β-EP 及 SOD 的影响[J]. 中华中医药学刊，2015，33（11）：2761-2763.

（江西中医药大学　陈兰英，崔亚茹）

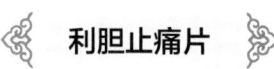

利胆止痛片

【药物组成】 板蓝根、蒲公英、茵陈、姜黄、川楝子（炒）、柴胡（炒）、赤芍、延胡索（炒）、枳壳（炒）、苍术、仙鹤草、甘草。

【处方来源】 研制方。国药准字 Z53020801。

【功能与主治】 清热利胆，理气止痛。用于肝胆湿热所致的胁痛、黄疸（如急、慢性肝炎、胆囊炎）。

【药效】 主要药效如下[1]。

1. 解热 采用化脓性胆道感染（胆囊炎）家兔模型观察利胆止痛片对胆囊炎家兔的治疗作用。造模后家兔体温明显升高，其后逐渐下降，至 4 周后基本恢复正常，利胆止痛片用药后 1～3 周家兔体温较对照组明显降低，提示本品对胆囊炎家兔有一定的解热作用。

2. 镇痛 乙酸扭体实验证明利胆止痛片干预后，小鼠扭体反应潜伏期延长，扭体次数减少，小鼠甩尾痛阈有所提高。

3. 利胆 胆汁的致石性理化刺激、胆汁瘀滞、胆囊功能异常是慢性胆囊炎最主要并且是相互影响的致病因素。利胆止痛片给药后各时段胆汁流量有不同程度的增加，呈现明显的剂量依赖关系，提示利胆止痛片有一定的利胆作用；利胆止痛片对胆汁成分无明显影响。

4. 保肝 利胆止痛片对 CCL_4 致肝损伤大鼠的血清生化 ALT、AST 指标及肝脂质超氧化物歧化酶、MDA 指标产生有益的影响。

【临床应用】 主要用于急慢性胆囊炎、肝炎。

【不良反应】 尚未见报道。

【使用注意】 ①重症胃病患者，请在医师指导下服用。②妊娠期妇女忌服。

【用法与用量】 口服，一次6片，一日3次。

参 考 文 献

[1] 张立群，闫俊岭，王真，等. 利胆止痛片药效学研究[J]. 云南中医中药杂志，2012，33（8）：55-58.

（江西中医药大学 陈兰英，崔亚茹）

胆胃康胶囊

【药物组成】 青叶胆、滇黄芩、枳壳、滇柴胡、白芍、泽泻、茯苓、茵陈、淡竹叶、灯心草。

【处方来源】 研制方。国药准字 Z20025134。

【功能与主治】 舒肝利胆，清利湿热。用于肝胆湿热所致的胁痛、黄疸，以及胆汁反流性胃炎、胆囊炎见上述症状者。

【药效】 主要药效如下。

1. 抗炎 胆胃康胶囊具有一定的抗炎作用。

2. 镇痛 胆胃康胶囊具有镇痛作用。

【临床应用】 主要用于治疗慢性胆囊炎、肝胆湿热所致的胁痛及胆汁反流性胃炎。

1. 慢性胆囊炎[1-3] 胆胃康胶囊可用于慢性胆囊炎。以胆胃康胶囊治疗慢性胆囊炎，可有效缓解腹部钝痛，改善恶心、嗳气、反酸、腹胀和胃灼热等症状，胆囊B超显示有助于胆囊形态恢复正常。

2. 胆汁反流性胃炎[4] 与胆系疾病有关。胆胃康胶囊可用于缓解胆汁反流性胃炎的胁肋疼痛、胃脘痛、呕吐、胃反、口苦烧灼等症状，胃镜显示胆胃康胶囊对胃黏膜炎症也有一定的改善作用。

【不良反应】 尚未见报道。

【使用注意】 ①妊娠期妇女禁服。②哺乳期妇女慎用。③服药期间不能同时服用藜芦及其制剂。

【用法与用量】 口服，一次1~2粒，一日3次，饭后服用。

参 考 文 献

[1] 王永桂，李小军. 胃胆康胶囊的制备与临床应用[J]. 中国医院药学杂志，2004，24（3）：184-185.
[2] 胡鹏飞，钟广芝. 胆胃康胶囊治疗慢性胆囊80例临床观察[J]. 中国现代药物应用，2008，2（16）：53-54.
[3] 段兴，王作端. 胆胃康胶囊治疗胁痛（肝胆湿热症）临床试验总结[J]. 临床医学，2007，（4）：15-17.
[4] 杨洪英，仝瑞民，段复华，等. 浅析胆胃康胶囊治疗胆汁反流性胃炎的临床观察[J]. 世界中西医结合杂志，2015，10（3）：398-426.

（江西中医药大学 陈兰英，崔亚茹）

胆 宁 片

【药物组成】 大黄、虎杖、青皮、白茅根、陈皮、山楂、郁金。

【处方来源】 研制方。《中国药典》（2020年版）。

【功能与主治】 疏肝利胆，清热通下。用于肝郁气滞、湿热未清所致的右上腹隐隐作痛、食入作胀、胃纳不香、嗳气、便秘，以及慢性胆囊炎见上述证候者。

【药效】 主要药效如下[1-4]。

1. 利胆 胆宁片能够增加胆汁流量，改变胆汁的酸碱度，通过利胆作用缓解慢性胆囊炎。家兔实验显示，胆宁片具有增加家兔胆囊收缩频率及胆汁流量、降低胆道括约肌紧张度的作用。动物实验显示，胆宁片能显著提高肝 Na^+-K^+-ATP 酶活性，降低 Mg^{2+}-ATP 酶活性，增强肝细胞膜钠泵功能，提高胆汁中胆汁酸的含量，使肝细胞分泌胆汁量增加，具有促进胆汁分泌的利胆作用。

2. 抗炎 慢性胆囊炎大多为胆囊内存在的理化改变和机械刺激所造成的炎症。白介素-1β 主要是由单核细胞、巨噬细胞、内皮细胞、淋巴细胞、星状细胞及肿瘤细胞等产生和释放的，是炎症反应的内生介质，它可引起与其有关的炎性递质白介素-6、PGE_2（前列腺素 E_2）等的释放，然后经一系列信号转导，最后产生炎症效应。胆宁片能够降低胆汁中炎性物质水平，改善胆囊微环境的炎症反应。

通过构建胆色素结石型豚鼠模型，给予胆宁片治疗后测定胆汁中 C 反应蛋白、血清中 PGE_2，发现胆宁片能够降低胆汁 C 反应蛋白、血清 PGE_2 的含量，具有消炎功能。在豚鼠胆色素结石模型中，胆宁片可以减少胆色素结石豚鼠血清、胆汁中的白介素-15 及血清中的白介素-1β 的含量，从而缓解炎症。

3. 溶石排石 慢性胆囊炎和胆石症两者常同时存在，互为因果。胆道炎症造成胆道堵塞，胆汁淤积，无益于结石形成，同时胆石又会进一步加重胆道感染。其中胆色素型结石与胆道感染和胆道蛔虫有密切关系，常伴随胆囊慢性炎症，若结石嵌于胆囊颈部，造成急性梗阻时，则出现胆绞痛，继而发展为急性胆囊炎。胆宁片溶石疗效与熊去氧胆酸（UDCA）相似，其作用机制之一是增加胆汁中胆汁酸的含量。构建豚鼠胆色素结石模型，给予胆宁片治疗后发现豚鼠成石率减少，显示胆宁片具有溶解胆结石的作用。

【临床应用】 主要用于治疗慢性胆囊炎、胆石症和术后综合征。

1. 慢性胆囊炎[5-6] 胆宁片用于治疗以右胁胀痛、右上腹压痛、痛引肩背、腹胀、恶心、口苦、进食油腻加重为证候的慢性胆囊炎，可缓解症状，减轻疼痛。胆宁片与熊去氧胆酸联合使用治疗慢性胆囊炎，改善证候的总治疗率优于单独使用熊去氧胆酸，胆囊 B 超显示胆囊壁厚、毛糙、透声三项总有效率也较对照组高。

2. 胆石症[6] 胆宁片可用于腹胀、恶心、嗳气、纳呆、口苦、便秘、右上腹疼痛之肝郁气滞型胆石症，用药后可有效缓解以上症状。

3. 术后综合征[7] 对于胆囊炎和胆石症的治疗，胆囊切除术一直是手术治疗的金标准，但在术后存在术后综合征的困扰。有报道表明，应用胆宁片能有效应对术后综合征，对术后右上腹胀闷不适、肝功能、B 超及胆总管宽度等具有明显改善作用，与对照组相比有显著性差异。

【不良反应】 可引起腹泻、口苦、腹痛等胃肠道反应。

【使用注意】 ①妊娠期妇女禁用。②服用后，如每日排便增至 3 次及以上，应酌情减量服用。③肝肾阴虚、肝血不足引起的胁痛者慎用。④治疗急性胆囊炎、胆道感染时，应到外科紧急诊治。⑤服药期间忌饮酒，忌食辛辣、生冷、油腻食物。⑥服药期间避免情志刺激，注意休息。

【用法与用量】 口服，一次 5 片，一日 3 次，饭后服用。

参 考 文 献

[1] 雷博，杜克莘，马小斌，等. 胆宁片利胆作用的实验研究[J]. 中成药，2003，25（11）：907-909.
[2] 刘莹露，吴薇，徐天舒. 胆宁片对胆色素结石型豚鼠胆汁 CRP、血清 PGE_2 及血清胰岛素敏感性的影响[J]. 西部中医药，2017，30（11）：18-20.
[3] 刘莹露，赵航，陈萍，等. 胆宁片治疗豚鼠胆色素结石的实验研究[J]. 中国中西医结合消化杂志，2014，22（10）：582-584.
[4] 曹晖. 胆宁片临床研究进展[J]. 上海医药，2007，28（5）：222-223.
[5] 覃冰心，李天望. 胆宁片联合优思弗治疗慢性胆囊炎的临床观察[J]. 医学理论与实践，2017，30（22）：3351-3352.
[6] 曹胜，罗晓卫，王清清. 胆宁片治疗慢性胆囊炎和胆石症疗效观察[J]. 环球中医药，2015，11（8）：243-244.
[7] 韩策然. 胆宁片对胆囊切除术后胆汁调节作用的临床观察[J]. 中国中西医结合杂志，2003，23（11）：47-48.

（江西中医药大学　陈兰英，崔亚茹）

胆 清 胶 囊

【药物组成】 虎耳草、凤尾草、大黄、牛胆汁。

【处方来源】 研制方。国药准字 Z20123012。

【功能与主治】 清热利湿，疏肝利胆。用于肝胆湿热所致的脘胁疼痛、呃逆呕恶、口干口苦、大便秘结，以及胆囊炎、胆石症见上述证候者。

【药效】 主要药效作用如下[1-4]。

1. 利胆排石　胆清胶囊能调节胆汁分泌代谢，松弛奥迪括约肌，促进胆囊收缩，缓解胆汁淤积，明显改善胆囊功能，使部分结石顺胆道排出体外，起到利胆排石作用。

2. 抗炎　胆清胶囊对化脓性炎症有显著的消炎、消肿作用。

3. 抗菌　胆清胶囊对大肠杆菌、痢疾杆菌、葡萄球菌、乙型溶血性链球菌等具有明显的抑制作用。

【临床应用】 主要用于急、慢性胆囊炎，胆石症。

1. 急、慢性胆囊炎[1,5]　胆清胶囊可以治疗急、慢性胆囊炎。胆清胶囊治疗急、慢性胆囊炎的临床疗效观察显示，在各中医证型中，胆清胶囊对湿热型胆囊炎疗效最好。另有临床研究发现对 156 例慢性胆囊炎、胆石症应用胆清胶囊治疗，一般在服药 1 周后症状有改善，3 周以上症状大部分消失，对消除上腹痛、腹胀效果明显，对增进患者食欲、消除厌油也有显著疗效。

2. 胆石症[2-5]　胆清胶囊可用于胆石症，症见脘胁疼痛，呃逆呕恶，口干口苦，大便秘结。结石原发于胆囊内，从而导致各种胆囊病变，在胆石症中具有极高的发病率，胆清胶囊在治疗胆石症上显示其能明显缓解胆石症症状及胆石的变化，其显效率和有效率很高。另有临床研究发现，胆清胶囊联合熊去氧胆酸胶囊治疗胆囊结石具有较好的临床疗效，可显著降低中医症状积分，缩小胆囊结石体积，缓解腹痛。

【不良反应】 尚不明确。

【使用注意】 ①忌烟、酒及辛辣食物。②不宜在服药期间同时服用滋补性中药。③有高血压、心脏病、糖尿病、肝病、肾病等慢性病严重者应在医师指导下服用。④本品不宜长期服用，服药3日症状无缓解，应去医院就诊。⑤对本产品有效成分过敏者禁用。

【用法与用量】 口服，一次3～5粒（每粒0.3g），一日3次，饭前服用。

参 考 文 献

[1] 吴文尧. 胆清胶囊治疗急、慢性胆囊炎疗效观察[J]. 中国中医急症，1997，6（4）：153-154.
[2] 陈亘立，吴培恩. 胆清胶囊治疗慢性胆囊炎及胆石症82例疗效观察[J]. 黔南民族医专学报，2000，13（1）：35.
[3] 许得盛，王文健. 胆清胶囊治疗胆石症95例临床观察[J]. 上海医药，2000，21（4）：17-18.
[4] 赵亮，史业东，邢飞，等. 胆清胶囊联合熊去氧胆酸胶囊治疗胆囊结石的疗效观察[J]. 现代药物与临床，2017，32（12）：2451-2455.
[5] 张志友，刘文生，李鹰，等. 胆清胶囊联合熊去氧胆酸胶囊治疗保胆取石术后结石复发的临床效果[J]. 中国医药导报，2018，15（32）：121-124.

（江西中医药大学　陈兰英，谢欣序）

二、清热利湿类

舒 胆 片

【药物组成】 大黄、厚朴、虎杖、芒硝、木香、茵陈、郁金、栀子、枳壳。

【处方来源】 研制方。国药准字 Z61020168。

【功能与主治】 清热化湿，利胆排石，行气止痛。用于肝胆湿热、黄疸胁痛、发热口苦、尿赤便燥，以及胆囊炎、胆道感染、胆石症见上述证候者。

【药效】 主要药效如下。

1. 解热　舒胆片具有解热作用，可有效缩短发热时间。

2. 利胆　舒胆片能松弛胆道括约肌，增加胆汁分泌与排泄，排除被感染的胆汁等，并能降低胆固醇含量、延缓和防止结石形成。

【临床应用】 主要用于治疗急、慢性胆囊炎。

1. 慢性胆囊炎[1-2]　舒胆片可用于临床表现为消化不良、上腹部隐痛、偶有呕吐等的慢性胆囊炎。在给予抗生素和熊去氧胆酸的基础上，采用利胆汤结合舒胆片治疗慢性胆囊炎，在改善临床症状、胆囊形态恢复、炎性缓解等方面联合用药组治疗的总有效率更高。

2. 急性胆囊炎[3-4]　舒胆片可明显缓解急性胆囊炎右上腹痛、腹胀、恶心、右上腹不适等症状，恢复胆囊正常容积。舒胆片联合拉氧头孢钠治疗急性胆囊炎时，患者发热及腹痛消失时间均显著短于单独给予拉氧头孢钠治疗组。

3. 胆石症[5]　以舒胆通片联合熊去氧胆酸片可以提高胆石症的结石全溶率。

【不良反应】 尚未见报道。

【使用注意】 妊娠期妇女慎服。

【用法与用量】 口服，一次5～6片，一日3次；小儿酌减；或遵医嘱。

参 考 文 献

[1] 杨文. 利胆汤结合舒胆片治疗慢性胆囊炎临床疗效观察[J]. 中医药理论，2018，3（5）：150-151.
[2] 魏群，魏明，宰军华，等. 舒胆胶囊治疗急慢性胆囊炎100例临床观察[J]. 中医杂志，2010，43（10）：759-760.

[3] 郭德森, 王凤静. 舒胆片与匹维溴铵对急性胆囊炎临床疗效的观察[J]. 内蒙古民族大学学报, 2010, 3 (16): 97-98.
[4] 邓少源, 翟振秋, 陆军平, 等. 舒胆片联合拉氧头孢钠治疗急性胆囊炎的临床效果分析[J]. 中国现代药物应用, 2019, 13 (14): 109-111.
[5] 刘欣媛, 刘秋芳. 熊去氧胆酸联合舒胆通治疗胆囊结石的疗效[J]. 实用临床医学, 2010, 11 (12): 70-72.

(江西中医药大学　陈兰英, 崔亚茹)

胆 清 片

【药物组成】　虎杖、竹叶、柴胡、栀子、香附（醋炙）。

【处方来源】　研制方。国药准字 Z19980003。

【功能与主治】　清化湿热，疏肝利胆。用于慢性胆囊炎肝胆湿热证。

【药效】　主要药效如下。

1. 利胆　胆汁淤积是胆囊炎发病的主要原因之一。胆清片能明显增加大鼠和家犬肝脏的胆汁分泌量，降低胆汁中的固形物含量，松弛奥迪括约肌，能抑制卵黄诱发的小鼠胆囊收缩，具有利胆排石的作用。

2. 抗炎镇痛　浓缩的胆汁或感染引起黏膜炎症及疼痛反应。胆清片能明显抑制巴豆油所致的小鼠耳廓炎症，还能抑制大鼠蛋清性足肿胀及甲醛性关节炎，能明显减少乙酸所致的小鼠扭体反应次数，抗炎镇痛作用明确。

3. 抑菌　细菌感染是胆囊炎发病的主要原因。胆清片对大肠杆菌、金黄色葡萄球菌、铜绿假单胞菌有不同程度的抑菌或杀菌作用。

4. 免疫调节　胆清片对正常小鼠及环磷酰胺所致的免疫功能低下小鼠的单核巨噬细胞吞噬功能有显著激活作用。

【临床应用】　主要用于慢性胆囊炎、肝胆结石症术后、非酒精性脂肪肝。

1. 慢性胆囊炎[1]　胆清片用于表现为恶心呕吐、口苦咽干、肩背部放射痛、腹胀纳呆症状的慢性胆囊炎。胆清片在湿热舌质的消失率、口干苦、右上腹压痛等方面可缓解或消除症状。

2. 肝胆结石症术后[2]　胆清片能改善术后近期症状、预防术后胆道结石形成等。胆清片用于肝胆结石症术后，患者右侧腰背痛、胃脘胀痛、恶心呕吐、纳差、反酸、嗳气等症状消失时间较快，肠功能恢复时间较短，总有效率较高。

3. 非酒精性脂肪肝[3]　胆清片对肝区不适、脘腹胀闷、乏力、大便秘结症状疗效优于安慰剂，对 ALT、AST 疗效优于安慰剂。

【不良反应】　少数病例出现消化道反应，一般不影响继续治疗。

【使用注意】　①妊娠期妇女忌服。②血压偏高的妇女不宜服用。

【用法与用量】　口服，一次 5～6 片，一日 3 次，一个月为一疗程。

参 考 文 献

[1] 佚名. 治疗慢性胆囊炎新药——胆清片[J]. 云南中医中药杂志, 2003, 24 (3): 48.
[2] 和昀春, 非明珠, 李之文, 等. 胆清片治疗肝胆结石症手术病例 80 例疗效观察[J]. 云南中医中药杂志, 2005, 26 (3): 57.
[3] 师冰. 胆清片治疗非酒精性脂肪肝的药理和临床研究[D]. 昆明: 云南中医学院, 2011.

(江西中医药大学　陈兰英, 崔亚茹)

金胆片

【药物组成】 龙胆、金钱草、虎杖、猪胆膏。

【处方来源】 研制方。国药准字 Z20003360。

【功能与主治】 利胆消炎。用于急慢性胆囊炎、胆石症及胆道感染。

【药效】 主要药效作用如下[1-3]。

1. 利胆保肝 给大鼠灌胃不同剂量的金胆片浸膏后,胆汁流量明显增加,总流量也明显增加。金胆片还可以显著增加肝内胆汁淤积大鼠的胆汁流量和流速,降低血清总胆红素、直接胆红素、谷丙转氨酶、谷草转氨酶和总胆汁酸水平,并可显著缓解胆汁淤积状态下的肝细胞损伤,具有较好的利胆保肝作用。

2. 抗炎 金胆片对二甲苯所致的小鼠耳廓肿胀有明显的抑制作用,对甲醛所致的大鼠足跖肿胀亦有不同程度的抑制作用,抗炎效果显著。

3. 镇痛 金胆片浸膏可以明显缓解乙酸刺激所致的疼痛,延长小鼠出现扭体反应的时间,使小鼠扭体次数明显减少,镇痛作用显著。

【临床应用】 主要用于胆囊炎、胆石症。

1. 胆囊炎[4-8] 金胆片用于治疗慢性胆囊炎,右上腹疼痛、压痛、消化不良等临床症状消失时间较对照组明显缩短,疗效明显。

2. 胆石症[9] 金胆片可用于治疗胆石症。金胆片联合熊去氧胆酸等治疗胆囊结石,在利胆、溶石、排石方面显示出明显的优势,说明金胆片在胆囊结石治疗中起着重要作用,有显著的促进胆汁分泌、排泄的作用,从而促进胆结石排出。

【不良反应】 尚不明确。

【使用注意】 ①本品苦寒,脾胃虚寒者慎用。②过敏体质者禁用。③妊娠期妇女及肝肾功能不全者慎用。④服药期间饮食宜清淡,忌食辛辣油腻之品,并戒酒。⑤服药期间若发热、黄疸或上腹痛加剧者,应及时请外科处理。

【用法与用量】 口服,一次5片,一日2～3次。

参考文献

[1] 陈明,张鑫,李光云,等. 金胆片对大鼠肝内胆汁淤积模型的预防作用[J]. 中国医院药学杂志, 2013, 33(4): 294-296.
[2] 仇士东,赵爱丽,焦健. 金胆片浸膏的主要药效学研究[J]. 齐鲁药事, 2007, 26(10): 623-625.
[3] 陈月芳,李永金. 金胆片的抗炎作用实验研究[J]. 江苏大学学报(医学版), 2003, 13(1): 29-30.
[4] 曹凯. 金胆片联合阿莫西林治疗慢性胆囊炎43例临床观察[J]. 河北中医, 2013, 35(2): 269-270.
[5] 吴放. 金胆片对胆总管探查术后胆汁内细菌抑制作用的临床观察[J]. 吉林医学, 2012, 33(26): 5682-5683.
[6] 孙明霞,金小晶,杨勤. 金胆片治疗慢性胆囊炎肝胆湿热证的疗效观察[J]. 实用临床医药杂志, 2011, 15(19): 123-125.
[7] 王世平,张志广,尹炳坚. 金胆片治疗慢性胆囊炎的临床疗效观察[J]. 黑龙江医药, 2003, 16(2): 151-152.
[8] 黄喜文,何忠义,何旭阳,等. 金胆片治疗慢性胆囊炎200例[J]. 中级医刊, 1996, 31(3): 61.
[9] 招洪南,陈卫英,李伙桂. 金胆片与熊去氧胆酸治疗胆囊结石的疗效观察[J]. 黑龙江医药, 2002, 15(5): 402-403.

(江西中医药大学 罗颖颖,陈兰英)

清肝利胆口服液(胶囊)

【药物组成】 茵陈、山银花、栀子、厚朴、防己。

【处方来源】 研制方。《中国药典》(2020年版)。

【功能与主治】 清利肝胆湿热。用于湿热蕴结所致的纳呆,胁痛,疲倦,乏力,尿黄,苔腻,脉弦。

【药效】 主要药效如下。

1. 抗炎　慢性胆囊炎是由结石、慢性感染、化学刺激或急性胆囊炎反复迁延发作所致的慢性炎症性病变。清肝利胆胶囊具有抗炎作用,能降低血清中肿瘤坏死因子α水平。

2. 调控脂质代谢　清肝利胆胶囊可以干扰外源性胆固醇的吸收,抑制内源性胆固醇的代谢,增加胆固醇排泄,使血清胆固醇和三酰甘油明显下降,改善肝脏脂质代谢。

【临床应用】 主要用于慢性胆囊炎、原发性胆汁性胆管炎、脂肪肝。

1. 慢性胆囊炎[1-2]　清肝利胆胶囊可用于慢性胆囊炎。清肝利胆胶囊为祛湿剂,联合左氧氟沙星,连续服用2周,与单独给予左氧氟沙星对照组比,改善慢性胆囊炎患者以上证候效果更好;患者胆囊壁厚、毛糙程度和透声参数在联合用药后也明显改善。

2. 原发性胆汁性胆管炎[3]　清肝利胆胶囊可用于原发性胆汁性胆管炎。熊去氧胆酸联合清肝利胆方治疗,与单独使用熊去氧胆酸治疗组相比,改善临床证候积分更显著,肝功能较治疗前明显好转,血清免疫球蛋白水平上升,患者免疫功能得到提高。

3. 脂肪肝[4]　清肝利胆胶囊可减轻脂肪肝患者肝脂肪浸润,益于肝功能和血脂正常。

【不良反应】 尚未见报道。

【使用注意】 服药期间忌食油腻、辛辣刺激性食物,忌烟酒。

【用法与用量】 口服液:口服,一次20~30ml,一日1~2次,10日为一疗程。胶囊剂:口服,一次4~6粒,一日1~2次,10日为一疗程。

参考文献

[1] 廖茜珣, 罗晓光, 俞裕天, 等. 清肝利胆胶囊联合左氧氟沙星治疗肝胆湿热型慢性胆囊炎临床疗效观察[J]. 中药药理与临床, 2017, 33 (1): 201-204.

[2] 迟存波. 观察清肝利胆胶囊联合左氧氟沙星治疗肝胆湿热型慢性胆囊炎的临床疗效[J]. 临床医药文献电子杂志, 2019, 6 (48): 151.

[3] 姜小艳, 唐海鸿, 魏春山, 等. 清肝利胆方联合熊去氧胆酸治疗原发性胆汁性胆管炎临床观察水[J]. 广东医学, 2018, 39 (4): 628-630.

[4] 谷慧敏. 清肝利胆胶囊治疗脂肪肝76例[J]. 中医中药, 2011, 24 (8): 248.

(江西中医药大学　陈兰英,崔亚茹)

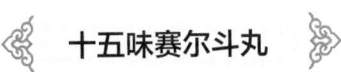

十五味赛尔斗丸

【药物组成】 印度獐牙菜、金腰草、火硝、角茴香、洪连、唐古特乌头、石榴子、波棱瓜子、小檗皮、五灵脂、矮丛凤毛菊、黑冰片、川木香、诃子、金精石。

【处方来源】 研制方。国药准字Z20026038。

【功能与主治】 清利肝胆,排石退黄。用于胆囊炎、胆石症、胆总管结石属肝胆湿热者。

【药效】 主要药效如下[1]。

1. 利胆溶石　十五味赛尔斗丸可以有效减小胆囊结石的大小,消除胆囊括约肌及括约肌痉挛，缓解胆汁淤积，促进胆囊收缩，明显改善胆囊功能，使部分结石顺胆道排出体外，产生排石效果。

2. 抗内毒素　十五味赛尔斗丸体外有直接抗内毒素作用，在体内注射内毒素攻击小鼠实验中，十五味赛尔斗丸可降低受内毒素攻击的小鼠死亡率，显示出其在体内也有抗内毒素作用。

【临床应用】　主要用于急慢性胆囊炎、胆石症。

1. 慢性胆囊炎[2]　十五味赛尔斗丸可用于胆囊炎。将慢性胆囊炎患者分为治疗组和对照组。治疗组给予常规治疗加十五味赛尔斗丸，对照组给予常规治疗进行临床观察。联合用药组右上腹持续性隐痛或胀痛消失更快，理化检测恢复正常，综合疗效明显高于对照组。

2. 急性胆囊炎[3-6]　十五味赛尔斗丸可有效缓解急性胆囊炎的疼痛，改善临床症状。联合头孢美唑、加替沙星对急性胆囊炎临床症状缓解时间与对照组比较明显缩短，炎症细胞水平明显降低，且可促进总胆汁酸的分泌。此外，本品还可有效促进血流动力学指标和血凝指标的恢复，具有促进肝胆功能恢复的作用。

3. 胆石症[7]　十五味赛尔斗丸可用于症见脘胁疼痛、呃逆呕恶、口干口苦、大便秘结的胆石症。经用十五味赛尔斗丸治疗后，B超检查发现，结石膨胀增大、疏松，有利于结石溶化排出。

【不良反应】　尚未见报道。

【使用注意】　①妊娠期妇女忌用。②忌蛋类和油腻食物。

【用法与用量】　嚼碎吞服，一次3丸，一日3次。

参 考 文 献

[1] 孙芳云，赵勤，郝迎新，等．十五味赛尔斗丸抗内毒素作用实验研究[J]．中药药理与临床，2012，28（5）：198-199．

[2] 额尔敦．十五味赛尔斗丸治疗慢性胆囊20例临床观察[J]．心理医生，2015，21（21）：142．

[3] 安中华，田永丰．十五味赛尔斗丸对急性胆囊炎临床症状缓解持续时间、炎性细胞和总胆汁酸影响的研究[J]．河北医药，2014，36（21）：3288-3290．

[4] 马玉海，安中华．十五味赛尔斗丸对急性胆囊炎炎性因子和血淀粉酶同工酶水平影响的临床研究[J]．河北医药，2014，36（22）：3392-3395．

[5] 额尔敦．十五味赛尔斗丸结合头孢美唑、加替沙星治疗急性胆囊炎的疗效分析[J]．中国继续医学教育，2016，8（7）：193-195．

[6] 马玉海，安中华．十五味赛尔斗丸联合头孢美唑、加替沙星治疗急性胆囊炎对胆囊血液动力学指标和血凝指标的影响[J]．河北医药，2014，36（21）：3272-3274．

[7] 朵德祥，马永祥．十五味尔赛斗丸治疗胆结石的临床研究[J]．中国临床药理学杂志，2010，26（10）：737-739．

（江西中医药大学　陈兰英，崔亚茹）

三、通腑泻热类

消炎利胆片（胶囊、颗粒、滴丸）

【药物组成】　溪黄草、穿心莲、苦木。

【处方来源】　研制方。《中国药典》（2020年版）。

【功能与主治】　清热，祛湿，利胆。用于肝胆湿热所致的胁痛、口苦，以及急性胆囊炎、胆管炎见上述证候者。

【药效】 主要药效如下[1-3]。

1. 抗炎镇痛　慢性胆囊炎是由结石、慢性感染、化学刺激或急性胆囊炎反复迁延发作所致的慢性炎症性病变，常见右上腹部或心窝部隐痛。消炎利胆胶囊具有抗炎镇痛作用，可减轻二甲苯所致的小鼠耳肿胀，抑制乙酸所致的小鼠毛细血管通透性增高，抑制蛋清引起的大鼠足肿胀和棉球性大鼠肉芽组织增生，抑制巴豆油所致的小鼠耳廓肿胀及角叉菜胶所致的大鼠足肿胀，抑制乙酸所致的小鼠扭体反应。

2. 抑菌　胆石症可引起胆道梗阻，导致胆汁瘀滞，细菌繁殖，而致胆道感染。消炎利胆片浸膏溶液体外抗菌实验表明，消炎利胆片对痢疾杆菌的杀菌作用较金黄色葡萄球菌、沙门菌、大肠杆菌强，但对铜绿假单胞菌无抑菌作用。另外，消炎利胆胶囊能降低铜绿假单胞菌感染小鼠的死亡率。

3. 利胆　内源性胆固醇约80%在肝内合成，进一步酯化为胆固醇酯或氧化成胆汁酸，胆汁酸是胆固醇的主要代谢终产物，胆固醇与胆汁酸的比例增加是形成胆固醇结石的最基本原因。消炎利胆胶囊十二指肠给药能增加大鼠胆汁的分泌量。

【临床应用】 主要用于胆囊炎、胆石症、胆囊切除术后胆道功能障碍、胆道感染等。

1. 胆囊炎[4-8]　消炎利胆片可以用于急慢性胆囊炎，能改善慢性胆囊炎患者的临床症状，如右胁部闷痛、腹胀、厌食油腻等，且可使胆囊大小恢复正常。与抗生素联合使用治疗慢性胆囊炎，在上腹疼痛消失时间、发热症状缓解时间、住院时间、不良反应发生率等方面，与单纯抗生素治疗组比均体现出明显优势，可以有效改善患者临床症状及体征，缩短相关病症恢复时间。

2. 胆石症[9-11]　消炎利胆片能改善胆石症患者胁痛、腹胀等症状和压痛等体征，且可使胆结石大小或数量缩小或减少。此外，消炎利胆片联合三金清胆汤治疗胆石症疗效显著。

3. 胆囊切除术后胆道功能障碍[12]　胆囊切除术后胆道功能障碍是胆囊切除术后综合征的一个常见类型。其中，奥狄括约肌功能紊乱，发生痉挛收缩，导致胆道内胆汁流入十二指肠是此病证的主要病因。消炎利胆片能改善腹腔镜胆囊切除术后胆道功能障碍患者的临床症状，如腹胀、恶心呕吐、右上腹部隐痛、胀痛等。消炎利胆片治疗胆囊切除术后胆道功能障碍疗效较好。

4. 胆道感染[13]　胆道感染时胆汁中细菌培养的阳性率很高。消炎利胆片可以明显减少胆总管探查术后患者胆汁中的细菌数量及缩短胆汁带菌的时间。

【不良反应】 报道致恶心、呕吐、腹痛、腹泻、皮疹、头晕、头痛、乏力、过敏样反应、过敏性休克、全身抽搐、失眠、心悸、呼吸困难等[14]；致药疹[15-16]；致胆囊萎缩[17]；致月经不调[18]。

【使用注意】 ①脾胃虚寒者慎用。②服药期间饮食宜清淡，忌食辛辣食物，并戒酒。③妊娠期妇女慎用。④用于治疗急性胆囊炎感染时，应密切观察病情变化，若发热、黄疸、上腹痛等症加重应及时请外科诊治。⑤本品所含苦木有一定毒性，不宜久服。⑥本品疗程建议不超过2周。⑦过敏体质者慎用。⑧肝、肾功能不全者慎用，如使用应定期监测肝、肾功能。

【用法与用量】 片剂：口服，一次6片（每片0.26g）或3片（每片0.52g），一日3

次。胶囊剂：口服，一次 4 粒，一日 3 次；或遵医嘱。颗粒剂：温开水送服，一次 1 袋，一日 3 次。滴丸：一次 1 袋（2g），一日 3 次。

参 考 文 献

[1] 龙子江, 方金红, 高建, 等. 消炎利胆胶囊利胆抗炎的实验研究[J]. 中国中西医结合脾胃杂志, 2000, 8（1）: 34.
[2] 田军, 孙备, 杨士友. 消炎利胆胶囊药效学研究[J]. 时珍国医国药, 1999, 10（10）: 724.
[3] 辛美钰. 消炎利胆片的体外抗菌活性试验[J]. 广东药学院学报, 2003, 19（4）: 340.
[4] 杨武采. 消炎利胆片治疗肝胆湿热型慢性胆囊炎的临床效果[J]. 世界最新医学信息文摘, 2018, 18（97）: 113-114.
[5] 刘勇兰, 傅宗球. 头孢曲松钠联合消炎利胆片治疗急性胆囊炎的临床疗效及其安全性[J]. 临床合理用药杂志, 2020, 13(15): 68-69.
[6] 李虎山, 罗建管, 王宏, 等. 消炎利胆胶囊辅助治疗慢性胆囊炎的临床效果[J]. 慢性病学杂志, 2020, 21（5）: 717-719.
[7] 邓杰. 消炎利胆片与头孢类抗生素治疗慢性胆囊炎疗效分析[J]. 北方药学, 2020, 17（5）: 124-125.
[8] 郭伟坚. 消炎利胆片联合诺氟沙星胶囊治疗胆囊炎疗效观察[J]. 实用中医药杂志, 2018, 34（8）: 943.
[9] 吴红苗. 三金清胆汤联合消炎利胆片治疗胆石症随机平行对照研究[J]. 实用中医内科杂志, 2014, 28（6）: 148.
[10] 戴永文. 熊去氧胆酸片与消炎利胆片治疗胆石症复发临床效果观察[J]. 亚太传统医药, 2013, 9（11）: 174-175.
[11] 陈丽丽, 杜瑞明, 陈少逸. 消炎利胆片与保胆健素对胆囊炎胆石症的疗效比较[J]. 河北医学, 2003, 9（8）: 711-712.
[12] 陈惠峰. 消炎利胆片治疗胆道功能障碍 25 例临床观察[J]. 中国民族民间医药, 2015, 24（1）: 80-81.
[13] 钮宏文, 朱建明, 沙粒, 等. 消炎利胆片对胆汁内细菌抑制作用的临床研究[J]. 上海中医药杂志, 2008, 42（6）: 28-29.
[14] 佚名. 国家食品药品监督管理总局办公厅要求修改消炎利胆片说明书[J]. 中国药房, 2013, 24（27）: 4479.
[15] 乔小云, 张征. 消炎利胆片致药疹 1 例[J]. 时珍国医国药, 2001, 12（2）: 152.
[16] 牛静, 王素婷, 于荣清. 消炎利胆片致药疹 1 例报告[J]. 中国乡村医药杂志, 2002, 9（4）: 36.
[17] 苗明三, 朱飞鹏. 中成药不良反应与安全应用[M]. 北京: 人民卫生出版社, 2008: 291-292.
[18] 王珊珊, 许静, 陈蕾. 消炎利胆片致月经不调 1 例[J]. 中国药学杂志, 2012, 47（20）: 1670.

（上海中医药大学　姚广涛，卢晓静；江西中医药大学　罗颖颖）

利 胆 片

【药物组成】　茵陈、柴胡、白芍、金钱草、黄芩、大黄、芒硝、知母、金银花、大青叶、木香。

【处方来源】　研制方。《中国药典》（2020 年版）。

【功能与主治】　疏肝止痛，清热利湿。用于肝胆湿热所致的胁痛，症见胁肋及胃腹部疼痛，按之痛剧，大便不通，小便短赤，身热头痛，呕吐不食，以及胆道疾病见上述证候者。

【药效】　主要药效如下[1]。

1. 抗菌　细菌感染是引起胆囊炎的重要原因之一，细菌可通过胆道逆行侵入胆囊，或经血液循环或淋巴途径进入胆囊引起炎症。采用试管法和杯碟法进行体外抑菌试验，结果显示，利胆片对大肠杆菌、枯草杆菌、金黄色葡萄球菌、八叠球菌均有不同程度的抑菌作用。

2. 利胆　胆汁排空障碍，或胆汁浓缩聚集在胆囊，刺激胆囊黏膜引起炎症反应。利胆片可以促进胆汁分泌，增强胆囊收缩功能，具有利胆作用。

【临床应用】　主要用于胆囊炎、胆石症等[1-3]。利胆片可用于胆囊炎，表现为右上腹部疼痛，拒按，或身面目俱黄、发热、大便不爽或秘结、小便短赤、苔黄腻、脉弦滑等。利胆片用于治疗慢性胆囊炎，可以明显改善患者右上腹疼痛、腹胀、发热、呕吐、食欲差等症状，减轻胆囊炎症，促进结石排出，促使胆囊恢复正常。

【不良反应】 尚不明确。

【使用注意】 ①肝郁血虚胁痛及阴黄者慎用。②脾胃虚寒者慎用；脾虚便溏、体弱年老者不可过量使用或久用。③服药期间忌食辛辣、油腻食物，宜戒酒。④服药后胁肋疼痛缓解不明显，或加重，按之痛剧不减者，应转入外科紧急诊治。⑤本品适用于泥沙样或较小结石，若结石较大，或出现梗阻以致药物排石无效时，应采取碎石或手术等治疗措施。⑥妊娠期妇女禁用[4]。

【用法与用量】 口服，一次6～10片，一日3次。

参 考 文 献

[1] 青岛市中草药研究小组，等. 利胆片的制备、药理及临床应用[J]. 中草药通讯，1971，（1）：27-36.
[2] 范杰华，齐志南. 利胆汤治疗慢性胆囊炎80例[J]. 陕西中医，2007，28（1）：27-28.
[3] 柴清军，张春亭，范杰华. 利胆汤治疗慢性胆囊炎60例[J]. 中医研究，2001，14（6）：38-39.
[4] 宋民宪，杨明. 新编国家中成药[M]. 2版. 北京：人民卫生出版社，2011：482.

（上海中医药大学　姚广涛、卢晓静；江西中医药大学　罗颖颖）

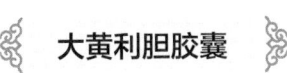

大黄利胆胶囊

【药物组成】 大黄、手参、余甘子。

【处方来源】 研制方。《中国药典》（2020年版）。

【功能与主治】 清热利湿，解毒退黄。用于肝胆湿热所致的胁痛、口苦、食欲不振，以及胆囊炎、脂肪肝见上述证候者。

【药效】 主要药效作用如下[1-3]。

1. **调节胆汁成分** 胆固醇过饱和、胆囊收缩动力不足、胆汁淤积及胆汁酸浓度下降是胆囊结石形成的主要原因，大黄利胆胶囊可降低胆汁中游离胆红素的含量、增加胆汁酸含量，降低胆汁中胆固醇水平。

2. **抗炎及保肝** 肿瘤坏死因子α是一个重要的促炎因子和免疫调节因子，与肝组织炎症坏死及纤维化程度密切相关，而大黄利胆胶囊能降低肝组织中肿瘤坏死因子α的含量，减轻肝细胞的炎性损伤；另外大黄利胆胶囊能显著降低血清谷丙转氨酶、谷草转氨酶、谷氨酰转肽酶水平，具有保肝作用。

3. **降血脂** 大黄利胆胶囊能降低血清中总胆固醇、三酰甘油及低密度脂蛋白胆固醇含量，改善脂代谢。

【临床应用】 主要用于结石性胆囊炎、胆囊结石、肝内胆汁淤积症。

1. **结石性胆囊炎**[4] 大黄利胆胶囊可用于结石性胆囊炎，结石性胆囊炎在中医学属于"胁痛"、"肝胀"、"胆胀"类疾病，以右上腹及右胁肋疼痛不适（可放射至肩背部）、腹胀、口苦、恶心、呕吐、油腻饮食后发病等为主要特征。临床研究证明，柴胡四金汤联合大黄利胆胶囊治疗结石性胆囊炎患者的总有效率明显高于阳性药治疗，且治疗组右胁疼痛、恶心、呕吐、腹胀等症状得到明显改善。

2. **胆囊结石**[5] 大黄利胆胶囊可用于胆囊结石。大黄利胆胶囊可松弛奥迪括约肌，促使胆汁排出，避免发生胆汁淤积，提高胆囊收缩功能，并具有降脂、减轻术后胆囊炎症的作用，可明显降低术后胆囊结石的复发率。

3. 肝内胆汁淤积症[6]　是指各种原因引起的肝细胞内与胆汁分泌有关的细胞器结构与功能障碍，导致胆汁的生成或排泄障碍，胆汁淤积于肝内而引起胆汁流动阻滞，血液中以胆汁成分增高为特征的症候群，而患者胆道无明显阻塞。大黄利胆胶囊联合熊去氧胆酸组胆汁淤积相关的生化指标明显低于对照组，提示联合治疗可提高疗效，比单一应用熊去氧胆酸治疗的疗程缩短。

【不良反应】　尚未见报道。

【使用注意】　妊娠期妇女禁用。

【用法与用量】　口服，一次2粒（每粒装0.3g），一日2～3次。

参 考 文 献

[1] 和丽芬, 杜俊蓉, 余录, 等. 大黄利胆胶囊对大鼠酒精性脂肪肝的保护作用[J]. 中华全科医学, 2012, 10（11）: 1663-1664, 1667, 1827.

[2] 蒋欢欢, 张霞, 杜文泽, 等. 大黄利胆胶囊对胆囊结石患者术后生化指标的影响[J]. 河北北方学院学报（自然科学版）, 2018, 34（8）: 9-11.

[3] 蒋欢欢, 张霞, 闫玉洁, 等. 大黄利胆胶囊对胆囊结石患者胆汁成分的影响[J]. 海南医学, 2016, 27（21）: 3490-3492.

[4] 唐素敏, 李丽华, 刘作高. 大黄利胆胶囊辅助治疗急性胆囊炎48例疗效观察[J]. 山东医药, 2008, 48（8）: 11.

[5] 兰慧, 王婷, 苏春芝. 柴胡四金汤联合大黄利胆胶囊治疗结石性胆囊炎的临床效果[J]. 中外医学研究, 2020, 18（13）: 22-24.

[6] 周一鸣, 邢开, 丛林, 等. 大黄利胆胶囊联合熊去氧胆酸治疗肝内胆汁淤积症的疗效评价[J]. 北京医学, 2015, 37（3）: 279-280.

（江西中医药大学　陈兰英，谢欣序）

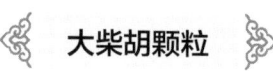

大柴胡颗粒

【药物组成】　柴胡、大黄、枳实（炒）、黄芩、半夏（姜）、芍药、大枣、生姜。

【处方来源】　东汉·张仲景《伤寒论》。国药准字Z20080007。

【功能与主治】　和解少阳，内泻热结。用于因少阳不和、肝胆湿热所致的右上腹隐痛或胀满不适、口苦、恶心呕吐、大便秘结、舌红苔黄腻、脉弦数或弦滑，胆囊炎见上述证候者。

【药效】　主要药效作用如下[1-6]。

1. 抑制胆囊炎症　胆汁淤积、过于浓缩直接刺激胆囊黏膜是导致胆囊慢性炎症变化的一个重要因素。大柴胡颗粒可以明显降低胆囊炎模型豚鼠胆汁中的胆红素含量。水肿及炎症细胞浸润是组织炎症的重要特征，大柴胡颗粒可显著减轻胆囊组织水肿、炎症细胞浸润等病变，对胆囊组织的炎症有较好的抑制作用。血清内皮素（ET）、一氧化氮（NO）、肿瘤坏死因子α（TNF-α）在胆囊炎豚鼠胆囊组织中明显升高，大柴胡颗粒可以明显降低这些炎性相关因子的表达，进一步说明它对胆囊炎有防治作用。

2. 利胆保肝　胃动素和胆囊生长抑素是调节胆道动力活动和胆汁代谢的重要激素。大柴胡颗粒可以显著增加豚鼠胃动素的含量，降低豚鼠胆囊生长抑素的含量，从而促进胆囊收缩、胆汁分泌。大柴胡颗粒还可减轻豚鼠肝脏脂肪变性、降低血清谷草转氨酶水平、汇管区炎症细胞浸润和纤维组织增生，减轻肝胆细胞损伤。

3. **抑制结石形成** 70%～95%的胆囊炎患者伴有胆结石，而胆汁中胆固醇过于饱和、胆汁酸含量过低或黏液蛋白含量过高是结石形成的主要因素。大柴胡颗粒可以调节胆汁的成分，降低豚鼠胆汁中黏蛋白水平，升高胆汁内总胆汁酸（TBA）水平，降低总胆固醇，降低血清中谷氨酰基转移酶（γ-GT）和胆红素水平，起到防治胆结石形成的作用。胆汁酸代谢经典途径关键酶胆固醇 7α-羟化酶的活性或胆汁酸代谢经典途径缺陷会造成更多的游离胆固醇直接排入胆汁，形成致石性胆汁。大柴胡颗粒防治结石的作用和提高肝组织胆固醇 7α-羟化酶基因转录和胆盐转运子胆盐输出泵、多重耐药蛋白 2 蛋白表达水平有关。

4. **抗菌** 细菌感染是胆囊炎形成的主要原因之一。大柴胡颗粒对金黄色葡萄球菌、表皮葡萄球菌、乙型溶血性链球菌、肺炎链球菌均显示出较强的抑制作用；对大肠杆菌、脆弱类杆菌、伤寒沙门菌、铜绿假单胞菌等 10 种常见致病菌有较强的体外抑菌作用。体内抗菌实验已感染金黄色葡萄球菌的小鼠灌胃大柴胡颗粒以判断其体内抗菌效果，结果也显示一定剂量大柴胡颗粒组感染小鼠生存率明显高于阴性对照。体内外结果均显示大柴胡颗粒具有较好的抗菌作用。

大柴胡颗粒治疗胆囊炎的作用机制见图 25-1。

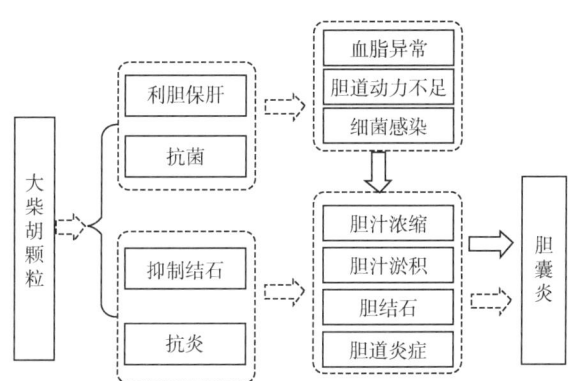

图 25-1 大柴胡颗粒治疗胆囊炎的作用机制
实线箭头为胆囊炎病理，虚线箭头为大柴胡颗粒作用

【**临床应用**】 主要用于慢性胆囊炎、肝外胆管结石、胰腺炎等。

1. **慢性胆囊炎**[7-9] 大柴胡颗粒可用于治疗慢性胆囊炎。大柴胡颗粒治疗慢性胆囊炎胆腑郁热证，右上腹部疼痛缓解，口苦、口渴、大便秘结、小便黄等积分减少情况及阳性症状消失率、呕吐症状消失率、超声墨菲征变化等方面优于安慰剂组。

2. **肝外胆管结石**[10] 大柴胡颗粒可用于治疗肝外胆结石。大柴胡颗粒联合腹腔镜下经胆囊管胆道探查术治疗肝外胆结石可以改善患者血常规与肝功能，降低胆汁生化指标水平，增强术后胆汁引流量。

3. **急、慢性胰腺炎**[11-13] 大柴胡颗粒可用于治疗急、慢性胰腺炎，可提高患者体内 IgG、$CD3^+$、$CD4^+$水平，降低白介素-6、肿瘤坏死因子 α、血肌酐、血清淀粉酶水平，可降低炎症因子水平和调节机体氧化应激能力，可促使慢性胰腺炎患者的胆汁、胰液的分泌，对缓解症状、提高患者的生活质量有较好疗效。

【不良反应】 临床研究中,个别患者出现腹泻。

【使用注意】 ①发热>38.5℃(口温)或血 WBC>$10×10^9$/L 者不适宜单用本品治疗。②本品仅适用于改善胆囊炎的临床症状,若出现腹痛加重、发热或血象升高明显等严重病情者,需在医师指导下进一步治疗。③正常用药后可见大便次数增多,个别患者出现腹泻,若患者不能耐受或出现腹痛加剧、恶心、呕吐等症,可予以减量或停止使用本品。④未见对急性坏疽性胆囊炎、急性梗阻性化脓性胆管炎、胆囊穿孔腹膜炎、萎缩性胆囊炎、胆源性胰腺炎的研究资料。⑤未见对合并有心血管、肝、肾和血液系统等严重原发性疾病者的研究资料。⑥未见对妊娠期或哺乳期妇女、儿童、老年人用药及药物相互作用的研究资料。⑦宜低脂、低蛋白饮食;忌饮酒、饱餐。

【用法与用量】 开水冲服,一次 1 袋(每袋 8g),一日 3 次。

参 考 文 献

[1] 卢金福,许惠琴,张志芬,等. 大柴胡颗粒对实验性豚鼠慢性胆囊炎的保护作用研究[J]. 江苏中医药,2015,47(4):73-74,77.
[2] 卢金福,许惠琴,张志芬,等. 大柴胡颗粒治疗高脂饲料致豚鼠胆囊炎的机制[J]. 中国老年学杂志,2016,36(2):296-297.
[3] 喻斌,阮鸣,张志芬,等. 大柴胡颗粒对胆色素结石豚鼠的保护作用[J]. 中草药,2012,43(8):1560-1564.
[4] 喻斌,阮鸣,张志芬,等. 大柴胡颗粒对胆色素结石豚鼠保护作用机制研究[J]. 中草药,2013,44(10):1309-1313.
[5] 蔡昌学,常燕子,姚海兰. 大柴胡颗粒的抗菌作用研究[J]. 华中科技大学学报(医学版),2004,33(5):619-621.
[6] 傅大霖,雷力民,高绒霞,等. 急性胰腺炎微循环障碍的中西医研究进展[J]. 湖南中医杂志,2015,31(12):186-188.
[7] 张振中,李美. 大柴胡颗粒治疗老年慢性胆囊炎的临床观察[J]. 国际消化病杂志,2011,31(3):183-184.
[8] 陈静,沈洪,林越汉,等. 大柴胡颗粒治疗慢性胆囊炎肝胆郁热证的临床研究[J]. 南京中医药大学学报,2017,33(4):354-358.
[9] 刘玲玲,金小晶. 大柴胡颗粒治疗慢性胆囊炎胆腑郁热证 30 例疗效观察[J]. 实用临床医药杂志,2011,15(19):126-127.
[10] 吴波,王旭. 腹腔镜下经胆囊管胆道探查术联合中药大柴胡颗粒治疗肝外胆管结石疗效观察[J]. 现代中西医结合杂志,2015,24(34):3857-3859.
[11] 崔秉东. 大柴胡汤对肝郁气滞型急性轻症胰腺炎的疗效[J]. 中国卫生标准管理,2015,6(4):74-75.
[12] 任学明,朱玉波. 大柴胡汤对肝郁气滞型急性胰腺炎的炎症反应和氧化应激的影响[J]. 贵阳医学院学报,2017,42(7):821-824.
[13] 盛淑芬,陈学英. 大柴胡汤治疗慢性胰腺炎 19 例[J]. 实用中医药杂志,2006,22(4):210-210.

(江西中医药大学 陈兰英,谢欣序)

复方胆通片(胶囊)

【药物组成】 溪黄草、茵陈、穿心莲、大黄、羟甲香豆素。

【处方来源】 研制方。国药准字 Z44021691。

【功能与主治】 清热利胆,解痉止痛。用于肝胆湿热所致的胁痛,症见胁腹疼痛、便秘尿黄,以及急慢性胆囊炎、胆管炎、胆结石合并感染、胆囊术后综合征、胆道功能性疾病见上述证候者。

【药效】 主要药效如下。

1. 利胆 复方胆通片可促进胆汁分泌,并松弛奥迪括约肌,促进胆汁排出。

2. 解痉镇痛 复方胆通片可以收缩胆囊,松弛奥迪括约肌,促进胆汁或胆结石的排出,起到解痉止痛的作用。

【临床应用】 主要用于慢性胆囊炎、胆道感染等。

1. **慢性胆囊炎**[1] 复方胆通片用于治疗慢性胆囊炎,能改善胆囊炎患者的临床症状,如腹痛、腹胀、胆囊区压痛等,使十二指肠引流液正常,无致病菌生长,X线造影及B超至少有一项恢复正常或好转。

2. **胆道感染**[1-2] 复方胆通片(胶囊)能使十二指肠引流液中金黄色葡萄球菌、副大肠杆菌、柠檬色球菌减少甚至消失。

3. **肝硬化患者内毒素血症**[3] 肝硬化患者结合型胆汁酸分泌减少,同时被动吸收增加,导致肠腔内结合型胆汁酸浓度显著下降,对肠道细菌的抑制作用减弱,肠道细菌大量生长,最终导致内毒素血症。血清球蛋白变化与肝硬化患者的内毒素血症水平相关。复方胆通片能够降低肝硬化患者的血清球蛋白水平,作用与熊去氧胆酸胶囊接近。

【不良反应】 可能引起过敏性休克[4]。

【使用注意】 ①肝郁血虚所致的胁痛者慎用。②服药期间忌食辛辣、油腻食物。③年老体弱者慎用;中病即止,不可久用。④用于急性胆囊炎及胆囊、胆道结石合并感染时,不宜单用本品,应到外科紧急诊治。⑤本品主要适用于泥沙样或较小的结石,若结石较大,或出现梗阻以致药物排石无效时,应采取碎石或手术等治疗措施。

【用法与用量】 片剂:口服,一次2片,一日3次。胶囊剂:口服,一次2粒,一日3次。

参 考 文 献

[1] 陈珠,翁明瀚,黄天珍. "复方胆通"治疗慢性胆囊炎临床药效考察报告[J]. 中药药理与临床,1987,3(3):42-44.
[2] 陈珠,翁明瀚. 复方胆通治疗胆道系统感染148例报告[J]. 中医杂志,1986,9(7):19.
[3] 王南芳,李泽武,蒋兰晔,等. 复方胆通片对肝硬化患者血清球蛋白的影响[J]. 中国医药导报,2010,7(25):15-17.
[4] 郭昆华. 复方胆通致过敏性休克[J]. 药物不良反应杂志,2000,4:260-261.

(上海中医药大学 姚广涛,饶潇潇;河南中医药大学 苗明三,乔靖怡)

四、活血止痛类

血府逐瘀汤(胶囊、口服液、丸)

【药物组成】 柴胡、当归、地黄、赤芍、红花、炒桃仁、麸炒枳壳、甘草、川芎、牛膝、桔梗。

【处方来源】 清·王清任《医林改错》。《中国药典》(2020年版)。

【功能与主治】 活血祛瘀,行气止痛,用于气滞血瘀所致的胸痹,头痛日久,痛如针刺而有定处,内热烦闷,心悸失眠,急躁易怒。

【药效】 主要药效作用如下[1-5]。

1. **抗炎镇痛** 血府逐瘀胶囊可以减少乙酸引起的小鼠扭体反应次数,提高热板引起的小鼠痛阈,具有较好的镇痛作用,同时,还具有抗炎作用。

2. **保肝** 血府逐瘀胶囊对所造成的肝损伤,有增加肝组织血流、降低血小板聚集率作用,并能降低血清转氨酶水平,提示其具有保护肝脏作用。

3. **改善微循环等** 血府逐瘀软胶囊能明显降低肾上腺素加冰水刺激所致的急性血瘀

模型大鼠全血黏度、红细胞电泳时间、卡松黏度、红细胞聚集指数，能减轻实验性大鼠血栓湿重，加快小鼠耳廓毛细血管血流速度，延长小鼠出血与凝血时间，具有改善血液流变学、改善微循环、抑制血栓形成、抗凝血作用。

4. 降血脂及抗氧化　　血府逐瘀胶囊能降低血清中总胆固醇、三酰甘油及低密度脂蛋白胆固醇的含量，提高高脂血症治疗疗效，更加有效地调节高脂血症患者的血脂和血液流变学指标；对新西兰兔高脂模型的研究发现，血府逐瘀胶囊组与高脂模型组比较，血浆超氧化物歧化酶、谷胱甘肽过氧化物酶、总抗氧化酶活性均升高，血浆丙二醛含量降低，提示血府逐瘀胶囊能提高机体抗氧化作用。血府逐瘀口服液对高脂饮食大鼠血脂水平升高亦有明显的抑制作用。

【临床应用】　　主要用于慢性胆囊炎、慢性盆腔炎、冠心病等。

1. 慢性胆囊炎[5-6]　血府逐瘀胶囊可以用于慢性胆囊炎，患者临床症状明显改善，超声检查显示血府逐瘀胶囊治疗后胆囊形态及结构与治疗前相比有明显改善，空腹胆囊容积治疗后与治疗前相比明显下降，最小残余容积与最大收缩率治疗前后变化明显[7]；血府逐瘀口服液治疗后消化道症状明显减轻，疼痛消失，不再惧怕油腻食物，食欲好转。B超检查显示空腹胆囊充盈良好，胆囊壁光滑，透声较好，无阳性发现[8]。血府逐瘀口服液联合大黄䗪虫丸活血化瘀功效提高，可提高临床疗效，缩短疗程。

2. 慢性盆腔炎[7]　气滞血瘀型慢性盆腔炎患者采用热敏灸任督脉联合血府逐瘀胶囊治疗，总有效率优于对照组；观察组中医证候积分显著低于对照组；观察组低切全血黏度、高切全血黏度、血浆黏度、纤维蛋白原和血细胞比容均低于对照组。血府逐瘀胶囊在治疗气滞血瘀型慢性盆腔炎方面发现其能够降低血清中白介素-8 水平和升高转化生长因子水平，提示其具有抗炎作用。

3. 冠心病[8]　血府逐瘀胶囊可用于冠心病，能缓解症状，效果卓著。

【不良反应】　　尚不明确。

【使用注意】　　①忌食辛、冷食物。②妊娠期妇女禁用。

【用法与用量】　　胶囊剂：口服，一次6粒（每粒装0.4g），一日2次，一个月为一疗程。口服液：空腹口服，一次20ml，一日3次；或遵医嘱。丸剂：空腹时用红糖水送服，一次1～2丸，一日2次。

参 考 文 献

[1] 李显华, 向绍杰, 杜佳林, 等. 血府逐瘀软胶囊药效学试验研究[J]. 中药药理与临床, 2005, 21（4）: 7-9.
[2] 邓国刚, 曹伟春. 血府逐瘀汤的实验研究[J]. 中国医药学报, 1990, 5（4）: 33-35.
[3] 王岩, 李萌, 王玉芬, 等. 血府逐瘀胶囊药理实验[J]. 北京中医, 1998,（2）: 3-5.
[4] 卢冠军, 谭东, 李南. 血府逐瘀胶囊降血脂及抗氧化作用的实验研究[J]. 北京中医, 2007, 26（1）: 55-56.
[5] 吕佳楠. 血府逐瘀胶囊治疗慢性胆囊炎的效果及其彩色多普勒超声评价[J]. 实用医药杂志, 2013, 30（9）: 792-793.
[6] 丁海群. 血府逐瘀口服液合大黄䗪虫丸治疗慢性胆囊炎90例[J]. 中国民间疗法, 2015, 23（7）: 51-53.
[7] 王薇, 颜纯钏, 刘锋, 王大利. 热敏灸联合血府逐瘀胶囊治疗气滞血瘀型慢性盆腔炎疗效及对血清CA125、IL-8和TGF-β1的影响[J]. 上海针灸杂志, 2019, 38（4）: 389-393.
[8] 韩慧. 血府逐瘀胶囊在冠心病患者治疗中的应用研究[J]. 心理月刊, 2019, 14（2）: 126-127.

（江西中医药大学　　陈兰英，谢欣序）

第二十六章

胆石症中成药名方

第一节 概 述[1-5]

一、概 念

胆石症（Cholelithiasis）是指胆囊内或肝内外胆管任何部位发生结石的一种疾病。胆结石按结石成分分为纯胆固醇、胆红素钙盐及混合性三类，呈单个、多个或泥沙样，可发生于胆囊、肝内胆管、胆总管等部位。纯胆固醇结石多见于胆囊，胆色素钙盐结石常见于胆管。

胆石症属于中医学"胆胀"、"胁痛"、"黄疸"、"结胸"等范畴。

二、病因及发病机制

（一）病因

胆结石的成因非常复杂，目前尚未有明确的结论。除遗传因素外，一般认为胆汁的物理化学因素的改变、胆汁淤积及胆道系统感染是发病的主要因素。年龄、性别、肥胖、高产次、餐后体位、肝硬化均是胆石症的危险因素。而运动量过少、低纤维高热卡饮食结构、空腹时间过长、某些药物（如头孢曲松、降血脂药、口服避孕药等）是发病诱因。

（二）发病机制

胆石症的发病机制尚不明确，与胆汁胆固醇过度饱和、成核因子、成核时间、胆囊炎功能异常及胆道感染有关。正常情况下，胆汁中胆盐、卵磷脂、胆固醇、胆汁酸等以一定的比例共存于稳定的胶态粒子团中，混悬于胆汁中而不析出，当胆汁中的胆固醇过饱和，胆盐、卵磷脂含量不足，使 Ca^{2+} 浓度升高，促使结石形成；胆汁酸的含量降低及过多的黏液和糖蛋白也会促进结石形成；或者由于胆道感染，胆汁内的大肠杆菌产生 β-葡萄糖醛酸酶，将结合胆红素水解为非结合胆红素，与钙结合形成胆红素钙，促发胆红素钙盐结石形成；胆道感染导致的奥狄括约肌痉挛，造成胆道梗阻，胆汁淤积、浓缩、沉淀，形成结石。

三、临床表现

胆囊结石平时可无症状，也可仅有上腹部不适。当结石阻塞胆囊管时，可引起右上腹疼痛；发生感染时出现发热，可引发继发性胆管结石、黄疸、胰腺炎等并发症。

肝内胆管结石在不发作期症状不典型，常表现为上腹隐痛、恶心、嗳气反酸、食欲缺乏等，也可无任何症状。急性发作时，肝区疼痛，发冷发热，体温为弛张热型，可有轻度黄疸，肝脏可有不对称增大，肝区有叩击痛。

胆总管结石平时可无任何症状，也可仅有上腹部不适，发作期可表现为典型的 Charcot 三联征，即腹痛、寒战、高热和不同程度的黄疸。

四、诊断

根据临床表现、肝功能试验、X 线、腹部超声、CT、经内镜逆行胰胆管造影术（ERCP）、磁共振胰胆管成像（MRCP）、胆道闪烁成像和胆管造影等检查即可诊断。常规的检查包括肝功能试验、腹部超声，进一步检查包括腹部 CT、MRCP，必要时行内镜超声、ERCP。在肝功能检查中，血清胆红素和碱性磷酸酶升高可以提示胆道梗阻；腹部超声检查可发现结石，并提示胆管结石的间接征象（如胆管扩张等）；腹部 CT 既可确定结石的存在，同时也能测量胆管宽度；MRCP 是目前诊断胆管结石的"金标准"，能清晰地显示胆管的解剖特征。

五、治疗

（一）常用化学药物及现代技术

常用药物有口服溶石剂类，如鹅去氧胆酸、熊去氧胆酸等；口服胆囊收缩素受体拮抗剂，如丙谷胺等；灌注胆结石溶石剂，纯胆固醇结石可灌注甘油单辛酸酯、甲基叔丁醚、肝素等，胆红素钙盐结石溶石剂可灌注聚偏磷酸钠、依地酸等。除用药物治疗外，胆囊结石还可用开腹胆囊切除手术和腹腔镜下胆囊切除术进行手术切除治疗，胆管结石可采用开腹手术、腹腔镜手术或内镜逆行胰胆管造影术取出结石治疗。

（二）中成药名方治疗

中医药防治胆石症不同于化学药单靶点的单一调节治疗。中医药作用于多靶点、多环节。中药治疗不仅可增加胆汁分泌、增加胆管压力，还能减少致石性胆汁组分、减轻胆管感染等，但主要用于轻症胆石症、胆石症缓解期和术后残留结石的辅助治疗，急症时须进行化学药物或手术治疗。

第二节 中成药名方的辨证分类与药效

胆石症常用中成药的辨证分类及其主要药效如下[5-8]。

一、清热祛湿，利胆排石类

胆石症肝胆湿热证的主要临床表现是右胁胀痛，可见黄疸，胸闷纳呆，恶心欲呕，心烦口苦，大便黏滞，舌红，苔黄腻，脉弦滑。

胆石症肝胆湿热证的主要病理变化是出现胆总管结石且有感染和梗阻征象。

清热祛湿，利胆排石类中药可促进胆汁分泌、胆囊收缩、胆道括约肌松弛，降低胆汁中游离胆红素和 Ca^{2+} 的含量，抑制结石形成，促进结石排出。

常用中成药：利胆排石片（颗粒）、胆石通胶囊、胆康胶囊（片）、金钱胆通口服液（颗粒）等。

二、疏肝理气，利胆排石类

胆石症肝郁气滞证的主要临床表现是易怒，胸闷，善太息，大便不畅，舌红，苔薄白，脉弦。

胆石症肝郁气滞证的主要病理变化是胆汁黏度增高，胆固醇沉积于胆囊壁，导致胆囊肌层硬化、胆囊收缩功能减弱。

疏肝理气，利胆排石类中药可改善胆石症胆囊组织的病理结构，减少胆固醇对胆囊平滑肌的进一步损害，从而增强胆囊收缩，减少胆石形成。

常用中成药：胆乐胶囊、胆石片、消石利胆胶囊、益胆片、胆石清片、乌军治胆片等。

三、清热解毒，解痉止痛类

胆石症热毒内蕴证的主要临床表现是右胁或上腹部疼痛，持续加剧，范围扩大，往来寒热或持续高热，以上腹拒按为主，舌红绛，苔黄燥或干有芒刺，脉微或沉细数无力。

胆石症热毒内蕴证的主要病理变化是胆总管下段严重梗阻伴积液或胆囊穿孔迹象，伴随细菌感染等。

清热解毒，解痉止痛类中药可促进胆汁分泌，还具有解热、镇痛抗炎、抗菌的作用。

常用中成药：金钱草颗粒、十味蒂达胶囊等。

四、疏肝利胆，活血化瘀类

胆石症瘀血阻滞证的主要临床表现是右胁部刺痛，痛有定处、拒按，入夜痛甚，口苦口干，胸闷纳呆，大便干结，面色晦暗，舌质紫暗，或舌边有瘀斑、瘀点，脉弦涩或沉细。

胆石症瘀血阻滞证的主要病理变化是胆总管下段严重梗阻，伴随血液循环障碍。

疏肝利胆，活血化瘀类中药可以扩张血管、利胆、排石、镇痛等。

常用中成药：胆石利通片（胶囊）。

参 考 文 献

[1] 陈奇，张伯礼. 中药药效研究方法学[M]. 北京：人民卫生出版社，2016：315-323.
[2] 吴在德. 外科学[M]. 5版. 北京：人民卫生出版社，2002：616-619.
[3] 孙剑经，逯海. 胆石症发病机制的研究进展[J]. 河北北方学院学报（医学版），2007，24（6）：77-79.
[4] 韩天权，姜翀弋，张圣道. 胆固醇结石病的病因和机制研究进展[J]. 肝胆胰外科杂志，2006，18（5）：269-270，273.
[5] 中国中西医结合学会消化系统疾病专业委员会. 胆石症中西医结合诊疗共识[J]. 中国中西医结合杂志，2011，31（8）：1041-1043.
[6] 邹节明，张家铨. 中成药的药理与应用[M]. 上海：复旦大学出版社，2003：581-585.
[7] 国家药典委员会. 中华人民共和国药典临床用药须知——中药成方制剂卷[M]. 北京：中国医药科技出版社，2011：163-183.
[8] 李渝萍，王玲玲，王鸿章，等. 治疗胆石症的中成药临床应用及药理研究梳理[J]. 环球中医药，2013，6（5）：383-387.

（四川省中医药科学院　李　芳，罗　霞；江西中医药大学　罗颖颖）

第三节　中成药名方

一、清热祛湿，利胆排石类

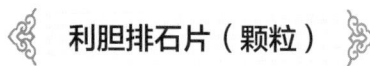

利胆排石片（颗粒）

【药物组成】　金钱草、黄芩、郁金、槟榔、芒硝、茵陈、木香、大黄、麸炒枳实、姜厚朴。

【处方来源】　研制方。《中国药典》（2020年版）。

【功能与主治】　清热利湿，利胆排石。用于湿热蕴毒、腑气不通所致的胁痛、胆胀，症见胁肋胀痛、发热、尿黄、大便不通，以及胆囊炎、胆石症见上述证候者。

【药效】　主要药效作用如下[1-4]。

1. 松弛奥迪括约肌　奥迪括约肌痉挛，可以使胆道梗阻，在阻碍结石排出的同时，还可以使胆汁淤积、浓缩、沉淀，形成结石。利胆排石片可降低奥迪括约肌张力，使胆管的最低通过压最大降低29%，降速最大增加68%，通过松弛奥迪括约肌来促进胆石的排出。

2. 抗炎、镇痛　胆结石阻塞胆道常引起胁痛，且最易诱发感染，利胆排石颗粒具有抗炎、镇痛的作用。药理实验结果表明，小鼠灌服利胆排石颗粒3日，可明显抑制二甲苯所致的小鼠耳肿胀及琼脂性大鼠足肿胀，并能减少乙酸所致的小鼠扭体次数，具有抗炎、镇痛作用。

3. 促进胆汁分泌，促进肝功能恢复　胆道结石引起胆汁排泄障碍，胆汁长期淤积肝内可以继发胆系感染和肝功能损害。消炎利胆片（颗粒）可促进胆汁分泌，使肝功能恢复。

4. 防止结石形成　胆汁瘀滞是胆结石形成的因素之一，减少胆汁瘀滞，可以降低胆结石的形成。利胆排石汤通过增加胆汁分泌、减少胆汁瘀滞而起作用，从而在一定程度上起到防石、排石的作用。胆汁中的胆固醇含量过多呈过饱和状态，易析出形成胆固醇结石。利胆排石汤可以降低胆汁中的胆固醇含量以减少胆结石形成。胆汁黏度增高是胆结石形成的重要因素。胆汁黏液的含量是反映胆汁黏度的一种形式。利胆排石汤对胆汁黏液的含量没有影响，但可降低胆汁中 Ca^{2+} 的含量，也可使胆汁中的 HCO_3^- 增多，从而使胆汁浓度降低而减少胆汁沉积。

利胆排石片治疗胆石症的作用机制见图 26-1。

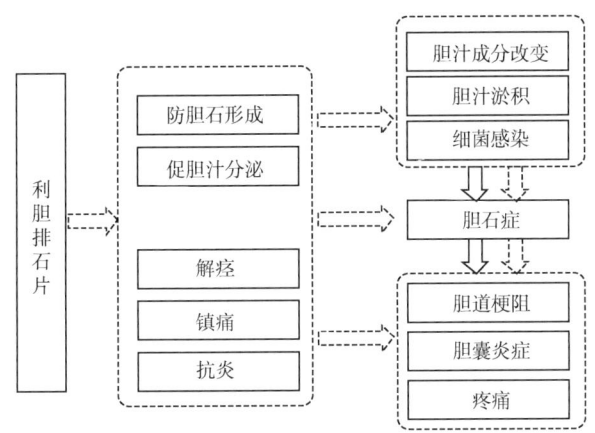

图 26-1　利胆排石片治疗胆石症的作用机制
实线箭头为胆石症病理，虚线箭头为利胆排石片作用

【临床应用】　临床主要用于胆石症、胆囊炎等。

1. 胆石症[5-7]　利胆排石片可以用于治疗胆石症。利胆排石汤能使胆红素与总胆红素比值、血清碱性磷酸酶水平更低，有效促进患者血液相关指标改善，改善临床症状，提高治疗效果。

2. 胆囊炎[8-9]　利胆排石片可用于治疗慢性胆囊炎，可以明显改善慢性胆囊炎患者的上腹饱胀、右上腹痛、右上腹压痛等症状，并可减少胆囊壁厚度，增加胆囊收缩功能，下调患者的血清肿瘤坏死因子α和瘦素水平。

3. 胆石症术后[10-11]　局部胆管炎和肝胆道感染是引起术后结石复发的重要因素。应用利胆排石颗粒预防结石术后复发，利胆排石组结石复发率低。此外，利胆排石汤用于取石胆保术后，可以提高血浆胆囊收缩素水平及胆囊收缩率，增强胆囊收缩功能，促进胆囊黏膜修复，对术后胆囊结石的复发有一定的预防作用。

【不良反应】　尚不明确。

【使用注意】　①体弱、肝功能不良者慎用。②妊娠期妇女禁用。

【用法与用量】　片剂：口服，排石一次 6~10 片，一日 2 次；炎症一次 4~6 片，一日 2 次。颗粒剂：口服，排石一次 2 袋，一日 2 次；炎症一次 1 袋，一日 2 次。

参 考 文 献

[1] 李新芳，黄钺华，王传年，等. 复方利胆灵与利胆排石片的利胆作用比较[J]. 四川生理科学杂志，1987，9（3）：310-313.
[2] 张福忠，于庆生，易维真. 利胆排石颗粒的利胆保肝作用[J]. 中国中西医结合外科杂志，1996，（2）：124-125.
[3] 吴勃岩，高明，梁颖，等. 利胆排石汤利胆作用的实验研究[J]. 中医药信息，2008，25（1）：71-73.
[4] 李飞艳，赵月珍，刘群群，等. 利胆排石片与金钱草片中金钱草替以广金钱草或聚花过路黄后对大鼠尿液、胆汁排出量的影响研究[J]. 云南中医中药杂志，2020，41（4）：79-84.

[5] 刘伦扬, 李卿明, 魏天宁. 利胆排石汤联合西药常规治疗胆石症30例[J]. 中国实验方剂学杂志, 2012, 18（15）: 281-283.
[6] 刘立民, 张宗明, 张翀, 等. 联合应用利胆排石药物治疗胆总管细小结石可行性分析[J]. 中华普通外科学文献（电子版）, 2019, 13（3）: 202-207.
[7] 王博. 利胆排石口服液治疗胆石症的临床与实验研究[D]. 济南: 山东中医药大学, 2004.
[8] 管春林. 利胆排石汤保守治疗慢性胆囊炎的临床效果观察[J]. 中外医学研究, 2019, 17（5）: 164-166.
[9] 张洁清, 李汉智. 利胆排石汤保守治疗慢性胆囊炎的临床分析[J]. 中国实验方剂学杂志, 2016, 22（7）: 187-190.
[10] 张稳, 王小俊, 缪雪华, 等. 利胆排石浓煎剂对保胆取石术后胆囊收缩率及血浆胆囊收缩素的影响[J]. 中国中西医结合外科杂志, 2020, 26（4）: 671-674.
[11] 陈建青. 利胆排石颗粒对肝内胆管结石术后患者远期治疗效果的影响[J]. 中华中医药学刊, 2006, 24（8）: 1581-1582.

（四川省中医药科学院　李　芳，罗　霞；江西中医药大学　罗颖颖）

胆石通胶囊

【**药物组成**】　蒲公英、水线草、绵茵陈、广金钱草、溪黄草、大黄、枳壳、柴胡、黄芩、鹅胆粉。

【**处方来源**】　研制方。《中国药典》（2020年版）。

【**功能与主治**】　清热利湿，利胆排石。用于肝胆湿热所致的胁痛、胆胀，症见右胁胀痛、痞满呕恶、尿黄口苦，以及胆石症、胆囊炎见上述证候者。

【**药效**】　主要药效作用如下[1-2]。

1. 抑制胆石形成　胆汁过度浓缩而致胆固醇过饱和析出，或胆汁中钙量增加，或酸度增高等，使胆色素浓度升高是形成结石的重要原因。胆石通胶囊能改善胆囊结石模型豚鼠的胆汁生化成分，促进胆固醇溶解，降低胆红素和Ca^+的含量，降低结石形成的概率。过量分泌的病理性胆囊黏液，可作为特异的成核物质与胆液中的胆固醇、胆红素及钙、镁等形成高分子聚合物，共同沉淀形成结石。胆石通胶囊可通过保护胆囊黏膜上皮，减少其病理性黏液分泌来抑制结石形成。

2. 增加胆汁流量，松弛胆道括约肌　胆石通胶囊可促进胆汁排泄，同时可以松弛胆道括约肌，有利于结石排出。

3. 促进排便　灌胃胆石通胶囊可使小鼠、大鼠排便稀烂，并且随着给药时间的延长，动物体重减轻，其泻下作用有利于排出胆结石和清利湿热。

【**临床应用**】　主要用于肝胆湿热型胆石症、胆囊炎。

1. 胆石症[3-5]　胆石通胶囊可治疗胆石症。胆石通胶囊治疗胆石症，对胆总管结石的排石率较高，病程短，湿热型患者疗效较佳。

2. 慢性胆囊炎[6-7]　胆囊炎常与胆石症合并存在。胆石通胶囊治疗胆囊炎，能够帮助患者排出结石，恢复胆囊功能，并使胆囊炎患者体温下降，白细胞计数等胆道感染体征、症状逐渐恢复正常。

【**不良反应**】　临床服用胆石通胶囊因泻下作用，患者大便稀薄或腹泻次数增多，甚至腰酸乏力、口干，严重者可致脱水[8]。

【**使用注意**】　①妊娠期妇女慎服。②严重消化性溃疡、心脏病及重症肌无力者不宜服用。③气滞血瘀、肝阴不足所致的胁痛者慎用。对胆石较大患者应在医师指导下进行服药。④服药期间忌烟酒及辛辣、油腻食物。⑤服药过程中若出现黄疸加剧，或发热，或上腹剧痛者，应立即到外科诊治。

【用法与用量】 口服，一次4～6粒，一日3次。

参 考 文 献

[1] 陈涛，谭德福，汪均植，等. 胆石通胶囊防治胆石症的实验研究[J]. 中国中医药科技，2004，11（1）：28-29.
[2] 谢昭材，曾婉云，吴楚坤. 胆石通对胆汁分泌及血清谷丙转氨酶的影响[J]. 中药药理与临床，1985，（0）：48-49.
[3] 叶淑华，关新胜. 疏胆通胶囊与胆石通胶囊治疗胆石症疗效比较研究[J]. 中国乡村医药，2005，12（6）：49-50.
[4] 孟紫芝，张永祥. 胆石通胶囊治疗胆石症、胆囊炎354例疗效观察[J]. 广东医学，1987，8（4）：53.
[5] 张永祥，郑诗峰，孟紫芝. 胆石通胶囊排石临床疗效介绍[J]. 新中医，1986，（8）：55-56.
[6] 胡彬. 胆石通胶囊治疗胆石症合并慢性胆囊炎的临床研究[J]. 临床医药文献电子杂志，2019，6（42）：55.
[7] 钟利进. 胆石通胶囊治疗胆石症合并慢性胆囊炎60例临床疗效观察[J]. 现代诊断与治疗，2012，23（2）：88-89.
[8] 邹节明，张家铨. 中成药的药理与应用[M]. 上海：复旦大学出版社，2003：582-583.

（四川省中医药科学院　李　芳，罗　霞；江西中医药大学　罗颖颖）

胆康胶囊（片）

【药物组成】 柴胡、蒲公英、大黄、茵陈、人工牛黄、栀子、郁金、薄荷素油。

【处方来源】 研制方。《中国药典》（2020年版）。

【功能与主治】 疏肝利胆，清热解毒，理气止痛。用于急、慢性胆囊炎，胆道结石。

【药效】 主要药效作用如下[1]。

1. 利胆溶石　胆康片能松弛胆道括约肌，明显增加胆囊收缩力，改善胆汁引流，并具有较好的溶石作用，有利于结石的排出。

2. 抗炎镇痛　采用经典的抗炎、镇痛模型，观察到本品具有明显的抗炎、镇痛作用。

【临床应用】 主要用于治疗胆石症、胆囊炎等。

1. 胆结石伴胆囊炎术后[2]　胆康胶囊可以治疗湿热蕴结夹瘀型胆石症，症见右胁疼痛，或胁肋胀痛，走窜不定，或身目发黄、小便发黄、口苦、腹胀等。在常规治疗的基础上，加用胆康胶囊，可以使胆结石伴胆囊炎术后患者总胆汁酸水平明显高于治疗前，间接胆红素（IBIL）、钙离子（Ca^{2+}）、白介素-6（IL-6）、肿瘤坏死因子α水平均明显低于治疗前，且使患者抗菌药物的使用时间、术后排气时间及术后排便时间均明显缩短，改善患者的胆道内环境，降低炎症因子水平，起到治疗作用。

2. 慢性胆囊炎[3-7]　胆康胶囊用于治疗慢性胆囊炎，可以改善患者右腹部疼痛、腹胀、恶心、厌油等临床症状，改善胆囊内声像，降低患者胆囊张力；联合抗生素使用，可使患者血清中肿瘤坏死因子α、β-内啡肽水平明显降低，超氧化物歧化酶活性明显升高，具有较好的治疗慢性胆囊炎的作用。

【不良反应】 尚不明确。

【使用注意】 妊娠期妇女禁服。

【用法与用量】 胶囊剂：口服，一次4粒，一日3次。片剂：口服，一次4～5片，一日3次。

参 考 文 献

[1] 黄青. 胆康胶囊治疗（湿热蕴结夹瘀型）胆囊炎临床前的研究. 吉林省，吉林省中医中药研究院，2008-01-24.

[2] 李旭彤, 石庆龙, 曹双军, 等. 胆康胶囊对胆结石伴胆囊炎术后患者胆道内环境及炎性因子的影响[J]. 中国药业, 2019, 28 (24): 55-57.
[3] 黄群, 刘亚洲. 胆康胶囊联合拉氧头孢钠对慢性胆囊炎患者 TNF-α、β-EP 和 SOD 的影响[J]. 北方药学, 2020, 17 (4): 108-109.
[4] 张新杰. 胆康胶囊联合头孢唑林钠治疗慢性胆囊炎临床效果观察[J]. 青岛医药卫生, 2019, 51 (5): 365-367.
[5] 朱龙柏. 胆康胶囊联合头孢哌酮钠舒巴坦钠治疗慢性胆囊炎的临床研究[J]. 现代药物与临床, 2018, 33 (7): 1686-1690.
[6] 刘丽娟, 田雪秋. 胆康胶囊治疗湿热内阻挟瘀型胆囊炎 25 例疗效观察[J]. 中国实用乡村医生杂志, 2006, 13 (11): 39-40.
[7] 刘学强, 尤洪金. 胆复康胶囊治疗慢性胆囊炎临床观察[J]. 河南中医, 2002, 22 (4): 33.

(四川省中医药科学院　李　芳, 罗　霞; 江西中医药大学　罗颖颖)

金钱胆通口服液（颗粒）

【**药物组成**】　连钱草、金钱草、茵陈、虎杖、柴胡、蒲公英、香附（制）、丹参、决明子、乌梅。

【**处方来源**】　研制方。国药准字 Z20000139。

【**功能与主治**】　清利湿热, 疏通肝胆, 止痛排石。用于胆石症湿热郁结于少阳胆腑之胁痛, 痛在右胁, 固定不移, 或继发绞痛, 上引肩背, 便秘尿黄, 甚至身目俱黄发热, 舌质暗红, 苔厚腻或黄腻, 脉弦滑或弦紧。

【**药效**】　主要药效作用如下[1]。

1. 利胆　当有细菌感染时, 胆汁内的细菌产生的 β-葡萄糖醛酸酶能将结合胆红素水解为非结合胆红素, 促发胆红素钙盐结石形成; 同时胆道感染导致奥狄括约肌痉挛, 造成胆道梗阻, 胆汁淤积, 胆管内压力升高。药理研究结果表明, 金钱胆通口服液可以有效降低血胆红素的含量, 同时能增加胆管不规则收缩频率和幅度, 降低胆管内压, 起到利胆、防石排石作用。

2. 抗炎　结石压迫、淤积浓缩胆汁刺激等导致胆囊黏膜炎症, 金钱胆通口服液可降低白细胞数量, 有一定的消炎作用。

【**临床应用**】

胆石症[2-6]　金钱胆通口服液可以治疗胆石症, 症见痛在右胁, 固定不移, 或继发绞痛, 上引肩背, 便秘尿黄, 甚至身目俱黄、发热, 舌质暗红, 苔厚腻或黄腻, 脉弦滑或弦紧等。采用多中心、随机对照试验, 观察金钱胆通口服液治疗胆石症患者的疗效和安全性。结果表明, 服用金钱胆通口服液后第 1 天开始症状改善, 随着治疗时间的增加, 有效率也明显增加, 治疗 1 周腹痛等临床症状明显改善, 具有明显的消炎、排石作用。

【**不良反应**】　偶见用药后便溏, 停药后即可复常。

【**使用注意**】　风寒咳嗽或久咳体虚者忌服。

【**用法与用量**】　口服液: 口服, 一日 4 次, 第 1 次 2 支, 后 3 次各 1 支。颗粒剂: 开水冲服, 一日 4 次, 第 1 次 2 袋, 后 3 次各 1 袋。3 周为一疗程。

参 考 文 献

[1] 江瑞迎, 陈敏华. 治疗胆石症的中成药临床应用及药理研究[J]. 亚太传统医药, 2014, 10 (9): 62-63.
[2] 李渝萍, 王玲玲, 王鸿章, 等. 治疗胆石症的中成药临床应用及药理研究梳理[J]. 环球中医药, 2013, 6 (5): 383-387.
[3] 张文俊, 李兆申, 谢渭芬, 等. 金钱胆通口服液治疗胆石症疗效研究[J]. 临床肝胆病杂志, 2003, 19 (4): 229-231.

[4] 张亚声，金毓莉，池黠，等. 金钱胆通口服液和金胆片治疗胆石症疗效对照研究[J]. 中国中西医结合消化杂志，2003，11（3）：160-162.
[5] 陈祖辉，吴攀创，陈小玲. 金钱胆通口服液治疗胆石症临床试验观察[J]. 中药材，2002，25（10）：768-771.
[6] 林炳辉，方素钦，陈志斌，等. 金钱胆通口服液与利胆排石片治疗胆石症的对照研究[J]. 中国新药杂志，2002，11（4）：310-312.

（江西中医药大学　罗颖颖，陈兰英）

二、疏肝理气，利胆排石类

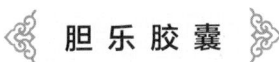

胆乐胶囊

【药物组成】　猪胆汁酸、陈皮、南山楂、郁金、连钱草。

【处方来源】　研制方。《中国药典》（2020年版）。

【功能与主治】　理气止痛，利胆排石。用于肝郁气滞所致的胁痛、胆胀，症见胁肋胀痛、纳呆尿黄，以及慢性胆囊炎、胆石症见上述证候者。

【药效】　主要药效如下[1-3]。

1. 抗炎镇痛　胆道疼痛与胆囊收缩素释放引起胆囊收缩有关。胆乐胶囊对奥狄括约肌有明显的松弛作用，而同时能增强胆囊的收缩，有利于胆囊内有害物质的排出，对胆道平滑肌痉挛有解痉作用，同时能降低胆囊壁的炎性侵袭，前列腺素的合成减少，从而能稳定胆道疾病患者的疼痛。胆乐胶囊能抑制蛋清所致的大鼠足跖肿胀和二甲苯所致的小鼠耳肿胀，并抑制乙酸所致的小鼠腹腔毛细血管通透性增加和扭体反应。

2. 溶石　胆石症患者胆汁中胆固醇含量升高而磷脂降低。胆乐胶囊能明显降低胆汁中胆固醇的含量，增加胆汁中胆酸和脱氧肌酸、卵磷脂的含量，从而促进结石溶解。

3. 利胆排石　胆汁分泌增加，肝胆管压力增高，奥迪括约肌松弛，有利于结石的排出。胆乐胶囊可以促进胆汁分泌，松弛奥狄括约肌，具有明显的利胆作用，从而提高结石的排出率。

【临床应用】　临床主要用于胆石症、慢性胆囊炎。

1. 胆石症[4-8]　胆乐胶囊可治疗胆石症，症见右上腹胀痛、压痛、口苦、食欲减退、嗳气，恶心，尿黄等。胆乐胶囊用于治疗胆石症，可以改善患者症状，如右胁或右上腹隐痛或胀痛、恶心、呕吐等，有一定的排石疗效，并且胆总管结石的排石疗效优于胆囊结石和肝内胆管结石。

2. 慢性胆囊炎[9-11]　胆乐胶囊能很好地缓解慢性胆囊炎患者的临床症状，如右上腹部疼痛或隐痛及腹胀，右肋缘下胆囊区胀痛，深吸气墨菲征等。针对西医抗感染治疗，胆乐胶囊效果优于单纯的抗感染治疗。

【不良反应】　临床少数患者服药后恶心、呕吐，坚持服药后症状消失[12]。

【使用注意】　①肝阴不足所致的胁痛者慎用。②胆石症多为纯胆固醇结石，应忌高脂饮食，并应忌酒，适当加强体育活动。③服用过程中如发生黄疸，或发热或剧烈上腹痛者，应立即请外科按急症处理。

【用法与用量】　口服，一次4粒，一日3次。

参 考 文 献

[1] 张劲松，姚治，倪维芳. 胆乐胶囊的抗炎与镇痛作用研究[J]. 中国现代应用药学，2003，20（5）：355-357.
[2] 吴萍，唐荣先，陈瑾壁，等. 胆乐胶囊药效及毒性研究[J]. 四川生理科学杂志，1998，20（3）：3-5.
[3] 李渝萍，王玲玲，王鸿章，等. 治疗胆石症的中成药临床应用及药理研究梳理[J]. 环球中医药，2013，6（5）：383-387.
[4] 赵竟成，张志圣，林寿楠. 胆乐胶囊治疗胆囊炎胆石症48例[J]. 福建医药杂志，1986，（1）：26.
[5] 刘印钦，黄逸玲. 胆乐胶囊治疗胆石症45例观察[J]. 实用中医杂志，2008，24（6）：387.
[6] 包海标，范一宏，吕宾，等. 胆乐胶囊治疗气滞型慢性胆囊炎胆石症85例[J]. 浙江中西医结合杂志，2005，15（11）：30-31.
[7] 陆新良，蔡建庭，杜勤，等. 胆乐胶囊治疗73例慢性胆囊炎胆石症患者疗效观察[J]. 浙江医学，2002，24（12）：47-48.
[8] 吕秀仙，严明新，刘伟林，等. "胆乐"胶囊临床应用和实验观察[J]. 上海中医药杂志，1988，（12）：28-29.
[9] 田学昌. 胆乐胶囊对慢性胆囊炎患者胆囊功能、炎症因子水平的影响[J]. 中国冶金工业医学杂志，2020，37（1）：100-101.
[10] 王楚. 胆乐胶囊治疗慢性胆囊炎的临床疗效分析[J]. 海峡药学，2011，23（5）：85-86.
[11] 宋辉，金崇高. 胆乐胶囊临床疗效分析[J]. 中国药业，1997，（10）：32.
[12] 邹节明，张家铨. 中成药的药理与应用[M]. 上海：复旦大学出版社，2003：583-584.

（上海中医药大学　姚广涛，饶潇潇；江西中医药大学　罗颖颖）

胆 石 片

【药物组成】 牛胆水、火硝、鸡内金（炒）、枳壳、香附、木香、延胡索、黄连、白术、吴茱萸、高良姜、山楂、建曲、青皮。

【处方来源】 研制方。国药准字Z20010073。

【功能与主治】 舒肝利胆，行气止痛。用于气滞所致胁痛，症见胁痛腹胀、阵发绞痛、痛引肩背、胃脘痞满、厌食油腻，以及胆结石和肝内胆管结石见上述证候者。

【药效】 主要药效如下[1]。

1. 利胆　胆石片能增加胆汁的排泄量，且对胆汁中的游离胆红素有明显的抑制作用，能恢复胆盐的正常组成，抑制胆固醇析出、沉淀成石，可阻断结石的成因，有效预防结石复发。

2. 溶石　胆石片对胆红素钙盐结石、混合型结石具有明显的溶石作用，对纯胆固醇结石有一定的溶解作用。

【临床应用】 主要用于胆石症、慢性胆囊炎。

1. 胆石症[1-2]　胆石片可用于胆石症，症见胁痛腹胀、阵发绞痛、痛引肩背、胃脘痞满、厌食油腻等。胆石片具有明显的溶石作用，并能恢复胆盐的正常组成，抑制胆固醇析出沉淀成石，可阻断结石的成因，有效预防结石复发。

2. 慢性胆囊炎[3]　胆石片能有效治疗伴有或不伴有胆囊结石的慢性胆囊炎，并有良好的安全性，能改善慢性胆囊炎患者右胁胀痛、口苦、恶心、厌食油腻、胃脘痞满、上腹饱胀、右上腹部压痛、大便秘结等症状、体征，使胆囊或胆囊壁的壁厚、毛糙、透声改善。

【不良反应】 部分病例可有轻度腹泻及胃脘不适，一般可自行缓解[2]。

【使用注意】 ①使用本品过程中，有可能出现结石嵌顿，建议在医师指导下使用。②有手术指征者或治疗过程中出现嵌顿等手术指征者建议及时手术治疗。③合并胆囊及胆道感染者应注意加用抗感染措施。④病情严重者宜注意加用其他治疗措施。⑤妊娠期妇女忌服[4]。

【用法与用量】 口服，一次6片，一日3次，3个月为一疗程。

参 考 文 献

[1] 高文艳, 林一帆, 巩阳, 等. 胆石片治疗不伴有胆囊结石的慢性胆囊炎（肝胆气郁证）的随机双盲对照临床试验研究[J]. 世界中西医结合杂志, 2015, 10（10）: 1405-1408.
[2] 高文艳, 林一帆, 杨国玉, 等. 胆石片治疗伴胆囊结石的慢性胆囊炎肝胆气郁证：随机、双盲、对照临床试验[J]. 中国中西医结合消化杂志, 2014, 22（12）: 717-724.
[3] 陈勇. 胆石片联合头孢唑林钠治疗慢性胆囊炎的临床研究[J]. 现代药物与临床, 2018, 33（8）: 1978-1981.
[4] 戴德银, 宋航, 黄茂涛, 等. 新编简明中成药手册[M]. 第3版. 北京: 人民军医出版社, 2014: 305.

（上海中医药大学 姚广涛 卢晓静）

消石利胆胶囊

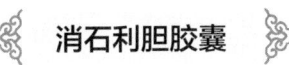

【药物组成】 柴胡（醋制）、青皮、黄芩、金钱草、海金沙、大黄、白芍、郁金、茵陈、姜黄、三棱（醋制）、威灵仙、鸡内金（烫）。

【处方来源】 研制方。国药准字 Z20027143。

【功能与主治】 疏肝利胆，行气止痛。清热解毒排石，用于慢性胆囊炎、胆囊结石、胆管炎、胆囊手术后综合征及胆道功能性疾病。

【药效】 主要药效作用如下[1-4]：

1. 溶石　消石利胆胶囊对胆固醇性结石和胆红素性结石均有溶石作用。

2. 抗炎解热镇痛　石利胆胶囊有抗炎、解热、镇痛作用。

【临床应用】 主要用于胆石症、胆囊炎。

1. 胆石症　可用于治疗胆石症。消石利胆胶囊联合熊去氧胆酸或优思明治疗胆囊结石，能有效缓解症状，改善胆汁淤积状态，缩小结石直径，抑制炎性反应。

2. 胆囊炎[5-9]　消石利胆胶囊对慢性胆囊炎治疗效果明显，治疗后胆囊形态正常，胆囊壁基本正常。

【不良反应】 尚未见报道。

【使用注意】 孕妇忌服。

【用法与用量】 口服，1次3粒，1日3次。

参 考 文 献

[1] 胡荣荣. 消石利胆胶囊联合优思弗治疗慢性胆囊炎、胆囊结石的临床疗效观察[D]. 长春：吉林大学, 2017.
[2] 陈晓琦. 消石利胆胶囊治疗胆结石的临床效果分析[J]. 临床医药文献电子杂志, 2019, 6（66）: 97.
[3] 刘彤, 李楠, 李栋, 等. 消石利胆胶囊联合熊去氧胆酸治疗胆囊结石临床研究[J]. 中国药业, 2019, 28（8）: 36-38.
[4] 王权. 消石利胆胶囊联合优思弗治疗慢性胆囊炎合并胆囊结石[J]. 实用中西医结合临床, 2020, 20（3）: 7-8.
[5] 赵少英. 消石利胆胶囊治疗慢性胆囊炎58例疗效观察[J]. 医学信息（中旬刊）, 2010, 5（2）: 333-334.
[6] 石广武, 王伟娜, 石有山, 等. 消石利胆胶囊治疗胆囊炎疗效分析[J]. 黑龙江中医药, 1995（5）: 8-9.
[7] 徐丽苹, 于会生. 消石利胆胶囊联合熊去氧胆酸治疗慢性胆囊炎合并胆结石的临床效果[J]. 慢性病学杂志, 2020, 21（4）: 621-622, 625.
[8] 王国亮. 消石利胆胶囊与熊去氧胆酸胶囊治疗慢性胆固醇结石性胆囊炎的效果观察[J]. 北方药学, 2020, 17（4）: 40-41.
[9] 许延杰. 消石利胆胶囊与熊去氧胆酸胶囊联合治疗慢性胆固醇性结石性胆囊炎的效果观察[J]. 首都食品与医药, 2020, 27（6）: 192-193.

（四川省中医药科学院　李　芳，罗　霞）

益胆片

【药物组成】 郁金、白矾、硝石、玄参、金银花、滑石粉、甘草。

【处方来源】 研制药。国药准字 Z20093015。

【功能与主治】 行气散结，清热通淋。用于胆结石，肾结石，膀胱结石，阻塞性黄疸，胆囊炎等病见湿热蕴结之证者。

【药效】 主要药效作用如下[1-2]：

1. 抑制胆石形成　胆汁理化状态改变是胆石形成的基本因素之一。益胆颗粒可以抗胆固醇诱发家兔结石形成，使结石形成率降低；家兔喂食胆固醇后，可以使家兔总胆固醇（TCH）含量、总胆红素（T-BIL）与结合胆红素（D-BIL）含量明显升高，益胆颗粒大剂量组可使升高的兔总胆红素与结合胆红素含量下降，具有抗胆固醇诱发家兔结石形成作用。通过对豚鼠饲喂成石饲料研究也发现，益胆片组胆石形成率明显低于对照组，同时动物胆汁中间接胆红素、Ca^+含量也明显低于对照组，降低间接胆红素百分比，使得游离胆红素钙盐形成减少，减少了胆红素盐的沉积，从而降低结石形成率。

2. 利胆　胆总管结石可导致胆道梗阻，继发急性感染。益胆片能促进家兔胆汁引流，增加胆汁流量，有利于胆石的排出。

3. 松弛奥迪括约肌　离体实验研究发现本品可对抗新斯的明引起的奥迪括约肌痉挛，通过松弛奥迪括约肌，更有利于结石的排出。

【临床应用】 主要用于胆石症，急慢性胆囊炎[3]。本品可用于治疗胆石症、慢性胆囊炎急性发作和结石性胆囊炎，症见右上腹疼痛较剧，恶心呕吐，不思饮食，口干苦，尿赤，舌红苔薄白，脉滑数等。

【不良反应】 尚未检索到不良反应。

【使用注意】 孕妇慎服。

【用法与用量】 口服，一次3片，一日2次。

参 考 文 献

[1] 李平，季俊虬，韩明向. 益胆片对豚鼠胆石形成的影响[J].安徽中医药大学学报，1995，14（1）：55-56.

[2] 王宇翎，张艳，李卫平，方明，明亮. 益胆颗粒抗胆结石形成作用及其机制[J].中国中医基础医学杂志，2005，11（3）：178-179，191.

[3] 叶柏，罗盛裕，单兆伟，等. 益胆片治疗急慢性胆囊炎胆石症179例[J]. 南京中医药大学学报，1993，9（2）：14-15.

（四川省中医药科学院　李　芳，罗　霞）

胆石清片

【药物组成】 硝石、皂矾、牛羊胆汁、大黄、芒硝、威灵仙、鸡内金、郁金、山楂。

【处方来源】 研制方。国药准字 Z10920046。

【功能与主治】 消石化积，清热利胆，行气止痛。用于胆囊结石。

【药效】 主要药效作用如下[1]：

1. 抑制胆石形成　皮下注射林可霉素诱发豚鼠胆囊结石模型，观察胆石清片治疗胆石症的作用，结果表明，胆石清片组豚鼠成石率明显下降，胆汁中胆汁酸含量明显升高，而游离胆红素及钙离子含量则明显降低,抑制胆石形成作用显著。

2. 溶石　用胆石清片药液进行体外溶石试验,结果表明,胆石清片药液对人体胆红素结石、胆固醇结石和混合结石均有很好的溶解作用。

【临床应用】　主要用于胆石症[1-3]。本品治疗胆石症,症见胁肋胀痛,脘腹胀满,口苦,纳呆,小便黄赤,大便不通等。胆石清片能有效地改善胆囊结石、总胆管结石、肝胆管结石的临床症状,溶石、排石疗效明显,和熊去氧胆酸片合用,对于预防肝内胆管结石术后结石复发亦有较好的疗效。

【不良反应】　尚未检索到不良反应报道。

【使用注意】　孕妇及慢性腹泻者禁用。

【用法与用量】　口服,一次5~8片,一日3次。

参 考 文 献

[1] 陈培琼, 陈慧, 余绍源, 等. 胆石清片治疗胆石症的临床和实验研究[J]. 中国中西医结合消化杂志, 2003, 11（1）: 21-24.
[2] 包昶宇, 吕坤. 胆石清片联合熊去氧胆酸片预防肝内胆管结石术后复发25例[J]. 中国药业, 2013, 22（22）: 79-80.
[3] 国家药典委员会. 临床用药须知中药成方制剂卷[M]. 北京: 中国医药科技出版社, 2010: 178-179.

（四川省中医药科学院　李　芳,罗　霞）

乌军治胆片

【药物组成】　乌梅、大黄、栀子、枳实、槟榔、姜黄、牛至、佛手、威灵仙、甘草。

【处方来源】　研制方。《中国药典》（2020年版）。

【功能与主治】　疏肝解郁、利胆排石,泄热止痛。用于肝胆湿热所致的胁痛、胆胀,症见胁肋胀痛、发热、尿黄;胆囊炎、胆道感染或胆道术后见上述证候者。

【药效】　主要药效如下[1]:

1. 利胆　给麻醉大鼠经十二指肠给予乌军治胆片,收集大鼠胆汁,结果显示,乌军治胆片可明显促进大鼠胆汁分泌,具有较好的利胆作用。

2. 溶石作用　胆色素性混合结石与乌军治胆片共孵育15天进行体外溶石作用观察,结果表明与乌军治胆片共孵育的胆结石,重量明显减轻,具有较好的体外溶石作用。用成石饲料喂食家兔制成胆结石模型进行体内溶石作用观察,结果显示乌军治胆片对双氢胆固醇诱发的家兔体内多发性胆石有明显消石作用。

3. 抗炎镇痛　乌军治胆片能抑制二甲苯引起的小鼠耳廓肿胀,也能抑制小鼠棉球肉芽肿增生,对急性炎症和慢性炎症均有明显的抑制作用;能减少乙酸所致小鼠的扭体反应,镇痛作用显著。

【临床应用】　主要用于胆石症、胆道感染[2-5]。

1. 胆石症　乌军治胆片可治疗胆石症,症见右胁胀痛,厌食油腻,发热,尿黄,舌苔黄腻,脉弦滑数等。可以明显缓解患者腹痛、呕吐、口苦、厌油、乏力、右上腹压痛等症状,并在一定程度上使胆道结石,大便结石消失或减少。

2. 胆道感染　乌军治胆片用于治疗胆道感染,使胆汁中白细胞、蛔虫卵、钩虫卵消失或减少,胆汁培养无细菌生长。

【不良反应】 尚未检索到不良反应报道

【使用注意】 ①脾胃虚寒者慎用。②服药期间饮食宜清淡，忌食辛辣油腻食物，并戒烟酒。③服药后如发热持续不退，或胁痛加重时应立即转外科诊治。④孕妇慎用[3]。

【用法与用量】 口服。一次4片，一日3次。

参 考 文 献

[1] 陈家欢，杨斌，黄志明，等. 乌军治胆片主要药效学研究[J]. 广西中医药，2001，24（3）：48.
[2] 唐毅，唐和. 乌军治胆片治疗胆道结石、胆道感染181例疗效观察[J]. 中成药研究，1987，4：21-22.
[3] 陈仁寿. 新编临床中成药学[M]. 北京：科学出版社，2012：121-122.
[4] 戴德银，宋航，黄茂涛，等主编. 新编简明中成药手册[M]. 第3版，北京：人民军医出版社，2014：307.
[5] 国家药典委员会. 临床用药须知中药成方制剂卷[M]. 北京：中国医药科技出版社，2010：178-179.

（上海中医药大学　姚广涛，饶潇潇）

三、清热解毒，解痉止痛类

金钱草片（颗粒）

【药物组成】 金钱草。

【处方来源】 研制方。国药准字Z20027654。《中国药典》（2020年版）。

【功能与主治】 清利湿热，利尿通淋。用于湿热下注所致频数短涩，淋沥疼痛，尿色赤黄，腰腹疼痛，甚至尿挟砂石。

【药效】 主要药效作用如下[1]：

1. 利胆　胆结石可引起胆管阻塞，胆汁淤积，胆汁淤积又可进一步加重结石的形成。利用胆管引流法测定金钱草颗粒对大鼠胆汁流量变化的影响，实验结果表明金钱草颗粒可以明显增加胆汁分泌量，由于大鼠本身无胆囊，因此金钱草的利胆作用不是通过反射性胆囊收缩，而可能是通过促进肝细胞分泌胆汁，胆管内胆汁增多，奥迪括约肌松弛并排出胆汁。

2. 抑制结石形成　正常情况下，胆囊胆汁中胆盐、卵磷脂、胆固醇，胆汁酸等以一定的比例共存，混悬于胆汁中而不析出，当胆汁中的胆固醇过饱和，胆汁酸的含量降低，使钙离子浓度升高，促使胆固醇结石形成；游离胆红素与钙结合形成胆红素钙，促发胆色素结石形成。金钱草可以降低胆汁中游离胆红素和钙离子的含量，提高总胆汁酸的含量，抑制胆结石的形成。

3. 抗炎、镇痛　胆结石的长期压迫，或淤积浓缩的胆汁刺激等引起胆囊黏膜炎症；胆囊收缩，胆汁排出受阻，胆囊内压力升高而发生疼痛。金钱草对急慢性炎症渗出反应都有非常显著的抑制作用。对组胺引起的小鼠血管通透性增加，巴豆油所致的小鼠耳部炎症，蛋清所致大鼠关节肿胀和棉球肉芽肿均有显著抑制作用。对醋酸引起的小鼠扭体和热板引起的疼痛都有镇痛作用。

4. 抑菌　胆石症常合并细菌感染。体外抑菌实验显示金钱草对肺炎球菌、金黄色葡萄球菌等有抑制作用。

【临床应用】 主要用于胆石症[2-6]。

本品可用于胆石症。金钱草颗粒联合熊去氧胆酸片治疗胆石症，可以降低炎症渗出，抑制炎症反应，改善血管通透性，减轻组织水肿，从而发挥防止结石形成的作用。还有研究表明，金钱草颗粒联合熊去氧胆酸片治疗胆石症，与单纯治疗组相比，胆囊结石数目、直径及血清血管活性肠肽 VIP 含量均较对照组显著减少或降低，胆囊排空率明显升高，防治结石作用确切。血清胆囊收缩素受体（CCK-A）是参与胆囊收缩排空的重要功能蛋白质，高水平的 CCK-A 能有效促进胆囊的排空能力，阻止体内残渣的形成，有助于防止胆囊结石的发生。VIP 为机体重要的神经递质，可调节迷走神经的兴奋性，促进平滑肌舒张，从而抑制胆囊收缩，增加胆囊结石的风险。调宁蛋白（Cap）是调节平滑肌功能的调控蛋白，通过与肌动蛋白结合，抑制平滑肌收缩，还能降低肌丝的滑行速度，从而促进胆囊结石的形成。金钱草颗粒防治胆石症的作用与其提高患者血清 CCK-A 含量以及降低 VIP，Cap 的含量有关。

【不良反应】 尚未检索到不良反应报道。

【使用注意】 牛乳过敏者慎用。

【用法与用量】 片剂：口服。一次 4～8 片，一日 3 次。颗粒剂：开水冲服。一次 10 克，一日 3 次。

参 考 文 献

[1] 刘隽，邹国林. 金钱草的研究进展[J]. 唐山师范学院学报，2002，24（2）：8-10.
[2] 张怀波，马荣龙，张德景，等. 金钱草颗粒联合熊去氧胆酸治疗胆囊结石的临床研究[J]. 现代药物与临床，2020，35（1）：48-51.
[3] 张平，李春田，马明，等. 金钱草颗粒对胆囊结石患者血清 CCK-A 和 VIP 水平的影响[J]. 现代生物医学进展，2015，15（27）：5306-5308.
[4] 沈德凤，焦艳，沈洪宽，等. 金钱草颗粒剂的药效学研究[J]. 黑龙江医药科学，2009，32（3）：8-9.
[5] 顾勇刚. 大剂量金钱草治疗结石性疾病[A]. 中华中医药学会方药量效研究分会. 第四次方药量效关系与合理应用研讨会暨方药用量培训班论文汇编[C]. 中华中医药学会方药量效研究分会：中华中医药学会，2013：2.
[6] 肖广远，张静喆. 金钱草在肝胆疾病中应用[J]. 辽宁中医药大学学报，2013，15（5）：73-75.

（江西中医药大学　罗颖颖，陈兰英）

十味蒂达胶囊

【药物组成】 蒂达、洪连、榜嘎、木香、波棱瓜子、角茴香、苦荬菜、金腰草、小檗皮、熊胆粉。

【处方来源】 研制方。国药准字 Z20020047。

【功能与主治】 疏肝理气，清热解毒，利胆溶石。用于肝胆湿热所致的胁痛，症见右上腹钝痛或绞痛、口苦、恶心、嗳气、泛酸、腹胀，以及慢性胆囊炎或胆石症见上述证候者；热源性赤巴（即藏医称谓热症性肝胆疾病）。

【药效】 主要药效作用如下[1-3]。

1. **促进胆汁分泌** 十味蒂达胶囊能增加大鼠胆汁分泌量、促进胆红素排出。

2. **溶石** 十味蒂达胶囊能溶解人胆结石或减轻人胆结石的重量，并能使植入人胆结石的兔胆汁内胆固醇、胆红素、钙含量增加，从而起到溶石作用。

3. **抗菌** 十味蒂达胶囊对金黄色葡萄球菌、大肠杆菌有抑菌作用，对小鼠体内感染金黄色葡萄球菌和大肠杆菌有保护作用。

【临床应用】 主要用于胆石症、胆囊炎。

1. 胆石症[4-7] 十味蒂达胶囊可以用于治疗胆石症，症见右上腹钝痛或绞痛，口苦、恶心、嗳气、泛酸、腹胀等。应用十味蒂达胶囊治疗胆结石，在降低总胆红素、减轻腹痛、结石消失或颗粒减小、直径缩小方面，显示出更优的临床疗效。

2. 胆囊炎[8-12] 十味蒂达胶囊对慢性胆囊炎具有较好的治疗效果，主要体现在患者右上腹疼痛、口苦、腹胀、嗳气等症状明显缓解或消失，以及胆囊影像学检查明显恢复，炎性物质分泌明显减少等。

3. 肝炎[13-14] 十味蒂达胶囊还可以用于治疗慢性乙型肝炎、酒精性肝炎等。

【不良反应】 尚不明确。

【使用注意】 尚不明确。

【用法与用量】 口服，一次2粒，一日3次。

参 考 文 献

[1] 李巧云，候朝明，王国康，等.十味蒂达胶囊利胆溶石作用的研究[J].中药药理与临床，2001，17（1）：41-42.
[2] 李巧云，李霞.十味蒂达胶囊对小白鼠体内抗菌试验的研究[J].中药与临床，2007，26（1）：6-8.
[3] 李巧云.十味蒂达胶囊体外抗菌试验[J].四川省卫生管理干部学院学报，2006，25（3）：171-172.
[4] 栾军.十味蒂达胶囊治疗胆囊结石52例[J].中国中医药信息杂志，2001，8（8）：80.
[5] 刘敏.十味蒂达胶囊治疗胆系结石辨治体会[J].中国中医药信息杂志，2005，12（7）：70.
[6] 沈志宏，冯刚，鲁葆春，等.熊去氧胆酸联合十味蒂达胶囊对肝内外胆管结石术后机体的影响[J].中华中医药学刊，2019，37（2）：454-456.
[7] 胡正晖，田景全，何芳，等十味蒂达胶囊治疗胆囊疾患30例临床观察[J].国际中医中药杂志，2007，29（6）：342.
[8] 王兰君.十味蒂达胶囊治疗慢性胆囊炎的临床观察[J].中国医院用药评价与分析，2012，12（7）：635-637.
[9] 宋东燕.藏药十味蒂达胶囊辅助治疗胆囊炎的临床疗效分析[J].中国民族医药杂志，2020，26（2）：4-5.
[10] 王静.利用十味蒂达胶囊辅助治疗胆囊炎的临床疗效分析[J].中国继续医学教育，2015，7（6）：260-261.
[11] 王兰君.十味蒂达胶囊治疗慢性胆囊炎的临床观察[J].中国医院用药评价与分析，2012，12（7）：635-637.
[12] 张映梅，李吉寿，杨葆，等.十味蒂达胶囊治疗慢性胆囊炎70例[J].中国中医药信息杂志，2002，9（3）：92-93.
[13] 安敬军.十味蒂达胶囊治疗酒精性肝炎34例疗效观察[J].山东医药，2005，45（32）：40.
[14] 孙贵金，孙燕，焦桂兰.十味蒂达胶囊治疗慢性乙型肝炎疗效分析[C].中国中西医结合学会消化系统疾病专业委员会.中国中西医结合学会第十六次全国消化系统疾病学术研讨会论文汇编，2004：2.

（四川省中医药科学院　李　芳，罗　霞；江西中医药大学　罗颖颖）

四、疏肝利胆，活血化瘀类

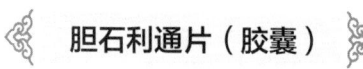

胆石利通片（胶囊）

【药物组成】 硝石（制）、白矾、郁金、三棱、猪胆膏、金钱草、陈皮、乳香（制）、没药（制）、大黄、甘草。

【处方来源】 研制方。国药准字Z20090204。

【功能与主治】 理气解郁，化瘀散结，利胆排石。用于胆石症气滞型，症见右上腹胀满疼痛，痛引肩背，胃脘痞满，厌食油腻。

【药效】 主要药效作用如下。

1. 利胆、溶石、排石　胆石利通片能促进胆汁分泌,降低血液及胆汁中胆固醇的含量,促进结石溶解;同时又能松弛胆道括约肌,增强胆囊收缩力,利于结石排出。

2. 防止结石形成　预防给药能防止结石形成,治疗给药有明显的溶石、排石及抗炎作用。

【临床应用】　主要用于胆石症、慢性胆囊炎等。

1. 胆石症[1-5]　胆石利通片可用于治疗胆石症,可使患者食欲不振、胃脘痞满、右上腹胀等症状明显改善,对于泥沙样胆囊结石,能短期内完全排出结石,缓解或消除疼痛、纳差等症状;采用 Meta 分析系统评价胆石利通片治疗胆石症的临床疗效,结果也显示胆石利通片可显著提高胆石症患者的治愈率及总有效率,可显著降低患者的总胆红素水平,对于胆石症有较好的治疗作用。

2. 慢性胆囊炎[6-8]　胆石利通片可以用于治疗慢性胆囊炎。与常规治疗方法相比,胆石利通片治疗慢性胆囊炎,在右上腹疼痛、胃脘痞满等症状的改善,胆囊壁厚度的改善方面作用明显。

3. 胆石症术后[9-10]　胆石利通片可以用于治疗胆石症术后。胆石利通片结合熊去氧胆酸治疗胆石症术后,结果显示,术后 6 个月可以促进胆囊收缩功能恢复;术后 2 年,除极少数胆结石患者复发外,所有患者的胆囊壁光滑无增厚变化,可以有效预防结石复发。

4. 其他[11-13]　胆石利通片还可以用于治疗胆囊息肉、原发性胆汁性胆管炎、胆汁反流性胃炎等。

【不良反应】　服药后少数患者可出现呕吐、腹痛、腹泻,以及过敏反应,表现为胃脘或周身不适、皮肤潮红、皮疹、瘙痒、烦躁不安,妊娠期妇女服用可致流产[14]。

【使用注意】　①胆道狭窄、畸形或结石巨大或结石嵌顿者禁用。②妊娠期妇女禁用。③脾胃虚弱及老年体弱者慎用。④服药期间忌服辛辣刺激性食物及寒凉、油腻、不易消化食物。⑤月经过多者慎用[14]。

【用法与用量】　口服,一次 6 片,一日 3 次;或遵医嘱。

参 考 文 献

[1] 黄玉玮, 张晓宏, 李楠. 胆石利通片治疗胆石症 100 例疗效观察[J]. 辽宁中医杂志, 2012, 39（4）: 704-705.
[2] 张国联, 张宁. 腹腔镜联合胆道镜保胆取石后结合优思弗加胆石利通片治疗胆囊结石的临床研究[J]. 中国医药指南, 2016, 14（28）: 50-51.
[3] 许庸勋, 钱静燕, 许杰峰. 步长胆石利通片治疗慢性胆石症 30 例疗效分析[J]. 世界中西医结合杂志, 2015, 10（2）: 214-216+232.
[4] 黄菊萍, 王建华, 谭禾英, 等. 胆石利通治疗泥沙样胆道结石 80 例[J]. 辽宁中医杂志, 2014, 41（10）: 2175-2176.
[5] 高龙, 杨乾, 杨宏昕. 胆石利通片治疗胆石症的疗效及安全性的 Meta 分析[J]. 临床医药文献电子杂志, 2019, 6（73）: 20-23.
[6] 全红梅, 金哲, 李永强. 胆石利通片治疗慢性胆囊炎的疗效观察[J]. 现代医学与健康研究电子杂志, 2018, 2（1）: 65.
[7] 张珺, 邱维彬. 步长胆石利通片治疗胆囊炎临床研究[J]. 辽宁中医药大学学报, 2015, 17（9）: 187-188.
[8] 苏荣. 胆石利通治疗慢性结石性胆囊炎的效果评价[J]. 世界最新医学信息文摘, 2015, 15（20）: 85, 91.
[9] 陈毅菁, 崔闽鲁. 胆石利通片结合辨证组方治疗胆囊术后综合征 42 例[J]. 福建医药杂志, 2014, 36（3）: 104-106.
[10] 何新明, 李娟. 胆石利通片用于胆道结石术后 45 例[J]. 中国医业, 2015, 24（18）: 97-99.
[11] 梁永忠. 胆石利通片治疗胆囊微小息肉 216 例疗效观察[J]. 新中医, 2017, 49（4）: 45-47.
[12] 丛婷婷. 熊去氧胆酸联合胆石利通治疗原发性胆汁性胆管炎的疗效观察[D]. 长春: 吉林大学, 2018.
[13] 陈晓旭. 胆石利通片联合莫沙比利片治疗胆汁反流性胃炎 192 例疗效分析[J]. 中医临床研究, 2017, 9（10）: 113-114.
[14] 国家药典委员会. 中华人民共和国药典临床用药须知——中药成方制剂卷[M]. 北京: 中国医药科技出版社, 2010: 380.

（四川省中医药科学院　李　芳, 罗　霞; 江西中医药大学　罗颖颖）

第二十七章

胰腺炎中成药名方

第一节 概 述

一、概 念

胰腺炎（pancreatitis）是胰腺因胰蛋白酶的自身消化作用而引起的疾病，可分为急性及慢性胰腺炎两种。急性胰腺炎（acute pancreatitis，AP）是指胰酶激活后引起胰腺组织自身消化所致的急性化学性炎症，临床以急性上腹痛、恶心、呕吐、发热和血清胰淀粉酶增高等为特点。慢性胰腺炎（chronic pancreatitis，CP）是指胰腺反复发作性或持续性炎症病变，胰腺腺泡组织逐渐为纤维组织所代替，造成胰腺功能严重破坏，使食物消化出现明显障碍，主要症状为反复发作的上腹部疼痛和胰腺内外分泌功能不全。

胰腺炎归属于中医学"腹痛"、"脾心痛"及"胰瘅"等范畴。

二、病因及发病机制

（一）病因

多种致病因素均可导致本病的发生，胆道疾病及酗酒是常见因素，胰管疾病、滥用药物、缺血损伤、暴饮暴食等也能引起本病的发生。急性胰腺炎大多与暴饮暴食、胆管内结石、饮酒过度、分泌紊乱、腹部手术等因素相关，好发于中青年群体。慢性胰腺炎由乙醇摄入、胆道疾病、高脂血症、遗传、营养、外伤和自身免疫等诸多因素所致。

（二）发病机制

本病的发病机制目前尚未完全阐明，在长期的研究中形成了多种学说，如胰蛋白酶过度激活导致胰腺组织自身消化、炎症细胞因子过度激活引起过度炎症反应、胰腺微循环障碍、Ca^{2+}超载、氧化应激反应、胰腺腺泡细胞凋亡和坏死、肠黏膜屏障受损等。其中慢性胰腺炎的胰腺实质以发生慢性持续性炎性损害和纤维化为主，并可致胰管结石、钙化或扩张等基本结构的永久性改变。大多数人认可胰酶异常激活学说、免疫炎症学说等。

三、临床表现

腹痛是急性胰腺炎的主要症状，多为急性发作，呈持续性，少数无腹痛。典型的腹痛位于上腹或左上腹，可放射至背部、胸部和左侧腹部，多为钝痛或锐痛。但腹痛的程度和部位与病情严重程度缺乏相关性。其他伴随症状包括恶心和（或）呕吐、黄疸、腹胀及发热等。

慢性胰腺炎临床症状包括腹痛、脂肪泻、消瘦等外分泌功能障碍表现及以糖尿病为主要表现的内分泌功能障碍，后期可出现胰管结石、胆道梗阻、胰腺假性囊肿、胰腺癌等并发症。

四、诊　　断

根据临床腹痛等主要症状、实验室血清酶学检查（血清淀粉酶、脂肪酶）、血清标志物（C反应蛋白、尿素氮、肌酐、血钙和降钙素原等）、胰腺CT检查片，即可诊断。

急性胰腺炎的诊断主要依据以下标准：①急性、突发、持续、剧烈的上腹部疼痛，可向背部放射；②血清淀粉酶和（或）脂肪酶活性至少高于正常上限值3倍；③增强CT/MRI呈AP典型影像学改变（胰腺水肿或胰周渗出积液）。

慢性胰腺炎主要诊断依据包括：①影像学典型表现；②病理学典型改变。次要诊断依据包括：①反复发作上腹痛；②血淀粉酶异常；③胰腺外分泌功能不全表现；④胰腺内分泌功能不全表现；⑤基因检测发现明确致病突变；⑥大量饮酒史。其中主要诊断依据满足一项即可确诊；影像学或者组织学呈现不典型表现，同时次要诊断依据至少满足2项亦可确诊。

五、治　　疗[1-5]

（一）常用化学药物及现代技术

药物治疗主要是止痛药物、胰酶替代制剂、生长抑素、质子泵抑制剂等。生长抑素及其类似物：如恩他宁和奥曲肽，生长抑素具有抑制胃和胰腺的分泌等作用。非肽类蛋白酶抑制剂：如加贝酯，可抑制胰蛋白酶、胰激肽释放酶、纤维蛋白溶解酶和凝血酶等的活化因子的活性，前列地尔具有抑制胰腺分泌功能、增加胰腺血流量和保护细胞的作用。钙拮抗剂：如硝苯地平等钙拮抗药物可以明显阻止胰腺细胞内Ca^{2+}超负荷，缓解胆道及胰腺管阻塞引起的疼痛及减少胰腺分泌等作用。H_2受体拮抗剂：如雷尼替丁等可降低胃酸分泌，从而减轻十二指肠及小肠的酸化，使十二指肠和小肠分泌胰泌素减少，从而使胰腺分泌减少，阻止胰腺细胞的溶解破坏。氟尿嘧啶有抑制核苷酸合成的作用，阻断了胰酶合成的作用；尿蛋白酶抑制药：如乌司他丁是一种广谱的酶抑制药，具有抑制胰蛋白酶等各种胰酶活性的作用，常用于胰腺炎的治疗。

手术治疗主要采用超声/CT/内镜下介入穿刺引流、微创化、分阶梯、损伤控制性手术等。

(二) 中成药名方治疗

中医药防治胰腺炎不同于化学药是单靶点的单一调节治疗,中医药治疗通过整体调理、辨证论治,可以较好地缓解患者症状,提高其生活质量,并能有效地改善预后。中医辨证治疗慢性胰腺炎大多不离肝胆(胰)脾,治法以通为主,其中又以从肝脾论治最常见。

第二节 中成药名方的辨证分类与药效

中医药治疗由于具有多靶点、多途径、综合性强的特点。在胰腺炎的治疗中有一定的优势,可以同时调理胰腺内外分泌功能并能缓解疼痛。中药治疗胰腺炎是辨证用药。常用中成药的辨证分类及其主要药效如下[6-10]。

一、通里攻下类

胰腺炎腑实热结证主要症状是腹痛剧烈,腹满硬痛拒按,胸脘痞塞,恶心呕吐,日晡潮热,口臭,大便干结不通,小便短赤,舌质红,苔黄厚腻或燥,脉洪大或滑数。

胰腺炎腑实热结证的主要病理变化是肠道蠕动不够,导致便秘和腹痛。

通里攻下药能够刺激肠蠕动,促进肠道毒物排出,减少毒物吸收,促进通气排便,改善腹胀腹痛。

常用中成药:大承气汤(颗粒)、大陷胸汤等。

二、清热利湿类

胰腺炎肝胆湿热证者主要症状是脘腹胀痛,胸闷不舒,发热,身目发黄,黄色鲜明,烦渴引饮,大便黏滞不畅,小便短黄,舌质红,苔黄腻或薄黄,脉弦数。

胰腺炎肝胆湿热证者的主要病理变化是由细菌和病毒进入胰腺组织引起炎症,胰酶的细胞内激活从而损伤胰腺细胞。

清热利湿药可控制胰酶活性,促进胰腺外分泌功能的恢复,保护肠黏膜,对抗内毒素作用,从而抑制炎症反应,保护器官组织。

常用中成药:龙胆泻肝汤(丸、水丸)、胰胆炎合剂、茵山莲颗粒。

三、疏肝理气类

胰腺炎肝郁气滞证者主要症状是脘腹胀痛,或向左季肋部、左背部放射痛,腹胀,矢气则舒,可无发热,情志抑郁,急躁易怒,善太息,恶心或呕吐,嗳气呃逆,大便不畅,舌淡暗,苔薄白或薄黄,脉弦紧或弦数。

胰腺炎肝郁气滞证的主要病理变化是胰腺导管梗阻或胰液排出障碍刺激其外分泌,引起胰酶合成激增及异常活化，最终造成胰腺自身消化和急性胰腺炎发生等。

疏肝理气药可降低胰腺炎大鼠胰腺合成和分泌，进而改善肠功能，降低慢性炎症、纤维化造成的胰腺病理损害。

常用中成药：柴胡疏肝散（丸）、四逆散（见第十六章肝纤维化与肝硬化中成药名方）等。

四、活血化瘀类

胰腺炎血瘀证者主要症状是胁肋疼痛，脘腹胀满，口苦呕恶，大便不畅，舌质绛或紫，苔黄燥或灰黑，脉弦数而微涩。

胰腺炎血瘀证主要是由于胰腺微循环障碍导致缺血，持续的胰腺微循环障碍可使急性胰腺炎由水肿向坏死型转化。

活血化瘀药可调节胰腺微循环障碍，并且可避免因凝血导致炎症反应的加重。

常用中成药：清胰利胆颗粒（片、丸）、胰胆舒颗粒（胶囊）、血必净注射液。

五、补气健脾类

胰腺炎邪去正虚者主要症状是面色苍白或萎黄，四肢倦怠，气短懒言，神疲食少，脘腹胀满，口苦呕恶，大便不畅，舌淡或暗红、紫暗，有瘀斑，舌下瘀筋，苔薄白，脉细弱无力或结、代、促。

胰腺炎邪去正虚者主要病理变化是胃肠道功能紊乱与胰腺内、外分泌功能受损。

扶正祛邪药可调节胃肠道功能紊乱，促进胰腺内、外分泌功能恢复。

常用中成药：六君子丸（见第八章消化不良中成药名方）。

参 考 文 献

[1] 中华医学会消化病学分会胰腺疾病学组，《中华胰腺病杂志》编辑委员会，《中华消化杂志》编辑委员会. 中国急性胰腺炎诊治指南（2019，沈阳）[J]. 中华胰腺病杂志, 2019, 19（5）: 321-331.

[2] 中国医师协会胰腺病专业委员会慢性胰腺炎专委会. 慢性胰腺炎诊治指南（2018，广州）[J]. 临床肝胆病杂志, 2019, 35（1）: 45-51.

[3] Banks P A, Bollen T L, Dervenis C, et al. Classification of acute pancreatitis——2012: revision of the Atlanta classification and definitions by international consensus[J]. Gut, 2013, 62（1）: 102-111.

[4] 崔乃强. 中西医结合治疗胰腺炎[M]. 武汉：华中科技大学出版社, 2009: 108-112.

[5] 中国中西医结合学会普通外科专业委员会. 重症急性胰腺炎中西医结合诊治指南（2014年，天津）[J]. 中国中西医结合外科杂志, 2014, 20（8）: 460-464.

[6] 陈奇. 中成药名方药理与临床[M]. 北京：人民卫生出版社, 1998: 127-957.

[7] 闫龙超，潘吉勇. 中药治疗急性胰腺炎研究进展[J]. 亚太传统医药, 2019, 15（1）: 207-209.

[8] 黄诚. 急性胰腺炎中西医结合诊治方案探讨[J]. 深圳中西医结合杂志, 2017, 27（19）: 35-36.

[9] 陈禺仔，严晶，孙志广. 慢性胰腺炎的中医药诊疗进展[J]. 辽宁中医杂志, 2019, 46（10）: 2222-2226.

[10] 么国旺，张大鹏，赵二鹏，等. 慢性胰腺炎的中医相关性研究[J]. 中国中西医结合外科杂志, 2017, 23（5）: 567-568.

（天津市中西医结合医院　崔乃强，许大辉；南京中医药大学　郑仕中，张　峰；

江西中医药大学　陈兰英）

第三节 中成药名方

一、通里攻下类

大承气汤（颗粒）

【药物组成】 大黄、厚朴、枳实、芒硝。

【处方来源】 东汉·张仲景《伤寒论》。

【功能与主治】 峻下热结。用于急性单纯性肠梗阻、急性胆囊炎、急性阑尾炎、急性胰腺炎等属阳明腑实证。

【药效】 主要药效如下[1-10]。

1. **改善胃肠功能** 肠道功能损伤是影响急性胰腺炎（AP）预后和死亡率的关键因素之一，大承气汤能调控胃肠激素分泌，促进胃肠道平滑肌蠕动，从而调控胃肠运动，可预防肠源性感染，并能有效预防及减少肠排列术后并发症的发生。动物研究中发现，它可提高小鼠小肠的推进率和兔离体空肠的收缩张力与频率，说明大承气汤对小鼠小肠及兔离体空肠有兴奋作用。大承气汤可通过降低胃动素、血管活性肠肽水平，提高促胃液素水平，双向调节神经降压素水平，调节胃肠激素，促进胃肠道平滑肌蠕动，加快胃肠道排空；大承气汤通过快速降低腹内高压，减轻腹内感染；大承气汤通过增加肠黏膜血流量，改善肠道微循环。毛细血管内皮屏障功能损害是重症急性胰腺炎（SAP）发病的关键环节。毛细血管内皮可引起血管通透性升高，局部的炎症介质通过高通透性的微血管进入血液，造成全身性炎症反应，同时血管内液外渗到组织间隙，造成广泛的水肿及血液循环障碍，进一步加重病情。经内皮细胞介导的水转运障碍是 SAP 时毛细血管通透性升高的重要环节。水通道蛋白 AQP1 广泛分布于机体的毛细血管内皮，选择性地介导细胞膜内外液的转运。研究发现，大承气汤通过调控 AQP1 的表达可减轻急性坏死性胰腺炎大鼠的胰腺损伤。

2. **抑制血清内毒素** 大承气汤具有显著的抗肠源性内毒素血症作用。它可以通过其泻下作用迅速降低 SD 大鼠血清内毒素，防止肠道内毒素移位，促进肠道内毒素排出体外，降低细胞内 cAMP 及 cAMP/cGMP，恢复细胞内 cGMP 的含量，有效改善 SD 大鼠内毒素血症的阴虚症状。

3. **清除自由基，减轻脂质过氧化反应** 氧自由基（OFR）导致胰腺损伤是各种病因所致急性胰腺炎的共同发病环节。大量的研究表明，OFR 为重要炎症介质，与 AP 发生、发展密切相关。近年来，多项实验资料揭示，超氧化物歧化酶（SOD）活性升高，从而使 OFR 生成减少，胰腺病损减轻，因此 SOD 活力的高低间接反映了机体清除氧自由基的能力。尹群等应用成年雄性 SD 大鼠建立急性胰腺炎大鼠模型，并应用大承气汤治疗，结果表明大承气汤可清除氧自由基，减轻脂质过氧化反应。

4. **减轻炎症反应** 在 SAP 炎症介质激发下，肠功能免疫屏障损害时，会加快 SAP 的发展甚至导致死亡。研究表明，大承气汤对 SAP 或全身炎症反应综合征（SIRS）大鼠腹腔巨噬细胞 sCD14 有明显的抑制作用，从而可以治疗 SAP 或 SIRS。大承气汤能够降低 SAP 大鼠末端回肠的高迁移率族蛋白 1 和环氧化酶-2 RNA 的表达，减轻炎症反应，保护肠道。

5. 改善肝肾功能，降低肝肾并发症的发生　肝损伤是 SAP 常见的并发症之一，临床回顾性观察分析显示，肝衰竭是 SAP 患者死亡的主要影响因素之一。研究发现，本品可以通过抑制 RIP3-MCP1 信号通路减轻 SAP 合并的肝损伤。

【临床应用】　主要用于急性胰腺炎、重症急性胰腺炎、肠梗阻等症。

1. 急性胰腺炎[11-13]　大承气汤是通里攻下的代表方，具有较强的通腑泻下、疏通气机的功效。急性胰腺炎当属中医学"腹痛"、"胆胀"、"胁痛"、"脾心痛"等范畴，常由饮食不节、过食肥甘厚味导致湿热内蕴或胆腑气机郁滞不畅、横逆犯胃等，从而使脾胃肠功能失调，脏腑气机不利，经脉气血阻滞，脏腑经络失养，不通则痛。因此，治疗以通腑攻下为主。临床研究发现，大承气汤可以缩短患者的腹痛和腹胀缓解时间、血清淀粉酶恢复时间、胃肠功能恢复时间及住院时间，减少肠鸣音、肠麻痹，促进排便排气，减轻腹内高压，且能够通过提高血清一氧化氮水平，提高机体清除氧自由基的能力，改善微循环障碍，减轻组织损伤。

2. 重症急性胰腺炎[14-15]　胰腺炎是由胰腺分泌胰酶消化自身及周围组织导致的炎症，中医学认为其发病机制为湿热蕴结、腑气不通，治以行气通腑为主，恰与大承气汤主治的证型吻合。早期大承气汤灌肠联合肠内营养对重症急性胰腺炎可以缩短体温恢复时间、腹痛缓解时间、腹胀消失时间、肛门排气时间，促进临床症状缓解。大承气汤还可以显著降低患者体内肿瘤坏死因子 α（TNF-α）、白介素-6（IL-6）和白介素-8（IL-8）水平，抑制炎症因子的释放，防止全身炎症反应综合征及多器官功能不全的发生。

3. 肠梗阻[16-17]　肠梗阻主要分为麻痹性肠梗阻和粘连性肠梗阻。麻痹性肠梗阻主要是由于手术创伤，使患者因腹痛、感染、电解质紊乱等原因而发生肠麻痹。麻痹性肠梗阻的肠蠕动常减弱甚或消失，其病变部位仅限于患者的胃肠道系统中，腹部 X 线检查可表现出胃肠道扩张积气。大承气汤可通过纠正肠神经反射抑制，改善胃肠微循环障碍，抑制炎症因子的产生、释放，改善麻痹性肠梗阻。

麻痹性肠梗阻的肠蠕动常减弱甚或消失，其病变部位仅限于胃肠道系统，腹部 X 线检查可表现出胃肠道扩张积气。大承气汤通腑泻热、行气散瘀、攻下祛热，具有疏脏通腑、顺畅气机、下顺逆气的功效，使气行则便通而消除满胀。应用大承气汤联合西医常规疗法治疗术后粘连性肠梗阻，可以有效提高临床总有效率，缩短患者排气时间、排便时间、胃管拔除时间、住院时间，减少胃管引流量，降低不良反应发生率。

【不良反应】　尚未见报道。

【使用注意】　①为了确保峻下之功，在煎服时应先煎枳实、厚朴，后下大黄，溶服芒硝。②本方药力峻猛，应中病即止，慎勿过剂。③凡表证未解、肠胃热结尚未成实、气虚阴亏、年老体弱者，妊娠期妇女等，均不宜使用本方。④急性阑尾炎合并腹膜炎，或有休克症状者，绞窄性肠梗阻及肿瘤梗阻者，均不宜使用本方。

【用法与用量】　颗粒剂：开水冲服，一次 1 袋，一日 3 次。

参 考 文 献

[1] 赵佳芬，胡东胜，王春妍. 大承气汤实验研究进展[J]. 河南中医，2014，34（1）：29-31.
[2] 潘裕国，钱以德，乔安意，等. 大承气汤对大鼠急性重症胰腺炎并发腹腔高压的影响[J]. 广州医药，2012，43（6）：10-12.

[3] 陈亚峰,奉典旭,陈腾,等.大承气汤对急性坏死性胰腺炎大鼠胰腺水通道蛋白1的影响[J].中华胰腺病杂志,2012,12(1):40-44.
[4] 陈绍辉,胥洪冰,裴志花,等.大承气汤对小鼠小肠推进率及兔离体空肠运动性能的影响[J].黑龙江畜牧兽医,2014(9):154-156.
[5] 沈银峰,金文银,廖恒祥,等.大承气汤对重症急性胰腺炎大鼠肠道免疫屏障的保护作用[J].湖北中医药大学学报,2015,17(1):9-12.
[6] 汪德超,余功,谢斌.大承气汤对内毒素血症大鼠血清内毒素及结肠cAMP、cGMP的影响[J].时珍国医国药,2014,25(5):1089-1091.
[7] 魏江存,陈勇,谢臻,等.大承气汤的药理作用研究概况[J].中国民族民间医药,2017,26(21):70-72,74.
[8] 尹群,薛育政,刘宗良,等.大承气汤治疗对实验性急性胰腺炎大鼠炎症反应及氧化应激水平的影响[J].南通大学学报(医学版),2010,30(4):266-268.
[9] 郭权,毕伟.大承气汤对重症胰腺炎SIRS大鼠腹腔巨噬细胞sCD14作用的实验研究[J].大连医科大学学报,2011,33(1):36-39.
[10] Halonen K I,Pettil V,Leppaniemi A K,et al. Multiple organ dysfunction associated with severe acute pancreatitis[J]. Crit Care Med,2002,30(6):1274-1279.
[11] 邱曼丽.大承气汤的临床应用[J].亚太传统医药,2016,12(10):57-58.
[12] 刘兵,谢芳芳.大承气汤治疗急性胰腺炎48例[J].福建中医药,2014,45(3):39-40.
[13] 王晓瑜,苏振政,徐艳.大承气汤治疗急性胰腺炎及对患者血清NO影响的研究[J].山东中医杂志,2014,33(5):351-352.
[14] 陈文炯,钟志旭.早期大承气汤灌肠联合肠内营养对重症急性胰腺炎疗效观察[J].新中医,2014,46(5):70-72.
[15] 张昊天,潘学峰.大承气汤治疗重症急性胰腺炎的疗效及对患者血清TNF-α、IL-6、IL-8的影响研究[J].辽宁中医杂志,2013,40(10):2052-2054.
[16] 许祖存.大承气汤治疗老年急性肠梗阻的研究进展[J].中国城乡企业卫生,2020,35(8):66-68.
[17] 赵冬雨,成丽娅,沈宏,等.大承气汤治疗术后粘连性肠梗阻58例[J].中国实验方剂学杂志,2013,19(9):342-344.

(江西中医药大学 陈兰英,李安;天津市中西医结合医院 崔乃强,许大辉)

大陷胸汤

【药物组成】 大黄、芒硝、甘遂。

【处方来源】 东汉·张仲景《伤寒论》。

【功能与主治】 泻热逐水。用于水热互结之急性水肿性胰腺炎、粘连性肠梗阻及轻度肠扭转、肝脓肿、渗出性胸膜炎、胆石症、胆道感染等。

【药效】 主要药效如下[1-5]。

1. **抑制炎症发展,提高身体免疫力** 有效控制炎症因子的释放是控制急性胰腺炎快速发展的关键之一。大陷胸汤可降低患者体内肿瘤坏死因子α和白介素-6水平,减少炎症细胞浸润,阻滞全身炎症反应综合征。提高免疫力呈现在急腹症和胸膜渗出液方面,用药后呈现逐渐减少渗出液,促进渐进或吸收,减轻腹膜刺激的疼痛症状。大黄素可干预凋亡调控基因,诱导胰腺腺泡细胞凋亡,从而避免或减少胰酶及炎症介质的释放,阻滞发病环节。

2. **改善胃肠功能** 促进胃肠蠕动、促进胃肠排空,以泻下水邪、热邪而迅速减轻胃肠压力,缓解短气、便秘潮热。大黄、芒硝、甘遂的现代药理研究及复方研究均证明大陷胸汤有泻下和利尿作用。腹膜对感染有很强的防御能力,其面积相当于人体表面积,吸收等渗液的能力大于皮肤,且膈腹膜下有丰富的淋巴组织,吸收能力极强,这种结构及功能使得腹膜在炎症早期即可吸收大量的渗液及毒素。大陷胸汤通过其逐水利尿作用可使经腹膜吸收的大量渗液及毒素通过肠道高渗作用吸入肠管中,并从肠道排出体外,从而促进炎症的消退和局限化。

【临床应用】 主要用于急性胰腺炎、肠梗阻等。

1. 急性胰腺炎[6-7] 大陷胸汤证以水热互结为证候特点，辨证要点为心下硬满疼痛，按之石硬，甚者从心下至少腹硬满疼痛，不可近，大便秘结，苔黄腻或黄厚而燥，脉沉紧或沉滑有力。急性胰腺炎发作时，由于机体释放大量炎症因子，作用于各组织器官，肠道黏膜的屏障功能受到损害，细菌移位，大量的液体、毒素聚积于胃肠道内，使患者体内的水、电解质和酸碱平衡严重失调，可引起麻痹性肠梗阻；严重时可导致腹腔间隔室综合征，进一步发展可引起多脏器功能不全、循环衰竭，甚至死亡。临床观察中发现，当急性胰腺炎出现上腹或全腹疼，拒按，按之硬，伴见大便秘结者，运用大陷胸汤可提高抗感染力，提高机体免疫力，促进肠蠕动，减轻急性胰腺炎引起肠麻痹的并发症，较快缓解腹胀、腹痛等临床症状。

2. 肠梗阻[8] 大陷胸汤可用于水热互结之证。单纯性肠梗阻实际为腑气不通，用大陷胸汤治疗后，患者痛、胀、呕症状迅速消失。

3. 其他[9-10] 大陷胸汤还用于胃石症、巨大卵巢囊肿，二者虽为异病，均有大包块形成，实则为脏腑气机不通而致，不通则痛。大陷胸汤可以泻热逐水，治疗热结之证。

【不良反应】 尚未见报道。

【使用注意】 煎药时应先煎大黄，本方药力峻猛，中病即止，以防过剂伤正。素体虚弱者禁用本方。

【用法与用量】 水煎，溶芒硝，冲甘遂末服。

参 考 文 献

[1] 刘春雷. 大陷胸汤临床应用与探索[J]. 现代养生，2015，11（22）：203.
[2] 肖成，李燕，赵志民. 大陷胸汤对大鼠急性胰腺炎时 TNF-α 和 IL-6 改变的影响[J]. 辽宁中医杂志，2008，35（7）：1102-1103.
[3] 于亮，张增峰，段绍斌，等. 大陷胸汤治疗急性重症胰腺炎临床研究[J]. 新疆中医药，2009，27（6）：1-3.
[4] 苏绍永. 大陷胸汤临床应用体会[J]. 中医临床研究，2018，10（16）：70-72.
[5] 李同宪，李月彩. 热实结胸证实质再探讨[J]. 陕西中医，2000，21（3）：141-142.
[6] 陈宽圆，李健. 大陷胸汤对改善急性胰腺炎的临床预后研究[J]. 内蒙古中医药，2016，35（10）：3-4.
[7] 肖成，李燕，赵志民. 陷胸汤配合西药治疗急性胰腺炎 21 例[J]. 贵阳中医学院学报，2007，29（3）：27-28.
[8] 王国彦. 大陷胸汤治疗单纯性肠梗阻 13 例报告[J]. 国医论坛，1991，28（4）：13.
[9] 彭延宽. 大陷胸汤治胃石症[J]. 山东中医杂志，1993，13（4）：45.
[10] 罗继林. 大陷胸汤治愈巨大卵巢囊肿[J]. 浙江中医杂志，1995，(12)：537.

（江西中医药大学　陈兰英，李　安）

二、清热利湿类

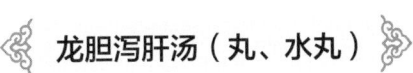

龙胆泻肝汤（丸、水丸）

【药物组成】 龙胆草、柴胡、黄芩、栀子、泽泻、川木通、车前子（盐炒）、当归、生地黄、甘草（蜜炙）。

【处方来源】 清·汪昂《医方集解》。《中国药典》（2015 年版）。

【功能与主治】 清肝胆，利湿热。用于肝胆湿热，头晕目赤，耳鸣耳聋，耳肿疼痛，胁痛口苦，尿赤涩痛，湿热带下。

【药效】 主要药效如下[1-5]。

1. 抗炎 龙胆泻肝汤对小鼠耳廓及大鼠足肿胀有明显的抑制作用,也能明显降低小鼠腹腔毛细血管通透性,具有明显的抗炎作用。

2. 镇痛 龙胆泻肝汤能明显减少扭体法小鼠的扭体反应次数,显著延长热板法小鼠疼痛反应的潜伏期,有镇痛作用。

3. 调节机体免疫功能 龙胆泻肝汤可提高动物血清溶菌酶的含量、溶血素抗体的含量和T淋巴细胞的转化率。龙胆泻肝汤有增强机体的非特异性免疫,提高细胞免疫和体液免疫功能的作用。

4. 减少胰腺分泌,降低血淀粉酶活性 龙胆泻肝方能减少胰腺分泌,其中主要药味柴胡中含有的柴胡皂苷能有效抑制胰蛋白酶的分泌,减少胰液的分泌;栀子所含的京尼平苷可以降低胰淀粉酶的活性。

【临床应用】 主要用于急性胰腺炎等。

1. 急性胰腺炎[6-7] 龙胆泻肝方用于肝胆湿热证,症见上腹胀痛拒按,头晕目赤,耳鸣耳聋,耳肿疼痛,胁痛口苦,尿赤涩痛,湿热带下,可有黄疸,舌红,苔黄腻,脉弦滑或数。

急性胰腺炎患者在进行常规治疗的基础上加用口服龙胆泻肝汤治疗,治疗组患者腹痛缓解时间、血淀粉酶水平恢复正常时间、尿淀粉酶水平改善时间、住院时间和药物不良反应的发生率均明显优于对照组患者,并能改善由乌司他丁引起的湿疹瘙痒等症状,提示急性胰腺炎在进行常规治疗的基础上加用龙胆泻肝汤治疗效果显著,可迅速缓解临床症状,改善各项临床指标及不良反应。

2. 其他疾病[8-9] 龙胆泻肝方可用于急性黄疸型肝炎、急性胆囊炎。

【不良反应】 少数患者可见恶心、腹痛、腹泻等消化道反应。

【注意事项】 ①本品清肝胆实火,脾胃虚寒者忌用。②方中含有活血、淡渗利湿之品,有碍胎气,妊娠期妇女禁用。③服药期间饮食宜清淡、易消化,忌食辛辣、油腻之品,以免助热生湿。④本药苦寒,易伤正气,体弱年迈者谨慎服用,即使体质壮实者,也当中病即止,不可过服、久服。⑤原发性高血压产生剧烈头痛,服药后头痛不见减轻,伴有呕吐、神志不清,或口眼㖞斜、瞳仁不等高血压危象,应立即停药并采取相应急救措施。

【用法与用量】 丸剂:口服,水丸一次6~12g(30~60丸),大蜜丸一次1~2丸,一日2次。

参 考 文 献

[1] 潘经媛, 邱银生, 朱式欧, 等. 龙胆泻肝胶囊的抗炎、免疫调节作用[J]. 时珍国医国药, 2006, 17(8): 1471-1473.
[2] 辛国, 赵昕彤, 黄晓巍. 柴胡化学成分及药理作用研究进展[J]. 吉林中医药, 2018, 38(10): 1196-1198.
[3] 武梅芳, 楚立, 张建平. 龙胆泻肝汤的药理及毒理学实验研究[J]. 河北中医学院学报, 1996, 11(1): 1-3.
[4] 蒲维娅. 龙胆泻肝汤对小鼠的镇痛作用[J]. 时珍国医国药, 2004, 15(7): 389-390.
[5] 章健, 赵黎, 南淑玲, 等. 龙胆泻肝汤对正常动物免疫功能的影响[J]. 中国中医基础医学杂志, 2007, 13(9): 673-674.
[6] 邵玉平. 对急性胰腺炎患者加用龙胆泻肝汤进行治疗的效果研究[J]. 当代医药论丛, 2016, 14(22): 115-116.
[7] 任晓芳, 阮艳, 王敏. 龙胆泻肝汤联合西药疗法治疗急性胰腺炎临床观察[J]. 新中医, 2015, 47(4): 115-117.
[8] 冯梅, 钟志兵, 周欣欣. 近五年龙胆泻肝汤临床应用研究概况[J]. 亚太传统医药, 2016, 12(16): 90-91.
[9] 田恬, 汪超, 尹莲芳. 龙胆泻肝汤临床应用举隅[J]. 中华全科医学, 2017, 15(5): 871-872.

(天津市中西医结合医院 崔乃强,许大辉;南京中医药大学 郑仕中,张 峰;

江西中医药大学 陈兰英)

胰胆炎合剂

【药物组成】 柴胡、黄芩、厚朴、枳实、大黄、赤芍、蒲公英、北败酱、法半夏、甘草。

【处方来源】 研制方。国药准字 Z22021499。

【功能与主治】 清泻肝胆湿热。用于肝胆湿热所致的两胁胀痛、烦躁易怒、口干口苦、大便干结,以及急性胰腺炎、急性胆囊炎及慢性胰腺炎、慢性胆囊炎急性发作见上述证候者。

【药效】 主要药效如下[1]。

1. 抗炎 胰胆炎合剂对角叉菜胶引起的大鼠足肿胀和由二甲苯引起的小鼠耳肿胀有明显的抑制作用,具有明显的抗炎作用。

2. 止痛 本品对乙酸和热刺激引起的小鼠疼痛反应有明显的抑制作用。

3. 抑菌 本品对葡萄球菌、链球菌、金色葡萄球菌、大肠杆菌等有很好的抑制作用。

【临床应用】 用于急性胰腺炎、急性胆囊炎及慢性胰腺炎、慢性胆囊炎急性发作。

1. 胰腺炎[2] 胰胆炎合剂可用于急慢性胰腺炎的治疗。胰胆炎合剂联合注射用乌司他丁治疗急性胰腺炎,可以使腹痛缓解时间、胃肠功能恢复时间、血尿淀粉酶恢复正常时间、白细胞计数恢复正常时间均显著短于对照组,联合组 C 反应蛋白、白细胞、淀粉酶和乳酸脱氢酶水平均显著降低,显示胰胆炎合剂联合注射用乌司他丁治疗急性胰腺炎具有较好的临床疗效,能改善患者的临床症状。

2. 其他疾病 胰胆炎合剂也可用于治疗急性胆囊炎、慢性胆囊炎急性发作等。

【不良反应】 尚未见报道。

【使用注意】 ①持续高热不退,腹部绞痛不缓解,病情严重时应采用综合治疗措施。②胆囊炎患者忌食辛辣、油腻食物,以免助湿生热,加重病情。

【用法与用量】 口服,一次用药液 20ml,冲服药粉 1g,一日 2 次。急性期服药量加倍,症状缓解后,根据大便情况酌减药量;或遵医嘱。

参 考 文 献

[1] 姜殿君, 范晓东, 赵丽妮, 等. 胰胆炎合剂的药效学实验研究[J]. 中华中医药学刊, 2007, 25 (10): 2166-2167.
[2] 孙青, 罗俊, 赵亮, 等. 胰胆炎合剂联合乌司他丁治疗急性胰腺炎的临床研究[J]. 现代药物与临床, 2018, 33(6): 1415-1418.

(天津市中西医结合医院 崔乃强, 许大辉;南京中医药大学 郑仕中, 张 峰;

江西中医药大学 陈兰英)

茵山莲颗粒

【药物组成】 茵陈、半枝莲、五味子、栀子、甘草、板蓝根。

【处方来源】 研制方。《中国药典》(2015 年版)。

【功能与主治】 清热解毒利湿。用于湿热毒蕴所致的胁痛,症见胁肋疼痛、口苦、尿黄、舌苔黄腻、脉弦滑数,以及急、慢性肝炎,胆囊炎,胰腺炎见上述证候者。

【药效】 主要药效如下[1-4]。

1. **抗炎** 茵山莲颗粒可以升高急性胰腺炎患者外周血超氧化物歧化酶水平，降低外周血丙二醛、白介素-12、肿瘤坏死因子α（TNF-α）水平，从而改善氧化应激反应，降低炎症因子水平，缓解机体炎症。

2. **抗菌及抗内毒素** 茵山莲颗粒中板蓝根氯仿提取物可阻滞内毒素引起的信号转导通路，茵陈、半枝莲、板蓝根均对金黄色葡萄球菌等有很好的抑制作用。

【临床应用】 主要用于急、慢性胰腺炎。

1. **急性胰腺炎**[5-6] 是由于多种因素导致的胰酶活性异常增高，随即发生炎症反应，并可伴有其他器官和组织的功能异常的一种急腹症。生长抑素可抑制多种消化液分泌，可减少胰酶的分泌，抑制胰酶的自身消化作用，用于急性胰腺炎的治疗。茵山莲颗粒联合生长抑素治疗急性胰腺炎，呕吐、腹胀、高热、无便、上腹压痛的消失时间均短于单独使用生长抑素组，并且患者脂肪酶、血淀粉酶、白细胞计数、TNF-α、白介素-6水平均显著下降，取得显著疗效。

茵山莲颗粒联合注射用乙酸奥曲肽治疗急性胰腺炎腹痛缓解时间、恶心呕吐消失时间、首次大便时间和住院时间显著短于单纯使用乙酸奥曲肽组；血清C反应蛋白、TNF-α、白介素-8、血尿淀粉酶水平均明显下降；血清内毒素、二胺氧化酶、尿乳果糖与甘露醇排泄率比值（尿L/M）均明显下降。茵山莲颗粒联合注射用乙酸奥曲肽治疗急性胰腺炎疗效显著，能快速促进临床症状的恢复，减少炎症因子，改善肠黏膜功能。

2. **慢性胰腺炎**[7] 是在多种因素的综合作用下致使胰腺实质发生损害和发生纤维化改变。茵山莲颗粒联合胰酶肠溶胶囊治疗慢性胰腺炎的临床疗效显示，患者腹泻、恶心、呕吐、胃肠胀气、消化不良和再发疼痛例数均显著减少，淀粉酶、脂肪酶活性均显著降低，对氧磷酶1活性升高，联合用药与单纯使用胰酶肠溶片比较，减少的程度更显著，可明显改善患者胃肠道症状及生活质量。

【不良反应】 尚未见报道。

【使用注意】 ①脾胃虚寒者慎用。②急慢性肝炎或胆囊炎出现黄疸时，应密切观察服药后黄疸的变化，如黄疸继续加深或乏力、恶心呕吐加重，应及时停药并采取相应措施。③服药期间饮食宜清淡、忌食辛辣油腻之品，戒烟酒。

【用法与用量】 开水冲服，一次1～3袋，一日2次；或遵医嘱。

参 考 文 献

[1] 陈俊，周翔宇，杨辉. 茵山莲颗粒对急性胰腺炎患者外周血MDA、SOD及IL-2、TNF-α水平的影响[J]. 湖南师范大学学报（医学版），2020，17（1）：43-46.

[2] 郑永红，韦晓瑜，龙继红. 半枝莲的研究进展[J]. 中草药，2010，41（8）：1406-1408.

[3] 曹锦花. 茵陈的化学成分和药理作用研究进展[J]. 沈阳药科大学学报，2013，30（6）：489-494.

[4] 陈凯，窦月，陈智，等. 板蓝根抗病毒与抗内毒素等清热解毒药效作用及化学基础研究进展[J]. 中国实验方剂学杂志，2011，17（18）：275-278.

[5] 高建超，费乐学. 茵山莲颗粒联合生长抑素治疗急性胰腺炎的临床研究[J]. 现代药物与临床，2018，33（5）：1093-1096.

[6] 赵静，钟强. 茵山莲颗粒联合奥曲肽治疗急性胰腺炎的临床研究[J]. 现代药物与临床，2019，34（5）：1389-1393.

[7] 邢奋，史方义. 茵山莲颗粒联合胰酶肠溶胶囊治疗慢性胰腺炎的疗效观察[J]. 现代药物与临床，2016，31（5）：654-658.

（天津市中西医结合医院 崔乃强，许大辉；南京中医药大学 郑仕中，张 峰；

江西中医药大学 陈兰英）

三、疏肝理气类

柴胡疏肝散（丸）

【药物组成】 陈皮（醋炒）、柴胡、川芎、香附、枳壳（麸炒）、芍药、甘草（炙）。

【处方来源】 明·张介宾《景岳全书》。《中国药典》（2015年版）。

【功能与主治】 疏肝理气，活血止痛。用于肝气郁滞证，症见胁肋疼痛，胸闷善太息，情志抑郁易怒，或嗳气，脘腹胀满，脉弦。

【药效】 主要药效如下[1-13]。

1. 调节胰腺分泌功能　慢性胰腺炎存在明显的胰岛素抵抗，柴胡疏肝散可通过改善胰岛素抵抗治疗慢性胰腺炎患者的糖代谢障碍。

促胰酶素是一种能引起胆囊收缩的胃肠道多肽激素，其浓度增高，可导致胃电节律失常，阻碍胃运动，抑制胃排空，导致胃肠胀气，饭后饱胀、恶心呕吐等。柴胡疏肝散可以降低促胰酶素的分泌或提供胰酶替代物，从而改善胃肠症状，其机制与调节慢性胰腺炎患者的外分泌功能不全有关。

2. 减轻胰腺纤维化　胰腺纤维化主要是以胶原为主的细胞外基质合成与沉积增加、降解减少，两者失去动态平衡。柴胡疏肝散可降低胰腺丙二醛的含量，升高超氧化物歧化酶活性，从而降低血清淀粉酶活性和透明质酸水平，降低胰腺Ⅰ型胶原表达。在成纤维细胞增生和细胞外基质（ECM）沉积过程中涉及诸多因素，其中活化的炎症细胞及损伤的胰腺实质细胞等均可释放多种细胞因子，通过旁分泌刺激胰星状细胞活化，被激活的胰星状细胞产生多种ECM成分，最终导致胰腺纤维化的发生。研究显示，柴胡疏肝散可能是通过抑制核转录因子和肿瘤坏死因子α的水平来发挥抑制胰纤维化形成的作用。

【临床应用】 主要用于急慢性胰腺炎。

1. 急慢性胰腺炎[14-15]　柴胡疏肝散用于治疗肝郁气滞型急慢性胰腺炎，症见上腹或左上腹痛，无明显腹胀，恶心呕吐，舌淡红，苔薄白或黄白，脉弦细或紧。

急性胰腺炎患者在常规西医治疗的基础上加用柴胡疏肝散灌肠，与单纯常规西医治疗对照，治疗组血尿淀粉酶恢复正常时间、腹痛腹胀消失时间、肛门首次排气时间及住院天数均优于对照组。联合中药的中西医结合治疗急性胰腺炎临床疗效优于单纯常规西医治疗。

对照组慢性胰腺炎患者给予常规西医非手术治疗，治疗组在此基础上加用柴胡疏肝散加减。治疗组临床总有效率显著高于对照组。慢性胰腺炎患者在常规西医治疗的基础上，联合中药辨证加减治疗，有利于避免因个体差异所致的疗效不理想情况，使患者获得更为满意的治疗效果。

2. 其他疾病[16-17]　本品还可用于胃炎、消化性溃疡、肠易激综合征、肝炎、肝硬化、胆囊炎、胆囊结石。

【不良反应】 尚未见报道。

【使用注意】 本方芳香辛燥，易耗气伤阴，不宜久服。

【用法与用量】 水泛丸：一日6～9克，一日3次，空腹温开水送服。

参 考 文 献

[1] 倪新强，曹美群，吴正治，等. 柴胡疏肝散的化学成分和药理作用研究进展[J]. 上海中医药杂志，2017，51（9）：109-113.
[2] Andersen D K. Mechanisms and emerging treatments of the metabolic complications of chronic pancreatitis[J]. Pancreas, 2007, 35（1）: 1.
[3] Fisher S J, Kahn C R. Insulin signaling is required for insulin direct and indirect action on hepatic glucose production[J]. J ClinInves, 2003, 111（4）: 463.
[4] 薛承锐，周晓磊. 慢性胰腺炎糖代谢特征及柴胡疏肝散的干预作用[J]. 中国中西医结合外科杂志，2010，16（2）：189-191.
[5] Miyasaka K, Ohta M, Kanai S, et al. Enhanced gastric emptying of a liquid gastric load in mice lacking cholecystokinin-B receptor: astudy of CCK-A, B, and AB receptor gene knockout mice[J]. J Gastroenterol, 2004, 39（4）: 319.
[6] Shiratori K, Takeuchi T, Satake K, et al. Clinical evaluation of oral administration of a cholecystokinin-A receptor antagonist (loxiglumide) to patients with acute, painful attacks of chronic pancreatitis: a multi-center dose-response study in Japan[J]. Pancreas, 2002, 25（1）: e1.
[7] 刘健，赵战朝，薛承锐. 柴胡疏肝散对慢性胰腺炎患者胰腺外分泌功能不全的治疗作用[J]. 中国中西医结合外科杂志，2010，16（3）：275-277.
[8] 石先利，曾惠林. 柴胡疏肝散灌肠对急性胰腺炎的临床疗效研究[J]. 川北医学院学报，2019，34（5）：619-621.
[9] 张汝玲，王兴鹏，吴恺，等. 核因子-κB 在血管紧张素Ⅱ介导的大鼠胰腺纤维化发生中的作用[J]. 中国病理生理杂志，2004，20（11）：1972.
[10] 陈玉涛，周晓磊，薛承锐. 柴胡疏肝散对慢性胰腺炎大鼠胰腺的核因子-κB 表达和肿瘤坏死因子-αmRNA 水平的影响[J]. 中国中西医结合外科杂志，2010，16（3）：330-333.
[11] 张晓芹，许小凡，姜婷婷，等. 柴胡疏肝散通过抗氧化反应对二氯二丁基酯联合乙醇诱发小鼠胰腺纤维化的防治作用[J]. 中国病理生理杂志，2014，30（10）：1827-1832.
[12] 高晓南. 大剂量白芍、炙甘草配伍对解痉的作用分析[J]. 亚太传统医药，2016，12（22）：17-18.
[13] 李陈雪，杨玉赫，冷德生，等. 枳壳化学成分及药理作用研究进展[J]. 辽宁中医药大学学报，2019，21（2）：158-161.
[14] 石先利，曾惠林. 柴胡疏肝散灌肠对急性胰腺炎的临床疗效研究[J]. 川北医学院学报，2019，34（5）：619-621.
[15] 王建军，孙玫. 柴胡疏肝散治疗慢性胰腺炎 40 例[J]. 光明中医，2017，32（10）：1422-1424.
[16] 杨柳易，洪婷，胡珂. 柴胡疏肝散临床应用近况[J]. 实用中西医结合临床杂志，2017，17（3）：163-165.
[17] 张宏武，邹忠梅. 柴胡疏肝散的临床应用及现代研究进展[J]. 时珍国医国药杂志，2007，18（5）：1234-1236.

（天津市中西医结合医院　崔乃强，许大辉）

四、活血化瘀类

清胰利胆颗粒（片、丸）

【药物组成】　牡蛎、姜黄、金银花、柴胡、大黄、延胡索（醋制）、牡丹皮、赤芍。

【处方来源】　研制方。国药准字 Z22024308。

【功能与主治】　行气解郁，活血止痛，疏肝利胆，解毒通便。用于急性胰腺炎、急性胃炎等症。

【药效】　主要药效如下[1-8]。

1. 抑制胰酶分泌，减轻"自身消化"　急性胰腺炎是由各种原因引起的胰腺消化酶对自身消化所致的急性化学性炎症，因此控制急性胰腺炎的手段之一是控制胰腺消化酶对自身的消化作用。清胰利胆颗粒可显著减低血清淀粉酶、尿淀粉酶、脂肪酶的含量，抑制胰酶分泌，减轻胰腺消化酶的自身消化作用。

2. 清除炎症因子，防止"瀑布级联反应"的发生　重症急性胰腺炎患者多合并全身炎症反应综合征，炎症因子水平的升高不仅能够对机体造成损伤，还会使肠黏膜屏障受损，肠壁通透性增强,引起肠道细菌易位,导致感染发生,所产生的内毒素刺激单核细胞释放炎症介质,造成二次打击,引起恶性循环。同时,还会降低机体对外界打击的耐受性,导致一系列的级联反应。清胰利胆颗粒可降低体内炎症因子 IL-8、IL-6、IL-15、IL-18、TNF-α、C 反应蛋白的含量,减少热休克蛋白 70、降钙素原水平,减轻机体损伤,防止级联反应的发生。

3. 减少脂质过氧化,提高自由基清除能力　氧自由基在急性胰腺炎早期即产生。氧自由基的存在可损害蛋白质、核酸、脂质和多糖等大分子,使胰腺的毛细血管通透性增加,导致胰腺水肿、出血和组织变性、坏死。本品可降低血清丙二醛(MOD)含量,提高血清超氧化物歧化酶(SOD)活性,有效清除氧自由基,减少脂质过氧化,减轻胰腺损伤。

清胰利胆颗粒抗胰腺炎的机制见图 27-1。

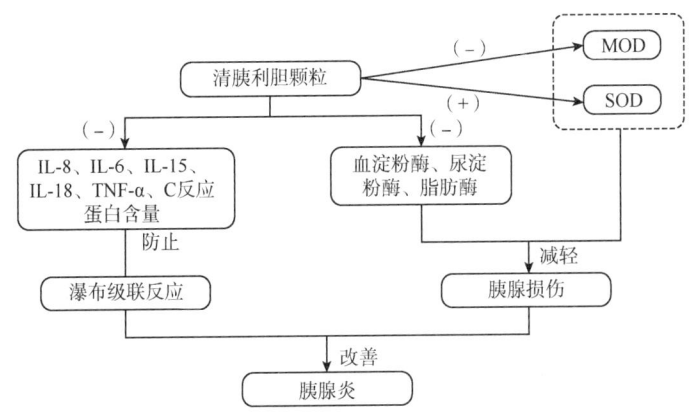

图 27-1　清胰利胆颗粒抗胰腺炎的机制
(－)代表抑制,(＋)代表增强

4. 改善肝肾功能,防止肝肾并发症的发生　清胰利胆颗粒可以降低患者体内肌酐、总胆红素、谷草转氨酶、谷丙转氨酶、碱性磷酸酶水平,改善肝肾功能,防止肝肾并发症的发生。

【临床应用】　主要用于重症急性胰腺炎、急性胆源性胰腺炎等症。

1. 重症急性胰腺炎[1-4,9]　常规治疗联合清胰利胆颗粒治疗重症急性胰腺炎,可显著提高临床总有效率,缩短腹胀、腹痛消失时间,住院时间,能显著降低患者体内血清淀粉酶、血清脂肪酶、对氧磷酶的含量;同时,降低患者体内炎症因子反应,阻滞 SAP 的发展进程。采用连续性血液净化联合清胰利胆颗粒治疗重症急性胰腺炎,可降低患者体内肌酐、谷草转氨酶、谷丙转氨酶、降钙素的含量,有效控制病情。

2. 急性胆源性胰腺炎[7,10-12]　清胰利胆颗粒适用于急性胆源性胰腺炎,其病机多为外邪侵袭,暴饮暴食,导致胆管阻塞,胆汁瘀滞,肝气失于疏泄,气机不畅,肝气横逆,蕴积阻滞,使气机郁滞、腑气不通,邪毒瘀滞胆腑而致病。临床上通常采用内镜介入以快速有效地解除胆管梗阻,疏通胆管,控制胰腺炎症的进一步进展。临床联合清胰利胆颗粒发现,能缩短患者体温恢复正常时间、腹痛缓解时间、腹胀消失时间、自主排便恢复时间、住院时间,能有效降低患者血清炎症因子及胰酶(淀粉酶、脂肪酶)水平,提升机体免疫功能(IgA、IgG、IgM 及 $CD3^+$、$CD4^+$),有助于患者康复。

【不良反应】 尚未见报道。

【使用注意】 尚不明确。

【用法与用量】 颗粒剂：开水冲服，一次1袋，一日2～3次。片剂：口服，一次6片，一日2～3次。丸剂：口服，一次1袋，一日2～3次。

参 考 文 献

[1] 梁英英, 黄兰芳, 王金英. 连续性血液净化联合清胰利胆颗粒治疗重症急性胰腺炎的应用价值[J]. 世界华人消化杂志, 2018, 26（12）: 735-741.

[2] 贾楠, 何茵, 赵海颖, 等. 清胰利胆颗粒对重症急性胰腺炎患者血清HMGB1, HSP70, HSP27, IL-8水平的影响[J]. 现代生物医学进展, 2017, 17（24）: 4650-4652.

[3] 王军. 清胰利胆颗粒联合乌司他丁和生长抑素治疗急性重症胰腺炎的临床研究[J]. 现代药物与临床, 2016, 31（9）: 1477-1481.

[4] 邵秉政, 姜琦, 陈林, 等. 清胰利胆颗粒联合异甘草酸镁治疗急性胰腺炎的临床研究[J]. 现代药物与临床, 2018, 33（12）: 3196-3199.

[5] 程开, 王卓, 吴文婷, 等. 清胰利胆颗粒对胰腺炎大鼠AMS的影响[J]. 中国民康医学, 2011, 23（9）: 1070-1071.

[6] 程开, 王为光, 遇常虹. 清胰利胆颗粒对胰腺炎大鼠TNF-α的影响[J]. 黑龙江医药科学, 2011, 34（2）: 10-11.

[7] 王勇, 熊晓炎. 清胰利胆颗粒联合内镜介入治疗急性胆源性胰腺炎疗效及对血清炎性因子的影响[J]. 现代中西医结合杂志, 2018, 27（16）: 65-68.

[8] 董芳. 清胰利胆颗粒治疗急性胰腺炎的药效学研究[D]. 长春: 吉林大学, 2008.

[9] 袁如玉, 李广平. 复方丹参滴丸在心血管疾病防治中的多靶点作用[J]. 中国新药杂志, 2009, 18（5）: 377-379.

[10] 毕保洪, 李伟, 李华, 等. 中医综合治疗方案联合内镜治疗急性胆源性胰腺炎临床观察[J]. 中国中医急症, 2014, 23（10）: 1813-1815.

[11] 王军. 清胰利胆颗粒联合乌司他丁和生长抑素治疗急性重症胰腺炎的临床研究[J]. 现代药物与临床, 2016, 31（9）: 1477-1481.

[12] 张远超, 喻莉, 耿峰, 等. 血液灌流联合血液滤过治疗高脂血症性胰腺炎的效果观察[J]. 中华肝胆外科杂志, 2014, 20（4）: 274-276.

（江西中医药大学　陈兰英，李　安）

胰胆舒颗粒（胶囊）

【药物组成】 姜黄、赤芍、蒲公英、牡蛎、延胡索、大黄、柴胡。

【处方来源】 研制方。国药准字Z20080558。

【功能与主治】 散瘀行气，活血止痛。用于急、慢性胰腺炎或胆囊炎属气滞血瘀、热毒内盛者。

【药效】 主要药效如下。

1. 抗炎　本品能抑制炎症因子的释放，具有抗炎作用。

2. 镇痛　本品具有一定的镇痛作用。

【临床应用】 主要用于急、慢性胰腺炎。

1. 急性胰腺炎[1-4]　重症急性胰腺炎具有病情严重、起病急和病死率高等特点，病情轻者常出现呕吐、恶心、发热和腹痛等症状，病情严重者出现昏迷和休克。

采用胰胆舒胶囊联合生长抑素治疗重症急性胰腺炎，能够提高疗效；治疗组患者腹水消失时间、腹痛消失时间、血淀粉酶恢复时间和排气恢复时间均显著短于单纯生长抑素组，显示联用胰胆舒胶囊能够改善患者的临床症状，改善患者机体的炎症反应，明显降低炎症因子 C 反应蛋白、IL-6 和 TNF-α 水平；胰胆舒颗粒联合注射用兰索拉唑，能够改善患者的临床症状，降低血清淀粉酶、脂肪酶、炎症因子水平，治疗急性胰腺炎具有较好的疗效。

2. 慢性胰腺炎[5]　胰胆舒颗粒具有镇痛、抗菌、利胆、改善不良情绪等作用，治疗慢性胰腺炎的临床疗效显著。

【不良反应】　①少数患者可出现恶心、呕吐、胃烧灼感或轻度消化不良、胃肠道溃疡及出血、转氨酶升高、头痛、头晕、耳鸣、视物模糊、精神紧张、嗜睡、下肢水肿或体重骤增。②罕见皮疹、过敏性肾炎、膀胱炎、肾病综合征、肾乳头坏死或肾衰竭、支气管痉挛。

【使用注意】　对本品成分过敏者禁用。

【用法与用量】　颗粒剂：开水冲服，一次 10g，一日 2~3 次。胶囊剂：口服，一次 4 粒，一日 2~3 次。

参 考 文 献

[1] 李东亮. 胰胆舒颗粒联合兰索拉唑治疗急性胰腺炎的临床研究[J]. 现代药物与临床，2020，35（7）：1417-142.
[2] 李雪梅. 胰胆舒颗粒治疗慢性胰腺炎 32 例的临床观察[J]. 中国社区医师，2020，36（4）：116，118.
[3] 苏舟，邬艺渊，李希，等. 胰胆舒胶囊联合生长抑素治疗重症急性胰腺炎的临床研究[J]. 现代药物与临床，2019，34（7）：2011-2014.
[4] 李修洋. 胰胆舒颗粒联合乌司他丁和生长抑素治疗重症急性胰腺炎 50 例[J]. 中国社区医师，2018，34（24）：82，84.
[5] 李雪梅. 胰胆舒颗粒治疗慢性胰腺炎 32 例的临床观察[J]. 中国社区医师，2020，36（4）：116，118.

（南京中医药大学　郑仕中，张　峰；江西中医药大学　陈兰英）

血必净注射液

【药物组成】　红花、赤芍、川芎、丹参、当归。

【处方来源】　研制方。国药准字 Z20040033。

【功能与主治】　化瘀解毒。用于温热类疾病，症见发热、喘促、心悸、烦躁等瘀毒互结证；适用于因感染诱发的全身炎症反应综合征，也可配合治疗多器官功能失常综合征脏器功能受损期。

【药效】　主要药效如下。

1. 抗炎[1-2]　血必净注射液可阻滞核因子-κB（NF-κB）介导的炎症反应通路，降低基质金属蛋白酶 9（MMP-9）的表达，以及下调致炎因子肿瘤坏死因子 α（TNF-α）、白介素-6（IL-6）水平，上调抗炎因子白介素-10（IL-10）水平，从而抑制肺部的失控性炎症反应，减轻严重烧伤大鼠早期的炎症反应。

2. 保护血管内皮细胞功能[3]　血必净注射液能够通过降低严重烧伤早期家兔血清内皮素-1（ET-1）和一氧化氮（NO）水平，调整 ET-1/NO，对血管内皮细胞功能具有保护作用。

3. 保护肠黏膜屏障功能[4]　血必净注射液可降低重症急性胰腺炎（SAP）大鼠腹腔内压力（IAP），减少腹水量及降低血浆炎症细胞因子水平，延缓肠黏膜屏障功能障碍的发生。

4. 改善免疫功能[5]　血必净注射液能逆转脓毒症介导的大鼠调节性 T 细胞免疫抑制功能上调及凋亡抵抗，并改善效应性 T 细胞的增殖能力。

【临床应用】 主要用于重症急性胰腺炎、肺炎、脓毒血症。

1. 重症急性胰腺炎[6-13] 血必净注射液适用于治疗重症急性胰腺炎。急性胰腺炎随着病情的发展将转变为重症急性胰腺炎，从而导致全身炎症反应综合征和多器官功能障碍综合征等。血必净注射液可以显著改善重症急性胰腺炎患者的体内氧化应激状态，抑制炎症反应，提高免疫能力，改善血管内皮细胞功能及微循环状况。在常规治疗的基础上应用血必净注射液治疗，可使重症急性胰腺炎患者的临床症状早日恢复正常，其腹痛、腹胀、肠鸣音及肛门首次排便症状与体征恢复时间明显更短。连续性血液净化联合血必净注射液治疗重症急性胰腺炎疗效显著，可有效缓解其临床症状及体征，降低血清危险因子水平，促进疾病早期转归。血必净注射液联合乌司他丁、清胰汤或生长抑素等治疗重症急性胰腺炎患者，可明显改善炎症反应及免疫功能、抑制氧化应激反应，治疗后腹痛消失时间、腹胀消失时间及血清淀粉酶恢复时间均明显缩短。

2. 重症肺炎[14] 血必净注射液适用于治疗重症肺炎。血必净注射液联合抗菌药物治疗重症肺炎能明显改善患者的症状，降低血清炎症因子水平，缩短抗菌药物的使用时间和住院时间，提高总有效率。

3. 脓毒血症[15] 血必净注射液适用于治疗脓毒血症。常规对症支持治疗联合血必净注射液治疗脓毒血症，可有效改善患者的症状，降低机体的炎症水平，其症状消失时间、体温恢复正常时间、实验室检查指标恢复正常时间及住院时间都明显缩短。

【不良反应】 个别患者出现皮肤痒感。

【使用注意】 ①在治疗由感染诱发的全身炎症反应综合征及多器官功能障碍综合征时，在控制原发病的基础上联合使用本品。②本品与其他注射剂同时使用时，要用50ml生理盐水间隔，不宜混合使用。③本品在静脉滴注过程中禁止与其他注射剂配伍使用。④在使用本品前，如发现本品性状发生改变（如出现浑浊、毛点、絮状物、沉淀物等现象）时禁止使用。

【用法与用量】 静脉注射。全身炎症反应综合征：50ml加生理盐水100ml静脉滴注，30～40分钟滴毕，一日2次。病情重者，一日3次。多器官功能障碍综合征：100ml加生理盐水100ml静脉滴注，30～40分钟滴毕，一日2次。病情重者，一日3～4次。

参 考 文 献

[1] 黄鑫. 爆炸致家兔急性肺损伤及血必净保护作用的实验研究[D]. 合肥：安徽医科大学，2017.

[2] 董小鹏，王丽娟，赵春霖. 血必净注射液对严重烧伤大鼠血清炎症因子影响的实验研究[J]. 中国中医药科技，2016，23（5）：529-532.

[3] 徐刚，章宏伟，周羽，等. 血必净保护家兔严重烫伤早期血管内皮细胞功能的实验研究[J]. 湖南中医药大学学报，2009，29（7）：82-84.

[4] 罗键雄，何梓健，唐翔，等. 血必净注射液对重症急性胰腺炎大鼠腹内压的影响[J]. 广州医科大学学报，2020，48（2）：7-11.

[5] 姚人骐，任超，王丽雪，等. 血必净注射液及其组分芍药苷对脓毒症大鼠免疫功能和生存率的影响[J]. 中华烧伤杂志，2020，36（8）：658-664.

[6] 陈加链，蔡燕杏，陈科署，等. 血必净注射液对重症急性胰腺炎氧化应激的影响及肺损伤的作用[J]. 中国现代普通外科进展，2018，21（12）：992-994.

[7] 朱清，黄重发，卜全慧，等. 血必净对重症急性胰腺炎患者炎症因子、血管内皮功能及单核细胞HLA-DR表达的影响[J]. 遵义医学院学报，2018，41（4）：457-460.

[8] 付志，胡海英. 血必净注射液对重症急性胰腺炎患者全身炎症反应及微循环的影响[J]. 中国合理用药探索，2019，16（9）：83-85.

[9] 张柱饶，胡从勇，张蓉，等. 血必净注射液辅助治疗重症急性胰腺炎临床观察[J]. 中西医结合心血管病电子杂志，2020，8（16）：159，168.

[10] 秦林燕，王国兴，常卫华，等. 连续性血液净化联合血必净注射液对重症急性胰腺炎患者血清 AMY、GAS、LPS 水平的影响[J]. 临床和实验医学杂志，2018，17（8）：785-788.

[11] 胡云明，单云峰，黄佩佩. 乌司他丁联合血必净对重症急性胰腺炎的疗效[J]. 中国中西医结合外科杂志，2019，25（5）：674-678.

[12] 王维玖. 中药血必净注射液联合清胰汤治疗重症急性胰腺炎的临床疗效观察[J]. 海峡药学，2017，29（12）：172-173.

[13] 陈利霞，张艳苹. 血必净联合生长抑素治疗重症急性胰腺炎的临床疗效观察[J]. 现代诊断与治疗，2017，28（14）：2595-2596.

[14] 陆阳. 观察血必净注射液联合抗菌药物治疗重症肺炎的临床疗效[J]. 中国现代药物应用，2020，14（13）：179-181.

[15] 宋彩霞. 血必净注射液辅助治疗脓毒血症的临床效果分析[J]. 中国实用医药，2020，15（19）：146-147.

（江西中医药大学　陈兰英，赖潇筱）

索　引

A

安宫牛黄丸　416
安络化纤丸　611
安胃片（胶囊）　389
安中片　330

B

八宝丹胶囊　576
白花蛇舌草注射液　425
百合固金丸（口服液、片、颗粒）　213　265
百咳静糖浆　150
百令胶囊（片）　224　521
百蕊片　106
板蓝根颗粒　108
半硫丸　563
半夏泻心汤　486
保和丸　446
保济丸（口服液）　536
保济丸（浓缩丸、口服液）　75
荜铃胃痛颗粒　349
便秘通　560
便通胶囊　562
鳖甲煎丸　613
槟榔四消丸　450
补肺丸　232
补金片　306
补脾益肠丸　511
补气升提片　361
补中益气汤（丸、颗粒剂、合剂、口服液）　358
补中益气丸（合剂）　524

C

苍苓止泻口服液　534
柴胡口服液（滴丸）　33

柴胡疏肝散（丸）　675
柴胡注射液（口服液、滴丸）　120
柴黄颗粒（片、口服液、胶囊）　35
柴连口服液　68
柴芩软胶囊　62
柴银口服液　48
蟾龙定喘合剂　242
肠康片（胶囊）　533
肠炎宁片（颗粒、糖浆、胶囊）　531
朝阳丸（胶囊）　601
沉香化气丸　457
虫草清肺胶囊　209
川贝枇杷糖浆（颗粒、口服液、膏、露、片）　171
川贝清肺糖浆　167
川贝雪梨膏　218　292
川贝止咳露（川贝枇杷露）　159
川芎茶调散（丸、浓缩丸、颗粒、口服液、袋泡剂）　12
穿心莲内酯滴丸　96
穿心莲片（胶囊）　94　413
喘舒片　231
喘嗽宁片　249
喘泰颗粒　246
苁蓉通便口服液　558

D

大补阴丸　299
大柴胡颗粒　642
大承气汤（颗粒）　668
大黄利胆胶囊　641
大黄牡丹（皮）汤　427
大黄通便颗粒（胶囊）　548
大黄䗪虫丸（胶囊）　619
大山楂丸（颗粒、冲剂、咀嚼片）　448

大陷胸汤　670
丹桂香颗粒　329
丹栀逍遥散（丸、胶囊）　341
胆康胶囊（片）　653
胆乐胶囊　655
胆宁片　631
胆清胶囊　633
胆清片　635
胆石利通片（胶囊）　662
胆石片　656
胆石清片　658
胆石通胶囊　652
胆舒胶囊（软胶囊）　627
胆胃康胶囊　631
胆益宁片　629
当飞利肝宁胶囊（片）　570
当归龙荟丸（片）　551
颠茄片（酊）　398
都梁软胶囊（丸、滴丸）　8

E

阿胶补血膏（颗粒、口服液）　297
二陈丸（浓缩丸）　211
二冬膏　216
二十五味松石丸　620

F

防风通圣丸（颗粒、大蜜丸、浓缩丸）　11
肺结核丸　307
肺力咳合剂（胶囊）　162
肺宁片（颗粒）　186
肺气肿片　230
肺泰胶囊　302
风寒感冒颗粒　15
风热感冒颗粒　49
风热清口服液　37
风油精　41
枫蓼肠胃康胶囊（片、颗粒）　452
扶正化瘀胶囊（片）　616
芙朴感冒颗粒　77

附子理中汤（丸、片）　484　514
复方板蓝根颗粒（含片）　99
复方鳖甲软肝片　615
复方陈香胃片　379
复方川贝精片（胶囊）　179
复方垂盆草胶囊　585
复方大青叶合剂　132
复方胆通片（胶囊）　644
复方感冒灵颗粒（片、胶囊）　61
复方瓜子金颗粒　104
复方蛤青片（胶囊、注射液）　228
复方黄连素片　412
复方柳菊片　303
复方芦荟胶囊　552
复方锁阳口服液　561
复方鲜竹沥液　170
复方益肝灵胶囊　597
复方益肝丸　578
复肝康颗粒（冲剂）　600
腹可安（片、分散片）　495

G

蛤蚧定喘胶囊（丸）　219
肝达康片（胶囊、颗粒）　609
肝达片　598
肝复乐　599
肝宁片　581
肝脾康胶囊　594
肝爽颗粒　591
肝苏胶囊（颗粒）　590
999感冒灵颗粒　63
感咳双清胶囊　93
感冒清胶囊（片）　50
感冒清热颗粒（口服液、胶囊、咀嚼片）　16
感冒软胶囊　17
感冒舒颗粒（冲剂）　51
感冒疏风丸（颗粒、片）　20
感冒退热颗粒　50
感冒消炎片　38
葛根芩连汤（丸、片）　406

葛根芩连丸（片） 530
葛根汤颗粒（片、合剂） 21
固本益肠片 513
固肠胶囊 499
固肠止泻胶囊（丸） 500 520
固肾定喘丸 229
归脾汤（浓缩丸、丸、合剂、颗粒） 478
桂龙咳喘宁胶囊（片、颗粒） 237
桂枝茯苓丸 614
桂枝合剂（颗粒） 7

健胃愈疡片（颗粒、胶囊） 373
结肠宁 516
结核丸 301
解热清肺糖浆 102
金胆片 636
金佛止痛丸 382
金花清感颗粒 130
金莲花片（胶囊、口服液、颗粒） 52
金莲清热颗粒（泡腾片） 131
金羚感冒片 47
金龙舒胆颗粒 629
金钱草片（颗粒） 660
金钱胆通口服液（颗粒） 654
金荞麦胶囊 160
金水宝胶囊（片） 221
金胃泰胶囊 381
金叶败毒颗粒 112
荆防颗粒（合剂） 18
荆花胃康胶丸 387
精黄片 434
景天三七糖浆 263 440
九味肝泰胶囊 586
九味羌活颗粒（水丸、口服液、片） 10
九味双解口服液 110
桔贝合剂 185
橘红化痰片（丸） 210
橘红梨膏 217
橘红痰咳颗粒（煎膏、液） 166
橘红丸（片、颗粒、胶囊） 205
蠲哮片 248

H

海珠喘息定片 209
寒喘祖帕颗粒 243
和络舒肝胶囊 618
和胃片 386
河车大造丸 305
荷叶丸 264
恒制咳喘胶囊 219
猴头健胃灵片（胶囊） 344
虎地肠溶胶囊 519
虎驹乙肝胶囊 584
黄连胶囊 403
黄芪健胃汤（膏） 391
藿香清胃片（胶囊） 454
藿香正气水（颗粒、片、合剂、口服液、滴丸、胶囊、软胶囊） 70
藿香正气水（口服液、胶囊、丸、滴丸） 537
藿香正气水（口服液、胶囊丸、滴丸） 418

K

咳喘顺丸 212
咳宁颗粒（糖浆） 227
咳嗽枇杷糖浆 151
咳特灵胶囊（片、颗粒） 201
开胃健脾丸 464 476
康复新液 517
抗病毒口服液（颗粒、片、胶囊） 44
抗感颗粒（口服液） 24

J

鸡骨草肝炎颗粒（冲剂） 579
鸡骨草胶囊（丸） 572
急支糖浆 148
加味保和丸 480
加味左金丸 337
健脾理肠片 510
健脾丸（糖浆、颗粒） 363
健脾止泻宁颗粒 535
健胃消食片 449

抗痨胶囊　298
克感利咽口服液　42
克咳片（胶囊）　202
克痢痧胶囊　532
苦甘颗粒　57
快胃片　345

L

阑尾灵颗粒　425
阑尾消炎片（丸）　424
了哥王片　111
理中汤（丸）　466
利胆排石片（颗粒）　650
利胆片　640
利胆止痛片　630
利肝隆颗粒（片、胶囊）　577
连花清瘟胶囊（颗粒、片）　124
莲必治注射液　285
良园枇杷叶膏　177
凉解感冒合剂　40
苓桂咳喘宁胶囊　178
羚翘解毒丸（片）　25
羚羊感冒胶囊（软胶囊、片）　128
羚羊清肺颗粒（丸）　133
六君子汤（丸）　460
六味安消胶囊（散）　334
六味木香散（胶囊、丸）　320
六味能消胶囊　555
六一散　539
龙胆泻肝汤（丸、水丸）　671
龙七胃康片　394
裸花紫珠片（胶囊）　262

M

麻黄止嗽丸（胶囊）　14
麻仁润肠丸　547
麻仁丸（胶囊、软胶囊）　546
麻仁滋脾丸　545
麻杏甘石软胶囊（合剂）　157
麦味地黄丸（口服液）　305

慢肝解郁胶囊　606
慢肝养阴胶囊　598
蜜炼川贝枇杷膏　165
牡荆油胶丸　208
木香顺气汤（丸、颗粒）　450
木香顺气丸（颗粒）　476

N

牛黄清感胶囊　127
牛黄蛇胆川贝散（滴丸、液、胶囊）　172　253

P

枇杷止咳颗粒（软胶囊、胶囊）　152
蒲元和胃胶囊　380

Q

启脾丸（口服液）　498
气管炎丸（浓缩丸）　199
气滞胃痛颗粒（片）　318
强肝胶囊　587
强力枇杷露（胶囊、冲剂、蜜炼膏）　155
芩暴红止咳片（颗粒、口服液、胶囊、糖浆）　149
芩连片　410
清肺消炎丸　206
清肝利胆口服液（胶囊）　636
清开灵胶囊（软胶囊、颗粒、滴丸、片、泡腾片、
　　　分散片、口服液）　88
清开灵注射液[注射用清开灵（冻干）]　274
清热八味丸（散、胶囊）　101
清热解毒口服液（软胶囊、糖浆、片）　136
清热灵颗粒　39
清热消炎宁胶囊（片、软胶囊）　138
清热镇咳糖浆　153
清瘟解毒片（丸）　128
清宣止咳颗粒　58
清胰利胆颗粒（片、丸）　676
秋燥感冒颗粒　46
祛痰灵口服液　168

R

热毒宁注射液　134

热毒平胶囊　103
热可平注射液　123
热炎宁颗粒（片、合剂、胶囊）　91
人参败毒胶囊　82
人参固本丸（口服液）　304
人参健脾汤（丸）　463
人参健脾丸（片）　474
仁青常觉（丸）　328
如意定喘丸（片）　246
润肠丸　549

S

参柴颗粒　593
参蛤平喘胶囊　231
参苓白术散（丸）　495
参苓白术散（丸、片、颗粒、口服液）　471
参苏丸（颗粒、口服液、胶囊）　78
三拗片　22
三黄片　405
三九胃泰颗粒（胶囊）　353
三七片　259
三七血伤宁胶囊　258　438
桑姜感冒片　39
桑菊感冒片（颗粒、合剂、糖浆、丸）　27
沙溪凉茶（颗粒）　74
山东阿胶膏　296
伤风停胶囊　19
蛇胆陈皮胶囊（片、口服液、散）　180
蛇胆川贝枇杷膏　176
蛇胆川贝散（液、胶囊）　182
升提汤（胶囊、冲剂、颗粒）　362
十灰散（丸）　436
十全大补汤（丸、胶囊、膏、口服液）　360
十味蒂达胶囊　661
十五味赛尔斗丸　637
舒胆片　634
舒肝和胃丸（口服液）　336
舒肝宁注射液　573
疏风解毒胶囊　65
暑热感冒颗粒　76

双虎清肝颗粒　574
双黄连含片　28
双黄连口服液（颗粒、片、糖浆、合剂、胶囊、咀嚼片、气雾剂、软胶囊、栓）　29
双黄连口服液（片剂、注射液、粉针剂）　271
双金胃疡胶囊　386
双清口服液　159
四方胃片（胶囊）　377
四季感冒片　64
四磨汤口服液　553
四逆散　607
四逆汤（口服液）　368
四神丸　502　540
苏黄止咳胶囊　147
速感宁胶囊　59

T

调胃消滞丸　69
痰咳净片（散、滴丸）　181
痰热清注射液　282
痰饮丸　198
桃核承气汤　428
天王补心丸（片）　479
通便灵胶囊　550
通宣理肺丸（片、膏、胶囊、颗粒、口服液）　143
痛泻宁颗粒　493

W

胃康胶囊　383
胃康灵片（胶囊、颗粒）　347
胃乐新颗粒　396
胃力康颗粒　346
胃乃安胶囊　351
胃舒宁颗粒（胶囊、片）　392
胃苏颗粒（冲剂、饮）　342
胃痛宁片（胶囊）　456
胃祥宁颗粒　397
胃药胶囊　378
胃益胶囊　339
温胃舒胶囊（颗粒）　326

乌贝散　377
乌金口服液　393
乌军治胆片　659
乌梅丸　503
五灵丸　610
戊己丸　339

X

锡类散　523
喜炎平注射液　163
夏桑菊颗粒　60
鲜竹沥（竹沥胶囊、竹沥颗粒）　184
香连片（丸、浓缩丸、软胶囊）　408
香砂六君汤（丸、颗粒、片）　458
香砂养胃颗粒　464
香砂枳术丸　364
香苏正胃丸　541
逍遥散（丸、浓缩丸、颗粒、片、胶囊）　365
消咳喘糖浆（胶囊、片）　196
消石利胆胶囊　657
消炎利胆片（胶囊、颗粒、滴丸）　638
小柴胡颗粒（片、胶囊、泡腾片）　83
小建中汤（合剂、颗粒、片、胶囊）　389
小青龙颗粒（合剂、胶囊、糖浆）　193
哮喘宁片　244
哮喘片　245
泻痢消胶囊（片）　533
新雪颗粒（片）　87
杏苏止咳颗粒（糖浆、露、口服液）　146
熊胆舒肝利胆胶囊　580
虚寒胃痛颗粒（胶囊）　331
血必净注射液　289　679
血府逐瘀口服液（丸、胶囊）　515
血府逐瘀汤（胶囊、口服液、丸）　645

Y

岩果止咳液　173
炎可宁片（胶囊）　411
炎宁颗粒（糖浆）　107
羊胆丸　162

养胃颗粒　332
养胃舒胶囊（颗粒）　335
养阴清肺膏（糖浆、口服液、丸、颗粒）　215
叶下珠胶囊（片、颗粒）　569
一清胶囊（颗粒）　433
胰胆舒颗粒（胶囊）　678
胰胆炎合剂　673
乙肝扶正胶囊　596
乙肝清热解毒颗粒（冲剂、胶囊）　571
乙肝养阴活血颗粒　595
乙肝益气解郁颗粒　589
益胆片　658
益肝灵片　582
益气通便颗粒　557
阴虚胃痛颗粒（片、胶囊）　333
茵芪肝复颗粒　583
茵山莲颗粒　673
茵栀黄口服液（颗粒）　576
银翘解毒丸（颗粒、片、胶囊、合剂、蜜丸、浓缩丸、液）　31
银翘散　43
银翘双解栓　56
鱼金注射液　100
鱼腥草注射液　280
玉屏风胶囊（颗粒、口服液、袋泡茶）　80
元胡止痛片（胶囊、软胶囊、颗粒、口服液、滴丸）　350
远志酊　171
越鞠丸　317
云南白药（胶囊）　438
云南白药（胶囊、片）　255
云南红药胶囊　256

Z

增液口服液　559
珍珠层粉　395
珍珠胃安丸　379
镇咳宁糖浆（胶囊、口服液、颗粒）　241
正柴胡饮颗粒　119
止喘灵注射液（口服液）　240

止咳宝片　201
止咳橘红丸（胶囊、颗粒、口服液）　174
止嗽定喘口服液（丸）　156
止嗽化痰颗粒（丸）　175　204
止嗽立效丸（胶囊、片）　145
止嗽青果丸（口服液）　195
枳实导滞汤（丸）　488
枳实消痞丸　454
枳术汤（丸、颗粒）　462
至灵胶囊　233
治感佳胶囊　54

治咳川贝枇杷露（滴丸）　154
致康胶囊　440
中华肝灵胶囊　612
中满分消丸　622
肿节风片（分散片、胶囊、注射液）　287
重感灵片　55
舟车丸　623
资生丸　475
紫金锭（散）　415
左金丸（胶囊）　314